ENCYCLOPÉDIE FRANÇAISE

D'OPHTALMOLOGIE

Publiée sous la direction de

1490

MM.

F. LAGRANGE	E. VALUDE
Professeur agrégé à la Faculté de médecine de l'Université de Bordeaux.	Médecin de la Clinique nationale ophtalmologique des Quinze-Vingts.

TOME NEUVIÈME

TECHNIQUE CHIRURGICALE — GÉOGRAPHIE OPHTALMOLOGIQUE
OPHTALMOLOGIE VÉTÉRINAIRE ET COMPARÉE
HYGIÈNE OCULAIRE — LA SIMULATION — MÉDECINE LÉGALE
DÉONTOLOGIE
EXAMEN DE LA VISION AU POINT DE VUE DU SERVICE MILITAIRE

PAR MM.

E. VALUDE. — ROURE. — KALT. — A. CHEVALLEREAU. — SIEUR

TABLE GÉNÉRALE DES MATIÈRES

Avec 319 figures dans le texte.

PARIS

OCTAVE DOIN ET FILS, ÉDITEURS

8, PLACE DE L'ODÉON, 8

1910

ENCYCLOPÉDIE FRANÇAISE

D'OPHTALMOLOGIE

ENCYCLOPÉDIE FRANÇAISE

D'OPHTALMOLOGIE

Publiée sous la direction de

MM.

<table>
<tr><td>F. LAGRANGE
Professeur agrégé
à la Faculté de médecine de l'Université
de Bordeaux.</td><td>E. VALUDE
Médecin
de la Clinique nationale ophtalmologique
des Quinze-Vingts.</td></tr>
</table>

TOME NEUVIÈME

TECHNIQUE CHIRURGICALE — GÉOGRAPHIE OPHTALMOLOGIQUE
OPHTALMOLOGIE VÉTÉRINAIRE ET COMPARÉE
HYGIÈNE OCULAIRE — LA SIMULATION — MÉDECINE LÉGALE
DÉONTOLOGIE
EXAMEN DE LA VISION AU POINT DE VUE DU SERVICE MILITAIRE

PAR MM.

E. VALUDE. — ROURE. — KALT. — A. CHEVALLEREAU. — SIEUR

TABLE GÉNÉRALE DES MATIÈRES

Avec 319 figures dans le texte.

PARIS

OCTAVE DOIN ET FILS, ÉDITEURS

8, PLACE DE L'ODÉON, 8

1910

TECHNIQUE CHIRURGICALE

Par M. E. VALUDE,

Médecin de la Clinique Nationale des Quinze-Vingts.

CHAPITRE PREMIER

GÉNÉRALITÉS

I

SALLE D'OPÉRATIONS

Éclairage. — Suivant la remarque déjà faite par ZEHENDER dans son ouvrage d'ensemble sur les cliniques ophtalmologiques universitaires d'Allemagne, la question de l'éclairage est celle qui prime toutes les autres, lorsqu'ils'agit d'organiser une salle d'opérations ophtalmologiques, ou de préparer une chambre pour y pratiquer une intervention sur l'organe de la vision.

Certainement l'importance de l'antisepsie est capitale et les locaux destinés aux opérations doivent être exempts de tout reproche à cet égard; toutefois la valeur d'un bon éclairage est plus grande encore. Sur ce point, la pratique de l'oculistique s'écarte de celle de la chirurgie générale.

La salle la plus parfaite pour l'exécution des opérations oculaires serait une vaste pièce, orientée au nord, éclairée par une large baie vitrée *latérale*, et non par un vitrage *supérieur*. L'exposition au nord constitue la condition la plus favorable, mais elle n'est pas d'une nécessité absolue; ce qui importe, c'est d'éviter toute disposition permettant au soleil de frapper de ses rayons le lit d'opération.

De plus il est nécessaire que le jour vienne de côté et un peu d'en haut, mais non pas directement du haut, ni de face. Les baies vitrées supérieures, qui sont favorables à la plupart des actes de la chirurgie générale et notamment à ceux de la chirurgie abdominale, sont défectueuses pour les opérations oculaires en raison des reflets lumineux qui se produisent sur la cornée et qui gênent l'opérateur. Il en est de même lorsque le jour vient d'une baie latérale, mais située en face du patient; d'ailleurs dans cette position, les aides, dans leurs évolutions, ou bien les assistants, projettent des ombres gênantes pour l'opérateur.

Le lit ou le fauteuil d'opération sera donc disposé latéralement par rapport à la fenêtre, et l'œil qui doit être opéré sera le plus rapproché de la lumière.

A côté d'un bon éclairage diurne, une salle d'opérations convenablement outillée doit être munie d'appareils d'éclairage permettant d'opérer le soir, en cas d'urgence, ou simplement par certains jours sombres d'hiver. D'ailleurs, certaines opérations comme celle de la cataracte secondaire s'exécutent toujours mieux avec l'éclairage oblique que donne un foyer lumineux artificiel. Le meilleur mode d'éclairage artificiel pour une salle d'opérations sera l'éclairage électrique augmenté localement par des photophores tenus à la main. A son défaut, une ou deux fortes lampes à gaz, ou mieux des becs Auer ou Denayrouze et surtout les becs à gaz renversé, suffiront parfaitement. Même de grosses lampes à huile ou au pétrole, munies d'un système de lentilles convergentes (phare ophtalmologique de CHIBRET) peuvent remplir convenablement leur rôle.

Milieu opératoire. — L'idéal du milieu opératoire serait la salle moderne d'opérations : sol en mosaïque ou en carrelage facile à laver, murs en stuc ou recouverts de peinture vernissée, angles arrondis, le tout pouvant être facilement nettoyé et désinfecté; pas de rideaux aux fenêtres bien entendu, et le moins possible d'accessoires, le lit d'opérations, les tables ou tablettes indispensables seulement. Les étuves, armoires d'instruments et d'objets de pansements seront avec avantage maintenues dans une pièce adjacente.

Il est nécessaire de dire ici cependant que ces précautions ne sont pas indispensables et que les ophtalmologistes, à l'encontre des chirurgiens généraux, peuvent opérer avec sécurité dans des milieux moins techniques et dans de simples chambres quelconques, bien éclairées et tenues propres. On pourra seulement faire enlever les tentures, les rideaux surtout, les meubles garnis de draperies même, et la pièce sera faite avec soin la veille de l'opération. Le jour même, on ne remuera pas la poussière de la chambre, et l'opération, faute du lit spécial, pourra être exécutée sur un lit ordinaire, sur une chaise longue, sur un fauteuil au besoin, pour certaines interventions de peu d'importance.

La question du lit d'opérations mérite toutefois de nous arrêter. Dans les cliniques ophtalmologiques françaises, les malades sont, le plus ordinairement, opérés sur des lits d'opérations spéciaux, dont les modèles divers ont été dans ces temps derniers profondément modifiés dans le but d'obtenir une plus rigoureuse asepsie. Ces lits, articulés et munis d'une têtière mobile, acquièrent leur maximum de perfection, au point de vue de la réalisation de l'antisepsie, lorsqu'ils sont constitués uniquement par de l'acier nickelé ou peint, et des tablettes en verre. L'inconvénient de ces lits spéciaux d'opérations est que les malades doivent, pour gagner leur lit, parcourir des espaces variables et souvent des escaliers, ou être emportés, soit en litière, soit par

des ascenseurs. Dans tous ces cas il se produit un ébranlement chez le patient
qui peut entraîner quelques accidents, surtout après l'opération de la cataracte.

C'est pour éviter ces inconvénients que dans certaines cliniques d'Allemagne (il faut noter cependant que c'est HIRSCHBERG qui a fait établir le
premier dans sa première maison de santé de la Karlstrasse à Berlin un fauteuil d'opérations en verre et acier) les opérations s'exécutaient dans le lit
même du malade qu'on approchait de la fenêtre ou qu'on amenait dans le
corridor orienté à cet effet. D'autres fois, si on n'usait pas du lit du malade lui-
même, on exécutait l'opération sur un fauteuil ou un lit dans le corridor,
devant la chambre du patient et de plain pied avec celle-ci. Telle était et est
peut-être encore la pratique en usage à la clinique de Heidelberg.

Ces dernières dispositions ne permettent pas de loger commodément le
public assistant aux opérations, comme on pourrait le faire dans une salle
construite à cet effet. Disons à la vérité que les opérations oculaires ne peuvent en aucun cas et par quelque disposition que ce soit profiter à un nombreux public. Il est impossible à plus de 8 à 10 personnes au maximum
d'observer les détails d'une opération pratiquée sur l'œil. Dans ces conditions
il suffira de répartir ces assistants sur le côté du lit d'opérations où il ne sera
pas nécessaire à l'opérateur et à ses aides d'évoluer; dans les salles d'opérations construites spécialement pour les oculistes, une barrière placée à $0^m,50$
du lit d'opérations suffira à assurer aux opérateurs leur liberté d'action.

Outre la salle principale d'opérations, la clinique ophtalmologique de la
Faculté de Montpellier, construite sur les devis de TRUC, contient deux pièces
accessoires qui offrent une réelle utilité : c'est d'abord une pièce pour les
pansements préparatoires des malades à opérer, où s'exécutent les lavages
préalables et la désinfection pré-opératoire; puis une salle de pansement pour
les opérés des jours précédents.

Cette disposition permet de soustraire à la salle d'opérations tout ce qui
est étranger à l'acte opératoire lui-même et au pansement qui le suit immédiatement; c'est une condition extrêmement favorable et qui permet de
réaliser au maximum l'asepsie des opérations oculaires.

II

ANTISEPSIE ET ASEPSIE DES OPÉRATIONS

Définition. — Les deux mots : antisepsie et asepsie, s'emploient souvent
indistinctement et par conséquent mal à propos, car les deux termes ne sont
pas synonymes; d'autre part, nombre d'auteurs ne parlent que d'asepsie, alors
que leur pratique est celle de l'antisepsie pour la plupart de leurs opérations.
Il y a donc là une confusion, qu'il importe de faire cesser, encore qu'il ne
s'agisse que d'une confusion de mots et que la pratique opératoire n'en
doive nullement s'en trouver changée. Nous nous souviendrons donc que

l'*asepsie* est l'état dans lequel le champ opératoire, les instruments de l'opération, les objets du pansement, sont purs de tout microbe et de tout germe d'infection, et que l'*antisepsie* est l'ensemble des mesures au moyen desquelles ce résultat est obtenu. C'est donc grâce à l'antisepsie qu'on obtient l'asepsie, et il serait un non-sens de dire que l'on fait les opérations par l'asepsie et non par l'antisepsie.

Des champs opératoires tout à fait aseptiques peuvent bien être obtenus sans le concours des substances dites antiseptiques, mais il n'en reste pas moins que la méthode employée pour les aseptiser ne peut être dénommée autrement que méthode antiseptique, puisqu'elle a pour but et pour effet de débarrasser le terrain de sa flore microbienne et des germes pathogènes.

Historique et périodes modernes. — La *méthode antiseptique*, grâce à laquelle nous pratiquons actuellement des opérations *aseptiques*, ne date que de LISTER et de sa pratique érigée en méthode générale. Auparavant il est certain que certaines substances antiseptiques étaient connues, appréciées, et rendaient de grands services, mais la chirurgie n'en a pas moins fait le pas capital du jour où la pratique Listérienne a été constituée en méthode.

Il est cependant intéressant de voir que les anciens, qui ont deviné tant de choses puisqu'ils pratiquaient, semble-t-il, l'extraction de la cataracte, appréciaient non seulement les propriétés antiseptiques de certaines substances comme le vin, l'eau bouillie, mais même connaissaient la valeur des mots asepsie et antisepsie.

HIPPOCRATE, selon ANAGNOSTAKIS, recommandait par-dessus tout la *propreté* des plaies et employait pour l'obtenir l'eau de pluie (distillée) préalablement bouillie. « L'eau de pluie, disait-il, est évidemment la meilleure ; mais il faut la faire bouillir pour l'aseptiser : δέεται δέ̓ἀφέψεσθαι καὶ ἀποσήπεσθαι. » Si ce n'est pas là toute la méthode antiseptique, c'en est bien le nom et le principe, et, en ce point comme en beaucoup d'autres, le père de la médecine fut un précurseur génial.

Toutefois, il n'est pas douteux que la véritable révolution importante date de l'époque toute récente à laquelle ces vagues notions d'antisepsie ont été, non seulement précisées, mais appliquées méthodiquement aux instruments d'abord, aux mains du chirurgien et des aides, au champ opératoire et aux pansements.

C'est donc d'un intérêt purement historique que de constater que PAUL D'ÉGINE et CELSE instillaient de l'eau salée après l'opération de la cataracte, que, plus près de nous, au siècle dernier, SAINT-YVES employait de la même façon de l'eau légèrement alcoolisée.

Les premières publications sur la méthode antiseptique appliquée aux opérations oculaires datent de 1874 (SCHIESS) et de 1876 (HORNER).

Le premier essaya l'acide phénique et HORNER préconisa l'acide salicylique et surtout l'acide borique comme étant bien supporté par l'œil.

En 1878, un travail plus important de A. GRAEFE (de Halle) comporte l'application de la méthode complète de Lister à une suite de 114 cas de cataracte. Cet opérateur employait une solution d'acide phénique à 2 p. 100 pour désinfecter l'œil et les instruments; il se servait aussi du spray ou brouillard phéniqué obtenu en vaporisant une solution phéniquée sur le champ opératoire et les mains de l'opérateur. Les résultats obtenus par GRAEFE furent très encourageants.

L'année suivante, au Congrès international des Sciences médicales tenu à Amsterdam (1879), une discussion importante s'engagea sur cette question si neuve, et les orateurs déjà documentés (SNELLEN, O. BECKER, KUHNT, MANOLESCU) tombent d'accord sur ce point que le spray phéniqué doit être supprimé comme étant trop irritant, et que les solutions phéniqués de lavage même, également trop irritantes, seront diminuées de concentration ou même remplacées par des solutions boriquées. La même année, STRASSER, dans sa thèse inaugurale écrite sous l'inspiration de PFLUEGER, démontre expérimentalement que les solutions même faibles d'acide phénique sont irritantes pour l'œil et il recommande l'acide borique en solution à 4 p. 100.

Ce premier pas étant franchi, de toutes parts vont naître de nouveaux produits applicables à la désinfection oculaire. S. SNELL préconise le thymol, HORNER l'eau salicylée, HAAB la résorcine, PIERD'HOUY l'aseptol, GAYET l'huile d'eucalyptus, GLASSNER l'iodol. Certains, cependant, s'en tiennent encore à l'acide phénique et à la pratique pure de LISTER avec le spray phéniqué.

Cette divergence d'opinions et ces tâtonnements sont inscrits dans la discussion qui eut lieu en 1881, au Congrès international des Sciences médicales tenu à Londres, à la suite de la communication de HORNER. Ce dernier étudiait en effet successivement la désinfection du malade, des instruments, et sans négliger encore la désinfection de l'œil, il se montrait déterminé à délaisser le spray phéniqué pour un courant d'air purifié (Luft-Spray) déjà recommandé par SNELLEN deux ans auparavant. Malgré l'importance des résultats acquis, la méthode antiseptique était encore assez incertaine pour être à cette époque combattue par de très bons esprits, et nous voyons à ce même Congrès KNAPP se montrer rebelle aux conclusions posées en faveur de celle-ci. La même année, et dans le même ordre d'esprit, JUST publiait dans le *Centralblatt für Augenheilkunde* deux statistiques opposées, l'une antérieure à 1878 et comprenant 200 extractions de cataracte sans un seul cas de suppuration, et l'autre prise depuis l'application de la méthode de Lister et comportant 9 panophtalmies sur un même chiffre de 200 opérations.

Néanmoins la méthode continue à augmenter ses moyens d'action, et en 1882 DEUTSCHMANN et MANOLESCU préconisent l'emploi de l'iodoforme pour la désinfection oculaire. Même DEUTSCHMANN fait faire un pas à la question en insufflant l'iodoforme comme moyen de préparation à l'opération de la cataracte. Le principe des pansements préparatoires était établi.

L'année 1883 vit naître un agent puissant de désinfection oculaire avec le sublimé mis en lumière par les travaux de SATTLER. L'acide borique, adopté parce qu'il n'était pas irritant comme l'acide phénique, n'avait qu'un faible pouvoir microbicide, et le mémoire de SATTLER rendit le grand service de faire connaître un certain nombre de substances antiseptiques complètement étudiées au point de vue de leur puissance bactériologique. On sait que Sattler étudia la durée de la résistance des microbes pathogènes de l'œil vis-à-vis des solutions antiseptiques capables d'être tolérées par l'œil. L'eau chlorée serait le meilleur des antiseptiques, mais elle est difficile à employer et à faire supporter à un œil qui va subir une opération. Ensuite vient le sublimé à 1/5000 qui est la dose usitée en ophtalmologie et ensuite, mais assez loin, les solutions d'acide salicylique et d'acide phénique à 5 p. 100. C'est au cours de ces mêmes expériences que Sattler établit que l'iodoforme n'empêche pas les pullulations parasitaires.

A la suite des travaux de Sattler, les solutions hydrargyriques furent mises à l'étude. Panas propose la solution de biiodure de mercure à 1/20000 et Chibret, quelques années plus tard, en 1889, l'oxycyanure, puis le cyanure de mercure qui a l'avantage, même à forte concentration, de n'altérer nullement les instruments ainsi que le font les solutions de sublimé, de biiodure et même d'acide borique. La solution de formol à 20 p. 100, très puissante comme antiseptique, additionnée de 3 p. 100 de borax d'après la formule de Lippincott, jouit des mêmes propriétés de n'altérer en rien les aciers des instruments ni les lames fines; on peut laisser les instruments immergés dans cette solution pendant vingt-quatre heures avant de s'en servir. D'après des expériences de Dubief, il suffirait d'une minute d'immersion dans la solution de formol concentré du commerce (40 p. 100) pour donner aux instruments une stérilisation absolue. La solution de cyanure d'hydrargyre applicable à la cavité oculaire est de 1/1500.

A cette époque, en 1885, la préparation antiseptique et l'exécution des opérations oculaires subirent d'importantes modifications par l'application de la chaleur à la stérilisation des instruments et des pansements, par l'emploi de lavages intra-oculaires antiseptiques et par celui du pansement préparatoire aux opérations. C'est l'époque à laquelle on commença à construire des étuves, et depuis lors l'antisepsie opératoire est entrée dans une phase qui semble définitive.

Du moment où la stérilisation par la chaleur fit son apparition, l'usage des solutions antiseptiques perdit une grande partie de son importance, puisque la préparation des instruments et même celle des objets de pansement se trouvait réalisée par les étuves, les autoclaves ou l'ébullition.

En même temps le mot d'asepsie prit le pas sur celui d'antisepsie, puisque cette stérilisation se trouvait réalisée sans le concours de substances antiseptiques; nous avons exposé plus haut qu'il s'agit ici d'une confusion de mots et que les deux termes ont leur signification et leur raison d'être l'un en face de l'autre.

Birnbacher conseille de stériliser les instruments par l'emploi de la chaleur sèche, au moyen d'une étuve portée à 150° pendant deux heures ; puis les instruments non tranchants sont flambés, tandis que les lames sont mises dans l'alcool absolu. Sa publication, en date de 1885, semble être la première sur ce point particulier. Mais à la même époque chaque ophtalmologiste se livrait à des essais du même genre. La vapeur sous pression dans l'autoclave a été expérimentée sans succès pour les instruments qui s'y rouillent irrémédiablement; le moyen a dû être abandonné. L'ébullition simple est bonne; mais si elle détruit la plupart des microbes, elle laisse subsister les spores, même si on l'additionne de sel marin ou de carbonate de soude à la dose de 2 p. 100 environ, suivant la pratique de Bergmann connue par les publications de Schimmelbusch. L'ébullition prolongée quelques minutes ne rouille pas les instruments à la condition de placer ceux-ci dans l'eau lorsqu'elle est déjà bouillante; de plus les manches d'ivoire supportent l'ébullition sans trop s'altérer, ce qui rend ce procédé très pratique.

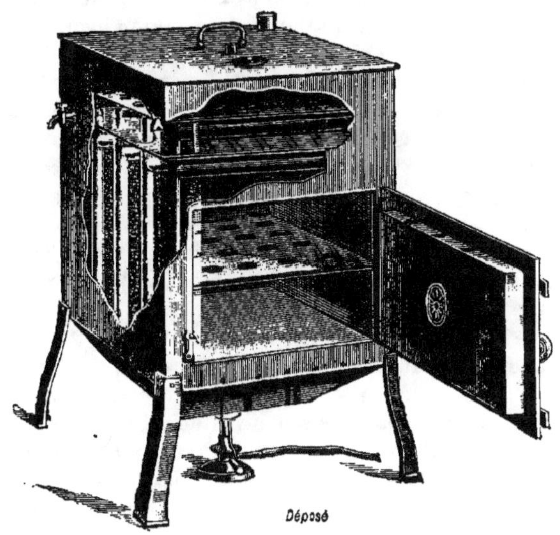

Fig. 1.
Etuve sèche de Morax.

On a proposé aussi l'ébullition dans la glycérine (Miquel et Bourgeois) ou dans l'huile (Tripier, Dor et Arloing), mais ces liquides sont peu agréables à manier et l'eau carbonatée offre autant de sécurité. En fait, c'est l'ébullition durant quelques minutes dans l'eau additionnée de carbonate de soude (substance qui se trouve dans tous les ménages) qui est le procédé de stérilisation de nos instruments le plus généralement adopté aujourd'hui.

Théoriquement, cependant, pour obtenir la stérilisation parfaite, c'est-à-dire la destruction des spores, c'est à l'étuve sèche à 150° minima qu'il faut avoir recours et certains ophtalmologistes sont partisans de l'étuve sèche pour les instruments. On ne doit pas dépasser 160° et cinq minutes suffisent à la stérilisation. Mais à cette température les instruments à manche d'ivoire peuvent être altérés et il est préférable d'avoir des instruments entièrement construits en métal. Les soudures et les tranchants résistent assez bien à cette température sèche de 150° ; toutefois un grand nombre des opérateurs préfère l'ébullition dans l'eau carbonatée ou dans l'huile.

Au lieu de faire bouillir les instruments ou de les porter à des températures élevées dans l'étuve, certains les stérilisent par le flambage à l'alcool, mais ce moyen n'est applicable qu'aux instruments les moins délicats de notre arsenal chirurgical. Les lames, les kystitomes, les pinces fines et les ciseaux à iridectomie seraient altérés par le flambage. Ce procédé n'en reste pas moins excellent et rapide pour certains gros instruments : pinces à fixer, écarteurs, gros ciseaux, etc. Les instruments délicats pourraient être aseptisés par un séjour un peu prolongé (au moins une demi-heure), dans le chloroforme ou l'alcool absolu, dans la solution de cyanure d'hydrargyre (Chibret), si ce n'était une complication d'user ainsi de deux modes de stérilisation, surtout lorsque plusieurs opérations sont exécutées successivement.

Les premiers essais de stérilisation profonde du champ opératoire oculaire au moyen de lavages antiseptiques de la chambre antérieure ont été faits au Japon par Inouye en 1884. Inouye se servait de la solution boriquée. La même année, Mc Keown, dans la section ophtalmologique de la British medical Association, propose les lavages d'eau intra-oculaires stérilisée, mais dans le seul but mécanique de débarrasser le champ opératoire, après l'extraction de la cataracte, des masses corticales et du sang. Deux ans plus tard, Vacher (d'Orléans), Wicherkiewicz (de Posen) et Panas, par leurs statistiques favorables à cette pratique, attirent fortement l'attention sur ce complément d'antisepsie dans l'extraction de la cataracte, qui reste toujours l'opération type de l'ophtalmologie. Wicherkiewicz se servait pour ses lavages intra-oculaires d'un petit ballon tubulaire (undine) de son invention ; Panas, au lieu d'eau boriquée, employait la solution de biiodure d'hydrargyre à 1/20000 et pratiquait ses lavages avec un compte-gouttes puis une seringue spéciaux.

A la suite de ces expérimentateurs, presque tous les ophtalmologistes ont pratiqué les lavages intra-oculaires à la suite de l'extraction de la cataracte, soit dans un but antiseptique, soit comme moyen mécanique de ramener au dehors les masses corticales molles, glutineuses, rebelles à l'extraction. Ces lavages étaient pratiqués par des instruments spéciaux, directement introduits entre les lèvres de la plaie cornéenne, ou encore suivant la pratique conseillée par Gayet, au moyen d'un jet liquide projeté à faible distance sur la plaie qui s'entr'ouvre pour lui donner accès dans la chambre antérieure.

Mais peu à peu ces lavages ont été abandonnés par tous les opérateurs ou peu s'en faut, sauf peut-être par ceux qui avaient été les promoteurs de cette pratique.

Chibret a présenté à la Société française d'ophtalmologie une seringue à la fois aspirante et foulante, destinée à pratiquer, simultanément, l'aspiration des masses molles et le lavage de la chambre antérieure ; mais nous ne pensons pas que cet instrument compliqué fasse revenir beaucoup l'opinion des opérateurs sur cette question.

Les raisons de cet abandon sont que l'asepsie opératoire est assurée autant qu'elle peut l'être sans qu'il soit besoin de lavages post-opératoires, dès l'instant où les instruments employés sont aseptiques ainsi qu'il convient, et que la sortie des masses molles s'effectue aussi sûrement par les manœuvres mécaniques habituelles que par des lavages. Au moyen de ces lavages on prétendait éviter le contact fâcheux du bord palpébral et des cils avec la plaie, contact qui s'effectue parfois au cours des manœuvres de pression et contre-pression digitales destinées à expulser les masses corticales ; mais l'extraction des masses molles peut être réalisée sans les doigts, ou bien avec les doigts, mais sans que la rangée ciliaire entre en rapports avec le champ opératoire. De plus, la pratique des lavages intra-oculaires a été vivement atteinte par les constatations anatomiques faites par Nuel que l'endothélium de la chambre antérieure était profondément altéré par toute solution autre que la solution physiologique du sel marin et celle d'acide borique, si peu antiseptique ainsi qu'on sait. Les solutions mercuriques en particulier, les seules réellement antiseptiques, ont une action nécrobiotique très marquée, non seulement sur l'endothélium de la chambre antérieure, mais encore sur les cellules du tissu propre de la cornée.

Le pansement préparatoire aux opérations, qui est le troisième appoint apporté par cette année 1884 à la méthode antiseptique appliquée aux opérations oculaires, a donné ses premiers résultats, semble-t-il, entre les mains de Lange.

Cet auteur appliquait la veille à ses opérés de cataracte un pansement imbibé d'une solution de sublimé à 1 p. 1000. En même temps il saupoudrait la cavité conjonctivale de poudre d'iodoforme très fine.

Le besoin de ces soins préparatoires à l'opération de la cataracte s'est trouvé justifié lorsque parurent les travaux de Gayet (de Lyon) en 1887, sur l'état de la conjonctive après les lavages antiseptiques. Gayet démontra que les lavages antiseptiques les plus minutieux laissaient toujours subsister quelques microbes dans les replis conjonctivaux, et il en résulte que la multiplicité des lavages et surtout l'occlusion antiseptique de l'œil, établie pour maintenir, quelque temps avant l'opération, l'œil à l'abri des contacts extérieurs, ne peut que conférer une bonne garantie contre l'infection.

Nuel, dans son rapport sur l'Asepsie à la Société française d'ophtalmologie de 1893, envisage les avantages du pansement préparatoire à un autre point de vue. Pour lui, c'est une pierre de touche, un *critérium*, suivant sa propre expression, pour que l'opérateur connaisse au moment de l'opération l'état bactériologique du champ oculaire où il doit pratiquer son intervention. L'œil est-il resté sans sécrétion ni rougeur, sous le pansement préparatoire, la conjonctive peut être considérée comme étant dans un état suffisant d'asepsie pour supporter l'opération ; au contraire, si le pansement est recouvert d'une quantité notable de sécrétion, si l'œil a rougi et sécrète, c'est qu'alors les conditions sont telles qu'une plaie de cataracte pourrait être infectée. La manière de voir de Nuel n'a entraîné que fort peu d'opérateurs, car il est un fait d'expérience courante et d'après lequel, à la suite d'opérations de cataracte, l'œil peut apparaître plein d'une sécrétion abondante, muco-purulente même, sans que la plaie soit le moins du monde infectée et, en effet, la sécrétion qui se fait sous le bandeau occlusif n'est pas toujours synonyme d'infection.

Quoi qu'il en soit, la pratique des pansements préparatoires est actuellement assez répandue et nous pensons avoir fait faire un pas important à cette question par nos expériences sur l'aldéhyde formique. C'est avec le concours de notre chef de laboratoire à la clinique des Quinze-Vingts, le Dr DUBIEF, que j'ai le premier appliqué le formol à la clinique. Cette substance antiseptique, aujourd'hui si répandue et si utile à la désinfection générale, a été d'abord employée en chirurgie oculaire et par nous. Dans ce travail j'ai établi cliniquement cette propriété si curieuse du formol qui le sépare complètement des autres substances antiseptiques, et en particulier des sels mercuriaux : d'être non pas microbicide, mais aseptique et capable de maintenir l'asepsie des surfaces organiques qu'il a imprégnées. C'est ainsi que la solution de sublimé ordinairement employée pour les lavages oculaires tuera les microbes conjonctivaux, mais n'empêchera pas les coques non détruites de pulluler très rapidement après le lavage. Le formol, au contraire, ne détruira pas aussi complètement que le sublimé les microbes existants, mais après son application *aucun microbe ne poussera plus*. Cette propriété stérilisante est en somme la principale lorsqu'il s'agit de préparer la surface d'un champ opératoire et d'en maintenir l'asepsie ; aussi le formol nous rend-il les plus grands services pour la confection des pansements pré-opératoires. Au moment même des opérations, il n'est pas recommandable à cause de ses propriétés irritantes même en solution à 1 p. 1000.

Comme substances antiseptiques propres à désinfecter les culs-de-sacs conjonctivaux et la surface de l'œil, nous devons en mentionner encore quelques-unes qui ont fait leur apparition depuis l'année 1884 qui marque l'épanouissement complet de la méthode d'antisepsie et d'asepsie opératoires.

Ce sont les pastilles de Rotter qui ont joué un assez grand rôle en raison de leur commodité. Ces pastilles, recommandées par NIEDEN en 1889, sont destinées à remplacer la liqueur de van Swieten et peuvent servir aussi pour la désinfection des instruments.

Une pastille doit être dissoute dans un quart de litre d'eau et offre la composition suivante :

Sulfate de zinc	} āā 0gr,60
Chlorure de zinc	
Acide borique	0gr,40
Acide salicylique	0gr,10
Acide citrique	0gr,10
Thymol	0gr,10

Il convient d'ajouter qu'EVERSBUCH reproche à ce liquide d'être défavorable à la bonne cicatrisation des plaies cornéennes.

Une substance qui paraît offrir de sérieuses garanties est le trichloride d'iode vanté par PFLUEGER (de Berne) et ZIEMINSKI en 1891. Cette substance s'emploie en solution au 1/5000e ou au 1/2000e comme liquide de lavage et à 1/1000e si l'on veut obtenir un effet désinfectant énergique.

Panas employait une solution de biiodure ainsi formulée :

    Eau . . . .   1.000 grammes
    Alcool   16   —
    Biiodure d'hydrargyre . . . .   0^{gr},05

Chibret fit adopter par un nombre de plus en plus considérable d'ophtal-mologistes et même de chirurgiens généraux ses solutions de cyanure de mercure si commodes en ce qu'elles n'altèrent nullement l'acier des instruments. Chibret use de deux solutions qui ont encore sur le biiodure l'avantage de ne pas comporter d'alcool dans leur composition, ce qui les rend faciles à supporter pour l'œil. La solution forte à 1/1000e sert à la stérilisation des instruments ; dix minutes d'immersion suffisent. La solution faible destinée aux lavages du champ opératoire, des culs-de-sacs conjonctivaux, est de 1/1500e. Cette solution est aussi bactéricide que le sublimé à la même dose et n'est pas irritante pour la conjonctive.

Nous n'avons pas eu la prétention, dans cette revue historique de l'antisepsie appliquée aux opérations oculaires, de mentionner toutes les substances proposées, ni tous les procédés de désinfection ; il aurait fallu nommer tous les opérateurs et exposer la pratique de chacun d'eux. Nous avons seulement noté les étapes parcourues par la méthode antiseptique jusqu'à nos jours et relevé les principales substances antiseptiques usitées. Nous les retrouverons dans l'exposé qui va suivre de la pratique actuelle des opérations oculaires.

Disons d'ailleurs que les substances antiseptiques, mercurielles ou autres, tendent de plus en plus, dans la pratique ophtalmologique, comme dans la chirurgie générale, à céder le pas à l'eau bouillie et au simple savon, pour désinfecter et préparer le champ opératoire.

Préparation du malade. — Les antiques procédés de préparation du malade destiné à une opération oculaire, les purgations préalables, la diète préventive, les révulsifs et les sangsues appliquées dans un but prophylactique surtout, sont aujourd'hui lettre morte. On se gardera aussi de suivre les conseils plus théoriques que pratiques d'un confrère qui pratiquait cinq jours avant l'opération la désinfection du tube digestif en administrant au patient du calomel d'abord, puis du salol et enfin du salicylate de magnésie avec du bicarbonate de soude. On pourra cependant, avec quelque avantage, faire vider l'intestin du patient, au moyen d'un lavement, le matin même de l'opération. Cette précaution n'est d'ailleurs indiquée que pour les opérés de cataracte obligés à une immobilité relative et parfois encore séjour au lit pendant trois ou quatre jours.

Les mesures antiseptiques occupent toute la place aujourd'hui parmi les précautions à observer vis-à-vis du malade avant son opération. Le bain général est la première de ces mesures ; presque indispensable pour la population malpropre des indigents, hôtes des cliniques gratuites, il sera toujours utile.

Il est remplacé à la clinique des Quinze-Vingts, mal outillée en baignoires, par une douche tiède accompagnée d'un savonnage général; le bain de propreté est toutefois de beaucoup préférable.

Du côté de l'œil les précautions antiseptiques seront les suivantes : la veille de l'opération, le front, les sourcils, les paupières et les parties voisines de la face, seront savonnés soigneusement et lavés à l'eau bouillie tiède, puis lotionnés avec la solution de sublimé à 1/5000ᵉ ou 1/3000ᵉ, ou encore celle de cyanure à 1/1500ᵉ, ou enfin la solution de biiodure à 1/20000ᵉ. Ces trois liquides sont sensiblement équivalents. Ensuite, et s'il s'agit d'une opération sur le globe lui-même, après une instillation de cocaïne pour supprimer ce que cette manœuvre a de désagréable, on procédera à une irrigation ou un lavage de la cavité conjonctivale et surtout des culs-de-sacs conjonctivaux à l'aide des trois liquides précités. Certains opérateurs (Bach) déconseillent de toucher à l'œil quelque temps avant l'opération de crainte de l'irriter, car ils redoutent l'irritation conjonctivale qui s'observe toujours, plus ou moins vive, sous le pansement préparatoire. Toutefois la pratique de la désinfection préalable nous paraît bien préférable à cette abstention systématique.

L'irrigation de la cavité conjonctivale pourra être réalisée, soit avec le tube à entonnoir de Kalt, soit avec l'écarteur laveur de Lagrange, soit avec tout appareil analogue ou plus simplement une canule mousse.

D'ailleurs le nettoyage de la cavité conjonctivale s'opérera très bien également en retournant les paupières l'une après l'autre et en se servant d'un nouet de coton imbibé de liquide antiseptique. L'action mécanique du tampon se joindra même utilement à celle du liquide, et par ce moyen notamment on pourra débarrasser, plus facilement peut-être que par un jet de liquide, les replis caronculaires des mucosités qui s'y rencontrent toujours.

Panas insistait beaucoup sur la nécessité de joindre au lavage de la conjonctive un nettoyage du rebord ciliaire. Sa pratique consistait à malaxer doucement les bords palpébraux pour exprimer le contenu des glandes sébacées, puis à frotter ces bords avec un coton imbibé d'eau savonneuse ou d'une solution tiède à 2 p. 100 de carbonate de soude destinée à débarrasser la base des cils de leurs produits gras. Enfin il y appliquait une mince couche d'huile biiodurée dosée à 4/1000ᵉ. Cette huile n'est pas toujours bien supportée par les paupières qui réagissent parfois vivement.

Pflugk fait remarquer que la benzine, l'éther ou l'alcool sont seuls capables de dégraisser convenablement les cils : il propose d'user de la benzine qui n'est pas irritante pour l'œil.

Darier conseille de frotter le bord ciliaire avec un pinceau imbibé d'une solution forte de protargol. Nous pensons qu'un savonnage soigneux à l'aide d'une petite boulette de coton stérilisé suffit à bien nettoyer le bord des paupières et à préserver de tout accident infectieux.

Une fois la désinfection des culs-de-sacs obtenue par les manœuvres que nous venons d'exposer, nous nous préoccupons de maintenir le champ opératoire en état d'asepsie jusqu'au lendemain ou jusqu'au moment de l'opération. C'est ici qu'entre en action notre solution de formol, et ses propriétés que nous avons rappelées plus haut trouvent alors une application très précise.

On sait que le formol, s'il est de moins grande valeur que les solutions hydrargyriques pour la destruction des microbes, est au contraire beaucoup plus puissant qu'eux pour maintenir aseptique un terrain qui a été désinfecté.

Dans notre mémoire de 1893, nous relations l'expérience suivante, comparative de l'action d'asepsie prolongée du formol et du sublimé : sur des malades devant être opérés, nous avons pratiqué la veille, sur l'un des yeux, la désinfection à l'aide du sublimé à 1/2000ᵉ, sur l'autre, avec le formol en solution à même dose. Les yeux sont fermés par un pansement imbibé de solution de formol ou de sublimé suivant l'œil. Le lendemain, à la levée de l'appareil, DUBIEF, le chef de notre laboratoire, a recueilli dans des tubes à culture le contenu du sac conjonctival.

Voici le résumé de ses constatations : sur 16 tubes ensemencés avec les produits conjonctivaux des yeux traités par le formol, 2 seulement ont cultivé et 14 sont restés stériles. Avec le sublimé au contraire, nous avons obtenu une proportion égale de tubes stériles et de tubes ayant cultivé.

Et il convient de remarquer que la solution de formol employée était ici très faible, trop faible puisque la dose ordinaire est de 1/1000ᵉ, tandis que la solution de sublimé étant à 1/2000ᵉ représente la plus forte de celles qui peuvent être employées sur la conjonctive.

Nous considérons donc l'application du formol en solution, comme une excellente mesure pour maintenir l'asepsie de la conjonctive, *une fois que celle-ci aura été obtenue par une désinfection avec une solution de sublimé à 1/5000ᵉ ou même à 1/2000ᵉ.* On terminera donc l'opération préalable par une large instillation d'une solution de formol à 1/1000ᵉ. Celle-ci grâce à la cocaïne sera facilement supportée.

Enfin l'œil sera recouvert d'un pansement sec aseptique, maintenu par un bandeau qui ne sera enlevé que le lendemain au moment de l'opération.

Il est à peine besoin de dire que ces diverses manipulations devront être exécutées avec les précautions usuelles que nous décrirons plus loin et par un aide qui se sera scrupuleusement antiseptisé les mains.

S'il s'agit d'une femme, on réunira ses cheveux, tordus en natte, sous un bonnet serre-tête. S'il s'agit d'un homme, on émondera et surtout on savonnera sa chevelure et sa barbe s'il est nécessaire. Parfois même, sans aller jusqu'à imiter certains opérateurs qui tondent systématiquement le bord ciliaire, cette précaution d'émondage ne sera pas inutile vis-à-vis de certains sourcils par trop broussailleux.

A côté de ces soins préliminaires applicables à tous les malades destinés à des opérations ophtalmologiques, il est d'autres précautions spéciales, suivant qu'il existe, ou certaines lésions de l'appareil oculaire, ou des foyers d'infection à distance, ou certains états généraux susceptibles d'agir défavorablement sur la marche de la guérison de la plaie après l'opération.

S'il existe un peu de conjonctivite chronique, de catarrhe, ou simplement d'hyperhémie de la conjonctive si fréquente chez les vieillards, on ne se contentera pas de la désinfection pratiquée la veille de l'opération. Certains opérateurs, tel GRANDCLÉMENT (de Lyon), ont bien proposé de répéter les irrigations de sublimé pendant plusieurs jours avant l'opération ; mais ce moyen amène une réaction irritative de la muqueuse qui va justement à l'encontre du but proposé. Il nous suffit généralement de conseiller au patient de se faire pratiquer, pendant quinze ou vingt jours avant l'opération, des instillations quotidiennes, ou répétées deux fois par jour suivant les cas, d'un collyre au sulfate de zinc à 1 p. 100 ou 1/2 p. 100.

Lorsqu'il existe une dacryocystite, purulente ou non, il faut pratiquer le débridement du canalicule, la canalisation et le lavage quotidien des voies lacrymales jusqu'à ce que le sac ne contienne plus ni pus, ni muco-pus, ni même le liquide visqueux des tumeurs lacrymales. Concurremment, on conseillera, comme s'il s'agissait d'un catarrhe simple de la conjonctive, des instillations de sulfate de zinc.

Ces précautions ne sont pas nécessaires si les voies lacrymales sont saines et il n'est pas plus nécessaire alors de laver le sac lacrymal que de faire préventivement le cathétérisme de la trompe d'Eustache, suivant le conseil qui a été donné.

Chez certains vieillards affectés d'éversion des bords palpébraux sans dacryocystite, le débridement et le rétablissement des voies lacrymales est également une sage et même nécessaire précaution.

A côté de ces lésions de l'appareil oculaire, il est certains états infectieux voisins ou éloignés qui doivent être pris en considération lorsqu'on se propose de pratiquer une opération de chirurgie oculaire et surtout une extraction de cataracte : le principal de ces états est la rhinite chronique ou la sinusite maxillaire, caractérisée le plus souvent par de l'ozène. A. Terson recommande la nitratation à 1/100 de la conjonctive qu'on peut remplacer, comme précédemment, par l'emploi du sulfate de zinc, puis une irrigation quotidienne antiseptique de la conjonctive, enfin de traiter les fosses nasales par des irrigations et des insufflations d'acide borique en poudre. Il est préférable de faire passer les patients aux mains d'un rhinologiste jusqu'à ce que la muqueuse des fosses nasales et des sinus soit débarrassée de son état infectieux. On sait, en effet, que la préoccupation des opérateurs vis-à-vis des rhinites infectieuses est assez forte pour que Haab et Eversbusch aient proposé d'oblitérer les conduits lacrymaux, soit en liant les canalicules, soit en touchant les points lacrymaux avec la pointe du galvano-cautère. Darier, dans un but de prophylaxie dans des cas suspects de ce genre, a conseillé des injections sous-conjonctivales préventives de sublimé. Ce sont là des mesures excessives.

L. Don exposa, devant la Société française d'ophtalmologie en 1901, d'intéressantes recherches d'après lesquelles l'alcalinisation des milieux de l'œil était un moyen excellent d'en prévenir l'infection. Cette alcalinisation est réalisée par l'absorption d'iodure de potassium à l'intérieur. Depuis lors j'ai l'habitude de faire prendre à mes opérés de cataracte un gramme d'iodure la veille et un second gramme le jour même de l'opération.

Au moment de l'opération on évitera tout ce qui peut occasionner une réaction hyperhémique du côté de la conjonctive. Le pansement préalable est précisément institué dans le but d'éviter des lavages trop rudes et pratiqués avec des liquides antiseptiques énergiques mais trop irritants.

On enlèvera donc le pansement de la veille au moment d'opérer ; on se servira pour anesthésier l'œil d'un collyre à la cocaïne soigneusement aseptique. Puis on lavera, mais doucement, les paupières, les sourcils, le bord ciliaire et la, conjonctive, paupières retournées, surtout les replis de la caroncule, avec une solution antiseptique tiède ou assez faible ou simplement de l'eau bouillie. Le sublimé ne doit pas être employé à plus de 1/5000ᵉ pour cet usage et le cyanure d'hydrargyre à 1/1500ᵉ. On pourrait même ici employer la solution de boro-borax vantée par BOURGEOIS (de Reims). On sait que les solutions boriquées simples sont assez insignifiantes au point de vue de l'antisepsie et que le taux de saturation est de 4 p. 100. Mais BOURGEOIS, en dissolvant l'acide borique dans une solution aqueuse de borate de soude, porte le taux de la solution d'acide borique à 16 p. 100. Ce liquide n'est pas irritant. D'ailleurs, pour ce lavage d'un œil préparé antiseptiquement la veille, une lotion à l'eau bouillie ou à la solution physiologique de sel marin serait suffisante.

Ainsi préparé, le patient est couché dans le lit ou sur le fauteuil à opérations et son front, son nez, ses joues seront garnis d'une compresse de gaze stérilisée ou imbibée de la solution antiseptique préférée, sublimé, biiodure ou cyanure d'hydrargyre. Ce champ opératoire sera destiné à recouvrir les cheveux débordants du patient et on peut même se servir d'une large compresse mouillée, percée d'une large fente au niveau de l'œil, de telle façon que toutes les parties avoisinantes de l'œil à opérer se trouvent recouvertes par elle. Il est important que l'œil qui ne sera pas opéré soit couvert et fermé ; on le bouchera avec un tampon de coton imbibé de la solution antiseptique ou avec une compresse.

Préparation des instruments. — Trois procédés subsistent aujourd'hui pour assurer la désinfection et obtenir la stérilisation des instruments : la *chaleur sèche de l'étuve*, la *chaleur humide par l'ébullition*, la *désinfection par un bain antiseptique*.

Nous rappellerons ce que nous avons écrit en exposant la succession chronologique des méthodes antiseptiques :

La chaleur employée sous la forme du flambage n'est pas applicable aux fins instruments de notre arsenal chirurgical, c'est-à-dire à ceux qui sont les plus communément employés, tels que les couteaux de DE GRAEFE, les pinces et ciseaux à iridectomie ; quant à la chaleur humide sous pression donnée par l'autoclave, elle rouille irrémédiablement tous les instruments et ne peut être mise en pratique.

La chaleur sèche à l'étuve est le moyen le plus parfait d'assurer la stérilisation des instruments, à la condition que ceux-ci soient à manche de métal ainsi que les constructeurs les fabriquent maintenant. Les soudures des manches résistent parfaitement aux températures de 150° à 160° qui sont nécessaires pour qu'il ne reste plus aucun microorganisme vivant. La trempe

des lames n'est pas altérée par ces températures non plus que les pointes
délicates, pourvu qu'on évite les frottements des instruments entre eux et les
chocs. On laissera les instruments dans l'étuve sèche portée à 150° jusqu'à
160° maximum durant cinq minutes. L'étuve de Poupinel représente un
appareil très commode pour obtenir la stérilisation des instruments et aussi,
comme nous le verrons, des pansements.

L'avantage de ce mode de stérilisation est qu'on peut préparer des instruments dans une boîte en nickel et l'emporter telle quelle, sans l'ouvrir, au

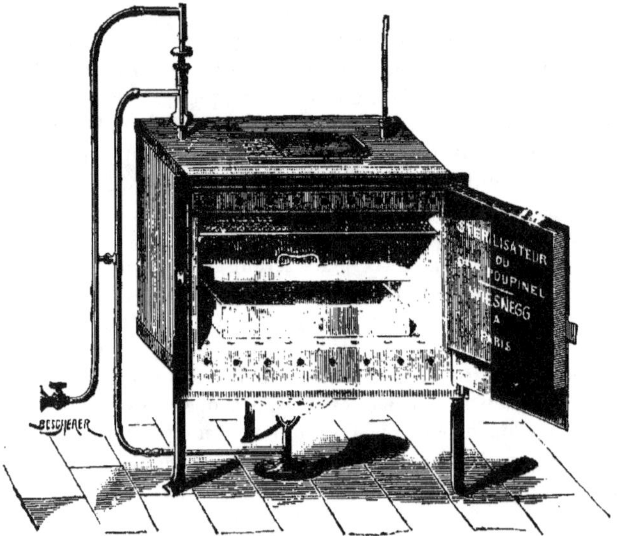

Fig. 2.
Étuve de Poupinel.

lieu où doit être pratiquée l'opération. En ouvrant la boîte, on trouve les
instruments parfaitement aseptiques et on les utilise à sec, ce qui est toujours
préférable. On veillera à ne pas élever trop brusquement la température de
l'étuve pour éviter une trop grande différence entre la température du centre
et celle des parois. De plus, lorsque la température extérieure est basse, il
sera prudent de chauffer un peu la boîte renfermant les instruments avant
de la fermer pour chasser toute trace d'humidité et éviter l'oxydation qui se
produirait par condensation sur les instruments froids.

Si l'opérateur ne possède pas d'étuve sèche ou s'il a des instruments à
manches d'ivoire, il conviendra d'avoir recours à l'ébullition qui est un
moyen également excellent d'obtenir la stérilisation. Il est de plus très pratique, étant facile à réaliser rapidement dans toutes les circonstances. On
sait que l'eau bouillante n'altère pas la trempe des instruments si on ne la
refroidit pas brusquement et que, de plus, la rouille est évitée si, au con-

traire du cas précédent, on attend, pour plonger les instruments dans l'eau, que celle-ci soit en ébullition. Du reste, pour plus de garantie encore, il est habituel d'alcaliniser l'eau du bain au moyen de l'addition d'une certaine quantité de carbonate de soude, substance qui se trouve dans tous les ménages. La proportion de cette solution doit être environ 2 p. 100. L'immersion de quelques secondes dans l'eau bouillante ainsi alcalinisée suffit à désinfecter les instruments.

Si l'on veut éviter aux lames tout danger de rouille, on les trempera dans un bain d'huile d'amandes douces bouillante, en tenant l'instrument par le manche. Pratiquement on fait bouillir l'huile dans un tube de verre de façon à immerger facilement le bistouri sans avoir un bain trop considérable d'huile.

Bien que le flambage ne soit pas applicable à nos couteaux à cataracte et à nos pinces fines à iridectomie, il deviendra utilisable pour nos instruments les plus grossiers et surtout pour les cuvettes. C'est alors un moyen commode par la rapidité de son exécution. Quelques gouttes d'alcool, versées dans une cuvette et enflammées, suffisent en effet à désinfecter celle-ci en même temps que les instruments qui s'y trouvent. La flamme lèche le métal, s'insinue dans les anfractuosités, dans les rainures et consume tout ce qu'elle rencontre.

Après quelques secondes de flambage on jette 2 ou 3 gouttes d'eau sur les instruments ; si l'eau se vaporise avec bruit, la température sera suffisante et on éteindra en noyant les instruments avec le liquide antiseptique ou aseptique adopté pour l'opération.

La désinfection par l'immersion simple dans des solutions antiseptiques, ou désinfection chimique, est un procédé moins sûr que par la chaleur et surtout moins rapide. Il est par conséquent peu applicable aux cliniques très fréquentées où un certain nombre d'opérations doivent se succéder assez rapidement.

Comme bain antiseptique, on rejettera les solutions de sublimé ou de biiodure qui altèrent les aciers ; l'acide borique lui-même attaque le métal sans être très antiseptique. On pourra par contre employer la solution de CHIBRET au cyanure de mercure à 1 p. 100 qui, même à ce taux élevé, n'attaque pas l'acier des instruments ; dix minutes à un quart d'heure d'immersion suffisent pour obtenir la stérilisation [1]. On a proposé aussi de plonger les instruments pendant une demi-heure dans l'alcool absolu ou le chloroforme. STROSCHEIN emploie pour les instruments tranchants un bain ainsi composé : alcool absolu et éther à parties égales, mélange additionné de quelques gouttes d'ammoniaque ; BURCHARDT préconise une solution de 6 grammes de solvéol et de 0,10 centigrammes de lysol pour un litre d'eau ; d'autres se contentent de la solution ancienne d'acide phénique à 5 p. 100. Ces moyens sont recommandables, mais toutefois ne confèrent pas, autant que la désinfection par la chaleur, une stérilisation parfaite.

---

[1] On notera que le cyanure d'hydrargyre, qui n'altère pas les tranchants d'acier, ni le nickel des manches, ronge rapidement les montures en aluminium.

Lippincott préconise l'immersion pendant vingt-quatre heures des instruments délicats et des lames dans la solution concentrée de formol à 20 p. 100. Les instruments peuvent se conserver indéfiniment dans ce liquide sans s'altérer.

Voici maintenant comment peut être exécutée, dans la pratique, la préparation des instruments pour une opération ; c'est ainsi que nous agissons dans notre service des Quinze-Vingts :

Les instruments, lavés mécaniquement dans l'eau bouillie après avoir servi, sont plongés pendant quelques minutes dans une solution boratée en ébullition, puis, de là, portés en attente dans un bain d'alcool absolu. Au moment de les présenter à l'opérateur, l'aide les fait passer dans une cuvette contenant de l'eau bouillie pour enlever l'alcool.

Certains opérateurs, redoutant absolument l'effet de la chaleur sur les tranchants et sur les fines pinces à iridectomie, mais surtout sur les tranchants, se contentent d'un nettoyage en quelque sorte mécanique.

Stroschein essuie les tranchants avec des tampons de ouate imbibés de sa solution d'alcool, d'éther et d'ammoniaque ; Gama Pinto les frotte avec des compresses qui ont été bouillies à l'eau phéniquée.

L'emploi des bains antiseptiques avec des liquides qui respectent l'acier des lames est encore très répandu, mais ce procédé n'est pas applicable à une suite rapide d'opérations ; pour ce dernier cas, l'ébullition reste le meilleur des moyens.

Signalons d'ingénieux appareils qui ont été imaginés pour pratiquer dans de bonnes conditions ces deux modes de désinfection, par le bain chimique et par l'ébullition. L'un est l'appareil de Parisotti, dit « trousse à liquide », qui se compose d'un bocal rempli du bain antiseptique et où sont immergés, retenus par le manche, nos divers instruments, couteaux, ciseaux, pinces. L'autre, construit par Bourgeois (de Reims), est destiné à la stérilisation par l'ébullition. C'est un assemblage de tubes en verre, disposés au-dessus d'une lampe à alcool, et dans chacun de ces tubes on peut suspendre un instrument. La flamme de l'alcool porte simultanément ces tubes à l'ébullition.

L'immersion ou l'ébullition dans une simple cuvette offre d'ailleurs autant de garanties et plus de facilité.

Préparation du chirurgien et des aides. — Le chirurgien et ses aides auront une tenue semblable et suivront la même technique pour leur propre stérilisation.

Revêtus d'un sarreau de toile et d'un tablier propres, ils procéderont ainsi au nettoyage de leurs mains qui devra être aussi minutieux que pour la chirurgie générale :

1° Savonner et brosser les mains pendant quelques minutes avec du savon antiseptique et des brosses bouillies puis immergées dans une solution de sublimé ;

2° Procéder au curage des ongles, les mains étant humides ;

3° Les immerger :

a) Dans une solution de permanganate de potasse à 2 p. 100 ;

b) Dans une solution de bisulfite de soude à 10 p. 100 ;

c) Dans l'alcool à 90° ;

d) Dans une solution de cyanure à 1/1500ᵉ qui servira, au besoin, à tremper les mains à nouveau, au cours de l'opération, lorsque celle-ci sera sanglante et prolongée.

Les ongles ne seront pas tenus aussi ras que ceux des chirurgiens généraux. Il est commode, pour le maniement de certains de nos petits instruments, d'avoir les ongles du pouce et de l'index, d'une certaine longueur ; d'ailleurs la désinfection des ongles n'est pas difficile.

La préparation précédente implique la nécessité d'opérer avec les mains humides, non essuyées. Certains opérateurs, ne voulant pas s'y résoudre, s'essuient les mains avec une compresse stérilisée. Il faut éviter avec soin de se servir d'une serviette peu sûre. LANDOLT s'essuie les mains, en les passant un moment dans des gants de fil stérilisés.

Préparations des tampons, du pansement, des collyres. — L'autoclave, inapplicable à la désinfection des instruments, rend ici les meilleurs services.

L'autoclave n'est qu'une modification de la marmite de Papin. Il consiste dans une chaudière à parois résistantes, dont le couvercle s'adapte exactement et est maintenu par des boulons. Ce couvercle porte un robinet pour l'échappement de la vapeur d'eau, un manomètre et une soupape de sûreté. Dans l'intérieur de la chaudière on introduit une certaine quantité d'eau et il s'y trouve, un peu au-dessus, un panier en fil de fer, destiné à contenir les tampons et objets de pansement à stériliser.

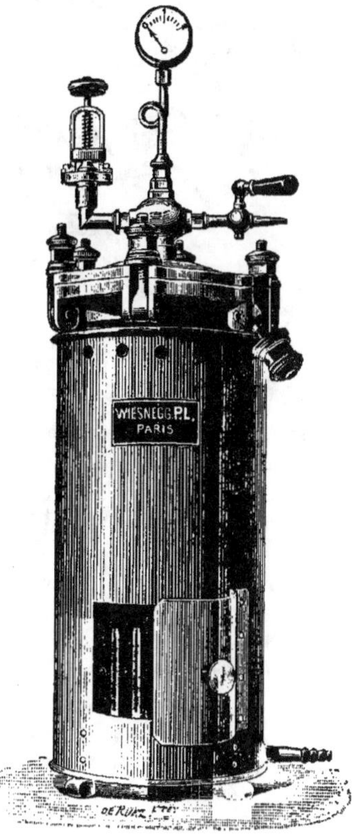

Fig. 3.
Autoclave de Chamberland.

Voici comment on manœuvre l'autoclave : les objets à stériliser étant disposés dans le panier au-dessus de l'eau, on referme le couvercle en laissant ouvert le robinet d'échappement. On allume le gaz et on attend l'ébullition qui se manifeste par la sortie de la vapeur par le robinet. On ferme alors le robinet et on surveille le manomètre. Lorsque l'aiguille atteint 115° à 120° (soit 1 atmosphère et demi), on baisse le gaz et on maintient cette température pendant vingt minutes. On ouvre l'appareil lorsque la température aura baissé et que l'aiguille du manomètre sera revenue à 0.

Les *tampons* d'ouate si constamment usités dans la pratique ophtalmologique, au cours de toutes nos opérations où ils remplacent avec avantage les éponges, seront préparés, imbibés de la solution antiseptique choisie (sublimé, cyanure, biiodure d'hydrargyre), puis maintenus dans l'autoclave, à une température de 115° à 120° pendant une demi-heure. On fera de même pour les compresses destinées à préparer le champ opératoire.

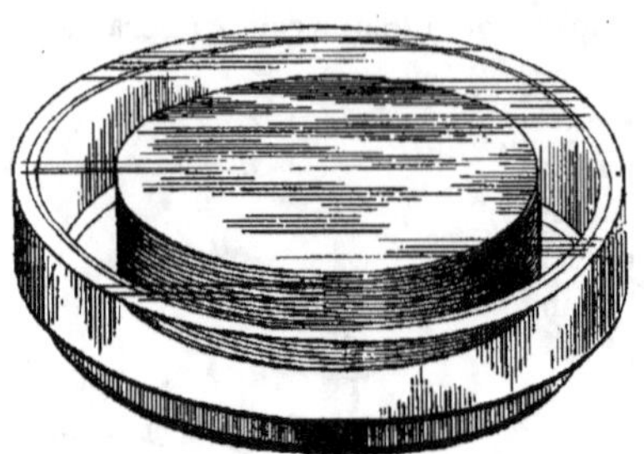

Fig. 4.
Boîte de Petri.

La gaze et la ouate du pansement qui devront rester sèches, les bandes seront par contre stérilisées à l'étuve sèche et portées à 140° ou 150° pendant une heure. Les rondelles de gaze ou de lint, les rondelles d'ouate, destinées au pansement, pourront être renfermées pour la stérilisation, dans des boîtes spéciales en métal ou en verre (boîtes de Petri) et on ne les ouvrira qu'au moment de les utiliser (fig. 4). De même on pourra stériliser ainsi les flacons compte-gouttes renfermant des collyres.

Les fils de soie seront portés à l'autoclave comme les tampons pendant une demi-heure, puis bouillis avec les aiguilles au moment d'être utilisés.

Les *collyres,* en raison de leur contact direct et intime, non seulement avec l'œil, mais aussi avec l'intérieur de la chambre antérieure qu'elles pénètrent dans toutes les opérations intra-oculaires, sont l'objet de préoccupations constantes de la part des opérateurs. Leur parfaite asepsie est de la première nécessité. Il faut reconnaître aussi qu'il est d'autant plus nécessaire de songer à leur stérilisation que leur infection est plus facile. L'emploi du compte-gouttes qui touche, çà et là, les cils, le bord palpébral, même la conjonctive du patient, le débouchage fréquent

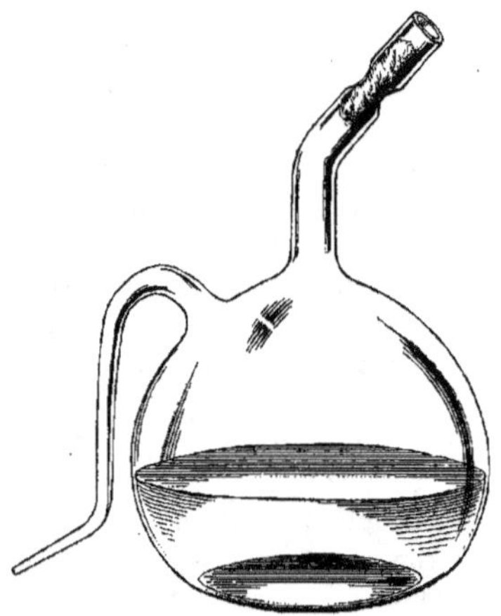

Fig. 5.
Ballon de Chamberland.

du flacon de collyre réalisent au maximum les conditions nécessaires pour que le liquide soit ensemencé de microbes pathogènes.

Depuis quelques années on a essayé de tarir cette source d'infection en ajoutant aux collyres des substances antiseptiques en quantités assez faibles pour ne pas irriter l'œil. Le sublimé à 1/5000e, le cyanure à 1/1500e ont été ainsi employés. Mais Francke a démontré que ces substances, dans la concentration où on peut les employer en collyres, n'ont plus de propriétés antiseptiques bien sérieuses et ne peuvent servir qu'à maintenir dans les collyres l'asepsie réalisée par la chaleur.

Un excellent moyen de maintenir chimiquement et très sûrement l'asepsie des collyres est d'y ajouter du formol de façon que le taux de cette adjonction constitue une solution de formol à 1 p. 1000. Malheureusement une telle solution est assez cuisante et elle ne peut être employée après des opérations et surtout après l'opération de la cataracte.

En fait, c'est par l'ébullition répétée que doit être maintenue l'asepsie des collyres, ou encore par l'adjonction, au liquide, d'une parcelle de camphre.

Pour faciliter cette ébullition et surtout pour éliminer le plus grand nombre des causes d'infection, il est nécessaire de supprimer le compte-gouttes et d'employer un flacon disposé de façon à en tenir lieu. Plusieurs modèles de flacons à collyres ont été imaginés dans ce but et le plus simple est de se servir, suivant l'exemple de Morax, du petit ballon pipette, usité dans les laboratoires de bactériologie et connu sous le nom de ballon de Chamberland.

Vignes et Darier recommandent des collyres stérilisés, conservés dans des ampoules de verre scellées à la lampe. Grâce à ce procédé, les collyres sont certainement aseptiques ; l'inconvénient est qu'une ampoule ne peut servir que pour une seule ou un très petit nombre d'instillations et que par conséquent l'usage fréquent de collyres nécessite le sacrifice d'un nombre considérable de ces ampoules.

En fait le collyre bouilli, conservé dans un flacon-ballon compte-gouttes, en verre, peut donner une très grande sécurité.

BIBLIOGRAPHIE

Anagnostakis, La méthode antiseptique chez les anciens. *Annales d'oculistique*, t. CII, p. 226. 1889.

Birnbacher, De la stérilisation par la chaleur dans l'antisepsie oculaire. *Centralblatt f. Augenheilk.*, août 1885.

Deutschmann, De l'emploi de l'iodoforme en ophtalmologie. *Arch. f. Opht.*, t. XXVIII, fasc. 3, p. 214, 1882.

Francke, Recherches sur l'infection et la désinfection des collyres. *Arch. f. Opht.*, t. XXXVII, fasc. 2, p. 150. 1891.

Gayet, Recherches sur l'antisepsie de la conjonctive après lavages antiseptiques. *Soc. française d'opht.*, 1887, et *Arch. d'opht.*. t. VII, p. 385, 1887.

A. Graefe, Traitement antiseptique après l'opération de la cataracte. *Arch. f. Opht.*, t. XXIV, fasc. 1, p. 233, 1878.

Lange, Antisepsie dans l'opération de la cataracte. *Klinische Monatsbl.*, nov. 1884.

Nuel, Étude expérimentale sur les injections intra-oculaires. *Soc. française d'opht.*, 1889.

Nuel, Sur l'asepsie dans les opérations pratiquées sur les yeux. *Soc. fr. d'opht.*, 1893.

Sattler, De l'emploi des antiseptiques en ophtalmologie et particulièrement du sublimé. *Soc. opht. de Heidelberg*, 1883, et *Annales d'ocul.*, t. CXII, p. 163.

Strasser, Des désinfectants en ophtalmologie. *Thèse de Berne*, 1879.

A. Terson, Technique ophtalmologique. *J.-B. Baillière, édit.*, Paris, 1898.

Valude. Un nouvel antiseptique, l'aldéhyde formique. *Annales d'ocul.*, t. CX, p. 19, 1893.

III

ANESTHÉSIE

L'anesthésie *locale*, la plus importante pour la chirurgie oculaire, est de date encore récente, puisque la publication de KOLLER sur les propriétés de la cocaïne est de l'année 1884. L'anesthésie *générale*, seule employée auparavant, remonte plus haut, mais appartient cependant à ce siècle; l'éther fut appliqué en 1846 par MORTON et le chloroforme par SIMPSON en 1847, pour obtenir l'insensibilité dans les opérations chirurgicales.

Anesthésie générale dans la chirurgie oculaire. — Aussitôt après la découverte des deux chirurgiens anglais, l'éther et le chloroforme furent l'objet de nombreuses publications de la part des chirurgiens et des ophtalmologistes. Parmi ces derniers, CUNIER, en 1847, produisit dans les *Annales d'oculistique* un mémoire, appuyé de plusieurs observations, dans lesquelles les différentes phases de l'anesthésie par l'éther se trouvaient relatées, aussi bien que les phénomènes physiologiques touchant le pouls, la respiration, la coloration de la peau, l'état des yeux, etc.

CHASSAIGNAC, de son côté, opérait avec l'aide du chloroforme, notait les effets de cet anesthésique sur les yeux, l'action sur la pupille dont il provoque la contraction au moment de la narcose la plus complète et l'état de contraction en haut des globes oculaires en opposition avec la résolution générale des muscles de l'organisme.

En raison, toutefois, d'un manque de sécurité dans la technique et aussi, suivant la remarque de A. TERSON, de l'habitude qu'avaient alors les oculistes d'opérer leurs malades, pour la plupart de leurs opérations, dans une situation assise ou demi-couchée dans un fauteuil, l'anesthésie générale, par l'éther ou le chloroforme, surtout par l'éther, restait limitée à un certain nombre d'opérations s'adressant aux annexes de l'œil, telles que l'énucléation, le strabisme, les opérations sur les paupières.

En 1860, cependant, STOEBER (de Strasbourg) conseilla d'employer la chloroformisation dans l'opération de la cataracte et par conséquent d'appliquer l'anesthésie générale aux opérations portant sur le globe de l'œil; en 1866, DE WECKER se montra partisan de l'éther. A cette époque, les chirurgiens redoutaient, moins qu'au début, de se servir de l'anesthésie générale, bien que des accidents fussent survenus aussi bien avec l'éther qu'avec le chloroforme. En effet, le mode d'administration de ces deux agents anesthésiques, mieux réglementé, était entré dans la pratique courante. Et pourtant les oculistes, et spécialement les oculistes français, malgré les travaux précédemment cités de STOEBER et de DE WECKER, ne consentirent guère à employer l'anesthésie générale pour la plupart de leurs opérations sur le globe de l'œil. L'iridectomie, la cataracte, sauf exceptions, s'exécutaient sans anesthésie et le chloroforme était réservé aux opérations plus longues et plus douloureuses, telles que l'énucléation.

C'est cette hésitation à employer le chloroforme ou l'éther qui fut cause du certain succès obtenu en 1874 par la méthode d'ORÉ (de Bordeaux) qui consistait à obtenir l'anesthésie au moyen d'injection intraveineuse d'une solution de chloral. D'après cette méthode, on injectait dans les veines du bras une solution de chloral au tiers jusqu'à ce que l'anesthésie fût obtenue.

La quantité de chloral injectée ainsi variait de 3 à 9 grammes et pouvait aller même jusqu'à 10 à 15 grammes; avant l'injection, il était pratiqué une petite saignée pour éviter la réplétion sanguine.

L'anesthésie complète survenait en cinq ou dix minutes et n'était jamais traversée par des vomissements; le réveil avait lieu lentement et l'anesthésie se prolongeait en une torpeur plus ou moins longue.

Bien que ce procédé d'anesthésie eût été expérimenté dès sa naissance par les oculistes (2 opérations oculaires sur les 11 premiers cas) et notamment par DENEFFE et VON WETTER, il ne semble pas avoir survécu à son époque; il est vrai qu'il fut très fortement critiqué alors par des chirurgiens, comme LE FORT, et des physiologistes, comme VULPIAN, qui accusèrent le chloral en injection intraveineuse de provoquer des hématuries.

Aujourd'hui que l'injection intraveineuse est revenue en honneur et que l'emploi des précautions antiseptiques ne rendent plus cette manœuvre dangereuse, l'anesthésie par le chloral injecté dans les veines pourrait être appelée à rendre des services en certains cas; rappelons, en effet, que ces injections semblaient procurer une anesthésie générale inoffensive dans le cas d'affection des organes respiratoires et cardio-vasculaires.

Dans ces dernières années, l'anesthésie générale par injection sous-cutanée médicamenteuse a été réalisée par la scopolamine seule ou associée à la morphine, mais cette méthode, déjà abandonnée par les chirurgiens généraux, n'a jamais été adoptée par les oculistes. Elle ne sert plus qu'à titre préparatoire et figure, comme jadis la simple injection de morphine, parmi les diverses combinaisons destinées à améliorer le début de l'anesthésie chloroformique.

On injecte alors, *une heure* avant l'opération, *un centigramme* de morphine associé à *un demi-milligramme* de scopolamine (KÜMMEL, de Hambourg).

L'anesthésie chloroformique et l'anesthésie par l'éther restent toujours en présence, avec leurs partisans et leurs détracteurs également convaincus parmi les chirurgiens généraux; mais, pour les oculistes, en raison des phénomènes de congestion de la face et de la toux, qui accompagnent l'anesthésie par l'éther, c'est le chloroforme qui demeure de beaucoup le plus communément adopté pour les opérations longues et douloureuses qui sont pratiquées en chirurgie oculaire. Cependant, en 1882, PRIDGIN TEALE, dans le *British medical Journal*, tenta une revendication en faveur de l'éther. Il affirme que les inconvénients reprochés à l'éther, toux, excitation bruyante, congestion vultueuse de la face, expectorations de salive, etc., peuvent être évités si l'on emploie un appareil convenable, un sac de caoutchouc connu sous le nom d'appareil de Clover. L'anesthésie par l'éther conserverait alors sur le chloroforme les avantages d'être plus rapide et moins sujette à des accidents graves.

Pour clore le débat, il suffit de dire que précisément l'emploi de l'appareil spécial, le masque à sac de caoutchouc, nécessaire à l'anesthésie par l'éther, est un obstacle absolu à nos opérations oculaires, par la raison que la face entière est recouverte par cet appareil ; d'ailleurs, la congestion de la face, la toux subsistent toujours de telle façon que les opérations sur le globe sont rendues impossibles avec une telle anesthésie.

Dans ces dernières années, la narcose générale, brusque et de courte durée, telle que la procure l'inhalation de protoxyde d'azote, a fait de grands progrès par l'application à cette méthode du bromure d'éthyle et surtout du chlorure d'éthyle. Nous ne dirons rien du protoxyde d'azote qui nécessite un masque spécial inapplicable aux opérations oculaires, et nous rejetterons le bromure d'éthyle qui procure une anesthésie véritablement trop courte pour être utilisable ; mais l'anesthésie au chlorure d'éthyle a fait ses preuves en ophtalmologie et son concours est réellement précieux. On comprendra sa valeur par ce seul énoncé qu'elle est suffisamment longue pour permettre de pratiquer l'énucléation et une double iridectomie antiglaucomateuse (pratique personnelle), qu'elle est très bien supportée par les patients qui quittent tout seuls et sans malaises le lit d'opération aussitôt celle-ci terminée, enfin et surtout, fait précieux pour les cas d'urgence, qu'elle peut être appliquée à un sujet ayant mangé.

Pour conclure ce chapitre préliminaire, nous n'envisagerons pas les multiples procédés d'anesthésie générale qui se sont tant multipliés dans ces dernières années et dont on trouvera la liste étendue et la description dans le *Traité d'Anesthésie* du professeur DUMONT (de Berne), 1904 ; nous décrirons seulement les deux seuls procédés qui nous paraissent pratiques et recommandables :

1° L'anesthésie au chloroforme pour les opérations dépassant deux à trois minutes, c'est-à-dire les opérations sur les paupières, le strabisme chez les enfants, etc. ;

2° L'anesthésie au chlorure d'éthyle, pour les opérations de courte durée, lesquelles représentent la presque totalité de nos opérations oculaires.

L'anesthésie au chlorure d'éthyle sera d'ailleurs une excellente préparation à la narcose chloroformique qu'elle facilite en supprimant la période dangereuse d'excitation.

ANESTHÉSIE AU CHLOROFORME. — Voici résumées la technique à suivre et les précautions à prendre dans le cours de l'anesthésie par le chloroforme.

Le patient, qu'on aura ausculté pour savoir s'il ne possède pas de lésion cardiaque, et qui aura été tenu strictement à jeun, sera couché horizontalement, la tête basse et libre dans ses vêtements. Il peut n'être pas complètement déshabillé, mais ses vêtements seront lâches, maillots enlevés chez les enfants, jupons dénoués chez les femmes, pantalons et gilets déboutonnés chez

les hommes; il faut que la chemise soit flottante et que le ventre soit découvert afin de permettre de suivre les mouvements respiratoires du diaphragme.
S'il existe une pièce prothétique dentaire, elle sera enlevée. Enfin, le nez et
les contours de la bouche seront garnis de vaseline pour éviter les brûlures
qui résultent du contact un peu prolongé du chloroforme.

L'aide dévolu à la chloroformisation devra être muni d'une pince à langue,
et il n'est pas nécessaire que celle-ci soit armée d'une ou de plusieurs dents.
La pince à une seule dent est préférable à la pince à polypes à mors fenêtrés.
On devra tenir prêts, en cas de besoin, une pile électrique et l'instrumentation nécessaire à la trachéotomie.

Pour l'administration du chloroforme, on peut se servir d'appareils spéciaux, mais le moyen le plus simple est encore la compresse, en plusieurs
doubles, repliée en cornet. Cet appareil improvisé a l'avantage de pouvoir
être changé instantanément lorsqu'au cours de l'opération il vient à être
souillé par le sang du malade ou ses expectorations.

Comme mode d'administration, nous sommes partisan des petites doses
continues, chez les adultes, et de la dose massive, appliquée brusquement au
début et hermétiquement sur la bouche, chez les enfants au-dessous de douze
ans; chez ces derniers, une fois la résolution obtenue, ce qui est très rapide,
la chloroformisation se continuera par simples gouttes espacées.

D'ailleurs, depuis quelques années, nous préférons commencer l'anesthésie au chloroforme par celle au chlorure d'éthyle dont la description suivra
celle-ci.

Il faut ajouter que, si une opération ophtalmologique doit durer un temps
très long, il sera sage d'imiter la conduite des chirurgiens généraux qui
exécutent la chloroformisation à l'aide d'appareils permettant un dosage
précis dans l'administration du chloroforme et réalisant un mélange régulier
de celui-ci avec de l'oxygène ou de l'air. Le type le plus employé de ces appareils est celui de Roth-Dræger; il a été beaucoup simplifié et rendu portatif
par Ricard qui mélange le chloroforme avec de l'air, au lieu d'oxygène renfermé dans un obus.

Pendant toute la durée de la chloroformisation, l'aide chargé de l'anesthésie (et le chirurgien ne manquera pas d'y prendre garde aussi) surveil-
lera la respiration, la coloration de la face et l'état des pupilles. Au moindre
signe suspect, si le sang devient noir, si la face pâlit et que la respiration
s'arrête, on suspendra la chloroformisation; si l'état alarmant se prolonge,
qu'alors le pouls se suspende et que la pupille se dilate, on commencera par
flageller le visage du patient avec des serviettes mouillées. On en viendra,
ensuite, à la respiration artificielle exécutée au moyen d'un mouvement
simultané et rythmé des bras successivement élevés et abaissés le long de la
poitrine, puis aux tractions de la langue suivant le procédé de Laborde. Ces
deux procédés peuvent d'ailleurs être employés concurremment, mais en
observant avec soin de ne pas les exécuter à contretemps. Enfin, si tous ces
moyens échouent, on emploiera un courant électrique dont un pôle sera
appliqué au creux épigastrique, au niveau du diaphragme, et l'autre à la base

du cou, au passage du nerf phrénique. La dernière ressource sera la trachéotomie suivie d'insufflation pulmonaire.

Lorsque la chloroformisation n'aura été accompagnée d'aucun accident (quelques efforts de vomissements, une période d'excitation un peu longue ne peuvent être comptés pour des accidents), on laissera le malade se réveiller seul, sans le solliciter par des flagellations ou des excitations inutiles. On recommandera ensuite à son entourage de le laisser en repos pendant plusieurs heures, et surtout de ne rien lui donner à manger ni à boire, même aux enfants très jeunes. Ce n'est que cinq ou six heures après la chloroformisation, et seulement sur les instances du malade, qu'un peu de boisson

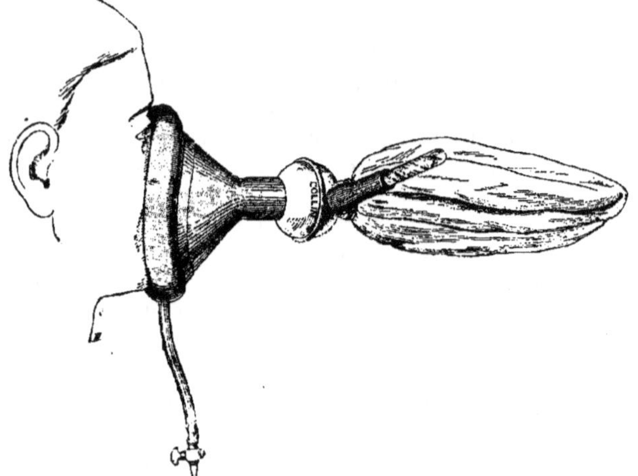

Fig. 6.
Masque du Dr Camus pour l'anesthésie au chlorure d'éthyle.

glacée ou de bouillon froid seront permis. Le lendemain, sauf contre-indication particulière, le régime alimentaire habituel pourra être repris.

ANESTHÉSIE AU CHLORURE D'ÉTHYLE. — Usité d'abord comme anesthésique local, le chlorure d'éthyle ou *kelène* fut employé pour la première fois pour l'anesthésie générale par les dentistes qui avaient remarqué que, lorsqu'on appliquait ce médicament localement sur les gencives, les malades s'endormaient profondément, restaient insensibles pendant quelques minutes, après quoi ils se réveillaient aisément et quittaient le fauteuil d'opération sans paraître éprouver la moindre incommodité.

Les premières applications chirurgicales de chlorure d'éthyle furent publiées par LUDWIG; FROMAGET, en 1901, communiqua à la Société française d'ophtalmologie les premiers essais de cet agent anesthésique en oculistique. Depuis lors son emploi s'est généralisé.

Pour réaliser cette anesthésie, on a imaginé beaucoup d'appareils et des masques spéciaux; le meilleur semble être celui du Dr CAMUS, qui permet

d'administrer le chlorure d'éthyle à doses fractionnées. J'ai présenté moi-même
un modèle de masque au Congrès international d'ophtalmologie, à Lucerne,
en 1904. Aucun, pour les oculistes qui ont besoin que le haut de la figure soit
bien dégagé, ne vaut le creux de la main muni d'une compresse de linge,
laquelle est elle-même contenue dans un carré de taffetas gommé pour empêcher l'évaporation du liquide anesthésique. Toute la question consiste en ce
que l'assistant forme avec sa main un creux parfaitement adapté à la bouche et au nez du patient, car aucun appareil autre que la main n'offre
d'aussi bonnes conditions pour une fermeture hermétique.

Il faut aussi que le tube contenant le chlorure d'éthyle se vide avec un
débit très grand, de façon à ce que la compresse soit instantanément inondée
de liquide et aussitôt portée sur la bouche et le nez du patient. Aucun passage ne sera laissé à l'air et le patient doit respirer seulement les vapeurs
dégagées par la compresse. En quelques secondes, la détente musculaire se
fait et l'opération doit être aussitôt commencée par l'opérateur qui se tiendra tout prêt. Le réveil est prompt et rapidement complet. Le patient sort de
l'anesthésie sans malaise, peut se rhabiller lui-même et quitter seul la salle
s'il s'agit d'une opération sans grande importance. Cette anesthésie rapide
peut rendre de grands services pour l'exploration des yeux d'enfants dans
certains cas difficiles.

Les mêmes précautions générales doivent être prises ici que dans la narcose chloroformique; d'ailleurs elle en est pour nous actuellement le préliminaire habituel.

Anesthésie locale. — L'anesthésie locale en chirurgie oculaire date de la
découverte de la cocaïne ou plutôt de l'application qu'en fit KOLLER, en 1884,
à l'organe de la vision. L'anesthésie locale pour la pratique ophtalmologique
dépasse de beaucoup, en importance, l'anesthésie générale, car toutes les
opérations sur le segment antérieur de l'œil, par exemple, et ce sont les plus
nombreuses, s'exécutent avec le concours de l'anesthésie locale. D'ailleurs
celle-ci peut même suffire à tous nos besoins, et certains praticiens, comme
GERMAIX (d'Alger), arrivent à exécuter avec la cocaïne toutes les opérations
ophtalmologiques, y compris l'énucléation et les opérations sur les paupières.

Sans généraliser autant l'usage des anesthésiques locaux, on peut dire
que la majorité des ophtalmologistes emploient l'anesthésie locale dans la
proportion de 20 contre 1 au moins vis-à-vis de l'anesthésie générale.

La question de l'anesthésie locale comporte l'étude des divers agents
anesthésiques connus.

LA COCAÏNE. — Cet alcaloïde, d'un usage si commun aujourd'hui, est retiré
des feuilles de l'Erythroxylon Coca, plante originaire de certaines régions de
l'Amérique du Sud, en particulier du Pérou et de la Bolivie. C'est, chimiquement, une méthylbenzoylecgonine qui s'emploie surtout sous forme de chlorhydrate. Les solutions les plus usitées en ophtalmologie sont les solutions de

chlorhydrate de cocaïne à 1 et 2 p. 100 pour les injections dans les tissus, et à 3 et 4 p. 100 pour les instillations conjonctivales ; à 5 p. 100, la cocaïne agit parfois fâcheusement sur la vitalité de l'épithélium de la cornée.

La cocaïne, isolée par Nieman en 1860, avait été étudiée dans son action physiologique par Schroff, Fronmüller, Aurep, Rossbach, etc., et ses propriétés anesthésiantes étaient connues par des applications faites sur la muqueuse buccale et laryngée. Koller eut le mérite de penser que la substance qui paralysait les terminaisons nerveuses sensibles de la muqueuse linguale devait se comporter de la même façon vis-à-vis de celles de la cornée. Il commença donc, dans le laboratoire de Stricker, une série d'expériences qui confirmèrent pleinement ses prévisions. Les conclusions du mémoire de Koller, lu en 1884 à la Société ophtalmologique de Heidelberg, sont tellement complètes que les innombrables travaux publiés depuis sur la cocaïne n'y ont ajouté que peu de chose. L'action de la cocaïne sur les parties profondes de l'œil, sur les parties antérieures elles-mêmes de l'organe lorsqu'il est enflammé, a cependant été contestée.

D'une façon générale, disait déjà Bobone en 1884, en rendant compte des premiers travaux sur le nouvel alcaloïde, l'instillation dans le sac conjonctival d'une solution de chlorhydrate de cocaïne insensibilise les parties de l'œil dont elle parvient à atteindre les extrémités nerveuses périphériques. Tout ce qui empêche ou diminue cet abord, la profondeur des tissus, l'inflammation ou la transformation pathologique de leur trame superficielle, empêche ou diminue cette action insensibilisatrice.

La cornée et la conjonctive occupent nécessairement le premier rang parmi les tissus de l'œil susceptibles d'une insensibilité complète aux atteintes traumatiques. Viennent ensuite la sclérotique, les muscles et les parties profondes ; l'iris n'est que partiellement insensibilisé par les simples instillations dans le cul-de-sac conjonctival, et encore, pour atteindre ce but, devrait-on employer la solution à 5 p. 100 qui est peu usitée en raison de son action sur l'épithélium de la cornée. Pour obtenir l'insensibilité complète de l'iris à la section, Meyer a proposé d'injecter la cocaïne dans la chambre antérieure par la plaie cornéenne. La section de l'iris aux ciseaux est tellement rapide et la douleur supportable, que peu d'opérateurs ont recours à ce procédé qui complique l'opération, l'allonge et constitue un danger sérieux d'infection de plus.

D'autres propriétés secondaires ont été, dès les premiers moments de l'emploi de la cocaïne, reconnues par les opérateurs. C'est ainsi que de Wecker a observé que, après l'action de la cocaïne, le sphincter pupillaire se laissait plus aisément, aussi bien dilater par l'atropine que contracter par l'ésérine. La cocaïnisation de l'œil favorise l'effet des collyres tant myotiques que mydriatiques. Il y a d'ailleurs un certain antagonisme entre les collyres myotiques et la cocaïne, car celle-ci est douée d'une action mydriatique constatée dès 1884 par Knapp et que tout opérateur retrouve chez ses opérés, avec une certaine irrégularité d'ailleurs. En effet, certains iris ne se dilatent nullement sous l'action de la cocaïne, tandis que l'on trouve chez d'autres sujets les dilatations pupillaires les plus variables, jusqu'à des dilatations égales à celles que donne l'atropine. Cette mydriase cocaïnique peut durer plusieurs heures et occasionner une certaine gêne visuelle, si l'œil soumis à la cocaïnisation est rendu à sa fonction, comme après l'extraction d'un corps étranger par exemple.

A côté de ces effets innocents ou seulement désagréables, on a signalé des accidents plus ou moins sérieux imputables à l'action de la cocaïne. JAVAL, en 1886, fit à l'Académie de médecine une communication d'après laquelle il imputait à la cocaïne des effets fâcheux dans le cas de glaucome. La question a été reprise en 1896 par GROENOUW à la Société de Heidelberg, et cet auteur établit au contraire que le danger de la cocaïne dans les états glaucomateux n'existe pas : la cocaïne calme les douleurs aiguës et diminue l'hyperhémie sans élever la tension oculaire.

On sait, en effet, que la cocaïne jouit de propriétés ischémiques, mais ces effets sont trop variables et trop faibles pour qu'on puisse en tenir un compte certain.

Après les merveilleux résultats donnés par les instillations de la cocaïne, l'action de cet anesthésique local a été étendu et KOLLER faisait paraître en 1893 un mémoire dans lequel il relatait les résultats obtenus par la cocaïne injectée dans les tissus péri-oculaires.

Les chirurgiens généraux, déjà, avaient largement mis à profit la récente découverte de KOLLER, et on sait que des opérations graves, étendues et même profondes, sont actuellement réalisées grâce à l'anesthésie locale seule. Sans donner aux injections sous-conjonctivales ou sous-cutanées, une importance égale aux instillations, en chirurgie oculaire, on y aura souvent recours avec fruit dans certaines interventions sur les tissus péri-oculaires et notamment dans certaines opérations sur les muscles et sur les paupières.

KOLLER, dans le strabisme notamment qui peut servir de type à ce genre d'opérations justiciables des injections sous-conjonctivales, commence par anesthésier la conjonctive avec une solution à 4 p. 100, puis il injecte sous la conjonctive, au niveau du tendon à sectionner ou à avancer, quelques gouttes d'une solution à 2 p. 100. Dans l'opération de la cataracte, il préconise une injection sous-conjonctivale faite au niveau de l'emplacement de la section cornéenne. Il estime qu'on peut aller jusqu'à injecter 5 centigrammes de cocaïne sans danger. Il ne faut pas oublier, cependant, que certains accidents d'intoxication ont été observés même avec des doses très faibles de cocaïne; ABADIE a signalé un cas de mort chez une femme de soixante et onze ans, à laquelle, pour une opération d'entropion, il avait été injecté à peine 4 centigrammes d'une solution à 5 p. 100 de cocaïne. Les phénomènes principaux de l'intoxication cocaïnique sont un état syncopal avec pâleur de la face et vertiges ; on fera, en ce cas, prendre aussitôt du café très chaud au patient, et en cas de danger on pratiquera quelques injections d'éther ou de caféine ou des inhalations de nitrite d'amyle.

SCHLEICH, préoccupé de la possibilité d'accidents par le fait des injections de cocaïne, et se souvenant du pouvoir déjà anesthésiant des injections d'eau simple et surtout d'eau salée, a conseillé de diminuer le taux de la cocaïne dans les solutions destinées aux injections et de remplacer cet alcaloïde par du chlorure de sodium. C'est ainsi qu'il abaisse la proportion de la cocaïne de 1 p. 500 à 1 p. 1000 au profit du chlorure de sodium. Nous pensons que les solutions à 1 p. 100 de chlorhydrate de cocaïne sont déjà innocentes pour les petites injections de la pratique ophtalmologique ; et que, de plus, elles sont plus anesthésiantes que les solutions salées faiblement cocaïnisées.

C'est sous la forme de *chlorhydrate* que la cocaïne est communément employée ; signalons cependant que Vignes a proposé le *phénate de cocaïne* (*Recueil d'Ophtalmologie*, février 1894) comme liquide d'injections en solution à 1 p. 100 ; les autres sels : *benzoate de cocaïne, citrate de cocaïne*, employés par les dentistes en injections intragingivales ou en attouchements dentaires, sont délaissés par les ophtalmologistes. L'*oléinate de cocaïne* (Merck), soluble dans les corps gras, serait indiqué dans le cas où on croirait devoir employer des collyres huileux. Le *lactate de cocaïne* a été appliqué dans des cystites douloureuses en injections intravésicales et n'est pas usité en ophtalmologie.

Succédanés de la cocaïne. — Un grand nombre de corps, possédant des propriétés anesthésiantes, ont été expérimentés en thérapeutique oculaire, depuis que la cocaïne, découverte par Koller, a donné les merveilleuses facilités que l'on sait aux opérateurs et surtout aux oculistes.

Rommel a étudié à ce point de vue la *convallamarine*, l'*helléborine*, la *strophantine*, l'*adonidine*, la *carpaïne*, la *monalwine*. A la Clinique ophtalmologique de Greifswald on a utilisé avec succès la strophantine à 1/40 et l'adonidine à 1/25 pour l'extraction de corps étrangers oculaires.

Ces substances n'ont eu aucune fortune en ophtalmologie, mais certains produits dérivés directement de la cocaïne ou la rappelant par leur dénomination ont été l'objet de travaux plus multipliés. Plusieurs de ces corps méritent une mention : l'*eucaïne*, l'*holocaïne*, la *tropacocaïne*, l'*acoïne*, enfin surtout la *stovaïne* et plus récemment l'*alypine*.

L'*eucaïne* d'une composition chimique analogue à la cocaïne (benzoyl-methyltetramethyl-γ-oxytetrapiperidin carbonsæuremethyltester — Merck) s'emploie également sous forme de chlorhydrate ; son action a été reconnue par les expérimentateurs inférieure à la cocaïne et elle ne s'emploie qu'associée avec cette dernière. L'association des deux substances (chlorhydrate de cocaïne et chlorhydrate d'eucaïne 10 centigrammes, eau distillée 10 grammes, E. Berger) est indiquée dans les opérations oculaires, dans tous les cas où il y a à craindre des conséquences fâcheuses à cause de l'action vaso-constrictive de la cocaïne.

L'*holocaïne* offre l'inconvénient d'être beaucoup plus toxique (5 fois) que la cocaïne, ce qui restreint son emploi aux instillations, et supprime la possibilité des injections sous-conjonctivales de cette substance. Même chez les enfants, Berger recommande une grande prudence dans les simples instillations et n'admet que l'emploi de deux gouttes d'une solution à 1 p. 100. C'est

dire que, malgré de certains avantages : suppression de la mydriase cocaïnique, de l'hyperhémie consécutive à l'application de la cocaïne, des altérations de l'épithélium cornéen dues à la même cause, l'usage d'une substance
aussi dangereuse est à éviter. L'holocaïne pourrait, en certains cas, toutefois, se trouver indiquée, quand on veut éviter à tout prix des éraillures du
revêtement cornéen, lesquelles serviraient de porte d'entrée à une infection
menaçante.

La *tropacocaïne* (chlorhydrate de benzoyl-pseudotropéine) se rapproche
plus complètement de la cocaïne que les deux corps précédents, en ce sens
qu'elle a été extraite de l'érythroxylon coca, bien qu'elle soit généralement
obtenue par synthèse. Elle offre l'avantage de n'être presque pas toxique, ce
qui la rend éminemment propre à être employée en injections interstitielles,
même en solution à 3 p. 100 ; elle est aussi moins irritante et agit avec plus
de promptitude que la cocaïne.

Une autre substance encore qui a été proposée comme succédané de la
cocaïne est l'*anéson* découvert par von Vamossy et que Mosbacher (de Munich)
a étudié dans ses applications cliniques. L'anéson est une solution aqueuse
d'alcool trichlorpseudobutylique ou acétonchloroforme. L'anéson ne serait
pas toxique et aurait l'avantage d'agir aussi bien sur les tissus enflammés
que sur les parties saines.

Ces premiers produits succédanés de la cocaïne n'ont eu qu'un succès
éphémère, et il semble que les plus récents, l'*acoïne*, la *stovaïne* et l'*alypine*
ne sont pas davantage appelés à détrôner la cocaïne dans la pratique de la
chirurgie oculaire.

Disons cependant que l'acoïne et la stovaïne, bien qu'ayant un pouvoir
anesthésiant un peu plus faible que la cocaïne, sont beaucoup moins toxiques
qu'elle, la stovaïne surtout. On aura donc avantage à incorporer ces substances à certaines formules d'injections sous-cutanées ou sous-conjonctivales,
telles que celles de l'eau salée, destinée au décollement rétinien par exemple.
De plus, la stovaïne est sans action nocive sur l'épithélium de la cornée.

Quant à l'alypine, la dernière venue en ophtalmologie, elle ne nous paraît
en aucune manière devoir prendre la place de la cocaïne ; elle est plus douloureuse à la première impression d'instillation et son pouvoir anesthésiant
est à la fois plus faible et moins durable (expérience personnelle).

Adrénaline. — Nous devons ajouter ici encore qu'il a été découvert une
substance jouissant de propriétés décongestionnantes intenses et singulières
qui, en certains cas où les tissus oculaires sont enflammés, peut venir en
aide à la cocaïne et préparer son action anesthésiante. Cette substance est
l'extrait de capsules surrénales, étudié par Olivier et Schaeffer, vanté à l'extrême par Bates et réduit à une plus juste valeur par les travaux de L. Dor.

Bates avait pensé que l'extrait de capsules surrénales pourrait amener à
lui seul la guérison de certaines kérato-conjonctivites vasculaires très rebelles
et la pâleur immédiate qui suivait l'application du médicament avait pu, en
effet, l'illusionner à cet égard. L'expérience a démontré que la constriction

vasculaire consécutive à l'instillation d'extrait de corps ciliaire n'était qu'un phénomène très passager. Ce qu'il faut retenir de ces recherches, au point de vue de l'anesthésie locale, c'est que l'emploi de l'extrait de corps ciliaire décongestionne et blanchit en deux ou trois minutes les yeux enflammés ou glaucomateux, et qu'ainsi l'action de la cocaïne se trouve facilitée, sans que celle-ci agisse jamais aussi complètement que sur l'organe sain.

Dans les cas de glaucome, ou si l'on opère sur des yeux enflammés, on aura donc soin d'incorporer de l'adrénaline à la solution de cocaïne, ou, mieux encore, d'instiller alternativement la solution de cocaïne et une solution d'adrénaline à 1 p. 1.000.

ANESTHÉSIE LOCALE PAR LE FROID. — Nous ne pouvons terminer le chapitre de l'anesthésie locale sans mentionner au moins les mélanges réfrigérants, qui constituaient, avant la découverte de la cocaïne, le seul moyen qu'on eût en chirurgie de pratiquer l'anesthésie locale pour les petites opérations. Les applications de glace mélangée de sel, la pulvérisation d'éther, de chlorure d'éthyle ou de coryl, pourraient encore à la rigueur jouer un rôle dans les petites opérations sur les paupières (petits cancroïdes, chalazion) ou sur le sac lacrymal, mais en tous cas elles sont certainement de beaucoup moins commodes que les injections d'une solution de cocaïne à 1 ou 2 p. 100.

C'est donc la cocaïne qui, à elle seule, répondra aux indications de l'anesthésie locale en chirurgie oculaire, qu'elle soit employée en instillations à la dose de 3 ou 4 p. 100, ou en injections interstitielles à celle de 1 ou 2 p. 100. A cette dose et étant donné le peu d'étendue du terrain opératoire, l'usage de la cocaïne n'offre aucun danger et il nous paraît inutile de recourir à une autre variété d'anesthésique.

La durée moyenne d'une cocaïnisation par instillations avant une opération oculaire est de cinq minutes et trois à quatre instillations suffisent ; dans l'anesthésie par injection interstitielle, on commencera l'opération une minute après l'injection.

Ceux des opérateurs qui voudront étendre le champ de l'anesthésie locale aux opérations oculaires longues ou douloureuses, telles que les différentes sortes de blépharoplastie ou l'énucléation, pourront ajouter à l'effet local de la cocaïne, l'action générale de la morphine selon la pratique de Cæci (de Pise). Cet auteur injecte à ses opérés de 0,01 centigramme à 0,02 centigrammes ou 0,03 centigrammes de morphine quelques minutes avant de commencer les injections locales de cocaïne. Il obtient ainsi une anesthésie sans accidents d'aucune sorte, même si le patient n'est pas à jeun, et il a pu facilement mener à bien ainsi des opérations compliquées et douloureuses telles que des hystérectomies vaginales, des extirpations de goitres, etc. A plus forte raison pourrait-on par ce procédé exécuter toutes les opérations de notre pratique ophtalmologique et ce moyen nous paraît plus prudent que l'emploi de la scopolamine.

Anesthésie rachidienne. — Nous ne faisons que mentionner le mode d'anesthésie par injection dans le canal rachidien, car cette méthode n'est aucunement entrée dans la pratique ophtalmologique.

Cependant, au dernier Congrès français de chirurgie (Paris, 1908), Jonnesco (de Bucarest) prétendit obtenir l'anesthésie complète de la région de la tête par une injection pratiquée entre la 3e et la 4e vertèbre cervicale.

Après avoir employé la stovaïne pure, Jonnesco a associé à l'anesthésique une certaine quantité de strychnine pour contrebalancer les effets paralysants de la stovaïne sur la respiration et le cœur. Pour obtenir l'anesthésie, on doit injecter dans le rachis 1 centimètre cube d'eau stérilisée contenant de 0 gr. 02 à 0 gr. 03 de stovaïne avec 0 gr. 001 de strychnine.

BIBLIOGRAPHIE

Koller, Application sous-conjonctivale de la cocaïne dans les opérations sur les yeux. *New-York med. Journ.*, 1893.

Rommel, Des succédanés de la cocaïne. *Arch. f. Opht.*, t. XXXIV, fasc. 3.

IV

INSTRUMENTS

Accessoires généraux de la salle d'opération. — Avant d'énumérer et de figurer les nombreux instruments qui composent l'arsenal chirurgical des ophtalmologistes, rappelons que, soit dans la salle même des opérations dans une clinique bien installée, soit dans une pièce annexe, doivent se trouver les accessoires généraux suivants :

1° Une étuve sèche, modèle Poupinel, de dimensions assez grandes pour la stérilisation des pansements ; les instruments pourront aussi être stérilisés à l'étuve sèche ;

2° Un bassin de fonte émaillée, de forme appropriée et posé sur un réchaud à gaz, pour faire bouillir les instruments lorsqu'on préfère ce mode de stérilisation au précédent ;

3° Un autoclave qui servira à la stérilisation des pièces humides du pansement : compresses, champs opératoires, tampons de coton ;

4° Des plateaux creux, ou cuvettes plates en verre, en porcelaine ou en fonte émaillée, mais facilement stérilisables, pour contenir les instruments et les tampons ; ces plateaux prennent place sur des tables ou tablettes mobiles variées ;

5° Des flacons compte-gouttes stérilisables ; des boîtes en verre avec bobines multiples, en verre également, pour la conservation des fils à sutures et des catguts ; des étuis en verre pour aiguilles ;

6° Une vitrine en verre et nickel, fermée comme une armoire et destinée à renfermer les instruments. Des cupules de chlorure de calcium disposées sur les rayons de cette vitrine empêcheront les instruments de s'oxyder ;

7° Le lit d'opérations à monture métallique et à corps en verre, ou formé de coussins très durs revêtus d'une toile cirée facile à laver ;

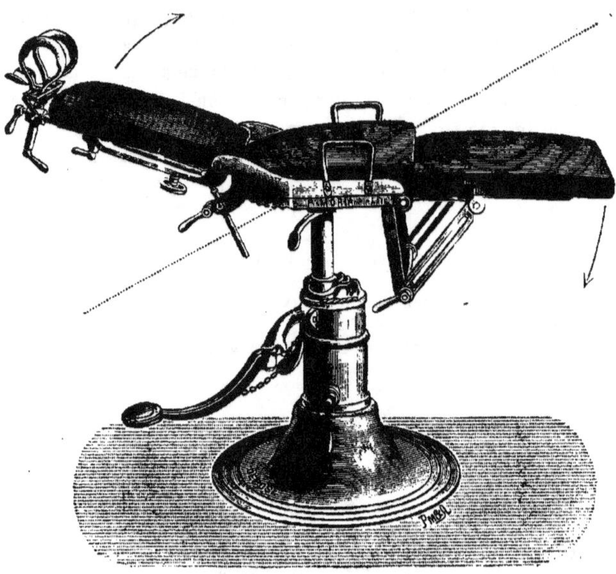

Fig. 7.
Fauteuil à opérations de Morax.

8° Une fontaine à eau chaude et à eau froide et un tonnelet plein de sublimé ou de la solution de cyanure d'hydrargyre, pour le lavage des mains ;

9° Enfin un photophore à manche ou un porte-lampe crânéen permettant de faire, avec un éclairage très puissant et concentré, certaines fines inter-

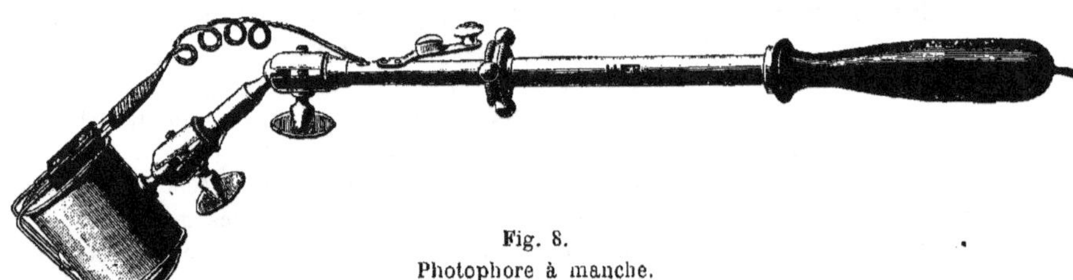

Fig. 8.
Photophore à manche.

ventions telles que l'ablation de petites membranules, la recherche de corps étrangers, etc. Ce photophore sera monté, soit sur la pile galvano-caustique qui doit faire partie de l'attirail chirurgical de l'ophtalmologiste, soit sur la source électrique si la salle d'opérations est éclairée à l'électricité. Pour

cet usage, il existe des tableaux de transformation qui permettent d'utiliser
les courants de secteur aussi bien que ceux de piles ou d'accumulateurs
pour produire à volonté : la lumière, la
cautérisation, l'électrolyse, l'induction.
Ces transformateurs réduisent ainsi les
appareils électriques multiples : piles à
courant continu, piles galvano-caustiques,
à un simple tableau appliqué au mur ou à
un tabouret mobile et suppriment en
même temps les nombreux inconvénients
inhérents à la manœuvre de ces piles, qui
se dérangent souvent et s'usent vite.

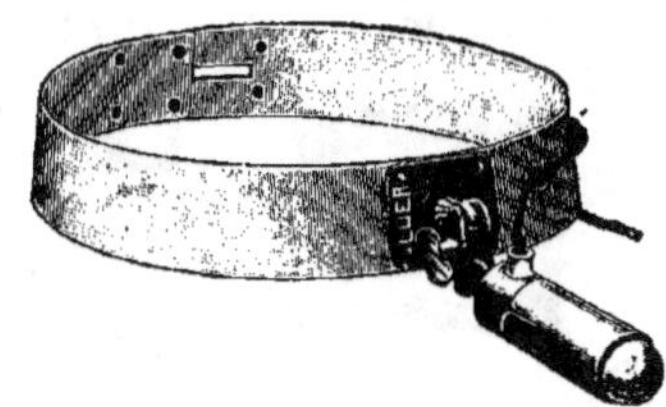

Fig. 9.
Porte-lampe crânéen.

Blépharostats et ophtalmostats. — Ouvrir les paupières et les maintenir écartées, puis fixer l'œil, tels sont les deux actes préparatoires et fon-

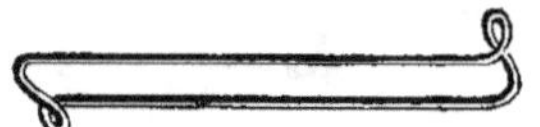

Fig. 10.
Releveur de Pellier.

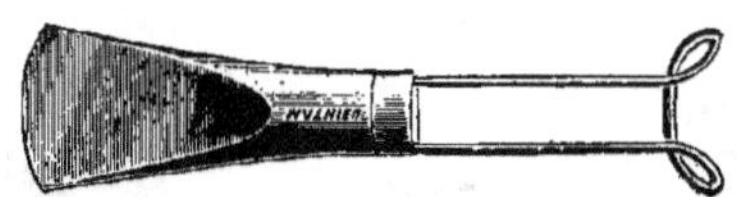

Fig. 11.
Releveur avec plaque métallique de Jaeger.

damentaux de presque toutes les opérations oculaires. Aussi, bien que la
main d'un aide habile puisse relever très complètement et maintenir fixe
la paupière supérieure, se sert-on le plus générale-
ment d'un blépharostat pour écarter les paupières,
et d'un ophtalmostat, qui est ordinairement une
pince dite fixatrice, pour maintenir le globe immobile.

BLÉPHAROSTATS. — De toute antiquité les chirurgiens ophtalmologues usaient de crochets recour-
bés pour relever les paupières ; toutefois nous devons
retenir parmi les instruments qui figurent encore

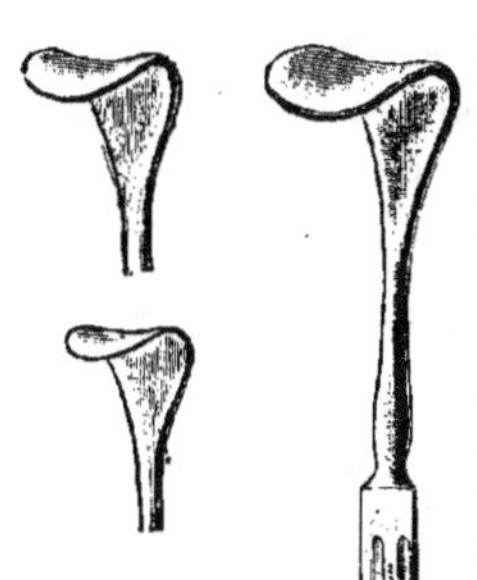

Fig. 12.
Releveur de Desmarres
à manche.

dans quelques atlas
chirurgicaux et
dans certaines boî-
tes d'instruments,
l'élévateur de PEL-

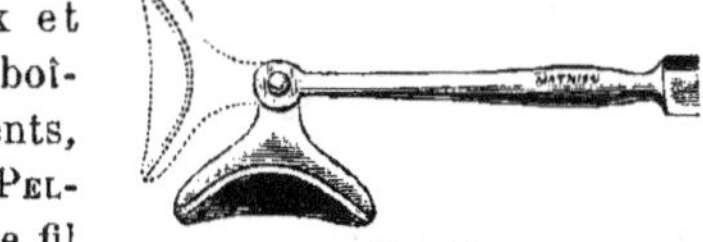

Fig. 13.
Releveur articulé d'Abadie.

LIER DE QUENGSY constitué par un double fil
d'argent contourné en S et recourbé en anse
à ses deux extrémités. GAYET (de Lyon)
a indiqué le moyen de fabriquer avec une simple épingle à cheveux un
pareil élévateur capable de servir en cas d'urgence. JAEGER a coupé en
deux l'élévateur de PELLIER, de manière à joindre au releveur palpébral une

plaque de corne ou d'ivoire destinée à certaines opérations sur les paupières.

Pour supprimer la présence des cils, que laissait passer l'élévateur fenêtré de Pellier ou d'Assalini, DESMARRES fit construire son écarteur plein tel qu'il

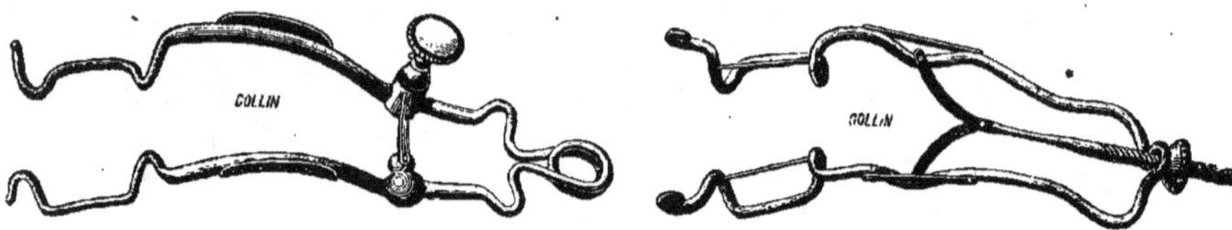

Fig. 14.
Blépharostat de Kelley.

Fig. 15.
Blépharostat de Noyes.

est encore usité aujourd'hui. ABADIE a fait articuler l'anse du releveur de Desmarres de façon à pouvoir le tenir horizontalement.

Ces *élévateurs* ou *releveurs* des paupières, ainsi qu'on les dénomme,

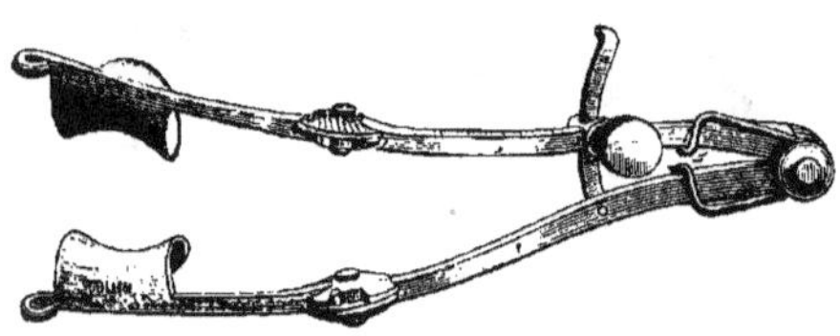

Fig. 16.
Blépharostat de Panas.

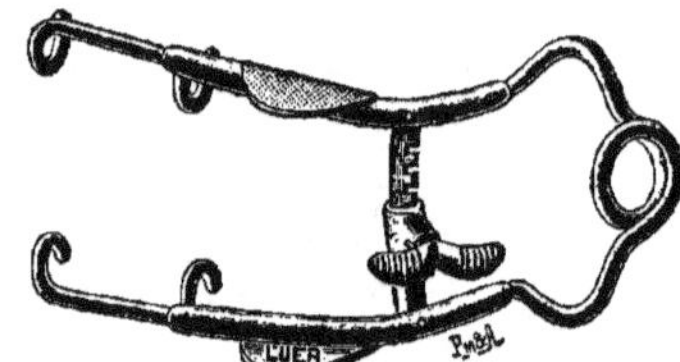

Fig. 17.
Blépharostat de Landolt.

nécessitent l'intervention d'un aide qui en tient le manche : il n'en est pas de même des *dilatateurs* ou *écarteurs* des paupières, appelés aussi *blépharostats*. Le plus simple de ces instruments est celui de KELLEY-SNOWDEN,

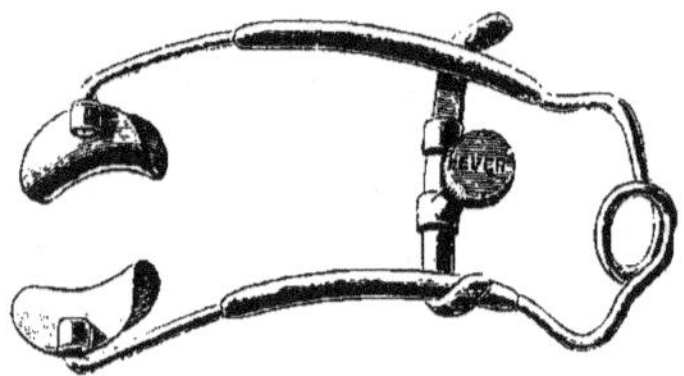

Fig. 18.
Blépharostat de Vacher.

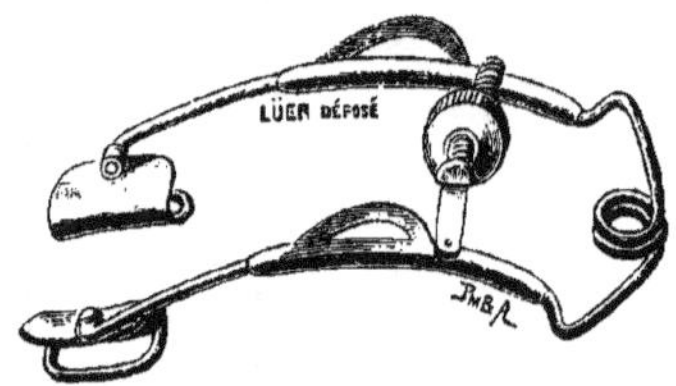

Fig. 19.
Blépharostat de Pley.

fait d'un fil d'argent contourné, dont les extrémités forment des anses latérales où se logent les bords palpébraux, et dont les branches ainsi constituées s'écartent naturellement par le fait de leur élasticité. On ajouta bientôt une barette reliant les deux branches et une vis permettant d'arrêter et de régler l'écartement de ces branches. Depuis ce temps un nombre considérable de blépharostats ont été imaginés, modifiant les cuillers, l'articulation, le mode d'arrêt, etc., mais conservant le type primitif de l'instrument de Kelley-Snowden qui permet en effet toutes les interventions sur le globe de l'œil. Signalons comme modifications principales : le blépharostat de Noyes à ouverture progressive, réglée par une vis ; le blépharostat de Panas à cuillers pleines pour relever les cils ; le petit écarteur léger de de Wecker ; l'écarteur de Landolt à déclanchement opéré de la même main qu'il tient l'instrument ; l'écarteur de Vacher à releveurs mobiles, permettant l'application aussi bien pour l'angle externe que pour l'angle interne ; enfin le modèle de PLEY qui réunit tous les avantages : cuillers pleines, mobiles, articulation actionnée par la même main qui tient l'instrument et plus sûre que celle de l'écarteur de Landolt.

OPHTALMOSTATS. — Les *ophtalmostats* sont représentés actuellement par des

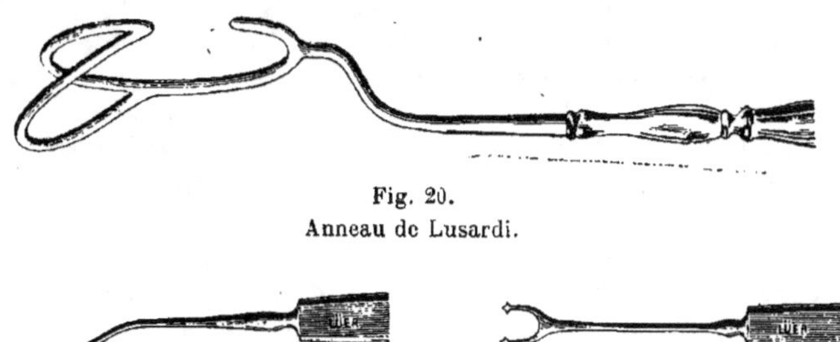

Fig. 20.
Anneau de Lusardi.

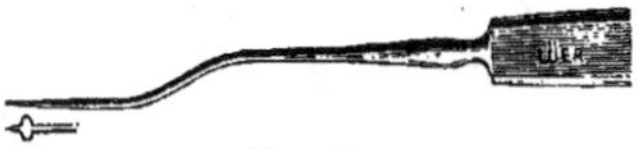

Fig. 21.   Fig. 22.
Pique de Pamard.   Fourche de Schweigger.

pinces variées dites *pinces à fixation*, mais au début des instruments particuliers avaient été imaginés dans le but de fixer le globe oculaire pendant les opérations. Rappelons, avant de les décrire, qu'il est un instru-

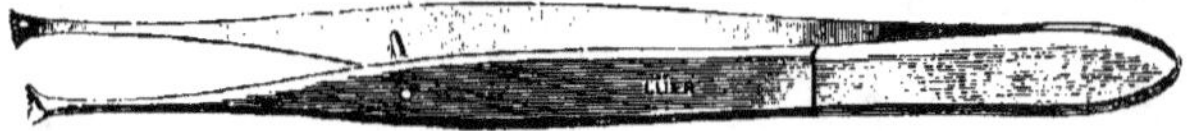

Fig. 23.
Pince à fixer de de Graefe.

ment qui est à la fois un blépharostat et un ophtalmostat : c'est l'anneau de Lusardi qui maintient les paupières ouvertes et fixe le globe par une pression circulaire autour de la cornée. Cet instrument peut encore être utilisé pour l'extraction des corps étrangers de la cornée, remplaçant à lui seul l'écarteur et la pince à fixer.

Certains opérateurs pour fixer l'œil se contentaient d'appuyer une spatule mousse ou un croissant sur le globe, mais la fixation ainsi pratiquée était assez défectueuse et ne pouvait convenir dans les opérations qui comportent l'ouverture de la cornée.

Pour pouvoir maintenir réellement l'œil immobile et l'accrocher, on rendit pénétrants les instruments fixateurs, et c'est ainsi que furent imaginés la pique de Pamard, présentée en 1765 à l'Académie de chirurgie, le dé de Desmarres imité du doigt de Demours, le fixateur de Lüer et la fourche de Schweigger. Ces instruments sont défectueux parce qu'il est difficile de s'en

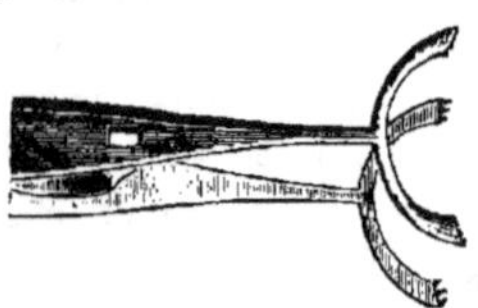

Fig. 24.
Pince à fixer de Monoyer.

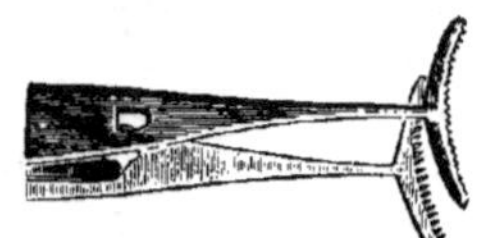

Fig. 25.
Pince à fixer de Desjardins.

servir sans exercer une pression sur le globe oculaire ; de plus, leur enlèvement n'est pas toujours très facile, surtout s'il s'agit de fourches, les crocs de celles-ci restant accrochés dans la conjonctive.

La construction de la pince à fixer, à mors dentelés et larges, sans ressort ou avec ressort (De Graefe), réalisa donc un grand progrès en permettant la fixation de l'œil sans pression intempestive sur celui-ci. Pour obtenir une immobilité absolue du globe et l'empêcher de rouler sous la pince, Monoyer fit construire sa pince à double fixation et Desjardins modifia l'ancienne pince à béquille usitée dans l'entropion. Enfin certaines modifications ont été introduites dans le mode d'ouverture et d'arrêt de ces pinces fixatrices : pince à verrou de de Wecker, pince à pression continue de Vacher, imitée de l'ancienne pince-ophtalmostat de Cunier assez ingénieuse. Noyes enfin a construit une pince à fixer courbe et certains opérateurs, pour éviter de déchirer la conjonctive avec les griffes de la pince, se servent de pinces munies de larges mors de caoutchouc durci ou d'écaille.

Instruments pour les opérations qui se pratiquent sur le globe oculaire, cornée, iris, cristallin. — Les instruments tranchants destinés à l'ouverture

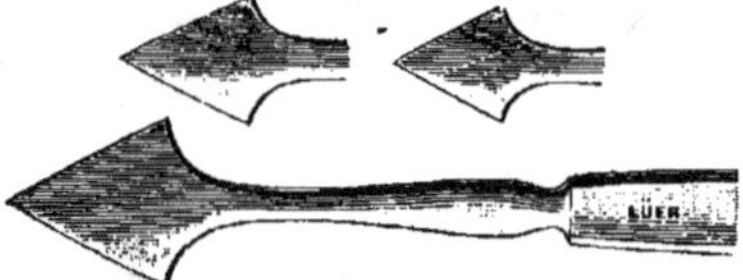

Fig. 26.
Couteaux lancéolaires droits.

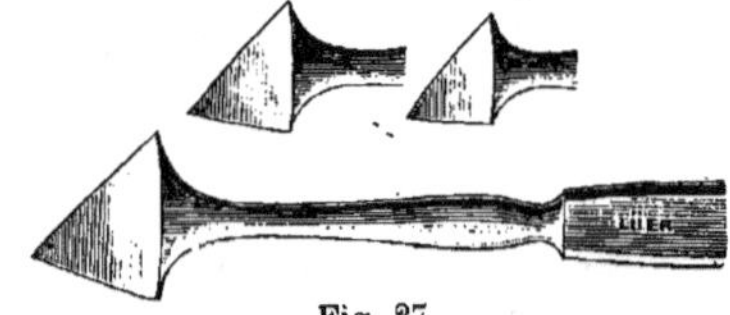

Fig. 27.
Couteaux lancéolaires coudés.

du globe et plus spécialement de la cornée se rangent sous deux formes principales : 1° les lames à deux tranchants qui pénètrent dans la cornée par une pression directe et sont représentées par les multiples couteaux lancéolaires, usités de toute antiquité, mais surtout depuis Wenzel et Beer ; 2° les couteaux à un seul tranchant qui coupent en sciant et affectent eux-mêmes deux variétés, les couteaux à lame triangulaire et les couteaux à lame étroite.

Les *couteaux lancéolaires* sont droits ou coudés de différentes façons (fig. 26, 27, 28); DE WECKER en a fait construire un avec arrêt et ce couteau, très petit, sert utilement lorsqu'il s'agit d'exécuter une simple et étroite paracentèse de la cornée, par exemple pour donner issue à du sang, du pus épanché dans la chambre antérieure,

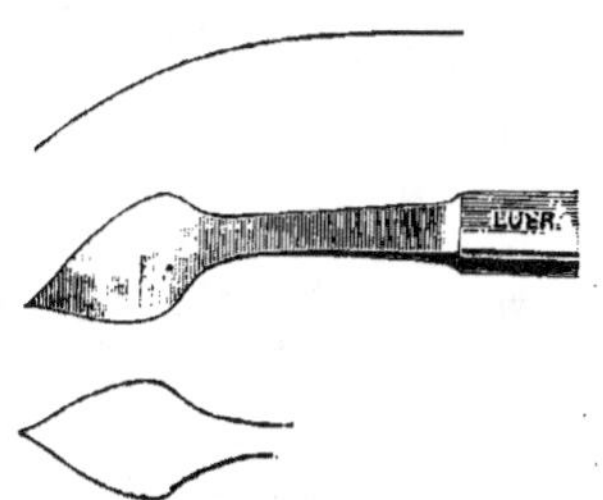

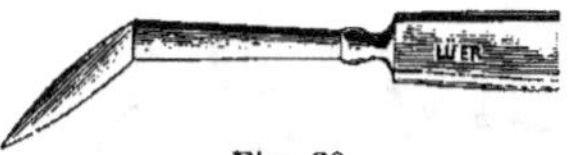

Fig. 28.
Couteaux lancéolaires coudés.

Fig. 29.
Aiguille anglaise.

ou encore de l'humeur aqueuse dans certains états de tension du globe. Citons aussi l'aiguille anglaise, droite ou coudée (fig. 29) qui pénètre très facilement la cornée.

Les *couteaux triangulaires* étaient fort en honneur à la fin du xviiie et au commencement du xixe siècle où on se servait surtout des modèles de DAVIEL (ou de BERENGER), de RICHTER ou de DE BEER (fig. 30) ; actuellement ils sont un peu délaissés, malgré que SCHWEIGGER ait tenté d'en faire revivre la mode.

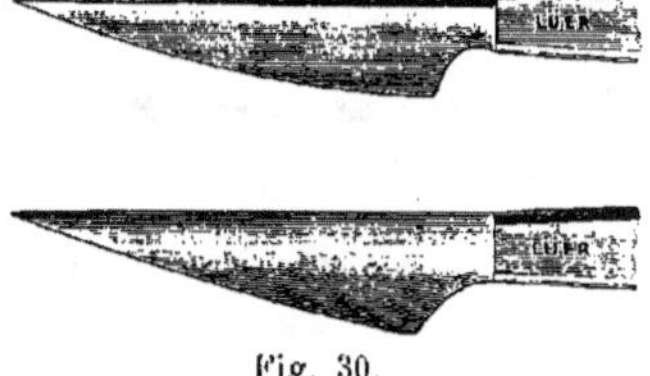

Fig. 30.
Couteaux triangulaires.

L'usage des *couteaux à lame étroite* est beaucoup plus répandu. Ces couteaux sont assez communément désignés sous le nom de *couteaux de de Graefe*, bien qu'en réalité d'anciens opé-

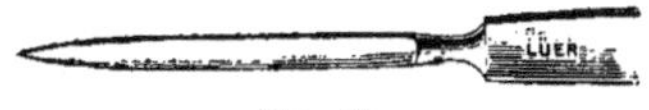

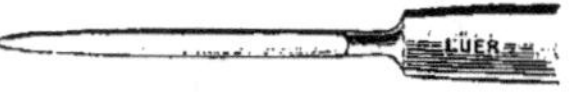

Fig. 31.
Couteau de de Graefe.

Fig. 32.
Couteau de de Wecker.

rateurs tels que TENON et PELLIER aient usé de lames étroites ; mais il faut reconnaître que le grand ophtalmologiste allemand a donné à son couteau

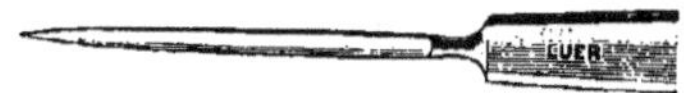

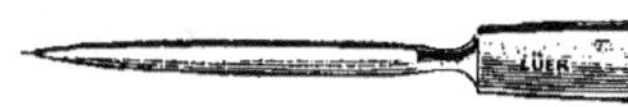

Fig. 33.
Couteau de Panas.

Fig. 34.
Couteau d'Abadie.

une forme parfaite. Signalons cependant les différentes variétés du couteau de de Graefe dont le type pur est rectiligne avec une pointe assez trapue (fig. 31) : le modèle étroit dit de DE WECKER, le modèle long de PANAS, le modèle large D'ABADIE, la forme courbe de A. TERSON inspirée du couteau de Pellier (fig. 35), le couteau de Kuhnt, qui affecte la forme d'un yatagan. Le

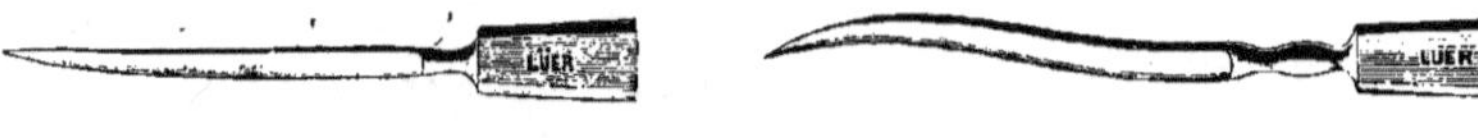

Fig. 35.
Couteau de A. Terson.

Fig. 36.
Couteau de Kuhnt.

couteau linéaire court et très étroit sert surtout à exécuter la sclérotomie. Pour cette opération spéciale il a été créé un instrument particulier par DE

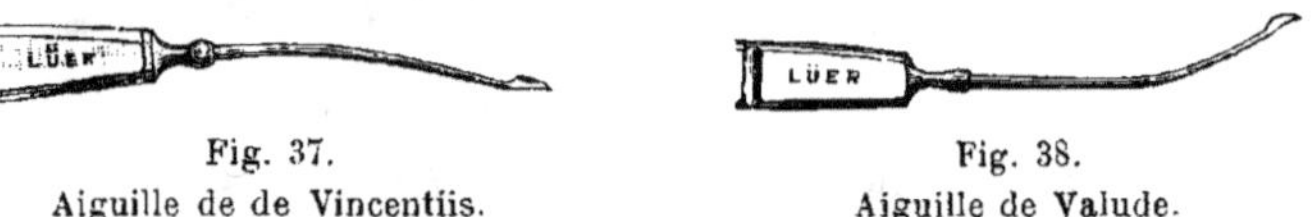

Fig. 37.
Aiguille de de Vincentiis.

Fig. 38.
Aiguille de Valude.

VINCENTIIS ; c'est une faucille tranchante qui peut perforer la cornée et est destinée à être conduite dans l'angle de l'iris pour l'entamer avec son tran-

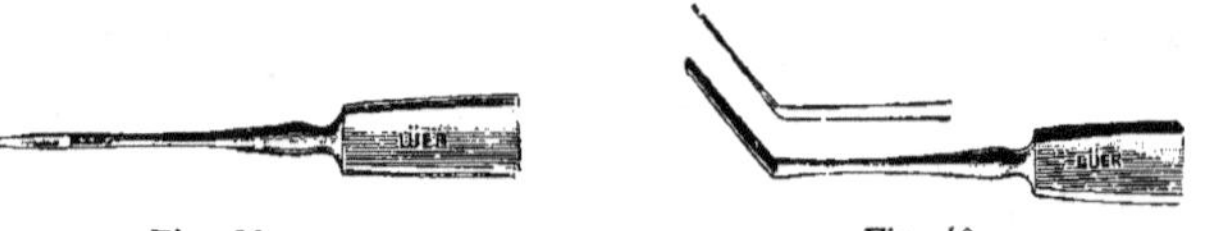

Fig. 39.
Iridotome de Knapp.

Fig. 40.
Couteaux mousses coudés pour arrondir
la plaie cornéenne.

chant ; VALUDE a donné à cette faucille une courbure inverse pour faciliter la manœuvre et permettre d'attaquer l'angle iridien avec la pointe de la faucille.

Signalons encore parmi les instruments tranchants destinés aux opérations sur le globe, les couteaux mousses, droits ou coudés assez peu usités et pouvant servir à agrandir les plaies cornéennes trop parcimonieusement faites, l'iridotome de Knapp, la serpette de de Wecker, pour les opérations de la cataracte secondaire.

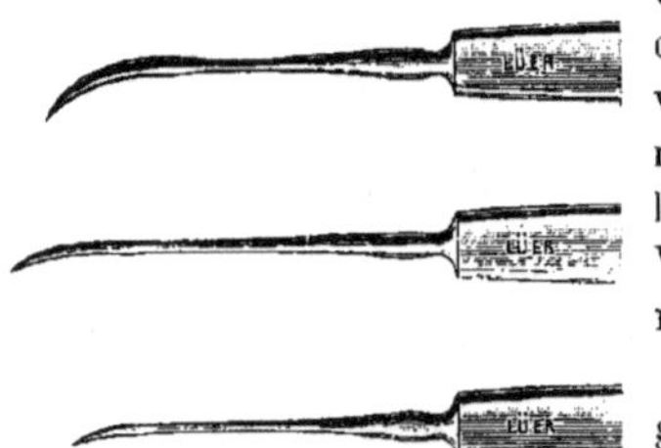

Fig. 41
Serpettes de de Wecker.

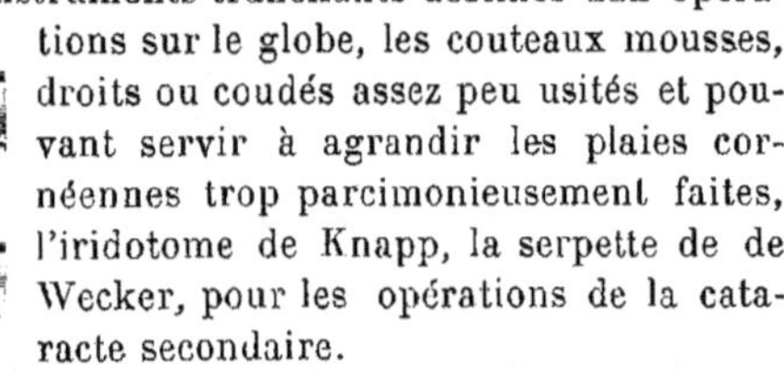

Les *instruments de préhension* entrent généralement en jeu, après l'action des instruments tranchants, et s'attaquent à l'iris ou à la capsule du cristallin ; ce sont pour la plupart des *pinces* ou des *crochets fins*.

Les *pinces à iris* sont à dents de souris, c'est-à-dire que l'un des mors est constitué par une dent aiguë rentrant dans l'intervalle de deux dents pareilles constituant l'autre mors. On a donné à ces pinces différentes courbures et surtout différentes articulations. En dehors de la forme simple, l'articulation dite à *rotation* due à Liebreich est la plus commode. Cette articulation est surtout appliquée à la pince-ciseaux de de Wecker, qui sert à la section de

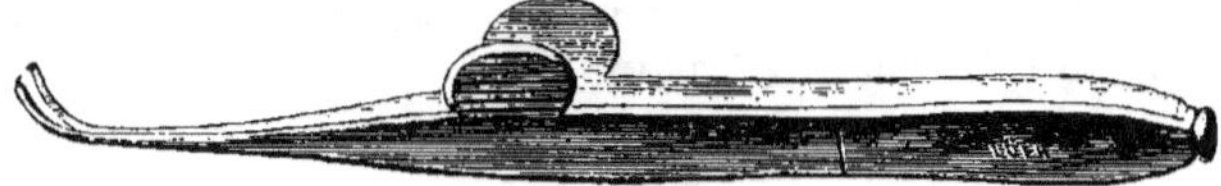

Fig. 42.
Pince à iris de Liebreich.

l'iris dans l'iridectomie et les membranules adhérentes (fig. 43). Des ciseaux à iris munis d'une articulation différente ont été construits par Dowel, par

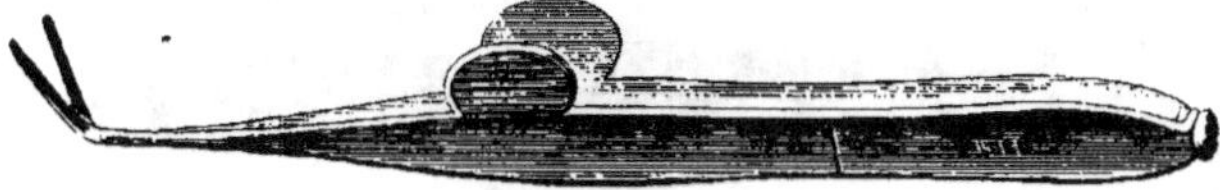

Fig. 43.
Pince-ciseaux de de Wecker.

Weiss et par Vignes, qui a cru bon, en outre, de rendre fixe une des deux branches.

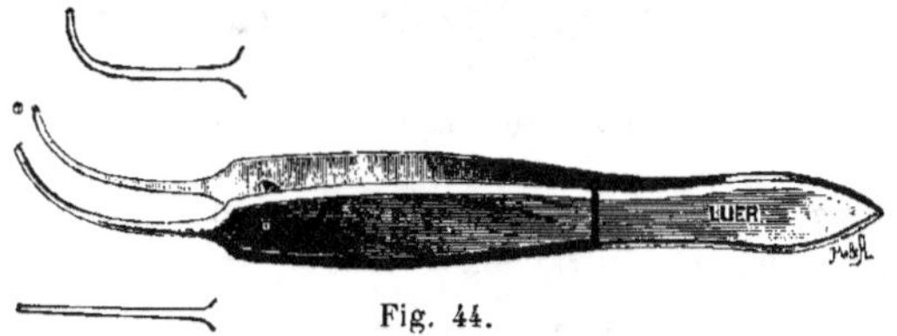

Fig. 44.
Pince à iris.

Avant la construction de ces délicats et très commodes ciseaux à iris, on se servait de ciseaux ordinaires, très fins, et coudés soit sur le plat, soit sur le côté. C'est Maunoir qui avait fait construire les modèles, qui sont restés le plus longtemps usités et qui se rencontrent encore dans quelques boîtes d'oculistes.

Pour l'opération de la cataracte, on emploie, outre les couteaux et les pinces à iris, des instruments variés pour déchirer la capsule du cristallin et en extraire le noyau.

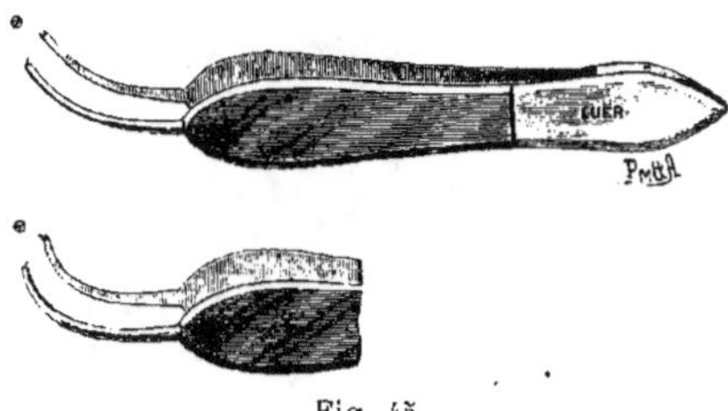

Fig. 45.
Pince à iris.

Le *discisseur*, presque uniquement adopté, depuis que Rivaud-Landrau l'a fait construire au commencement du siècle dernier, est un petit crochet tranchant et triangulaire monté sur une tige métallique fine et flexible ;

cet instrument nommé *kystitome* ne peut agir commodément que coudé.

GALEZOWSKI, KNAPP ont légèrement modifié sa forme et M. PERRIN l'avait rendu lourd et incommode; ce modèle n'est pas usité. Lorsque la discission du cristallin est faite seule, c'est-à-dire

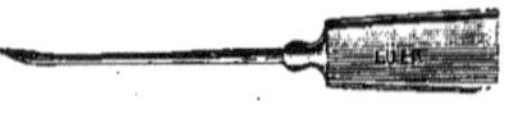

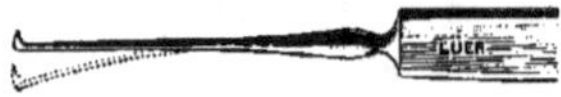

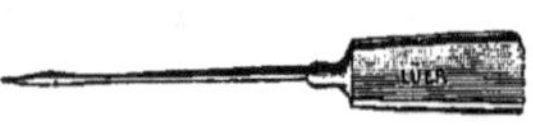

Fig. 46.
Kystitome.

Fig. 47.
Aiguilles à cataracte.

que l'extraction n'est pas exécutée aussitôt après, on se sert d'une aiguille à

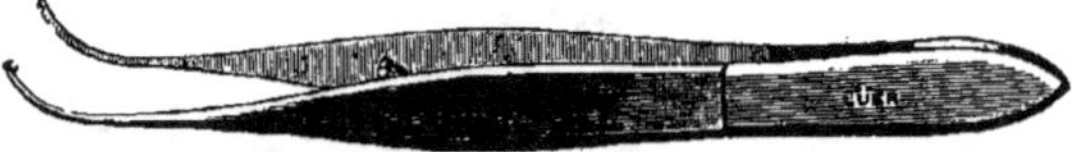

Fig. 48.
Pince-kystitome de de Wecker.

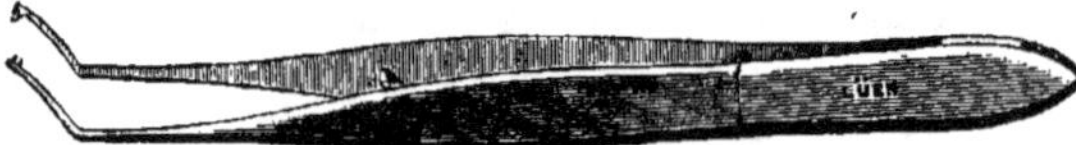

Fig. 49.
Pince-kystitome de Terson père.

discission dite *aiguille à cataracte* qui n'est qu'une petite lance fine, à arrêt, ou d'une serpette modèle de Graefe.

Fig. 50.
Curettes de Daviel.

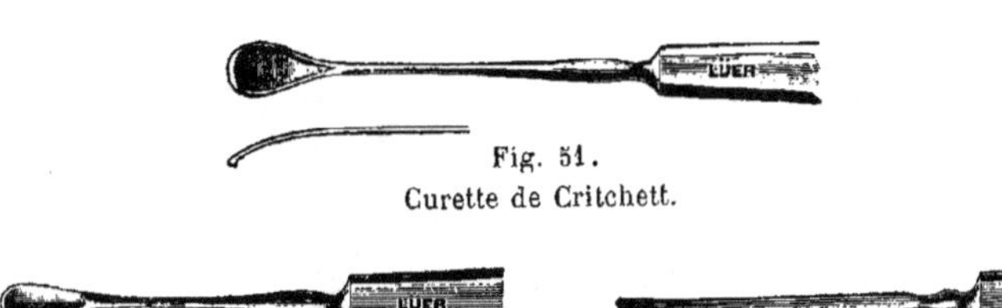

Fig. 51.
Curette de Critchett.

Fig. 52.
Curette de Landolt avec spatule.

Un assez grand nombre d'opérateurs exécutent l'arrachement et non pas la discission de la capsule du cristallin; pour cette opération, il faut joindre à l'instrument de discission un instrument de préhension. De là sont nées les *pinces kystitomes* de de Wecker, de Terson père, de Panas, de Kalt, etc.

L'extraction du noyau est exécutée à l'aide de *curettes* et de *spatules* de

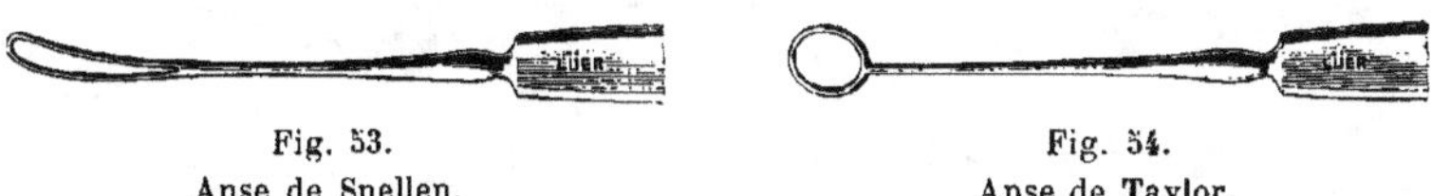

Fig. 53.
Anse de Snellen.

Fig. 54.
Anse de Taylor.

formes variées : curette de Daviel, de de Graefe, curette plate de Landolt avec spatule, curette double de Critchett, anse de Taylor, anse de Snellen, anse à griffes de Noyes, large curette de Pagenstecher. On doit quelquefois aider à la sortie du noyau au moyen d'instruments extracteurs agissant comme des harpons ; crochets de de Graefe, de Weber, harpon de Panas ; enfin on emploie encore pour aider à cette manœuvre le crochet mousse en argent de Tyrel pour écarter l'iris ou le décoiffeur du cristallin, imaginé par DAVIEL et dont un modèle récent est dû à VACHER.

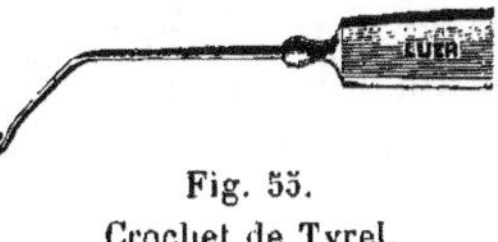

Fig. 55.
Crochet de Tyrel.

L'opération se termine par la remise en place des parties au moyen de la spatule d'argent et par l'extraction des caillots avec une pince spéciale munie de mors en forme de cuillers.

Il est un instrument qui sert à une opération très spéciale portant sur la

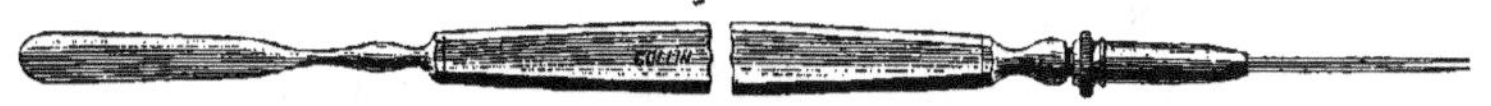

Fig. 56.
Aiguilles et spatule à tatouage.

cornée : c'est l'aiguille à tatouage, faisceau d'aiguilles, ou aiguille creuse de de Wecker.

Une mention spéciale est due aux instruments destinés à pratiquer le déplacement de la cataracte, soit par abaissement, soit par réclinaison. Ces instruments, aujourd'hui abandonnés, qui servaient à ces opérations, étaient des aiguilles tranchantes et assez larges, droites ou un peu concaves sur le

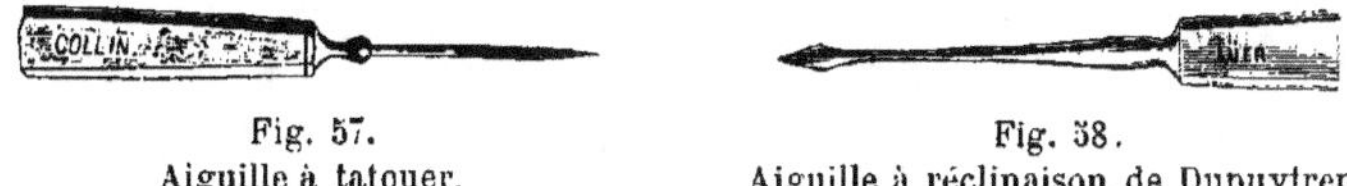

Fig. 57.
Aiguille à tatouer.

Fig. 58.
Aiguille à réclinaison de Dupuytren.

plat pour épouser la convexité de la lentille (aiguilles de Scarpa et de Dupuytren).

Certains opérateurs exécutaient une ponction de la sclérotique (scléroticonyxis) avec une pique, puis introduisaient par l'ouverture ainsi faite une aiguille à cataracte mousse qui avait l'avantage alors de ne pas se ficher dans le cristallin, accident fréquent au dire des auteurs.

Enfin certaines cataractes molles sont extraites par succion ou aspiration au moyen d'appareils spéciaux (pompe à succion de Bowman, aspirateur de Redard).

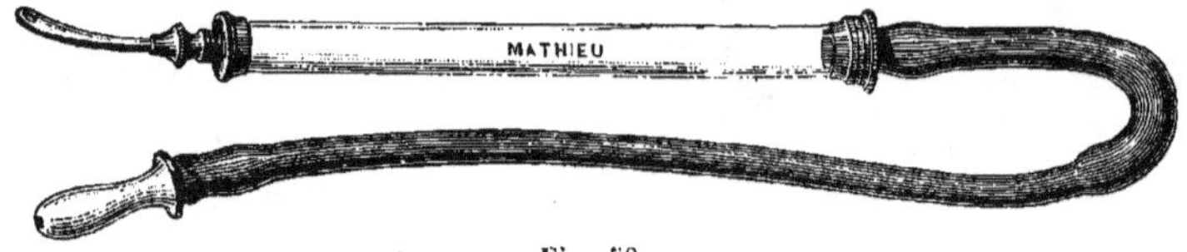

Fig. 59.
Aspirateur de Redard.

Instruments pour les opérations qui se pratiquent sur les voies lacrymales. — L'outillage instrumental destiné aux opérations sur les voies lacrymales a changé totalement du jour où, avec Bowman, on s'est attaché à la dilatation progressive, par le cathétérisme, des canalicules lacrymaux et du canal nasal.

Au commencement du siècle dernier on ouvrait le sac lacrymal par la peau, et on introduisait dans le canal nasal une canule ou un clou plein qu'on laissait à demeure et qui étaient destinés à maintenir une dilatation permanente et à assurer l'écoulement des humeurs. Des différents modèles de

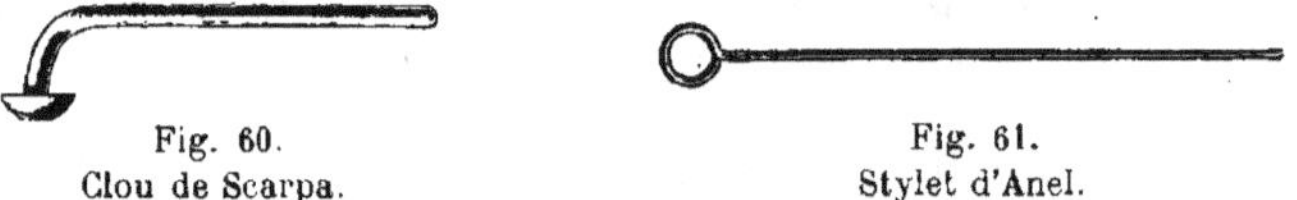

Fig. 60.　　　　　　　　　　　　　Fig. 61.
Clou de Scarpa.　　　　　　　　　　Stylet d'Anel.

ces instruments, les plus répandus étaient la canule de Dupuytren et le clou de Scarpa.

Anel chercha à rendre libres les voies lacrymales en passant par les points lacrymaux un très fin stylet d'argent, et en faisant des injections par

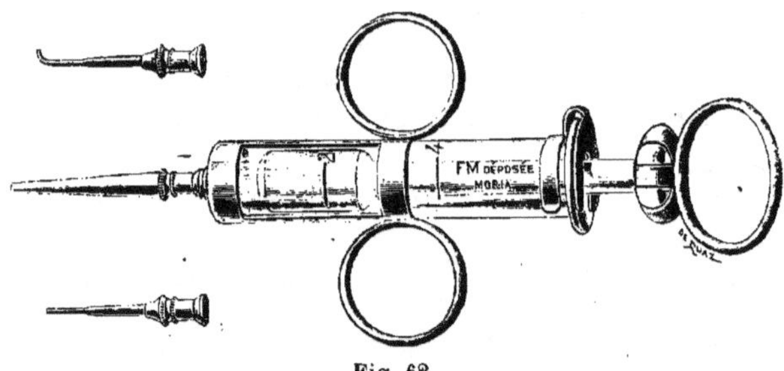

Fig. 62.
Seringue lacrymale.

ces points au moyen d'une seringue d'un modèle spécial ; ces instruments sont parvenus jusqu'à nous.

Le cathétérisme progressif de Bowman s'exécute avec des sondes de différents calibres, cylindriques ou à bouts olivaires, et numérotées de 1 à 6 (ou

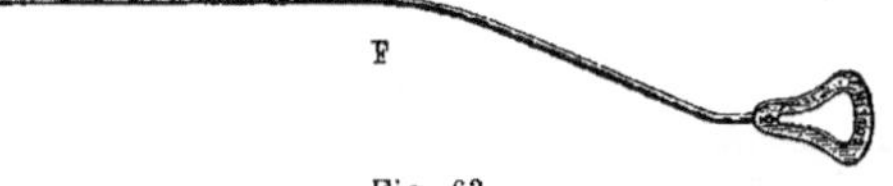

Fig. 63.
Sonde de Galezowski.

de 1 à 12, GALEZOWSKI), mais les n°s 1, 2, 3 et 4 servent seuls dans la pratique courante.

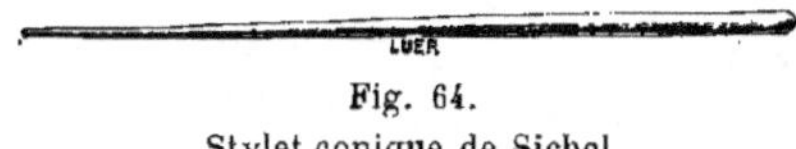

Fig. 64.
Stylet conique de Sichel.

Leur introduction doit être précédée de la dilatation du point lacryma

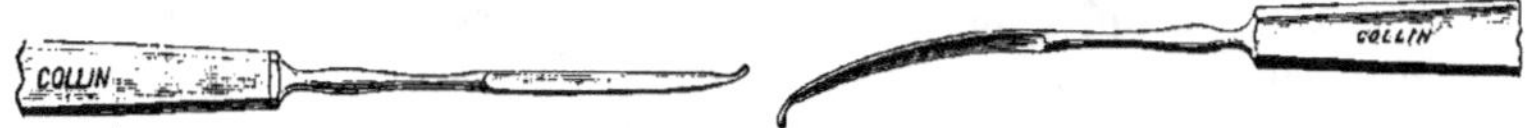

Fig. 65.   Fig. 66.
Couteau de Weber droit.   Couteau de Weber courbe.

avec le stylet conique de Sichel, ou de l'incision de celui-ci avec le couteau boutonné de Weber droit ou semi-courbe.

Le cathétérisme forcé avec la sonde biconique en argent de Weber est abandonné aujourd'hui et ne peut s'appliquer qu'à des cas exceptionnels; de même la

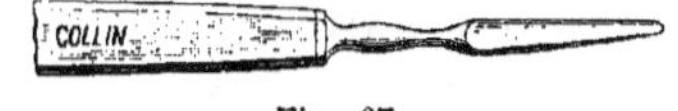

Fig. 67.
Couteau de Stilling.

stricturotomie profonde du canal nasal au moyen du couteau de Stilling,

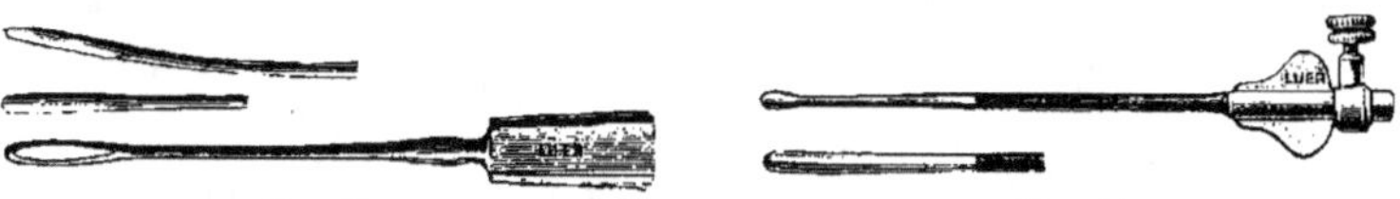

Fig. 68.   Fig. 69.
Curette fenêtrée de Terson père.   Sonde à électrolyse de Lagrange,

qui ne s'emploie plus que rarement. On préfère dans ces cas extrêmes

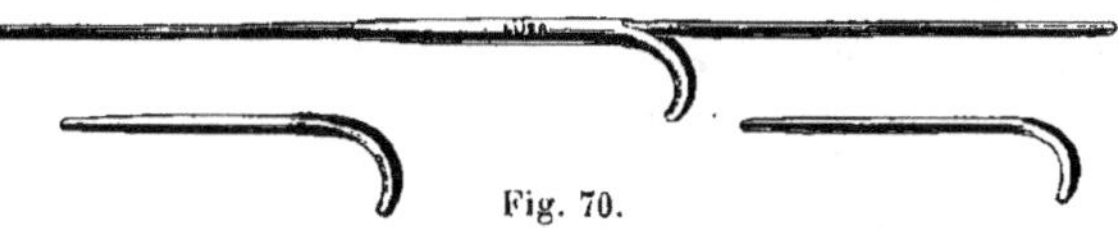

Fig. 70.
Sondes à demeure de Bickerton.

l'écouvillonage du sac et du canal nasal au moyen de la curette fenêtrée de Terson père, ou, à un autre point de vue, l'électrolyse du canal nasal au moyen de la sonde de Lagrange. Le cathétérisme à demeure, abandonné depuis

Dupuytren et Scarpa, s'applique avec succès toutefois à certains cas rebelles, et nous devons à Bickerton une canule à demeure avec mandrin d'un modèle fort commode.

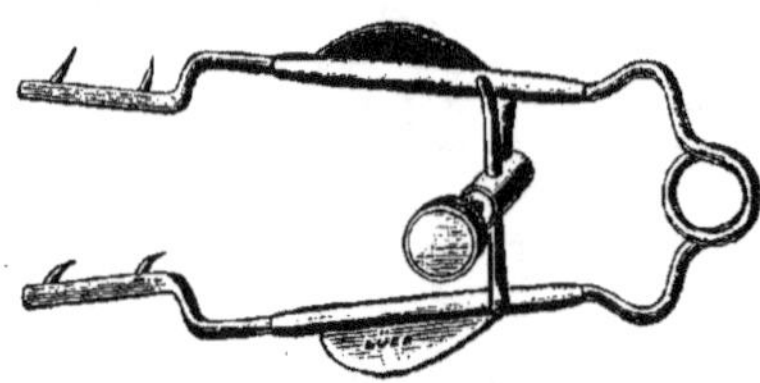

Fig. 71.
Écarteur pour le sac lacrymal.

Nous n'insisterons pas sur les différentes formes qui ont été données au couteau destiné à inciser les canalicules lacrymaux et les rétrécissements du canal nasal ; ces lacrymotomes de Bourgeois, Agnew, Le Fort, Schmidt-Rimpler, Noyes, ont tous des commodités, mais le plus usité est le couteau de Weber, forme droite.

Les injections des voies lacrymales s'opèrent avec la seringue d'Anel, sur laquelle on pourra monter la sonde creuse de de Wecker.

La destruction ignée du sac lacrymal était exécutée autrefois et même très anciennement du temps de Paul d'Égine par de petits cautères spéciaux à forme de tête d'oiseau ; actuellement on se sert du thermocautère (de préférence au galvanocautère moins puissant), et Panas a

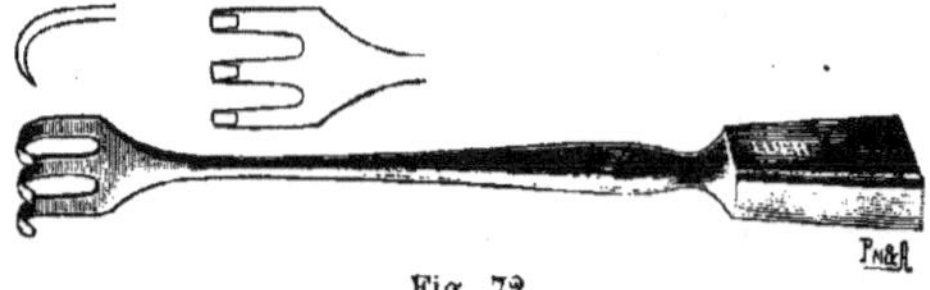

Fig. 72.
Écarteurs à griffes de Valude.

fait construire un petit cautère en platine à bout olivaire spécialement pour cet usage, et qui se monte sur le manche du thermocautère ordinaire.

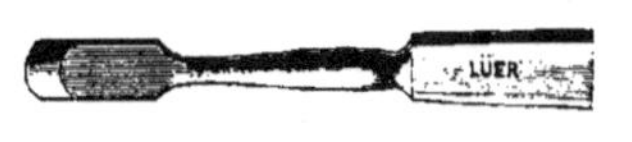

Fig. 73.
Rugine de Rollet.

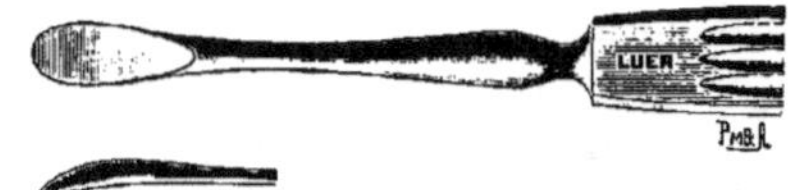

Fig. 74.
Rugine de Valude.

L'extirpation du sac lacrymal s'exécute soit à l'aide d'un écarteur à griffes spécial, soit à l'aide de nos écarteurs à manche munis de griffes (Valude). Le curettage de la cavité s'opère avec la rugine de Rollet ou la nôtre (Valude).

Instruments pour les opérations qui se pratiquent sur les paupières. — Les bistouris qui sont en usage pour la chirurgie des paupières pourraient être pris dans l'arsenal d'un chirurgien général ; ce sont, en effet, des bistouris ordinaires, droits, convexes, trapus ou élancés, mais un peu plus petits que ceux qui servent dans la chirurgie générale ; des bistouris à double tranchant, d'un usage un peu spécial, servent au dédoublement de la marge des paupières. Un bistouri de forme très arrondie, en sabot, dit scarificateur de Desmarres, sert à inciser la conjonctive palpébrale ou bulbaire en cas de gonflement inflammatoire.

Des érignes simples ou doubles sont utilisées pour rétracter les tissus ou attirer les petites tumeurs dont on pratique l'extraction, et des curettes

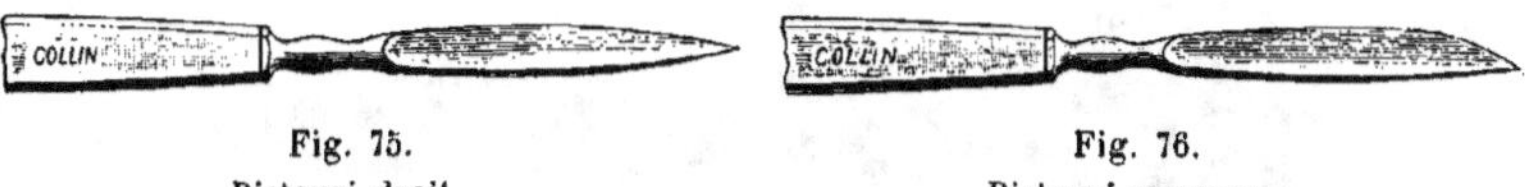

Fig. 75.
Bistouri droit.

Fig. 76.
Bistouri convexe.

tranchantes de forme et de calibre variables, mais surtout ovales, sont

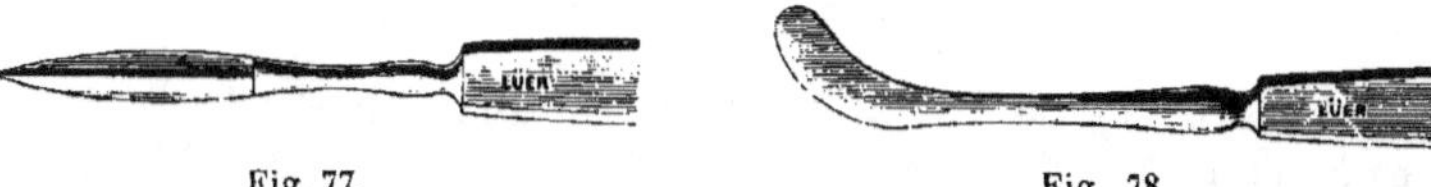

Fig. 77.
Bistouri à double tranchant.

Fig. 78.
Scarificateur de Desmarres.

employées au curettage des loges fibreuses occupées par les chalazions.

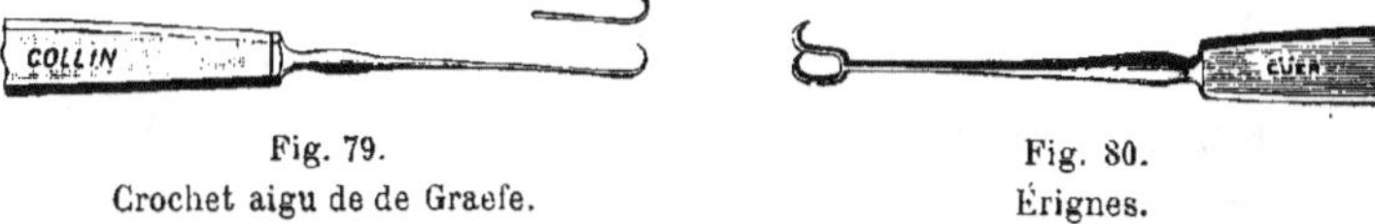

Fig. 79.
Crochet aigu de de Graefe.

Fig. 80.
Érignes.

C'est surtout les pinces destinées à la préhension et au maintien des paupières qui constituent des appareils propres à la chirurgie de cette région.

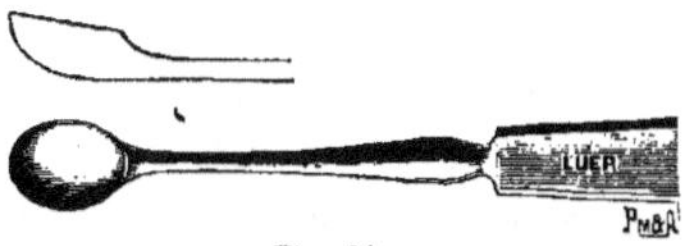

La plaque de corne ou mieux de métal, utile pour les incisions des paupières, devient insuffisante quand il s'agit de l'extirpation des tumeurs. DESMARRES, pour l'opération du chalazion en particulier, qui est une intervention si fréquemment répétée par les ophtalmologistes, a imaginé, d'après les anciens modèles des pinces de Himly

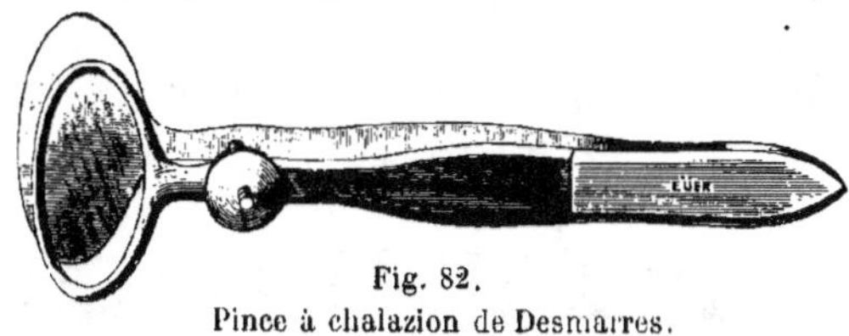

Fig. 81.
Curette tranchante.

Fig. 82.
Pince à chalazion de Desmarres.

et de B. Bell pour l'entropion, une pince fenêtrée qui tend parfaitement les paupières et empêche l'écoulement du sang pendant l'opération.

SNELLEN a modifié la pince de Desmarres et l'a ouverte d'un côté pour permettre les opérations plastiques portant sur le bord des paupières; TERSON père a proposé une autre modification à la même pince.

D'autres opérateurs transformant plus ou moins les anciennes pinces à

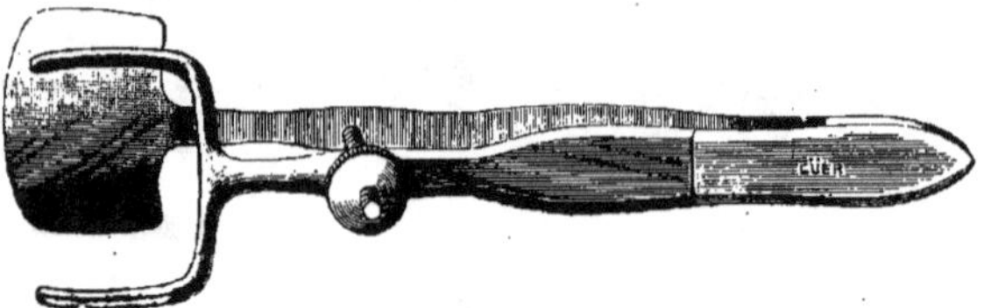

Fig. 83.
Pince de Terson père.

béquilles de LANGENBERK et BEER ont fait construire des pinces fenêtrées destinées à servir. aux opérations d'entropion.

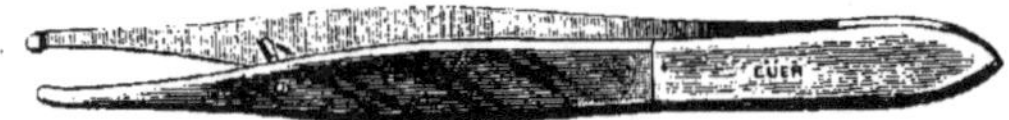

Fig. 84.
Pince à cils.

Pour l'ablation des cils malades, on a la pince à cils à mors plats.

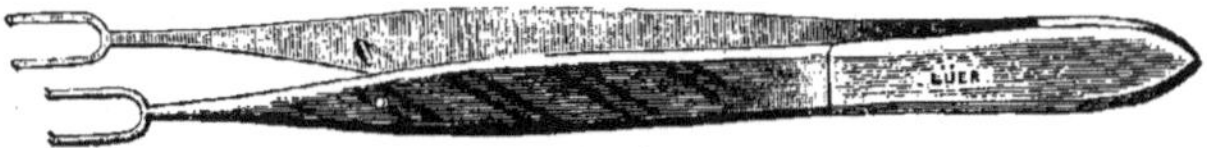

Fig. 85.
Pince de Panas.

Pour exécuter la canthoplastie ou agrandissement de la fente palpébrale,
il a été imaginé quelques pinces spéciales, assez peu goûtées d'ailleurs :

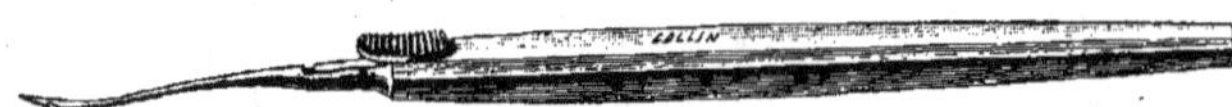

Fig. 86.
Aiguille de Reverdin.

pince de Laforest, d'Economopoulos, de Trantas, etc. Rappelons la pince four-

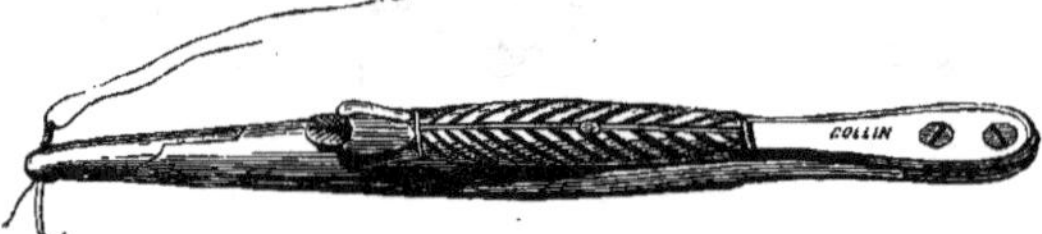

Fig. 87.
Porte-aiguille de Collin.

chue de Desmarres que PANAS a modifiée en ajoutant des dents aux mors et
qui sert utilement dans toutes les sutures cutanées.

Dans l'exécution de ces sutures on emploie quelquefois l'aiguille de Reverdin et le crin de Florence, mais le plus souvent encore l'aiguille d'acier

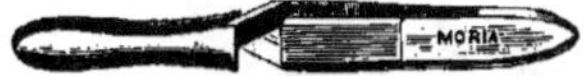

Fig. 88.
Pince hémostatique de de Wecker.

courbe armée d'un fil de soie stérilisé. Le porte-aiguille le plus commode est celui de Sands, modifié par Collin, mais celui de de Wecker ou surtout l'ancien modèle à bascule sont également pratiques.

Quant au choix des aiguilles, nous conseillerons d'éviter celles à chas ouvert qui offrent une certaine commodité pour le passage du fil, mais qui cassent plus facilement et qui accrochent au passage.

Les pinces hémostatiques qui sont usitées pour les opérations sur les paupières sont les mêmes que celles qui servent en chirurgie générale; DE WECKER en a fait construire une d'un format plus petit sur le modèle des anciennes pinces à verrou et à torsion.

Instruments pour les opérations qui se pratiquent sur la conjonctive, les

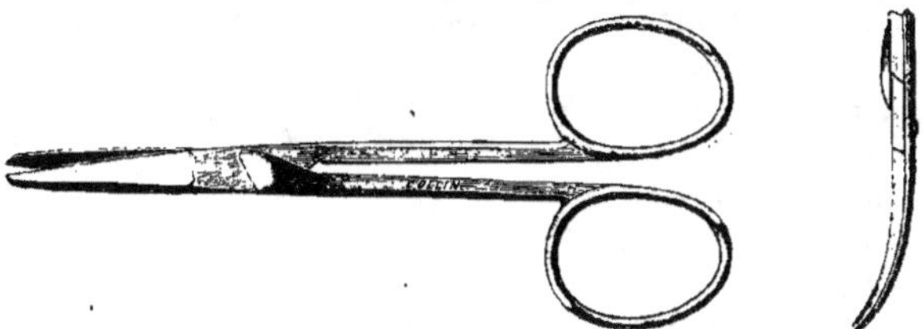

Fig. 89.
Ciseaux à articulation Collin.

muscles de l'œil et l'orbite. — Pour ces opérations on emploie peu les lames et ce sont les ciseaux de forme variée (courbes sur le côté) et surtout les

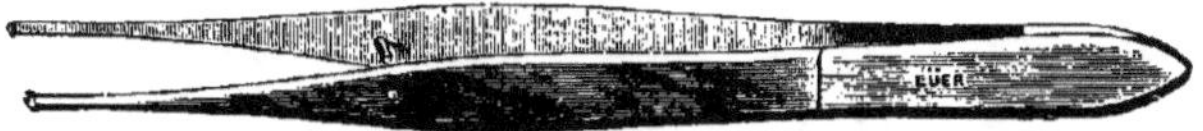

Fig. 90.
Pince à dents de souris.

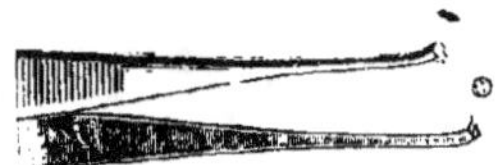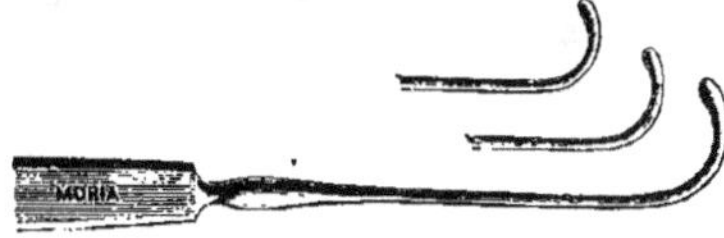

Fig. 91.
Pinces à griffes obliques
de Landolt.

Fig. 92.
Crochets à strabisme.

ciseaux courbes sur le plat qui sont de mise. Des pinces à dent de souris, droites ou coudées à leur extrémité, serviront à la préhension des lambeaux de conjonctive ou des muscles. On s'aidera aussi pour la fixation du globe d'une érigne simple ou double et fine.

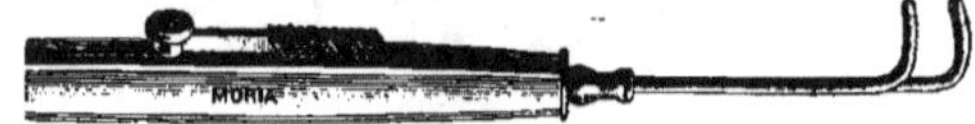

Fig. 93.
Crochet double de de Wecker.

Enfin les muscles sont accrochés par les crochets dits à strabisme, dont il existe trois dimensions différentes, toutes utiles. De Wecker a fait construire, pour retenir le muscle au cours de l'avancement musculaire et après la section du tendon, un crochet double qui n'est pas, d'ailleurs, indispensable à la réussite de cette manœuvre. Dans l'énucléation, pour dégager le fond du globe et isoler le nerf

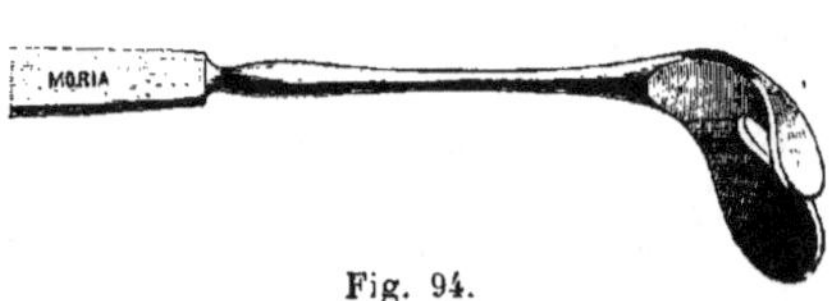

Fig. 94.
Levier échancré de Wells.

optique, il a été imaginé des cuillers spéciales qui peuvent apporter quelques commodités à l'opération : spatule bifide de de Wecker ; levier échancré de Wells ; couteau pour énucléation de Brazil ; cuiller à griffes de Terson père.

Dans l'exécution des opérations graves sur l'orbite,

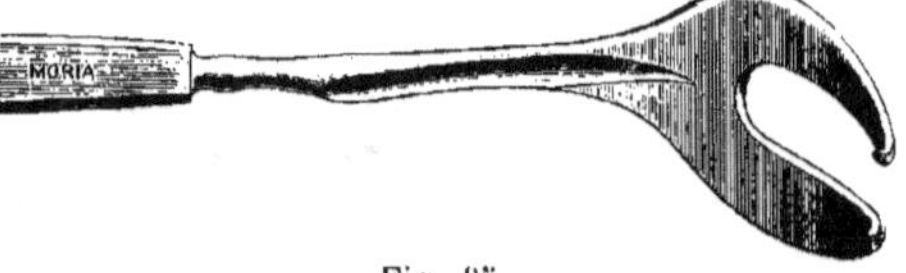

Fig. 95.
Levier à griffes de Terson père.

et principalement pour l'extirpation des tumeurs de cette région, on emploie de longs écarteurs et des pinces de Museux à griffes, qui sont les mêmes qui

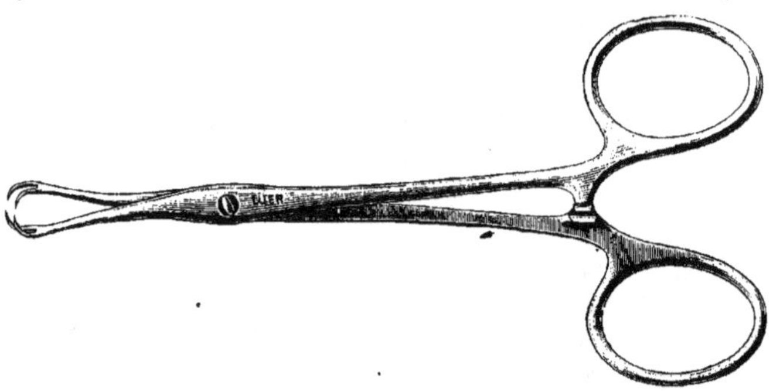

Fig. 96.
Pince de Museux.

servent en chirurgie générale. Parfois après l'ablation des tumeurs de l'orbite

survient une hémorragie en nappe qu'il est difficile d'arrêter par les moyens
ordinaires. Pour se rendre maître du sang qui s'écoule par de multiples arté-
rioles insaisissables isolément, j'ai
fait construire une pince spéciale
cordiforme qui agit à la manière
d'une pince hémostatique et enserre
d'un seul coup le contenu du fond
de l'orbite dont elle épouse le contour osseux (pince de Valude).

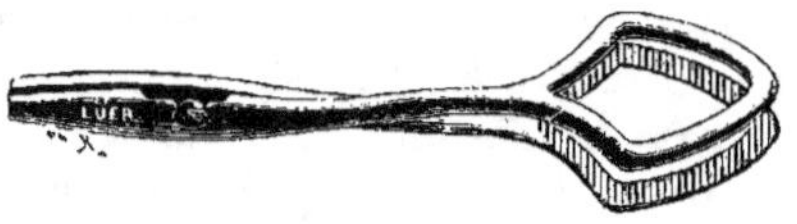

Fig. 97.
Pince cordiforme de Valude.

Certains instruments sont desti-
nés à des opérations spéciales dirigées contre les granulations de la conjonctive ; ce sont: des instruments armés de dents ou de multiples lames pour

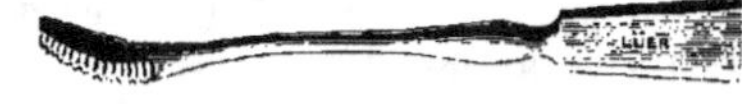

Fig. 98.
Herse de Lagrange.

lacérer ou diviser le tissu |granuleux, tels que le cardeur de Borelli ou la
herse de Lagrange, ou le scarificateur de Darier; la pince à rouleaux de

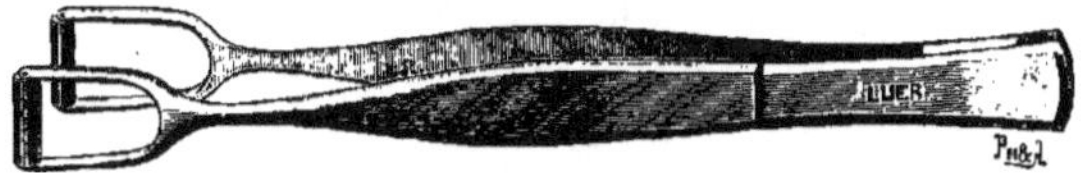

Fig. 99.
Pince à rouleaux de Knapp.

Knapp, qui sert à écraser les granulations; l'aiguille à l'électrolyse pour les
détruire.

Instrumentation électrique. — L'outillage instrumental d'une salle d'opérations, surtout d'une salle
d'opérations ophtalmologiques, doit s'augmenter d'une
installation électrique, et
celle-ci se fait de jour en
jour plus étendue. L'éclairage devient et doit devenir
partout électrique, et les
lampes-phares avec lentilles
convergentes céderont le

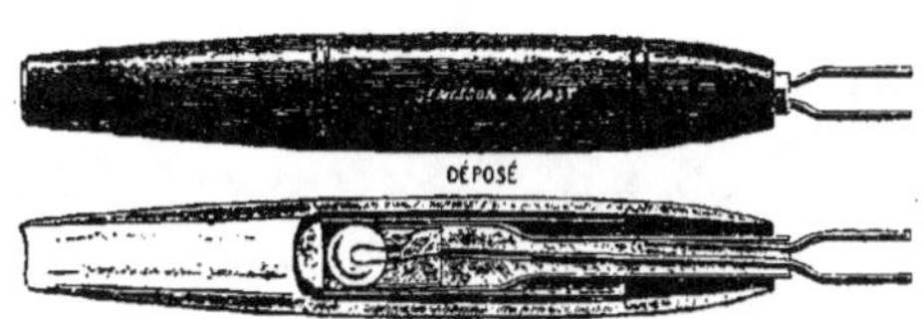

Fig. 100.
Éclaireur par contact de Rochon-Duvigneaud.

pas aux photophores électriques, plus éclairants et surtout plus maniables.
De même les interventions ignées, sauf pour les destructions profondes des
suppurations lacrymales, sont plus aisément exécutées avec le galvano qu'avec
le thermo-cautère.

Les piles, les accumulateurs peuvent être les agents producteurs de l'électricité, mais avec la diffusion actuelle de cette force, il devient possible à chaque opérateur d'utiliser pour tous ses besoins : lumière, cautérisation, électrolyse, induction, les courants fournis par les secteurs de la ville. Il suffit d'avoir un rhéostat spécial fixé au mur ou mobile sur un chariot et permettant la transformation de la force électrique.

Les instruments qui découlent ainsi de l'utilisation ou de la force électrique sont de plusieurs catégories :

1° *Les appareils d'éclairage :* Photophores à manche, photophore cranéen, éclaireur de Rochon-Duvigneaud pour voir l'œil par transparence (voir plus haut);

2° *Les cautères :* Couteaux fins et anses de platine; .

3° *Les appareils d'électrolyse :* Sonde de Lagrange pour les voies lacrymales (voir plus haut), aiguille à électrolyse pour le décollement de la rétine, appareil à électrolyse pour les granulations;

4° *Les électro-aimants :* Électro-aimant de Hirschberg, modifié par PANAS pour l'extraction des parcelles métalliques de l'œil ; électro-aimant géant de Haab ou de Volkmann ; l'aimant à pôle interne de Mellinger.

CHAPITRE II

OPÉRATIONS SUR LE CRISTALLIN

Il est avantageux de décrire les interventions sur le cristallin, c'est-à-dire les diverses opérations de la cataracte, avant toutes les autres, bien que l'ordre anatomique en soit intercepté, parce que l'extraction de la cataracte est véritablement le prototype des opérations qui se pratiquent sur les yeux. L'instrumentation si étendue de l'extraction de la cataracte comprend, en effet, la presque totalité de notre arsenal chirurgical oculaire ; le mode d'ouverture de la cornée et d'excision de l'iris, dans cette opération, sert ordinairement de terme de comparaison pour la description des autres opérations sur le globe de l'œil. Quant aux pansements usités en chirurgie oculaire, il suffit aussi de connaître ceux qui sont appliqués aux opérés de cataracte, pour qu'il ne soit plus nécessaire de traiter la question lorsqu'il s'agira d'autres opérations ; le pansement dans ces opérations n'étant qu'une simplification de ceux-là.

Historique. — H. Dor, au début de son article des affections du cristallin publiées dans cette *Encyclopédie* (t. VII, p. 1), a exposé avec de suffisants détails les données historiques d'ailleurs fort confuses et controversées pour la plupart, qui se rapportent à l'opération de la cataracte chez les anciens. Nous ne reviendrons sur cette partie de la question que pour en résumer les phases, en nous étendant surtout sur la période moderne qui commence à Daviel. Car c'est réellement à partir de ce moment que l'histoire de la cataracte présente un véritable intérêt au point de vue de la technique chirurgicale qui forme le but de notre article ; on voit à chaque période de celle-ci naître ou se développer des méthodes qui sont encore actuelles et des procédés qui demeurent toujours en usage, avec un outillage instrumental parfois à peine modifié.

L'*abaissement* de la cataracte au moyen d'une aiguille est une des plus vieilles opérations de la chirurgie oculaire et cependant il n'en est fait nulle mention dans le *Traité de la vue*, inséré dans la collection Hippocratique, 400 ans avant l'ère chrétienne. Dans ce livre on trouve la phrase suivante, qui démontre qu'aucune opération, à cette époque, n'avait encore été imaginée contre la cataracte : « Quelquefois la prunelle s'altère et prend assez vite la couleur d'eau de mer, au lieu qu'elle doit être noire. Quand cela arrive, le mal est sans remède. »

Dans le *Traité de Médecine* de CELSE, au contraire, au iᵉʳ siècle, nous trouvons une magnifique description de l'abaissement et l'écrivain romain paraît avoir recueilli, sur ce point, des documents extraits des manuscrits échappés au premier des deux grands incendies qui ont ravagé les trésors de la bibliothèque d'Alexandrie, en l'an 46 avant notre ère. Il semble donc que les premières opérations d'abaissement et même de discission de la cataracte, dont on trouve la description dans CELSE, aient été imaginées en Égypte sous l'impulsion brillante des Ptolémées qui procédaient eux-mêmes de la science grecque et de l'école Hippocratique.

L'*extraction* du cristallin cataracté a-t-elle été tentée dès cette époque ? Certains passages de PLINE (iᵉʳ siècle de notre ère), de GALIEN (150 ans après J.-C.), d'ANTYLLUS, ne laissent, malgré les controverses, guère de doutes à cet égard, et il paraît certain que quelques médecins avaient essayé d'évacuer au dehors des cataractes molles ou discissées. Toutefois ces opérations isolées et faites par hasard n'étaient nullement constituées en méthode, et en tout cas les anciens ignoraient complètement l'extraction des cataractes dures. Le *Traité de Chirurgie* de PAUL D'ÉGINE, (viiᵉ siècle), qui est un monument d'une rare perfection et dont certains procédés opératoires conservent encore actuellement une grande valeur pratique, ne parle que de l'abaissement, mais la description en est parfaite à ce point qu'on y a peu ajouté de nos jours.

PAUL D'ÉGINE fut le dernier écrivain des écoles médicales grecque et romaine, et c'est après lui, chez les Arabes, continuateurs et élèves de l'école de Salerne, qu'il faut chercher des documents scientifiques nouveaux. Ceux-ci ne sont pas nombreux d'ailleurs et les médecins arabes se bornent en général à imiter leurs devanciers ; ALBUCASIS, qui vivait à Cordoue au xᵉ siècle, donne, de l'abaissement de la cataracte, une description qui n'est que la reproduction exacte de celle de PAUL D'ÉGINE. RHAZÈS, cependant, fait mention de la succion comme procédé opératoire des cataractes molles et HIRSCHBERG a retrouvé dans les dessins des manuscrits de ce temps des aiguilles creuses qui servaient aux oculistes arabes à aspirer les masses molles cataractées.

Puis survient le moyen âge où, malgré les arabistes, la production scientifique devient presque nulle, jusqu'au moment où GUY DE CHAULIAC en 1363, publia sa grande Chirurgie, impérissable ouvrage, où l'on voit que la cataracte était traitée uniquement par l'abaissement, suivant les préceptes de GALIEN et de PAUL D'ÉGINE.

AMBROISE PARÉ et son élève GUILLEMEAU pratiquaient, au xviᵉ siècle, outre l'abaissement, la discission, qui avait été abandonnée par les Arabes, après avoir été mentionnée par GALIEN ; par contre, ils rejetaient la succion qu'ils considéraient comme impraticable.

En somme, dix-sept siècles n'avaient pour ainsi dire rien ajouté à la description de GALIEN et à l'œuvre de l'école de médecine grecque et c'est au xviiiᵉ siècle seulement que l'opération de la cataracte subit son évolution définitive et que DAVIEL posa les règles de l'extraction.

Mais cette évolution ne se fit pas brusquement, et la découverte de DAVIEL ne fut pas inopinée ; elle avait été préparée par les travaux de KÉPLER (1604) qui avait commencé à faire connaître le rôle du cristallin et surtout par les dissections de BRISSEAU qui montra en 1705 à l'Académie des sciences que la cataracte n'était autre que le cristallin opacifié.

Les extractions de la cataracte que DAVIEL généralisa en 1750 avaient aussi déjà été réalisées accidentellement par SAINT-YVES (1707) et POURFOUR DU PETIT (1708) qui avaient dû enlever des cataractes autrefois abaissées, puis tombées dans la chambre antérieure. MÉRY, à cette même époque, proposa, nettement, d'enlever systématiquement le cristallin cataracté : c'est cette idée que DAVIEL érigea ensuite en méthode après l'avoir étayée de nombreux exemples d'extraction réussie.

Mentionnons aussi les travaux de FERREIN sur la kystitomie ; ces recherches occupent la plus grande place parmi les publications susceptibles d'avoir préparé la découverte de DAVIEL. L'extraction du cristallin n'eût jamais été possible, en effet, si la discission de la capsule n'eût été, auparavant, étudiée et connue.

C'est en 1745 que DAVIEL, oculiste du roi, pratiqua pour la première fois une extraction préméditée de la cataracte, chez un ermite de Provence ; cette opération, qui avait médiocrement réussi, devint le sujet de ses méditations et en 1750, à l'occasion du voyage qu'il fit à Mannheim pour y soigner la princesse Palatine des Deux-Ponts, il prit la résolution de pratiquer systématiquement l'extraction des cataractes. Durant ce voyage, DAVIEL exécuta cette opération un certain nombre de fois, et la relation des opérations ainsi que la description du procédé se trouve inscrite dans une lettre adressée par REMON DE VERMALE, médecin du prince, à CHICOYNEAU, médecin particulier du roi. Cette lettre, datée du 25 novembre 1750 et parue en dissertation à Paris en 1751, constitue la première annonce de son procédé, et DAVIEL la cite à titre de priorité dans sa communication magistrale faite à l'Académie royale de chirurgie en 1752. Outre cette présentation à l'Académie, l'opération de DAVIEL se trouve minutieusement décrite dans la thèse d'un de ses élèves, THURAND, soutenue au commencement de la même année ; on y voit que DAVIEL coupait *la moitié de la cornée* pour former son lambeau, et non pas les 2/3, comme on l'a si longtemps et à tort soutenu[1]. Le passage entier de la thèse de THURAND est à citer et j'emprunte la traduction à un travail historique de SOURDILLE :

« Le chirurgien, de ses doigts de la main gauche, abaisse la paupière inférieure et même il appuie l'index sur la conjonctive pour modérer quelque peu les mouvements de l'œil. L'œil ainsi fixé, il prend l'aiguille avec trois doigts de la main droite, comme il prendrait une plume à écrire, puis le coude fortement appuyé sur le dos d'une chaise, il dirige l'aiguille vers la cornée, au niveau de son union avec la sclérotique, la pousse doucement, mais

---

[1] La section des 2/3 de la cornée a été tout au plus une tentative de début des opérations de DAVIEL, puisque la thèse de THURAND est de 1752.

non profondément dans la chambre antérieure, de crainte de blesser l'iris. En retirant l'aiguille, il coupe doucement d'un côté et de l'autre avec les bords, pour agrandir l'ouverture. L'humeur aqueuse s'écoule ; l'aide l'essuie. Les yeux une fois essuyés, le chirurgien prend les ciseaux, tantôt seulement concaves de telle sorte que leur concavité réponde exactement à la circonférence de la cornée, tantôt concavo-convexes afin de s'adapter à la forme sphérique de l'œil. Les pointes des ciseaux sont mousses, les lames très amincies sur le plat. A l'aide de ces ciseaux, l'oculiste coupe *la moitié* du cercle de la cornée, en suivant le tracé de la circonférence. Enfin le chirurgien prend une aiguille fine, coupant seulement de la pointe, mais polie et mousse sur les

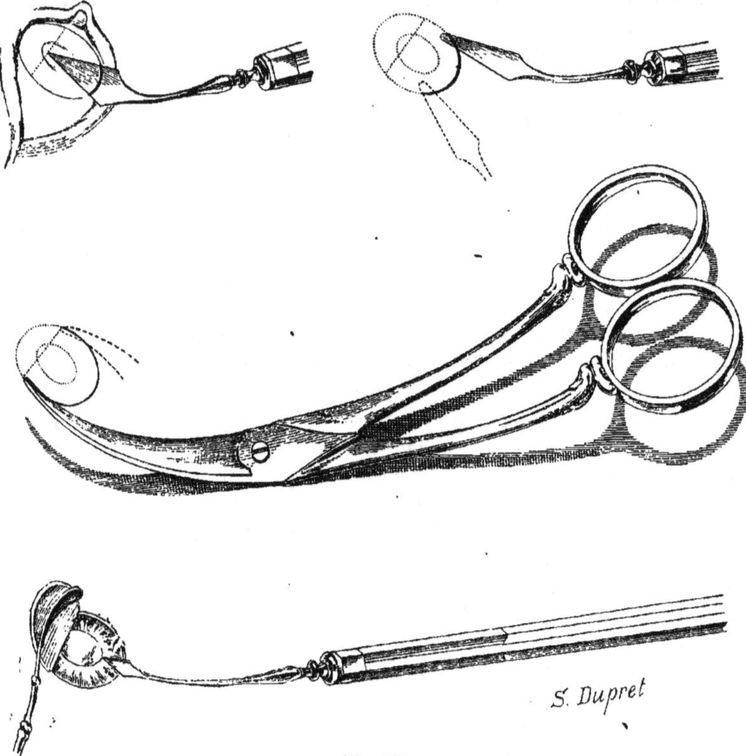

Fig. 101.
Reproduction en fac-simile des instruments employés par Daviel pour l'extraction
de la cataracte.

côtés, convexe par le talon. Relevant avec une spatule le lambeau cornéen, il introduit cette aiguille dans l'œil jusqu'à la membrane arachnoïde (capsule) du cristallin qu'il ouvre dans la partie inférieure de la pupille, en forme de cercle. Le plus souvent le cristallin sort alors de lui-même. S'il sort difficilement, avec deux doigts de la main gauche, l'index et le médius, le chirurgien comprime la cornée tout près, de façon à maintenir le corps vitré et à chasser le cristallin. Dès que la lentille est passée dans la chambre antérieure, elle est facilement expulsée au dehors au moyen de la spatule. »

La lettre de Vermale à Chicoyneau, datée de 1750, était importante pour fixer le droit absolu de priorité de Daviel, car nous voyons en 1751 Pallucci, dans un mémoire adressé à l'Académie des sciences, réclamer l'idée de l'extraction

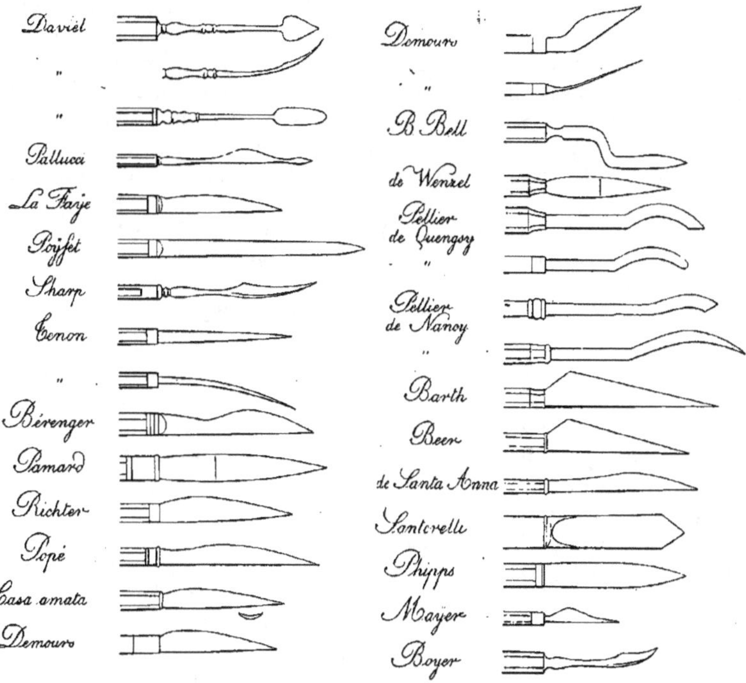

Fig. 102.

Modèles des couteaux à cataracte antérieurs au couteau de de Graefe. (Histoire des instruments de la cataracte. Lachmann, *Göttingue*, 1821.)

et critiquer la façon d'ouvrir la cornée de Daviel qui employait trois instruments dans ce but ; Pallucci se servait seulement d'un couteau et il invente la contreponction pour tailler le lambeau cornéen en un seul temps. Daviel, d'abord réfractaire à la contreponction, se range ensuite à cette pratique, surtout lorsque l'un de ses élèves et amis La Faye eut imaginé de faire construire pour cette opération un petit bistouri long et assez étroit qui peut passer pour l'ancêtre direct du couteau de de Graefe. En même temps La Faye inventa le kystitome ou plutôt donna ce nom à un instrument qu'il avait imaginé pour ouvrir la capsule du cristallin ; le kystitome dans la forme actuelle a été construit bien longtemps plus tard, au commencement du xixᵉ siècle, par Rivaud-Landrau.

Il est remarquable de constater que, dès les premières années qui suivirent la magnifique découverte de Daviel et jusqu'à la fin du xviiiᵉ siècle, la mise au point de l'opération atteignit presque la perfection actuelle. Nous avons vu que Daviel taillait son lambeau à la limite de la cornée et de la sclérotique : ce lambeau était peut-être un peu grand. Celui de Santerelli (1795), situé de même à la limite scléro-cornéenne, était par contre trop petit, ne mesurant qu'un peu plus du quart de la cornée. Actuellement, après avoir empiété longtemps, soit sur la sclérotique, soit sur la cornée, c'est aux incisions limbiques de Daviel et Santerelli, lequel plaçait déjà la plaie en haut, que les opérateurs sont revenus, en adoptant une dimension intermédiaire pour le lambeau. D'ailleurs, dans ces années fécondes de la fin du xviiiᵉ siècle, presque toutes les variétés de lambeau ont été imaginées et essayées : c'est le lambeau latéral ou inféro-latéral de Wenzel (1779) supérieur de Santerelli, conique de Daviel, deuxième et non définitive manière (1762), trapézoïde de Siegwart (1752) et Garengeot (1769) ; c'est la plaie médiane de la cornée, connue sous le nom de lambeau de Küchler, mais que le frère Côme avait proposée dès 1752.

L'instrumentation de ces premiers opérateurs était aussi bien près de valoir celle que nous possédons aujourd'hui. Daviel usait d'un certain couteau lancéolaire coudé qui ne fut que légèrement modifié par Jaeger. Le couteau de de Graefe, c'est celui de Tenon et de La Faye heureusement transformé. Dès 1755, Béranger (de Bordeaux) avait fait construire un couteau qui n'est autre que celui qui est connu actuellement sous le nom de couteau de Beer ; cet opérateur commença à abandonner la fixation digitale de l'œil et à se servir d'une érigne.

Certaines modifications accessoires et qui semblent récentes de l'extraction de la cataracte avaient aussi déjà été essayées par ces premiers opérateurs. C'est ainsi que Wenzel opérait sans ophtalmostat et en déchirant la capsule cristallinienne avec la pointe du couteau ; Forlenze, à la fin du xviiiᵉ siècle, lavait la chambre antérieure après les opérations de cataracte, et avant lui, en 1779, Sommerzt les évacuait avec la seringue d'Anel.

Sous une pareille impulsion la méthode d'extraction de la cataracte se répandit bientôt dans l'Europe entière, où elle fut accueillie avec la plus grande faveur. Richter l'introduisit en Allemagne, Maunoir en Suisse, Sharp et Adams en Angleterre, Tenhaaf dans les Pays-Bas, Casa Amata en Italie.

Malgré les efforts de ces éminents propagateurs de la méthode de Daviel, l'extraction de la cataracte perdit beaucoup de sa réputation au début du xixᵉ siècle et fut même presque complètement délaissée en France à cette époque au profit de la vieille méthode de l'abaissement. Ce recul, cette éclipse même de l'extraction, sont imputables à deux hommes illustres et dont l'opinion faisait loi, Scarpa et Dupuytren. Le premier avait imaginé une aiguille fort commode pour pratiquer l'abaissement et décrit, en l'appuyant de sa haute autorité, le procédé de réclinaison par la cornée ou kératonyxis.

Cette opération était si satisfaisante en apparence et dans ses premiers résultats, qu'elle détourna de l'extraction Demours lui-même qui avait cependant été un des chauds partisans de l'opération de Daviel et qui avait même décrit un lambeau spécial oblique scléro-cornéen (fig. 103). Quant à Dupuytren, s'il est regrettable que son génie chirurgical ait méconnu les immenses avantages de l'extraction, on lui doit toutefois l'idée heureuse d'opérer les patients couchés et non pas assis sur une chaise.

En Angleterre et en Allemagne où l'influence de Dupuytren et de Scarpa se faisait moins fortement sentir, les opérateurs restèrent cependant fidèles à l'extraction; mais jusque vers 1830 en France on pratiqua surtout l'abaissement. C'est vers cette époque que commence à se former la forte école ophtalmologique française du XIXᵉ siècle, illustrée surtout par Sichel et Desmarres, tous deux pénétrés des idées de Beer qui avait systématisé et notablement affermi la technique de l'extraction. Desmarres surtout s'efforça de remettre cette opération en honneur dans notre pays; il en précisa les indications vis-à-vis des autres méthodes d'opérer la cataracte.

Mais l'extraction de la cataracte pratiquée selon la méthode de Daviel, c'est-à-dire à lambeau, ne reprit pas longtemps la prépondérance éclatante qu'elle occupait à la fin du siècle précédent; elle fut de nouveau éclipsée par une méthode nouvelle, méthode qui fut si fameuse qu'elle remplit la seconde moitié du siècle dernier, la méthode d'extraction linéaire combinée de de Graefe. Cette opération, qui aujourd'hui n'est plus pratiquée par personne, au moins à l'état de pureté, et qui s'est peu à peu transformée en une extraction à lambeau combinée à l'iridectomie, fut pendant près de vingt ans la seule qu'un opérateur osât pratiquer ou avouer; l'extraction simple de Daviel ne comptait alors que de très rares continuateurs, deux peut-être seulement, Hasner à Prague et Desmarres fils à Paris.

Cette transformation de l'extraction à lambeau en une opération linéaire procède des tentatives de Gibson en 1811, qui abandonna l'opération de Daviel pour les cataractes molles ou ramollies par une discission préalable, et chercha à remplacer le grand lambeau cornéen, en ces cas-là, par l'incision linéaire de la cornée indiquée par Saint-Yves et Pourfour du Petit un siècle auparavant. Travers, quelques années plus tard (1814), sans connaître les opérations de Gibson, publia son procédé d'extraction linéaire (*quarter section*) et posa les règles de l'opération en la réservant pour les cataractes molles; pour les dures, il restait fidèle au procédé à lambeau. L'extraction linéaire simple reste surtout attachée au nom de Travers en raison du développement qu'il donna à la méthode.

Vers 1859, Desmarres tenta d'appliquer l'extraction linéaire aux cataractes dures, en essayant de broyer, au moyen de la curette de Daviel, le noyau contre la surface postérieure de la cornée. Le procédé était brutal, et exposait à des accidents sérieux, mais la tendance des opérateurs les portait vers les incisions linéaires, depuis que Travers avait montré que celles-ci avaient beaucoup moins de facilités à suppurer que les plaies à lambeau.

De Graefe, réfléchissant alors que, dans cette manœuvre de la curette pour

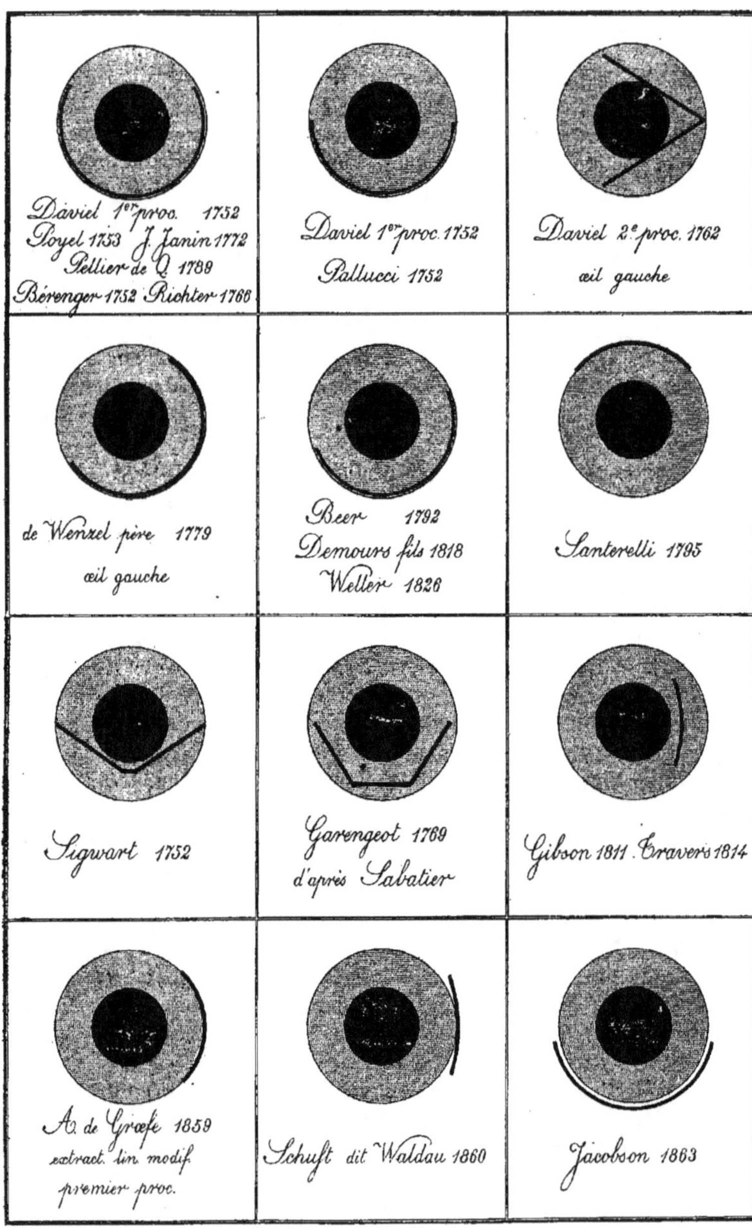

Fig. 103.

Tracé des incisions pour l'extraction de la cataracte depuis Daviel jusqu'à nos jours.

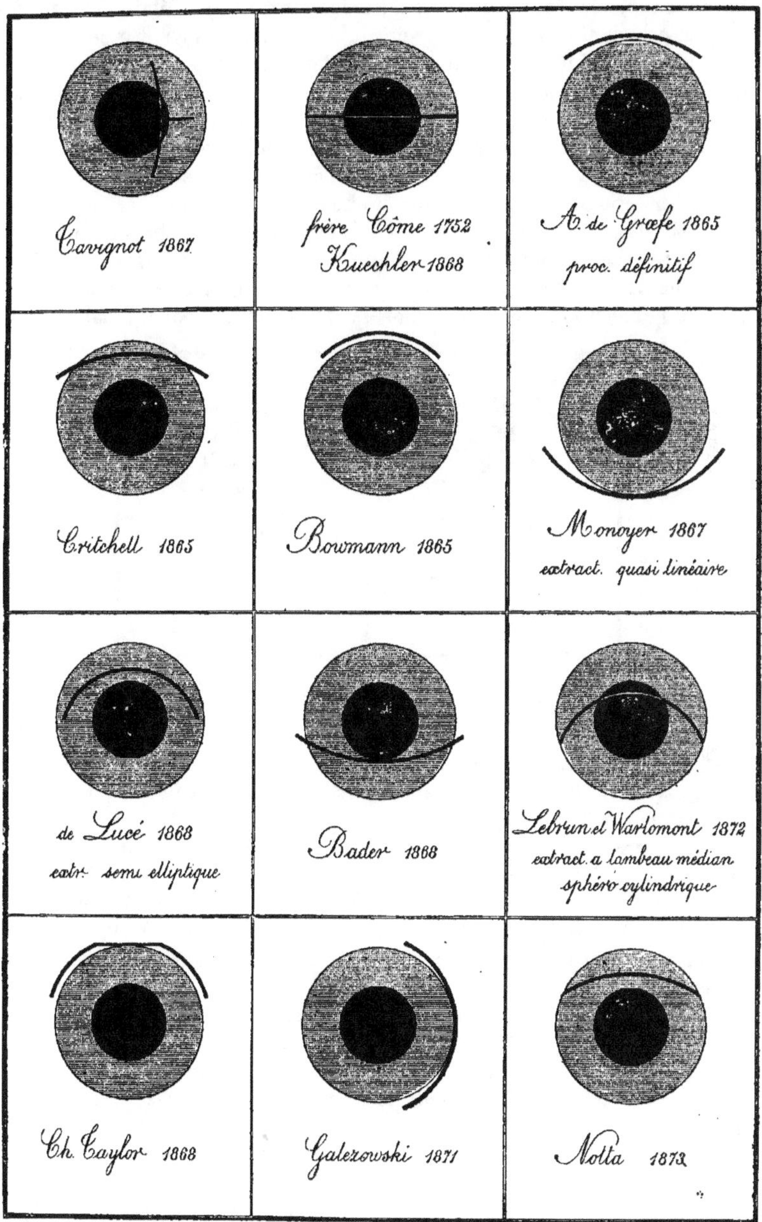

Fig. 104.

Tracé des incisions pour l'extraction de la cataracte depuis Daviel jusqu'à nos jours.

broyer et extraire les noyaux cristalliniens consistants, c'était l'iris qui formait le principal obstacle et se trouvait contusionné, eut l'idée de combiner l'iridectomie à l'incision linéaire. Tout d'abord il adopta l'incision cornéenne de Travers en la plaçant dans un cercle plus grand et il réservait ce procédé aux cataractes ayant un noyau et une substance corticale copieuse et molle ; plus tard il accepte l'idée de Schuft-Waldau d'élever le procédé à la hauteur d'une méthode générale applicable aux cataractes des vieillards, Waldau ayant perfectionné les moyens de préhension du cristallin et imaginé une large curette à cet effet. Critchett élargit la plaie d'incision en plaçant ses deux extrémités un peu au delà de la limite scléro-cornéenne et en l'incurvant légèrement ; il emploie aussi une curette spéciale, plate et moins volumineuse que la cuiller de Waldau. Bowman, à la même époque, modifie un peu

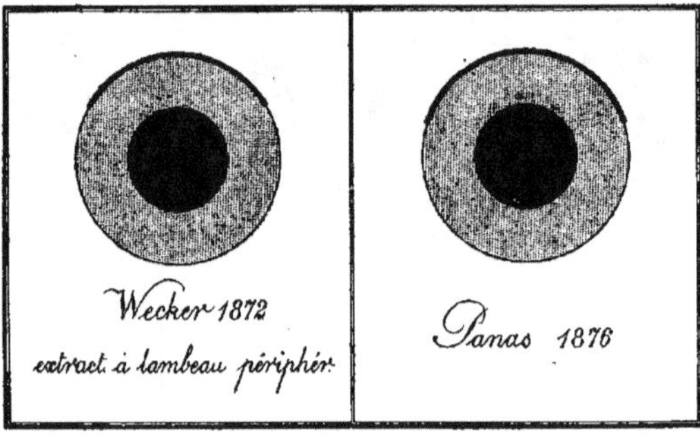

Fig. 105.
Tracé des incisions actuelles pour l'extraction de la cataracte.

l'incision de Critchett et sa curette ; il place la plaie tout entière dans l'insertion scléroticale et se sert comme Critchett d'un couteau lancéolaire coudé agissant par la pointe et les côtés.

C'est après avoir été étudier sur place, à Londres, la pratique des deux opérateurs anglais, l'opération dite « scoop-extraction », que de Graefe créa son procédé opératoire qui eut un si grand retentissement et fut universellement adopté sous le nom d'extraction linéaire modifiée de de Graefe. Il opérait avec un couteau droit très fin, qui est encore aujourd'hui le couteau à cataracte le plus apprécié, et, pour se rapprocher de la linéarité, il reportait l'incision tout à fait à la périphérie de la chambre antérieure. La pointe du couteau pénétrait dans la partie déjà opaque du limbe scléro-cornéen et ressortait de l'autre côté en un point symétrique, au niveau de l'angle même de la chambre antérieure. La hauteur de l'incision *ne devait pas dépasser* 1 *millimètre*.

Mais les inconvénients de cette extrême linéarité d'une plaie aussi grande, et située à la limite scléro-cornéenne, ne tardèrent pas à faire modifier de plus en plus considérablement l'opération de de Graefe. Si les suppurations étaient moins fréquentes, les prolapsus du corps vitré et les enclavements des angles de l'iris dans la plaie constituaient des accidents trop souvent renouvelés. Mooren conseilla de pratiquer une iridectomie préliminaire quinze jours avant l'opération de l'extraction ; Jacobson pratiquait l'iridectomie en même temps que l'extraction, mais élevait notablement la hauteur de l'incision scléro-cornéenne qui devenait ainsi une plaie à lambeau. Bientôt aucun opérateur n'observa plus la linéarité exigée si expressément par de Graefe et chacun tailla un lambeau plus ou moins haut et plus ou moins cornéen ; on put dire avec quelque raison que de l'opération de de Graefe il ne restait plus que le couteau.

Entre cette époque et l'actuelle bien des procédés nouveaux furent proposés qui sont aujourd'hui abandonnés : c'est l'extraction quasi-linéaire de Monoyer qui découle directement de l'opération de de Graefe, puis des retours malheureux aux lambeaux intra-cornéens, l'incision cruciforme de Tavignot, les lambeaux courbes de de Lucé, de Bader et Liebreich, de Lebrun et Warlomont, le petit lambeau de Notta qui se rapproche déjà heureusement de la périphérie cornéenne.

Toutefois la transformation décisive des opérations d'extractions et le retour vers l'ancienne méthode de Daviel est surtout marquée par la communication de de Wecker en 1875 à l'Académie des sciences. Depuis, les efforts de Panas à Paris, de Knapp à New-York ont rendu à l'opération à lambeau et sans iridectomie la première place.

Le lambeau de l'opération de la cataracte se taille en haut de la cornée; il peut varier légèrement d'étendue soit 1/3 de la cornée (de Wecker) ou 2/5 (Panas), mais il doit être placé juste au niveau du limbe scléro-cornéen.

Actuellement l'opération d'extraction linéaire combinée peut être considérée comme un procédé historique, bien que sa description doive en être conservée en raison de son immense succès passé et des services qu'elle a rendus au moment où l'infection exerçait tant de ravages chez les opérés de cataracte. Il reste en présence, dans la pratique, parmi les méthodes d'extraction : l'extraction linéaire simple, l'extraction simple à lambeau, l'extraction à lambeau avec iridectomie.

Disons, pour achever cet historique des opérations de la cataracte, que l'idée première d'extraire le cristallin avec sa capsule revient à Sharp. Plus tard Mohrenheim (1780) conseilla de faire sortir le cristallin par des pressions digitales après la section de la cornée ; mais le véritable propagateur de la méthode fut Pagenstecher qui imagina de larges cuillers pour aller chercher le cristallin entier dans sa place et l'extraire après avoir créé un large chemin au moyen d'une iridectomie. Cette méthode a rencontré quelques partisans, Luca, Canstatt, Castorani, le major Henri Smith et les médecins anglais des Indes qui l'ont plus ou moins modifiée, mais elle ne saurait constituer qu'une opération d'exception.

BIBLIOGRAPHIE

Celse, Traité de médecine (Traduction de Vedrènes).
Critchett, *Opht. hosp. Rep.*, t. IV, 4ᵉ partie, p. 316, 1865.

Daviel, *Académie royale de Chirurgie*, séance du 13 avril 1752, et *Mercure de France* 13 août 1752.

Ferrein, Mons, 1732 et in Haller, *Diss. Chir.*, t. V, p. 567.

Gibson, Practical observation. London, 1811.

De Graefe. *Arch. f. Opht.*, 1859, V. A., 1, p. 161.

Guy de Chauliac, Grande chirurgie. (Traduction de Nicaise).

Jacobson, Ein neues u. gefahrloses Operation verfahren zur Heilung der grauen Staares, Berlin, 1863.

La Faye, *Mém. de l'Acad. de Chirurgie*, 1755, t. II, p. 565.

Mooren, Die verminderten Gefahren eines Hornhautevereiterung bei der Staar-Extraction Berlin, 1862.

Pagenstecher, *Klin. Monatsbl. f. Augenh.*, 1865.

Paul d'Égine, Traduction de Brian.

Sharp, *Philosoph. Transact.*, 1753.

Sourdille, *Arch. d'opht.*, 1897, p. 663.

Thurand, Thèse de Paris, 14 mars 1752.

Travers, Further observations of Cataract. *Medico-chirurgical transactions of London*, 1814.

De Wecker, *Comptes rendus de l'Académie des sciences*, t. XXX, p. 1294-1875.

Wenzel, Traité de la cataracte. Paris, 1786.

DIVISION DU SUJET

Les opérations sur le cristallin comportent trois méthodes, subdivisables elles-mêmes en un certain nombre de procédés. De ces procédés, quelques-uns n'ont plus guère qu'une valeur historique, étant aujourd'hui abandonnés ou à peu près. Nous les décrirons cependant succinctement, en raison de la place importante autrefois occupée par eux et des quelques indications qui pourraient encore leur être applicables :

Méthodes.   Procédés.

EXTRACTION :
- *à lambeau, sans iridectomie, ou simple ;*
- *à lambeau avec iridectomie ;*
- *dans la capsule ;*
- *linéaire simple ;*
- *linéaire modifiée, combinée à l'iridectomie;*
- *par aspiration ou succion.*

DESTRUCTION SUR PLACE :
- *discission simple ;*
- *discission combinée ;*
- *broiement.*

DÉPLACEMENT :
- *réclinaison ;*
- *abaissement.*

Il faut ajouter à ces opérations principales les méthodes secondaires ou accessoires qui suivent :

L'OPÉRATION DES CATARACTES SECONDAIRES ;

Puis des opérations diverses sur le cristallin :

L'OPÉRATION DES CATARACTES LUXÉES ;

L'EXTRACTION DES CRISTALLINS TRANSPARENTS ;

LA MATURATION DES CATARACTES INCOMPLÈTES.

Avant d'aborder la description de chacune de ces opérations en particulier, nous croyons utile d'exposer d'une manière suffisamment détaillée leurs temps principaux. Cet exposé général des temps des opérations de la cataracte servira d'ailleurs pour les autres opérations que nous aurons à décrire plus tard, car la façon de fixer, d'ouvrir le globe, d'appliquer le pansement, est sensiblement la même dans tous les cas. Nous pourrons éviter ainsi de nous appesantir sur ces détails dans le reste de notre chapitre de la chirurgie oculaire.

I

TEMPS GÉNÉRAUX DES OPÉRATIONS DE LA CATARACTE

Ouverture des paupières. — L'ouverture des paupières au cours de l'opération peut être réalisée : 1° par les doigts du chirurgien ou d'un aide ; 2° par des instruments divers appelés élévateurs, écarteurs des paupières, ou, en un seul mot, blépharostats.

1° L'*écartement manuel* des paupières offre certainement l'avantage de n'être presque pas désagréable à l'opéré, ce qui est à considérer lorsque sa patience doit être mise à l'épreuve par une opération délicate et qui exige une grande tranquillité. De plus, s'il survient un incident qui nécessite la suspension de l'acte opératoire, il suffit de retirer les doigts pour que l'œil se trouve fermé sans secousse, ce qui met à l'abri de certains accidents d'issue du corps vitré.

Ce mode d'écartement toutefois présente les inconvénients sérieux suivants : il immobilise une des mains du chirurgien, ou bien il nécessite l'intervention d'un aide dont les doigts viendront gêner ceux de l'opérateur ; enfin et surtout l'écartement manuel est moins sûr et moins complet que celui qui est obtenu à l'aide d'instruments.

Les anciens chirurgiens, avant l'invention des releveurs de Pellier de Quengsy et plus tard de Desmarres, n'employaient que l'écartement manuel, réalisé pour la paupière supérieure par un aide et par eux-mêmes pour l'inférieure. De nos jours encore, TROUSSEAU écarte avec les doigts de sa main gauche les deux paupières pour exécuter l'opération de la cataracte et même l'iridectomie. Un plus grand nombre de chirurgiens commencent l'opération avec le blépharostat, puis enlèvent celui-ci et se servent des doigts pour terminer l'opération au moment de l'expulsion du cristallin.

Pour écarter les paupières avec les doigts et les maintenir ouvertes, il faut commencer à les essuyer avec grand soin. Il sera préférable même d'envelopper le doigt élévateur d'une fine gaze stérilisée, et quant aux paupières, on les débarrassera complètement de la matière grasse qui les rend parfois très glissantes lorsqu'elles sont mouillées par les larmes. Agissant alors avec l'index et spécialement avec l'extrémité de la pulpe de celui-ci, on accrochera légèrement par son milieu le bord tranchant de la paupière supérieure, au point où il est en contact avec le globe ; il restera à ce moment à relever doucement, mais complètement, cette paupière supérieure en haut, contre le rebord orbitaire où on la maintiendra repliée à la manière d'un store, en prenant un point d'appui contre le bord osseux du frontal. Dans toute cette manœuvre, il faut se garder absolument de toute pression, même légère, sur le globe. Le doigt, fortement appuyé et recourbé en crochet pour maintenir la paupière supérieure, peut maintenir celle-ci solidement au maximum d'écartement.

Pour la paupière inférieure, l'écartement est plus facile ; il suffit de l'abaisser directement en bas, en appuyant au milieu du bord palpébral avec le bord cubital du pouce.

Parfois, pour commencer l'opération au moins, il suffit d'élever la paupière supérieure en laissant l'autre en place, jusqu'au moment de l'extraction du noyau cristallinien.

2° *L'écartement mécanique* des paupières était effectué autrefois par des instruments divers dont le *speculum oculi* de A. Paré paraît être le premier. Cet instrument servait en même temps à fixer le globe, comme plus tard la boucle de Lusardi. Le véritable progrès fut réalisé par l'invention du releveur de Pellier et surtout par DESMARRES lorsqu'il fit construire les crochets larges et pleins qui sont encore entre toutes les mains. Les releveurs de Desmarres avaient l'avantage de retenir les cils et de les empêcher de gêner l'opérateur ; ils ont le grave inconvénient de nécessiter l'intervention d'un aide dont les mains sont gênantes autour du champ opératoire. Dans les opérations importantes du globe oculaire, on ne se sert plus actuellement que des blépharostats à ressort, qui ont l'immense avantage de se maintenir d'eux-mêmes entre les paupières écartées et de tenir ainsi la place de l'aide sans gêner en rien l'opération.

Nous ne pouvons ici décrire ni même citer les nombreux blépharostats qui ont été inventés, pas même ceux qui sont actuellement en usage, chaque opérateur ayant ses préférences. On a vu plus haut les figures de ces principaux blépharostats. Nous dirons seulement que nous considérons l'instrument imaginé par PLEY comme étant actuellement de beaucoup le meilleur. Il offre en effet la réunion de tous les avantages qu'on doit rechercher dans les blépharostats : il est doué d'un mécanisme qui permet de l'enlever instantanément sans rien déclancher, ni tourner aucune vis, et cependant l'action spasmodique des paupières n'en peut modifier l'écartement ; il possède une vis roulante qui permet d'en régler l'écartement sans secousses ; ses releveurs sont mobiles, fenêtrés et cependant disposés de façon à maintenir les cils en dehors du champ opératoire ; il est enfin léger, facile à antiseptiser et se moule convenablement sur le côté temporal de l'œil. J'ajoute que la disposition de son ressort le rend l'un des plus puissants en son genre.

Pour appliquer le blépharostat, on attire en haut avec le doigt la paupière supérieure et on glisse en dessous d'elle la cuiller supérieure du blépharostat. On répète la même manœuvre avec la paupière inférieure qu'on abaisse en priant le patient de regarder en haut. Il reste alors à donner au blépharostat l'écartement nécessaire en agissant sur la vis roulante ; l'écartement devra être plus ou moins fort suivant que les yeux sont gros et saillants, ou petits et enfoncés dans l'orbite.

Fixation du globe. — Avant l'époque de Daviel, la fixation de l'œil s'opérait, comme l'écartement des paupières, au moyen du *speculum oculi*, pratique défectueuse en ce sens qu'elle s'accompagnait d'une pression fâcheuse sur le globe. Daviel et ses contemporains maintenaient le globe immobile en appuyant sur lui la pulpe de l'index, pratique que recommande encore Trousseau. Peu d'années plus tard, en 1758, Pamard (d'Avignon) imaginait l'instrument bien connu sous le nom de pique ou mieux de trèfle de Pamard et qui lui servait à fixer le globe ; il le piquait dans le bord de la cornée ou dans la sclérotique. Desmarres fit construire un dé armé d'une petite fourche qui paraît moins commode que le trèfle de Pamard. Actuellement, bien que quelques chirurgiens comme Schweigger restent fidèles à la fixation par les instruments piquants et emploient diverses fourches à cet usage, ce sont les pinces à fixation qui sont le plus communément adoptées. La pique trèfle de Pamard ou les instruments analogues ont en effet l'inconvénient de fixer en appuyant sur l'œil ce qui doit être par-dessus tout évité dans l'opération de la cataracte ; de plus, la fixation est moins bonne qu'avec la pince.

Il nous faut citer ici la pince à fixation simple, à mors larges et à dents, la plus usitée et la même avec ressort. Certains opérateurs, pour éviter la déchirure de la conjonctive par les pinces, accident très fréquent chez les vieillards athéromateux et qui cause parfois des hémorragies ou des thrombus sanguins sous-conjonctivaux gênants, se servent de pinces à mors en ébonite ou en écaille qui n'agissent que par un bord assez peu tranchant. Ces pinces ont l'inconvénient de lâcher souvent prise. Pour fixer le globe avec ces diverses pinces, il faut le saisir solidement par la conjonctive, en comprenant dans la prise le tissu épiscléral pour éviter la déchirure de la muqueuse. Plus on se rapprochera de la cornée et moins la muqueuse sera mobile et par conséquent friable. Le point de préhension de la pince doit être placé au niveau de l'équateur de l'œil du côté opposé à celui où aura lieu la ponction et très près du bord cornéen. Cette position de la fixation du globe a pour but d'assurer le temps capital de la contre-ponction.

D'autres opérateurs, tels que Gama Pinto, préfèrent la fixation du globe à la partie inférieure, de façon à le tenir solidement en opposition au mouvement de va et vient du couteau au moment de la section du lambeau.

Angelucci conseille de placer la pince à fixation non plus au côté opposé du point de ponction et au niveau de l'équateur, mais à la partie supérieure du globe au niveau du muscle droit supérieur. Pour fixer ainsi le globe dans l'opération de la cataracte, il relève complètement la paupière supérieure avec le doigt et saisit fortement dans les mors de sa pince la conjonctive et le muscle droit supérieur sous-jacent, au niveau de son insertion. De la sorte, tout en tenant l'œil solidement, on maintient en même temps la paupière relevée grâce à la pince qui sert d'élévateur.

Ce mode de fixation a l'inconvénient de ne pas maintenir le globe assez fixe et de ne pas s'opposer à ses mouvements de rotation.

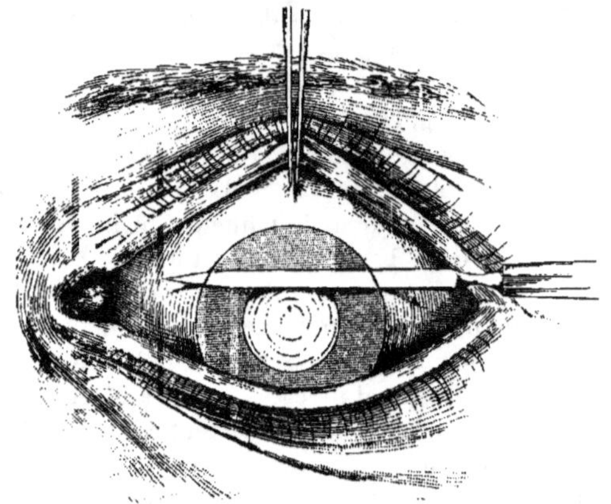

Fig. 106.
Opération de la cataracte. — Fixation du globe, d'après Angelucci.

Pour empêcher totalement ces derniers et conserver l'œil tout à fait immobile, on emploie, depuis l'invention qu'en a faite Monoyer, une pince à double fixation, ou mieux encore la pince à mors très larges de Dujardin ; celle de Gradenigo, dont les mors ne sont pas dentelés, peut également remplir le même but. Ces pinces ne sont plus appliquées à l'équateur de l'œil, mais à sa partie inférieure pour une opération de cataracte pratiquée en haut ; leur large surface de préhension maintient l'œil immobile, mais n'offre pas à la ponction et à la contre-ponction le point d'appui résistant que donne la fixation ordinaire, toujours la meilleure chez les malades dociles. On réservera donc la double ou la large fixation aux opérés difficiles à maintenir ou à faire obéir.

En tout cas, quelle que soit la pince employée à la fixation, la règle générale et indispensable est de ne jamais exercer de pression sur le globe ; fixer et ne jamais appuyer, telle doit être la pratique, et le chirurgien doit y faire d'autant plus attention que c'est sa main gauche, la moins surveillée, qui reste chargée de cette fonction.

Section de la cornée. Kératotomie. — Les plaies d'entrée pour les opérations sur le cristallin ou l'iris s'exécutent avec des couteaux de trois genres différents : 1° les couteaux larges *triangulaires*, du type de Richter et de Beer, qui l'avaient eux-mêmes emprunté à La Faye et à Bérenger; actuellement, Zehender et Schweigger ont adopté ces couteaux en incurvant légèrement la partie tranchante. Ces couteaux sont destinés aux opérations à grand lambeau cornéen; 2° les couteaux *étroits* du type du couteau de de Graefe, lequel est dérivé des couteaux de Tenon et de Pellier de Quengsy; ceux-ci conviennent parfaitement à la taille des lambeaux cornéens de toute dimension et à l'incision linéaire modifiée; 3° les couteaux *lancéolaires* droits ou coudés, dont Daviel se servait déjà pour commencer son incision cornéenne; ces couteaux ne sont aptes qu'aux ouvertures franchement linéaires de la cornée.

La kératotomie dans les opérations de la cataracte tend de plus en plus à s'exécuter selon deux modes seulement : 1° l'*incision linéaire* petite, pour les cataractes molles; 2° l'*incision à lambeau* plus ou moins grand, pour tous les autres cas qui sont les plus nombreux. L'incision, dans ce dernier mode, suit ordinairement le limbe, et les opérateurs qui empiètent soit sur la cornée, soit sur la sclérotique, comme dans l'incision longtemps classique de de Graefe, deviennent de jour en jour plus rares.

Incision linéaire. — L'ouverture de la cornée s'exécute ordinairement ici avec un couteau lancéolaire droit ou coudé; à la rigueur cependant, on peut employer un fin couteau de de Graefe si l'on doit pratiquer la plaie en haut ou en bas de la cornée. La pupille étant dilatée par l'atropine, l'œil cocaïnisé et aseptisé et le blépharostat en place, on fixe le globe avec une pince au point opposé à la pénétration de l'instrument. Ce point de fixation pourra être en bas si l'on se propose d'ouvrir la cornée en haut; mais le plus ordinairement, dans les opérations de cataracte par incision linéaire, on pratique la kératotomie dans le rayon externe de la cornée, suivant le procédé initial de Travers, pour favoriser la manœuvre de sortie des masses cristalliniennes. Cependant, Pellier de Quengsy, et de nos jours A. Terson, préconisent l'incision supérieure comme d'une application uniforme à toutes les opérations de cataracte, et placent en ce lieu l'incision linéaire de l'extraction simple, qu'ils exécutent avec le couteau fin. Dans la majorité des cas on fixera donc l'œil en saisissant avec la pince un pli conjonctival en dedans du bord interne de la cornée et l'on enfoncera la pointe du couteau *perpendiculairement* à la surface cornéenne, soit au milieu de son rayon externe (de Wecker), soit à 2 millimètres de distance de l'anneau sclérotical (de Graefe), soit précisément au niveau du limbe (A. Terson). Dès que la pointe de l'instrument a pénétré dans la chambre antérieure, on en abaisse le manche de manière à diriger la lame parallèlement à la surface de l'iris; on pousse le couteau jusqu'à ce qu'on ait obtenu une plaie externe d'une étendue de 6 *millimètres au moins*. Travers, qui a posé, après Gibson, complètement les règles de cette opération, donnait à son incision les dimensions du quart de la circonférence cornéenne (quarter section). En retirant le couteau lancéolaire, il est bon d'appuyer les deux côtés tranchants de la lame aux deux angles de la section, de façon à égaliser les lèvres profondes de l'ouverture. Sans cette manœuvre, la plaie linéaire simple présenterait une forme en biseau très accentuée et serait beaucoup plus étroite dans sa profondeur qu'à son ouverture extérieure. On peut aussi avec les côtés de la lame agrandir notablement les dimensions totales de l'incision.

Si l'on retire graduellement et lentement le couteau en appuyant un peu sur la lèvre postérieure de l'incision, la chambre antérieure se vide de son

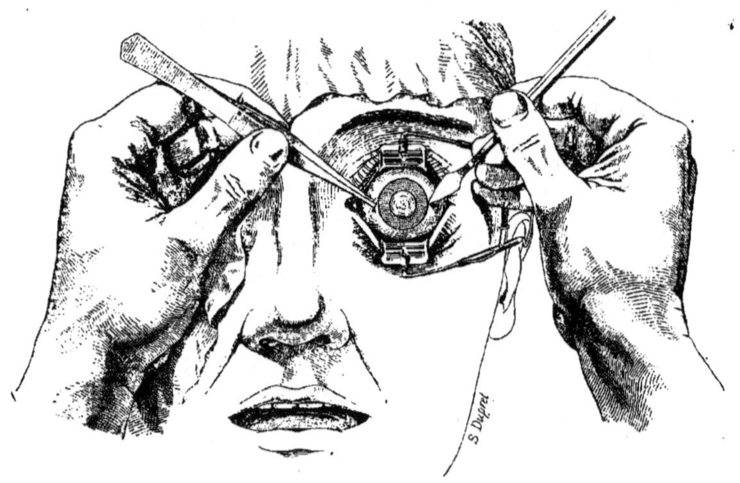

Fig. 107.

Position des mains et des instruments dans le premier temps de l'extraction d'une cataracte au couteau lancéolaire (œil gauche).

humeur aqueuse; si l'on désire conserver la plus grande partie de celle-ci, une fois le couteau poussé à fond, on le retire brusquement.

Incision a lambeau. — L'incision ordinaire à lambeau peut se faire avec le couteau triangulaire, mais cet instrument convient surtout aux très grands lambeaux, comprenant près de la moitié de la cornée et qui ne sont plus qu'exceptionnellement employés aujourd'hui.

C'est le couteau de de Graefe pur ou modifié selon le gré de chaque opérateur qui est généralement adopté actuellement. Ce couteau est apte à tailler tous les genres de lambeaux et même à pratiquer l'incision linéaire.

Pour nous, nous donnons la préférence, avec de Wecker, au couteau le plus étroit possible, à la seule condition qu'il ne soit pas trop flexible; car plus le couteau sera linéaire, plus aisée sera la taille correcte du lambeau cornéen. Avec les couteaux larges, la plaie est toujours plus ou moins taillée en biseau aux dépens de la lèvre interne, et cette disposition, en rétrécissant l'ouverture interne de la plaie, devient parfois une gêne pour la bonne évacuation des masses cristalliniennes, qui est, en somme, le point capital de l'opération. Donc, couteau étroit jusqu'à la limite permise de flexibilité pour assurer une bonne contre-ponction, tel est selon nous l'instrument de choix. De Graefe a dit déjà que l'idéal du couteau serait un fil tranchant si un fil, même d'acier, pouvait n'être pas flexible.

La manœuvre du couteau dans la taille du lambeau sera la suivante :

L'œil étant fixé par la pince, tenue de la main gauche, en dedans de la cornée, près du limbe et au niveau du diamètre horizontal, l'opérateur saisit

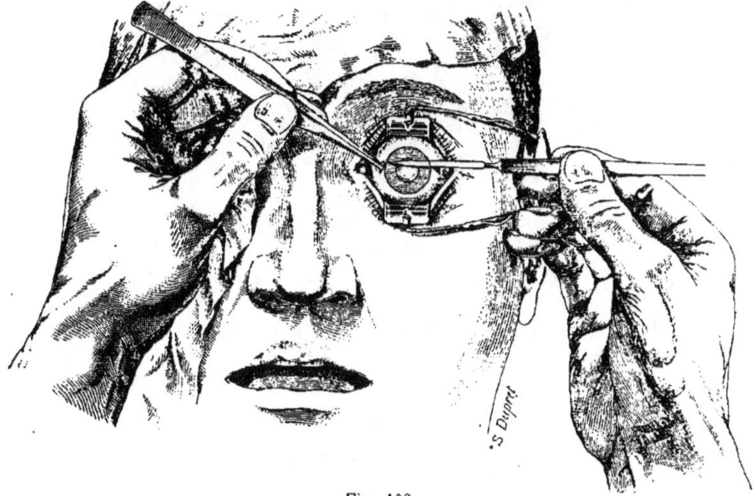

Fig. 108.

Position des mains et des instruments dans le premier temps de l'opération de la cataracte (œil gauche).

le couteau dans les trois premiers doigts de la main droite et le tient, telle une plume à écrire, le tranchant tourné vers le haut. Il place le petit doigt de cette main droite contre la tempe ou la joue du patient pour y prendre un point d'appui et présente la pointe du couteau du côté externe de la cornée, à un demi-millimètre de son bord environ et un peu au-dessus de son diamètre transversal.

La pointe du couteau sera dirigée d'abord perpendiculairement à la cornée et très près du limbe. Avant de faire pénétrer la pointe, il sera bon de calmer l'appréhension du patient par quelques paroles d'encouragement, et on l'engagera à diriger le regard assez fortement en bas.

La pointe du couteau pénètre alors dans la chambre antérieure et tout aussitôt on abaissera légèrement le manche de façon à diriger un peu obliquement la lame à travers la chambre antérieure vers le point de contre-ponction ou de sortie du couteau. Le couteau, pendant ce temps de l'opération, sera conduit assez lentement, mais avec fermeté, à travers la chambre antérieure. La moindre hésitation, la plus petite déviation du couteau, per-

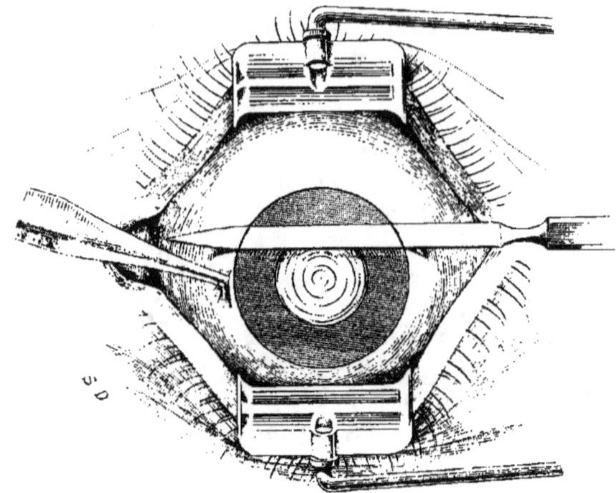

Fig. 109.
Opération de la cataracte : contre-ponction.

mettant à l'humeur aqueuse de s'échapper, peuvent entraîner une section accidentelle et irrégulière de l'iris. Pour éviter cet incident, l'opérateur aura

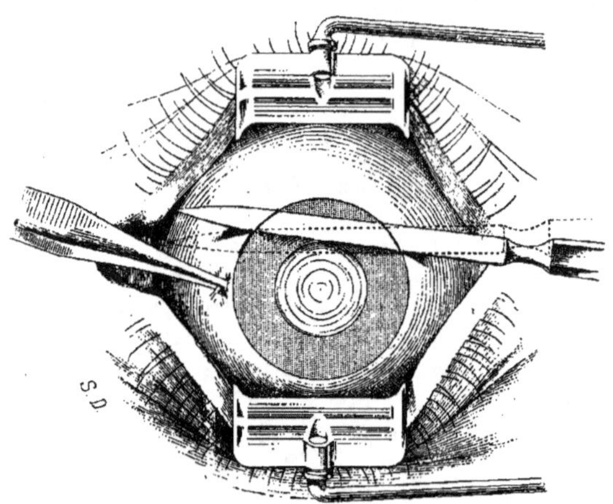

Fig. 110.
Opération de la cataracte : manœuvre du couteau.

soin de maintenir sa lame de couteau rigoureusement parallèle au plan de l'iris, ce qui lui sera facile s'il appuie légèrement le dos du couteau sur

l'angle de la plaie; la marche de l'instrument se trouve mieux assurée par
ce point d'appui.

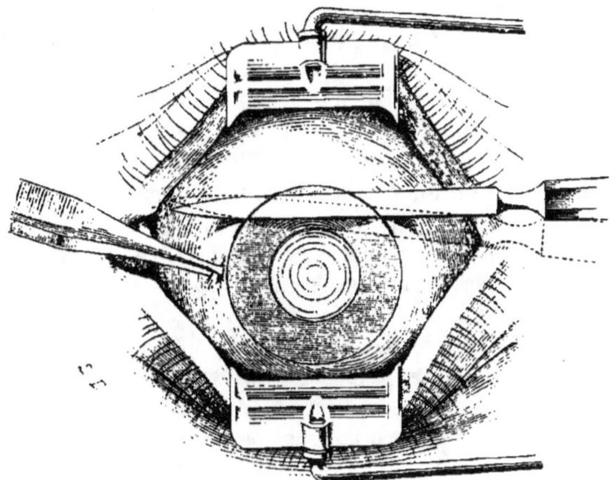

Fig. 111.
Opération de la cataracte : fin de la manœuvre du couteau.

Jamais le couteau ne doit être ramené en arrière et sa marche en avant
doit être égale.

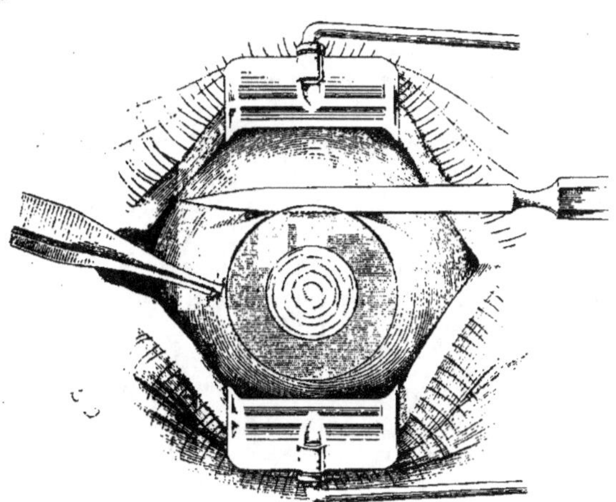

Fig. 112.
Opération de la cataracte : sortie du couteau.

Au moment où le couteau arrive au point de contre-ponction, la main
gauche abaissera légèrement la pince fixatrice pour faciliter la sortie de
l'instrument qui sans cela viendrait buter contre ses mors.

La *contre-ponction*, pour être correcte, devra être à une hauteur symétrique du point d'entrée du couteau, et pour cela il faut viser un point de la cornée situé à *un millimètre* environ du bord scléro-cornéen. Sans cette précaution, les débutants plongent leur instrument trop en arrière, trompés par ce fait que la pointe du couteau, vue à travers le ménisque cornéen, apparaît plus antérieure qu'elle ne l'est en réalité. Une fois la transfixion faite, l'opérateur continue la taille du lambeau à l'aide d'un mouvement d'arc de cercle exécuté de la pointe à la base de la lame (Panas). Cette manœuvre ne suffisant ordinairement pas, on en ajoute une seconde en sens inverse, puis on sectionne le petit pont de cornée qui subsiste encore vers le sommet, en tenant le couteau horizontal et le tranchant légèrement ramené en avant. Il faut éviter de multiplier par trop les mouvements de scie du couteau qui exposent à une irrégularité des bords du lambeau. Toute brusquerie est redoutable dans ce temps de l'opération qui doit être exécuté très régulièrement. S'il arrive que le couteau, à la fin de la section, se trouve sous la conjonctive, on tourne fortement le tranchant en avant de façon à intéresser le moins de muqueuse possible.

Parinaud, dans le but d'obtenir une coaptation lente de la plaie, ce qui, selon son opinion, empêche la formation des prolapsus iriens, taillait le lambeau de la façon suivante : quand le tranchant du couteau, à la fin de la taille du lambeau, se trouve à la limite du bord transparent, on fait exécuter à l'instrument une rotation de 90 degrés et on termine par une petite section linéaire perpendiculaire à la surface de la cornée. La section se compose ainsi de deux faces se coupant à angle droit.

D'autres, dans le but d'assurer au lambeau plus de vitalité, en même temps que pour favoriser une plus rapide coaptation, terminent le sommet du lambeau non pas directement au limbe ou surtout dans la cornée, mais en fuyant obliquement en haut de manière à découper un petit lambeau conjonctival attenant au lambeau cornéen. Le principe du lambeau conjonctival est soutenu par un certain nombre d'opérateurs, et souvent on le taille d'ailleurs sans l'avoir prémédité.

Dans certains cas d'effacement plus ou moins complet de la chambre intérieure, la manœuvre du couteau, même du fin couteau de de Graefe, est presque impossible. Divers opérateurs ont imaginé des moyens d'ouvrir la cornée en ces circonstances.

Streatfield employait un couteau de Beer qu'il manœuvrait comme une scie. Gayet incise le limbe scléro-cornéen avec un scarificateur de Desmarres, puis agrandit avec des ciseaux mousses l'ouverture qu'il a faite ainsi à la chambre antérieure. Darier ponctionne la cornée avec la lance à arrêt aux deux points, de ponction et de contre-ponction, puis réunit ceux-ci par une plaie exécutée avec un couteau mousse manœuvré selon les règles ordinaires.

Certains principes généraux doivent guider l'opérateur dans la taille du lambeau cornéen.

Ils se souviendra avant tout que ce temps de l'opération de la cataracte est si important qu'on a pu dire avec raison que le succès de l'opération est assuré lorsque le lambeau cornéen est correctement taillé.

La *dimension* devra en être proportionnée au volume du noyau solide à extraire. Un lambeau comprenant la moitié de la cornée est toujours trop grand, un lambeau n'en comprenant pas le tiers est très rarement suffisant. Le lambeau moyen des opérations de cataracte est moindre que la moitié, mais un peu plus grand que le tiers de la circonférence cornéenne.

Le *siège de l'incision* doit tendre à se rapprocher de la ligne idéale qui forme le limbe scléro-cornéen.

Les ponctions et contre-ponctions sclérales préconisées par certains opérateurs (GALEZOWSKI) exposent à des enclavements dans les angles de la plaie. Le lambeau conjonctival, terminant en haut le lambeau cornéen, est selon nous une cause d'hémorragie et une gêne au moment de l'opération ; il n'apporte, quoi qu'en aient dit ses assez nombreux partisans, aucun avantage pour la coaptation de la plaie et sa guérison plus rapide. Même on l'a vu se replier et gêner précisément la coaptation du lambeau.

Dans un sens contraire, l'empiétement du sommet du lambeau sur le tissu transparent de la cornée est également à rejeter (lambeau elliptique de Galezowski). Il importe en effet de ne pas s'éloigner du limbe si l'on veut conserver au lambeau son maximum de vitalité, puisque c'est là que sont les troncs des vaisseaux nourriciers de la cornée. De plus, les plaies éloignées du limbe favorisent les accolements de l'iris et, se coaptant mal, se déforment de façon à produire un astigmatisme consécutif souvent considérable.

En somme, le tracé de l'incision sera celui du limbe, et cette règle ne souffrira même pas d'exception s'il existe un arc sénile ou un gérontoxon complet qui n'est pas un obstacle à la bonne coaptation de la plaie.

La section sera faite de préférence en haut, ainsi que l'a pratiquée pour la première fois SANTERELLI en 1795 ; c'est FRÉDÉRIC JÆGER qui a surtout contribué à faire adopter cette position de la section en faisant remarquer que la paupière supérieure protège la plaie pendant sa guérison et lui constitue comme un pansement naturel. Cependant, certains opérateurs, tels que DUFOUR et SCHWEIGGER, dans les extractions sans iridectomie, ne craignent pas d'adopter la kératotomie inférieure comme permettant plus facilement l'issue du cristallin. Cette ligne de conduite peut être suivie lorsqu'on a affaire à des malades très impressionnables, indociles ou difficiles, comme les sourds, et qui ne peuvent ou ne savent diriger leur œil vers le bas. Il est à peine besoin d'ajouter que la présence de taies doit orienter la place de la section de la cornée vers le secteur où cette membrane possède une suffisante transparence.

Iridectomie. — L'iridectomie, quand on la fait de propos délibéré, prend place dans l'opération de la cataracte aussitôt après la kératotomie, avant la discission de la capsule. On l'exécute aussi après l'issue du noyau du cristallin ; elle se pratique enfin comme terminaison et dernier acte de l'opération. Dans ces trois cas, les indications aussi bien que le manuel opératoire sont différents.

On pratique l'iridectomie de propos délibéré immédiatement après la section de la cornée chez les malades indociles et chez ceux qui peuvent être exposés à des mouvements nerveux inconsidérés ; DE WECKER ajoute même, chez ceux dont on aura plus ou moins de motifs de se défier. On la pratiquera aussi chez les malades exposés à tousser, tels que les vieillards atteints d'un catarrhe pulmonaire chronique. Elle est également de règle dans les cataractes compliquées ou incomplètement mûres, et dáns les cas où l'opération déjà faite sur l'autre œil aura été suivie d'enclavement irien. L'iridectomie n'a, dans ces cas, pas besoin d'être très large ; on se bornera à saisir avec des

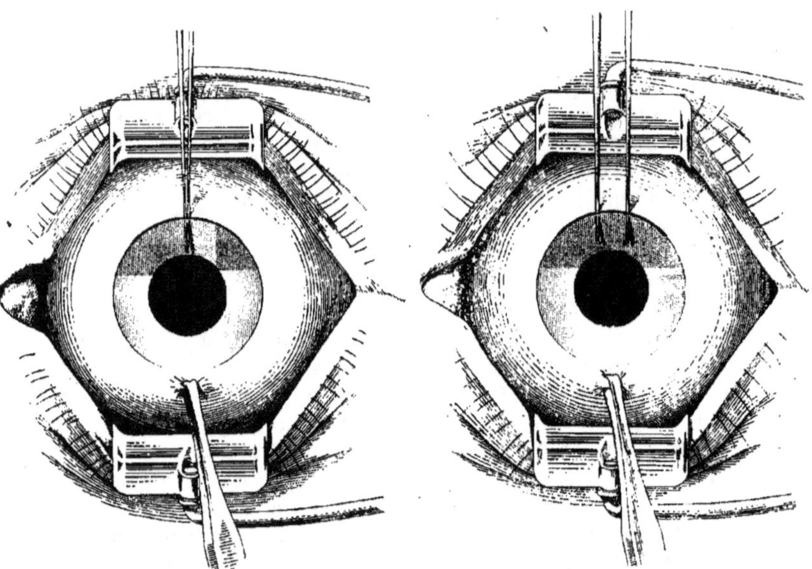

<table>
<tr><td>Fig. 113.
Iridectomie : introduction de la pince à iris.</td><td>Fig. 114.
Iridectomie : ouverture de la pince.</td></tr>
</table>

pinces à iris la membrane irienne près de son bord libre et on excisera ce que la pince entraînera au dehors par une traction moyenne. Le premier temps de cette opération s'exécute ainsi : la pince à iris courbe est introduite *fermée* à travers la plaie et poussée jusque vers le bord libre de l'iris. Arrivé à ce point, on ouvre la pince plus ou moins largement suivant que l'iridectomie doit être petite ou large, et on la referme aussitôt sur l'iris qui se trouve pris. On attire ensuite lentement l'iris au dehors et on en pratique l'excision au ras de la plaie avec la pince-ciseaux. L'excision se fera d'un seul coup de ciseaux, pour limiter encore le champ de l'iridectomie, et la brèche pupillaire figurera un trou de serrure étroit ou une bombe enflammée.

L'iridectomie se pratique parfois au cours même de l'opération, quand après la sortie du noyau cristallinien il subsiste des masses secondaires vis-

queuses qui restent adhérentes à la paroi postérieure de l'iris. Dans ces cas,
on peut redouter un large prolapsus ultérieur et surtout on doit favoriser le
nettoyage du champ opératoire. On saisira l'iris un peu plus largement que
précédemment et par son milieu, pour en exciser un lambeau un peu plus
important. (Iridectomie en large trou de serrure.)

Enfin, à la fin de l'opération, l'iridectomie peut devenir nécessaire quand
l'iris manifeste des tendances à sortir, quand il s'engage dans la plaie ou
même reste plissé. Le chirurgien n'abandonnera pas à lui-même un iris
ainsi indocile et il en pratiquera l'excision, mais en enlevant le blépharostat

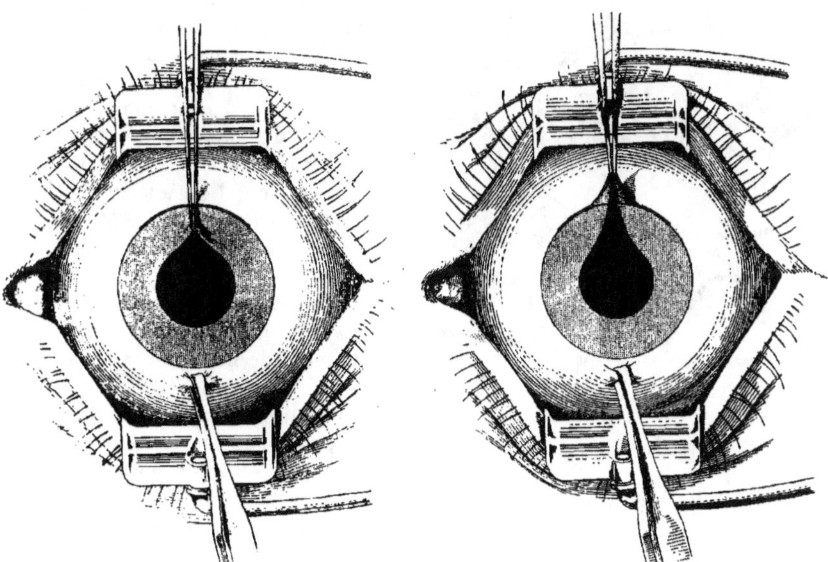

Fig. 115.
Iridectomie : préhension de l'iris.

Fig. 116.
Iridectomie : sortie de l'iris.

et en supprimant la fixation de l'œil, de peur de voir survenir un prolapsus
du corps vitré. Avec la pince on saisit le repli irien qui tend à s'engager
dans la plaie et on l'excise d'un seul coup de ciseaux.

Après ces diverses iridectomies et comme dernier acte opératoire, il ne faut
pas oublier de réduire soigneusement, dans l'intérieur des angles de la plaie,
les bords de l'iris qui tendent à s'y enclaver. On le fera en passant délicatement dans les angles une légère spatule mousse en argent de façon à réinté-
grer les bords de l'iris dans la chambre antérieure.

CHIBRET, pour obvier aux enclavements futurs, conseille dans tous les cas
d'extraction de pratiquer, une fois le cristallin extrait, la manœuvre suivante :
il introduit les pinces-ciseaux de de Wecker dans la chambre antérieure de façon
à ce que la pointe dépasse le bord pupillaire, et il les ouvre en appuyant sur le

sphincter. Il s'engage alors une quantité plus ou moins grande de diaphragme irien dans les ciseaux ainsi ouverts, et, les refermant vivement, il coupe ce qui s'y est engagé. Il réalise ainsi des iridectomies ou des sphinctérectomies, plus ou moins étendues. En tout cas, la brèche irienne est suffisante, car DIANOUX (de Nantes) pratique ainsi l'iridectomie dans l'extraction de la cataracte.

Discission de la capsule. Kystitomie. — Le procédé le plus répandu de *kystitomie* consiste à introduire de champ, dans la chambre antérieure, l'aiguille kystitome, à la retourner d'un quart de cercle lorsque sa partie terminale a atteint le milieu de la pupille et à labourer, en plusieurs sens, la cristalloïde avec la pointe aiguë de l'instrument.

Dans cette manœuvre, le kystitome doit à peine appuyer sur le cristallin ; sa pointe doit être assez aiguë pour déchirer la capsule sans effort.

On retirera ensuite le kystitome avec précaution pour éviter d'accrocher l'iris ; on le retournera pour cela sur le plat. L'instrument le plus communément employé est le kystitome à tige flexible, susceptible d'être coudé avec les doigts selon les besoins de chaque opération.

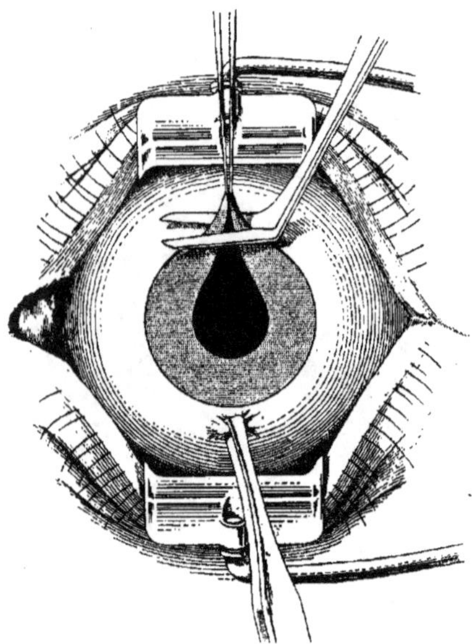

Fig. 117.
Iridectomie : section de l'iris.

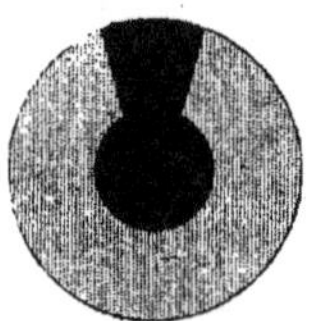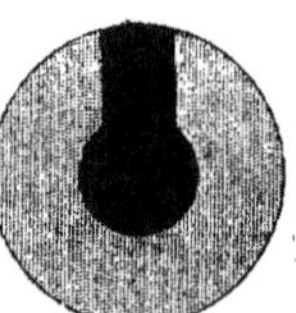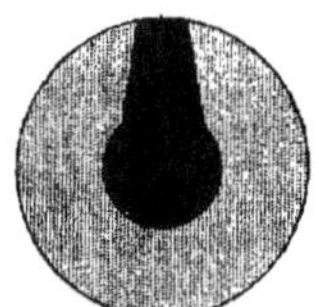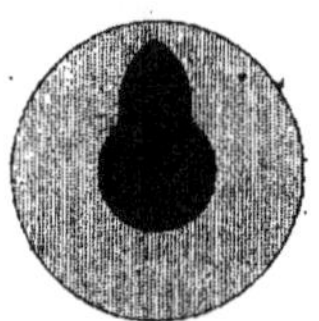

Fig. 118.
Iridectomies.

Nombre d'opérateurs ont apporté des modifications à ce temps de l'extraction de la cataracte.

DRAKE-BRACKMANN, et après lui TYNER, conseillent de pratiquer la capsulotomie avec une aiguille à discission avant la taille du lambeau cornéen, de façon à ne pas introduire d'instrument dans la chambre antérieure après l'issue de la tumeur aqueuse.

Gayet, Valude, reprenant l'ancienne pratique de Pellier de Quengsy, puis de Wenzel et Warner, adoptée plus tard par Nélaton, préconisent la discission exécutée avec le couteau à cataracte dans le même temps que l'on fait la kératotomie. Cette *kérato-kystitomie,* chaudement défendue par Gayet, n'ajoute aucune complication au temps de la taille du lambeau et n'expose nullement, quoi qu'on puisse dire, à la section de l'iris et à la sortie prématurée de l'humeur aqueuse. Elle consiste à embrocher la cristalloïde antérieure avec la pointe du couteau au moment où on lui fait traverser la chambre antérieure pour atteindre le point de contre-ponction. On évitera seulement

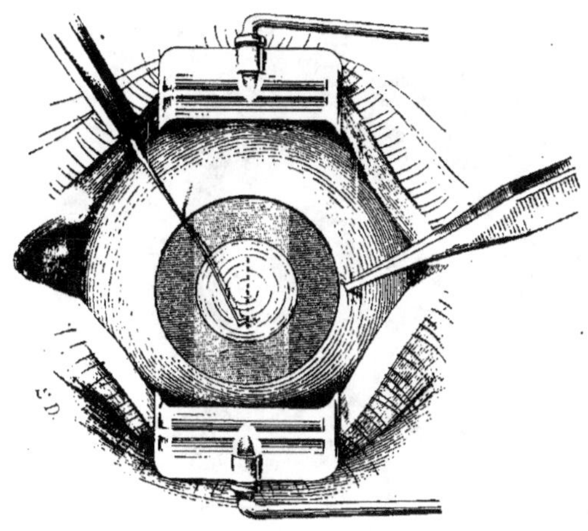

Fig. 119.
Opération de la cataracte : discission au kystitome.

de faire subir au couteau un mouvement de rotation pendant cette manœuvre, et de cette façon pas une goutte d'humeur aqueuse ne s'échappe au dehors. Il n'est pas besoin d'atropine pour pratiquer convenablement la kystitomie, bien qu'à l'exemple de Mutermilch et pour d'autres raisons nous ne craignons pas d'atropiniser nos patients la veille et au moment même de l'opération. La seule contre-indication à la kérato-kystitomie comme d'ailleurs aussi à la kystitomie ordinaire est la présence de plaques capsulaires centrales épaisses.

Kystectomie. — Dans les cas d'épaississement capsulaire, on pourra employer l'arrachement de la capsule, que de Wecker, Förster et Schweigger ont appliqué du reste systématiquement à toutes les cataractes.

En 1874 et 1879, Ault et Colsman avaient déjà fait la tentative d'extirper une partie de la capsule du cristallin, et en 1871, de Wecker faisait construire sa première pince kystitome qui était alors peu parfaite. Un peu plus tard en 1882, Förster préconisa résolument cette nouvelle méthode d'ablation capsulaire qu'il réalisait avec des pinces à griffes. Mais le succès réel du procédé date du moment où DE WECKER présenta sa nouvelle pince kystitome dont les dents saillantes au dehors s'emboîtent cependant de façon à n'offrir aucune saillie gênante pour l'introduction, et surtout la sortie. TERSON père modifia la courbure terminale de ces pinces de façon à l'adapter à celle du cristallin bombant sous l'iris. La technique de l'arrachement capsulaire à la pince est la suivante : introduire la pince fermée jusqu'à ce que son extrémité se trouve devant l'orifice pupillaire ; ouvrir les branches et saisir la capsule en pressant *légèrement*. On évitera de serrer trop fortement les branches de la pince, car les dents seules doivent se rapprocher et non les branches qui

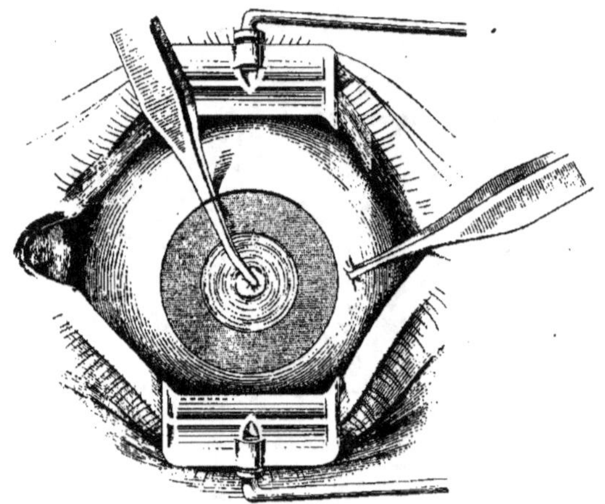

Fig. 126.

Opération de la cataracte : kystectomie à la pince.

saisiraient alors l'iris lorsqu'on pratique l'arrachement capsulaire dans l'extraction simple. Par une traction modérée et continue, on arrache le lambeau capsulaire saisi.

DE WECKER généralisa à toutes les cataractes ce mode de kystitomie par arrachement.

BIRNBACHER enlève un morceau de la capsule avec un couteau spécial à deux tranchants qui taille la cristalloïde des deux côtés à la fois ; il arrache ensuite avec une pince à iris ordinaire le lambeau détaché.

KNAPP, qui fut aussi partisan de l'arrachement capsulaire, pratique actuellement la discission de la capsule avec un kystitome spécial en forme de serpette. Il introduit cet instrument sous le bord libre de l'iris et sectionne la capsule circulairement au-dessous du rebord irien. Son but est de ne pas déchirer la capsule dans le champ pupillaire, car il croit que les bords des déchirures capsulaires s'épaississent par la suite et donnent lieu à des tractus épais, gênants pour la vision. C'est une kystitomie sous-irienne destinée à éviter les cicatrices capsulaires.

Zonulotomie. — Jacobson, en 1889, désirant pratiquer l'extraction du cristallin en totalité et dans sa capsule, avait cherché à dilacérer la zonule de Zinn pour faciliter l'ablation totale du cristallin ; son procédé était compliqué et peu pratique. Powers, reprenant son idée, introduisit un kystitome sous l'iris, comme Knapp, et alla jusqu'à l'équateur du cristallin pratiquer une dilacération circulaire de la zonule. Gradenigo rendit la *zonulotomie* plus facile en modifiant la courbure et la partie tranchante du kystitome. Il régla définitivement l'opération qui consiste à libérer circulairement le cristallin de sa zonule et à l'extraire ensuite avec l'anse ronde de Taylor.

Extraction du noyau cristallinien. — A ce moment de l'opération, la plupart des chirurgiens, tout en maintenant le blépharostat en place, abandonnent la fixation du globe et engagent le patient à diriger le regard en bas fermement. Ceux qui conservent la pince fixatrice la confient à leur aide. Déprimant alors la lèvre scléroticale de l'incision avec la curette de Daviel tenue verticalement de la main gauche, l'opérateur agira avec la spatule en argent, tenue horizontalement de la main droite, sur la surface cornéenne et de bas en haut, pour exprimer au dehors,

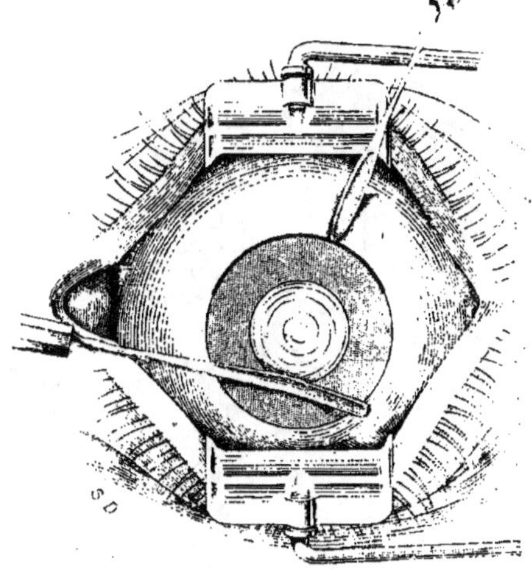

Fig. 121.

Expulsion de la cataracte avec la curette.

avec une douceur non exempte de fermeté, le contenu du sac cristallinien.

Certains opérateurs, redoutant un effort intempestif du patient et l'issue du corps vitré au cours de ce temps de l'opération, non seulement suppriment la pince fixatrice, mais même enlèvent le blépharostat. Cette précaution est du reste à recommander, chez les sujets très indociles ou les faibles d'esprit. L'extraction du cristallin, noyau et masse molle, se fait alors seulement avec les doigts. On soulève légèrement la paupière supérieure avec l'index de la main gauche, en accrochant le bord palpébral avec l'extrémité du doigt, tandis qu'avec le pouce droit on presse doucement sur le globe de bas en haut, de manière à faire entrebâiller la plaie cornéenne et à amener, par des pressions douces et graduées, l'issue du cristallin et des masses molles.

Après la sortie du cristallin, l'iris est ordinairement entraîné plus ou moins au dehors, ou tout au moins plissé ; il faut le réduire soigneusement avec la spatule en faisant regarder le patient vers le bas.

Lorsque la taille du lambeau a été correcte, la plaie étant suffisamment large, le noyau du cristallin n'éprouve en général aucune difficulté à sortir par ces manœuvres. Il arrive cependant parfois que l'iris, soit par le fait de quelques adhérences avec la cristalloïde, soit à cause d'une certaine inextensibilité de l'orifice pupillaire, vis-à-vis d'un noyau cristallinien gros et dur, ne permet que difficilement à celui-ci de s'engager à travers son orifice. On pourra alors aller harponner la lentille à sa place avec un petit crochet pointu et l'attirer au dehors. Ou bien on facilitera l'ouverture du diaphragme irien en agissant sur l'orifice pupillaire au moyen du crochet de Tyrel ; dans l'opération primitive de Daviel, on se servait pour dégager le cristallin de l'iris d'un instrument appelé *décoiffeur du cristallin*.

Pour les cas de cataractes molles, la manœuvre d'expulsion est autre et diffère selon que l'on emploie l'extraction simple linéaire (TRAVERS), l'aspiration (COPPEZ) ou la succion (REDARD), renouvelée des anciens médecins arabes. Ces procédés spéciaux seront décrits en leur lieu.

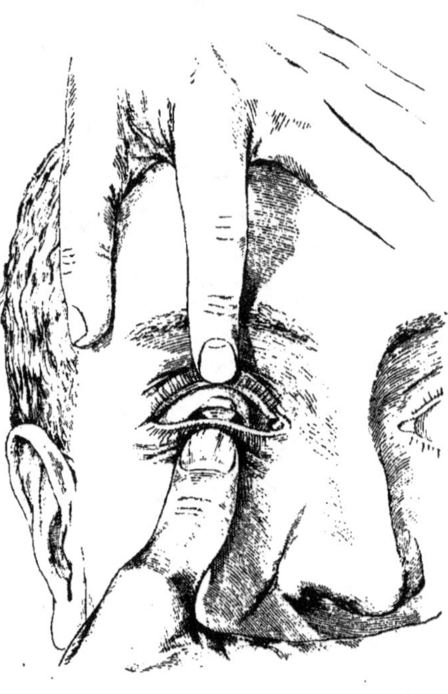

Fig. 122.
Expulsion de la cataracte par la manœuvre digitale.

Expulsion des masses secondaires. — L'expulsion des masses secondaires, cet arrière-faix du noyau cristallinien, ces accompagnements de la cataracte, selon l'expression des anciens, mérite d'être décrite à part après l'extraction du noyau, et constitue véritablement un temps spécial et des plus importants, le plus important après la section du lambeau, dans l'opération de la cataracte.

Pour la réaliser, la plupart des opérateurs, sans quitter la position prise plus haut, recommencent le mouvement de pression de bas en haut sur la cornée, tandis que la curette de Daviel, déprimant la lèvre postérieure de l'incision, est avancée plus ou moins profondément dans la chambre antérieure au devant des masses corticales qui se pressent vers l'ouverture.

PANAS, dans son traité et dans ses leçons cliniques, recommande d'aller, avec la curette ovale de Daviel, à la recherche des masses secondaires, jusque dans la pupille, jusque derrière l'iris, lorsque ces masses se détachent difficilement de leur place, ce qui arrive assez souvent lorsqu'elles sont de consistance visqueuse. Il répète cette manœuvre un certain nombre de fois si cela est nécessaire.

D'autres opérateurs, pour éviter l'introduction réitérée d'un instrument dans l'œil, et craignant, en raison de la longueur de ce temps de l'opération, d'énerver le malade et de provoquer des accidents du côté du vitréum, retirent le blépharostat et agissent sur l'œil simplement avec les doigts à travers les paupières. Dans cette manœuvre, qui a été déjà décrite plus haut, la paupière supérieure est maintenue fixe avec l'index de la main gauche qui déprime légèrement la partie supérieure du globe, tandis que le pouce de la main droite agit par pression de bas en haut à travers la paupière inférieure sur la surface cornéenne. L'inconvénient de cette pratique est que, dans les mouvements alternatifs de pression et de contre-pression des deux doigts appuyés sur les paupières, il est difficile d'éviter un contact direct entre la plaie cornéenne et le rebord palpébral, voire avec les cils eux-mêmes, d'où un danger évident d'infection, quel que soit le soin apporté au nettoyage pré-opératoire. De plus, après l'expulsion des masses par ce procédé, l'iris est ordinairement hernié en totalité, ce qui est une cause nouvelle d'infection et une difficulté opératoire de plus à surmonter.

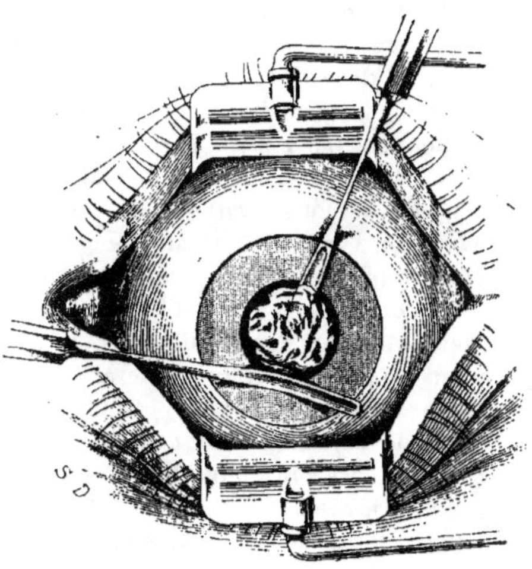

Fig. 123.
Opération de la cataracte : expulsion des masses cristalliniennes.

CZERMAK, pour éviter le danger d'infection par les cils, agit directement avec l'index, bien désinfecté et recouvert d'un doigt de gant de caoutchouc également stérilisé, sur la convexité de la cornée pour faciliter l'expulsion des restes cristalliniens.

Souvent les deux manœuvres, celles de la curette, et l'expulsion digitale devront se compléter l'une l'autre, car il est certain qu'avec la pression digitale il sera possible d'obtenir la sortie de masses visqueuses qui échapperaient à l'action de l'instrument. Quand on suppose que toutes les masses corticales ne sont pas sorties, il sera indiqué de laisser reposer quelques instants le patient après qu'on lui aura appliqué sur l'œil un tampon humide. En quelques minutes, la sécrétion d'un peu d'humeur aqueuse produite en arrière de l'iris aura chassé dans le champ pupillaire des masses molles qui auparavant n'avaient pu y être découvertes. On ne considérera l'opération comme menée à bonne fin que lorsque la pupille apparaîtra noire et nette.

Certains opérateurs ont cherché à assurer le nettoyage complet du champ opératoire au moyen d'injections ou d'irrigations de la chambre antérieure.

Les lavages de la chambre antérieure ont été pratiqués pour la première fois par Saint-Yves, en 1730, qui évacuait ainsi les collections purulentes intra-oculaires. Guérin en 1773 et Sommer en 1779 les appliquèrent à l'expulsion des masses molles cristalliniennes, mais cette pratique, condamnée par Wenzel en 1801, tomba complètement dans l'oubli. Maunoir cependant la conservait encore en 1829, mais pour réduire les prolapsus iriens qui se produisaient au cours de l'extraction. Ce n'est qu'à la fin du siècle dernier que les lavages de la chambre antérieure furent repris par Wicherkiewicz et Vacher et remis en honneur par Panas à Paris, Gayet à Lyon, Pflüger à Berne, Schiess-Geusens à Bâle. Panas conseillait d'employer une solution de biiodure de mercure à 1/40000ᵉ et considérait que le lavage de la chambre antérieure offre le double avantage d'expulser mécaniquement les masses corticales et d'aseptiser le champ opératoire. Il se servait, pour exécuter son lavage, d'une seringue munie d'un embout plat qui est introduit entre les lèvres de la plaie. Wicherkiewicz employait un ballon laveur d'une forme spéciale désignée sous le nom d'undine. Chibret a cherché à rendre mathématique le lavage de la chambre antérieure et l'expulsion des masses molles en faisant construire sa seringue à double action, à injection et à aspiration. Comme liquide d'injection, Pflüger a préconisé les solutions de trichloride d'iode, Schiess-Gemuseus l'eau boriquée. Gayet se servait d'eau simplement stérilisée tiède, qu'il injectait à distance, de façon que le bec de la seringue ne fût pas mis en contact avec la plaie. Dans sa pratique, le jet fin d'eau stérilisée entre en tourbillonnant dans la chambre antérieure et entraîne au dehors les résidus cristalliniens.

Les injections intra-oculaires ont fait, parmi les ophtalmologistes, assez peu de prosélytes, en raison de leur peu d'efficacité à expulser les masses molles vraiment résistantes. Cette manœuvre, assez délicate, ne mériterait d'être conservée que si réellement elle offrait une supériorité sur les manœuvres mécaniques de pression et de contre-pression, ce qui n'est pas le cas. Son action antiseptique est également superflue puisque la surface oculaire doit être rendue aseptique par les moyens ordinaires et que la chambre antérieure n'a pas dû être infectée. D'ailleurs Noel a porté un coup sérieux à cette pratique en démontrant, par des expériences, que les injections ou irrigations intra-oculaires pratiquées avec les solutions antiseptiques et même avec l'eau simple stérilisée portaient atteinte à la vitalité de l'épithélium de la membrane de Descemet.

Actuellement nous trouvons extrêmement pratique d'évacuer les dernières masses molles, difficiles à faire sortir par pression et contre-pression, au moyen de l'aspiration avec l'appareil de Redard. Cette aspiration est rendue extrêmement facile et innocente grâce à la suture de la cornée que nous appliquons pour ainsi dire systématiquement à toutes nos opérations de cataracte. La plaie, bien que close par la suture, peut toutefois laisser passer le bec de la canule fine de l'appareil, et, sans danger ni appréhension, l'opérateur va fouiller dans tous les coins derrière l'iris en aspirant les restes du cristallin.

Nous exposerons plus loin la technique complète de l'opération de la cataracte en suivant ce procédé qui nous paraît le meilleur.

Lorsque le nettoyage du champ pupillaire est aussi complètement que possible obtenu, on s'assurera, avant de terminer l'opération, que la pupille est parfaitement ronde et que l'iris n'est ni engagé dans la plaie ni même plissé. Dans le cas où le diaphragme irien n'aurait pas repris son aspect normal, on le réduira avec soin en introduisant à plat dans la chambre antérieure une spatule mousse. Cette remise en place de l'iris se réalise aussi par un léger massage de l'œil pratiqué au niveau de la plaie, à travers la paupière supérieure abaissée. Si l'extraction de la cataracte a été accompagnée d'iridectomie, on réduira avec grand soin, à l'aide de la spatule, les deux lèvres du colobome irien. On évitera ainsi tout engagement des bords de la brèche irienne aux angles de la plaie.

Parfois, malgré tous les efforts précédents d'expulsion, le champ pupillaire reste trouble, grisâtre, occupé évidemment par une capsule postérieure épaisse et un peu opaque. Dans ces cas-là, Hasner (de Prague) conseillait de pratiquer séance tenante une discission de la capsule postérieure, et c'est pour cette intervention que Rivaud-Landrau a imaginé notre kystitome actuel. De nos jours Chibret, Kœnig ont également conseillé l'ouverture de la cristalloïde postérieure et conséquemment du corps vitré, comme dernier temps de l'extraction de la cataracte. Je pratique également la *kystitomie postérieure*, lorsque la pupille reste grise après l'expulsion des masses molles et, systématiquement, dans l'extraction des cristallins transparents pour myopie forte et dans les cataractes traumatiques. Je remplace même parfois, dans ce dernier cas, la kystitomie simple par une irido-capsulotomie partielle, pratiquée à la pince-ciseaux s'il existe des adhérences étendues de l'iris au sac capsulaire. La kystitomie postérieure s'exécute avec un kystitome très tranchant qu'on introduira par la plaie jusqu'au bord opposé de la pupille; tournant alors la pointe aiguë de l'instrument vers la profondeur, on incisera doucement la cristalloïde postérieure sur toute l'étendue du champ pupillaire en retirant le kystitome. La goutte de corps vitré qui se présente au dehors pourra être réséquée avec la pince-ciseaux. Cette opération n'est généralement pas de mise dans les extractions avec iridectomie.

Suture de la cornée. — Quelques auteurs ajoutent à l'opération de la cataracte à lambeau sans iridectomie une suture destinée à fermer la plaie et à protéger l'œil contre les accidents de prolapsus irien. Williams (de Boston), en 1867, avait déjà proposé la suture de la cornée après l'extraction du cristallin; mais c'est Suarez de Mendoza en 1889, puis Vacher et Kalt, qui érigèrent cette pratique en méthode et en firent un des temps de l'opération, le premier, celui qui précède la taille du lambeau cornéen. Suarez de Mendoza et Kalt insistent particulièrement sur ce point que le fil ne doit pas traverser toute l'épaisseur de la cornée, pas pénétrer dans la chambre antérieure; on le place dès le début de l'opération. Voici la manœuvre du passage du fil telle que la décrit KALT[1] :

Après cocaïnisation et désinfection, je passe l'aiguille dans la cornée suivant le méridien vertical à un millimètre environ au-dessous du limbe (l'œil dans ce temps de l'opération doit être saisi par la pince fixatrice au-dessus de la cornée et tout près d'elle); la pointe de l'aiguille *qui n'a pas pénétré dans la chambre antérieure*, ressort à la jonction avec le bord opaque et le fil est tiré. Reprenant ensuite l'aiguille, j'enfonce sa pointe à environ un millimètre au-dessus du point de sortie, et obliquement dans le tissu épiscléral, comme l'on fait dans l'avancement musculaire. Dès que je sens que la pointe a pénétré dans le tissu résistant, je me hâte de la dégager de façon à prendre le moins possible de ce tissu. En tirant le fil, j'ai soin de ne pas tirer à fond et de laisser une anse que je rejette en dedans vers le nez, en l'étalant soigneusement sur un champ opératoire stérilisé, pour éviter tout entortillement.

La section cornéenne se pratique ensuite comme d'habitude, en ayant soin de passer avec le couteau exactement dans la portion de cornée laissée libre par le fil et dans l'anse de celui-ci. La sortie de la cataracte s'effectue aussi comme d'ordinaire malgré la présence du fil et on serre la suture aussitôt après. La remise en place des bords de l'iris et l'aspiration des dernières masses molles s'effectue en dernier lieu, le fil étant serré et noué, par les côtés de la plaie.

SUAREZ DE MENDOZA varie un peu l'exécution de cette suture. Il entame d'abord la cornée, mais sans arriver jusqu'à la chambre antérieure et passe son fil dans la brèche ainsi formée. Il taille ensuite son lambeau en conduisant le couteau dans le chemin tracé, et, en serrant le fil, il affronte les deux lèvres de l'incision.

Nous considérons la suture cornéenne dans l'opération de la cataracte comme une pratique excellente et qui mérite d'être appliquée systématiquement aux extractions de la cataracte, à moins d'exceptions spéciales. Toutefois, tandis que KALT et les autres partisans de la méthode voient surtout dans cette mesure le moyen de prévenir ou au moins de limiter les prolapsus iriens, nous considérons que celle-ci est surtout utile pour nous permettre de mener à bonne fin, avec sécurité, le nettoyage complet du sac cristallinien. Le reproche fait à cette suture est qu'elle est minutieuse et un peu longue, précédant une opération aussi délicate que l'extraction à lambeau. Cette application est certainement minutieuse, mais il convient d'ajouter qu'elle passe complètement inaperçue par le patient, étant exécutée sous la cocaïne; comme, d'autre part, elle n'occasionne aucune hémorrhagie, elle n'entrave ni ne complique réellement l'opération ultérieure. C'est une difficulté, sans doute, mais la suture confère certainement aussi une bien plus grande sécurité et aussi simplifie singulièrement les suites opératoires, car les opérés ne restent pas couchés un seul jour et ne sont jamais voués à cette immobilité tant redoutée des patients.

---

[1] Les aiguilles devront être courbes et très fines; le fil ne sera pas en soie, mais un simple fil de lin très fin qui vrille moins que la soie.

Pour remplacer la suture, Vacher (d'Orléans) a récemment proposé, après Wenzel et surtout Desmarres, qui a écrit longuement le procédé dans son traité, de laisser un large *pont de conjonctive* entre la cornéé et la sclérotique. Cette opération de l'*extraction à pont conjonctival*, ainsi que le procédé de Czermak qui en dérive seront décrits comme variantes de l'opération un peu plus loin.

Pansement. — Le dernier acte opératoire consiste dans la remise en place de l'iris avec la spatule, et ensuite il ne reste plus qu'à appliquer le pansement. Comme chaque opérateur suit, ou à peu près, une technique qui lui est propre, il serait impossible d'énumérer ici toutes les variétés du pansement oculaire ; nous nous bornerons donc à en indiquer les principaux genres, et d'abord à poser les règles générales qui doivent guider le chirurgien dans l'application de ce pansement qui est une des parties les moins négligeables, à notre avis, de l'opération.

Tout d'abord il est inutile et même il peut être nuisible d'irriguer avec une solution antiseptique la surface oculaire, l'imbibition de la plaie et du lambeau cornéen par ces solutions pouvant entraîner des opacités consécutives du lambeau. On se contentera d'essuyer doucement, avec un coton humide, la surface oculaire de la plaie, qui sera soigneusement débarrassé des caillots sanguins s'il en existe, et des restes cristalliniens. Cette toilette étant faite, il sera préférable, selon nous, malgré l'avis de Panas et de de Wecker de n'instiller aucun collyre myotique, pas d'ésérine surtout, qui favorise la formation de synéchies iriennes. Des statistiques étendues à un chiffre considérable d'opérés nous ont donné la preuve que le nombre des enclavements iriens, quoi qu'on ait pu dire, n'était pas plus considérable quand on avait omis d'instiller l'ésérine après l'opération que quand on l'avait instillée ; cette preuve mathématique est venue corroborer la conviction que nous avions, que l'action d'une goutte de solution d'ésérine introduite dans l'œil après une opération de cataracte était bien incapable d'empêcher la formation d'un prolapsus de l'iris, qui s'effectue d'ordinaire longtemps après que le collyre a cessé de produire son effet. Mutermilch à l'encontre des opérateurs précédents, préconise l'instillation de l'atropine pour éviter les synéchies de l'iris qui s'établissent parfois de façon précoce après l'extraction de la cataracte. On pourra se tenir à égale distance des deux pratiques qui offrent toutes deux des inconvénients et n'instiller ni ésérine ni atropine.

Il est quelquefois avantageux, pour assurer l'antisepsie du terrain opératoire, de saupoudrer ou d'insuffler de la poudre fine d'iodoforme : 1° sur les points lacrymaux ; 2° sur la plaie. Cette pratique est à éviter chez les sujets suspects d'eczéma et chez lesquels l'iodoforme provoquerait une poussée aiguë de cette maladie.

Ensuite on fait fermer doucement les paupières de l'opéré et on dispose sur l'œil successivement une rondelle de gaze et des rondelles superposées d'ouate hydrophile sèche, bien souple et stérilisée.

Peu d'opérateurs emploient encore le pansement humide qui est connu pour favoriser la pullulation des germes.

Les objets du pansement seront simplement stérilisés et ne contiendront aucune substance antiseptique. Pour immobiliser complètement le globe, il est nécessaire de remplir soigneusement les méplats et les creux du contour des paupières et particulièrement le creux supéro-interne placé à la racine du nez ; on disposera en ce point une boulette de coton. On mettra sur l'œil assez d'ouate pour que le pansement soit bien rembourré, pas trop, pour que le globe ne soit pas comprimé. La bande qui retiendra le pansement sera constituée par un tissu à la fois souple, élastique et non échauffant. Celui qui nous paraît le mieux répondre actuellement à ces qualités est le crépon de coton. Les bandes de flanelle sont trop échauffantes et celles de coton tissé rarement assez souples.

Faut-il bander les deux yeux ? Beaucoup d'opérateurs le font encore, mais nous affirmons que c'est là une pratique tout à fait inutile, aussi inutile que le maintien de l'opéré dans une chambre obscure. Le bandage binoculaire et la chambre noire sont des procédés d'un autre âge, et sans atteindre à la pratique avancée de la suppression du pansement, il convient, après l'opération de la cataracte, de ne fermer que l'œil opéré, et de laisser le patient dans une chambre éclairée.

Le pansement ainsi pratiqué est laissé quatre jours en place s'il n'a pas été fait de suture de la cornée et si l'opération a été exécutée sans iridectomie. A ce moment on le change et, après avoir lavé doucement les paupières, on les entr'ouvre et on instille l'atropine. Nous conseillons aussi d'arroser largement l'œil à ce moment, pour aseptiser la surface oculaire, avec une solution de sublimé au millième. Le second pansement exécuté comme le premier et avec les mêmes précautions antiseptiques restera deux jours en place. Ultérieurement on continuera l'atropine et on maintiendra le pansement, jusqu'à complète guérison de la plaie, avec un simple bandeau retenu par des cordons.

Si la suture de la cornée a été faite, le second pansement a lieu dès le lendemain et l'opéré peut dès lors rester levé et assis dans un fauteuil. C'est là un des bons avantages de cette méthode, outre qu'elle permet de surveiller l'œil quotidiennement et d'attaquer l'infection dès ses débuts. Le pansement sera le même que celui que nous venons de décrire, avec instillation successive de sublimé au millième et d'atropine ; mais, en raison de la présence de la suture, on peut, même le lendemain de l'opération, simplifier le pansement et le réduire à un bandeau, si l'opéré le trouvait plus commode. Le fil sera enlevé du 3e au 4e jour. Pour cela faire, on cocaïnise l'œil et, sans employer d'écarteur ni de pince à fixer, on soulève la paupière supérieure avec le pouce de la main gauche, tandis que la main droite, armée de ciseaux courbes, va attaquer l'anse du fil au ras de la cornée. La manœuvre est facile, à la condition d'employer des ciseaux courbes très trapus et très tranchants de la pointe, et de les tenir tangents à la surface cornéenne. Une fois le nœud coupé, on enlève le fil avec une pince fine sans dents. La guérison

de la plaie de la cataracte avec la suture de la cornée est certainement plus
rapide que celle d'une plaie ordinaire.

Le pansement ouaté tel que nous venons de le décrire est le plus communément adopté. Des modifications nombreuses lui sont chaque jour apportées
par les opérateurs qui recherchent les simplifications.

La première de ces simplifications a porté sur la bande destinée à maintenir les objets du pansement ; un certain nombre d'opérateurs estiment
qu'elle constitue pour les opérés une grande gêne et la suppriment ; ils
maintiennent les pièces du pansement au moyen de bandelettes imbibées
d'une substance agglutinative, disposées en croix et se rattachant au nez,
au front, à la joue. On peut comme substance adhésive employer le collodion, mais voici deux formules assez employées :

```
  Collodion. . . . . . . . . . . . . . . . . . . . . . .  100 parties.
  Essence de thérébenthine . . . . . . . . . . .    3   —   (BURCHARDT).

  Oxyde de zinc . . . . . . . . . . . . . . . . .   10 grammes.
  Gélatine . . . . . . . . . . . . . . . . . . . .   35   —
  Glycérine. . . , . . . . . . . . . . . . . . . .   20   —
  Eau . . . . . . . . . . . . . . . . . . . . . .   35   —   (BRAQUEHAYE).
```

Ces bandelettes agglutinatives ont l'inconvénient de se détacher souvent,
ce qui laisse entrebâiller le pansement, ou d'adhérer si fortement aux cheveux, aux sourcils, à la barbe surtout que leur enlèvement devient une véritable souffrance.

La seconde simplification et la plus profonde porte sur la transformation
des pièces du pansement, voire à leur suppression complète.

Dès 1886, CHISOLM se contentait d'agglutiner les paupières de ses opérés de
cataracte avec un taffetas adhésif fabriqué avec de l'ichtyocolle. Il a exposé
sa pratique dans une communication faite au Congrès international des
Sciences médicales tenu à Berlin en 1890. GIFFORD, après lui, conseilla de
cacher l'œil sous une coque en carton destinée à prévenir les chocs ou les
heurts ; des bandes agglutinatives retenaient ces coques. Dans cet ordre
d'idées il faut retenir les perfectionnements apportés par SNELLEN qui fit
construire dans le même but des coques légères en aluminium, et surtout les
coques de Fuchs en treillis de fer qui sont assez pratiques. Ces coques peuvent
servir à maintenir les objets du pansement ou constituer tout le pansement selon le goût de l'opérateur.

En effet, le courant actuel porte à une telle simplification du pansement
que certains opérateurs ont pu le supprimer purement et simplement.

HJORT (de Christiania) publia en 1897 des observations où des opérés de
cataracte avaient été laissés sans pansement, et sa pratique fut bientôt suivie
dans son pays par PRAUN, SCHIÖTZ et LYDER BORTHEN. En France, ROHMER a
imité les chirurgiens norvégiens et vient de publier sur la suppression du
pansement chez les opérés de cataracte une statistique encourageante, au
point de vue des enclavements de l'iris au moins. Quand l'opération est terminée, on engage l'opéré à fermer les yeux et à les maintenir ainsi par sa
seule volonté. Pour lui rappeler cette consigne, plutôt que pour protéger

l'œil opéré, on pourra maintenir sur l'œil fermé une simple compresse aseptique retenue sur le front par un ruban. On pourra aussi, comme le conseille Hjort, abriter l'œil opéré sous une coque grillagée de Fuchs. Les jours suivants, on se contentera d'humecter légèrement les paupières avec une solution antiseptique pour combattre l'agglutinement de leurs bords ; pour éviter cet agglutinement, Schiötz et Lyder Borthen conseillent d'arracher préalablement les cils, ce qui est un procédé un peu radical.

L'opération de la cataracte doit être suivie d'une période de repos relative de la part de l'opéré. Jadis le patient devait garder et longtemps une immobilité absolue sur le dos, ce qui était un supplice inutile. Certains opérateurs actuels, comme Chibret, font lever leur malade au troisième jour et remplacent le pansement occlusif par de grosses lunettes rembourrées d'ouate, ce qui peut être un excès contraire. Excessive, à coup sûr, est la pratique de Murrell qui opère les cataractes dans son cabinet et renvoie ensuite les patients l'œil simplement couvert d'un taffetas adhésif.

Le plus grand nombre des opérateurs maintient ses malades au lit pendant les quatre jours du premier pansement dans une tranquillité qui peut aller progressivement en diminuant. Au début, on évitera tout mouvement brusque et surtout la mastication difficile ; il en résultera un régime alimentaire spécial quoique abondant, car les opérés de cataracte doivent se nourrir largement. Même les premiers jours, les opérés pourront être soulevés avec leurs oreillers au moment des repas et se lever sous la surveillance d'une garde pour les actes essentiels de la vie. Au troisième ou quatrième jour, ils pourront rester levés un peu et rapidement la permission se fera plus large. Au 8e jour chez les opérés avec suture, ou au 10e ou 12e jour chez les autres, des lunettes fumées remplaceront le bandeau et l'opéré pourra reprendre sa presque totale liberté, en attendant le port de ses verres à cataracte qui ne seront guère prescrits utilement qu'un mois ou six semaines après l'opération.

Dans le cas où la suture cornéenne aurait été employée, les opérés peuvent rester levés dès le lendemain et même le jour de l'opération.

BIBLIOGRAPHIE [1]

Angelucci, Fixation de l'œil. *La Clinique ophtalmol.*, 10 janvier 1898.

Chibret, Sphinctérectomie et iridectomie applicables à l'extraction de la cataracte. *Soc. française d'ophtalmologie*, t. II, p. 45, 1884.

Chibret, Lavage de la chambre postérieure après l'opération de la cataracte. *Archives d'opht.*, t. XVII, p. 545, 1897.

Gayet, Kérato-kystitomie. *Soc. franç. d'Opht.*, 1886.

Gradenigo, Discission équatoriale. *Atti del R. Istituto veneto di Scienze* et *Ann. d'ocul.*, t. CXXX, p. 25, 1903.

Kalt, Suture de la cornée. *Arch. d'opht.*, t. XIV, p. 639, 1894.

Knapp, Kystitomie spéciale. *Congrès intern. des Sc. méd.*, Berlin, 1890.

[1] Voir aussi la Bibliographie de la Cataracte, t. VII, p. 295.

Parinaud, Section cornéenne dans l'opération de la cataracte. *Soc. d'opht. de Paris,* avril 1893.

Powers, Kystitomie équatoriale. *N., Y. Med. Record.,* 6 février 1892.

Rohmer, Suppression du pansement. *Soc. fr. d'opht.,* t. XVII, p. 292, 1889.

Suarez de Mendoza, Suture de la cornée. *Soc. fr. d'opht.,* t. VII, p. 30, 1889.

De Wecker, Kystectomie à la pince. *Soc. fr. d'opht.,* t. V, p. 113, 1887.

II

MÉTHODES ET PROCÉDÉS D'OPÉRATION DE LA CATARACTE

EXTRACTION

La méthode qui s'applique à l'immense majorité des cas de cataracte est celle de l'extraction. Elle comporte un certain nombre de procédés que nous avons énumérés dans le tableau précédent et que nous allons exposer maintenant :

Extraction à lambeau sans iridectomie.ou extraction simple. — C'est le procédé le plus répandu à l'heure actuelle, au moins en France. Nous en énoncerons dans leur ordre, tous les temps, car c'est l'opération type de la cataracte. Pour les détails ou les variantes des différents temps de l'opération, nous renvoyons au paragraphe précédent.

1° Le premier temps de l'opération consiste, d'après notre pratique, dans la préparation de la suture de la cornée. Pour cela, après avoir mis le blépharostat en place, on fixe le globe par une prise à la pince, tout près du limbe et à proximité du méridien vertical de la cornée. L'aiguille très courbe et très fine pénètre légèrement dans le tissu cornéen, et de bas en haut, à un millimètre et demi du limbe pour ressortir après avoir traversé un demi à un millimètre de tissu cornéen. On la replante dans la conjonctive et l'épisclère à un millimètre au-dessus du limbe pour le faire sortir *obliquement* à un millimètre et demi. L'anse du fil est mise de côté sur la compresse stérilisée qui recouvre le reste de la figure du patient.

2° La suture étant préparée, on commence l'opération en saisissant le globe avec la pince fixatrice tenue de la main gauche. La pince doit mordre la conjonctive avec le tissu épiscléral à l'extrémité nasale du diamètre horizontal de la cornée, tout près du limbe.

Le couteau pénétrera dans la cornée d'abord verticalement et très près du limbe, à une hauteur qui variera selon la dimension probable du noyau cataracté, soit, à un millimètre ou un millimètre et demi au-dessus du diamètre horizontal de la cornée. La pointe ayant pénétré dans la chambre antérieure sera conduite sans hésitation vers le point symétrique de la cornée du côté opposé et on la fera ressortir très près du limbe comme elle est entrée. Une fois la transfixion faite, l'opérateur continuera la taille du lambeau vers le

haut à l'aide d'un mouvement d'arc de cercle exécuté de la pointe à la base
et terminera la section du pont cornéen par quelques mouvements de scie du
couteau.

Pendant toute cette manœuvre, l'opérateur veillera à ce que le tranchant
suive exactement le limbe en se tenant toutefois plutôt du côté de la cornée ;
en arrivant au point où est passé le fil d'attente de la suture de la cornée, il
devra prêter une attention plus grande encore pour éviter de couper l'un des
deux chefs du fil.

Nous faisons de préférence la kystitomie avec la pointe du couteau et au

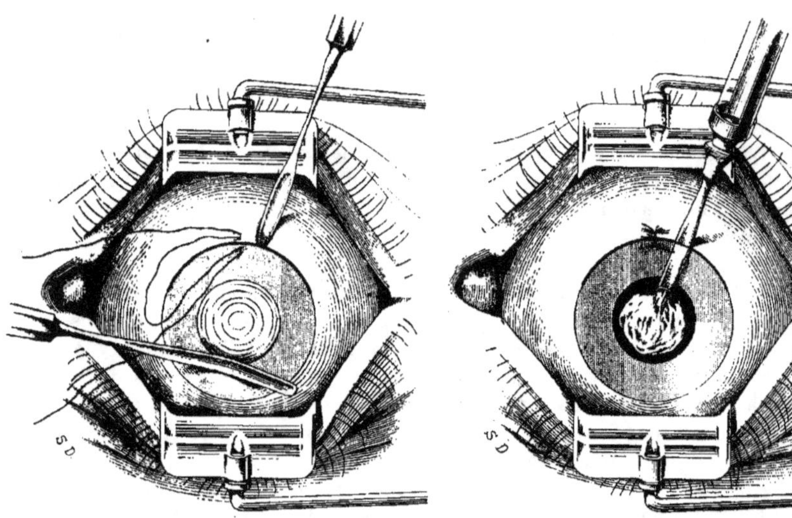

Fig. 124.
Opération de la cataracte avec la suture
cornéenne (expulsion du noyau avant
le serrage du fil).

Fig. 125.
Opération de la cataracte avec la suture
cornéenne (aspiration des masses cristalliniennes).

moment de la traversée de la chambre antérieure ; cette manœuvre particulière ou kérato-kystitomie est très facile et elle ne complique nullement l'opération, quoi qu'en aient dit ceux qui ne l'ont jamais essayée.

Cependant la plupart des opérateurs préfèrent exécuter la discission de
la capsule antérieure en introduisant le kystitome après la section du lambeau selon le procédé ordinaire. La *kystectomie*, avec la pince de de Wecker
ou mieux de Terson père, est également classique et elle devient le procédé de
choix lorsqu'il existe un épaississement central de la capsule cristallinienne.

3° L'expulsion du noyau se fera en maintenant le blépharostat en place,
mais en faisant soulever légèrement par un aide la cuiller supérieure, afin
que le poids de l'instrument ne vienne pas appuyer fâcheusement sur le
globe ouvert. Cette expulsion s'exécute par pression et contre-pression com-

binées effectuées par la spatule et la curette. La curette tenue de la main gauche déprime légèrement la lèvre postérieure et supérieure de l'incision cornéenne, tandis que la spatule tenue de l'autre main exprime le cristallin hors de l'œil en appuyant sur la cornée par une pression conduite *progressivement* de bas en haut.

La plus grande partie des masses pourra être extraite de la même façon et dans le même temps ; pour cela il faudra, au moment où le noyau est engagé dans la plaie et presque sorti, ne pas arrêter la pression, mais la continuer au contraire de façon à chasser en même temps que lui les masses molles qui le suivent.

4° S'il reste encore des masses molles très visibles, l'opérateur, sans quitter la position précédente, recommencera le mouvement de pression et de contre-pression avec la spatule et la curette, avec moins de force peut-être, mais en introduisant la curette longue de Daviel jusque dans le centre de la pupille, jusque derrière l'iris et à plusieurs reprises. Il arrivera ainsi à un nettoyage déjà suffisant (Voir la fig. 123).

5° A ce moment le fil de suture sera noué et on serrera la suture en agissant sur le fil supérieur. Nœud double modérément serré, quoiqu'il soit indifférent que la cornée reste légèrement plissée dans la suture.

Le blépharostat sera retiré alors et, si la pupille n'est pas parfaitement noire, j'exécute une aspiration des dernières masses, à l'aide de

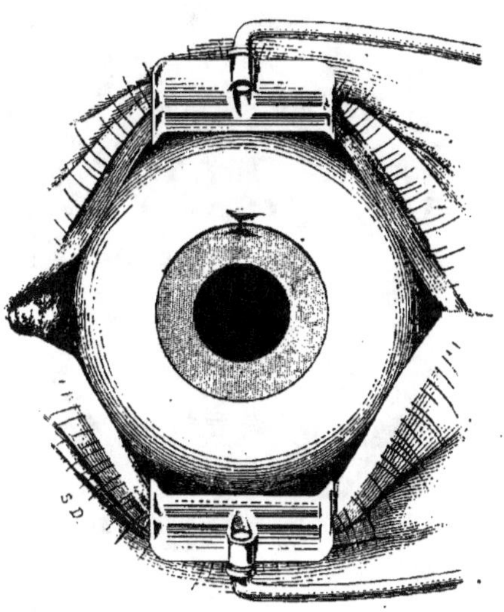

Fig. 126.
Opération de la cataracte avec la suture
cornéenne (terminée).

l'appareil de Redard et d'une canule assez fine introduite dans la chambre antérieure, jusqu'au centre de la pupille, par l'un des côtés de la plaie. Cette manœuvre est sans danger aucun et elle me donne des résultats tellement excellents que je l'exécute pour ainsi dire dans toutes mes opérations ; j'aspire d'abord les masses qui peuvent rester au centre de la pupille et je promène légèrement le bec de la canule au-dessous du diaphragme irien dans les différentes directions.

6° Enfin le dernier acte de l'opération consiste à réduire au besoin les bords de l'iris des deux côtés de la plaie et à remettre en coaptation les lèvres de celle-ci. — Pansement sans aucun collyre.

PROCÉDÉS DIVERS. — La peur de l'enclavement irien après l'opération (pour ceux qui ne pratiquent point la suture préalable de la cornée) a conduit certains opérateurs à modifier profondément le tracé de l'incision cornéenne. SCHULEK, PLEHN avec un couteau très spécial et MULLER ont ainsi proposé des sections cornéennes en *deux plans* qui ne sont que des modifications peu heureuses et des exagérations des lambeaux déjà préconisés par TAYLOR et plus récemment par PARINAUD.

Ces lambeaux en deux plans se taillent de la façon suivante : Tout d'abord le couteau exécute la pénétration et la transfixion du limbe opposé à la manière ordinaire. Quand la section est à moitié achevée, au lieu de la continuer vers le haut en suivant le limbe, on tourne complètement le tranchant *en avant*, en faisant exécuter à la lame une rotation de 90°; on achève alors la section en descendant dans la cornée suivant une ligne droite ou courbe. MULLER termine ce lambeau en carré et place des sutures aux deux angles de la plaie.

Il ne paraît pas que ces procédés un peu compliqués aient trouvé beaucoup d'imitateurs, d'autant que les statistiques ont démontré que leur emploi ne diminuait pas sensiblement le pourcentage des enclavements de l'iris.

BOURGEOIS, dans un même ordre d'idées, a proposé d'extraire la cataracte par un lambeau latéral fermé par une suture. DE GRAEFE (premier procédé), puis

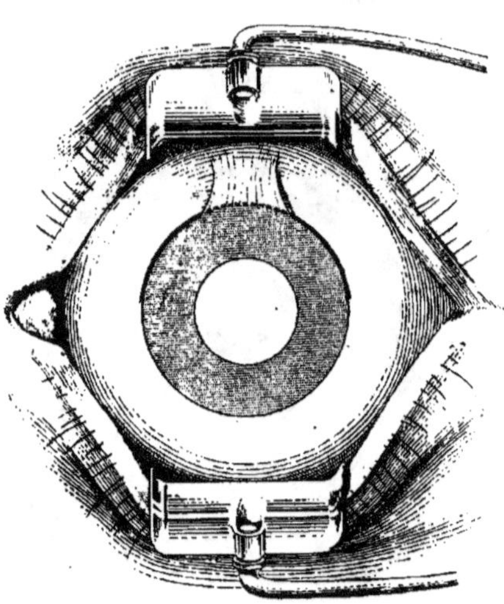

Fig. 127.

Opération de la cataracte à pont conjonctival.

WALDAU, et enfin bien plus tard GALEZOWSKI avaient déjà opéré par une incision latérale. Ce qui est nouveau dans l'opération de Bourgeois, c'est un couteau à deux lames séparables au cours de l'opération, instrument fort compliqué, et l'emploi de la suture cornéenne. Celle-ci tient mieux sa place dans l'opération simple que nous avons décrite.

L'idée peut-être la plus heureuse pour lutter contre l'entrebâillement post-opératoire de la plaie et la production d'un enclavement irien est celle qu'ont eue VACHER et PANSIER de revenir au procédé d'extraction de Desmarres à *pont conjonctival*.

On sait, qu'après DESMARRES, qui l'a décrit très complètement dans son traité en trois volumes, ce procédé fut encore préconisé par HASNER qui publia en 1873 sept cas heureusement opérés de la sorte, puis il tomba dans l'oubli. Actuellement, avec VACHER, PANSIER et SCHWEIGGER, cette opération compte encore quelques partisans.

Extraction à pont conjonctival. — Elle consiste, après avoir taillé le lambeau cornéen presque complètement selon le tracé ordinaire, à terminer la section de ce lambeau en se dirigeant *horizontalement* en arrière, de manière à diviser la conjonctive suivant une languette qui sera prolongée *jusqu'au delà de l'insertion du tendon du droit supérieur*, c'est-à-dire *d'un centimètre environ*. DESMARRES conseillait de donner à cette bride une longueur de 4 millimètres environ. La bride conjonctivale ainsi taillée ne gêne en rien l'exécution des autres temps de l'extraction ; on aura soin, toutefois, au moment des manœuvres d'expulsion, de glisser la curette sous la languette conjonctivale, de façon à exercer directement la contre-pression sur la lèvre scléroticale supérieure de la plaie.

DESMARRES, HASNER, SCHWEIGGER opéraient par en bas, VACHER et PANSIER en haut comme pour l'extraction ordinaire.

Il faut se rendre compte toutefois que la bride conjonctivale forme un rempart assez lâche et peu résistant pour maintenir fermée la plaie opératoire, et DESMARRES, d'ailleurs, reconnait déjà dans son traité que ce procédé ne met pas absolument à l'abri des hernies de l'iris.

Pour obtenir une fermeture absolument solide en même temps qu'une protection efficace contre l'infection post-opératoire de la plaie CZERMAK a modifié

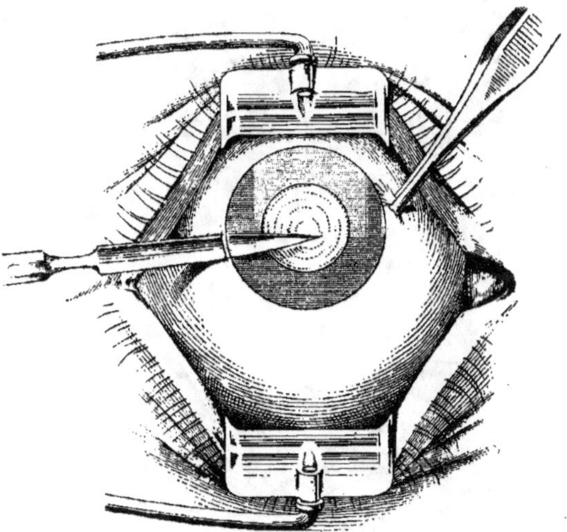

Fig. 128.
Opération de la cataracte d'après Czermak,
1er temps.

heureusement l'opération de Desmarres à pont conjonctival, en créant son procédé d'extraction sous-conjonctival, dit à *poche conjonctivale*.

L'opération peut se faire en haut ou en bas, mais elle a été imaginée d'abord pour être faite en bas, où elle est plus facile. En bas elle s'exécute sans iridectomie.

Extraction à poche conjonctivale (CZERMAK). — Le couteau de de Graefe pénétrera *par la sclérotique* à 1mm,5 du bord cornéen. Le couteau adopté est large de 3 millimètres et on en tiendra le dos *en haut*, au niveau du diamètre horizontal de la cornée. Avec la pointe de ce couteau, qui pénètre ainsi dans la chambre antérieure, on peut aller, si l'on veut, disciser la cristalloïde antérieure, ou attendre et faire plus tard une kystitomie ordinaire. *On ne fera pas de contre-ponction.*

Cette première ouverture faite, on retire le couteau et avec des ciseaux

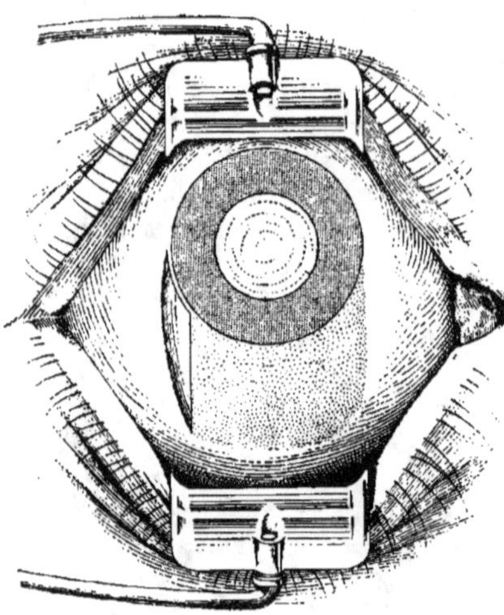

Fig. 129.
Opération de la cataracte d'après Czermak,
2e temps.

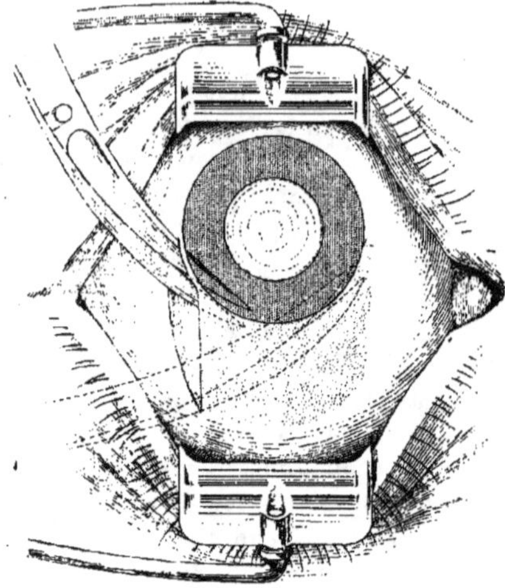

Fig. 130.
Opération de la cataracte d'après Czermak,
3e temps.

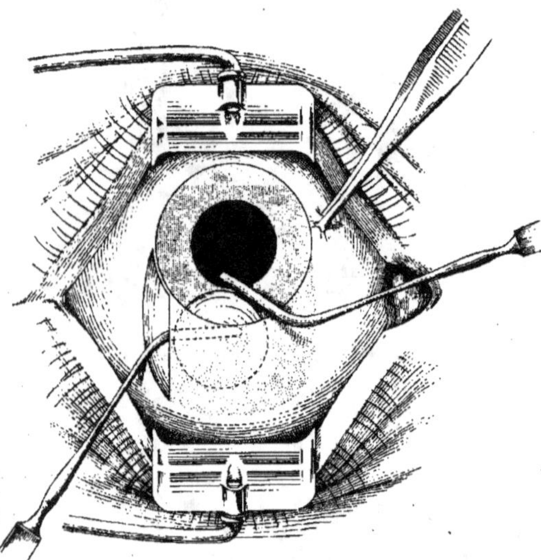

Fig. 131.
Opération de la cataracte d'après Czermak,
4e temps.

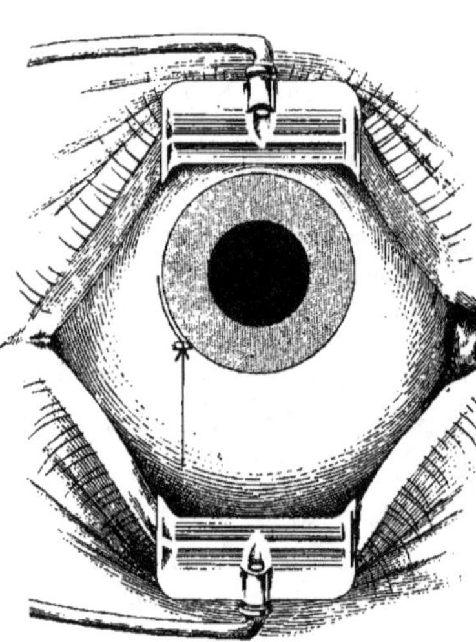

Fig. 132.
Opération de la cataracte d'après Czermak
(terminée).

courbes à strabisme on agrandit la plaie *conjonctivale* vers le bas, comme l'indique la figure; puis, avec la pointe mousse des mêmes ciseaux, on va dégager la conjonctive dans le segment inférieur du globe, très largement, de manière à ménager une sorte de *poche* dont la limite est représentée sur la figure par une ligne de pointillés.

Il reste à tailler sous cette poche conjonctivale le lambeau cornéen, au ras du limbe. Ceci s'exécute en trois coups de ciseaux, ainsi que le montre la figure. Les ciseaux employés auront une double courbure à la fois sur le plat et sur le tranchant pour épouser le contour cornéen. On aura une paire de ciseaux pour l'œil droit et une autre pour l'œil gauche, à courbure inverse.

L'expulsion du cristallin et des masses molles se fait par pression sur la cornée et contre pression dans la poche avec des spatules coudées, ainsi que le montre la figure.

Pendant toute cette opération, l'œil sera arrosé d'adrénaline pour combattre l'hémorrhagie conjonctivale. Enfin la plaie verticale de la conjonctive sera fermée par un point de suture.

Dimmer a modifié l'opération de Czermak en la simplifiant. Il marque, par des points de tatouage à l'encre de Chine, le tracé du lambeau conjonctival qui est limité par un méridien de la cornée, celui dont l'extrémité supérieure est à 45° au-dessus du plan horizontal. La conjonctive est incisée en bas et en dehors sur une longueur de 8 millimètres parallèlement et à 8 millimètres du bord cornéen, puis décollée dans toute l'étendue des points tatoués (voir figure). L'incision du bord cornéen est faite en trois temps : la partie moyenne est ouverte d'abord avec un couteau lancéolaire coudé ; la plaie est ensuite agrandie des deux côtés avec des ciseaux à double courbure comme dans l'opération précédente.

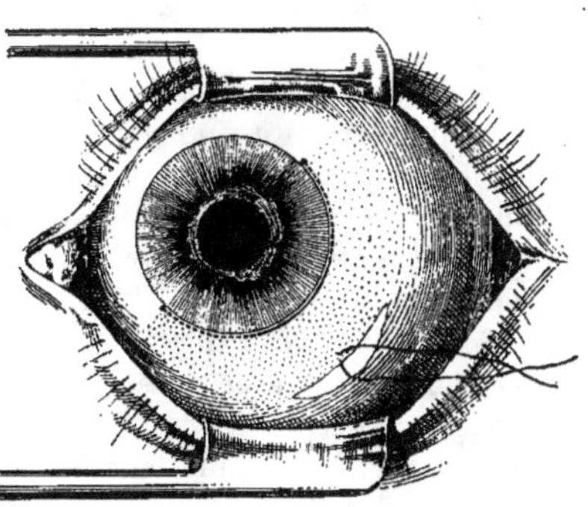

Fig. 133.
Opération de la cataracte d'après Dimmer.

Dimmer place ensuite un fil d'attente sur la plaie conjonctivale, ouvre la capsule du cristallin, fait sortir la cataracte et les masses, puis noue le fil conjonctival.

Extraction à lambeau avec iridectomie. — Ce procédé possède la faveur d'un bon nombre d'opérateurs qui sont soucieux, avant toutes choses, de s'assurer contre les prolapsus iriens ; il présente aussi des indications spéciales telles que la cataracte traumatique par exemple.

La taille d'un lambeau cornéen est sensiblement identique à celui de l'extraction simple ordinaire ; peut-être ce lambeau pourra-t-il être un peu moins étendu, limité à peu près au tiers exact de la cornée, attendu que l'opération s'applique surtout à des cataractes demi-molles, à noyau peu volumineux ;

L'iridectomie suit immédiatement la taille du lambeau. Elle sera exécutée *d'un seul coup* des pince-ciseaux pour ne donner qu'une ouverture moyenne dans l'iris (voir plus haut pour l'exécution).

La kystitomie représente le troisième temps de l'opération et sera effectuée soit au kystitome, soit avec les pinces kystectomes, si la capsule est épaisse et opaque.

L'extraction du noyau et des masses molles se fera de la même manière que précédemment et avec plus de facilité. Il sera inutile ici de recourir à l'aspiration pour terminer le nettoyage de la pupille.

La réduction des lèvres de l'iris sectionné sera le dernier temps de l'opération, mais un temps très important, car l'enclavement des angles iriens dans la plaie peut entraîner des complications redoutables. On passera la spatule avec soin dans les angles de la plaie pour déplisser et rentrer dans la chambre antérieure les deux côtés de l'iris. Le colobome irien doit prendre une forme nette et symétrique de trou de serrure. — Atropine ; pansement.

Extraction du cristallin dans sa capsule. — Richter, dès 1773, avait conseillé d'extraire dans son entier le système cristallinien et il y procédait au moyen de douces pressions exercées sur le globe de l'œil. Beer un peu plus tard, puis Christiæn, et plus près de notre époque Moyne à Naples et Sperino à Turin ont imité le procédé de Richter sans le modifier sensiblement.

L'opération de l'ablation en masse du système cristallinien ne devint véritablement un procédé spécial de l'extraction de la cataracte qu'avec Alexandre Pagenstecher qui pratiquait l'évacuation du cristallin en introduisant derrière lui une curette spéciale très large ; cette extraction était toujours précédée d'une iridectomie et s'exécutait d'abord par le procédé de section cornéenne à grand lambeau. Plus tard, le chirurgien de Wiesbaden, ainsi que son frère Hermann Pagenstecher, adopta la section scléroticale de de Graefe ; mais l'introduction des énormes curettes par une plaie si rapprochée du corps ciliaire paraît des plus dangereuses.

Actuellement, dans les cas particuliers où l'ablation *in toto* du système cristallinien se trouve indiquée, on exécute plutôt l'extraction à grand lambeau combinée à l'iridectomie, telle que l'a décrite de Wecker dans son *Traité d'ophtalmologie*.

Procédé de de Wecker. — L'anesthésie générale est utile de façon à obtenir une résolution complète et une absence de toute contraction de la part du patient.

L'opération comporte successivement les temps suivants :

Section d'un lambeau cornéen *inférieur* comprenant la moitié de la cornée ;

Iridectomie ; excision d'une portion de l'iris large de 2 millimètres ; suppression du blépharostat ;

Introduction d'une curette ronde et très plate derrière la face postérieure du cristallin. La curette pénètre d'abord assez perpendiculairement ; mais, dès qu'elle est arrivée derrière le bord inférieur de la lentille, on abaisse le manche et on la fait avancer jusqu'à ce que le centre de la cuiller corresponde au pôle postérieur du cristallin. Pendant cette introduction, le doigt qui soulève la paupière supérieure s'oppose par une douce pression exercée sur le bord supérieur de la cornée à ce que le cristallin puisse se luxer en haut. Par une traction horizontale, on fait sortir la cataracte pendant que l'index, qui soutient la paupière, s'abaisse progressivement. Un aide, armé d'une curette de Daviel, doit se tenir prêt à attirer le cristallin au dehors dès qu'il a dépassé la plaie par son diamètre.

Pansement ordinaire.

Il serait prudent, eu égard aux dimensions de la plaie, d'ajouter au procédé de de Wecker l'application d'une suture cornéenne destinée à prévenir la hernie du corps vitré au moment du réveil chloroformique.

Procédé des frères Pagenstecher. — Après un fort écartement des paupières, on pratique une large section de de Graefe, *en haut* par conséquent, en ayant soin de faire un lambeau conjonctival ;

Large iridectomie en deux temps, en pénétrant pour ainsi dire avec les branches des ciseaux dans les angles de la section ; cette manœuvre est indispensable pour prévenir les enclavements iriens dans les angles.

On s'efforce d'engager le cristallin dans la section, par un abaissement de la lèvre postérieure au moyen d'une curette, et en faisant exécuter au globe oculaire une forte rotation en bas. Si le cristallin ne se présente pas, on glisse derrière lui la grande curette plate jusqu'à ce que son bord embrasse la circonférence inférieure.

Ce procédé a trouvé en somme peu d'imitateurs, à cause de ses dangers très grands d'issue abondante du corps vitré.

JACOBSON chercha à rendre ce danger moins grand en supprimant l'iridectomie et en facilitant la sortie de la lentille par une manœuvre spéciale. Avec un instrument ayant la forme d'un crochet à strabisme qu'il introduisait derrière l'iris, contracté par l'ésérine, il cherchait à libérer le cristallin de ses attaches zonulaires.

HEDDAEUS plus récemment poursuivait le même but en ouvrant le globe par une incision sclérale pratiquée en *arrière de la racine de l'iris*. Une fois l'incision faite et l'équateur du cristallin découvert, la sortie de la lentille s'effectuait sans dilacération zonulaire par pression simple.

GRADENIGO s'est sans doute inspiré de ces tentatives dans la conception de son procédé actuel.

Procédé de Gradenigo. — Depuis 1895, en effet, GRADENIGO, de Padoue, préconise un nouveau procédé d'extraction *in toto* du cristallin, qui paraît plus séduisant que les opérations précédentes. Le cristallin n'est plus attaqué directement par une curette, mais libéré d'abord de ses attaches zonulaires, par une manœuvre opératoire à laquelle l'auteur a donné le nom de *zonulotomie.*

Les instruments spéciaux employés pour cette opération sont : un petit stylet à double courbure ou *zonulotome,* destiné à dilacérer la zonule au pourtour de la lentille cristallinienne, une cuillère fenêtrée ou plutôt une anse ronde, semblable à celle de Taylor, mais très large.

Le procédé opératoire est le suivant : grand lambeau cornéen obtenu en plaçant la ponction et la contre-ponction aux extrémités du *diamètre horizontal de la cornée*. Iridectomie comme règle générale. Introduction du zonulotome à plat entre le cristallin et l'iris en le poussant jusqu'à la base de l'iris. En relevant le manche, on enfonce l'extrémité dans la

Fig. 134.
Zonulotome de Gradenigo.

zonule et on glisse alors le long de l'équateur pour déchirer la zonule. Cette déchirure de la zonule, Gradenigo la faisait d'abord seulement partielle, mais il la pousse maintenant à la plus grande étendue possible pour avoir une expulsion moins laborieuse. Dans quelques cas, la zonule est tellement affaiblie, que ce temps de l'opération est inutile.

Pression avec la cuillère sur le bord inférieur de la cornée et contre-pression sur le bord supérieur du lambeau.

On peut opérer ainsi des cataractes incomplètement mûres.

H. Kuhnt conseille aussi la zonulotomie comme opération auxiliaire, soit pour favoriser l'issue du cristallin, en certains cas spéciaux, soit encore pour rendre possible l'extraction des cataractes secondaires épaisses et adhérentes. Il emploie pour cette opération son petit couteau spécial pour la discission qu'il introduit dans le méridien perpendiculaire à celui de la région zonulaire à attaquer. Il le porte ensuite, en ce point, en tournant le tranchant vers la zonule et coupe le plus loin possible en se dirigeant vers l'équateur de l'œil et se tenant tout près du corps ciliaire.

Cette opération s'exécute après une atropinisation prolongée.

Procédé de H. Smith. — Une dernière tentative et intéressante d'extraction intégrale de la lentille cristallinienne nous vient de l'Inde anglaise. Le major Henry Smith exécute ainsi son opération qu'il a pratiquée personnellement plus de 11.000 fois, et qui a le mérite de ne nécessiter aucune manœuvre spéciale ; elle rappelle un peu les premières opérations de Richter et Beer :

Il taille d'abord un large lambeau cornéen, assez étendu pour permettre l'issue à la plus volumineuse cataracte ;

Il pratique ensuite l'iridectomie ;

C'est dans la manœuvre d'extraction en quoi consiste toute la nouveauté de l'opération : sans avoir touché à la capsule, ni à la zonule, on se sert d'un crochet à strabisme pour déprimer fortement la cornée au niveau de son tiers inférieur, tandis qu'avec une curette on déprime également la sclérotique au-dessus du sommet du lambeau ; petit à petit le cristallin, déchirant sa zonule, bascule tout seul, et on remonte le crochet à strabisme à mesure que le cristallin s'engage plus avant dans la plaie.

Le danger de l'opération réside dans la force qu'il est nécessaire d'employer pour obtenir la rupture spontanée de la zonule et l'engagement de la lentille dans la plaie cornéenne.

Extraction linéaire simple. — Cette opération est applicable surtout aux cataractes molles, aux cataractes traumatiques accidentelles, ou provoquées intentionnellement par une discission.

La pupille sera dilatée par l'atropine avant l'opération. On ouvrira la cornée avec le couteau de de Graefe (A. TERSON) si on choisit la partie supérieure comme siège de l'incision, ou bien avec le couteau lancéolaire si l'on adopte le rayon externe cornéen suivant le procédé plus communément employé. Dans ce cas, la pointe du couteau lancéolaire devra pénétrer dans la cornée au niveau de son rayon externe, soit justement au limbe, soit à 2 millimètres de celui-ci suivant la formule de de Graefe. On exécutera l'incision selon les règles posées plus haut et en donnant à celle-ci l'étendue d'un quart de la circonférence cornéenne.

En terminant ce premier temps de l'incision cornéenne, on peut, avec la pointe du couteau lancéolaire, pratiquer l'ouverture de la capsule cristallinienne. Cette discission demande à être conduite avec prudence pour éviter que la pointe du couteau traverse complètement le cristallin et aille intéresser le corps vitré. Les cristallins, dans certaines cataractes molles, traumatiques ou non, sont en effet parfois peu épais, réduits à une poche aplatie, siliqueuse, et la pointe aiguë du couteau lancéolaire n'a aucune peine à les perforer de part en part ; l'inconvénient est que le corps vitré fait aussitôt hernie, empêchant par sa présence la sortie des masses cristalliniennes et compromettant fâcheusement la suite de l'opération.

Bien exécutée toutefois, cette discission à la pointe du couteau est très élégante et l'on voit souvent, à la faveur d'un léger mouvement de pression sur la lèvre postérieure de la plaie, les masses molles se présenter de suite au dehors, s'écoulant facilement au-devant de la lame d'acier. L'extraction linéaire se trouve ainsi réduite à un temps pour ainsi dire et s'exécute avec un seul instrument introduit dans l'œil. Le couteau sera donc enfoncé très peu et obliquement dans la cristalloïde antérieure, puis porté légèrement à droite et à gauche pour agrandir l'ouverture capsulaire ;

Le deuxième temps, dans l'extraction linéaire simple classique, comporte la discission de la capsule au kystitome, si l'on n'a pas cru devoir l'exécuter au couteau à la fin du temps précédent ;

L'issue des masses cristalliniennes ramollies se fait avec la spatule et la curette, par pression sur la lèvre postérieure de la plaie avec la curette et contre-pression sur la cornée avec la spatule. Ce temps est parfois un peu long, si la plaie n'offre pas la largeur voulue (1/4 de circonférence cornéenne au moins) et si les masses sont visqueuses. Dès que les premières masses se sont présentées au dehors, les autres suivent facilement. On exercera sur l'œil des pressions continues mais modérées ; de trop grands efforts amèneraient la rupture de la zonule et l'issue du vitré. Pour l'exécution de cette manœuvre on peut enlever l'écarteur, mais il vaut mieux le laisser, sa présence n'offrant pas d'inconvénient réel. La fixation du globe à la pince sera confiée à un aide, ou, si le malade est docile, supprimée simplement.

Parfois la fin de l'expulsion des masses molles est marquée par l'apparition au dehors d'une gouttelette de corps vitré ; on l'excisera aux ciseaux avant d'appliquer le pansement.

Plus souvent, il ne sort pas de corps vitré, mais la pupille reste grisâtre après la sortie des masses cristalliniennes, par le fait d'un épaississement notable des cristalloïdes, très habituel dans le cas de cataracte molle.

Je conseille, en pareil cas, de pratiquer une légère kystitomie postérieure au kystitome. Cette kystitomie postérieure constitue donc dans ma pratique personnelle le dernier temps de l'extraction linéaire simple, dans la grande majorité des cas.

Pansement précédé d'une instillation d'atropine.

Extraction linéaire modifiée ou combinée à l'iridectomie. — Ce procédé opératoire est celui que DE GRAEFE imagina en 1859 dans les circonstances déjà relatées à notre chapitre historique. Le retentissement de cette opération fut immense, et c'est à ce titre que nous en reproduisons la description exacte, car, à l'heure actuelle, elle n'est plus pratiquée par personne, au moins dans son état de pureté.

L'œil doit être fixé exactement en bas, au niveau du diamètre vertical. On saisit la conjonctive près du bord cornéen inférieur avec la pince, puis on plante la pointe du couteau étroit à 2 millimètres en dehors de la limite transparente de la cornée (en apparence dans la sclérotique) dans le segment supérieur de l'œil. Le couteau arrive très périphériquement ainsi dans la chambre antérieure et est dirigé vers le lieu de contre-ponction situé en un point symétrique du premier ; pour réussir la contre-ponction, il faut que la pointe du couteau disparaisse sous le limbe sclérotical. On ouvre ainsi dans le globe une plaie scléro-cornéenne, à peine courbe, presque linéaire, avec un petit lambeau conjonctival.

Dans le deuxième temps, on procède à une iridectomie aussi large que possible, en excisant l'iris en deux temps au besoin, pour éviter les enclavements aux angles.

La kystitomie est exécutée largement mais avec douceur, pour éviter la luxation du cristallin que favoriserait la périphéricité de la plaie.

L'extraction du noyau et des masses était le temps le plus laborieux de l'opération à cause des dangers de prolapsus du vitreum toujours très grands en raison de la situation de la plaie. De plus, un écoulement prolongé de sang provenant de l'iris et de la plaie si périphérique retardait les manœuvres d'extraction et les embarrassait souvent. On applique d'abord le dos convexe de la curette sur le bord inférieur de la plaie pour l'entrebâiller et favoriser l'engagement du noyau cristallinien ; puis, retournant la curette, avec le bec on exerce une légère pression sur le sommet de la cornée en conduisant le noyau du cristallin en dehors. Parfois avec un crochet mousse on attirait au dehors le cristallin s'il tardait à sortir.

L'expulsion des masses se faisait par pression et contre-pression digitales, l'écarteur étant enlevé, comme dans le temps précédent du reste. Enfin on réduit les angles de l'iris et on réapplique le lambeau conjonctival.

Pansement simple binoculaire; atropine vers le deuxième ou troisième jour seulement.

Dans les cas où des adhérences iriennes situées au bord pupillaire constituent un obstacle à la sortie du cristallin, on pourra, après l'iridectomie faite, détruire ces adhérences en passant sous le rebord de l'iris une spatule d'argent ou simplement le kystitome qui va servir à déchirer la capsule cristallinienne. Quand ces adhérences sont très fortes, ou complètes, on pourrait aussi faire une incision complète du sphincter à la pince-ciseaux, et enlever ensuite le cristallin dans sa capsule.

Extraction par aspiration ou succion. — Nous avons vu au chapitre historique de l'opération de la cataracte que RHAZÈS et les Arabes pratiquaient l'aspiration. De nos jours, cette opération a trouvé des adeptes surtout en Angleterre avec TEALE, BOWMAN, et en Belgique avec COPPEZ. REDARD en France a imaginé un instrument aspirateur très simple et pratique. On donne à l'opération de la cataracte ainsi pratiquée le nom d'*aspiration* lorsqu'elle s'exécute à l'aide d'une seringue ou d'une sorte de pompe comme est l'instrument de Bowman, celui de *succion* lorsqu'on la pratique au moyen de la bouche et d'un appareil aspirateur tel que celui de Teale ou de Redard.

En France, la succion avec l'appareil de Redard est le procédé le plus communément adopté.

L'instrument de Redard est constitué par une curette creuse, s'ouvrant sur le plat près de son extrémité, et montée sur un tube de verre. Cette curette doit être assez large, et son ouverture surtout assez forte, pour que les masses cristalliniennes n'aient aucune difficulté à s'y engager. A l'autre extrémité du tube s'adapte un tuyau de caoutchouc pourvu d'un embout en os ou en ébonite que l'opérateur prend dans sa bouche. Une soupape peut empêcher l'air de refluer en arrière du côté de l'œil opéré.

L'ouverture de la cornée et la discission de la capsule s'exécutant de la même manière que dans le procédé précédent, la modification réside dans le troisième temps de l'opération.

Au moment de l'évacuation des masses molles, on introduit dans la chambre antérieure, puis dans l'intérieur du sac cristallinien, le bec de la curette, en maintenant son ouverture en avant. On évitera de pousser l'instrument trop loin, derrière l'iris, dans la crainte que cette membrane ne vienne s'appliquer et faire bouchon sur l'ouverture de la canule.

L'aspiration des masses, exécutée par la bouche de l'opérateur lui-même, doit se faire avec une certaine douceur et l'opération sera terminée comme précédemment par une kystitomie postérieure si elle paraît nécessaire.

Atropine. Pansement.

DESTRUCTION SUR PLACE

La méthode de destruction sur place du cristallin ne compte plus actuellement qu'un procédé utilisable, c'est la discission; encore cette opération est-elle employée de plus en plus rarement, tellement elle est inférieure aux divers procédés d'extraction. Nous ne mentionnerons donc que rapidement les trois procédés de la méthode de destruction, la discission simple, combinée, et le broiement, auquel le nom de Rosas reste attaché.

Discission simple. — Employée déjà par les anciens au temps de Galien, la discission fut réservée de nos jours aux cataractes tout à fait molles, liquides, et à celles des enfants surtout :

Après avoir atropinisé l'œil la veille et au moment même de l'opération, le chirurgien se placera derrière la tête du patient couché sur le lit d'opération, tenant dans sa main l'aiguille à cataracte munie d'un arrêt à l'effet d'éviter l'écoulement de l'humeur aqueuse. L'œil étant ouvert par l'écarteur et fixé à la pince, on enfonce l'aiguille perpendiculairement à la cornée, en un point situé à égale distance entre son centre et sa périphérie. Par suite de la position de l'opérateur en arrière du patient, le point d'entrée de l'aiguille sera le segment supéro-interne pour l'œil gauche et supéro-externe pour le droit.

Aussitôt que l'aiguille a dépassé la cornée, on en dirige la pointe vers la partie inférieure du champ pupillaire dilaté et l'on pratique sur la cristalloïde une simple incision de 3 à 4 millimètres environ. En faisant cette manœuvre, on aura soin de retirer un peu l'aiguille pour éviter que sa pointe ne s'enfonce trop profondément dans le cristallin et n'en provoque la subluxation. On peut ajouter à cette incision verticale de la cristalloïde une incision transversale, mais cette manœuvre est peu recommandable, étant difficile à exécuter correctement sur une capsule déjà ouverte; d'ailleurs l'ouverture unique suffit, et le gonflement des masses cristalliniennes arrive à l'élargir extrêmement par la suite.

Cette opération de la discission, et surtout la marche de l'aiguille à travers la chambre antérieure sera facilitée par l'éclairage latéral avec une lampe, ou mieux par l'éclairage électrique pratiqué à l'aide de photophores mobiles armés de verres convexes.

La discission doit souvent être répétée plusieurs fois pour amener la résorption complète des masses cristalliniennes; on attendra pour opérer de nouveau la disparition totale de l'injection périkératique résultant de la précédente intervention.

Il existe un procédé spécial de discission, étudié principalement par les ophtalmologistes hollandais et qui a reçu le nom de *ponction* du cristallin. Cette ponction, qui est réellement une discission partielle ou un broiement central, consiste à introduire l'aiguille au centre du cristallin, puis à la tourner et à la retourner en cette place; l'opération comme la discission simple se répète plusieurs fois. Le résultat de la ponction est de créer une fenêtre au milieu du cristallin opacifié, tout en laissant sa périphérie intacte et cataractée. — Pansement à l'atropine et bandeau simple.

Discission combinée. — Pour éviter les complications glaucomateuses qui peuvent naître d'une imbibition et d'un gonflement trop rapides des masses cristalliniennes à la suite de la discission simple, certains opérateurs pratiquent la discission combinée, soit l'iridectomie préalable. L'iridectomie est pratiquée quelques semaines avant la discission et doit être faite très périphérique, sinon très large.

Ensuite la discission sera exécutée selon les règles précédentes, mais DE WECKER conseille de placer l'ouverture capsulaire, au moins lors de la première discission, dans la partie supérieure, c'est-à-dire dans le champ de la pupille artificiellement faite.

Broiement. — Les opérateurs du commencement du siècle dernier, et, entre autres, DESMARRES qui en donne une description complète dans son traité en trois volumes, appelaient broiement une discission large du cristallin, une dilacération poursuivie dans tous les sens.

Cette dilacération s'exécutait par la sclérotique ou par la cornée, selon le procédé de Rosas; elle n'offrait pas plus d'avantages que la simple discission. Cette opération est aujourd'hui complètement abandonnée.

DÉPLACEMENT.

Le but de l'opérateur, lorsqu'il choisit cette méthode, est de faire disparaître le cristallin opacifié du champ de la vision sans créer une vaste plaie, c'est-à-dire en le laissant dans l'œil. On y parvient de deux manières : en le plongeant dans la partie inférieure de la coque oculaire en l'abaissant directement de haut en bas (*abaissement*), ou en le renversant d'avant en arrière (*réclinaison*).

L'abaissement aussi bien que la réclinaison peuvent s'exécuter en pénétrant dans l'œil par la sclérotique (*scléroticonyxis*), ou par la cornée (*kératonyxis*).

Le déplacement de la cataracte a été pratiqué dès la plus haute antiquité, et encore aujourd'hui c'est le procédé en faveur chez les opérateurs populaires d'Égypte. D'après CARRON DU VILLARS, on retrouve les traces de cette opération dans les plus anciennes traditions de l'Indoustan et de la Chine. En tout cas, GALIEN la mentionne expressément et CELSE en donne une description magistrale qui resta classique jusqu'au commencement du XVIIe siècle, époque à laquelle elle subit quelques modifications importantes, à partir du moment où KÉPLER démontra que le cristallin n'était point l'organe de la vision et ne remplissait que les fonctions d'une lentille.

GUY DE CHAULIAC, dans sa *Grande chirurgie* (édition de Lyon, 1585), traite avec détails de l'opération de l'abaissement et expose le procédé opératoire des anciens qui lui était parvenu par les écrits des arabes ALBUCASIS et AVICENNE; à ce propos il décrit l'aiguille à laquelle il donne la préférence et qui était de fer au lieu d'argent.

On se sert toujours pour le déplacement de la cataracte d'une aiguille; mais celle-ci a pris diverses formes. Les plus connues sont celles de Scarpa, de Schmidt, de Beer et de Dupuytren. Celle de Scarpa est la plus généralement employée (voir plus haut instruments). Si l'on veut éviter la crainte de blesser et de dilacérer la capsule en déplaçant la lentille, on peut employer la curette plate et mousse de Gensoul (de Lyon); alors on introduit l'instrument à la faveur d'une ponction faite avec un fin couteau.

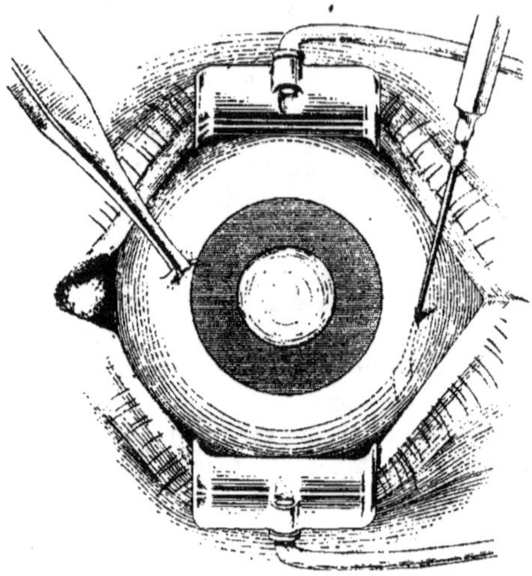

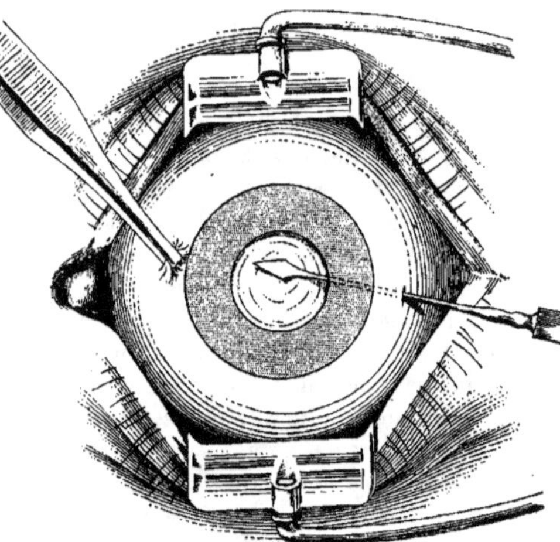

Fig. 135.
Réclinaison de la cataracte : 1er temps.

Le déplacement de la cataracte devait disparaître devant la méthode beaucoup préférable de l'extraction, et il a même été considéré par certains auteurs comme une opération à reléguer au rang des procédés historiques et dont l'application ne saurait plus se présenter dans la pratique moderne. C'était un jugement trop rigoureux, qui a été infirmé, au Congrès international de sciences médicales (section d'ophtalmologie), tenu à Paris, en 1900, par la discussion qui eut lieu sur ce sujet à l'occasion d'une communication de Truc. Divers orateurs, Panas, Dor père, Truc, Valude, ont montré que le déplacement du cristallin cataracté pouvait encore rendre des services en certains cas spéciaux et que l'indication de ce mode opératoire, bien qu'extrèmement réduite, se rencontrait encore quelquefois. Il n'est donc pas inutile de décrire cette opération.

Cependant, il serait certainement oiseux de décrire tous les procédés d'abaissement ou de réclinaison que connaissaient nos ancêtres du siècle dernier et qu'ils exposaient dans leurs livres; par exemple, nous laisserons de côté les opérations

Fig. 136.
Réclinaison de la cataracte : 2e temps.

de déplacement par kératonyxis qui ont été définitivement jugées défectueuses, dès le temps de Desmarres et de Mackenzie. De plus, à l'époque où le dépla-

cement était la méthode de choix pour le plus grand nombre des chirurgiens, comme les cataractes ordinaires et normales étaient opérées de cette façon, on abattait, suivant la consistance de la cataracte, soit le cristallin entier dans sa capsule, soit le noyau seulement, après discission de la cristalloïde suivant le procédé adopté par Macken-zie. C'est pour exécuter cette discission de la capsule cristallinienne que les aiguilles à abaissement étaient poin-tues et que leur pointe se trouvait légèrement incur-vée sur le champ de l'instru-ment. Actuellement, étant donné que les indications de déplacement sont exceptionnelles, il demeure

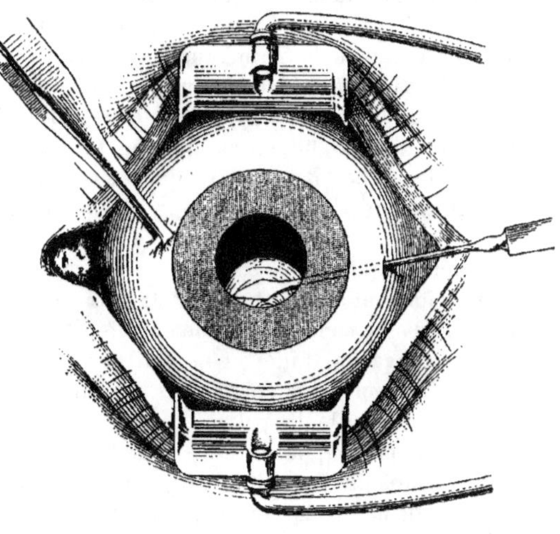

Fig. 137.
Réclinaison de la cataracte : 3e temps.

certain que de telles opérations ne devront être désormais que des déplacements du cristallin *en masse*. Nous décrirons donc seulement le déplacement en masse de la cataracte soit par *réclinaison*, soit par *abaissement* ou, comme on disait encore, par *dépression*, et dans les deux cas par la voie sclérale ou *scléroti-conyxis*.

La réclinaison paraît être un procédé opératoire plus sûr dans ses résultats immédiats que l'a-baissement; elle expose moins à la réascension du cristallin.

Tel était le jugement des an-ciens opérateurs, en général.

Toutefois l'abaissement direct occasionne de moindres dégâts

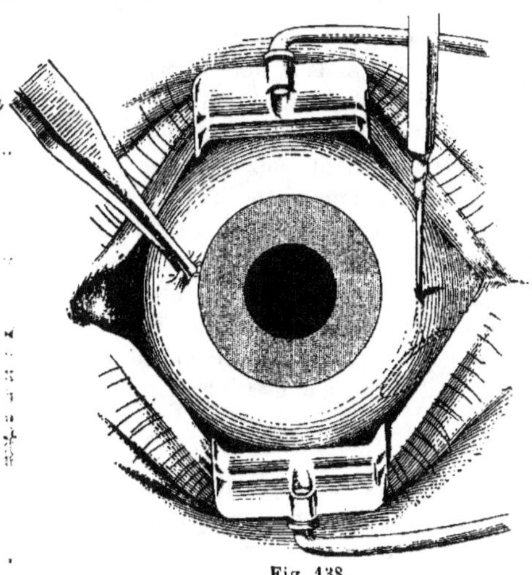

Fig. 138.
Réclinaison de la cataracte : 4e temps.

dans l'humeur vitrée et ces deux considérations devront entrer en ligne de compte pour déterminer le choix du procédé suivant les cas.

Réclinaison. — La pupille sera dilatée dès la veille par l'atropine et l'œil cocaïnisé au moment de l'opération.

L'œil étant ouvert et fixé de la manière ordinaire, ou plus simplement avec les doigts de la main gauche, l'opérateur enfonce l'aiguille horizontalement dans la sclérotique, et jusque dans le corps vitré, à 3 à 4 millimètres du bord de la cornée et en dehors d'elle. Si, au lieu d'opérer avec un instrument unique, l'aiguille classique, on préfère, ce que nous conseillons, employer la cuiller de Gensoul qui évite la possibilité de déchirer la capsule cristallinienne, ce premier temps de l'opération s'exécutera avec le couteau de de Graefe. Alors, tenant la lame à plat, on fera à la coque de l'œil, au lieu indiqué plus haut, entre le bord cornéen et l'insertion du droit externe, une petite boutonnière horizontale, par où sera aussitôt introduite la cuiller, fine et à peine concave, jusque dans le milieu de l'œil.

On dirige l'aiguille ou la cuiller vers le bas du cristallin qu'on contourne à sa circonférence; puis on baisse lentement le manche de l'instrument vers l'oreille du patient, et l'aiguille ou la cuiller se trouve alors derrière l'iris pour apparaître bientôt dans le champ pupillaire.

Ce temps de l'opération exige autant de lenteur et de prudence que le premier demande de rapidité, la lame passant entre l'uvée et la capsule cristallinienne qui sont en contact immédiat.

L'instrument étant appliqué, par son extrémité, à la face antérieure du cristallin, on exerce d'abord quelques douces pressions d'avant en arrière et de haut en bas, en relevant progressivement l'aiguille de manière à déplacer déjà un peu le cristallin en bas. Puis, quand le bord supérieur de la pupille commence à se montrer libre, on place l'aiguille (ou la cuiller) sur le cristallin, environ à la réunion du tiers supérieur avec les deux tiers inférieurs, et on le couche à plat en le culbutant en arrière dans le corps vitré. A ce moment, il faut éviter de trop engager l'aiguille de peur d'atteindre la rétine.

Le quatrième temps de l'opération, très important, consiste à maintenir le cristallin abattu dans le fond de l'œil pour éviter un accident fréquent dans l'opération du déplacement de la cataracte, la *réascension du cristallin*. Les anciens opérateurs conseillaient de maintenir le cristallin abàttu le temps de dire un *Pater;* dix secondes suffisent. Il reste à ramener avec précaution l'instrument au dehors. Si l'on a employé l'aiguille pointue, il est prudent de la tourner un peu à droite et à gauche sur elle-même, pour dégager la pointe pour le cas où elle se serait engagée dans le cristallin.

Pansement à l'atropine.

Abaissement ou dépression. — Cette opération s'exécute exactement comme la précédente, sauf en ce qui concerne la manœuvre du troisième temps. Ici les légères pressions d'avant en arrière et de haut en bas ayant été faites, et le bord supérieur de la pupille commençant à se montrer libre, on porte le plat de l'instrument *sur le bord supérieur* du cristallin et, par un mouvement de bas en haut du manche, on plonge la cataracte tout entière, dans le fond de la coque oculaire.

Le quatrième temps s'exécute comme précédemment.

BIBLIOGRAPHIE

ABADIE, *Société française d'ophtalmologie*, 1883, p. 52.

BOURGEOIS, Extraction par kératotomie latérale. *Annales d'ocul.*, 1901, t. CXXV, p. 10.

CELSE, Livre VII, ch. VII.

CHIBRET, *Soc. fr. d'opht.*, 1883, p. 45.

COPPEZ, Opération de la cataracte molle par aspiration *Soc. fr. d'opht.*, 1885, p. 145.

CRITCHETT (Anderson). *Soc. fr. d'opht.*, 1886, p. 320.

CZERMAK, Extraction sous conjonctivale. *Soc. de Heidelberg*, 1903, et sa *Chirurgie oculaire*, Vienne, 1904, p. 1056.

DESMARRES, Traité, t. III, p. 255.

DIMMER, Extraction sous-conjonctivale. *Soc. opht. de Heidelberg*, 1907, p. 218.

GALEZOWSKI. *Soc. fr. d'opht.*, 1887, p. 108.

V. GRAEFE, Ueber zwei Modificationen der Staaroperation. *Arch. f. Opht.*, t. I, p. 173.

GRADENIGO, Extraction capsulo-lenticulaire. *Congrès de Venise*, 1895-96, *Annali d'Ottalm.*

HALTENHOFF, Traitement des cat. traumatiques. *Soc. fr. d'opht.*, 1894, p. 1.

HEDDAEUS, Extraction dans la capsule. *Klin. Monast. f. Augenh.*, 1900, nov.

JACOBSON. Extraction dans la capsule. *Centralbl. f. prakt. Augenh.*, 1889, mai.

KUHNT. *Zeitschrift für Augenheilkunde*, t. XIX, 1908, p. 22.

MÜLLER, Extraction en deux plans. *Klin. Monatsbl. f. Augenh.*, t. LI, p. 2, 1903.

PANSIER, Extraction à pont conjonctival. *Ann. d'ocul.*, t. CII, p. 302, 1899.

PAGENSTECHER, Extraction dans la capsule, *Klin. Beobachtungen*, t. III, p. 1, 1866.

PAGENSTECHER, Extraction dans la capsule. *Wiesbaden*. 1877.

PLEHV, Extraction en deux plans. *Zeitschr. f. Augenh.*, 1901, p. 259.

REDARD, Procédé opératoire pour l'extraction de la cataracte molle. *Soc. fr. d'opht.*, 1885, p. 172.

SCHULEK, Extraction en deux plans, *Beiträge zur Augenheilk.*, 1905, v. I, p. 254.

SMITH (Henry), Extraction dans la capsule. *Brit. med. Assoc.*, 1903 et 1905, nov.

VACHER, Extraction à pont conjonctival. *Soc. d'opht. de Paris*, 1899, août.

WASSILIEF et ANDOGSKY, Recherches expérimentales sur la réclinaison. *Klin. Mon. f. Augenh.*, 1901, janvier.

WECKER (DE), Arrachement de la capsule antérieure dans l'opération de la cataracte. *Soc. fr. d'opht.*, 1887, p. 113.

III

OPÉRATION DES CATARACTES SECONDAIRES

Historique. — L'opération des cataractes secondaires date de la fin du XVIIIe siècle, du temps où l'extraction de la cataracte commença à se généraliser. De même qu'on faisait alors l'extraction de la cataracte primitive, on fit l'extraction de la cataracte secondaire.

PELLIER DE QUENGSY exécute l'extraction de la membranule avec des pinces à ressort et il l'enlève tout entière, *par de petites secousses, dirigées en tous sens, et en la tordant* (*Cours d'op.* de PELLIER, p. 325, cité par A. TERSON).

Si l'iris résistait, on exécutait l'extraction partielle en sectionnant une portion de la membranule avec des ciseaux. Cette pratique était celle de la plupart des chirurgiens de cette époque. Quand la membranule était adhérente à l'iris, Janin pratiquait une irido-capsulotomie avec des ciseaux à *une seule branche pointue*; d'autres opérateurs employaient des aiguilles falciformes (Woolhouse, Cheselden); d'autres tels que Wenzel utilisaient simplement le couteau à cataracte. Les procédés actuels sont encore identiques et rien n'a été modifié que l'outillage. Tenon incisait même en croix la membrane, comme Knapp propose exactement de le faire aujourd'hui.

Dans la première partie du siècle dernier, l'extraction de la cataracte secondaire était encore en honneur, et Desmarres dans son traité en décrit deux procédés, par la cornée et par la sclérotique. Dans cette dernière opération on passait sous l'iris, mais le corps ciliaire et l'humeur vitrée étaient intéressés d'une façon souvent fâcheuse : l'instrument qui servait à saisir et à attirer au dehors la membranule était la serretelle, inventée par Lüer. Desmarres décrit aussi la réclinaison de la cataracte secondaire, opération aujourd'hui abandonnée.

Après Desmarres et vers le milieu du xixe siècle, le plus grand nombre des opérateurs délaissa l'extraction de la membranule pour se borner à déchirer celle-ci plus ou moins largement. Bowman surtout contribue par le poids de son autorité à donner la vogue à la méthode de la *discission;* il employait le procédé à deux aiguilles. D'autres se servaient d'une seule aiguille, ou d'une aiguille et d'un crochet fin destiné à enrouler la membranule (Agnew), ou encore de deux crochets. Le procédé le plus pratique de discission fut indiqué par Prouff, quand il conseilla de se servir du kystitome ordinaire pour dilacérer la cataracte secondaire. Rognetta proposa le premier l'emploi d'un emporte-pièce destiné à perforer la capsule épaissie.

A notre époque, grâce aux efforts de Panas et de de Wecker, l'extraction de la cataracte secondaire, un peu abandonnée après Desmarres, reprend une certaine faveur. D'ailleurs les procédés les plus divers de discission et de section de la membranule ont été tour à tour conseillés et il est peu de parties de la chirurgie oculaire qui ait été aussi modifiée que cette opération de la cataracte secondaire.

Division. — Les procédés opératoires de la cataracte secondaire deviennent plus complexes à mesure que la membranule elle-même devient plus épaisse et plus adhérente à l'iris. Nous les décrirons successivement sous trois méthodes :

La *discission* ou dilacération ;

La *section* avec une lame ou des ciseaux ;

L'*extraction* par résection ou arrachement.

Enfin certaines cataractes secondaires très épaisses et très adhérentes deviennent justiciables d'opérations qui consistent à sectionner ou à réséquer une notable partie du diaphragme irien en même temps que la capsule cristallinienne ; ces opérations *d'iritomie, d'iridectomie, d'irido-ectomie*, trouveront plutôt leur place au chapitre des opérations sur l'iris et nous y renvoyons le lecteur.

Conditions générales de l'opération. — L'opération de la cataracte secondaire doit s'exécuter avec le concours des trois conditions générales suivantes : 1° l'œil doit être atropinisé ; 2° l'opérateur, suivant le conseil de Knapp, corrigera soigneusement sa presbyopie au point même de se rendre un peu myope ; 3° enfin et surtout on opérera sous un éclairage homocentrique, non diffus.

Pour obtenir un éclairage focal, on aura le choix entre une forte lampe dont l'éclat sera concentré par une loupe tenue par un assistant, ou le phare de Chibret armé de lentilles convergentes ; à la rigueur le reflet de la fenêtre, rendu convergent par une loupe tenue à la main, pourrait suffire et serait préférable en tout cas au meilleur éclairage diffus. Le plus parfait de tous les appareils d'éclairage pour cette opération est le photophore électrique à manche.

Discission. — DISCISSION A UNE AIGUILLE. — Après avoir placé l'écarteur et fixé le globe, l'opérateur fera pénétrer l'aiguille à discission en haut, au niveau d'un des rayons obliques de la cornée, à deux millimètres du limbe. La pointe de l'aiguille étant parvenue au bas du champ pupillaire, on divise verticalement la capsule sur une étendue de 4 à 5 millimètres et on y ajoute une seconde incision en travers si possible. L'aiguille ensuite est retirée doucement. — Atropine ; pansement.

Pour toutes ces opérations de la cataracte secondaire la plus scrupuleuse antisepsie est de rigueur, car nulle plaie n'est plus sujette à s'infecter que la simple piqûre de l'aiguille à discission.

DISCISSION A DEUX AIGUILLES (BOWMAN). — On enfonce d'abord celle tenue de la main gauche, puis l'autre guidée par la main droite et toutes deux sur un même diamètre de la cornée, et à quelques millimètres du limbe. On fait converger les deux pointes vers le milieu de la membranule, puis on les écarte simultanément, de manière à dilacérer et à écarter les deux feuillets de celle-ci. Cette manœuvre peut être répétée jusqu'à ce que les lambeaux capsulaires n'aient plus tendance à revenir au centre de la pupille.

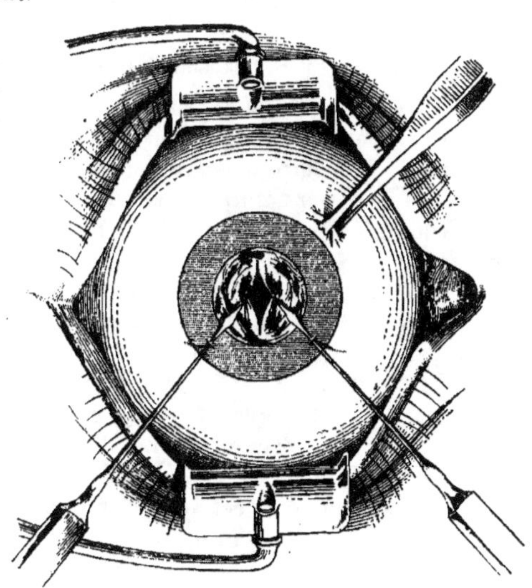

Fig. 139.

Discission de la cataracte secondaire à deux aiguilles.

DISCISSION AU KYSTITOME. — Pour déchirer la capsule d'une façon plus sûre qu'avec les aiguilles, on a inventé plusieurs instruments et notamment des aiguilles coupantes en forme de serpette (Knapp, Galezowski); d'autres opérateurs emploient simplement le couteau de de Graefe. Toutefois le meilleur procédé de discission est celui qu'a conseillé Prouff (de Limoges); il consiste à se servir du kystitome. On pratique avec le couteau lancéolaire une plaie étroite au niveau du limbe et on laisse l'humeur aqueuse s'écouler lentement. Ensuite le kystitome, bien tranchant et peu long de lame, est introduit et on s'en sert pour fendre largement, en croix, la membrane capsulaire sur toute l'étendue de la pupille dilatée par l'atropine.

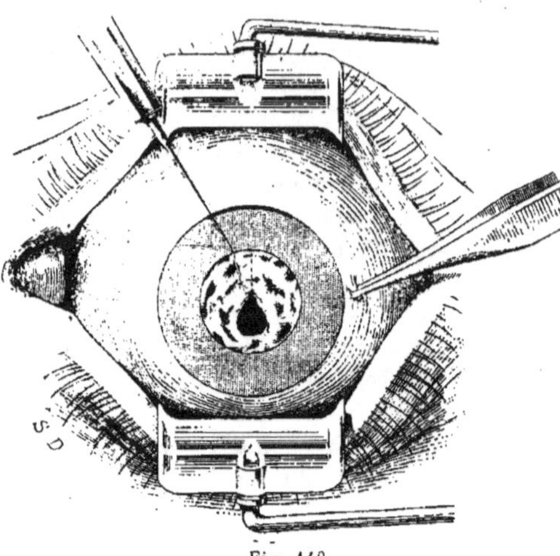

Fig. 140.

Discission de la cataracte secondaire au kystitome.

Section. — Aujourd'hui la discission des cataractes secondaires est abandonnée par beaucoup d'opérateurs, hormis les cas de membranules extrêmement minces. On admet généralement comme principe que la cataracte secondaire doit être fendue par un instrument tranchant et non déchirée. Il existe naturellement deux ordres de procédés de section : les procédés de section avec une *lame tranchante*; les sections *aux ciseaux*.

Section au couteau. — Knapp introduit par la cornée un petit couteau construit de façon que le manche obture bien l'orifice d'entrée, puis il exécute avec le tranchant de celui-ci, dans la membranule, des ouvertures en T ou en X. Fuchs se sert d'une aiguille falciforme coupante qu'il fait pénétrer par la sclérotique et avec laquelle il va fendre la membranule ou plus souvent la récliner comme déjà le faisait Arlt. C'est peut-être Rosa Kerschbaumer qui la première fendit systématiquement les cataractes secondaires avec une lame; cet opérateur emploie le couteau de de Graefe.

Procédé de Gama Pinto. — Gama Pinto a posé complètement les règles opératoires de la section des membranules à l'instrument tranchant, et il a imaginé dans ce but un petit couteau droit spécial très pointu et très tranchant. Il décrit une section *antérieure* ou une section *postérieure,* suivant que l'on opère par la cornée ou par la sclérotique et derrière l'iris :

Pour exécuter la *section antérieure* ou section par la cornée, le malade étant assis sur une chaise et éclairé au photophore électrique, on fait pénétrer le couteau dans la chambre antérieure, soit au niveau du limbe (Pagenstecker), soit plutôt à 2 millimètres en dedans de celui-ci. La pointe de l'ins-

trument est aussitôt dirigée vers la pupille largement dilatée par l'atropine.
Arrivée à ce niveau, la pointe est engagée sous la membranule qu'on coupera
transversalement par des mouvements de scie, le tranchant du couteau étant
tenu en avant, et en relevant un peu le manche pour éviter d'agrandir la
plaie cornéenne. En retirant le couteau, l'humeur aqueuse s'écoule, ce qui
offre l'avantage de faire béer davantage la plaie capsulaire par la hernie que
fait le vitreum à travers, et ensuite de laver la plaie.

La *section postérieure* s'opérant par la sclérotique et sous la conjonctive
offre l'avantage de laisser une plaie cachée, à l'abri de l'infection. Le malade
étant placé dans la même position que précédemment, le couteau est enfoncé
à 6 ou 8 millimètres en arrière du bord cornéen dans l'intervalle des insertions de deux muscles droits, le droit externe et le droit supérieur ou inférieur.
On dirigera d'abord la pointe de l'instrument vers le centre du globe, pour
tourner aussitôt la pointe vers la pupille où on la voit bientôt apparaître sous
le bord de l'iris. A ce moment on transfixe la cataracte secondaire d'arrière
en avant en faisant traverser à la lame toute l'étendue de la pupille dilatée,
puis on opère la division de la membranule par des mouvements de scie. La
gouttelette de corps vitré qui sort ne présente
aucun inconvénient; mais on perd l'avantage
de la dilatation de la plaie capsulaire par le
fait de l'issue du vitreum à travers celle-ci.

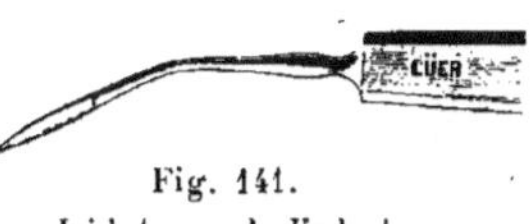

Fig. 141.
Iridotome de Kuhnt.

Procédé de Kuhnt. — KUHNT a imaginé
récemment un procédé qui réunit les avantages
de la section antérieure à ceux de la section sous-conjonctivale. Il a fait

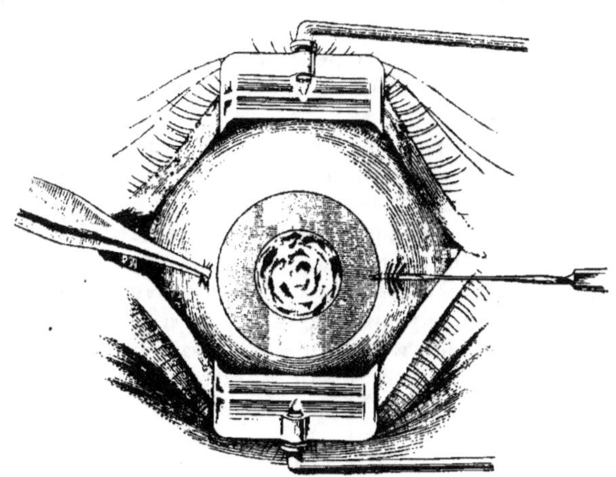

Fig. 142.
Section de la cataracte secondaire au couteau : 1er temps.

modifier le couteau de Pinto et emploie une lame de cette forme, mais coudée à 30° environ sur sa tige qui est longue, et dans le sens du tranchant. On enfonce ce couteau sous la conjonctive, le tranchant en arrière, à 3 ou

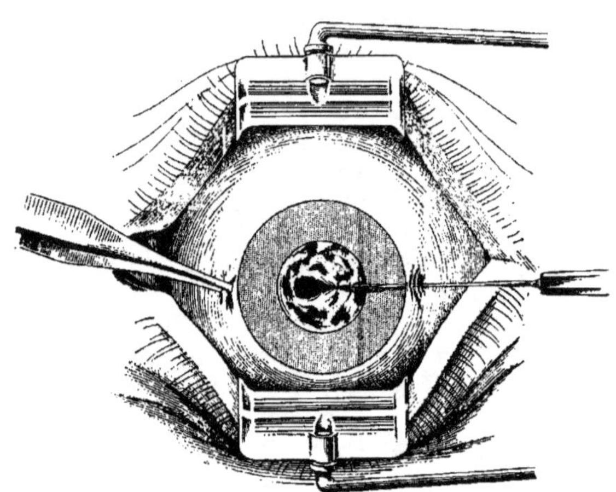

Fig. 143.
Section de la cataracte secondaire au couteau : 2° temps.

4 millimètres du limbe et on se dirige horizontalement en suivant un trajet sous-conjonctival, de façon à pénétrer dans la chambre antérieure au niveau du limbe et parallèlement à la surface de l'iris. La pointe est alors conduite jusqu'à la membranule qu'elle peut traverser et sectionner par des mouvements de scie comme il est indiqué dans le procédé précédent. On évite ainsi de toucher au vitreum et cependant la plaie offre les avantages de la plaie sous-conjonctivale.

Une membranule épaisse peut être attaquée par deux couteaux coudés en sens inverse et introduits aux deux extrémités d'un diamètre cornéen.

Gama Pinto qui a adopté récemment ce procédé n'emploie pas de couteau coudé mais simplement une petite serpette droite très fine et très tranchante, analogue au couteau de Knapp mais plus fine. (Voir les figures 142 et 143).

Une fois la membranule sectionnée d'avant en arrière l'opérateur écarte les deux côtés de la section pour en agrandir l'orifice.

L'instrument est alors retiré et il est nécessaire de laisser s'écouler l'humeur aqueuse; on devra donc le retirer lentement.

Pansement à l'ésérine pour éviter le glaucome consécutif.

Section aux ciseaux. — Janin coupait déjà au siècle dernier les cataractes secondaires avec des ciseaux, mais ce procédé opératoire s'est surtout répandu depuis que de Wecker a imaginé sa pince-ciseaux qui est l'instrument réellement pratique pour exécuter cette opération.

De Wecker décrit dans sa *Chirurgie oculaire* deux procédés de section de membranule ou *capsulotomie*, suivant que la section intéresse la cataracte secondaire seule, ou bien entame l'iris ; c'est la *capsulotomie simple* et la *capsulotomie combinée*.

Les instruments nécessaires sont, à part l'écarteur et la pince à fixation, un couteau lancéolaire et la pince-ciseaux de de Wecker :

Capsulotomie simple. — L'œil étant atropinisé, l'écarteur est placé avec un faible écartement des branches pour ne pas exciter la contraction oculaire. L'opérateur fixe l'œil en bas s'il se propose de réouvrir la plaie de l'opération précédente, située en haut ordinairement, ou bien il le saisit du côté interne s'il préfère attaquer la cornée en dehors. De toute façon on enfoncera le couteau au niveau du limbe et on donnera à la plaie une étendue de 4 ou 5 millimètres.

Lorsqu'on se propose d'opérer avec les pinces-ciseaux mousses, le couteau n'est retiré qu'aux deux tiers de sa longueur et est ensuite poussé de nouveau d'un tiers dans l'œil lorsque, après l'écoulement de l'humeur aqueuse, la cataracte secondaire s'est projetée contre la pointe du couteau. Celui-ci est alors remplacé par les pinces-ciseaux dont on introduit une branche à travers la boutonnière qui vient d'être pratiquée dans la cataracte membraneuse et derrière elle, tandis que l'autre branche glisse au devant; puis on exécute la section en donnant un coup sec des ciseaux qui doivent se fermer près du bord pupillaire. Habituellement la cataracte se rétracte, et la plaie se trouve écartée par le corps vitré qui s'y interpose. Si au contraire la rétraction de la cataracte secondaire ne s'opère pas d'une façon bien accusée, il est facile de donner un second et même un troisième coup de ciseaux à angle sur le premier.

L'exécution de la capsulotomie simple est rendue beaucoup plus rapide lorsqu'on se sert de pince-ciseaux dont l'une des branches est pointue. Car ici le couteau lancéolaire ayant été retiré doucement, on lui substitue immédiatement les pinces-ciseaux dont la branche pointue a le pouvoir de pénétrer facilement, et sans ouverture préalable, derrière la membranule; le reste de l'opération s'exécute comme précédemment.

Capsulotomie combinée. — Celle-ci ne se distingue du procédé simple qu'en ce sens qu'on fait glisser les pinces-ciseaux au delà du bord pupillaire du côté opposé au point d'entrée sous la membranule, et que par conséquent la section comprend non seulement la capsule secondaire, mais aussi le sphincter iridien sur une étendue variable. Ce dernier après la section se rétracte, s'écarte, et élargit fortement l'ouverture capsulaire.

Cette capsulotomie combinée, qui devient une *iridotomie* ou *iritomie* a pu s'exécuter également avec différents couteaux droits ou courbés destinés à transfixer le diaphragme capsulo-iridien. Le maniement de la pince-ciseaux est, selon nous, toujours plus commode.

Extraction. — EXTRACTION PARTIELLE (DE WECKER). — Autrefois déjà certains opérateurs préféraient à la discission, l'arrachement d'une partie de la cataracte secondaire, se servant pour obtenir ce résultat de la serretelle, ou de crochets (AGNEW). De nos jours MEYER préconisait l'emploi d'un petit crochet très fin avec lequel il saisissait la capsule par le milieu, et l'enroulait ensuite de façon à l'arracher sur une plus ou moins grande étendue. De Wecker conseille de systématiser la pratique qui consiste à ne pas chercher à enlever complètement la membranule, mais à se borner à la *fenêtrer*.

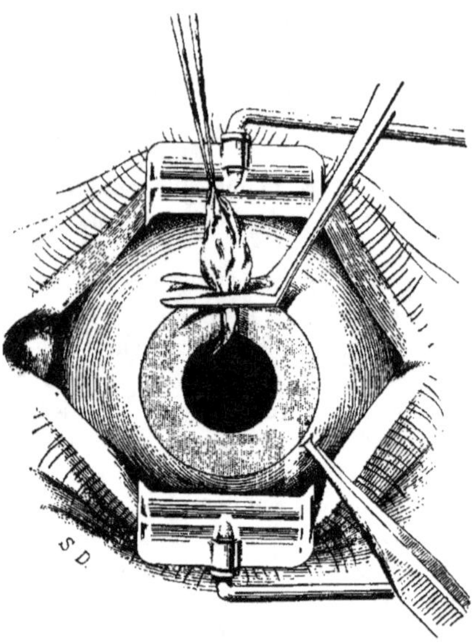

Fig. 144.
Extraction partielle de la cataracte secondaire.

L'ouverture cornéenne est faite soit au milieu du rayon vertical supérieur, soit au niveau de l'ancienne cicatrice et ne doit pas dépasser 4 à 5 millimètres. Le couteau sera retiré brusquement pour conserver l'humeur aqueuse. Les pinces kystitomes introduites alors pourront être poussées jusqu'au bord opposé de la pupille avant l'écoulement complet de l'humeur aqueuse et là largement ouvertes; ce qui fait qu'au moment où la sortie de l'humeur aqueuse se terminera, la cataracte secondaire se jettera sur la pince tellement qu'elle pourra être largement saisie. Ce lambeau ainsi tenu sera en général arraché très facilement; mais si, au moment de le ramener hors de la plaie, on voit que la capsule obéit en totalité à la traction, l'assistant se tient prêt à donner un coup de pince-ciseaux au ras de la plaie cornéenne afin d'éviter par l'extraction totale les efforts de traction avec leurs conséquences.

Résection. — La résection de la membranule à l'emporte-pièce, déjà proposée par Rognetta est en voie de devenir pratique grâce à la perfection

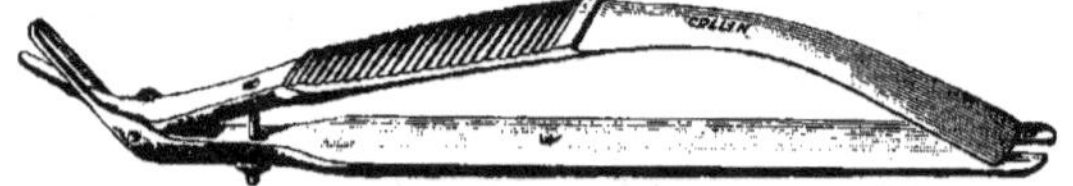

Fig. 145.
Emporte-pièce de Vacher.

de l'outillage moderne. L'emporte-pièce de Vacher semble être le modèle du genre et permet de réaliser la résection des membranules minces ou épaisses avec sécurité, et sans la crainte d'un fâcheux pincement. L'instrument est aussi assez peu volumineux pour être maniable. L'opération débute par une kératotomie à la lance, suivie aussitôt de l'incision de la membranule avec le même couteau lancéolaire. Par cette brèche on introduit la branche mâle de l'emporte-pièce et on pousse à fond derrière la membranule avant de fermer et de retirer l'instrument.

EXTRACTION TOTALE (PANAS). — PANAS ne redoute pas ces conséquences de l'extraction totale, les tiraillements sur la zonule et le corps ciliaire; il préconise l'arrachement de la cataracte secondaire, effectuée à la pince. Sa façon de procéder est la suivante :

Ponction périphérique de la cornée avec le couteau lancéolaire au niveau de l'ancienne cicatrice de l'extraction et dans l'étendue de 5 millimètres; sortie rapide du couteau afin de s'opposer à l'écoulement de l'humeur aqueuse et introduction d'une pince modifiée de Liebreich qui sert à saisir la cataracte membraneuse après l'avoir perforée avec sa branche postérieure. Des tractions lentes de va et vient détachent les adhérences à la zonule et permettent d'entraîner au dehors la totalité du sac capsulaire avec les masses qu'il renferme.

Après comme avant toutes ces opérations de la cataracte secondaire on instillera largement l'atropine.

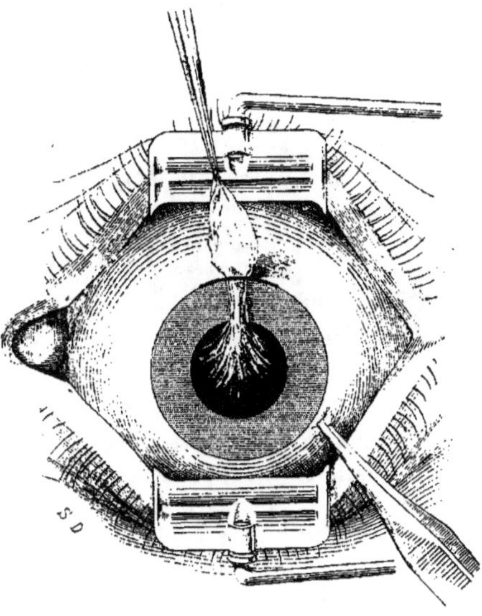

Fig. 146.

Extraction totale de la cataracte secondaire.

Bandeau compressif. Le pansement sera appliqué et renouvelé avec les plus minutieuses précautions antiseptiques.

BIBLIOGRAPHIE

BOWMANN. Two needles operations. *Med. Times and Gaz*, 1852.

GALEZOWSKI. *Soc. fr. d'opht.*, 1896, p. 182.

GAMA PINTO. *Ann. d'ocul.*, t. CXVII, p. 22, 1897.

KERSCHBAUMER. 200 extractions de cataracte secondaire. *Arch. f. Augenh.*, t. XXII. p. 165.

KNAPP. *X° Congrès intern. des Sc. méd.*, Berlin. 1890, p. 9.

KUHNT. *Zeitschrift f. Augenh.*, p. 151 et 260, 1899.

PANAS. Traité d'ophtalmol., *Paris*, 1894, t. I, p. 601.

PFLÜGER. *Soc. fr. d'opht.*, 1902, p. 405.

ROGNETTA. *Bull. génér. de thérapeut.*, 1834.

WECKER (DE). *Soc. fr. d'opht.*, 1891, p. 284.

IV

OPÉRATIONS DIVERSES SUR LE CRISTALLIN

Opération des cataractes luxées. — Au point de vue opératoire, il convient d'envisager trois positions du cristallin luxé : *la luxation sous-conjonctivale ; la luxation dans la chambre antérieure ; la luxation dans le corps vitré ou postérieure.*

Opération de la luxation sous-conjonctivale du cristallin. — Après avoir attendu un certain temps que les phénomènes réactionnels de l'accident soient terminés, on enlèvera de la manière la plus simple la lentille cristallinienne qui forme bosse sous la conjonctive ; on saisira en effet un pli de la muqueuse avec une pince au-dessus du cristallin et on l'excisera sur une étendue suffisante pour livrer passage au noyau qui est d'ordinaire ramolli. Un point de suture refermera la plaie conjonctivale, et il ne sera pas nécessaire, en général, de s'occuper de la plaie de la sclérotique.

Opération de la luxation antérieure du cristallin. — L'opération la plus ordinairement conseillée en pareil cas est l'extraction à faible lambeau, taillé entièrement dans la cornée. Avant de procéder à l'opération il est nécessaire de soumettre l'œil à l'action combinée de l'ésérine et de la cocaïne pour que la contraction pupillaire s'oppose à la rentrée du cristallin à travers la pupille, en arrière du sphincter irien.

Certains opérateurs, pour empêcher cette chute du cristallin dans la chambre postérieure au moment où l'humeur aqueuse s'écoule, ont conseillé de fixer le cristallin avec une aiguille de Bowman, avant la section de la cornée ; d'autres opèrent le malade couché sur le ventre. Ces moyens sont incommodes ou inutiles, toutefois on aura avantage à opérer le malade assis sur une chaise au lieu de le placer sur le dos comme pour une extraction ordinaire.

Donc, le malade étant assis, on taillera un lambeau de faible étendue soit en haut, soit en bas. Le lambeau inférieur favorise certainement l'extraction du cristallin luxé, mais il entraîne une sortie un peu plus grande de vitreum fluide que le précédent. Une fois la cornée ouverte on harponera le cristallin avec un fin crochet pointu, ou bien on le fera venir avec une cuiller rapidement introduite et délicatement maniée.

Dans le cas où, la section faite, le cristallin fuirait derrière l'iris, on le poursuivrait avec la cuiller ; alors en abaissant le bord de l'iris, la lentille se laisse prendre en général assez aisément.

Les suites de cette opération sont les mêmes que celles d'une extraction simple.

Opération de la luxation postérieure. 1° *Quand le cristallin n'a pas complètement abandonné le champ pupillaire.* — De Wecker conseille l'extraction simple à la curette au moyen d'un faible lambeau supérieur. Il taille dans la cornée un lambeau de moyenne dimension et, à l'aide de la curette plate de Critchett, va chercher à sa place et ramener au dehors le cristallin.

Procédé d'Agnew. — Après avoir instillé de l'atropine pour dilater la pupille et permettre de voir distinctement le cristallin, le malade est soumis à l'anesthésie générale. Puis, le blépharostat étant placé, on enfonce un instrument spécial, le bident (instrument composé de deux aiguilles à cataracte effilées et assemblées parallèlement) par le côté temporal du globe oculaire, en arrière de l'iris. On conduit les pointes du bident vers le cristallin, qu'on enfourche, et qu'on ramène à travers la pupille jusque dans la chambre antérieure. A ce moment on exécute une section de la cornée avec le couteau de de Graefe pour extraire le cristallin ainsi tenu. Au dernier acte opératoire, une anse ou une cuiller servira à dégager le cristallin des pointes du bident.

Despagnet et Trousseau rejettent l'usage du bident destiné à ramener le cristallin dans une situation antérieure ; les positions forcées du malade, sur le ventre ou la tête en bas, peuvent être adoptées exceptionnellement mais sont généralement incommodes. On pourra le plus souvent opérer le malade couché de la manière ordinaire, en lui inclinant la tête du côté à opérer.

Despagnet conseille de faire l'opération en deux temps : d'abord l'iridectomie, puis l'extraction à la curette, au moyen d'un large lambeau périphérique ne comprenant pas moins des 2/5 de la cornée. La position de l'iridectomie et le siège de l'incision cornéenne seront commandés par la direction des attaches zonulaires conservées par le cristallin. La plaie étant faite, l'introduction de la curette, la recherche et l'extraction du cristallin doivent être exécutées prestement et avec décision pour éviter une trop grande issue du corps vitré. On se servira pour cette manœuvre d'une curette plate et large.

Trousseau, partisan de l'iridectomie et simultanément de l'extraction à la curette conduite comme précédemment, conseille de supprimer le blépharostat et la fixation du globe à la pince pour éviter l'issue du corps vitré. Afin d'entraver le plus possible cette issue, il préconise une incision cornéenne petite, comprenant à peine le tiers de la cornée. Enfin il place la plaie dans le segment supérieur, de manière que l'opérateur puisse dominer le champ opératoire et fermer rapidement la plaie en rabattant la paupière supérieure. Trousseau va à la recherche du cristallin avec l'anse de Taylor.

Ces opérations peuvent être faites sans anesthésie générale.

2° *Quand le cristallin a complètement abandonné le champ pupillaire.* — Abadie décrit ainsi un procédé opératoire assez semblable à celui d'Agnew, et qui a pour but d'aller à la recherche du cristallin lorsque celui-ci est libre dans le corps vitré : le malade étant couché sur le dos, l'œil atropinisé et cocaïnisé, on éclaire avec un photophore électrique le champ pupillaire en projetant la lumière de haut en bas. On voit alors le cristallin ballottant au moindre mouvement de l'œil. L'œil étant fixé alors, on enfonce latéralement et en arrière de la région ciliaire une serpette pointue en la dirigeant vers le cristallin. L'instrument grossi est suivi très aisément par l'opérateur et on peut facilement acculer le cristallin, le piquer et le remonter ainsi fixé dans le champ pupillaire.

Pendant qu'on le tient ainsi fixé, un aide ponctionne la chambre antérieure et avec un kystitome dilacère dans tous les sens le cristallin. On peut alors soit l'abandonner à la résorption spontanée, soit attendre quelques jours et l'extraire.

Les jours suivants, en effet, on trouve le cristallin gonflé et ramolli, resté en place. On ponctionne largement la cornée de façon à pouvoir extraire les masses cristalliniennes par succion ou aspiration.

BIBLIOGRAPHIE

ABADIE. Traitement des luxations complètes du cristallin. *Soc. d'opht. de Paris*, 1892, p. 141.
GALEZOWSKI. *Soc. fr. d'opht.*, 1888, p. 1.
GUENDE. *Thèse de Paris*, 1889.

Extraction des cristallins transparents. — L'extraction du cristallin transparent ou *phakolyse*, selon le terme créé par GELPKE, pour remédier à la myopie forte, sans être une opération très ancienne, remonte cependant au xviiie siècle; elle fut formellement proposée par l'abbé DESMONCEAUX dans son traité des maladies des yeux et des oreilles publié à Paris en 1776. Cette idée eut alors peu de succès, et si on en trouve la trace chez les auteurs de cette époque, BEER, WELLER, on ne découvre pas d'observations de cas de myopie traités par la suppression du cristallin transparent.

Vers le milieu du siècle dernier, WEBER, à Darmstadt, osa pratiquer cette opération, en obtint des succès, et, en 1858, au Congrès de Heidelberg, la proposa à l'attention de ses confrères ; cette pratique opératoire fut fort mal jugée alors par A. DE GRAEFE notamment et par DONDERS qui n'hésita pas à la qualifier de coupable témérité. Malgré l'appui de MAUTHNER la proposition de WEBER resta sans effet. Depuis lors l'extraction du cristallin transparent comme remède à la myopie forte fut remise en question en 1888 par KOENIG, mais les observations et les faits cliniques qui imposèrent cette opération à l'attention de tous appartiennent réellement à FUKALA (de Pilsen) et à VACHER (d'Orléans).

FUKALA a opéré son premier cas en avril 1887, VACHER en 1889, mais sans connaître les intentions ni les recherches de FUKALA qui publia ses observations en novembre 1889 à la Société de Médecine de Vienne. Depuis lors de nombreux opérateurs ont apporté des faits à l'appui de cette intervention et nous devons mentionner le rapport de PFLUEGER· à la Société française d'ophtalmologie en 1899, qui représenta la mise au point de la question à la fin du siècle qui vient de finir.

Les deux principales indications de la suppression du cristallin transparent sont : la myopie forte surtout et le kératocône. On doit y ajouter : le lenticône, l'ectopie du cristallin, la luxation du cristallin, certaines formes malignes de glaucome, les synéchies postérieures totales.

Il n'existe pas de procédé opératoire particulier à ce mode d'intervention, mais selon le tempérament des opérateurs qui se sont occupés de la question, ont été choisis tour à tour les procédés suivants :

La discission, simple ou suivie d'une évacuation partielle des masses cristalliniennes (FUKALA). — C'est l'opération spécialement de mise chez les sujets jeunes au-dessous de seize ans. FUKALA fait d'abord une large discission au moyen de grandes incisions dans la lentille. S'il en résulte un excessif gonflement des masses cristalliniennes, vers le 3e jour, il ponctionne la cornée avec un couteau lancéolaire à lame étroite et longue et laisse écouler le plus de débris possible au devant de la lame ; ce qui reste se résorbe.

La discission suivie d'extraction linéaire à quelques jours d'intervalle (PFLUEGER). — La discission préliminaire peut se faire de différentes façons, avec une aiguille, un couteau, ou plus simplement avec le kystitome après une petite plaie linéaire pratiquée au niveau du limbe cornéen. L'essentiel est de ne pas pénétrer trop profondément dans le cristallin pour éviter de le traverser.

Jocqs, pour éviter le bourgeonnement des masses cristalliniennes hors de la capsule déchirée, conseille la pratique suivante : après anesthésie de la cornée et dilatation de la pupille par la cocaïne, ponctionner la chambre antérieure à sa périphérie avec une seringue de Pravaz munie d'une fine aiguille ; aspirer dans la seringue quelques gouttes du liquide, puis, sans sortir de la chambre antérieure, ponctionner obliquement le cristallin et injecter le liquide aspiré.

Au bout de quelques jours, 4, 6 ou même 8, les masses cristalliniennes sont gonflées, ramollies et opacifiées et on procède à leur extraction au moyen de l'opération linéaire simple (voir plus haut). S'il survient de la douleur et des phénomènes glaucomateux, l'extraction des masses sera faite aussitôt.

Le gros inconvénient de cette opération est la fréquence, on pourrait dire la constance des cataractes secondaires qui nécessitent une troisième intervention et mettent à une rude épreuve la patience de l'opéré. VALUDE, pour les éviter, exécute systématiquement après la sortie des dernières masses, la kystotomie postérieure (voir plus haut) de la capsule postérieure du cristallin.

La discission suivie de succion ou d'aspiration (FRÖHLICH, ROGMAN). — L'exécution de cette opération se fait de la manière ordinaire, mais comme précédemment, l'ablation par aspiration des masses suivra de quelques jours la discission.

L'extraction linéaire simple, sans discission préalable (SATTLER, HESS). — On emploie pour cette opération le couteau lancéolaire, et souvent on s'en sert pour disciser largement le cristallin. Il est très important, si on adopte cette pratique, de ne pas trop enfoncer la pointe du couteau et d'éviter ainsi d'arriver jusqu'à la capsule postérieure ; l'issue du corps vitré qui surviendrait si cette capsule était perforée, est, en effet, un obstacle absolu à la bonne sortie des masses cristalliniennes. Il est, en raison de cet écueil, plus prudent d'employer le kystitome pour la discission.

La sortie des masses cristalliniennes doit être facilitée par des instruments peu offensants pour l'œil ou par des lavages. On ne doit jamais, selon PFLUEGER, s'entêter à nettoyer la chambre antérieure complètement, car l'œil très myope supporte mal les longues manipulations. Mieux vaut envisager l'éventualité d'opérations secondaires, ou exécuter la kystitomie postérieure d'une main légère.

L'extraction à lambeau sans discission préalable (VACHER). — L'iridectomie paraît inutile. L'opération se fait exactement comme pour une cataracte ordinaire et avec un lambeau cornéen de la dimension habituelle. L'intervention étant unique expose moins, d'après VACHER, à l'iritis, à l'irido-choroïdite et pas davantage à la perte du vitreum si l'opérateur a la main légère. La plaie étant large, l'évacuation des masses est plus rapide et plus aisée, la cataracte secondaire moins fréquente et en tous cas moins épaisse.

L'extraction à lambeau après discission préalable (HIRSCHBERG). — HIRSCHBERG préfère pratiquer la discission quelques jours avant l'extraction à lambeau, de façon à opérer sur des masses opacifiées.

L'opération s'exécute alors selon les procédés ordinaires.

Les opérations de la cataracte secondaire après l'extraction du cristallin transparent n'offrent, non plus, rien de particulier. On évitera toutefois, plus encore que pour les cataractes secondaires non myopiques, tous les procédés de dilacération ou d'arrachement pour accorder la préférence à ceux qui opèrent la section franche de la membranule.

BIBLIOGRAPHIE

FUKALA. *Soc. f. d'opht.*, 1894, p. 117.
PFLUEGER. *Soc. f. d'opht.*, 1896, p. 142 et 1899.
VACHER. *Soc. f. d'opht.*, 1896, p. 126.

Maturation artificielle des cataractes incomplètes. — L'idée d'activer la maturation des cataractes incomplètes et trop lentes à évoluer remonte à GIBSON en 1811, mais c'est MOOREN, puis A. DE GRAEFE et MANNHARDT qui firent les premiers essais cliniques en ce sens vers le milieu du siècle dernier. Leurs procédés de maturation, surtout à leur époque préantiseptique, n'étaient pas sans danger puisqu'ils consistaient à attaquer le cristallin par discission ; aussi la méthode accueillie sans grand enthousiasme malgré l'autorité de ses promoteurs, ne fut-elle guère suivie. Le procédé opératoire que FÖRSTER imagina plus récemment eut un tout autre succès car, par ce moyen, on ne fait réellement courir aucun danger à l'œil et l'extraction ultérieure du cristallin s'en trouve au contraire facilitée.

Il existe actuellement deux méthodes de maturation artificielle de la cataracte :

La méthode de discission;
La méthode de massage.

Maturation de la cataracte par discission. — Plusieurs procédés :

Discission simple de la capsule antérieure (Mannhardt). — Mannhardt ponctionnait simplement la capsule du cristallin avec l'aiguille à discission, attendant quelques jours en suivant attentivement les progrès de l'opacification avant de procéder à l'extraction.

Alessandro, reprenant tout récemment l'idée ancienne de Mannhardt, conseille de multiplier les piqûres de la capsule avec l'aiguille à discission. Il en pratique de 5 à 10 dans toute l'étendue du champ pupillaire dilaté par l'atropine.

Claiborne, dans le même ordre d'idées, réalise cette multiplicité de piqûres avec un couteau lancéolaire armé de pointes.

Discission combinée à l'iridectomie (de Graefe, Mannhardt). — C'est ce procédé qui fut commun aux deux premiers auteurs qui s'occupèrent de la question.

De Graefe pratiquait tout d'abord une iridectomie, puis quand tout phénomène réactionnel avait disparu, il faisait sur la capsule une large discission cruciale.

Mannhardt faisait une iridectomie, et, pendant l'opération même, il s'appliquait à piquer le cristallin avec le couteau lancéolaire. Après ces discissions, l'extraction suivait à six ou huit jours d'intervalle.

Discission suivie d'un massage externe (Rohmer). — Ce procédé, qui est une combinaison des deux méthodes, consiste à augmenter l'effet de la discission au moyen de frictions exécutées sur la cornée à l'aide du dos d'une curette. Rohmer pratique d'abord plusieurs larges discissions simples sur la cristalloïde antérieure. L'aiguille à discission une fois retirée, on fait avec le couteau de de Graefe une ponction périphérique, et en retirant le couteau on déprime la lèvre scléroticale de la plaie, afin de vider complètement la chambre antérieure de toute son humeur aqueuse. C'est alors qu'on pratique le massage à travers la paupière supérieure avec le doigt, ou plus légèrement à travers la cornée avec le dos d'une curette.

Discission et injection intra-capsulaire. — Il convient d'ajouter aux procédés de maturation artificielle par discission, l'opération qui consiste à piquer la capsule cristallinienne avec la pointe d'une aiguille de Pravaz, et à y pousser une injection de quelques gouttes d'eau (Mac Keown) ou d'humeur aqueuse (Jocqs).

L'expérience a démontré que les suites de cette intervention étaient plus inquiétantes que celles qui résultent d'une discission simple, et que le résultat n'était pas meilleur.

MATURATION DE LA CATARACTE PAR MASSAGE. — Trois procédés :

Iridectomie suivie d'un massage externe (FORSTER). — C'est le procédé le plus communément adopté, celui qui a réussi à mettre la maturation artificielle de la cataracte en vogue ; il repose sur cette observation bien connue que les iridectomies antiglaucomateuses précipitent souvent la formation de la cataracte. L'opération de FORSTER consiste à faire d'abord une petite iridectomie en trou de serrure. Puis on procède au massage de l'œil. Les frictions sont faites directement sur la cornée avec un instrument mousse quelconque (dos d'une curette, d'un crochet à strabisme) ou à travers la paupière inférieure. Il faut que les frictions soient assez énergiques pour déprimer la cornée à chaque mouvement et que *sa face postérieure s'applique alors sur la cristalloïde antérieure*, mais pas assez fortes, toutefois, pour ébranler les attaches zonulaires du cristallin. Cette mesure dans la force à employer ne peut être exprimée par rien ni définie exactement, c'est une question de doigté qui sera facile à résoudre par tout opérateur habitué à manier un œil. On ne dépassera guère le nombre de vingt à trente frictions, et la séance de massage ne doit pas dépasser une demi-minute de durée. — Pansement occlusif à l'atropine.

Kératotomie suivie d'un massage interne (RINALDO). — RINALDO (de Buenos-Ayres) pratique la maturation de la cataracte de la façon suivante : il ouvre la chambre antérieure à la périphérie, puis au moyen d'une spatule d'écaille applique directement le massage sur la cristalloïde.

Kératotomie suivie d'un massage externe (GUNNING). — GUNNING (d'Amsterdam) considère que dans le procédé de FORSTER l'iridectomie ne joue aucun rôle et peut être négligée, ce qui permet plus tard de terminer par une extraction simple. Il se contente donc d'évacuer l'humeur aqueuse au moyen d'une simple paracentèse puis, il applique le massage à la surface de la cornée, de la même manière que le conseille FORSTER. Les résultats des deux opérations seraient identiques d'après l'expérience de GUNNING.

BIBLIOGRAPHIE

ALESSANDRO. *Archivio di Ottalm.*, 1901, nov. et déc.
CLAIBORNE. *New-York Med.*, 1904, 14 déc.
FÖRSTER. *Arch. f. Augenh.*, 1882.
GRAEFE (A. DE). *Arch. f. opht.*, 1864.
GUNNING. *Soc. fr. d'opht.*, 1886, p. 231.
MANNHARDT. *Soc. opht. de Heidelberg*, 1864.
ROHMER. *Soc. fr. d'opht.*, 1887, p. 123.

Extraction des corps étrangers du cristallin. — L'intervention dans les corps étrangers du cristallin ne peut être schématisée dans ses indications tellement les cas sont, individuellement, différents et complexes. D'une façon générale, un corps étranger est un danger menaçant pour l'œil, et on a vu cependant (NOTTAGE) une parcelle d'acier rester pendant trente-deux ans incluse dans le cristallin sans que la transparence générale de la lentille fût altérée.

Il est néanmoins possible de poser quelques principes généraux :

Si le corps étranger est petit, très bien toléré et s'il n'altère que partiellement la transparence de la lentille avec conservation d'une bonne vision, il est sage de ne pas chercher à l'extraire, à moins que cette extraction ne présente des facilités très grandes ou qu'il soit aimantable.

Si le corps étranger a occasionné un trouble cristallinien étendu ou central, ou encore s'il engendre des troubles oculaires quelconques, il faut l'enlever au plus vite. L'extraction concomitante de la cataracte traumatique qu'il a causée est ordinairement nécessaire.

EXTRACTION DES CORPS ÉTRANGERS MAGNÉTIQUES. — L'opération est la même que pour l'extraction des corps étrangers intra-oculaires avec une facilité plus grande en général[1].

On peut utiliser la plaie accidentelle si elle est encore ouverte et assez grande pour l'introduction de l'aimant, ou créer une ouverture chirurgicale avec le couteau lancéolaire. En ce cas-là l'électro-aimant employé est le petit aimant de Hirschberg, dont la pointe va pénétrer dans la chambre antérieure jusqu'au voisinage du corps étranger.

Beaucoup d'opérateurs préfèrent employer d'abord l'électro-aimant géant pour mobiliser le corps étranger et l'amener au bord de la plaie et au besoin même jusqu'au dehors. L'électro-aimant de Hirschberg servirait au besoin à aller cueillir le corps étranger pour le guider à travers la plaie jusqu'à l'extérieur.

Si le corps étranger magnétique entraîne au dehors avec lui un lambeau d'iris, on s'inspirera de l'état de celui-ci pour le rentrer à l'intérieur ou le réséquer.

EXTRACTION DES CORPS ÉTRANGERS NON MAGNÉTIQUES. — Pour extraire les corps étrangers non magnétiques nécessitant l'introduction dans l'œil d'une pince, une plaie chirurgicale au couteau lancéolaire sera généralement nécessaire. Celle-ci sera placée de préférence à la périphérie.

Si le corps étranger est périphérique et visible, une fois la chambre antérieure ouverte, on ira saisir celui-ci avec une pince fine à griffes, ou mieux à cuillers (pince à caillots) et on l'attirera doucement au dehors.

Si le corps étranger est planté à la fois dans l'iris et le cristallin mais sans troubles étendus de la lentille, on cherchera comme précédemment à dégager de sa place ; au besoin le lambeau d'iris dans lequel il se trouve implanté serait réséqué, ce qui constituerait une iridectomie.

Si le corps étranger se trouve profondément engagé dans le cristallin, il faut, pour l'extraire, tant de dégâts, qu'il est plus simple de procéder d'emblée

---

[1] Voir plus loin pour les détails de l'intervention, le chapitre VIII de la chirurgie oculaire sur l'extraction des corps étrangers du corps vitré.

à l'extraction de toutes les masses cristalliniennes par pression ou succion, après discission chirurgicale, et en même temps à l'ablation du corps étranger.

On peut encore, pour pratiquer la même opération, attendre quelques jours que la cataracte traumatique se soit d'elle-même complétée.

Atropine et pansement.

BIBLIOGRAPHIE

Czermak. Chirurgie oculaire. *Vienne*, 1904, p. 1165.

Nottage. Corps étranger du cristallin, resté trente-deux ans en place. *Opht. Rec.*, 1899, p. 78.

CHAPITRE III

OPÉRATIONS SUR LES PAUPIÈRES

I

OPÉRATIONS DU RELACHEMENT OU DE L'ÉLARGISSEMENT DE LA FENTE PALPÉBRALE

Les diverses opérations qui servent à corriger le relâchement ou l'élargissement de la fente palpébrale ont reçu le nom de *tarsorraphie*. Ces opérations se ressemblent toutes dans leurs points essentiels, aussi ne représentent-elles que les différents procédés d'une méthode unique que von WALTHER a introduite, en 1826, dans la chirurgie oculaire.

Tarsorraphie. — *Procédé de Walther.* — WALTHER excisait complètement le bord des paupières au niveau de la commissure palpébrale qui

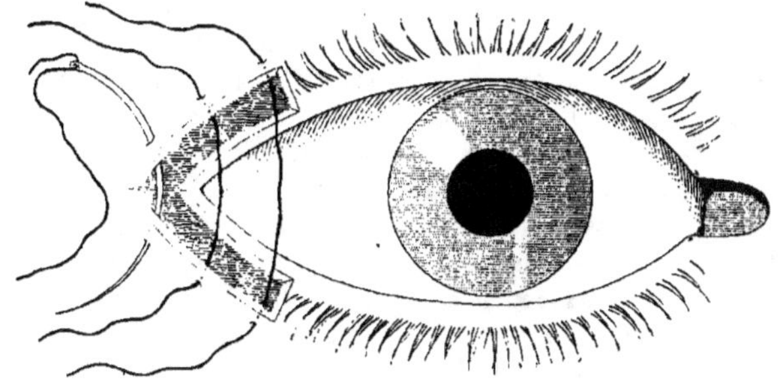

Fig 147.
Tarsorraphie. — Procédé de Walther.

devait être rétrécie. Son excision comprenait ainsi les cils et les bulbes ciliaires et elle était suivie de la réunion des bords palpébraux par des points de sutures.

Procédé de Arlt. — Le procédé de Arlt s'applique seulement à l'angle interne des paupières et prend le nom de *tarsorraphie médiane*, par opposition avec celui de *tarsorraphie latérale* qui correspond à l'opération pratiquée sur l'angle externe. Il consiste à exciser tout près de l'angle interne de l'œil une bandelette cutanée étroite longeant le rebord palpébral, tant de la paupière supérieure que de l'inférieure. La plaie ainsi formée par l'excision du lambeau représente un V ouvert en dehors. On réunit les lèvres de ce V par des points de sutures.

Procédé de A. Terson. — A. Terson décrit une tarsorraphie interne *pure* qui est différente de l'opération précédente qui prendrait plus justement le nom de *canthorraphie* interne. Cette opération consiste à aviver le tarse très près des points lacrymaux, sur une étendue de 4 à 5 millimètres, mais en laissant libre le canthus interne. On place ensuite deux points de suture pour réunir les deux lèvres palpébrales avivées.

Procédé de de Wecker. — Ce procédé a l'avantage de s'appliquer non

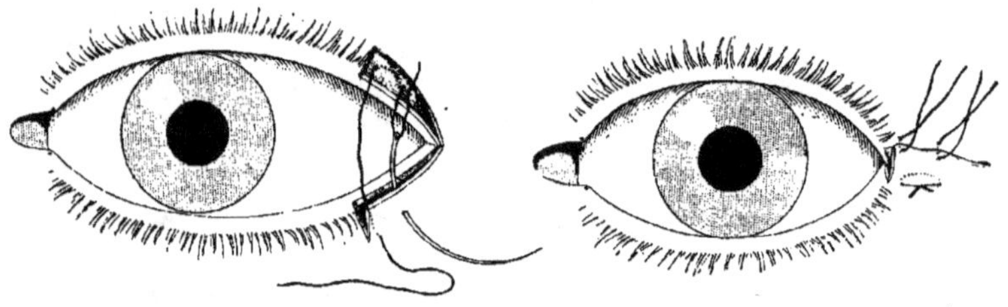

Fig. 148.
Tarsorraphie. — Procédé de Fuchs.

seulement aux angles de l'œil, mais encore à un point quelconque du rebord palpébral, lorsqu'il est nécessaire de pratiquer une *tarsorraphie partielle ;* il permet en effet de conserver la rangée ciliaire dans son intégrité. Ce procédé est le seul qui soit applicable lorsque la tarsorraphie doit être *temporaire.*

Il consiste à pratiquer l'avivement, en dépouillant de sa couche épidermique, seulement la partie comprise entre la section tranchante du bord palpébral et l'implantation des cils, avec la précaution de ménager autant les cils que les orifices des glandes de Meibomius (de Wecker), ou mieux encore et plus simplement, en réséquant le rebord tranchant du bord des paupières, ce qui donne une assez large surface d'avivement à côté du rebord ciliaire respecté. L'opération se fait facilement avec une fine pince à dents de souris et une paire de ciseaux courbes pointus. Les surfaces avivées sont ensuite mises au contact et réunies par des points de sutures de soie, de crin de Florence ou même de fils d'argent.

Procédé de Fuchs. — L'auteur de ce procédé reproche aux opérations précédentes de donner des cicatrices peu solides *en raison de la faible surface des parties avivées et coaptées.*

Sous l'effort d'une traction un peu forte et continue, comme dans l'exophtalmie, la cicatrice se tend et peut se rompre. Pour éviter cet inconvénient il opère ainsi, en prenant pour type la tarsorraphie la plus ordinaire, la tarsorraphie latérale :

Par une incision intermarginale on divise, en deux feuillets, la paupière inférieure sur l'étendue qui doit être suturée. Au niveau de l'extrémité interne de l'incision, on en pratique une autre très courte, perpendiculaire à la première, se dirigeant en bas, mais qui n'intéresse que la peau. La face postérieure du lambeau, près de son bord libre, porte les follicules des cils mis à nu ; on les excise à l'aide de ciseaux tenus à plat, ce qui fait tomber les cils ultérieurement. Ensuite on avive la paupière supérieure en pratiquant. sur la même étendue que sur la paupière inférieure, l'incision intermarginale et en exécutant l'excision du sol ciliaire ainsi dégagé. Pour obtenir une réunion exacte des surfaces et non de leurs bords seulement, on applique les sutures de la manière suivante : on passe les deux extrémités d'un fil armé de deux aiguilles, d'arrière en avant, à travers la paupière supérieure près de son bord tranchant. De cette manière l'anse du fil est appliquée sur la paupière du côté de la conjonctive, tandis que les deux bouts libres sortent de la surface cruentée antérieure. Ensuite on passe les fils dans la base du lambeau cutané inférieur et on les noue sur une perle à la face antérieure de ce dernier. Des sutures fines servent à coapter exactement les bords libres des deux surfaces avivées.

BIBLIOGRAPHIE

Fuchs. Traité, 3ᵉ édition. p. 930.
Wecker (de). Chirurgie oculaire, p. 324.

II

OPÉRATIONS DU RÉTRÉCISSEMENT OU DE LA CONTRACTURE
DE LA FENTE PALPÉBRALE

Ces opérations portent toutes sur l'angle (*canthus*) externe des paupières et prennent ainsi le nom de *canthoplastie* ; elles comportent trois méthodes : la méthode ancienne de von Ammon et Agnew ou *canthoplastie simple ;* la *canthoplastie à lambeau cutané ;* et la *canthoplastie à lambeau conjonctival.*

Canthoplastie. — Canthoplastie simple. — *Procédé de von Ammon.* — Un aide fixe la tête du malade et écarte en même temps au maximum l'angle externe des paupières, pendant qu'un autre aide se charge de l'hémostase. L'opérateur conduit un bistouri pointu sur une sonde cannelée introduite derrière la commissure externe. Il ponctionne alors de dedans en dehors près du bord orbitaire et incise horizontalement la commissure externe en prolongeant la fente palpébrale ; ou bien il se sert dans le même but de forts ciseaux droits dont une des branches passe en avant de la commissure, tandis que l'autre passe en arrière, et qui ont cet avantage de faire d'un seul coup la section désirée. Puis pendant que le premier aide écarte énergiquement les deux lèvres de l'incision, on fixe par un point de suture l'extrémité externe de la conjonctive dans l'angle de la plaie, en ayant soin de passer le point de suture de dedans en dehors et de terminer par un nœud ordinaire. On y ajoute deux nouveaux points de suture exécutés avec de la soie très fine et réunissant les deux lèvres, l'une conjonctivale, l'autre cutanée, des deux plaies longitudinales produites par la canthotomie.

Quand on ne peut fixer l'extrémité de la conjonctive dans l'angle de la plaie, sans déchirer la muqueuse, on peut se contenter des deux sutures latérales, d'une seule même à la rigueur (STELLWAG VON CARION).

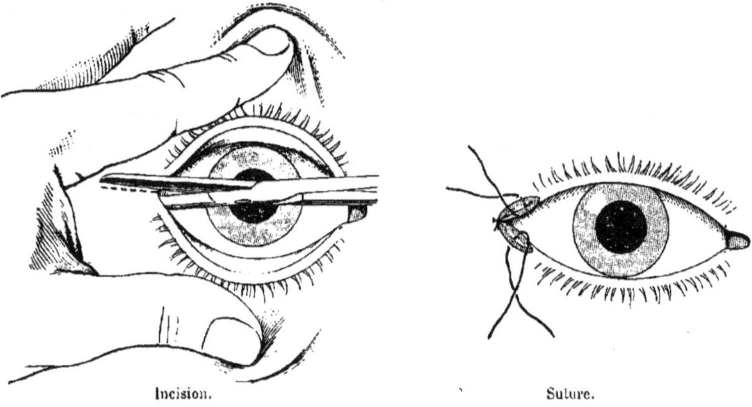

Fig. 149.
Canthoplastie. — Procédé de von Ammon.

Ce procédé de canthoplastie le plus ancien et le plus simple est aussi le plus communément employé. Un bistouri ou une paire de ciseaux droits et forts, une pince et des fils montés sur des aiguilles à suture suffisent à son exécution. On a cependant imaginé certains instruments pour faciliter la pose des fils qui n'est pas toujours aisée, à cause de l'hémorrhagie souvent abondante qui vient gêner la fin de l'opération. C'est ainsi que GAZÉPY a fait construire un instrument très compliqué, capable d'exécuter à lui tout seul les divers temps de la canthoplastie, que CZERMAK, visant seulement à supprimer l'hémorrhagie, emploie une pince à coulisse avec laquelle il saisit la commissure et qui permet de placer les points de suture sans être gêné par le sang.

Nous réalisons plus simplement, et avec les simples pinces hémostatiques qui sont entre toutes les mains, le desideratum qui consiste à placer les fils correctement, de manière à ourler soigneusement le rebord de la muqueuse avec la lèvre cutanée de l'incision. Prenant deux pinces hémostatiques, on les applique horizontalement de manière à saisir en haut et en bas l'angle externe des paupières jusqu'au fond du cul-de-sac en laissant libre entre elles la ligne médiane qui doit être sectionnée. Cette incision une fois faite et avant tout écoulement de sang, on peut facilement passer les fils entre les lèvres muqueuse et cutanée du rebord palpébral pris dans la pince. De même le point de suture angulaire pourra être placé en même temps, mais les fils ne seront serrés et noués qu'après l'enlèvement des pinces; à ce moment l'hémorragie est moindre et d'ailleurs ne peut plus être gênante.

Procédé d'Agnew. — L'effet de l'élargissement de la fente peut encore être sensiblement augmenté et cela surtout en ce qui concerne son action antiphlogistique, si l'on y ajoute un détachement latéral de toute la paupière supérieure au moyen d'une incision du fascia-tarso-orbitaire. C'est la modification apportée par Agnew au procédé classique de von Ammon, et voici la description de cette opération :

Anesthésie générale, sauf chez les adultes qui ne redoutent point les souffrances physiques. Le sujet est couché sur le dos et la commissure externe des paupières, maintenue écartée à l'aide du pouce et de l'index, sera divisée largement jusqu'au fond du cul-de-sac conjonctival, selon le procédé précédent.

Ce premier temps de l'opération achevé et l'hémorragie arrêtée par une compression de quelques instants, le chirurgien saisit la paupière supérieure entre le pouce et l'index et l'attire un peu en haut et vers le nez jusqu'à ce qu'il sente que le ligament palpébral externe est bien tendu. Si le doigt ne peut être introduit sous la paupière, on saisira celle-ci avec des pinces plates sans griffes, pour la tendre convenablement. Cela fait, il introduit les pointes d'une paire de ciseaux, de dimension moyenne, dans la plaie et entaille le bord tendu dudit ligament, au voisinage de la crête de l'orbite. La direction des coups de ciseaux *doit être perpendiculaire à l'incision qui traverse la commissure*, et cela à une distance d'environ 4 à 5 millimètres de l'endroit où le ligament se détache du bord temporal de l'orbite. Si la paupière supérieure a été fermement maintenue durant ce second temps de l'opération, de sorte que le ligament soit bien tendu en tirant la paupière en haut et en dedans comme il a été dit plus haut, le chirurgien n'éprouvera aucune difficulté à placer les pointes des ciseaux, de façon à ce qu'une des lames glisse au-dessus du ligament, entre ce dernier et la peau, et l'autre en dessous de ce même ligament dans l'espace compris entre ce dernier et la conjonctive. L'opérateur sentira parfaitement la paupière qui cède à ses efforts, au moment où il incise le ligament; il suffit pour ne pas se tromper sur cette sensation d'avoir une seule fois divisé un tendon. Le ligament tarsal de la paupière inférieure devra rester intact; d'abord son incision est inutile; ensuite, elle peut donner lieu à un renversement de la paupière inférieure, accident auquel on n'est pas exposé quand on n'attaque que la paupière supérieure. Le dernier temps consiste comme précédemment à passer trois points de suture, de façon à bien affronter la conjonctive avec la peau dans toute la longueur de l'incision, mais en ayant soin de ne pas faire pénétrer les fils dans le ligament incisé.

Procédé de Valude. — Ce procédé est particulièrement applicable aux cas d'ankyloblépharon avec rétraction cicatricielle de la conjonctive, ainsi qu'on l'observe à la période ultime du trachome. Chez ces malades, le canthus externe est souvent déformé par un pli cutané vertical rappelant l'épicanthus interne et qui résulte de la rétraction conjonctivale.

L'opération s'exécute ainsi : Déplissant l'angle externe des paupières avec les deux doigts de sa main gauche, on incisera avec un couteau, par trans-

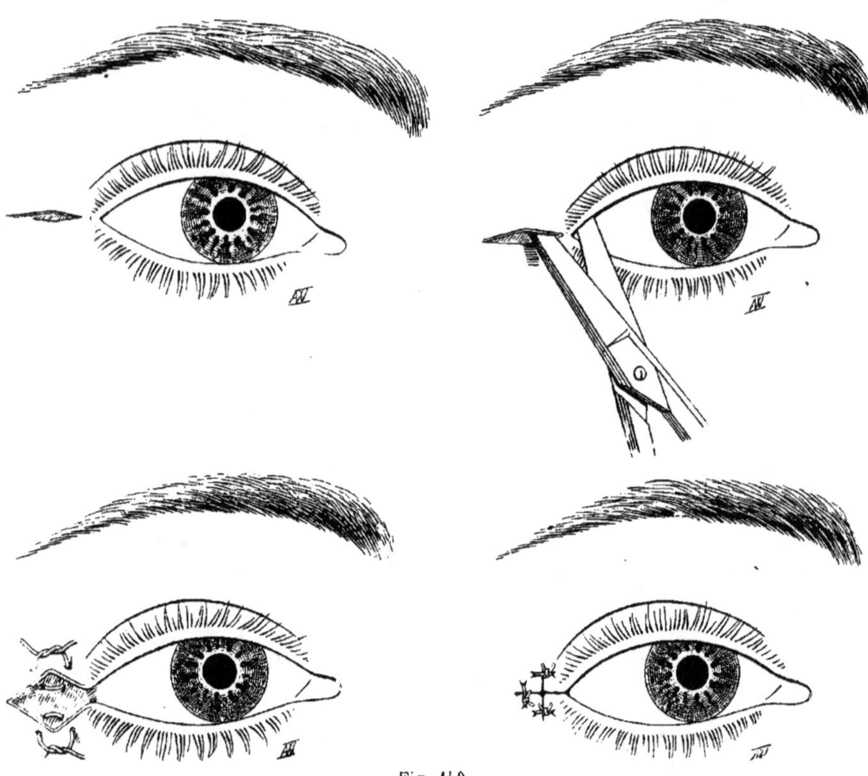

Fig. 150.
Canthoplastie. — Procédé de Valude.

fixion, la peau, suivant une ligne horizontale et dans le prolongement du canthus, mais sans fendre celui-ci ; l'incision aura une étendue de 1 centimètre et demi environ.

Saisissant alors avec une pince à griffes les deux lèvres de l'angle palpébral, le chirurgien débridera profondément en deux coups de ciseaux : 1° du côté de la conjonctive bulbaire, et 2° selon la direction proposée par AGNEW, dans l'épaisseur de la paupière, mais sur une étendue bien moindre que dans l'opération précédente. Les ciseaux ne seront pas enfoncés à plus d'un centimètre.

Après avoir exécuté ce débridement palpébro-conjonctival en haut et en bas, le chirurgien aura devant lui un angle palpébral largement ouvert, et les deux lambeaux, ainsi séparés, affecteront l'aspect de deux triangles cutanés très mobiles.

On renversera alors en dehors chacune des deux pointes de ces triangles, de façon à replier la lèvre cutanée sur elle-même, en dehors et en arrière, et à coapter les bords de la peau ainsi repliée. Deux points de suture seront appliqués l'un en haut, l'autre en bas. Il ne restera plus qu'à réunir la partie postérieure de l'incision de la peau, sans que ce dernier point de suture soit absolument nécessaire.

On ne se préoccupe pas, dans le procédé de Valude, de fixer la muqueuse à la peau. Le reploiement de l'angle palpébral en arrière suffit à assurer l'effet de la canthoplastie.

CANTHOPLASTIE A LAMBEAU CUTANÉ. — *Procédé de Cusco*. — Ce procédé consiste à tailler, à l'aide de deux incisions qui divergent à partir de la commissure palpébrale externe, un petit lambeau cutané, triangulaire, à base tournée en dehors et à sommet interne. Chacune de ces incisions a de 1 centimètre à 1 centimètre et demi de longueur, ce qui fait que la base du lambeau, qui représente en quelque sorte un triangle isocèle, a également 2 centimètres. Ce lambeau étant disséqué jusqu'à sa base, on sectionne à son tour le cul-de-sac externe de la conjonctive puis on fixe, au moyen d'un seul point de suture, le sommet du lambeau au fond de la plaie, en prenant avec lui le cul-de-sac conjonctival.

Procédé de Clark. — Ce procédé recommandé par son auteur dans les cas d'entropion avec blépharophimosis, est une variante du précédent. Il consiste à pratiquer d'abord la canthotomie puis à tailler un lambeau cutané d'après les indications de Cusco; l'effet du débridement angulaire s'en trouve augmenté.

CANTHOPLASTIE A LAMBEAU CONJONCTIVAL. — *Procédé de Richet*. — Il consiste à tailler au niveau de la commissure externe un petit lambeau triangulaire de conjonctive représentant un V dont la base regarde le globe oculaire, puis à disséquer les téguments et le muscle orbiculaire jusqu'à la conjonctive, et enfin à exciser ceux-ci complètement en ne conservant que la membrane muqueuse qui reste seule au fond du triangle. On divise ensuite celle-ci sur la ligne médiane, de façon à obtenir deux lambeaux flottants qui sont fixés par des serres fines ou suturés aux bords de l'incision cutanée.

Procédé de Hamer. — On prend des ciseaux à extrémités pointues et on fait pénétrer l'une de leurs branches entre la peau et la conjonctive, à partir de l'angle externe de l'œil, là où a lieu la transformation de la muqueuse en peau. En fermant alors les ciseaux, on pratique sur une longueur d'environ 8 à 10 millimètres, et dans la direction de la tempe, une incision qui n'intéresse que la peau. Les paupières étant renversées, on détache alors avec les ciseaux la conjonctive en haut et en bas sur une longueur d'environ 8 à 9 millimètres, à partir du petit angle de l'œil, le long du bord ciliaire postérieur de chaque paupière.

La conjonctive est ensuite saisie avec des pinces, à l'angle externe de l'œil resté intact et la portion qui revêt la région la plus externe des paupières est disséquée dans toute son étendue, dans la direction du bulbe oculaire ; on obtient ainsi un large lambeau triangulaire de conjonctive.

Ce lambeau triangulaire de la conjonctive est facilement amené au dehors, grâce à ses dimensions, et fixé à l'aide de trois points de suture, dans le petit angle palpébral agrandi comme il a été dit. Pour prévenir toute déchirure, il faut avoir soin de ne pas placer les points de suture trop près du bord du lambeau conjonctival.

L'auteur conseille d'employer ce procédé lorsque la conjonctive du cul-de-sac est atrophiée ou lorsque le phimosis est accompagné de symblépharon, complication très fréquente dans le troisième stade du trachome. Dans de pareilles conditions, en effet, où la distance entre l'angle externe des paupières et le bulbe oculaire est très petite, où en outre la muqueuse est peu mobile, on éprouve une difficulté à amener au dehors une portion suffisante de conjonctive, surtout lorsque cette dernière est divisée.

Procédé d'Œttingen. — OETTINGEN a simplifié la dissection du lambeau conjonctival dont les avantages ont été exposés en faveur du procédé précédent.

Avant de sectionner la commissure il saisit simplement avec une forte pince à fixation la conjonctive près de cette commissure et la soulève en un pli horizontal qu'il entame en y enfonçant, d'un coup sec, la pointe des ciseaux. On obtient ainsi un lambeau muqueux triangulaire à sommet tourné vers l'angle palpébral. A travers l'ouverture qui en résulte il introduit les ciseaux derrière la commissure et sectionne cette dernière dans la longueur voulue. Ensuite il libère le lambeau triangulaire de conjonctive et le fixe à l'aide de 2 à 3 points de suture dans le nouvel angle palpébral.

Procédé de Chalot. — Cet auteur combine la taille de deux petits lambeaux cutanés à celle d'un lambeau conjonctival destiné à s'adapter à ceux-ci. Voici la description de cette opération un peu compliquée, qui s'adresserait également aux cas compliqués de phimosis palpébral.

Pendant qu'il exerce une tension convenable sur les paupières avec le pouce et l'index de la main gauche, le chirurgien armé d'un petit couteau convexe, fait sur la commissure externe une incision longue de 12 millimètres et qui marche horizontalement dans le sens de la fente palpébrale. Cette incision ne doit comprendre que la peau. Sur l'extrémité externe de l'incision horizontale, le chirurgien en pratique une autre ne comprenant également que la peau, mais verticale, haute de 3 millimètres seulement, d'où la forme d'un ⊢. Il dissèque les deux petits lambeaux cutanés supérieur et inférieur sur une hauteur de 2 millimètres environ et, après les avoir renversés de part et d'autre, il taille dans leur intervalle sur la muqueuse du cul-de-sac un petit lambeau quadrangulaire ; deux coups de ciseaux suffisent. On procédera alors à la réunion avec des fils de soie. L'opérateur renverse d'abord en dehors l'extrémité libre du lambeau muqueux et l'affronte avec la peau de la nouvelle commissure au niveau de la petite incision verticale : c'est là le point le plus important et le plus nécessaire au succès définitif de l'opération. Puis il réunit les deux lambeaux cutanés, de part et d'autre avec le bord correspondant de la conjonctive palpébrale.

BIBLIOGRAPHIE

AGNEW. *Annales d'oculistique*, t. LXXIV, p. 185.

AMMON (von). *Annales d'oculistique*, 3ᵉ volume du supplément, p. 104.

CHALOT. *Gaz. hebd. de Sc. médic. de Montpellier*, 1882, p. 337.

CUSCO. *Annales d'oculistique*, t. LXVIII, p. 190.

HAMER. *Annales d'oculistique*, t. LIII, p. 177.

OETTINGEN. *Opht. klin. Dorpat's*, 1871, p. 41, et in *Stellwag von Carion Neue Abhandl.*, 1886.

RICHET. Traité d'anatomie médico-chirurgicale, p. 427.

STELLWAG VON CARION. *Lehrbuch der prakt. Augenh.* Wien., 1870, p. 513.

VALUDE. *Annales d'oculistique*, 1901, août, et *Soc. fr. d'opht.*, 1901.

III

OPÉRATIONS DE L'ÉPICANTHUS

Il existe pour l'épicanthus deux méthodes opératoires : l'une qui consiste à prendre le lambeau à exciser sur le dos du nez, c'est la *méthode à excision médiane* ou *rhinorraphie* de AMMON ; l'autre, la *méthode à excision latérale* où les pertes de substance cutanée sont sur le côté.

Excision médiane. — *Rhinorrhaphie de Ammon.* — AMMON soulevait avec les deux doigts un pli au-dessus du dos du nez d'une largeur suffisante

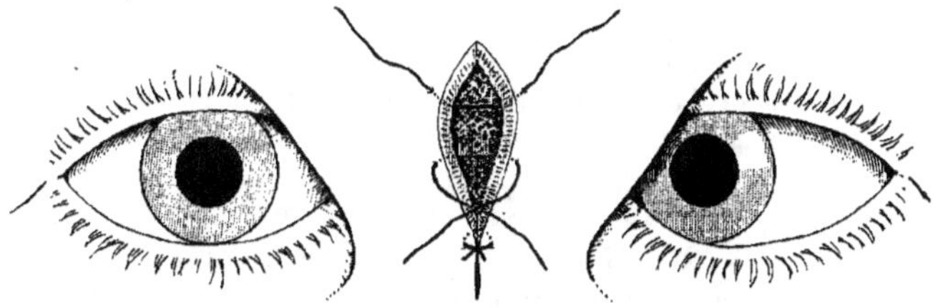

Fig. 151.
Rhinorrhaphie de von Ammon.

pour mettre à découvert les commissures internes. Cette partie, assez étendue pour faire disparaître l'épicanthus, était circonscrite par un trait d'encre et excisée ; puis il réunissait la plaie par une suture.

KNAPP, pour faciliter la coaptation des lèvres de la plaie, conseille de dégager un peu la peau sur les côtés de la plaie. Il donne aussi au lambeau excisé une forme rhomboïdale au lieu de l'ovale simple du lambeau de Ammon.

Kuhnt conseille de ne pas enlever le lambeau cutané jusqu'à l'os, ni même simplement jusqu'au tissu sous-dermique. Il se contente, une fois qu'il a tracé les limites du lambeau, à la façon ordinaire, d'en abraser avec un bistouri convexe l'épiderme et le corps de Malpighi ; il s'arrête au derme et ramène les bords de la plaie par dessus, après qu'il a dégagé les deux lambeaux des tissus osseux sous-jacents, pour leur permettre d'aller à leur rencontre réciproque. La suture doit être assurée par un fort fil d'argent passé assez loin dans la peau.

L'avantage de ce procédé est de donner au dos du nez une forme plus remplie.

Cette opération convient aux épicanthus doubles congénitaux.

Excision latérale. — *Procédé de Desmarres*. — Lorsque, en cas d'épicanthus double on voudra éviter la cicatrice visible du dos du nez que donne la rhinorrhaphie de Ammon, et, à plus forte raison, s'il s'agit

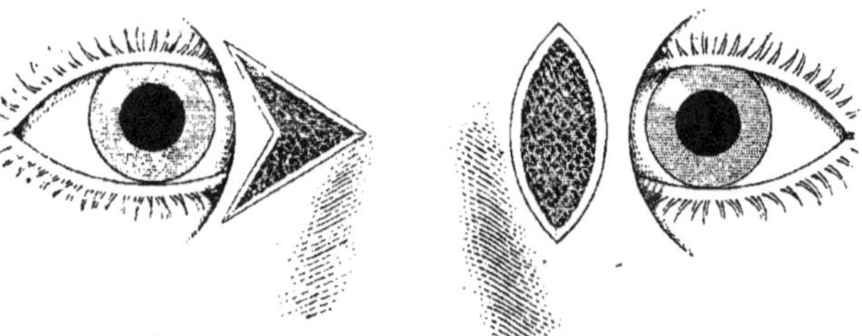

Fig. 152.
Excision latérale de l'épicanthus.

d'un épicanthus monolatéral, on localisera, à l'exemple de Desmarres, le lambeau cutané, ovalaire, à exciser, sur les parties latérales du dos du nez, au voisinage de l'angle interne. La cicatrice sera ainsi rendue peu visible.

Procédé de E. Berger. — Au lieu d'exciser un lambeau elliptique de la peau voisine de l'angle interne, un meilleur résultat est donné par une perte de substance affectant la forme d'un trapézoïde ou triangle à base brisée, inscrivant dans son angle le canthus interne.

Wicherkiewicz, a présenté le même procédé au Congrès international d'ophtalmologie d'Utrecht (1809), en voici la description :

On fait, à partir d'un point situé sur une ligne horizontale à 8 à 10 millimètres de la commissure interne, deux incisions droites, dirigées, l'une vers la paupière supérieure, l'autre vers l'inférieure. Ces incisions qui font un angle de 60° à 90° suivant la forme et la grandeur du repli cutané, touchent presque la base de celui-ci. Des extrémités de ces incisions partent deux autres qui convergent vers le point de départ en formant un angle plus grand que le premier, de sorte que ces quatre incisions dessinent un lambeau de forme trapézoïde. On réunit la plaie en rapprochant d'abord le point de

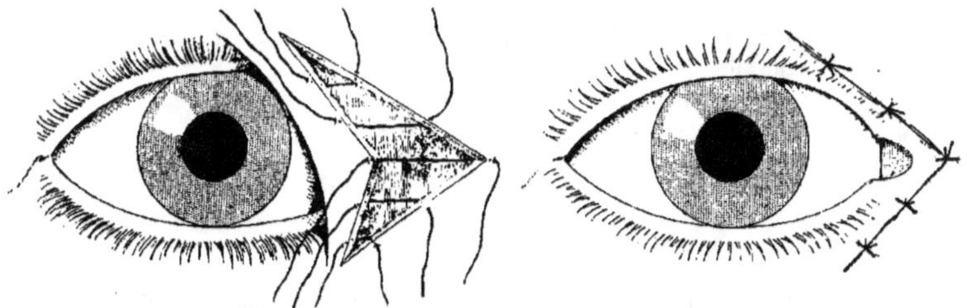

Fig. 153.
Epicanthus. — Procédé de Wicherkiewicz.

départ des premières incisions avec le point de rencontre des secondes, puis, à l'aide de quatre à six sutures, les bords du trapézoïde.

Procédé de Rogman. — ROGMAN cherche à réduire dans le sens horizontal l'étendue de la peau qui forme l'épicanthus.

Voici son procédé :

Entre le rebord semi-lunaire et la ligne médiane, lambeau en forme de V

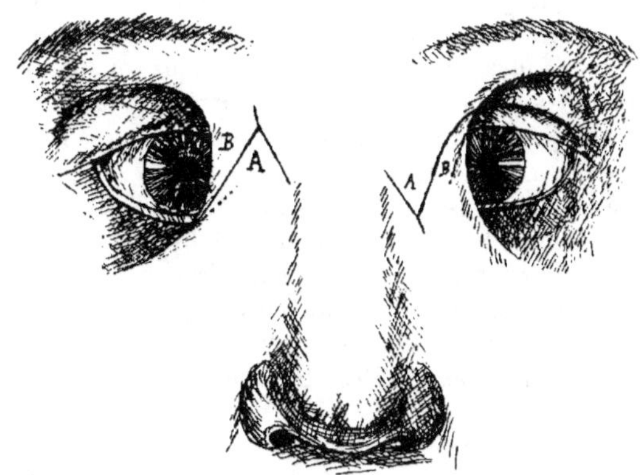

Fig. 154.
Epicanthus. — Procédé de Rogman.

renversé, de façon que les deux pointes descendent à la hauteur de l'angle interne de l'œil (fig. 154 A.) Puis, on prolonge vers le bas l'incision externe, de façon à tracer le bord interne d'un second lambeau en forme de V, droit cette fois, dont le sommet se trouve à cheval sur la crête du repli de l'épicanthus et dont la branche externe remonte sur la face oculaire de ce repli jusqu'au niveau de l'angle interne de l'œil (B). On taillera les lambeaux plus ou moins larges selon l'attraction qu'on veut obtenir dans le sens horizontal.

Après avoir libéré les deux lambeaux on les croise et on les fixe par des sutures.

BIBLIOGRAPHIE

E. Berger. *Archives d'opht.*, t. XVIII, p. 453.
Desmarres. Traité, p. 474.
Kuhnt. *Zeitschr. f. Augenheilk.*, 1889, août.
Rogman. *Ann. d'ocul.*, 1904, juin.

IV

OPÉRATIONS DES TUMEURS DES PAUPIÈRES

La seule tumeur des paupières pour l'ablation de laquelle existe une description opératoire systématique est le chalazion ; c'est aussi la tumeur de beaucoup la plus fréquente aux paupières.

Deux méthodes d'opérer les chalazions existent suivant que la saillie de la tumeur prédomine du côté de la peau ou du côté de la muqueuse : *l'extirpation par la peau, le curettage par la muqueuse*. C'était déjà la formule de Fabrice d'Acquapendente qui opérait le chalazion du côté où il proéminait le plus. Toutefois quelques auteurs opèrent par la voie conjonctivale presque tous les chalazions, même ceux qui font une forte saillie sous la peau, dans le but d'éviter une plaie extérieure. D'autres, nous sommes de ceux-là, considérant la plaie extérieure comme insignifiante vu qu'elle guérit toujours parfaitement et qu'elle reste invisible, préfèrent opérer le plus possible par la peau (à moins d'exubérance particulière vers la muqueuse), parce que la dissection de la tumeur est ordinairement plus complète par la voie cutanée. Une troisième méthode d'opérer les chalazions, s'adresse aux tumeurs qui siègent au bord libre et qu'on ne peut enlever sans créer une certaine difformité due à l'échancrure opératoire du bord palpébral, à la chute des cils, etc.; elle convient aussi aux personnes pusillanimes qui craignent l'instrument tranchant ; c'est l'*écrasement* des chalazions imaginé également par Desmarres.

Enfin il existe une variété de chalazion du bord libre, qui forme un renflement rougeâtre, un petit amas violacé sur la lèvre postérieure du bord ciliaire et que nous avons désignée sous le nom de canaliculite meibomienne ou tarsienne, car la lésion principale est un engorgement du canal excréteur de la glande de Meibomius : cette variété de chalazion est justiciable non de l'extirpation mais d'une opération spéciale consistant surtout en un curettage du conduit meibomien.

Opérations du chalazion. — Extirpation du chalazion par la peau. — Depuis que Desmarres a imaginé la pince fenêtrée qui porte son nom, cette opération est devenue très simple et très facile à exécuter.

Voici quels sont les instruments nécessaires pour la pratiquer : la pince de DESMARRES, un petit bistouri, une pince à griffes ou une érigne fine simple, des ciseaux pointus courbes et une petite curette tranchante ; parfois si la plaie est large un point de suture sera appliqué pour maintenir les deux lèvres de la plaie au contact.

Procédé par dissection. — Le patient étant disposé sur le fauteuil à opérations, le chirurgien engage sous la paupière la branche pleine de la pince de DESMARRES, soit par une de ses extrémités, soit tout entière si le volume de la tumeur l'exige ; il tend ensuite convenablement la peau et rabat la branche fenêtrée sur la paupière afin que le chalazion soit enfermé dans l'anneau. La vis étant serrée fortement, l'opération commencera par l'incision de la plaie suivant une ligne parallèle au bord palpébral.

Ce temps de l'opération et la dissection qui s'ensuit pourrait être rendu moins douloureux par une injection préalable de cocaïne. Toutefois cette pratique a l'inconvénient de boursoufler les tissus et de noyer les contours de la tumeur dans un œdème sanguin. Il en résulte que la dissection est rendue plus laborieuse, plus longue, et l'avantage de la cocaïnisation s'en trouve perdu. Il est préférable de négliger la cocaïnisation pour aller plus vite, d'autant que la partie de l'opération qui est la plus pénible est la striction de la pince de DESMARRES, laquelle occasionne une douleur que ne peut atténuer la cocaïne.

Une fois le chalazion mis à découvert par l'incision, on le saisit soit avec le tenaculum pointu, soit avec la pince à dents de souris et on le dissèque dans ses contours en prenant garde d'en dépasser les limites profondes et d'exciser une portion de la paroi postérieure de la paupière, ce qui la perforerait de part en part. Malgré toutes les précautions, il arrive ordinairement que le kyste s'ouvre au cours de la dissection, ou qu'il en reste des fragments au fond de la plaie. Les débris de la tumeur seront alors enlevés avec les ciseaux ou avec la curette tranchante (GAYET).

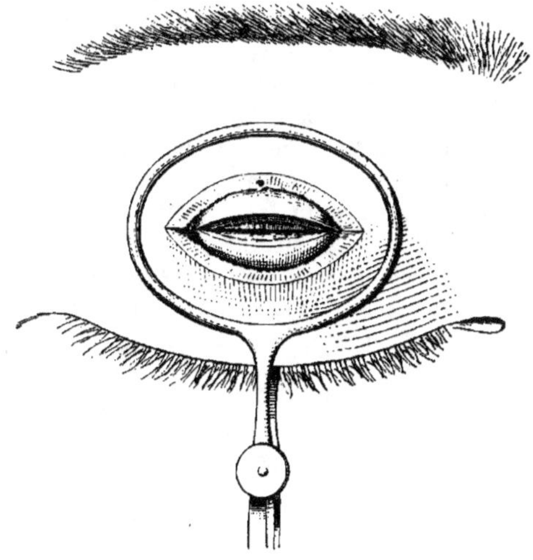

Fig. 155.
Opération du chalazion.

Procédé par transfixion (VALUDE). — Pour éviter de perforer la paroi palpébrale postérieure (accident peu grave du reste), mais surtout pour supprimer le temps un peu long et le plus souvent illusoire de la dissection du kyste, nous conseillons le procédé suivant qui a le mérite d'une grande simplicité et d'une extrême rapidité d'exécution.

La pince fenêtrée étant en place et le chalazion bien saillant sous la peau, on enfonce profondément le bistouri de façon à transfixer complètement la tumeur en même temps que sera faite l'incision de la peau.

Aussitôt le kyste apparaît, béant, ouvert par la moitié. Avec la curette tranchante on le videra de son contenu fongueux ou semi-liquide et on se trouvera en présence des deux moitiés de l'enveloppe kystique, figurant deux valves fibreuses incorporées dans le cartilage tarse. Saisissant l'une après l'autre, ces deux valves avec la pince à dents on les excisera d'un ou deux coups de ciseaux.

Après avoir tamponné quelques minutes pour arrêter la petite hémorrhagie, toujours un peu persistante, qui suit l'application de la pince compressive, on appliquera un pansement sec, ou même une simple bandelette de taffetas gommé aseptique, si la plaie est petite ; lorsque la plaie est assez longue pour que le chevauchement des lèvres soit à craindre il sera préférable de coapter celles-ci par un point de suture qu'on pourra enlever dès le lendemain.

Curettage par la muqueuse. — L'opération par la muqueuse se fera à peu près de la même façon que par la peau, mais en introduisant naturellement la partie fenêtrée de la pince de Desmarres sous la paupière et en retournant celle-ci pour amener la conjonctive au dehors. Toutefois la muqueuse étant adhérente au tarse, c'est-à-dire à la coque fibreuse qui forme l'enveloppe du kyste, on devra joindre à l'extirpation de celui-ci l'excision d'une partie de la conjonctive recouvrant la tumeur. Celle-ci est d'ailleurs fréquemment altérée et bourgeonnante au niveau du chalazion.

L'opération par la muqueuse se fera surtout avec la curette tranchante après l'ouverture du foyer malade. Il faut éviter une dissection trop active avec la pince et les ciseaux qui aurait pour inconvénient d'exposer à fenêtrer la peau, ce qui serait plus grave que de fenêtrer la muqueuse lors de l'extirpation par la voie cutanée. Voilà pourquoi cette opération par la muqueuse est plus un curettage (A. Terson) qu'une extirpation.

Pour éviter la récidive, certains auteurs allemands ont conseillé, après l'ablation de la tumeur, de cautériser la cavité cruentée avec le crayon de nitrate d'argent. Cette pratique occasionne une réaction irritative très vive et n'est pas dénuée de dangers.

Écrasement des chalazions. — Cet écrasement peut être réalisé par une pince de Desmarres à double plaque, ou en se servant d'une pince fenêtrée ordinaire, sous l'anneau de laquelle on aura glissé une petite pièce d'argent (Desmarres). La tumeur comprimée à diverses reprises et à quelques jours d'intervalle, finit par disparaître.

Lorsque l'on aura à opérer des chalazions siégeant très près du bord palpébral, il arrivera que la dissection de la tumeur devra rester incomplète, parce que le chirurgien craindra d'entamer et de déformer le bord libre, ou de détruire le bulbe des cils. Si le chalazion siège spécialement près de l'angle interne des paupières à proximité du canalicule lacrymal, un autre écueil de l'extirpation sera d'entamer ou de sectionner celui-ci. Dans ces divers cas, si l'on ne recourt pas à l'écrasement, on pourra opérer cependant par dissection, mais en limitant celle-ci et en ponctionnant ultérieurement, suivant le conseil donné autrefois par Desmarres, le reste de la tumeur en divers endroits de sa surface. Ces ponctions répétées tous les deux ou trois jours et pratiquées avec la pointe d'un bistouri permettent d'obtenir la disparition complète du chalazion.

Opération de la canaliculite tarsienne (Valude). — La paupière étant retournée avec ou sans l'aide d'une pince de Desmarres, on se bornera à fendre la conjonctive sur le trajet du conduit meibomien enflammé, et dans toute sa longueur jusqu'au bord ciliaire *inclusivement*. Cette incision faite, on passe dans le fond du sillon ainsi créé une fine curette qui enlève facilement le magma purulent demi-solide qui s'y trouve. Il reste à ébarber avec des ciseaux la masse rougeâtre qui dépasse le bord ciliaire.

BIBLIOGRAPHIE

Desmarres. Traité, t. I, p. 610.

V

OPÉRATIONS DU PTOSIS OU CHUTE DE LA PAUPIÈRE SUPÉRIEURE

Les anciens Arabes désignaient le ptosis par le terme *scharnâk* qui vient lui-même du verbe *scharnaka*, couper. Cette désignation signifiait que l'affection qui nous occupe était uniquement justiciable de l'intervention chirurgicale et spécialement d'une opération ayant pour effet la résection d'une partie de la paupière. En effet les anciens chirurgiens traitaient le ptosis en réséquant la quantité de peau qui leur semblait en excédent. Scarpa, qui suivait encore cette pratique fit, toutefois, remarquer que l'opération réussissait mieux lorsque la résection cutanée avait porté sur la partie de la paupière proche du sourcil, et Hunt, très judicieusement, expliqua le fait en disant que le résultat de cette résection parasourcilière était l'adhérence de la paupière à cette portion de peau du sourcil sur laquelle agit le muscle occipito-frontal, et qu'ainsi, grâce à cette adhérence, on substituait l'action de ce dernier muscle au releveur de la paupière.

Ainsi l'idée de la suppléance du releveur de la paupière sur le muscle occipito-frontal, d'après laquelle tant de procédés opératoires du ptosis ont pris naissance, à la suite des deux opérations imaginées presque simultanément par Dransart et Pagenstecher, appartient à Hunt, mais il n'en a pas su lui-même tirer parti ; son procédé consistait seulement à rapprocher le plus possible du bord inférieur du sourcil, la lèvre supérieure du lambeau cutané à exciser.

Actuellement il existe quatre méthodes opératoires, pour remédier à la chute de la paupière supérieure et les quatre méthodes elles-mêmes, comprennent chacune un plus ou moins grand nombre de procédés. D'ailleurs certains de ces procédés sont mixtes, empruntant à deux méthodes différentes, par exemple un de leurs temps opératoires. Le ptosis est une affection des plus riches en procédés opératoires divers, ce qui signifie qu'elle est assez rebelle et difficile à corriger sûrement.

Les quatre méthodes opératoires du ptosis sont :

L'*excision* ;

L'*avancement du tendon ou du muscle releveur de la paupière* ;

La *substitution, au releveur, du muscle occipito-frontal* ;

La *substitution, au releveur, du muscle droit supérieur*.

Excision. — *Procédé de de Graefe.* — DE GRAEFE apporta une amélioration sérieuse à la simple excision cutanée des anciens en y ajoutant la résection d'une portion du muscle orbiculaire. Il incisait la peau à 5 millimètres du bord libre de la paupière et sur toute sa longueur, enlevant même une bande de la peau, si la longueur de la paupière était trop grande. Ensuite il écartait fortement les lèvres de la plaie, en ayant soin de faciliter cet écartement par une légère dissection du tissu sous-cutané. Alors, à l'aide de pinces à griffes il saisissait le muscle orbiculaire sur une largeur d'un centimètre environ et l'excisait avec des ciseaux. Quelques points de suture suffisaient à fermer la plaie, mais les sutures devaient formellement comprendre dans leur épaisseur les bords de la plaie musculaire en même temps que ceux de la plaie cutanée.

Le résultat de l'opération se résume donc dans un raccourcissement de la portion sous-cutanée de la paupière, joint à l'affaiblissement du muscle orbiculaire.

Procédé de Bowman. — BOWMAN faisant faire un pas en avant à la méthode par excision, fait porter la résection non pas sur les parties molles de la paupière, mais sur son squelette fibro-musculaire, sur le cartilage tarse et son tendon. Il opère par le côté de la conjonctive. Après avoir retourné la paupière supérieure, BOWMAN excise le bord supérieur du cartilage tarse avec les tissus environnants, c'est-à-dire avec la partie du releveur qui s'insère au cartilage. Les bords de la plaie sont ensuite réunis par des sutures.

Procédé de Nicati. — NICATI renforce l'opération de BOWMAN de la façon suivante :

Il renverse la paupière supérieure et passe, l'une après l'autre, les deux extrémités d'un fil dans le fond du cul-de-sac conjonctival, derrière le tarse pour sortir à travers la peau immédiatement en arrière des cils.

Il noue assez fortement les fils après avoir réséqué une portion suffisante du tarse tout en ménageant la conjonctive

Les fils sont retirés après trois jours écoulés.

Procédé de Galezowski. — Ce procédé comporte outre la résection tarsale de Bowman l'excision d'une portion de la peau.

Galezowski enlève la moitié supérieure du cartilage tarse avec la peau et la couche musculaire sur une étendue d'un centimètre à un centimètre et demi, et il réunit la plaie par des sutures métalliques qui traversent toute la paupière, y compris le tissu tarsien.

Ces divers procédés de l'excision palpébrale, devenue progressivement l'excision tarsale, ont pris corps, avec le procédé de Gillet de Grandmont qui rend la méthode ancienne d'excision justement applicable aux formes modérées de ptosis.

Procédé de Gillet de Grandmont. — Après avoir saisi la paupière supérieure, dans la pince de Snellen, inciser la peau parallèlement au bord libre de la paupière à une distance de 3 à 4 millimètres et sur une longueur d'environ 2 centimètres et demi.

Soulever les deux lambeaux cutanés, détacher et exciser, dans la portion correspondante, le muscle orbiculaire, de façon à mettre à nu la totalité du cartilage tarse presque depuis le bord ciliaire jusque et y compris le muscle orbito-palpébral de Sappey (tendon du releveur).

Inciser toute l'épaisseur du cartilage tarse dans une étendue de 2 centimètres environ parallèlement au bord libre de la paupière, à une distance de 2 à 4 millimètres de ce bord.

Décrire une incision curviligne à concavité inférieure allant d'une extrémité de la première incision du cartilage à l'autre extrémité.

Cette incision doit occuper toute l'épaisseur des téguments, de telle façon que ce lambeau enlevé, on aperçoive la plaque d'ébonite de la pince de Snellen. La hauteur de la partie moyenne du lambeau doit être égale à l'estimation faite de la valeur du ptosis. Peu importe la nature des tissus compris dans ce lambeau, dont une partie est toujours le cartilage et dont l'autre est le muscle orbito-palpébral. L'important est que la hauteur du lambeau excisé soit suffisante pour corriger le ptosis.

Suturer à l'aide de trois points de catgut 00, le lambeau supérieur ou orbito-palpébral, avec le lambeau inférieur ou tarsal, sans toucher à la peau.

Procédé de Boucheron. — Ce procédé n'est qu'une modification de l'ancienne opération de Bowman,

Boucheron propose d'agir du côté de la conjonctive sans intéresser la peau. Il pratique : 1° la tarsectomie en réservant une petite bande de tarse pour l'insertion du muscle releveur et une petite bande en bas pour l'insertion des cils ;

2° Il enlève une partie du muscle orbiculaire, pour favoriser l'action du muscle releveur et respecte la peau. Il termine l'opération par quelques sutures.

Avancement du tendon du muscle releveur. — Cette méthode applicable seulement aux cas légers de ptosis ne compte que peu de procédés ; Eversbusch et Snellen en ont été les premiers protagonistes.

Procédé d'Eversbusch. — L'opération d'Eversbusch est la suivante :

On pratique une incision courbe à concavité inférieure, au milieu de la paupière, à égale distance du sourcil et du bord libre. Cette incision doit comprendre la peau et le muscle orbiculaire, de façon, à pouvoir mettre à nu le bord supérieur du tarse et l'aponévrose tarso-orbitaire qui se confond en ce point avec le tendon du releveur. Cela fait, on passe à travers le tendon trois anses de fils munis de deux aiguilles, qui sont conduites à travers les tissus de la paupière, de manière à sortir dans l'espace intermarginal du bord libre à 2 à 3 millimètres l'une de l'autre. Avant de nouer ces fils sur des perles de verre, pour éviter la blessure du bord palpébral, on réunit la plaie cutanée et musculaire par des points de suture.

L'effet de cette opération peut être augmenté en y adjoignant la résection musculaire suivant le procédé de DE GRAEFE exposé plus haut.

WILDER, au lieu de remonter toute la paupière avec le tendon du releveur comme fait EVERSBUSCH, se contente de condenser celui-ci par une suture nattée qui plisse le tendon et va le relier à la lèvre supérieure de l'incision palpébrale.

AHLSTRÖM exécute plus exactement encore le raccourcissement du releveur au moyen de l'opération suivante :

Procédé d'Ahlström. — Une incision horizontale est faite entre le bord libre des paupières et les sourcils ; l'on met à nu la surface périostique du rebord orbitaire, puis on dissèque et l'on isole sur ses deux faces et sur ses deux bords la portion du muscle releveur placée au-dessous, de façon à pouvoir le charger sur un ténotome. On passe alors sous le tendon du muscle ainsi isolé — et non dans ses insertions au cartilage tarse, ni dans le cartilage tarse lui-même — un fil armé de deux aiguilles ; on soulève le muscle sur cette anse de fil et les aiguilles viennent ensuite traverser le périoste du rebord orbitaire à 15 ou 20 millimètres de distance l'une de l'autre. On vérifie l'attitude que donne à la paupière le déplacement du tendon, puis on noue les deux fils. Il va sans dire qu'il faut éviter de blesser la branche sus-orbitaire du frontal.

Procédé de Snellen. — L'opération de SNELLEN, basée également sur le principe du raccourcissement du tendon du releveur, est plus simple :

Une aiguille armée d'un fil est introduite de dehors en dedans à travers toute l'épaisseur de la paupière vers le rebord supérieur du tarse, et, après renversement de la paupière, réintroduite à la partie supérieure du sac conjonctival pour venir ressortir à la peau près du point d'entrée. Trois fils semblables sont nécessaires pour corriger un ptosis, mais, en raison de la situation du tendon du releveur, ils doivent être placés plus près de l'angle interne de l'œil que du canthus externe.

Procédé d'Hugo Wolff. — WOLFF a proposé deux procédés opératoires qui sont applicables aux cas moyens de ptosis congénital.

L'un est le raccourcissement du tendon antérieur du releveur de la paupière ; l'autre le raccourcissement du tendon du muscle de MULLER.

Pour exécuter la première opération, on pratique une incision cutanée de 2 centimètres de longueur, on dissèque le tendon antérieur du releveur, qu'on lie et suture comme dans les avancements capsulo-musculaires pratiqués sur les muscles droits du globe dans le strabisme.

Le raccourcissement du muscle de Muller s'exécute en retournant la paupière deux fois, de façon à présenter le fornix à l'extérieur. Une incision transversale de la conjonctive sur une étendue de 2 centimètres pratiquée dans le cul-de-sac supérieur au niveau du bord du tarse met à nu le tendon cherché. Le raccourcissement de ce tendon s'exécute alors de la même façon que précédemment.

Procédé de de Lapersonne. — DE LAPERSONNE a repris cette opération qu'il modifie en sectionnant le releveur avant de l'avancer; c'est un véritable avancement musculaire au lieu d'un simple raccourcissement; il la décrit ainsi :

Le malade étant endormi et la plaque de métal placée sous la paupière, je fais à 4 ou 5 millimètres au-dessus du bord libre une longue incision comprenant la peau et l'orbiculaire. Le tarse avec son ligament suspenseur sont mis à nu et bien découverts. Deux petites incisions verticales, faites de chaque côté du tendon et allant jusqu'à la conjonctive permettent d'introduire un crochet à strabisme qui charge le muscle releveur et l'attire légèrement en avant sans essayer de le séparer des autres parties profondes de la paupière. Au-dessus de ce crochet et à une distance variable suivant l'effet à obtenir, on fait passer un fil à double aiguille dans la partie interne du tendon de dehors en dedans et transversalement. Un second fil est placé à la même hauteur et de la même façon mais de dedans en dehors dans la partie externe du tendon.

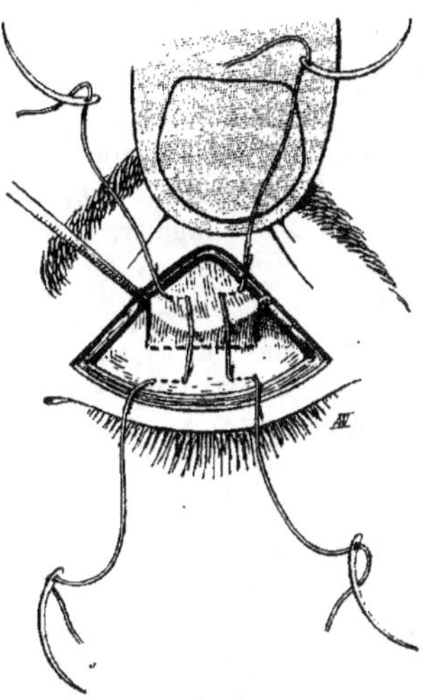

Fig. 156.

Ptosis. — Procédé de de Lapersonne.

Le muscle solidement pris est sectionné près du bord supérieur du tarse et on peut même en réséquer une partie pour augmenter l'effet de l'avancement.

Les deux fils, par leurs aiguilles inférieures, sont passés dans le tarse à 2 ou 3 millimètres du bord de la paupière.

Il est facile de comprendre qu'en serrant les fils on étale le tendon et qu'on l'applique solidement sur la face antérieure du tarse où il se greffe.

L'orbiculaire et la peau retombent naturellement et on pourrait ne pas y appliquer de points de suture. Il est préférable toutefois d'en réséquer un lambeau comprenant la peau et le muscle, pour affaiblir un peu l'orbiculaire, comme dans l'opération de de Graefe.

Les fils profonds sont retirés au septième jour.

Substitution au releveur du muscle occipito-frontal. — L'idée fondamentale sur laquelle repose cette méthode opératoire est due, nous l'avons vu plus haut, à HUNT, mais le mérite d'en avoir tiré parti revient conjointement à DRANSART (de Somain) et à PAGENSTECHER (de Wiesbaden) qui, presque simultanément, décrivirent chacun leur procédé opératoire, DRANSART en 1880 et PAGENSTECHER en 1881.

De nombreux procédés et sous-procédés, ont modifié ces deux opérations initiales que nous reproduisons ici dans leur intégrité :

Procédé de Dransart. — On fait une incision de la peau de la paupière supérieure tout le long du bord supérieur du tarse. Puis on dissèque la peau jusque sous le muscle sourcilier, de façon à mettre à nu la partie supérieure du muscle orbiculaire. On traverse alors, avec une anse de fil de catgut munie d'une aiguille à chaque extrémité, le bord supérieur du cartilage tarse dans sa partie moyenne, de sa face superficielle vers sa face profonde. Une fois le cartilage traversé, les aiguilles sont dirigées vers le muscle sourcilier, en ayant soin de les faire cheminer sous une certaine épaisseur de fibres musculaires et de tissu cellulaire. Arrivées sous le sourcil, les aiguilles sont retirées et entraînent le fil. On passe de la même façon deux autres fils à droite et à gauche du fil médian et à une distance de 6 à 8 millimètres de lui. On serre fortement les fils, on les noue et on les coupe à ras. Finalement, on laisse retomber le lambeau de peau disséqué qui vient reprendre tout naturellement sa place.

Il résulte de cette opération qu'il s'établit tout le long des fils de catgut des cordons cicatriciels qui constituent comme des tendons permettant au muscle occipito-frontal d'agir directement sur la paupière.

Procédé de Pagenstecher. — Le but que s'est résolu d'atteindre l'auteur est également de transporter l'action du muscle frontal directement sur la paupière supérieure et de remplacer le releveur par le muscle frontal. Pour cela, il cherche à établir un cordon cicatriciel capable de permettre au muscle frontal d'agir directement sur le bord palpébral.

A peu près à la largeur d'un doigt au-dessus du milieu de l'arc sourcilier, on introduit une aiguille munie d'un fil fort qui, glissant sous la peau, ressort à peu près au milieu de la paupière supérieure, exactement au bord ciliaire. On fait alors un nœud qui, serré modérément d'abord, puis resserré chaque jour, finit par couper la peau.

Une suture peut suffire, à la condition qu'elle soit placée un peu obliquement ; on en place généralement deux ou trois.

Dans le ptosis incomplet, comme un épais cordon cicatriciel n'est pas nécessaire, PAGENSTECHER conseille d'établir la suture totalement sous-cutanée, de la façon suivante : Un fil étant armé d'une aiguille de chaque bout, on conduit l'une d'elles à la distance de 1 à 2 millimètres, parallèlement et près du bord ciliaire, sous la peau de la paupière supérieure. Au point même où on fait ressortir cette aiguille, on la fait pénétrer de nouveau pour la diriger en haut, sous la peau, jusque par dessus l'arc sourcilier. Alors l'autre aiguille est introduite par le point d'entrée de la première et on la dirige, également sous la peau, vers le trou de sortie de la première, au-dessus du sourcil. Les deux extrémités du fil sont alors légèrement attirées et nouées sur un drain. On place, suivant les besoins, 2, 3 ou 4 de ces fils à 2 aiguilles, et l'on obtient ainsi une suture susceptible de séjourner plus ou moins longtemps, ou qu'on peut laisser couper tous les tissus même, en la resserrant tous les quatre ou cinq jours.

On a modifié tour à tour, de ces deux opérations types, la matière des fils à ligature, la situation de ces fils et aussi leur mode de passage.

Dehenne (*Société française d'ophtalmologie*, 1891, p. 83) conseille dans l'emploi du procédé de Dransart le catgut *naphtolé* dont la résorption est moins rapide.

Gayet emploie un fil métallique qu'il fait ensuite rougir pour obtenir la traînée cicatricielle nécessaire au but poursuivi.

Procédé de Gayet. — Avec une aiguille tubulée semblable à celle de Marion-Sims, il passe, en le guidant, un fil de platine de grosseur variée suivant l'effet qu'on veut obtenir; puis retirant l'aiguille, il le laisse en place, avec ses deux bouts saillants de quelques centimètres, l'un juste au-dessus du sourcil, l'autre au-dessus du bord ciliaire de la paupière. Si besoin est, il place ainsi deux et trois fils. Ensuite, avec de petites pinces métalliques *ad hoc*, il unit chaque fil avec les réophores d'une pile capable de les rougir. Le fil incandescent laisse un tractus cicatriciel se former à sa place.

Procédé de Mules. — Mules ne se propose pas de faire une cautérisation intime des tissus et son fil n'est en métal que pour lui donner plus de solidité; au moyen d'une opération assez compliquée, il passe un fil métallique qui embrasse dans son anse une partie cunéiforme du cartilage tarse, et qui relie celle-ci suivant le principe de la méthode Dransart-Pagenstecher, au muscle orbito-frontal, au-dessus de l'arc sourcilier.

Une seule anse de fil métallique est nécessaire pour obtenir l'effet correcteur.

Procédé de Darier. — Enfin, après les fils de catgut, de soie, les anses métalliques, Darier a imaginé de se servir des tissus vivants de la paupière elle-même.

L'auteur pense que pour relier efficacement la paupière au sourcil il n'est tel que d'employer des tissus dont le rôle physiologique soit semblable à celui que l'on veut remplacer, c'est-à-dire, selon lui, du tissu musculaire.

Il a donc eu l'idée d'utiliser des faisceaux réséqués du muscle orbiculaire dans ce but.

Pour l'exécution de ce procédé, il résèque d'abord un lambeau cutané parallèle au bord de la paupière, puis il dissèque deux languettes de muscle orbiculaire de 2 à 3 millimètres de large sur 15 millimètres de long. Par des incisions sous-cutanées, il creuse ensuite deux tunnels allant de la région sourcilière supérieure à la plaie palpébrale et engage par ces tunnels les languettes musculaires qui seront enfin fixées par des sutures à chacune de leurs extrémités.

Les modifications de la méthode Dransart-Pagenstecher dans la situation ou dans le mode de. passage des fils, sont plus nombreuses encore et le procédé de de Wecker est un de ceux qui sont le plus répandus.

Procédé de de Wecker et Masselon. — On résèque d'abord un lambeau ovalaire comprenant la peau et le muscle orbiculaire, de façon à supprimer le bourrelet cutané qui est toujours disgracieux après la striction des fils et ce qui sert même à favoriser l'action de ceux-ci. Voici comment les fils sont alors placés :

Un fil solide est armé à chacune de ses deux extrémités d'une longue aiguille. L'une de ces aiguilles étant saisie dans le porte-sutures, on la plonge de bas en haut, à 4 millimètres du bord palpébral, sous la peau de la pau-

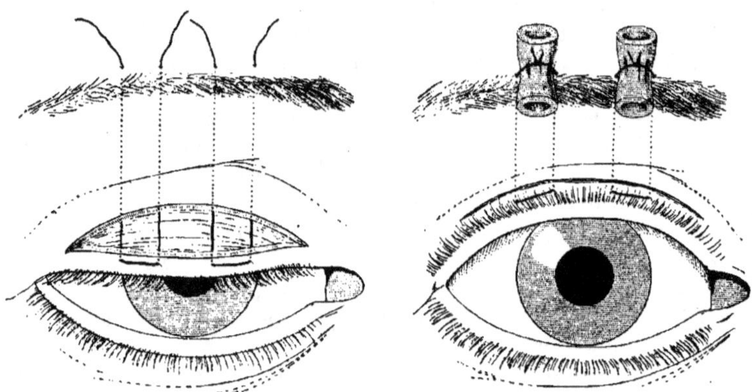

Fig. 157.
Ptosis. — Procédé de de Wecker.

pière et on la fait cheminer verticalement. En arrivant à la région du sourcil, au-dessus duquel l'aiguille doit ressortir, celle-ci pénétrera profondément pour traverser les fibres du frontal qui s'insèrent à la face profonde de la peau du sourcil. La seconde aiguille sera aussi introduite à la même distance du bord palpébral à 4 ou 5 millimètres du point de pénétration de la première et ressortira, après un trajet à peu près parallèle, à 3 millimètres environ du point de sortie de la première. Les deux extrémités de l'anse seront nouées au-dessus du sourcil sur un fragment de drain de caoutchouc, par *un nœud de cravate.*

Si le ptosis est peu accusé, une seule suture suffit, sinon on en répartira deux sur l'étendue de la surface palpébrale.

On serre les fils modérément d'abord, mais ceux-ci sont resserrés progressivement ensuite tous les quatre ou cinq jours, ou desserrés si l'effet produit était trop fort.

Les deux procédés suivants sont des modifications insignifiantes de la méthode :

Procédé de Birnbacher. — La peau de la paupière est incisée sur la partie correspondante au bord supérieur du tarse, à travers toute l'étendue de la paupière, par une section convexe en haut. Le bord supérieur du tarse étant mis à nu, trois fils de soie assez forte, munis à leurs deux extrémités d'une aiguille, sont passés à travers ce bord du tarse qui est ainsi suspendu par ces trois fils, l'un médian et les deux autres latéraux et à peu près à 7 millimètres de distance l'un de l'autre. On fait ensuite ressortir après un trajet sous-cutané les aiguilles des extrémités de chacun des fils en plein sourcil. On tend les fils qui remontent la partie solide de la paupière et on les noue au niveau du sourcil sur des rouleaux de gaze iodoformée. On ferme la plaie cutanée et on panse. Les fils profonds sont laissés en place un peu plus de trois semaines.

Procédé de C. Hess. — On pratique dans le sourcil tendu une incision courbe et comprenant toute la longueur de celui-ci ; puis on sépare par dissection sous-cutanée la peau du muscle orbiculaire et cela jusqu'au bord ciliaire. Ensuite trois fils armés d'une aiguille à chacune de leurs extrémités seront conduits par la plaie sourcilière jusqu'au milieu de la partie libérée des tissus sous-cutanés et ramenés à travers la peau du front où ils seront noués sur de petits rouleaux de diachylon. La plaie sourcilière sera enfin réunie.

Procédé de Landolt. — LANDOLT, dans le procédé de Dransart, cherche à modifier la situation du tablier de peau abandonné à lui-même, après que les fils, passés à travers la partie supérieure du tarse, ont entraîné celui-ci et le bord ciliaire lui-même en haut vers le sourcil. Au lieu de laisser la peau de la paupière se recroqueviller seule, il la fixe par des sutures spéciales.

Il relève le feuillet cutané par une rangée de sutures analogues à celles qui élèvent le feuillet profond. Les deux rangées peuvent être ou bien placées au moment de l'opération principale, ou, ce qui vaut mieux, les sutures cutanées seront remises à une époque ultérieure quand la cicatrisation du feuillet profond sera assez avancée pour qu'on puisse retirer les fils qui le maintiennent et se rendre compte de l'effet réel obtenu. Les sutures du feuillet superficiel permettront de corriger les effets des sutures profondes. Si l'effet est insuffisant on sacrifiera une bande du bord cutané. On remplacera au besoin, même une deuxième fois, les sutures palpébrales en même temps que les cutanées. Si l'effet est dépassé, on dégagera, avec le bistouri, quelque peu la cicatrice qui tire le feuillet profond en haut et on insérera à cet endroit même le bord avivé du feuillet cutané.

La modification vraiment profonde à la méthode qui repose sur la substitution du muscle occipito-frontal au releveur de la paupière a été apportée par PANAS. Cet opérateur, au lieu de relier la paupière au muscle frontal par des fils quelconques, et de chercher à créer des tendons artificiels de tissu de cicatrice entre la paupière et le front, a imaginé un procédé qui permet de réunir *directement* la peau de la paupière à celle du front, le cartilage tarse au muscle frontal lui-même.

Procédé de Panas. — La paupière étant tendue sur une plaque de corne, on pratique une première incision horizontale au niveau du pli orbito-palpébral supérieur, comprenant la peau et le muscle orbiculaire, de façon à mettre à nu le tendon suspenseur. De cette incision en partent latéralement deux autres, verticales et légèrement divergentes jusqu'au bord supérieur du tarse environ. Le lambeau ainsi délimité et doublé du muscle est disséqué de haut en bas complètement.

Ce temps opératoire achevé, on fait au-dessus du sourcil une incision courbe, parallèle au rebord de celui-ci, comprenant la peau et la couche musculaire sous-jacente. Le pont de sourcil compris entre les deux incisions est facilement mobilisé par transfixion avec le bistouri employé à l'incision. Une anse de fil armée de deux aiguilles permet d'accrocher le sommet du lambeau qu'on glisse sous le pont cutané, jusqu'à ce qu'il vienne s'adapter à la lèvre supérieure de la boutonnière frontale, où on le fixe, en ajoutant s'il le faut deux autres points de sutures latéraux.

On peut doser l'effet de l'opération en racourcissant plus ou moins le lambeau transporté.

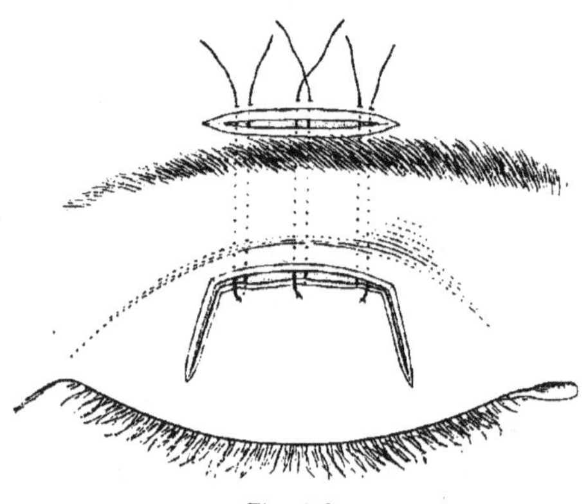

Fig. 158.

Ptosis. — Procédé de Panas.

PANAS, pour éviter que la paupière n'ait tendance à s'ectropionner, conseille d'ajouter de chaque côté un point de suture profond passé à travers le ligament suspenseur.

OSCROFT TANSLEY, pour faire disparaître le bourrelet cutané produit par le relèvement forcé de la paupière, dans l'opération de Panas, ajoute à ce procédé l'ablation d'un lambeau musculo-cutané en forme de croissant, à la limite supérieure du tarse.

Procédé de Pergens. — PERGENS a modifié assez notablement le procédé de Panas. Il ne taille pas en réalité de lambeau dans la peau, mais fait pénétrer toute la paupière sous le sourcil ; puis il supprime, sans la réséquer, une partie de la peau de la paupière. Voici la description de son opération :

On fait une incision curviligne qui part à 3 millimètres de chaque commissure, suit le rebord orbitaire en passant au-dessous de lui et divise la peau qui est disséquée. A la partie supérieure de l'incision, on introduit un bistouri à double tranchant, au-dessous de la peau du sourcil et en dépassant ce dernier sans perforer la peau qui est isolée dans les deux sens et dans toute l'étendue du sourcil. On introduit alors, très près du bord du lambeau disséqué, une aiguille munie d'un fil double et on la fait ressortir avec ses bouts parallèles au-dessus du sourcil. En tirant sur les fils on attire la paupière avec son lambeau sous le sourcil, et lorsqu'on a obtenu la position désirée on noue les fils. Deux fils semblables sont introduits dans les régions nasale et temporale.

On fait ensuite une nouvelle incision passant à 3 millimètres au-dessus du bord palpébral et on réunit le bord inférieur de l'incision inférieure et le bord supérieur de l'incision supérieure.

Procédé d'Angelucci. — ANGELUCCI, opérant la fusion des deux méthodes précédentes, raccourcit le tendon du releveur en même temps qu'il l'insère au muscle occipito-frontal :

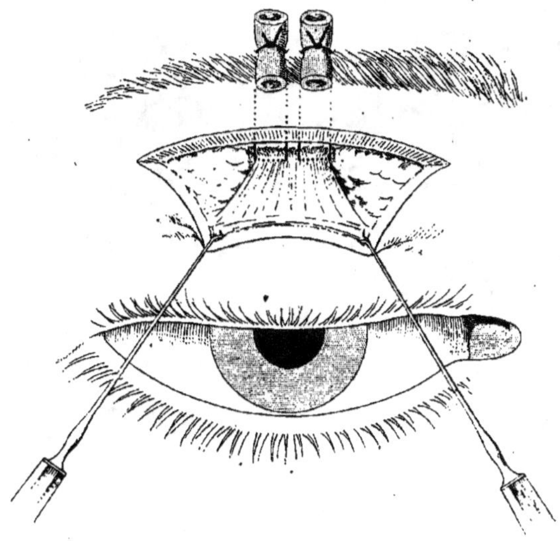

Fig. 159.
Ptosis. — Procédé d'Angelucci.

Une incision de la peau, à 2 ou 4 millimètres de profondeur, est faite au-dessous du bord supérieur du sourcil suivant une ligne courbe longue à peu près de 2 centimètres et demi. On dissèque ensuite la peau, en descendant jusqu'au niveau du bord supérieur du tarse. A 2 ou 3 millimètres au-dessus de ce bord, on coupe suivant une ligne horizontale les fibres du muscle orbiculaire en mettant à nu le tendon du muscle releveur. Il devient ainsi très facile de saisir ce tendon avec un crochet à strabisme, pour pouvoir le sectionner à 4 millimètres au-dessus du bord du tarse. On traverse alors, avec deux anses de fil à deux aiguilles, le tendon d'avant en arrière et on noue les anses à sa face postérieure pour empêcher les fils de s'échapper.

Après avoir séparé le périoste des masses musculaires, on le traverse avec les quatre aiguilles que l'on fait sortir à 2 ou 3 millimètres au-dessus du sourcil. On noue, en nœud de cravate, chaque fil séparément après avoir eu la précaution de faire sortir les deux chefs de chaque fil par le même orifice cutané. On serre les anses de façon à découvrir la pupille; il n'est pas en général nécessaire de faire de suture à la peau, car la plaie se trouve naturellement coaptée.

Dans quelques cas, si la peau est trop abondante, on peut en exciser un petit lambeau. Au bout de vingt-quatre heures on peut modifier la situation

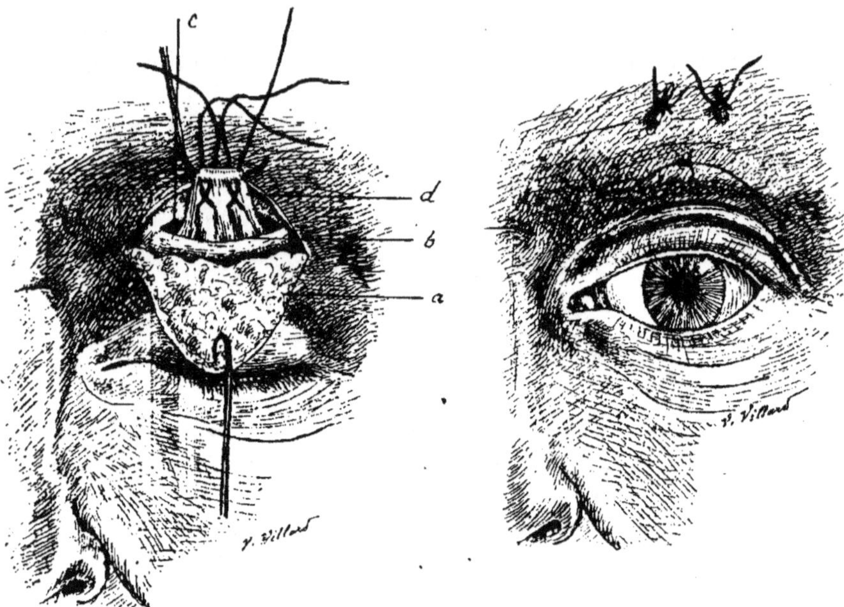

Fig. 160.

Ptosis. — Procédé de Sourdille.

a, volet musculo-cutané. — *b*, *c*, septum orbitale. — *d*, releveur de la paupière.

de la paupière en desserrant ou au contraire en serrant davantage les anses des fils.

Procédé de Sourdille. — SOURDILLE a modifié le procédé d'Angelucci de façon à pouvoir conserver le sillon orbito-palpébral si nécessaire à l'esthétique du visage. Au lieu de prendre le releveur au niveau de son insertion tarsienne, il va le chercher dans l'orbite, devant le septum orbitale. Voici l'opération :

Le malade est endormi et la région orbito-frontale rasée. On fait dans le sourcil une incision courbe de 2 centimètres et demi de longueur, disposée de telle sorte que le sommet de la courbe atteigne le bord supérieur du sourcil et que ses deux extrémités en dépassent de 1 à 2 millimètres le bord inférieur. On incise la peau, l'orbiculaire, la couche conjonctive sous-musculaire jusqu'au périoste. On dissèque le volet musculo-cutané ainsi disposé de façon à mettre à nu le ligament large des paupières, septum orbitale, puis on sectionne celui-ci au niveau de son insertion orbitaire sur une longueur de 1 centimètre et demi à 2 centimètres. Le premier organe qu'on rencontre alors, à part quelques lobules graisseux, est le releveur qu'on charge sur un crochet à strabisme. Avec deux fils armés de deux aiguilles, on le saisit par une suture en X, puis le tendon est sectionné sur le crochet.

Enfin, à l'aide de quelques coups de bistouri, on creuse une logette entre le périoste et le muscle frontal et on y conduit les quatre aiguilles qui vont sortir deux par deux sur la peau du front à 3 ou 4 millimètres de la lèvre supérieure de l'incision. Les deux chefs de chaque fil sont noués sur un drain et on serre les fils jusqu'à ce que la paupière découvre la pupille. On relève enfin le lambeau et on ferme l'incision par des points de suture. Les fils qui tiennent le releveur peuvent être serrés ou desserrés les jours suivants selon la nécessité; on les retire le septième ou huitième jour.

Substitution au releveur du muscle droit supérieur — Cette dernière méthode est la plus récente et elle date de la communication faite en 1897 par Motais (d'Angers) à la Société française d'Ophtalmologie. Peu de mois après, Parinaud exposait un procédé voisin de celui de Motais et la discussion apprit que ces deux opérateurs avaient eu la même idée, celle de substituer à l'action du releveur paralysé, non pas celle du muscle frontal, mais celle plus active et plus naturelle du droit supérieur. Il est évident que leurs deux procédés ne s'adressent qu'aux ptosis dans lesquels la puissance du muscle droit supérieur est entièrement conservée; ils ne sont pas de mise dans la paralysie complète de la 3e paire.

Dans ces conditions, quand le droit supérieur possède une puissance musculaire normale, il faut reconnaître que la méthode Motais-Parinaud est absolument rationnelle et que c'est même la seule qui donne un résultat réellement *dynamique*. Car il ne faut pas s'illusionner sur l'effet dynamique du rattachement du releveur palpébral au muscle frontal; cet effet dynamique n'est et ne peut être que le résultat d'une contraction artificielle du front, c'est-à-dire en réalité une grimace. Dans l'exécution des procédés de Motais et de Parinaud, il faut combiner parfois une résection palpébrale pour obtenir un effet complet.

Procédé de Motais. — Renverser la paupière supérieure; implanter un crochet aigu au milieu du cartilage tarse pour attirer en haut la paupière renversée; fixer un autre crochet aigu dans la sclérotique à 4 ou 5 millimètres au-dessus de la cornée; attirer fortement le globe en bas, confier ces deux crochets à un aide (on a proposé aussi de substituer à un crochet un fil passé temporairement dans le bord palpébral et dans l'épisclère au bord de la cornée); le cul-de-sac supérieur doit être bien déplié et mis à jour. Saisir la conjonctive avec les pinces à griffes à 6 ou 7 millimètres au-dessus de la cornée, et y faire une section conjonctivale transversale de 10 à 12 millimètres. Par la rétraction du lambeau, le bord supérieur de la plaie se trouve au niveau de l'insertion du droit supérieur.

Du milieu de l'incision transversale, faire partir une incision verticale allant jusqu'au bord supérieur du cartilage tarse. Débrider les lambeaux

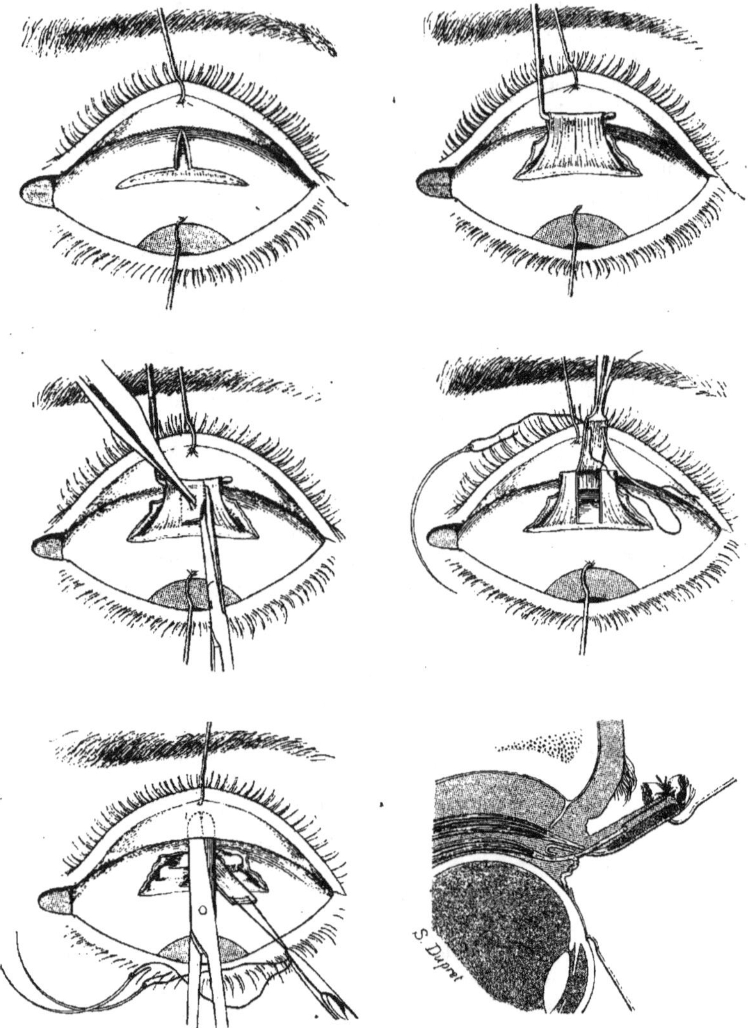

Fig. 161.
Ptosis. — Opération de Motais.

conjonctivaux des deux côtés, de façon à bien mettre à nu toute la face antérieure du tendon du muscle droit supérieur.

Le tendon étant mis à nu, le soulever sur le crochet mousse comme dans la strabotomie. Saisir le milieu du tendon, avec les pinces à griffes et à arrêt, à 2 ou 3 millimètres de son insertion. Sectionner l'insertion au milieu, puis de chaque côté sur une largeur de 3 millimètres à 3 millimètres et demi. Des deux extrémités de cette incision tranversale, faire partir une incision verticale, remontant à 10 millimètres le long du tendon. On taille ainsi un lambeau tendineux médian de 3 millimètres de largeur et de 10 millimètres de longueur.

Saisir l'extrémité libre de ce lambeau dans les mors de la pince à griffes et arrêt à mors *larges* pour mieux l'étaler, prendre dans un porte-aiguille un fil à deux aiguilles; traverser ce lambeau avec une aiguille courbe à 3 millimètres environ de l'extrémité et à un demi-millimètre du bord. Même manœuvre sur l'autre bord avec la seconde aiguille courbe du même fil.

Donner un coup de ciseaux immédiatement au-dessus du cartilage tarse pour faire une boutonnière à travers l'insertion du tendon du releveur de la paupière. Débrider, par petits coups, 5 à 6 millimètres de la face palpébrale du cartilage.

Reprendre successivement chacune des deux aiguilles courbes qu'on a déjà passé dans la languette tendineuse. Introduire ces aiguilles dans la boutonnière sus-tarsienne, traverser le cartilage de sa face palpébrale à sa face muqueuse à 2 millimètres du bord supérieur. Les aiguilles ressortent donc à la face muqueuse, elles doivent être écartées de 2 millimètres entre elles. On attire les fils, la languette tendineuse suit et s'engage dans la boutonnière sus-tarsienne; au besoin on la pousse avec la pointe fermée des ciseaux. Les deux fils sont noués par un simple nœud chirurgical sur la muqueuse tarsienne.

La présence du nœud à la face muqueuse du tarse a eu l'inconvénient d'occasionner des ulcérations de la cornée. Il est préférable, pour éviter le contact blessant du nœud du fil à la cornée, de faire ressortir les deux chefs du fil soit au bord palpébral lui-même, soit un peu au-dessus, au niveau de la peau, et de nouer le fil en dehors de la conjonctive et hors d'un contact possible avec la surface cornéenne (fig. 161). Morais prétend éviter cet accident simplement en se servant comme fil de soie floche au lieu de soie tressée.

Après le serrage du fil on observe le résultat produit; si le relèvement immédiat est satisfaisant, c'est-à-dire si la fente palpébrale dans le regard en avant est au niveau de celle du côté opposé dans le ptosis monolatéral, ou présente la disposition jugée comme normale dans le cas de ptosis double, on ferme le nœud chirurgical par un double nœud. Dans le cas d'insuffisance, on ouvre le nœud, on reprend la languette tendineuse avec la pince à mors larges pour la traverser plus haut avec le fil de réserve muni de ses deux aiguilles.

Ou bien on traverse le néo-tendon au même point, mais on place les aiguilles dans le cartilage tarse, plus près de son bord ciliaire.

Dans le cas d'excès d'action, on fait l'inverse (aiguilles à 2 millimètres de l'extrémité du tendon, à 1 millimètre du bord supérieur du tarse).

Fermer le nœud comme précédemment; section des fils au ras de la suture. La greffe étant fixée, on place deux ou trois points de suture sur la conjonctive du cul-de-sac et sur la conjonctive bulbaire pour que le néo-tendon reste sous-muqueux.

Procédé de Parinaud. — L'opération de Parinaud consiste à passer une anse de fil sous le muscle droit supérieur du globe mis à nu, et à faire sortir les extrémités du fil au niveau des cils, l'aiguille glissant entre le cartilage et la peau.

On procède de la manière suivante: un aide avec une pince à fixation, ou mieux un ténaculum, saisit la conjonctive au-dessus de la cornée et abaisse fortement le globe oculaire. On retourne la paupière supérieure, et avec la seconde pince l'aide prend le bord du cartilage.

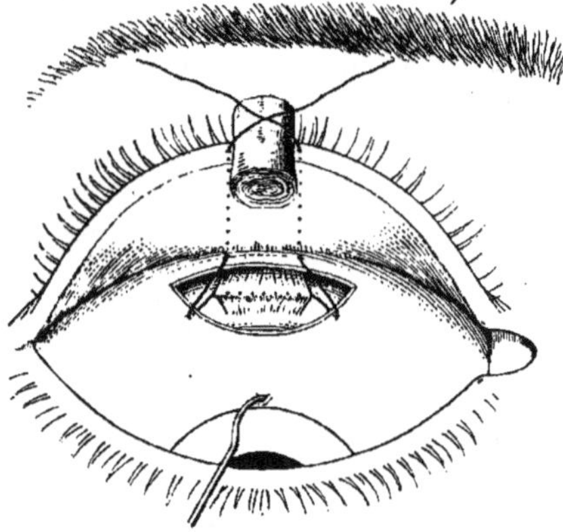

Fig. 162.

Ptosis. — Procédé de Parinaud.

Alors avec la pince à griffes, l'opérateur saisit la conjonctive au niveau du bord du cartilage, et pratique avec les ciseaux, parallèlement à ce bord, une incision de 12 à 15 millimètres.

On libère la conjonctive de ses adhérences de manière à découvrir le globe oculaire et le muscle droit supérieur; on saisit celui-ci avec la pince, plus ou moins haut, suivant l'effet à obtenir et l'on passe l'une des aiguilles au-dessous du muscle en comprenant la capsule avoisinante. Dans un troisième temps chacune des aiguilles, passée ou non d'abord dans le bord du lambeau conjonctival, traverse le tendon du muscle releveur de la paupière, puis glisse entre le cartilage et la peau pour venir sortir au niveau des cils. Les deux aiguilles doivent sortir à 7 ou 8 millimètres de distance l'une de l'autre. Pour obtenir un moindre effet, un effet dynamique seulement, on peut faire sortir les aiguilles à travers la paupière à quelques millimètres au-dessus de la rangée des cils.

On termine l'opération en nouant les deux extrémités du fil sur un morceau de sparadrap ou de coton hydrophile. En le serrant suffisamment on découvre non seulement la pupille, mais toute la cornée.

Le fil est enlevé le quatrième ou le sixième jour, suivant l'effet à obtenir. Dans le ptosis paralytique, on peut sectionner avec des ciseaux courbes une partie du cartilage, ce qui offre l'avantage de faciliter l'introduction des aiguilles.

BIBLIOGRAPHIE

HISTOIRE DE L'OPÉRATION DU PTOSIS

Hunt. *London med. Gaz.*, 1830, VII, p. 361.

OPÉRATION PAR EXCISION

Boucheron. *Arch. d'opht.*, t. XIII, p. 561, et *Soc. fr. d'opht.*, 1893.

Galezowski. Traité. 1888.

Gillet de Grandmont. *Soc. fr. d'opht.*, 1891, p. 80.

Nicati. *Arch. d'Opht.*, 1890, mars-avril.

OPÉRATION PAR AVANCEMENT DU TENDON DU MUSCLE RELEVEUR

Eversbuch. *Klin. Monatsbl. f. Augenh.*, 1883, p. 100.

Lapersonne (de). *Arch. d'opht.*. 1903, août.

Snellen. *Ann. d'ocul.*, t. CIV, p. 69, 1890.

Wilder. *Arch. d'opht.*, t. XVIII, p. 658.

Wolff (Hugo). *Arch. f. Augenh.*, 1898, t. XXXIII, p. 133.

OPÉRATION PAR SUBSTITUTION, AU RELEVEUR, DU MUSCLE OCCIPITO-FRONTAL

Angelucci. *XIIIe Congrès intern. de Médecine*, Paris, 1900, section d'opht.

Birnbacher. *Arch. d'opht.*, t. XII, p. 717.

Darier. *Soc. d'opht. de Paris*. 1897, p. 110.

Dransart. *Ann. d'ocul.*, t. LXXXIV, p. 88.

Gayet. *Soc. fr. d'opht.*, 1891, p. 85.

Hess. *Ann. d'ocul.*. t. CX, p. 111.

Landolt. *Arch. d'opht.*, t. XVII, p. 1.

Mules. *Congrès intern. d'opht. d'Edimbourg*, 1894.

Pagenstecher. *Congrès médical de Londres*, 1881.

Panas. Traité, t. II, p. 139.

Pergens. *Klin. Mon. f. Augenh.*, 1894, p. 18.

Sourdille. *Clin. opht.*, 1903, 10 mars.

Wecker et Masselon. *Arch. d'opht.*, t. XIII, p. 426.

OPÉRATION PAR SUBSTITUTION, AU RELEVEUR, DU DROIT SUPÉRIEUR

Motais. *Soc. fr. d'opht.*, 1897, p. 213.

Parinaud. *Soc. fr. d'opht.*, 1897, p. 110.

VI

OPÉRATIONS DE LA RÉTRACTION DE LA PAUPIÈRE SUPÉRIEURE

Ces opérations sont indiquées dans les cas rares de contracture des paupières et elles pourraient plus communément être utilisées dans certains cas d'exophtalmie (maladie de Basedow en particulier) où la saillie du globe s'accompagne d'une rétraction souvent très marquée de la paupière supérieure.

Section du releveur. — *Procédé de Truc.* — Truc, après la section sur la plaque palpébrale de la peau et de l'orbiculaire, tout le long du bord supérieur du tarse, le bord marginal étant attiré en bas, détache toutes les insertions du muscle releveur de la paupière jusqu'en haut vers le sillon sourcilier, en respectant seulement la conjonctive. L'insertion inférieure du muscle étant ainsi sectionnée, le muscle lui-même peut être réséqué sur une longueur variable.

Sutures de la peau.

Allongement du releveur. — *Procédé de Chaillous*. — Chaillous commence, comme Truc, par isoler le releveur et le sectionner à ras au niveau de son insertion au bord supérieur du tarse. Ceci fait, il détache une languette médiane du muscle après l'avoir d'abord traversée par l'anse d'un fil à deux aiguilles, de façon que celte languette reste fixée par sa base qui correspond à la ligne d'insertion inférieure du muscle.

Renversant alors cette languette il la fixe avec les deux aiguilles au bord supérieur cruenté du tarse, en comprenant la lèvre inférieure de la plaie cutanée dans la suture.

Le tendon s'allonge de toute la hauteur de cette languette qui le dédouble dans ce sens.

BIBLIOGRAPHIE

Chaillous. *Annales d'ocul.*, 1907, t. CXXXVIII, p. 254.
Truc. *Soc. fr. d'opht.*, 1906.

VII

OPÉRATIONS DE L'ENTROPION SIMPLE

Les opérations dirigées contre *l'entropion simple* ont pour but de raccourcir dans le sens vertical la peau de la paupière et d'obtenir le renversement en dehors du bord palpébral. Ces effets peuvent être obtenus par les trois méthodes suivantes :

Par *rétraction cicatricielle de la peau;*
Par *résection de la peau;*
Par *renversement du tarse au moyen de ligatures.*

Rétraction cicatricielle de la peau. — *Cautérisation.* — La cautérisation de la peau dans le but d'amener la formation d'une eschare puis d'une cicatrice rétractile a été pratiquée d'abord par Paul d'Egine qui se servait d'un caustique fabriqué avec de la chaux vive et des cendres. Plus près de nous on eut recours à d'autres substances escharotiques; Carron du Villars préconisait le vésicatoire; Quadri et Helling employaient l'acide sulfurique; la pâte de Vienne a aussi été recommandée.

La cautérisation au fer rouge, d'un maniement beaucoup plus commode et plus sûr, était largement employée aux xie et xiie siècles par les médecins arabes et surtout Abulcasis; Guillaume de Salicet semble avoir suivi la même pratique. Mais la méthode ne fut complètement exposée que par Delpech dans sa *Chirurgie clinique,* en 1828. Ce chirurgien employait un cautère cultellaire et pratiquait un trait de feu horizontal, parallèle à la rangée des cils

et intéressant la peau et le tissu musculaire sous-cutané. Le périchondre, suivant la méthode, doit faire le fond de la section opérée par le feu. Cette méthode est identiquement celle qu'ont proposée des auteurs plus récents : Galezowski, Cusco, Trousseau, Terrier, à cette différence qu'au lieu du cautère cultellaire, on emploie maintenant le thermo ou le galvano-cautère. Voici la description de l'opération : on tend fortement,

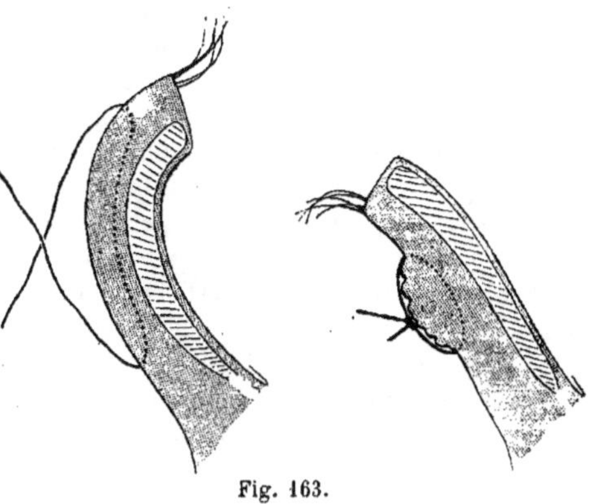
Fig. 163.
Suture de Gaillard.

avec les doigts appliqués transversalement, la peau de la paupière, ou mieux on soutient celle-ci avec la plaque palpébrale, insérée dans le cul-de-sac conjonctival; puis on trace un trait de feu profond, à 3 ou 4 millimètres de la ligne d'implantation des cils, tout le long du bord de la paupière. Le malade a souvent besoin d'être dans la narcose chloroformique.

Sutures de Gaillard. — Un autre moyen d'amener le renversement de la paupière par rétraction cicatricielle de la peau est l'application des sutures de Gaillard (de Poitiers). Ces sutures consistent à comprendre dans une anse de fil un pli de peau vertical, plus ou moins considérable suivant le degré de l'entropion et l'effet qu'on se propose d'obtenir. L'aiguille sera donc introduite verticalement (de haut en bas pour la paupière inférieure, ce qui est le cas le plus fréquent) au voisinage du bord ciliaire, et ressortira plus ou moins loin vers la joue. La striction du fil froncera et étranglera le pli cutané compris dans la ligature. Une ou deux autres sutures sont ainsi placées à côté de la première si l'entropion est total. Il est nécessaire

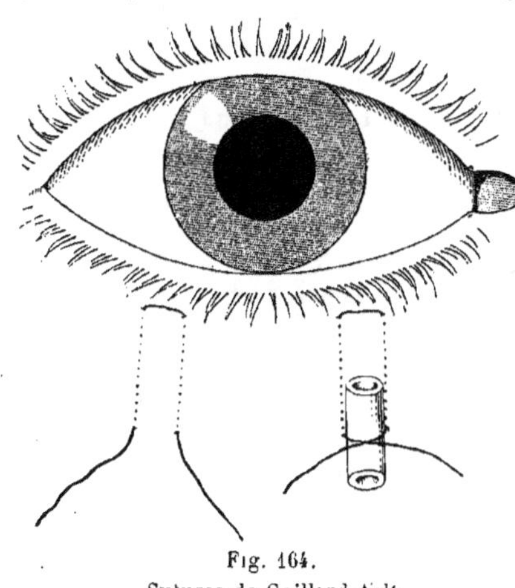
Fig. 164.
Sutures de Gaillard-Arlt.

d'obtenir au premier moment un peu de surcorrection de l'entropion, un léger degré d'ectropion.

Arlt a modifié de la manière suivante la suture de Gaillard de façon à la rendre entièrement sous-cutanée : une des aiguilles d'un fil doublement armé est enfoncée de haut en bas dans la paupière suivant la marche indiquée à la figure 164. La seconde aiguille est enfoncée près de la première et de la même façon, de sorte que les deux fils se dirigent parallèlement de haut en bas, en passant dans le tissu de la paupière. Deux sutures semblables peuvent être placées de chaque côté de la première. En nouant les deux bouts de chaque fil sur un petit rouleau de gaze ou un drain et en les serrant on étranglera un pli des tissus palpébraux et on fera disparaître l'entropion.

On laisse ces fils en place jusqu'à ce que le long de leur trajet il se produise des brides cicatricielles dont l'effet sera le même que celui des fils eux-mêmes.

Résection cutanée. — *Procédé de Celse.* — Dans ce procédé on cherchait à obtenir le raccourcissement vertical de la peau par l'excision d'un lambeau myrtiforme et horizontal de la peau de la paupière. Pour cela faire Celse conseillait de saisir la paupière par le milieu avec les doigts, et de la soulever pour examiner combien il en fallait ôter pour la remettre dans son état naturel. Paul d'Egine avait imaginé une pince spéciale à bout semi-lunaire, qu'il appelait pince à paupières (βλεφαροπάτογον μύδϊον), et qui remplaçait les doigts dans cette office. C'est la pince à béquille moderne de B. Bell, de Beer et d'Adams. Après avoir enlevé la peau, Himly conseillait d'exciser ou non les fibres du muscle de l'orbiculaire, suivant l'effet à obtenir; enfin la plaie était réunie par des sutures.

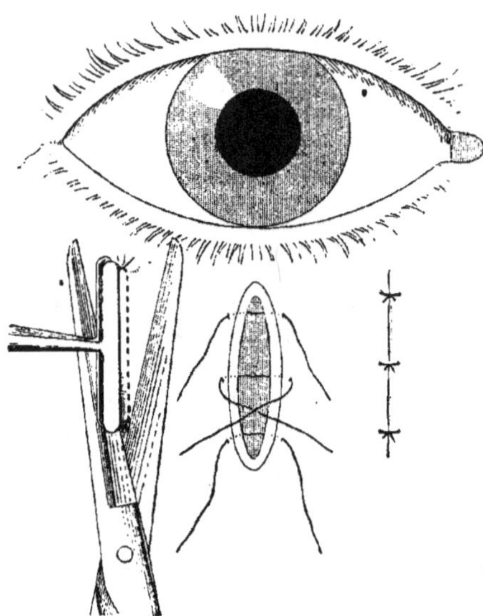

Fig. 165.

Entropion. — Procédé de Janson.

Procédé de Schneller. — Cet opérateur au lieu d'exciser un lambeau cutané suivant le procédé de Celse, circonscrit un îlot de peau par deux incisions courbes et réunit les deux lèvres supérieure et inférieure par dessus l'îlot cutané.

Procédé de Janson (de Lyon). — Cette opération très ancienne puisqu'elle prend rang parmi les *procédés hippocratiques*, obtient le renversement du bord palpébral au moyen d'une ou de plusieurs pertes de substance verticale.

Avec une pince d'Adams, à béquille, on saisit un pli vertical de la peau qu'on excise pour en suturer ensuite les bords. Trois ou quatre pertes de substance semblables peuvent être pratiquées suivant le degré de l'entropion.

Ce procédé donne un effet plus considérable que le procédé de Celse.

Second, chirurgien militaire à Cayenne avait imaginé de combiner les deux opérations; il pratiquait une excision cruciale de la peau de la paupière.

Procédé de Panas. — Pour l'entropion de la paupière inférieure, Panas a proposé les modifications suivantes à la méthode de l'excision cutanée :

· On fait à un demi-centimètre du bord libre de la paupière inférieure et parallèlement à ce bord, une incision horizontale s'étendant d'un angle à l'autre, mais s'arrêtant à quelque distance du point lacrymal.

Deux incisions verticales de un centimètre environ sont faites ensuite à partir du bord libre des paupières, de façon à limiter latéralement toute la partie entropionnée, et à former avec l'incision horizontale

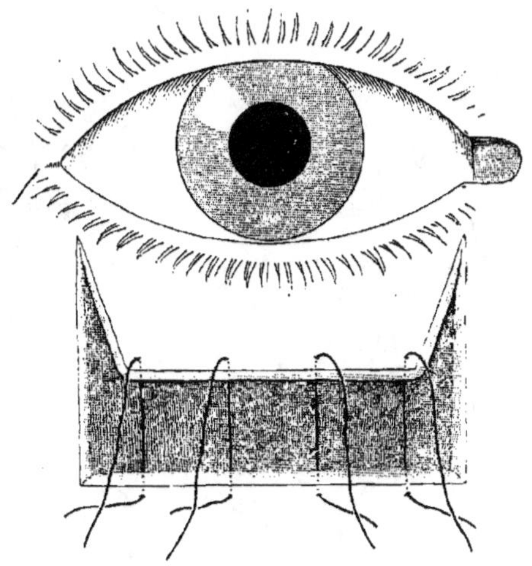

Fig. 166.
Entropion de la paupière inférieure. — Procédé de Panas.

un H, qui permet de disséquer à volonté, l'un ou l'autre des lambeaux de peau ainsi dessinés.

Le lambeau supérieur, comprenant la peau et le bord ciliaire est disséqué de bas en haut jusqu'au voisinage du bord libre. Ce lambeau ainsi mobilisé est attiré ensuite suffisamment en bas jusqu'à ce que les cils déviés se trouvent redressés et que la paupière affecte un certain degré d'ectropion. Mesurant alors de combien ce lambeau chevauche sur l'inférieur, on excise de ce dernier une bande ou lanière suffisante et il ne reste plus qu'à appliquer les sutures.

Renversement du tarse. — Le but des divers procédés de cette méthode est de faire basculer le tarse et d'obtenir le renversement de la paupière au moyen de ligatures.

Sperino en 1872 avait décrit déjà une opération de ce genre applicable à l'ectropion et à l'entropion. Plusieurs procédés récents reposent sur le même principe.

Procédé de Snellen (modifié par Stellwag). (Ne pas confondre avec l'anse de Snellen qui est destinée à combattre l'ectropion). — Un ou deux forts fils, chacun armé aux deux bouts d'une aiguille courbée sont enfoncés au plus profond du cul-de-sac conjonctival (fig. 167) à travers toute l'épaisseur de la paupière, de façon à former des anses larges de 4 à 5 millimètres et parallèles au bord libre de la paupière. Puis chacune des aiguilles sortie par la peau, est réintroduite par l'ouverture de sortie derrière les téguments externes de la paupière et dirigée verticalement entre ceux-ci et le cartilage, pour émerger exactement au niveau du bord palpébral antérieur où les

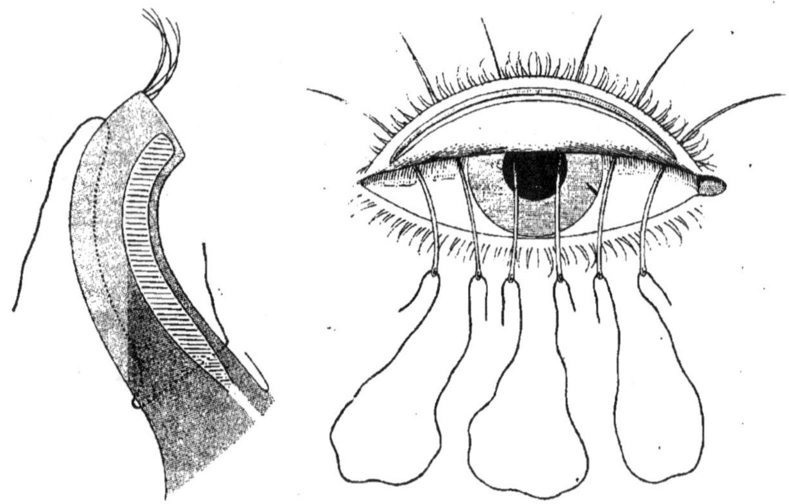

<table>
<tr><td>Fig. 167.
Entropion. — Suture de Snellen.</td><td>Fig. 168.
Entropion. — Procédé de Lagleyze.</td></tr>
</table>

deux bouts de chacun des fils sont noués et serrés, autant que de besoin sur un petit drain de caoutchouc.

Gillet de Grandmont a légèrement modifié ce procédé en ce qu'il ne fait pas ressortir les fils une première fois hors de la peau et qu'il les conduit directement du fond du cul-de-sac au bord libre de la paupière.

Procédé de Lagleyze et Trantas. — Ces opérateurs, tout en faisant usage de ligatures, pratiquent la tarsotomie pour faciliter la bascule du tarse; leur procédé s'applique surtout à la paupière supérieure et aux cas de recroquevillement cicatriciel du tarse, tandis que les deux précédents donnent surtout de bons effets dans l'entropion inférieur simple, non cicatriciel.

Le procédé de Lagleyze et Trantas convient donc surtout à l'entropion granuleux.

Lagleyze emploie trois fils armés chacun de deux aiguilles demi-courbes, et commence par retourner la paupière pour pouvoir facilement faire pénétrer les six aiguilles, en les introduisant par la conjonctive, au niveau du bord supérieur du tarse, et en les retirant par la peau sur la ligne d'implantation des cils, de façon à ce qu'elles aient effectué leur trajet intra-musculaire entre le cartilage et la peau.

On peut employer aussi bien cinq aiguilles attenant au même fil. Ce procédé donne même quatre anses de fil à serrer.

Les aiguilles demeurent sans avoir été complètement passées, de sorte qu'elles maintiennent fixe la paupière retournée.

Il pratique alors une incision dans le voisinage du bord ciliaire et parallèle à lui, en coupant la conjonctive et le cartilage sans crainte d'ouvrir une boutonnière puisque les aiguilles retiennent le tranchant du bistouri, et ne lui permettent pas de franchir son champ d'action.

On termine l'opération, en finissant de retirer les aiguilles et en nouant les sutures, d'abord la centrale et ensuite les latérales. Les sutures doivent être serrées de façon à provoquer un ectropion bien marqué.

TRANTAS emploie un procédé fort analogue au précédent, mais il se sert de l'aiguille de Reverdin pour passer les fils à ligature du rebord ciliaire au bord supérieur du tarse.

GALLEMAERTS modifie assez profondément l'opération de Lagleyze en ce qu'il y ajoute l'extirpation du tarse, ce qui en augmente beaucoup l'effet. Pour cela faire, une fois les aiguilles passées à la manière décrite par LAGLEYZE, mais sorties près du bord libre et sur la face conjonctivale, l'opérateur devra disséquer la conjonctive en haut et en bas, après incision transversale et enfin réséquer le tarse à petits coups de ciseaux.

ENTROPION CICATRICIEL. — Dans l'entropion cicatriciel résultant d'une rétraction de la conjonctive et d'un recroquevillement du tarse, il faut s'adresser aux méthodes opératoires qui sont applicables au trichiasis, car, ainsi que le fait justement remarquer FUCHS, l'entropion cicatriciel n'est qu'un trichiasis porté à son degré extrême.

<h2 style="text-align:center">BIBLIOGRAPHIE</h2>

OPÉRATION PAR RÉTRACTION CICATRICIELLE DE LA PEAU

CARRON DU VILLARS. Traité, t. I, p. 333.

OPÉRATION PAR RÉSECTION CUTANÉE

HIPPOCRATE. *Œuvres complètes*. Trad. Littré, t. X, p. 15, et Dissertation par Anagnostakis in Ιατρική Εφημερίς, 13 déc. 1858.
JANSON. *Traité de Desmarres*. t. I, p. 497.
PANAS. Traité, t. II, p. 155.
SCHNELLER. *Alb. v. Graefe's Arch. f. Opht.*, t. XIX, 2, p. 250.

OPÉRATION PAR RENVERSEMENT DU TARSE

GALLEMAERTS. *Bulletin de la soc. fr. d'opht.*, 1906, p. 321.
GILLET DE GRANDMONT. *Soc. d'opht. de Paris*, 1888.

Lagleyze. *Arch. d'opht.*, 1895, t. XV, p. 608.

Snellen. *Congr. intern. d'opht. de Paris*, 1862, p. 236.

Sperino. Turin, 1872, in *Ann. d'ocul.*, 1872, t. LXVIII, p. 281.

Stellwag von Carion. *Neue Abandl. aus dem Gebiete der prakt. Augenh.*, Vienne, 1886.

VIII

OPÉRATIONS DU TRICHIASIS, OU DÉVIATION DES CILS
ET DE L'ENTROPION CICATRICIEL

Il existe un nombre considérable de procédés opératoires contre le *trichiasis*, et surtout contre le trichiasis compliqué d'entropion cicatriciel, ce qui est le cas le plus fréquent. Les opérations destinées à remédier à la déviation des cils du trichiasis sont applicables également au *distichiasis* qui est une affection bien plus rare. Ces procédés opératoires si multipliés se groupent d'après les méthodes suivantes :

Destruction des cils ;

Excision du sol ciliaire ;

Transplantation du sol ciliaire, avec les méthodes secondaires de la *marginoplastie* et de la *greffe marginale ;*

Relèvement du sol ciliaire avec fixation au tarse ;

Redressement du tarse ;

Opérations combinées.

Certaines de ces méthodes comme le redressement du tarse s'adressent spécialement au trichiasis compliqué d'entropion, d'autres comme la transplantation du sol ciliaire, au trichiasis simple. L'opérateur devra donc, suivant les cas, faire un choix, non seulement entre les différents procédés, mais aussi entre les diverses méthodes.

Destruction des cils. — Cette méthode très ancienne n'est applicable qu'aux cas où les cils déviés ou anormalement plantés sont peu nombreux; on les détruisait jadis par le feu. On commençait par arracher le cil puis on poussait dans son trajet la pointe d'une aiguille aplatie à cet effet et rougie au feu (Celse). Carron du Villars n'arrachait pas d'abord les cils, il enfonçait dans le bulbe en suivant le cil une fine épingle d'entomologiste et la faisait rougir ensuite en la pinçant avec un fer à papillotes rougi à blanc. Il pouvait agir simultanément sur plusieurs aiguilles plantées le long des cils déviés.

Aujourd'hui on pratique encore la destruction des bulbes ciliaires mais il est plus commode d'employer l'électrolyse à la manière des dermatologistes qui exécutent l'épilation. Parfois on se contente simplement de l'arrachement répété des cils déviés avec la pince à cils (voir la planche des instruments, fig. 80).

Un procédé abandonné de destruction des bulbes ciliaires, mais qui mérite d'être rapporté à titre historique, et parce qu'il reproduit en somme un des temps de la transplantation actuelle du sol ciliaire est celui de Vacca

Berlinghieri. Cet auteur dédoublant la paupière par une incision marginale au niveau des cils déviés, rendait la partie antérieure mobile à l'aide de deux incisions cutanées verticales. On se trouvait ainsi en présence d'un lambeau palpébral antérieur contenant les cils; en le retournant, on apercevait les bulbes, visibles comme des points noirs sur la face cruentée du lambeau. On les arrachait enfin avec de petites pinces. Ensuite on remettait le lambeau en place.

La *déviation des cils* est encore un autre procédé historique, mais complètement abandonné et que Celse déjà considérait comme défectueux. Ce procédé était appliqué aux cas où il n'y avait qu'un ou deux cils qui piquaient l'œil. On passait dans le trou d'une aiguille fine les deux extrémités d'un fil très fin (un cheveu de femme disent les anciens textes), puis ayant traversé le bord palpébral de bas en haut et d'arrière en avant on introduisait le cil à dévier dans l'anse du fil et on l'attirait dans ce trajet artificiel. Knapp a eu l'idée d'engager le cil dans l'œillet de l'aiguille elle-même au lieu de se servir d'une anse.

Excision du sol ciliaire. — *Procédés anciens.* — Bartisch (1583), Heister (1722) excisaient complètement le rebord palpébral; il en résultait une déformation très choquante et une diminution de hauteur de la paupière qui pouvait conduire au lagophtalmos.

Beer et Jaeger n'excisent que la bande de peau contenant les cils mal dirigés; pour cela ils incisent la peau jusqu'au tarse à quelques millimètres des cils puis dissèquent le lambeau cutané contenant les cils, jusqu'au cartilage. Il ne reste plus qu'à réséquer ce lambeau ciliaire lorsqu'il est complètement libéré.

Procédé de Flarer. — Ce procédé opératoire a rendu pour la première fois systématique le dédoublement de la paupière qui forme le premier temps de la plupart des opérations actuelles de transplantation du sol ciliaire.

On doit d'abord donner à la paupière un appui solide sur lequel on puisse opérer sans crainte. Dans ce but on emploie une plaque en corne ou mieux métallique, qu'on glisse sous la paupière, ou la pince blépharostat de Knapp, dans laquelle la paupière est serrée sur une plaque solide par un anneau de métal. Dans toutes les opérations de trichiasis, quel que soit le procédé, la paupière doit être fixée de la même manière, et l'aide qui tient la plaque palpébrale doit tendre vigoureusement la paupière en prenant un point d'appui sur l'os malaire du patient.

La paupière étant fixée on enfonce un bistouri fin dans le liseré intermarginal de la paupière, dans la ligne grise qui sépare les orifices des glandes de Meibomius des racines des cils. Le couteau pénètre là dans le tissu conjonctif qui sépare le tarse des fibres de l'orbiculaire, et la séparation s'effectue aisément. De cette façon on dédouble la paupière en deux feuillets (voir pour l'exécution la figure 171), dont l'antérieur est formé par la peau et les cils et dont le postérieur contient le tarse et la conjonctive. Ce dédoublement doit aller jusqu'à 3 ou 4 millimètres de profondeur, pour dépasser la racine des cils sur toute la longueur du bord ciliaire.

Quand tout le champ d'implantation des bulbes pileux est ainsi détaché des tissus sous-jacents, il ne reste plus qu'à exciser la languette de peau qui les porte. Flarer exécutait cette excision après avoir pratiqué une incision linéaire horizontale occupant toute la longueur de la paupière à 3 millimètres au-dessus du bord libre déjà dédoublé. Le sol ciliaire ne tenait plus que par les deux extrémités qui étaient coupées. Il subsiste alors tout le long du bord palpébral une surface longitudinale dénudée qu'on panse à plat et qui se cicatrise rapidement.

Ce procédé en raison de la difformité permanente qu'il entraîne à sa suite

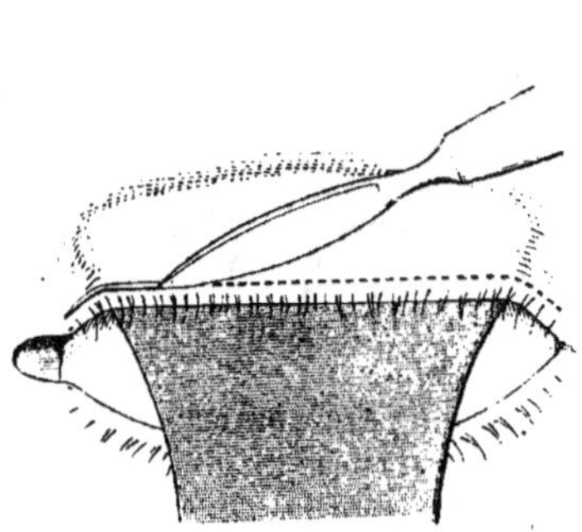

Fig. 169.

Trichiasis. — Procédé de Flarer (opération).

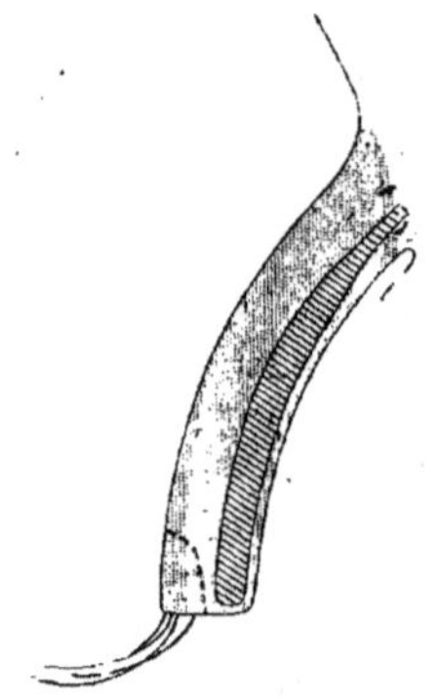

Fig. 170.

Trichiasis. — Procédé de Flarer (coupe du lambeau).

n'est plus employé. Il ne saurait être appliqué qu'à certains trichiasis partiels de la paupière inférieure.

Procédé de Stellwag. — Stellwag a heureusement modifié le procédé de Flarer en réappliquant le lambeau cutané excisé par le procédé habituel de la greffe cutanée sans pédicule (voir plus loin). Il enlève complètement le champ d'implantations des cils et le retourne de façon que le bord supérieur du lambeau se trouve en bas et inversement. Pansement compressif sans sutures.

Les cils anormalement dirigés finissent par tomber d'eux-mêmes et la cicatrice est peu apparente, mais la greffe est sujette à échouer comme toutes les greffes.

Transplantation du sol ciliaire ; marginoplastie ; greffe marginale. — La méthode générale de transplantation du sol ciliaire comporte trois méthodes secondaires : *la transplantation simple du sol ciliaire* déjà pratiquée dans l'antiquité par Aetius et Paul d'Egine et qui est devenue de nos

jours l'opération si réputée de Jæsche-Arlt ; *la transposition du sol
ciliaire ou marginoplastie ; enfin la greffe sur le sol ciliaire.*

Transplantation du sol ciliaire. — *Procédé de Jæsche-Arlt*[1]. — Pour
exécuter l'opération classique de Jæsche-Arlt, on commence, suivant les
préceptes indiqués plus haut, par inciser le liseré intermarginal de façon à
diviser la paupière en deux feuillets jusqu'à la limite du champ d'implantation des cils. Puis pour pouvoir remonter le sol ciliaire ainsi libéré, on
excise un pli suffisant de la peau de la paupière. L'incision inférieure de ce
pli cutané à exciser doit se trouver à 4 millimètres environ au-dessus du bord
libre de la paupière et courir parallèlement à lui. L'autre incision qui limite
en haut le lambeau d'excision a la forme d'un arc et rejoint la première à ses

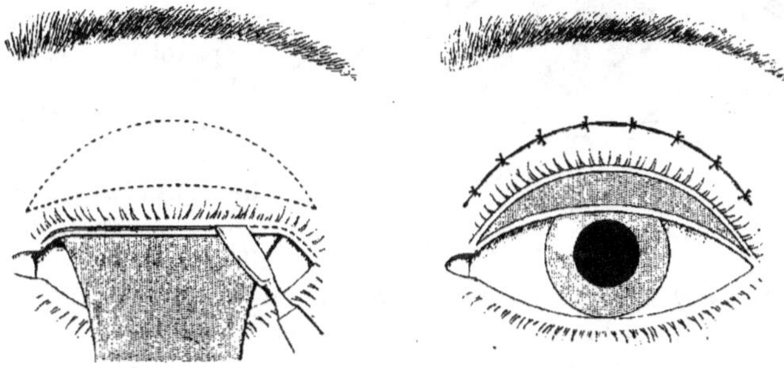

Fig. 171.
Trichiasis. — Opération de Jæsche-Arlt.

deux extrémités. Généralement il suffit de donner à ce lambeau une hauteur
de 6 à 8 millimètres. Quand le lambeau est dessiné par ces incisions on
l'excise en respectant les fibres musculaires sous-jacentes. Les lèvres de la
plaie sont ensuite réunies par des sutures.

Il résulte de cette opération que la lèvre antérieure de la plaie marginale
est fortement attirée en haut et qu'en même temps les cils se redressent.

Pour prévenir la récidive, Waldhauer ajoute la greffe marginale à la transplantation de Jæsche-Arlt. Il utilise le lambeau cutané d'excision et le
couche dans la plaie entrebaillée qui existe au niveau du sol *ciliaire* après
que celui-ci a été attiré en haut par les sutures.

Procédé de de Graefe. — De Graefe reprochait à cette opération d'exposer à des rechutes surtout aux angles de la paupière ; il propose

---

[1] Il faut reconnaître d'ailleurs que c'est par une erreur consacrée par la tradition, que
l'opération type de transplantation du sol ciliaire est universellement connue sous le nom
d'opération de Jæsche-Arlt. Le procédé de Jæsche était fort différent de celui que Arlt a
conçu et qui est devenu ainsi définitif. Jæsche incisait la paupière *sur toute son épaisseur*
à 3 ou 4 millimètres de son bord libre, de façon à découper un lambeau palpébral mince
attenant seulement aux deux commissures. Ensuite, il excisait dans la lèvre supérieure de
la plaie une languette de peau et de tissu musculaire sous-jacent. Il ne restait plus qu'à
fixer par des sutures le lambeau ciliaire à la surface cruentée d'excision.
Ce procédé exposait gravement le mince lambeau ciliaire à la nécrose.

d'ajouter au procédé une double incision verticale de la peau partant des deux extrémités de l'incision marginale et remontant à 4 ou 5 millimètres au-dessus du bord palpébral. Les limites du pli ovale à exciser ne devaient pas atteindre ces deux incisions verticales.

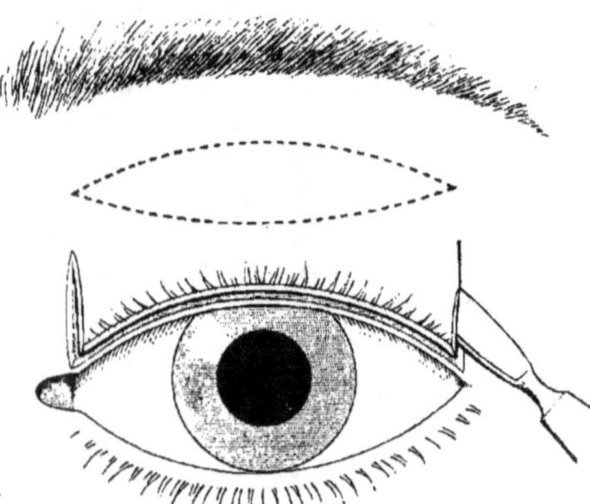

Fig. 172.

Trichiasis. — Procédé de de Græfe.

Procédé de de Wecker. — DE WECKER n'effectue pas l'excision d'un pli de peau dans la paupière. Après avoir pratiqué une canthoplastie pour donner du jeu à la paupière, il exécute un dédoublement très accentué de celle-ci, remontant avec le bistouri à double tranchant jusqu'à 5 ou 6 millimètres au-dessus du bord ciliaire. Quand la peau et le sol ciliaire sont bien dégagés du tarse sous-jacent, il embrasse toute la hauteur du lambeau ainsi mobilisé par trois ou quatre sutures de Gaillard. Ces sutures passées de haut en bas traversent la peau, le tissu sous-cutané et le muscle, s'arrêtent à la surface du tarse non dégagé de la peau à sa partie supérieure sur laquelle elles glissent pour atteindre la surface dénudée du tarse et enfin sortir par la plaie marginale. Ces ligatures serrées produisent un relèvement considérable du sol ciliaire ; elles tombent généralement au bout d'une semaine, mais on peut les retirer le cinquième ou le sixième jour.

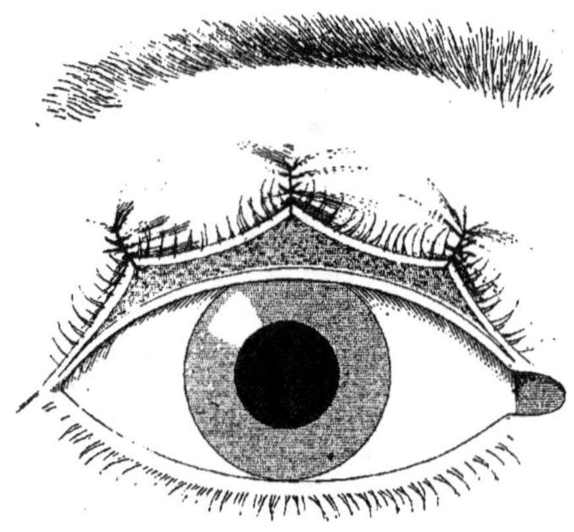

Fig. 173.

Trichiasis. — Procédé de de Wecker.

Procédé de Truc. — Le procédé *en vanne* de TRUC applicable à l'ectropion *ex vacuo* (voir plus loin) aussi bien qu'à l'entropion ou au trichiasis reproduit en partie le procédé de de Wecker avec, comme différence, un mode de fixation des feuillets dédoublés de la paupière.

DE WECKER dans l'entropion de la paupière supérieure relevait le feuillet antérieur au moyen de sutures de Gaillard.

Truc exécute d'abord un large dédoublement de la paupière, puis avec des anses de fil il abaisse le feuillet postérieur muqueux, tandis que le feuillet antérieur garni de ses cils est fixé au degré désiré, à la lame postérieure palpébrale, au moyen de points de suture. Dans l'entropion de la paupière inférieure le mécanisme est inverse. Truc relève la lame palpébrale postérieure au moyen d'anses de fil fixées au front, tandis que le feuillet antérieur est abaissé au degré voulu puis fixé.

Nous verrons que dans l'ectropion *ex vacuo* de la paupière inférieure le mécanisme du procédé en vanne est identique au fond et consiste à abaisser la lèvre muqueuse de la paupière dédoublée très profondément et à la fixer en ce point par une anse de fil, tandis que la lèvre cutanée est remontée par une anse de fil qui la fixe temporairement au front.

Procédé de Landolt. — Comme DE WECKER, LANDOLT supprime dans la transplantation du sol ciliaire, l'excision d'une partie de la peau de la paupière.

Son opération, d'ailleurs complexe, est la suivante : D'abord un dédoublement de la paupière, suivant le bord marginal, mais qui a ceci de particulier, c'est qu'il est

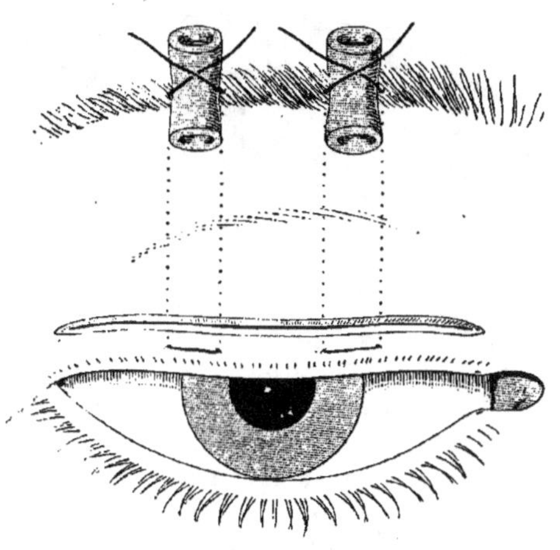

Fig. 174.

Trichiasis. — Procédé de Landolt.

poussé aussi loin que possible, de façon à intéresser *toute la hauteur de la paupière*. Il l'opère à petits coups de bistouri et de ciseaux.

Vient ensuite la seconde incision au bistouri courant de l'angle externe à l'angle interne, à quelques millimètres au-dessus du bord ciliaire et tout le long du rebord.

Le fond de l'opération consiste à faire glisser le lambeau inférieur derrière le supérieur, à le fixer à une hauteur convenable au moyen de sutures à distance, pendant que la partie inférieure du grand lambeau palpébral descend de lui-même et par son propre poids prendre la place du lambeau ciliaire.

Les cils ont été au préalable coupés très ras.

La coaptation des deux lambeaux superposés s'effectue en peu de jours.

On peut alors dans un dernier temps de l'opération donner issue aux cils cachés sous le grand lambeau palpébral et leur assigner une place définitive.

Pour cela l'opérateur pratique à un millimètre environ du nouveau bord palpébral une incision qui met les cils à nu et leur permet de pousser librement.

TRANSPOSITION DU SOL CILIAIRE. — Cette méthode mérite réellement le nom de *marginoplastie* tellement elle se rapproche des opérations plastiques qui ont pour objet la réfection des paupières, par exemple.

Procédé de Spencer Watson. — On pratique une première incision intermarginale comme pour la transplantation de l'excision du sol ciliaire, puis une seconde, ne comprenant que la peau située au-dessus de la rangée des cils, parallèlement à celle-ci et d'une étendue égale à la portion du sol ciliaire atteint de trichiasis. Alors, au lieu de sectionner aux deux bouts le lambeau ainsi formé, on ne le coupe qu'à l'une de ses extrémités. Le sol ciliaire est ainsi sup-

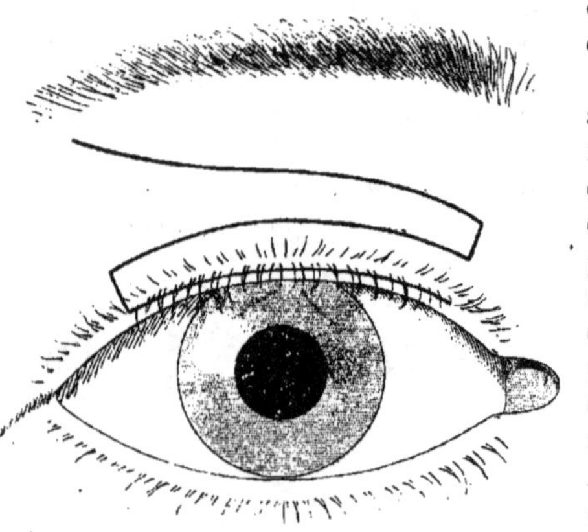

Fig. 175.
Trichiasis. — Procédé de Spencer-Watson.

porté par une bandelette de peau, longue et étroite, libre à l'une de ses extrémités et attenante à la paupière de l'autre. Ensuite on forme un second lambeau semblable au premier, mais de disposition inverse. Dans ce but, à 3 millimètres environ au-dessus du premier lambeau, on pratique une nouvelle incision parallèle à la première et formant ainsi la limite d'un second lambeau qu'on détache à l'un de ses bouts et qui reste adhérent par l'autre à la paupière. Il ne reste plus qu'à opérer une transposition ou échange des lambeaux de façon que celui qui porte les cils se place au-dessus de l'autre. Ces lambeaux sont fixés en place par un nombre suffisant de sutures.

Procédé de Gayet. — Le défaut de l'opération de SPENCER WATSON quand elle est pratiquée sur toute la longueur de la paupière est que les lambeaux, en raison de la petitesse de leur base, sont exposés à se nécroser. GAYET conseille de comprendre dans ces lambeaux les tissus profonds sous-cutanés, et même le plan musculaire pour augmenter leur vitalité.

Procédé de Nicati. — L'auteur coupe, avec des ciseaux dirigés vers le milieu de la paupière, toute la portion du bord ciliaire qu'il veut transplanter. Il détache ainsi un lambeau horizontal, adhérent à la paupière par sa partie interne, qu'il laisse assez large pour assurer la vitalité du lambeau. Ce dernier comprend la peau avec les cils et le muscle ciliaire.

Puis, le lambeau étant maintenu écarté, l'auteur suture les lèvres de la large plaie ainsi formée (4 à 5 millimètres) de façon à la combler et à amener, par glissement, la peau de la paupière au contact de la conjonctive. Il ouvre alors en bonne place la nouvelle surface marginale par une incision au bistouri, sans toucher à ses attaches profondes.

Il ne reste plus qu'à écarter les lèvres de cette nouvelle plaie, pour y
implanter et y suturer le
lambeau ciliaire.

Procédés de Truc. —
Pour le trichiasis *latéral
partiel*, Truc, au lieu de
transporter le lambeau ciliaire dans une plaie cutanée, comme Nicati, fait l'inverse, il taille un lambeau
cutané et l'interpose entre
les lèvres de l'avivement
marginal. La description de
cette opération a été faite
en collaboration avec son
élève Villard (de Montpellier).

Ainsi, après avoir prati-

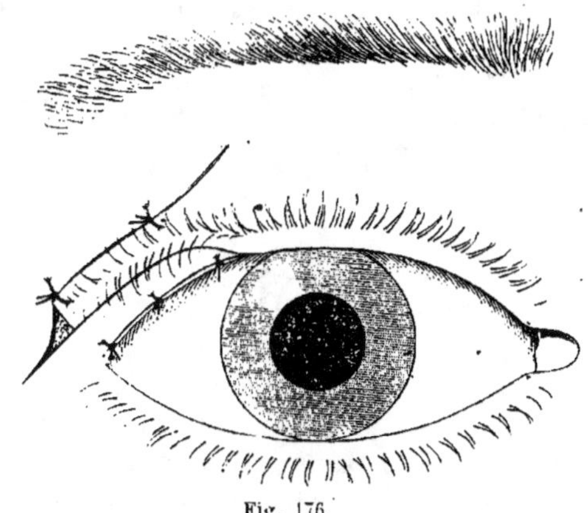

Fig. 176.
Trichiasis. — Procédé de Nicati.

qué le dédoublement marginal suivant la méthode ordinaire, ils taillent dans
la paupière un lambeau de peau à pédicule interne ou externe suivant le cas
et le dissèquent jusqu'à sa base qui reste attachée à la paupière.

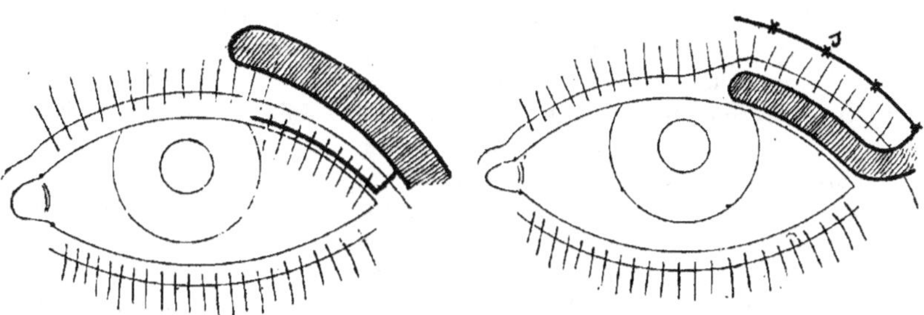

Fig. 177.
Trichiasis partiel. — Procédé de Truc.

Ce lambeau, exclusivement cutané, est disséqué, mais laissé adhérent par
son pédicule ; on suture alors la plaie palpébrale qui résulte de son ablation.
Le lambeau mobilisé est ensuite introduit dans le dédoublement intermarginal et y est fixé par des points de suture assez nombreux.

Dans les cas de trichiasis *étendu à toute la paupière*, les mêmes auteurs
modifiant l'opération de Junge exécutent le procédé suivant :

Après avoir retourné la paupière et introduit au-dessous d'elle la plaque
palpébrale, on fait une incision tout le long du bord marginal, en arrière des
cils. On remet ensuite la paupière en place et on pratique sur la peau de
celle-ci deux incisions parallèles entre elles et au bord libre. Ces deux inci-

sions délimitent une languette cutanée que l'on sépare des parties profondes en la laissant adhérente à ses deux extrémités. Cette languette, en forme de

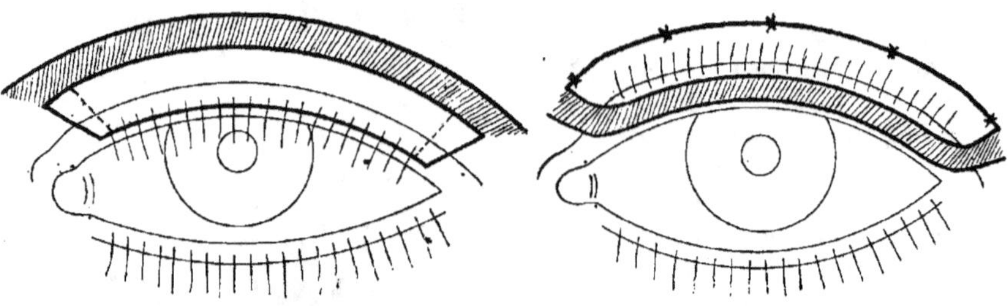

Fig. 178.
Trichiasis total. — Procédé de Truc (anse de panier).

pont ou d'*anse de panier*, est ensuite intercalée dans le dédoublement de la marge ciliaire où elle est fixée par de nombreux points de suture.

GREFFE MARGINALE. — WALDHAUER, on l'a vu plus haut, ajoute à la transplantation du sol ciliaire la greffe du lambeau de peau excisé. MILLINGEN préfère recouvrir la plaie d'un lambeau de muqueuse pris à la face interne de la lèvre du patient ou d'un fragment de conjonctive de lapin.

STRZEMINSKI ne pratique pas d'abord la transplantation par le procédé de JÆSCHE-ARLT. Il dédouble la paupière, rend la plaie marginale béante par deux incisions verticales comprenant la peau et placées aux deux extrémités de la première, comme faisait DE GRAEFE, puis introduit dans cette plaie béante des fragments de muqueuse buccale. POPLAWSKA emploie pour tailler le lambeau de muqueuse un couteau spécial formé de deux lames parallèles et applique le lambeau ainsi taillé entre les lèvres de la plaie marginale.

La difficulté dans ces greffes marginales de muqueuse consiste dans la fixation du lambeau transplanté. SAPIECHKO et les autres se servent de sutures pour réunir les bords du lambeau à ceux de la brèche palpébrale ; mais c'est là une manipulation difficile, vu les dimensions minimes du lambeau. MUTERMILCH propose le mode de fixation suivant : après avoir fendu le bord palpébral et pratiqué des sections latérales libératrices, il fait passer à travers les deux lèvres (cutanée et palpébrale) de la plaie ainsi obtenue, trois fils de suture dont les deux latéraux occupent les deux extrémités, le troisième le milieu de la plaie.

En écartant légèrement la partie du fil qui passe sur la plaie, on obtient trois anses sous lesquelles il sera facile d'introduire le lambeau muqueux préparé pour la transplantation. En tirant ensuite sur les extrémités des fils on arrive à fixer très fortement le lambeau sur le fond de la plaie. Les fils sont noués et leurs extrémités fixées au front par un peu de collodion ou de taffetas gommé.

Relèvement du sol ciliaire avec fixation au tarse. — *Procédé de*

Hotz. — On pratique à la peau de la paupière supérieure, le long du bord

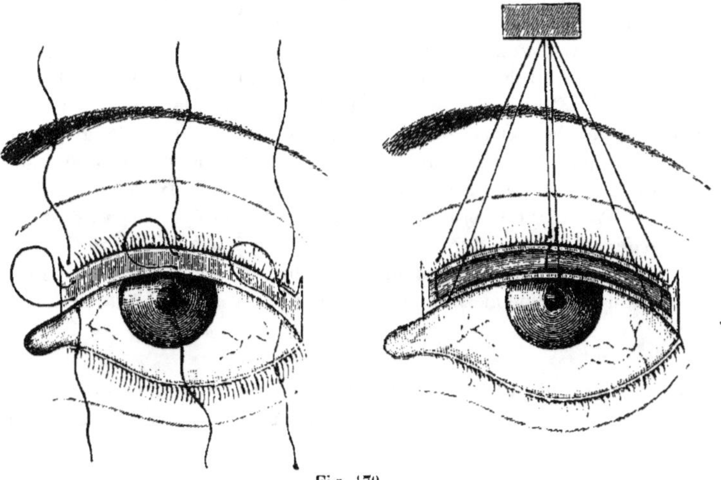

Fig. 179.
Trichiasis. — Procédé de Mutermilch.

supérieur du tarse, une incision qui correspond à toute l'étendue de ce

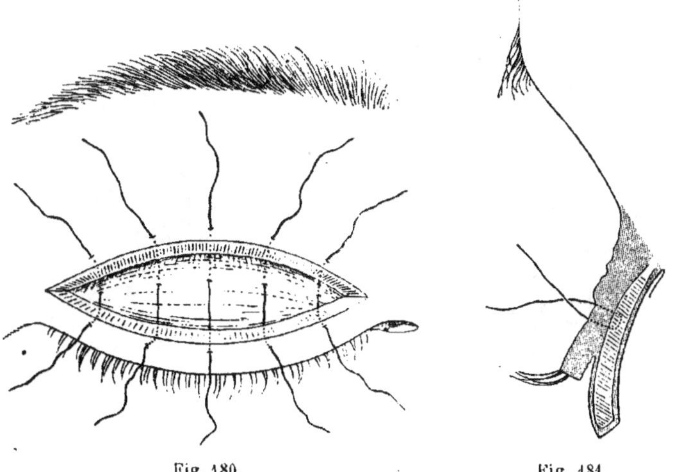

Fig. 180.
Trichiasis. — Procédé de Hotz.

Fig. 181.
Procédé de Œttingen.

bord. Ensuite on fait écarter la plaie et on excise les faisceaux du muscle orbiculaire qui s'aperçoivent dans la profondeur. Enfin on ferme la plaie en prenant dans les sutures le bord supérieur du tarse et les lèvres de la plaie cutanée. On fait traverser à l'aiguille d'abord la lèvre supérieure de la plaie, puis le bord supérieur du tarse, enfin la lèvre inférieure de la plaie cutanée. Trois ou quatre sutures semblables peuvent être nécessaires. Il s'agit, dans cette opération, de relever le sol ciliaire, en l'attachant à un point fixe.

Procédé d'Œttingen. — Cet opérateur pratique une incision inter-marginale selon le procédé connu depuis Jæsche-Arlt et prolonge le dédou-blement de la paupière jusqu'au delà du bord supérieur du tarse de manière que toute la peau puisse glisser sur le cartilage. Il fixe ensuite, par des sutures, le bord cutané libre qui porte les cils au bord supérieur du tarse.

Procédé de Warlomont. — Dans cette opération la mobilité du sol ciliaire séparé, par dédoublement, de la surface tarsale est augmentée par une incision parallèle au bord de la paupière et courant à quelques milli-mètres de ce bord.

Redressement du tarse — Cette méthode est, avec la transplantation du sol ciliaire, la plus efficace contre l'entropion cicatriciel et le trichiasis.

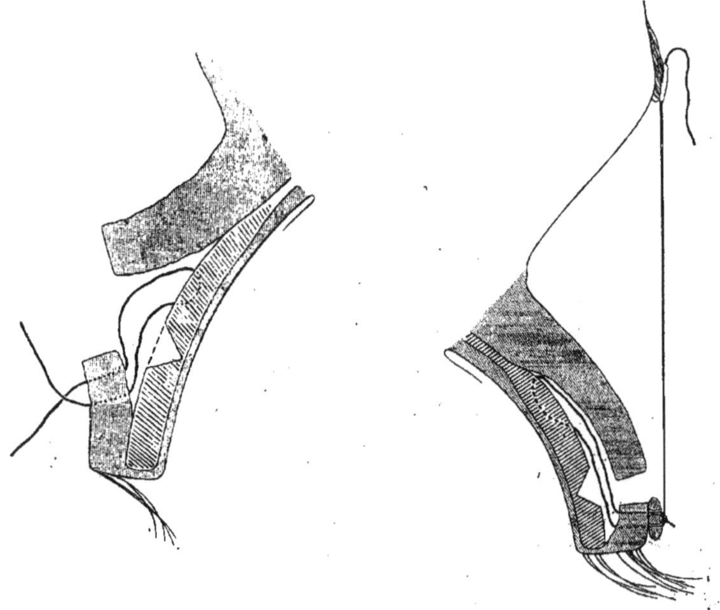

Fig. 182.   Fig. 183.
Entropion et Trichiasis. — Procédé de Snellen (coupe de la paupière).

Mais tandis que la transplantation du sol ciliaire s'adresse particulièrement au trichiasis simple ou au distichiasis plus rare encore, la méthode du redressement est tout spécialement indiquée quand il existe de l'incurvation ou de la rétraction du tarse, quand le trichiasis se complique d'entropion, ce qui est un cas si fréquent.

La méthode opératoire de l'entropion basée sur le redressement du cartilage tarse est la plus moderne de toutes celles qui ont été imaginées pour remédier à cette affection.

Procédé de Snellen. — SNELLEN cherchait à obtenir le redressement par l'ablation d'un lambeau cunéiforme du tarse. Voici la description de son procédé tel qu'il a paru dans le *Manuel d'Ophtalmologie* de FUCHS, et d'après une communication particulière écrite faite à l'auteur de ce traité par SNELLEN lui-même.

A environ deux millimètres au-dessus du bord palpébral et parallèlement à ce bord, on incise la peau sur toute l'étendue de la paupière; puis on incise également les faisceaux inférieurs de l'orbiculaire mis à nu au fond de la plaie, de façon à découvrir le tarse. Ensuite sur toute la longueur de ce cartilage, on en excise un lambeau en forme de coin et tel que la base du coin répond à la face antérieure, le sommet à la face postérieure du tarse. Il ne reste plus alors qu'à coapter les deux surfaces de section du tarse. Dans ce but on applique des sutures à anses, au moyen de fils armés de deux aiguilles. On commence par passer l'une des aiguilles à travers le bord supérieur du tarse puis on la dirige au devant de la plaie du cartilage, entre le cartilage et la peau jusqu'au bord libre de la paupière au-dessus duquel on la fait sortir. On fait de même avec l'autre aiguille. Ainsi l'anse se trouve sur le bord supérieur du tarse, tandis que les deux bouts du fil apparaissent au-dessus du bord palpébral. Ici on les noue sur une perle et on les rabat sur le front où on les fixe au-dessus du sourcil au moyen de collodion ou de sparadrap.

Cette opération dérive de la pratique de STREATFIELD qui pratiquait une simple résertion cunéiforme du tarse en son point le plus convexe et comptait ensuite sur le travail cicatriciel pour opérer le mouvement de bascule nécessaire au redressement de celui-ci. Mais, d'ailleurs, toutes les opérations d'entropion basées sur le redressement du tarse procèdent plus ou moins

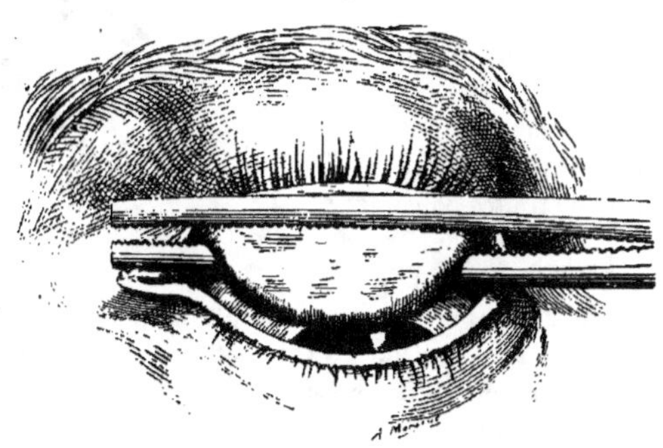

Fig. 184.

Entropion et Trichiasis. — Procédé de Nicati.

directement de la *tarsotomie longitudinale* de AMMON qui consistait simplement en une section de la paupière parallèle à son bord et exécutée avec un couteau pénétrant de dedans en dehors.

Procédé de Nicati. — L'opération de Nicati procède de celle de Streatfield et Ammon, mais ce qui l'en distingue surtout c'est une large libération de la conjonctive opérée jusque dans le cul-de-sac supérieur; cette dissection conjonctivale a pour but d'éviter la récidive.

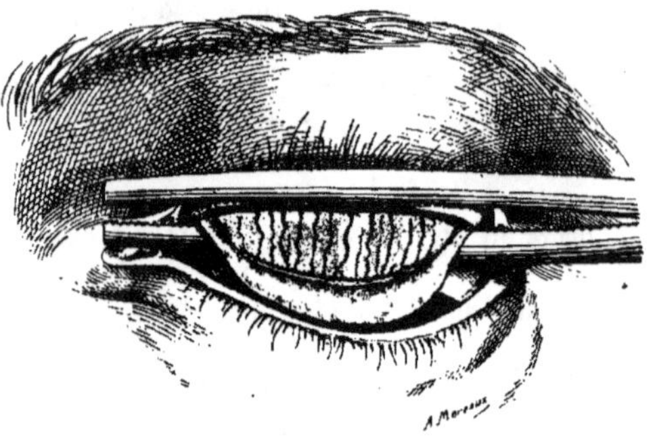

Fig. 185.
Entropion et Trichiasis. — Procédé de Nicati.

Voici la description de l'opération de Nicati : D'abord un temps préliminaire par lequel au moyen d'une pince à crémaillère on établit l'hémostase de la conjonctive tarsienne, en même temps qu'on opère une tension sur la conjonctive rétractée. Dissection de la conjonctive tarsienne jusqu'au bord ciliaire d'une part et d'autre part jusqu'au fond du cul-de-sac.

Section longitudinale du tarse à la manière de Ammon.

Enfin les fils sont passés, ainsi que l'indique la figure, du bord ciliaire jusqu'au fond de l'incision muqueuse, entre le tarse et la peau, puis noués au niveau des cils qui se redressent sous l'effort de la striction.

Procédé de Berlin. — L'opération la plus radicale de toutes en ce genre est celle de Berlin, qui consistait à couper d'abord la paupière complètement, dans son sens transversal, pour réséquer ensuite une portion du tarse et de conjonctive attenant à celui-ci.

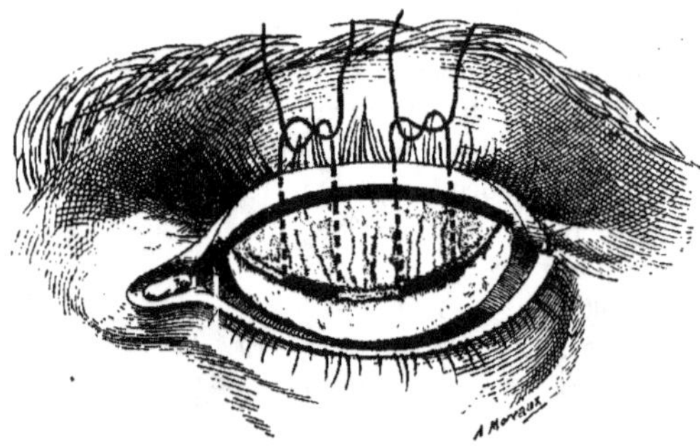

Fig. 186.
Entropion et Trichiasis. — Procédé de Nicati.

La section doit comprendre, simultanément, la peau, le muscle, le cartilage et la muqueuse. On fait ensuite glisser et retenir vers le haut, la peau et le muscle du bord supérieur de la plaie, afin de mettre le cartilage à nu. La lèvre supérieure du tarse ainsi découverte est ensuite saisie en son milieu par une large pince à dents et un morceau étroit de forme ovale, s'étendant sur toute sa largeur, d'une hauteur de 2 à 3 millimètres est réséqué aux ciseaux en même temps que la muqueuse qui le tapisse.

Les plaies tarsiennes et cutanées sont ensuite abandonnées à la cicatrisation, sous un pansement, sans sutures.

Procédé de Masselon. — L'opération de Masselon intéresse moins profondément le tarse et est une simple variation du procédé de Snellen. Elle est applicable à certains cas où le tarse est plutôt incurvé que recroquevillé : on pratique à 2 ou 3 millimètres du bord palpébral et parallèlement à ce bord, une incision de la peau s'étendant à toute la largeur de la paupière. La peau est ensuite disséquée et séparée des tissus sous-jacents, en bas, jusqu'au bord palpébral, en haut, jusque vers la partie supérieure du tarse.

À l'aide d'une pince et de ciseaux, on pratique l'ablation des fibres de l'orbiculaire situées au devant du tarse, de façon à les mettre bien exactement à nu.

Retirant alors la pince palpébrale, on saisit le tarse entre le pouce et l'index de la main gauche, ce dernier étant glissé sous la paupière. On procède à l'ablation ou à la destruction de toutes les parties saillantes du tarse de façon à ne lui laisser qu'une épaisseur permettant une souplesse parfaite.

Trois sutures verticales appliquées sur le tarse seul sont alors réparties sur l'étendue de cet organe, chacune étant pratiquée de la façon suivante :

On prend successivement sur l'aiguille, en haut et en bas du tarse, un pont étroit mais solide, de tissu tarsien, en la dirigeant sur l'index passé sous la paupière. L'aiguille doit pénétrer profondément en rasant la face interne du tarse.

On passe ainsi trois fils, un médian et deux latéraux. On serre les sutures et on les ferme par un double nœud qui tend à renverser le tarse en sens inverse de sa courbure normale. Les chefs de ces sutures sont ramenés vers le front où on les fixe.

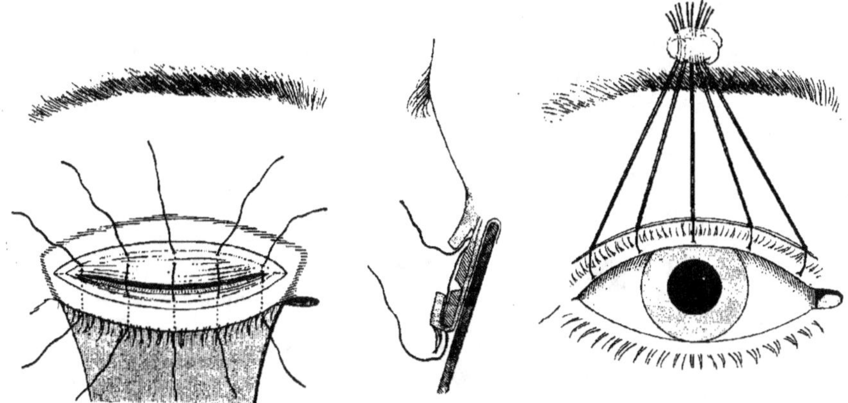

Fig. 187.

Entropion de la paupière supérieure et Trichiasis. — Procédé de Panas.

Procédé de Panas. — Le procédé de Panas, plus perfectionné et plus complet que les précédents, combine très heureusement la tarsotomie de Ammon avec une opération due à ANAGNOSTAKIS (d'Athènes).

Voici la description de l'opération, d'après le traité le plus récent de l'auteur :

Le malade étant chloroformisé, on applique la plaque palpébrale et un aide doit tendre fortement la paupière pour prévenir l'écoulement du sang gênant pour l'opérateur. On pratique alors à trois millimètres au-dessus de la ligne des cils une incision horizontale s'étendant de la commissure externe au point lacrymal correspondant. La section doit intéresser la peau et le muscle orbiculaire et mettre à nu la face antérieure du tarse fortement recroquevillée et souvent épaissie.

Puis on dissèque le lambeau ciliaire en passant sous l'orbiculaire jusqu'à ce qu'on aperçoive les bulbes des cils qui apparaissent comme de petits points noirs. Il faut s'arrêter là et ne pas poursuivre jusqu'au bord ciliaire cutané.

On dissèque de même la lèvre supérieure de l'incision jusqu'à mettre à découvert le bord adhérent du tarse et son ligament suspenseur ; on peut attirer la peau en haut avec un crochet aigu.

Si le tarse est peu incurvé et suffisamment souple, on le respecte. Le plus ordinairement il est recroquevillé et avant d'appliquer les sutures on le fendra horizontalement au bistouri, *dans toute son épaisseur*, y compris la conjonctive, et d'une extrémité à l'autre. Une section moindre est indiquée lorsque l'entropion est partiel.

Thilliez (de Lille) propose de laisser au milieu du tarse une petite languette de tissu tarsien qu'on évitera de sectionner. Cette languette faisant charnière évitera un chevauchement des deux portions du tarse l'une sur l'autre, chevauchement qui est parfois d'un vilain effet.

La disposition des sutures est la suivante : on commence par prendre dans le premier fil le ligament supérieur et le tarse à leur partie moyenne ; l'aiguille est ensuite conduite de haut en bas sous le lambeau ciliaire pour sortir au bord libre, immédiatement derrière la rangée des cils. Quatre autres points de suture sont placés de même, à droite et à gauche. En nouant les fils, la lèvre supérieure de l'incision, laissée libre, se coapte d'elle-même à l'inférieure suturée au tarse. Au lieu de couper les fils au ras des nœuds, on réunit les bouts en faisceau pour les fixer sur le front avec du collodion. Les fils peuvent rester en place pendant quatre ou cinq jours.

Procédé de Gama Pinto. — Gama Pinto emploie une opération dérivée de celle de Snellen, qui donnant un moindre effet que le procédé de Panas, paraît devoir suffire pour la paupière inférieure où l'entropion est toujours plus facile à vaincre.

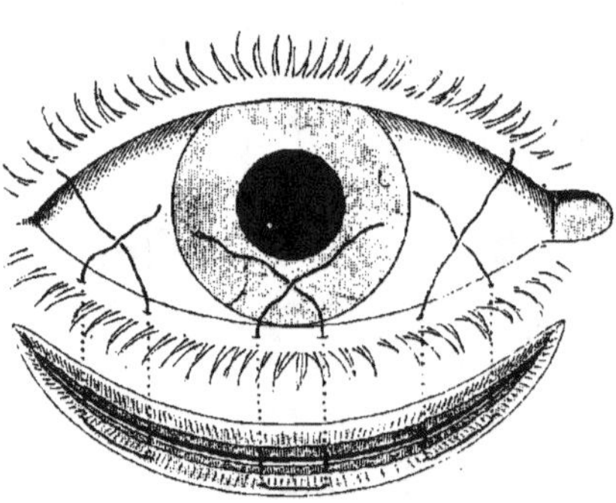

Fig. 188.
Ectropion et trichiasis de la paupière inférieure.
Procédé de Gama Pinto.

Il incise la paupière tout le long du bord libre à 2 ou 3 millimètres de celui-ci, excise la partie sous-jacente du muscle orbiculaire jusque sous les bulbes ciliaires, et découvre ainsi le tarse qu'il incise tout du long. Ceci fait, il place trois fils à la manière de Snellen, l'anse traversant obliquement le bord de la lèvre inférieure de l'incision tarsale et les deux chefs munis chacun d'une aiguille venant sortir et se nouer sur le bord tranchant de la paupière, *du côté de la conjonctive.*

Opérations combinées. — Cette méthode comprend surtout des procédés qui ont pour résultat d'associer à la transplantation du sol ciliaire d'après J.ESCHE-ARLT, l'un des divers procédés de redressement ou de relèvement du tarse.

Procédé de Pagenstecher. — Cependant une des plus anciennes et des plus connues des opérations combinées destinées à combattre le trichiasis et l'entropion, est celle de PAGENSTECHER, qui pratique simultanément la canthoplastie pour élargir la fente palpébrale, la tarsotomie de Ammon, et enfin des sutures de Gaillard pour relever et redresser le sol ciliaire.

Procédé de Soelberg-Wells. — SOELBERG-WELLS, lorsqu'il existe une incurvation marquée du tarse, combine les opérations de Arlt et de Streatfield.

Les premiers temps de l'opération sont les mêmes que ceux de Arlt, mais, après l'enlèvement du lambeau de peau, il fait une incision à travers les fibres de l'orbiculaire en dessous du cartilage. Ce dernier étant bien découvert, il excise, au scalpel, un lambeau triangulaire du cartilage, d'autant plus considérable que l'incurvation du tarse sera plus grande.

Les bords de l'incision dans la peau sont ensuite réunis par des sutures que l'on fait passer profondément de façon à y comprendre l'orbiculaire.

Procédé de Germaix. — L'auteur associe à la transplantation de Arlt, la façon de placer les sutures du procédé d'Anagnostakis-Panas ; il y ajoute la destruction des bulbes ciliaires selon le procédé abandonné de Vacca Berlinghieri.

Après avoir exécuté le dédoublement de la paupière à la manière ordinaire, et excisé un lambeau ovalaire, musculo-cutané, d'une hauteur de 6 à 7 millimètres, il détruit avec le galvano-cautère les bulbes des cils vicieusement implantés ou dirigés. Enfin il place des sutures en passant en haut dans le ligament suspenseur, en bas, *au-dessous* de la bandelette ciliaire. La plaie supérieure se réunit d'elle-même sur les fils de suture noués et modérément serrés ; les bouts des fils sont rassemblés sur le front et fixés avec du collodion.

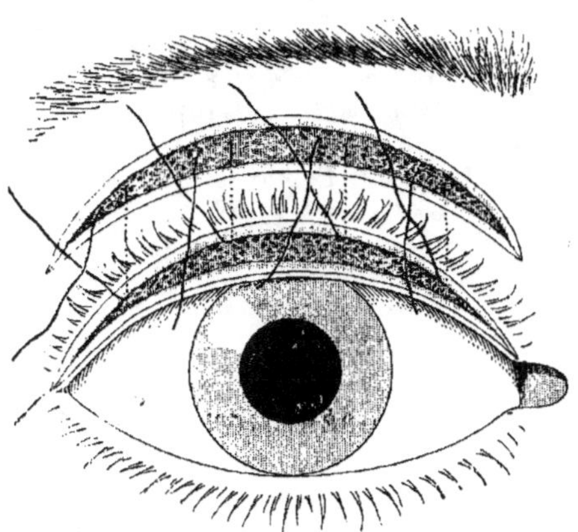

Fig. 189.

Trichiasis. — Procédé de Germaix.

BIBLIOGRAPHIE

OPÉRATION PAR DESTRUCTION DES CILS

Carron du Villars. Traité, t. I, p. 308.

OPÉRATION PAR EXCISION DU SOL CILIAIRE

Stellwag. *Allgem. Wiener med. Zeit.*, 1883, n° 49.

OPÉRATION PAR TRANSPLANTATION DU SOL CILIAIRE

Gayet. *Annales d'ocul.*, 1882, t. LXXXVII, p. 27.
Landolt. *Arch. d'opht.*, t. X, 1890, p. 1.
Mutermilch. *Ann. d'ocul.*, 1901, t. CXXV, p. 5.
Nicati. *Marseille médical*, 1879, p. 99.
Spencer Watson. *Opht. hosp. rep.*, 1873, t. VII, p. 440.
Strzeminski. *Arch. d'opht.*, 1898, p. 241.
Truc et Villard. *Soc. fr. d'opht.*, 1896, p. 351, et *Ann. d'ocul.*, 1904, juin, p. 439.
Wecker (de). *Chirurgie oculaire*, p. 334 et suiv.

OPÉRATION PAR REDRESSEMENT DU TARSE

Berlin. *Soc. opht. de Heidelberg*, 1874, et *Arch. f. opht.*, vol. XVIII, 2, p. 91.
Nicati. *Arch. d'opht.*, 1885, t. V, p. 486 (in Landolt).
Snellen. In *Traité de Fuchs*, p. 924.

OPÉRATION PAR RELÈVEMENT DU SOL CILIAIRE AVEC FIXATION AU TARSE

Germain. *Soc. fr. d'opht.*, 1894, t. XII, p. 365.
Hotz. *Arch. für Augenheilk.*, 1880, t. IX.
Oettingen. In *Traité de Fuchs*, p. 926.
Masselon. *Ann. d'ocul.*, t. CX, p. 29.
Nicati. *Ann. d'ocul.*, 1908, t. CXXXIX, p. 344.
Panas. Traité, t. II, p. 153.
Soelberg Wells. Traité, p. 740.
Warlomont. *Ann. d'ocul.*, 1874, t. LXXI, p. 221.

IX

OPÉRATIONS DE L'ECTROPION SIMPLE

L'ectropion simple produit par un bourgeonnement inflammatoire de la conjonctive ou encore par l'affaiblissement sénile ou la paralysie (lagophtalmie) de l'orbiculaire des paupières, est dans l'immense majorité des cas l'ectropion de la paupière inférieure. Les opérations de l'ectropion simple s'adressent donc à l'ectropion inférieur.

Les méthodes opératoires tendant au redressement de la paupière inférieure sont les suivantes et elles agissent par :

Rétraction cicatricielle de la muqueuse ectropionnée ;
Glissement de la peau ;
Renversement ou abaissement du tarse ;
Résection du tarse ;
Raccourcissement du bord palpébral ;
Relèvement de la paupière.

La méthode la plus ancienne est celle qui consistait à modifier la tendance cicatricielle de la paupière ectropionnée.

Rétraction cicatricielle de la muqueuse ectropionnée. — *Procédés anciens.* — Dès la plus haute antiquité, on traita l'ectropion simple ou muqueux par l'excision du bourrelet conjonctival exubérant. HIPPOCRATE et ANTYLLUS pratiquèrent peut-être cette opération, mais en tout cas elle est indiquée dans PAUL D'EGINE et MARC AURÈLE SÉVERIN ; plus près de nous BARTISCH, RICHTER et surtout BORDENAVE ont contribué à la vulgariser. Cette opération s'exécute de la façon la plus simple avec des ciseaux et des pinces, et, au lieu de réunir les lèvres de la plaie comme le faisait ANTYLLUS, il est préférable d'appliquer un pansement simple de façon à favoriser le bourgeonnement de la plaie et par suite la rétraction cicatricielle destinée à inverser le bord palpébral.

Au lieu d'exciser le bourrelet exubérant de la muqueuse, les chirurgiens arabes et plus tard GUY DE CHAULIAC, GUILLAUME DE SALICET, PERCY se montrèrent grands partisans de la destruction ignée au cautère actuel.

Un plus grand nombre d'opérateurs cependant, préférait se servir des caustiques chimiques ; GUTHRIE adopta l'acide sulfurique ; SAINT-YVES, SCARPA, CHELIN, JUNGKEN, ROSAS accordent la préférence à la pierre infernale. Avec le nitrate d'argent la cautérisation du bourrelet muqueux ectropionné doit être recommencée plusieurs fois.

Procédé de Jocqs. — Pour obtenir le même résultat du renversement en dedans du bord ciliaire, JOCQS préconise l'emploi de cautérisations verticales de la muqueuse ectropionnée, pratiquées au thermo ou au galvano-cautère. Les lignes de feu doivent partir de la profondeur du cul-de-sac et aboutir à la lèvre postérieure du bord libre sans l'intéresser, et le trait de feu doit être étroit et profond. Quatre ou cinq de ces traits seront nécessaires pour un ectropion complet.

Parfois, l'auteur ajoute à l'emploi de la cautérisation actuelle, l'action des anses de Snellen.

Glissement de la peau. — *Procédé de Warthon Jones.* — Ce procédé imaginé par WARTHON JONES pour la paupière supérieure a été vulgarisé surtout par SANSON et BÉRARD qui l'ont appliqué avec plus de succès à l'ectropion inférieur. Pour l'exécuter on fait deux incisions qui, partant de chacune des commissures se réunissent en V à un centimètre environ au-dessous du bord de la paupière. Ces incisions ne comprennent que la peau et le tissu cellulaire sous-cutané. On dissèque ensuite un peu la peau afin de relâcher davantage et de faciliter le redressement et la réascension de la paupière. Lorsque ce résultat est obtenu, on a, dans la paupière ectropionnée une plaie qui représente un Y. On réunit successivement par des points de suture la branche verticale et les deux branches obliques de cet Y.

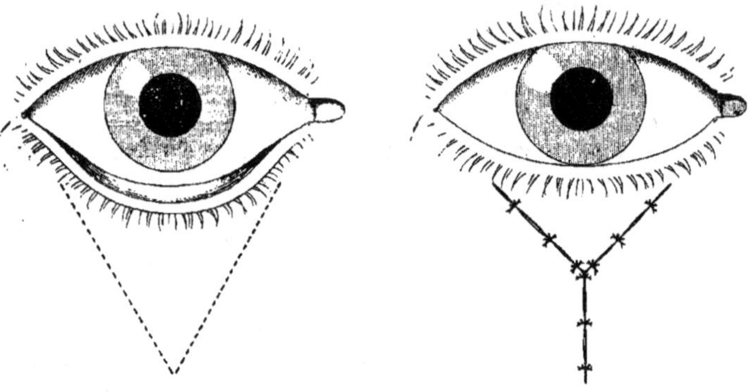

Fig. 190.
Ectropion. —·Opération de Warthon Jones.

Procédé de Alph. Guérin. — On peut répéter, ainsi que le conseillait Alph. Guérin, deux fois la section en V de Warthon Jones, et réunir dans le W ainsi formé, les bords correspondants aux deux traits moyens, qui se rejoignent. Il restera au-dessous deux petits triangles cruentés dont les

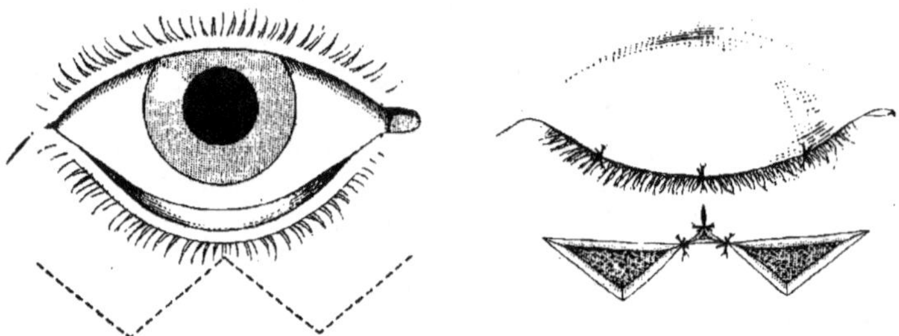

Fig. 191.
Ectropion. — Procédé d'Alph. Guérin.

bords pourront être rapprochés de façon à ce que la perte de substance soit comblée.

Renversement ou abaissement du tarse. — *Procédé de Dieffenbach.* — Cette opération est la première tentative d'action directe sur le cartilage tarse.

Dieffenbach faisait à la peau une incision semi-lunaire, dont la courbure

correspondait à celle du rebord orbitaire et siégeait à un centimètre environ
du bord ciliaire. Les extrémités de l'incision ne doivent pas s'étendre en
dedans ni en dehors, jusqu'au niveau des angles de l'œil. Le lambeau de peau
étant disséqué avec le muscle sous-jacent, on fend la conjonctive ainsi mise
à nu le long du bord orbitaire du cartilage tarse. Alors on entraine avec une
pince à travers la plaie extérieure le bord de la conjonctive et du cartilage
tarse et on l'unit aux bords de la plaie extérieure par des sutures.

Procédé de Snellen. — L'opération de SNELLEN, connue sous le nom
d'*anse de Snellen*, est une modification heureuse, une simplification très
grande de l'opération de Dieffenbach. Ici l'application des fils suffit au redressement du tarse et la disposition de ceux-ci doit être l'objet de l'attention la
plus sérieuse.

Dans la suture de SNELLEN le point d'action de l'anse de fil doit être sur le
point le plus élevé de la con-
jonctive renversée, c'est-à-
dire ordinairement vers le
bord convexe du tarse. De
ce point, on pousse l'aiguille
sous la peau de la paupière
jusqu'à hauteur environ du
rebord orbitaire inférieur,
où on la fait sortir. L'autre
aiguille avec l'autre extrémité du fil se place parallèlement et à côté de la première. Alors on noue les
deux bouts du fil sur la joue,
sur un rouleau de gaze ou
un drain, en le serrant suffisamment pour qu'il se produise un léger degré d'entropion. Une seconde anse
de fil est passée de la même
façon.

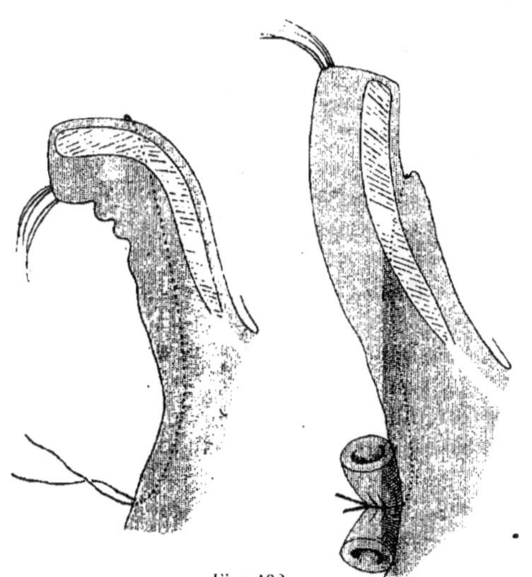

Fig. 192.

Ectropion. — Anse de Snellen.

Procédé de de Wecker. — L'opération de de Wecker n'est qu'une modification un peu compliquée de l'anse de Snellen. DE WECKER appelle
suture réductrice l'anse de fil qui sert à réduire l'ectropion.

Un coup d'œil jeté sur le dessin explique le parcours de cette suture qui
a pour effet de former une *double* anse au fond du cul-de-sac conjonctival et
une anse simple près des cils, où on interpose un petit drain ; enfin une
seconde anse simple recouvre également un drain à 2 centimètres au-dessous du bord palpébral. Pour placer cette suture on se sert d'un fort fil de
soie qui porte à chaque extrémité une aiguille légèrement courbe.

On n'a qu'à suivre l'action de cette suture sur la figure, pour comprendre
que la traction exercée par sa fermeture, a pour effet de faire descendre la

double anse placée dans le cul-de-sac et de faire remonter l'anse simple située devant le bord palpébral.

Procédé de Fukala. — L'opération se fait de la manière suivante, soit à l'aide de l'anesthésie générale, soit après une injection sous-cutanée de cocaïne : Après avoir disséqué la peau et le cartilage tarse dans toute son étendue (la longueur de la paupière, plus une largeur de 10 à 12 millimètres), on introduit une aiguille à travers la peau, dans la fente séparant le tarse et la peau, en traversant celle-ci à 4 à 5 millimètres au-dessous du bord libre de la paupière, et à une distance de 3 à 4 millimètres du canthus externe. Cette aiguille traverse alors la partie correspondante du tarse, mais tout près de son bord supérieur.

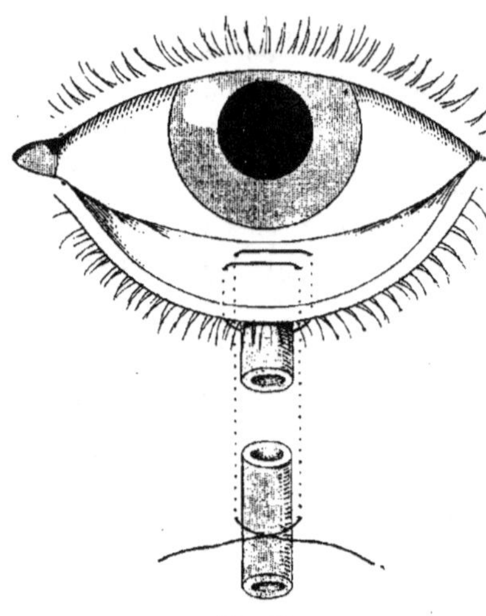

Fig. 193.

Ectropion. — Procédé de de Wecker.

On fait repasser alors l'aiguille par le tarse, en choisissant un point situé également près de son bord supérieur, mais de 3 millimètres plus près du point lacrymal que l'endroit où l'aiguille a traversé le tarse pour la première fois.

L'aiguille se trouve donc de nouveau entre le tarse et la peau; on traverse alors celle-ci près de la première piqûre, c'est-à-dire dans un point situé à 4 à 5 millimètres au-dessous du bord libre. Les fils sont noués sur un peu d'ouate. Une suture semblable est alors établie près du canthus interne. S'il est nécessaire, on peut introduire un troisième fil au-dessous des deux autres, pour abaisser également les parties inférieures du tarse.

Résection du tarse. — Weller au commencement du siècle dernier pratiquait l'excision partielle du tarse après avoir préalablement réséqué le bourrelet de la muqueuse formant ectropion.

Procédé de Boucheron. — Boucheron de nos jours a cherché à obtenir le redressement de la paupière par l'ablation presque totale du cartilage tarse; il n'en laisse qu'une petite bande d'un millimètre attenant aux cils. L'opération se fait par la muqueuse et il n'est besoin d'aucune suture.

Après application de la pince fenêtrée, incision le long du bord orbitaire, de la muqueuse au niveau du cartilage tarse. On dissèque ensuite le cartilage qu'on sectionne à un millimètre du bord libre. Pansement compressif sans sutures.

Procédé d'Axenfeld. — Axenfeld pratique l'extirpation totale du tarse en s'ouvrant un passage au moyen d'une incision intermarginale. Cette incision est faite sur toute l'étendue de la paupière et très profondément de manière à diviser la paupière en deux feuillets. Dans le feuillet postérieur se trouve le tarse dégagé de la peau. Le saisissant alors par sa face convexe, l'opérateur le dégage à coups de ciseaux de chaque côté et l'attire au dehors; il ne reste plus qu'à le séparer de la conjonctive attenante ce qui est facile.

Cette opération peut voir son effet augmenté par l'adjonction de l'opération de Szymanowski ou de A. Terson.

Raccourcissement du bord palpébral. — Cette méthode de réduire l'ectropion a compté de nombreux partisans depuis le début du siècle dernier.

Procédé d'Adams. — ADAMS ramenait la paupière ectropionnée à sa

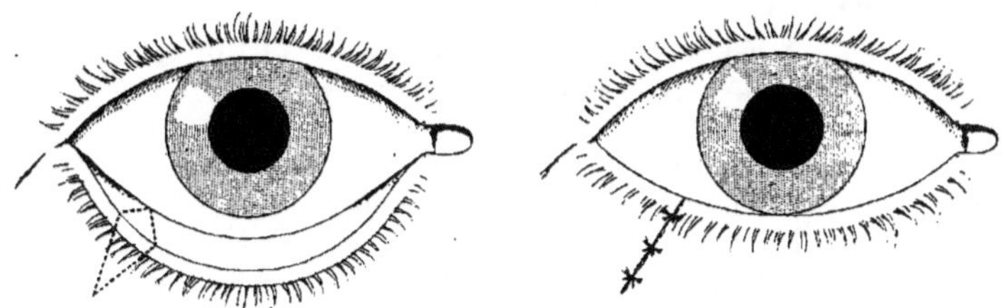

Fig. 194.
Ectropion. — Procédé d'Adams.

position normale simplement en en excisant un lambeau triangulaire comprenant toute son épaisseur. La base du lambeau cunéiforme correspond au bord ciliaire de la paupière et doit être d'une largeur telle qu'elle redonne à ce bord sa propre longueur. L'excision sera pratiquée plutôt vers l'angle externe qu'à la partie moyenne de la paupière.

La largeur du lambeau à exciser étant calculée, on saisit la paupière avec une pince et on l'éloigne du globe ; puis avec une forte paire de ciseaux droits on coupe le lambeau en deux coups. Réunion par des sutures passées profondément et pratiquées avec des fils métalliques. Autrefois on réunissait la plaie avec des épingles, par la suture ordinaire de l'opération du bec-de-lièvre.

Procédé de Kuhnt. — Le procédé de KUHNT, qui se trouve d'ailleurs décrit complètement dans AÉTIUS, est une modification heureuse du procédé d'Adams, et les dangers d'un colobome chirurgical se trouvent écartés.

Dans cette opération le raccourcissement s'obtient par l'excision d'un lambeau triangulaire dont la base est constituée par le bord palpébral et qui comprend seulement les couches internes de la paupière, la conjonctive et le tarse. De la sorte, un colobome chirurgical n'est pas à craindre.

KUHNT opère de la façon suivante : il divise d'abord la paupière en deux feuillets, par une incision intermarginale plus ou moins étendue selon le degré dont on veut la rétrécir. Des deux extrémités de cette incision marginale on trace deux sections dans le feuillet postérieur, sections comprenant la conjonctive et le tarse et qui se dirigent en bas l'une vers l'autre. On excise le triangle ainsi délimité et on réunit par des sutures les bords de la

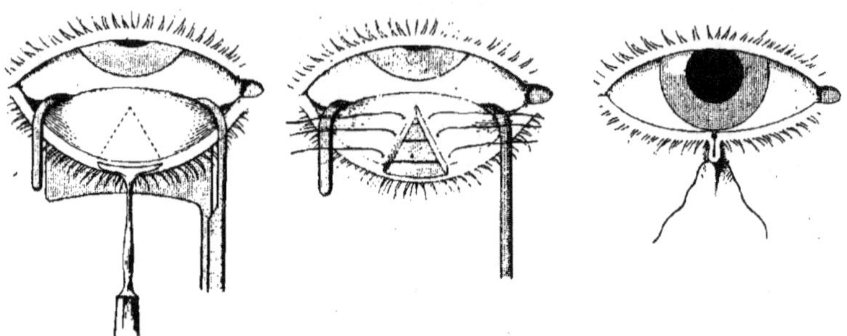

Fig. 195.
Ectropion. — Procédé de Kuhnt.

plaie du tarse. Comme on n'a rien enlevé de la peau, celle-ci se trouve en excès et forme des plis qui ne tardent pas à s'effacer.

Cette opération a été modifiée par MULLER et peut encore s'exécuter ainsi : on incise le liseré intermarginal pour diviser la paupière en deux feuillets, en commençant par le milieu de la paupière où l'on enlèvera plus tard le morceau du tarse ; ensuite on continue cette division vers les extrémités interne

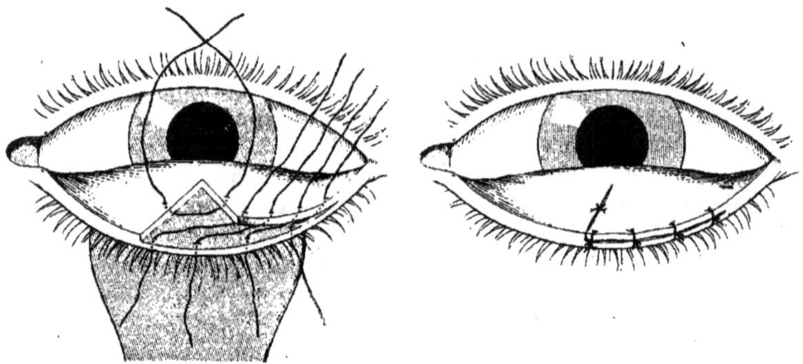

Fig. 196.
Ectropion. — Procédé de Muller.

ou externe de la paupière. On excise alors un fragment triangulaire du tarse, et, au moyen de sutures, on réunit d'une part les bords de l'excision du tarse l'un à l'autre, d'autre part on fixe de nouveau la peau au niveau du liseré intermarginal au bord libre du tarse, de façon à répartir également, par une direction oblique des sutures, l'excédent de peau qui existe à l'endroit où le tarse a été excisé.

Ces deux procédés peuvent se combiner à l'opération de Dieffenbach qui consistait à exciser tout contre l'angle externe des paupières un triangle de peau. Cette opération a été systématisée et bien réglée par SZYMANOWSKI.

Procédé de Szymanowski. — Ce procédé est encore, de tous ceux qui appartiennent à la méthode de raccourcissement palpébral, celui qui est le plus répandu et le plus communément adopté, pour sa facilité.

Cette opération trouve surtout son emploi lorsqu'il est indiqué de faire porter le relèvement de la paupière sur la commissure externe. On excise près de l'angle externe de l'œil un triangle cutané semblable à celui que montre la figure, et tel que l'angle aigu supérieur soit à un centimètre envi-

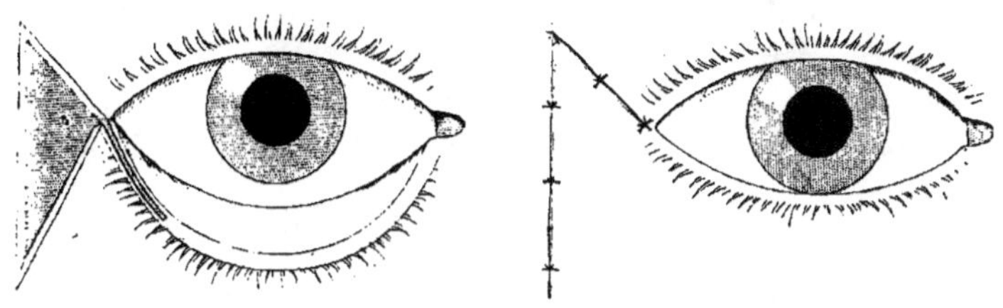

Fig. 197.
Ectropion. — Opération de Szymanowski.

ron de la commissure externe. Ensuite on dégage la paupière, en avivant le bord ciliaire sur une longueur qui doit correspondre à la longueur du côté adjacent du triangle de peau excisée. Une réunion exacte des angles de peau suivant la disposition de la figure renverse la conjonctive sur le globe de l'œil et redresse la paupière en la maintenant raccourcie.

Un dérivé de cette opération est le procédé employé par DE GRAEFE dans les cas prononcés d'ectropion lacrymal de la paupière inférieure. Il consiste en ceci : une incision intermarginale est pratiquée tout le long du bord palpébral, et de chaque extrémité de cette incision part une double incision verticale descendant à 1 centimètre et demi à 2 centimètres vers la joue. Dissection du lambeau musculo-cutané quadrangulaire ainsi obtenu et raccourcissement du bord palpébral de ce lambeau par la résection d'un triangle cutané pris au voisinage du point lacrymal. Ce lambeau est ensuite attiré vers le front et fixé par des sutures.

Procédé de A. Terson. — C'est une simplification du procédé de Szymanowski ; voici la description succincte de l'opération :

On commencera par la résection du bourrelet conjonctival, par l'ablation d'une large bandelette muqueuse allant de la commissure externe, jusqu'à la commissure interne en arrière du canalicule lacrymal, en restant à 1 millimètre et demi du cul-de-sac conjonctival. Le tarse doit être entièrement respecté.

Excision ensuite à la région commissurale, mais en dehors de la commissure elle-même, d'un triangle contenant la peau et l'orbiculaire, triangle dont l'étendue cutanée, prise entre les mors d'une pince, corrige entièrement l'ectropion. La commissure externe doit correspondre au milieu de la base du triangle.

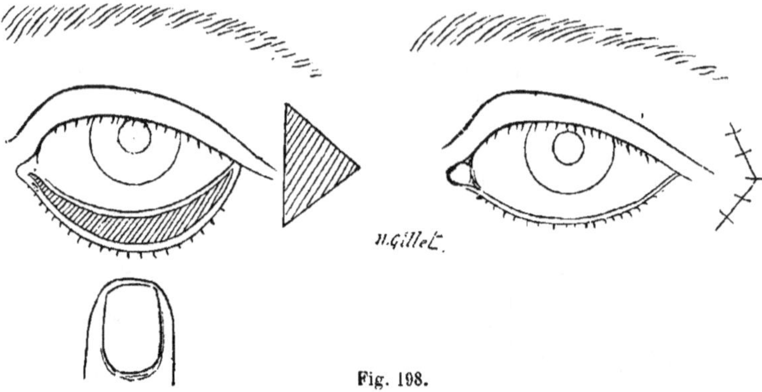

Fig. 198.
Ectropion. — Procédé de A. Terson.

Réunion avec soies aseptiques, sans suturer la conjonctive.

Procédé de Lagleyze. — LAGLEYZE obtient le même résutat sans exciser rien du tarse, de la peau ou de la conjonctive. Il pratique deux incisions

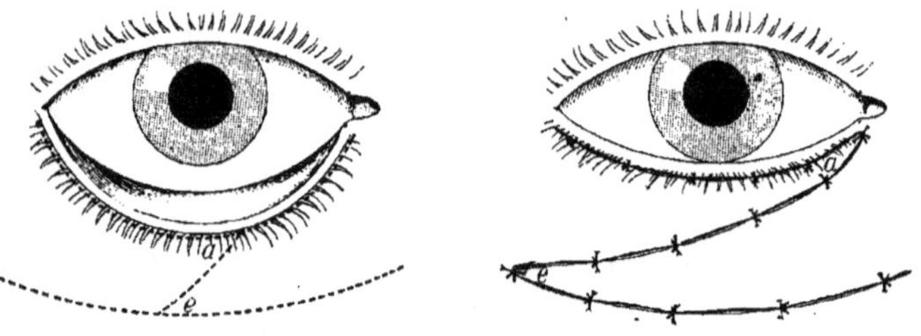

Fig. 199.
Ectropion. — Procédé de Lagleyze.

parallèles au bord palpébral, à 1 centimètre de distance l'une de l'autre et les réunit par une troisième incision oblique. Il en résulte deux lambeaux, situés d'abord bout à bout, qui sont libérés d'abord puis allongés et réunis entrecroisés ainsi que le montre la figure 199.

Relèvement de la paupière. — *Procédé de Truc.* — RELÈVEMENT EN VANNE. — Ce procédé s'applique à l'ectropion *ex vacuo*, variété qui se produit à la suite de certaines énucléations du globe de l'œil. Il comprend, pour les degrés élevés de l'affection, trois temps principaux.

1° *Dédoublement vertical de la paupière.* — Une incision intermarginale verticale profonde est pratiquée en arrière des cils, d'une commissure à l'autre, dans la couche celluleuse et de manière à dédoubler la paupière en deux lames, *lame antérieure* qui comprend la peau et l'orbiculaire, et *lame postérieure* avec le tarse et la conjonctive. Le dédoublement doit être d'autant plus profond que l'éversion marginale et la réduction cavitaire conjonctivale sont plus accentuées.

2° *Relèvement en vanne de la lame antérieure.* — Avec des pinces à griffes ou avec trois anses de fil passées dans la lame antérieure, on relève celle-ci par glissement, au-dessus de la lame postérieure, à la hauteur voulue, puis on fixe par transfixion muco-cutanée, les deux lames dans la position de la figure.

Si la lame antérieure détachée du tarse et de la conjonctive est peu élevée, la cicatrisation ultérieure la renversera légèrement en dedans, en entropion compensateur de

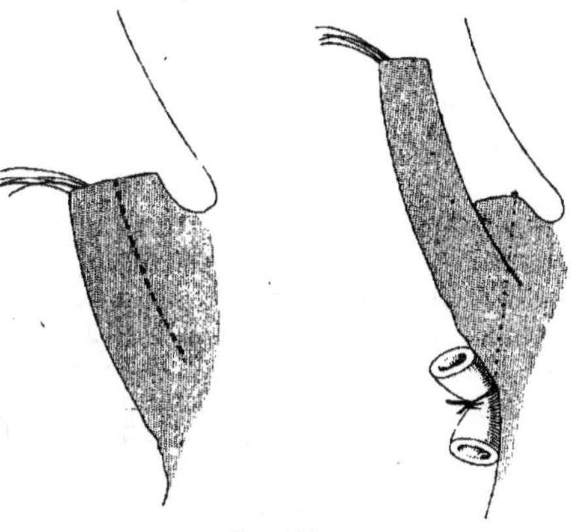

Fig. 200.
Ectropion *ex vacuo*. — Procédé en vanne.

l'ectropion primitif, et elle formera un bourrelet suffisant pour contenir l'œil artificiel.

Si au contraire à cause du degré extrême de l'ectropion primitif ou de l'insuffisance de la cavité conjonctivale, cette lame antérieure détachée du tarse, est plus élevée, elle pourrait provoquer, par retournement cicatriciel en ectropion, du trichiasis. Dans ces conditions, il faut une doublure de soutien, et c'est l'objet du 3° temps.

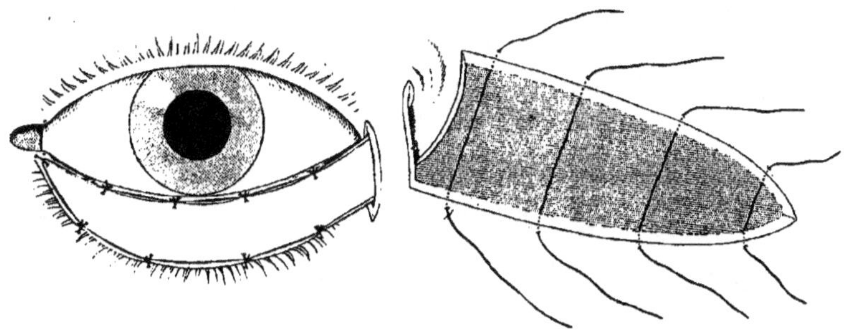

Fig. 201.
Procédé de Truc.

3° *Taille du lambeau autoplastique temporal.* — Ce lambeau est pris horizontalement dans la direction des plis commissuraux et comprend la peau et un peu de tissu cellulaire. Il est taillé de longueur et de largeur appropriées à la doublure nécessaire à la lame palpébrale cutanée. On le détache du sommet externe jusqu'à sa base interne qu'on laisse adhérente, puis on le fait passer sous un pont commissural de manière à l'appliquer contre la lame antérieure, la face épidermique du côté de l'œil ; on le suture dans cette position, en bas au sommet de la lame tarso-conjonctivale, en haut, vers le bord marginal de la paupière. Un point de transfixion en anse assure l'application intermédiaire. Quant à la plaie temporale, elle est exactement suturée.

Opérations combinées. — *Procédé de Truc.* — L'auteur combine dans son opération, une blépharorraphie externe de 3 à 5 millimètres d'étendue, à une résection profonde de la muqueuse ectropionnée ainsi que de la portion sous-jacente du tarse. Puis pour maintenir en bonne situation, aussitôt après l'opération, le bord de la paupière, il place des sutures inversives exécutées avec des anses de fil, à deux aiguilles en traversant d'abord le bord ciliaire, puis le cul-de-sac inférieur, et venant ressortir à la peau un peu plus bas pour y être nouées à la manière ordinaire.

Cette opération s'applique aux ectropions simples ou muqueux, avec un bourrelet conjonctival exubérant.

Procédé de Kuhnt. — Il consiste à réunir le relèvement en vanne au raccourcissement du bord palpébral.

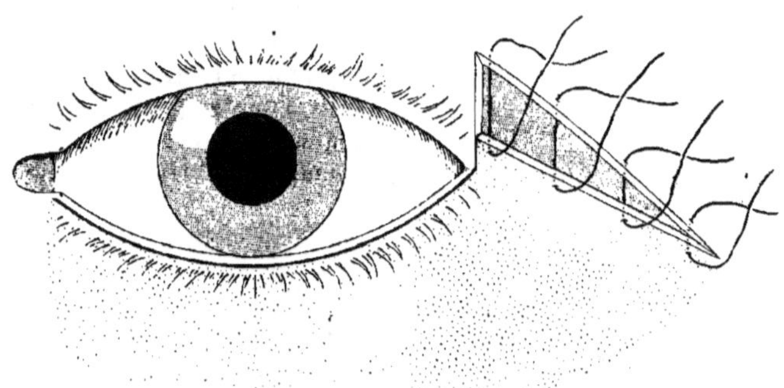

Fig. 202.
Ectropion. — Procédé de Kuhnt.

La paupière inférieure est d'abord divisée en deux feuillets par une large incision intermarginale qu'on prolonge même à la tempe jusqu'au-dessus du niveau de la fente palpébrale.

La lame tarso-muqueuse est attirée en bas comme dans le procédé en vanne par des fils armés de deux aiguilles qui sortent à la peau à 1/2 à 1 centimètre en dessous du bord ciliaire.

Pour obtenir le raccourcissement du bord palpébral on excise à la tempe un lambeau de peau triangulaire dont on réunit ensuite les bords par des sutures comme dans les opérations de Szymanowski ou A. Terson. Ce raccourcissement assure en même temps le relèvement du bord palpébral.

Il convient de ménager le point lacrymal et pour cela Kuhnt recommande de faire passer l'incision intermarginale en dehors de lui, puis de placer un peu loin de lui le premier des fils à deux aiguilles.

BIBLIOGRAPHIE

OPÉRATION PAR RÉTRACTION CICATRICIELLE DE LA MUQUEUSE

Jocqs. *Soc. fr. d'opht.*, 1896, t. XIV, p. 475.

OPÉRATIONS PAR GLISSEMENT DE LA PEAU

Warthon Jones.. Traité, p. 618.

OPÉRATION PAR RENVERSEMENT OU ABAISSEMENT DU TARSE

Fukala. *Ann. d'ocul.*, 1894, t. CXI, p. 43.
Wecker (de). *Soc. fr. d'opht.*, t. III, p. 15, 1885.

OPÉRATION PAR RÉSECTION DU TARSE

Axenfeld. *Soc. opht. de Heidelberg*, 1907, p. 124.
Boucheron. *Soc. fr. d'opht.*, t. VI, p. 35, 1888.

OPÉRATION PAR RACCOURCISSEMENT DU BORD PALPÉBRAL

Adams. In Traité de Warthon Jones, p. 613.
Kuhnt. *Zeitschr. f. Augenheilk.*, 1908, août, p. 143.
Lagleyze. In *Soc. opht. de Heidelberg*, 1907, p. 138.
A. Terson. *Ann. d'ocul.*, t. CXVI, p. 441, 1896.

OPÉRATION PAR RELÈVEMENT DE LA PAUPIÈRE

Truc. *Arch. d'opht.*, t. XVII, p. 393, 1897.

OPÉRATIONS COMBINÉES

Kuhnt. *Zeitschr. f. Augenh.*, 1908, août, p. 143, et *Soc. opht. de Heidelberg*, 1907, p. 136
Truc. *Soc. fr. d'opht.*, t. XVI, p. 218. 1898.

X

OPÉRATIONS DE L'ECTROPION CICATRICIEL

Les opérations dirigées contre l'ectropion cicatriciel sont groupées communément sous le nom générique d'autoplastie palpébrale ou plutôt de *Blépharoplastie*.

Ces opérations, bien que les méthodes qui les inspirent soient pour la plupart anciennes, remontent à une époque assez peu éloignée de la nôtre, puisque la première semble avoir été faite par Graefe le père, qui en rapporte l'observation dans son *Traité de Rhinoplastie*, publié à Berlin en 1818.

La même année Dzondi (de Halle) faisait connaitre un fait du même genre. Mais c'est surtout vers 1830 que Jüngken, Fricke, Dieffenbach, en Allemagne, et Serre, à Montpellier, s'efforcèrent de créer de nouveaux procédés de blépharoplastie et de donner l'essor à cette nouvelle branche de la chirurgie réparatrice.

Il existe cinq méthodes de blépharoplastie qui comportent pour la plupart un assez grand nombre de procédés :

la *méthode indienne* ;

la *méthode ancienne de Celse, par glissement du lambeau, ou méthode française* ;

la *méthode par pivotement, de Denonvilliers;*

la *méthode italienne, de Tagliacozzi* ;

la *méthode des greffes sans pédicule.*

Méthode Indienne. — Cette méthode d'autoplastie, imaginée dès la plus haute antiquité pour les réparations nasales, est celle qui fut choisie par Graefe pour la première réparation de paupières qui a été exécutée. Cette méthode consistait à tailler un lambeau cutané au voisinage de la plaie à recouvrir, puis à rabattre ce lambeau sur la plaie par une torsion plus ou moins complète du pédicule. Jungken, Jobert, Blandin, taillaient leur lambeau de manière que son pédicule retourné pût passer comme un pont au-dessus des téguments restés intacts au côté externe de la plaie d'avivement. Il était ensuite nécessaire de couper ce pédicule au bout de quelques jours.

Cette méthode est aujourd'hui abandonnée à cause de cette nécessité d'une section secondaire du pédicule, et surtout en raison de la difformité qu'entraîne la torsion, toujours considérable, du pédicule sur lui-même.

On peut toutefois rattacher à cette méthode et décrire comme encore applicable à certains cas, le procédé suivant qui est d'ailleurs un intermédiaire entre la méthode indienne et celle de Denonvilliers, par pivotement du lambeau.

Procédé de Fricke. — L'opération de Fricke consistait à tailler un lambeau à vaste pédicule, à la région temporale et calculé de manière à remplir exactement la plaie résultant de la libération et de l'avivement de la paupière ectropionnée. Le lambeau étant préparé, on sectionnait ou l'on réséquait le pont de peau intermédiaire entre la surface avivée et le lambeau, puis celui-ci était appliqué sur la plaie par une torsion du pédicule d'environ 90°.

Procédé de Rollet. — Rollet applique la méthode indienne à la taille de deux lambeaux symétriques, ainsi que l'indiquent les figures et en procédant de la façon suivante : pour la paupière supérieure un lambeau naso-frontal commencé sous l'angle supéro-interne de l'orbite est découpé au bistouri, l'instrument mordant jusqu'à l'os du premier coup ; la forme du lambeau est en demi-tranche de melon à concavité ouverte vers la tempe. Un deuxième lambeau temporo-frontal dont la base est au-dessous de l'angle orbitaire supéro-externe sera tracé symétriquement au précédent, sa concavité regardant du côté nasal. Ces deux lambeaux sont disséqués puis inclinés et couchés, le premier en dehors puis en bas, le deuxième en dedans puis en bas. Ils sont superposés puis suturés, *en commençant par la pointe des lambeaux ;* suture à fils métalliques ou au crin de Florence.

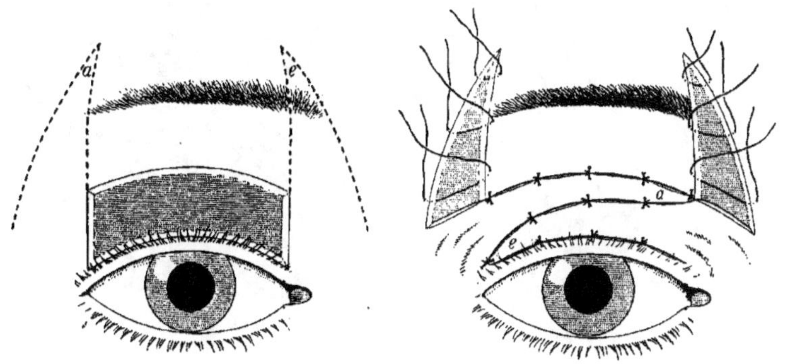

Fig. 203.

Blépharoplastie. — Procédé de Rollet.

Même technique pour la paupière inférieure. Taille d'un lambeau falciforme juxta-nasal, puis d'un lambeau malaire symétrique. Dissection, mobilisation, inflexion et juxta-position par sutures des surfaces cruentées.

On évite avec ce procédé la déformation en boudin de certains lambeaux autoplastiques trop volumineux de la méthode indienne.

Méthode par glissement, de Celse, ou méthode française. — Cette méthode qui s'applique surtout aux éversions peu considérables de la paupière inférieure, ou aux ectropions partiels de la paupière supérieure, a déjà été, pour cette raison, mentionnée au paragraphe précédent. Elle comporte cependant, outre les procédés de Warthon-Jones, et d'Alph. Guérin décrits plus hauts, quelques autres procédés applicables à l'éversion cicatricielle totale de la paupière, et qui, à ce titre, doivent trouver place ici, bien qu'ils soient à peu près abandonnés aujourd'hui, tellement sont préférables les trois dernières méthodes dont il nous reste à parler.

Procédé de Dieffenbach. — La cicatrice est comprise dans une section triangulaire ayant sa base terminée vers la paupière ; puis on excise en totalité cette portion de peau cicatricielle. On prolonge ensuite des deux côtés la section qui représente la base du triangle. On s'efforce de dégager les lambeaux latéraux par des incisions dites *libératrices,* pour en faciliter le glissement et la coaptation ; on maintient enfin celle-ci au moyen de sutures.

Dieffenbach a conseillé aussi de faire exécuter le glissement à un seul lambeau latéral complètement mobilisé, ainsi que le démontre la figure 205 ci-contre.

Procédé de Burow. — Afin de faciliter le glissement du lambeau, Burow a imaginé une opération qui a le grand défaut de forcer à enlever une

étendue considérable de peau saine, alors que l'on doit s'efforcer de ménager
son étoffe le plus possible. Il excise, à la manière de Dieffenbach, en triangle,
toute la partie cicatricielle qui forme l'ectropion, puis prolonge vers la tempe

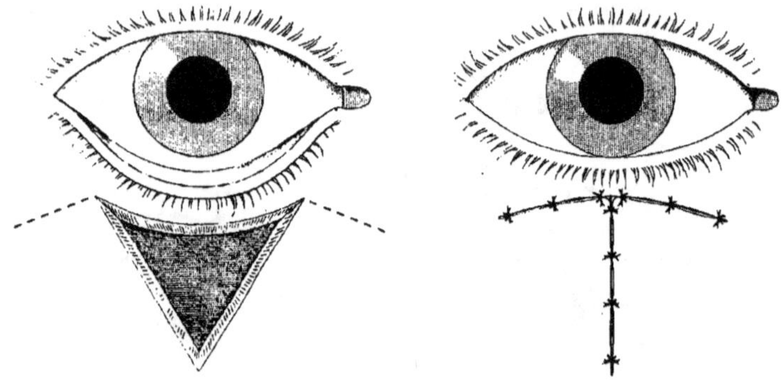

Fig. 204.
Ectropion. — Procédé de Dieffenbach.

l'incision supérieure qui deviendra la base d'un triangle d'excision cutanée
aussi grand que le premier, mais à sommet dirigé en haut. Après avoir
dégagé jusqu'à sa base le triangle de peau intermédiaire aux deux triangles

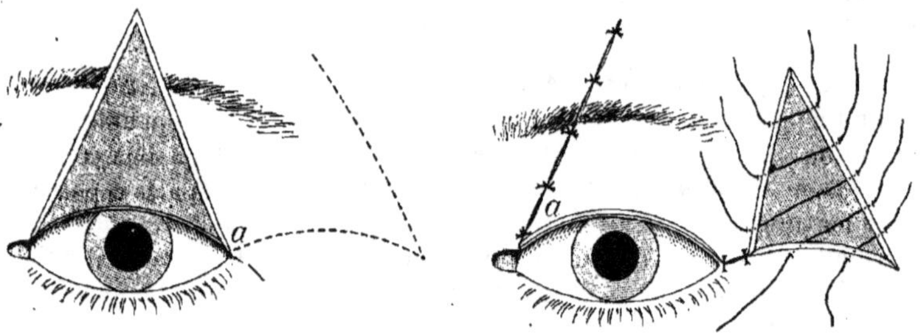

Fig. 205.
Blépharoplastie. — Procédé de Dieffenbach.

d'avivement, il arrive à le conduire jusqu'à l'angle interne de l'œil, de façon
à combler ainsi les deux pertes de substances cutanées.

Ces procédés ont le même défaut, celui de n'être réellement correcteurs de
l'ectropion que sur le papier.

Procédé de Richet. — L'opération de Richet, par double glissement de
lambeaux donne cependant quelque résultat. Il est vrai que cette opération
ne s'applique qu'à un cas particulier et surtout à un ectropion fort limité ;
elle convient à l'ectropion partiel de la partie externe de la paupière inférieure, qui se voit lorsque la carie du rebord orbitaire, chez les enfants,

a amené une adhérence cicatricielle de la peau aux parties osseuses profondes.

La cicatrice doit être circonscrite par trois sections courbes : la première

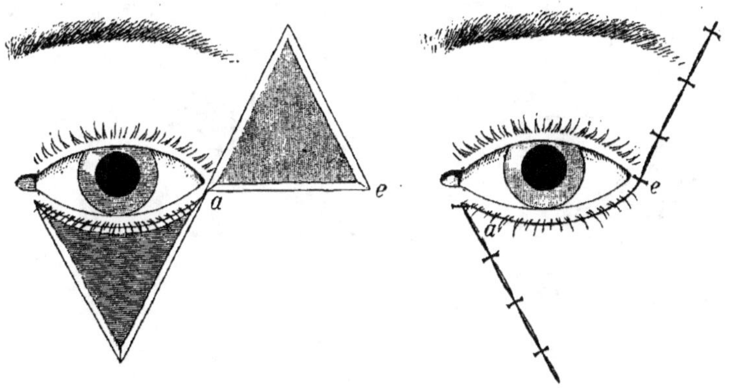

Fig. 206.
Blépharoplastie. — Procédé de Burow.

située au-dessous de la cicatrice suit le rebord orbitaire ; la seconde, qui s'étend au-dessus de la cicatrice occupe la paupière, la troisième réunit les deux autres suivant le schéma ci-contre. La partie cicatricielle ainsi circonscrite étant excisée, on prolonge la troisième section vers la joue et on taille

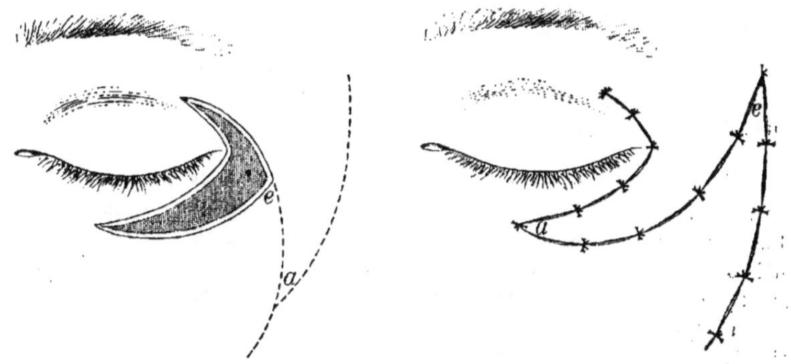

Fig. 207.
Ectropion cicatriciel de l'angle externe des paupières. — Procédé de Richet.

un lambeau temporal parallèle à celui qui se trouve ainsi formé sur la joue. Ces deux lambeaux sont ensuite libérés puis transposés ainsi que l'indique la figure.

Procédé de Serre et de Knapp. — SERRE après avoir, toujours d'après DIEFFENBACH, excisé la portion cicatricielle de l'ectropion, non plus toutefois en forme de triangle mais en carré, rapprochait la peau du voisinage, par deux lambeaux rectangulaires, disséqués et glissant l'un vers l'autre à la manière d'un verrou. Knapp modifia l'opération de Serre en ce sens qu'il comprit dans le mouvement de glissement tout le bord libre de la paupière, après avoir prolongé la fente palpébrale.

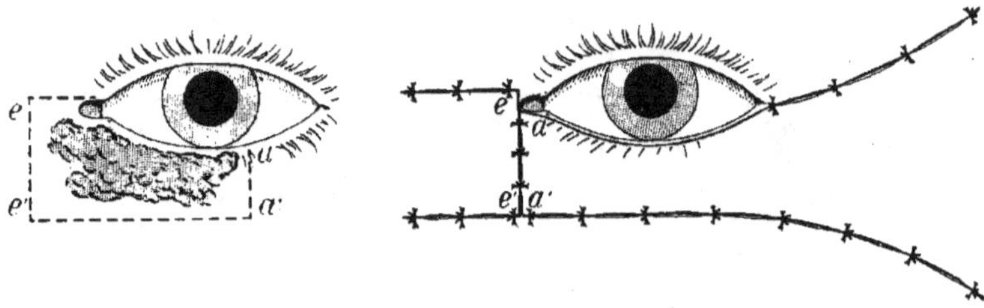

Fig. 208.
Blépharoplastie. — Procédé de Knapp.

Ces divers procédés, ainsi qu'il a été dit plus haut de ceux de Dieffenbach et Burow, ont le défaut de ne corriger que très temporairement et même très imparfaitement l'ectropion ; il leur manque un appoint indispensable à toute blépharoplastie, une opération qui semble secondaire, et qui est cependant de première importance dans toute restauration de paupières, c'est la *fusion temporaire des paupières* dont l'idée est due à Mirault d'Angers. Sans la suture de Mirault, aucune opération d'ectropion cicatriciel n'est sûre de réussir et cette fusion des paupières, à elle toute seule, est déjà capable de corriger un bon nombre de cas d'ectropion.

L'opération de Mirault d'Angers en raison du rôle qu'elle joue dans la restauration des paupières mérite donc une place à part et ne saurait être confondue avec un procédé quelconque.

Opération de Mirault (d'Angers) : fusion temporaire des paupières. — Mirault n'excisait pas la partie cicatricielle de l'ectropion comme faisait Dieffenbach ; il libérait la paupière de ses adhérences vicieuses par une incision curviligne, conduite parallèlement au bord palpébral et poussée assez profondément pour que le bord ciliaire reprît sa position normale.

On agit encore de même aujourd'hui et la cicatrice de l'ectropion est disséquée et non plus excisée.

Une fois la paupière mobilisée il en pratiquait la suture avec la paupière opposée après avivement le long des bords. Mirault pratiquait l'avivement, soit à la peau en dehors des cils, soit plutôt au niveau de la muqueuse ectropionnée et tout le long du rebord ciliaire.

Aujourd'hui on excise le rebord tranchant des deux paupières pour que la fusion de celles-ci s'opère exactement par leurs bords. Des sutures de soie ou de crin de Florence au nombre de 4 ou 5 suffisent à réunir complètement les deux paupières.

Les fils de suture sont retirés au bout de quatre ou cinq jours, mais la fusion temporaire doit être maintenue pendant assez longtemps.

Mirault, après sa suture, laissait se cicatriser à plat la plaie produite par le débridement de la cicatrice de l'ectropion ; il attendait pour pratiquer la libération des paupières que la nouvelle cicatrice fût solide, souple, et n'ait plus aucune tendance à la rétraction. Il laissait ainsi la fusion des deux paupières maintenir son effet pendant une année et davantage.

Le moment de libération de paupières est variable et dépend de la tendance des nouvelles cicatrices à la rétraction. On doit attendre pour séparer les paupières que ces deux voiles membraneux aient recouvré leur souplesse et ne soient plus tiraillés par une tendance de retour à l'ectropion. D'ailleurs il est prudent de procéder en plusieurs fois à la libération des paupières et de couper peu à peu, et à quelques semaines d'intervalle, la bride de fusion, de façon à juger, précisément du degré de tendance des paupières à reproduire l'ectropion.

Des variantes ont été apportées à l'opération de Mirault d'Angers.

Bossalino (de Pise) a proposé, au lieu d'exciser le bord tranchant des paupières, d'en pratiquer le dédoublement par une section intermarginale puis de fixer par une anse de fil, le

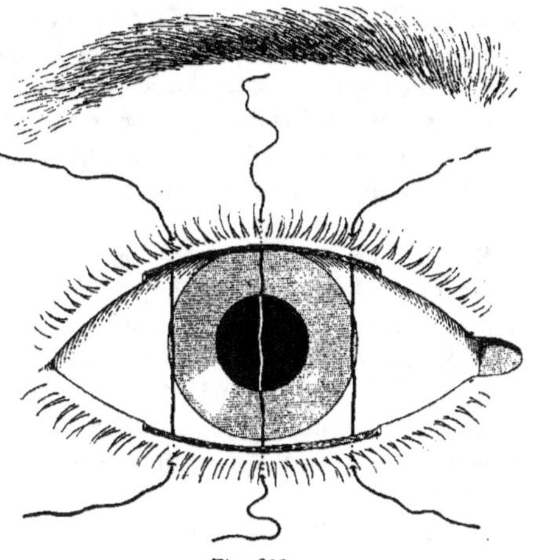

Fig. 209.
Suture de Mirault (d'Angers).

feuillet postérieur de la paupière inférieure entre les deux feuillets dédoublés de la paupière supérieure. Ce procédé est utile quand le bord des paupières a perdu sa forme.

Landolt pour faciliter la fusion des deux paupières, propose de dédoubler la paupière saine en deux feuillets comme pour l'opération de Jaesche-Arlt, puis d'introduire dans cette fente palpébrale incisée, le rebord de la paupière cicatricielle, avivé sur ses deux faces. On sait en effet que la paupière cicatricielle est souvent réduite à la muqueuse ectropionnée, la peau restant adhérente aux os.

Une modification de Dianoux (de Nantes) à l'opération de Mirault consiste à séparer la lame cutanée cicatricielle de la surface muqueuse et de ne pratiquer la blépharorrhaphie qu'à l'aide de cette dernière.

Aujourd'hui la fusion temporaire est l'appoint nécessaire de toute opération blépharoplastique, qu'elle soit en lambeau ou par greffe, et la suture de Mirault en doit constituer le premier temps.

Quant à la libération ultérieure des paupières, il arrive parfois qu'elle est difficile à exécuter à la place même de la fente naturelle, par manque d'étoffe de l'une des paupières. C'est ce qui arrive notamment lorsque la paupière inférieure est entièrement détruite et qu'on a exécuté la blépharorrhaphie simple, selon la méthode de Mirault, en utilisant, pour recouvrir le globe, la paupière supérieure seule.

Dans un cas semblable, la désunion des paupières pratiquée au lieu ordinaire, entre la double rangée des cils, amènerait la reproduction immédiate de la difformité. Denonvilliers déjà avait songé, dans de semblables circonstances, à ouvrir une fente palpébrale artificielle, dans le milieu de la paupière supérieure abaissée devant l'œil et depuis, d'autres opérateurs, Gradenigo, Panas, Landolt, Kalt et nous-mêmes avons usé du même détour pour ouvrir une fente palpébrale en bonne place, au devant du globe oculaire. J'ai conseillé aussi (*Soc. d'Ophtalm. de Paris*, 1892) de réséquer totalement le bord palpébral et les cils dans les cas de ce genre, pour éviter l'effet disgracieux produit par l'existence d'une fente palpébrale siégeant fort au-dessus de la rangée ciliaire.

Méthode par pivotement. — Cette méthode n'est que la fusion des deux précédentes, de la méthode indienne par torsion, et de la méthode ancienne française, par glissement. Toutefois en raison de son importance et du rôle définitif qu'elle joue en chirurgie oculaire, la méthode par pivotement mérite d'être décrite à part. La méthode indienne et la méthode française ancienne, en effet, sauf quelques cas rares dans lesquels elles peuvent trouver une application exceptionnelle, sont communément abandonnées.

Procédé de Denonvilliers. — Denonvilliers est celui qui a contribué le plus à vulgariser la méthode de blépharoplastie par pivotement.

Le propre de cette méthode est de donner des lambeaux très grands, capables de réparer des surfaces très étendues ; de plus elle évite la torsion du pédicule et garde à celui-ci plus de largeur, plus d'épaisseur, ce qui assure au lambeau le maximum de vitalité.

Dans les blépharoplasties *par pivotement*, ou par *simple rotation* comme l'appelait aussi Denonvilliers, le bord interne du pédicule se trouve placé à l'extrémité de la plaie d'avivement, de telle sorte que cette plaie représente la branche horizontale d'un L dont la branche verticale est formée par le lambeau. Pour la taille du lambeau on se conformera au précepte général de toute autoplastie qui prescrit de donner au lambeau une étendue supérieure d'un tiers à la perte de substance.

Pour reconstituer la paupière supérieure on prendra le lambeau à la région temporale, le pédicule se trouvant en bas ; pour la paupière inférieure le pédicule sera en haut et le lambeau taillé à la région malaire. De cette façon la tendance naturelle du pédicule du lambeau transplanté sera d'attirer la paupière inférieure vers le haut, la supérieure vers le bas, ce qui viendra aider à l'action de la suture palpébrale.

La marche générale de toute opération blépharoplastique par pivotement sera la suivante :

1er *temps* : Section ou résection de la cicatrice, libération de la paupière ectropionnée, création de la plaie à recouvrir ;

2e *temps* : Suture palpébrale de Mirault d'Angers, pour obtenir la fusion temporaire des paupières ;

3e *temps* : Taille du lambeau à transplanter sur la plaie d'avivement. Le lambeau sera pris à la joue pour la paupière inférieure, à la tempe pour la supérieure et de façon à ce que le bord du pédicule se trouve placé à l'extrémité de la plaie d'avivement ; ordinairement elle forme un angle de 60° ou 90° avec lui. Le lambeau une fois dessiné (de un tiers plus grand que la plaie à recouvrir) sera disséqué avec soin de façon à être complètement dégraissé. Un lambeau trop pourvu de graisse formerait à la place de la paupière un bourrelet disgracieux, mais un lambeau trop mince serait exposé à se sphacéler ; on apportera donc le plus grand soin

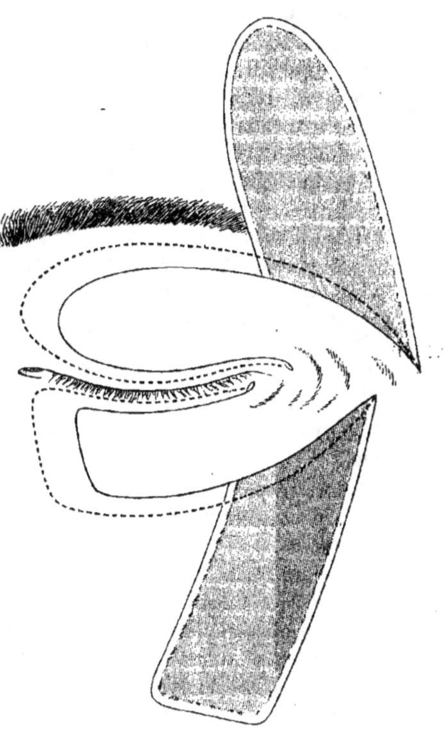

Fig. 210.

Blépharoplastie. — Procédé par pivotement (Fricke Denonvilliers).

à une dissection convenable de la peau du lambeau. Au cours de cette dissection quelques artères donnent ; l'hémorrhagie en sera arrêtée soit par torsion, soit mieux par l'application temporaire de pinces à forcipressure. Il sera rarement utile d'exécuter des ligatures ;

4e *temps* : Le lambeau une fois taillé et bien mobilisé jusqu'à l'extrémité de son pédicule, sera conduit par pivotement simple à la place nouvelle qu'il doit occuper et fixé par de nombreux points de sutures à la soie stérilisée ou au crin de Florence. On commencera par le maintenir par un point de suture placé à son extrémité, puis on disposera les autres sur son pourtour. Ensuite la plaie d'emprunt sera, autant que possible, réunie par le même procédé de sutures ; ces dernières devront toutefois embrasser une assez grande épaisseur de peau pour résister au tiraillement des parties.

Toute cette opération devra être conduite selon les règles de la plus rigoureuse antisepsie.

Parfois le lambeau doit être emprunté à une partie du visage qui est elle-même déformée par une cicatrice ; le fait se produit souvent dans les blépharoplasties consécutives à une brûlure qui sont les plus communes. On s'est demandé alors si un tel lambeau était capable de fournir une étoffe convenable à la réparation des paupières. La réponse à cette question se trouve dans la discussion soulevée à la Société de Chirurgie en 1856 sur ce point de doctrine, et à laquelle ont pris part DENONVILLIERS, CHASSAIGNAC, MICHON, VERNEUIL. Cette discussion sous le couvert d'opérateurs si autorisés en ces matières a vidé le débat d'une manière générale ; en voici les conclusions principales :

« 1° Lorsque le tégument cicatriciel est aminci, tendu, luisant, très sec, peu vasculaire, entièrement fibreux, adhérent aux couches sous-jacentes, ou séparé d'elles par un tissu cellulaire, très lâche et comme séreux, il ne faut pas s'en servir ;

« 2° Si, au contraire, la cicatrice n'occupe que les couches superficielles d'un derme épais, si elle est doublée d'un pannicule adipeux bien nourri, bien vivant, sans adhérences sous-jacentes, on peut sans crainte y tailler des lambeaux ;

« 3° Alors même que les conditions anatomiques ne sont pas très favorables, on peut utiliser le tissu cicatriciel, mais seulement pour de très petits emprunts ;

« 4° Le tissu cicatriciel est susceptible de se réunir par première intention au tissu analogue et aux tissus sains ;

« 5° Les lambeaux cicatriciels sont exempts de divers inconvénients fréquents pour ceux qu'on taille dans les parties molles saines ; ainsi ils restent plats, ne chevauchent pas au-dessus des parties ambiantes, et ne sont point exposés comme les derniers à se boursoufler et à former des boudins, des bourrelets disgracieux ;

« 6° Lorsque le visage a été largement défiguré par une cicatrice et qu'on ne répare qu'une partie de sa surface, les paupières, il est avantageux, au point de vue de la beauté d'employer un lambeau cicatriciel. En effet, si le lambeau était formé de tissus sains, la nouvelle paupière ferait, avec les parties voisines, un contraste assez choquant. »

Procédés secondaires par pivotement. — Suivant les circonstances et les nécessités, chaque opérateur adaptera les préceptes généraux de la blépharoplastie par lambeau pris au voisinage, au cas qu'il aura devant lui. C'est ainsi que LANDOLT a pris à la paupière supérieure un lambeau attenant encore à celle-ci par ses deux extrémités et formant un pont pour réparer entièrement une paupière inférieure. Nous mêmes, dans un cas analogue, et nous trouvant vis-à-vis d'une paupière supérieure très longue, nous avons, avec succès, taillé notre lambeau dans cette paupière, avec un pédicule externe, pour reformer la paupière inférieure complètement éversée au dehors. Ici la méthode par pivotement était plus pure que dans le procédé de Landolt.

WICHERKIEWICZ, dans un cas où la paupière supérieure avait été détruite

par un cancroïde, a emprunté au contraire un lambeau triangulaire à la
paupière inférieure, pour en combler la perte de substance. Le lambeau

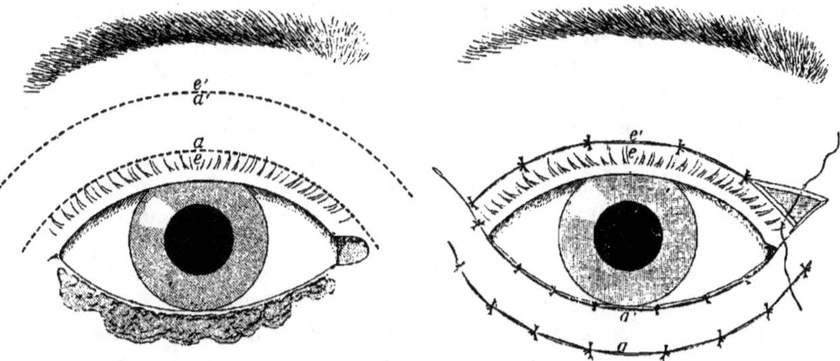

Fig. 211.
Blépharoplastie. — Procédé de Landolt.

formé de la sorte a été attiré en haut et suturé de façon à recouvrir temporairement le globe oculaire ; au bout de quelques jours, l'opérateur le sectionne à sa base et reconstitue ainsi la fente palpébrale.

Méthode italienne. — La première opération par la méthode italienne
paraît avoir été faite au xvᵉ siècle par Antoine Branca (de Catane) qui
emprunta un lambeau au bras pour exécuter la rhinoplastie. Avant lui la
chirurgie réparatrice tenait tout entière dans la méthode indienne qui était
assez commune en Europe. Mais c'est un peu plus tard, vers 1546, que le
véritable créateur, le grand vulgarisateur de la méthode italienne, Tagliacozzi,
chirurgien à Bologne, posa les règles de la méthode et fit connaître les
résultats de ses opérations appliquées à la rhinoplastie.

Procédé de Tagliacozzi. — Les opérations d'autoplastie par la méthode
italienne n'ont été autrefois appliquées qu'à la restauration du nez, des
lèvres et des oreilles. La blépharoplastie pour cette méthode est de toute
fraîche date, mais les préceptes généraux n'en sont pas moins identiques
quel que soit le genre de réparation dont il s'agisse.

Tagliacozzi taillait au bras un lambeau de peau, *qu'il laissait flottant
quelque temps* avant de le fixer sur la partie du visage qu'il se proposait de
recouvrir. Il ne le fixait sur la paupière à recouvrir que lorsqu'il voyait la
peau détachée conserver sa vitalité; puis quand il jugeait, un certain nombre
de jours après cette fixation, que la fusion du lambeau avec la partie cruentée était parfaite, il sectionnait le pédicule qui le retenait encore au bras et,
par des opérations complémentaires et un traitement consécutif minutieux,
cherchait à donner au lambeau brachial, transplanté sur la face, la configuration d'un nez, des lèvres, etc.

Reneaume de la garanne proposa en 1719 de simplifier l'opération de
Tagliacozzi en faisant en même temps les deux différentes plaies que le chi-

rurgien de Bologne ne faisait qu'à un long intervalle. Cette proposition qui renferme le principe de la modification actuelle de la méthode italienne ne reçut probablement pas d'exécution et tomba dans l'oubli jusqu'au commencement du siècle dernier où GRAEFE, le père, réalisa justement le manuel opératoire proposé par RENEAUME dans une série d'opérations publiées dans son livre sur la rhinoplastie. Toutefois GRAEFE, ignorant ou oublieux du travail de son devancier donna à ce procédé le nom de *Méthode allemande* par opposition à la méthode indienne et à la méthode lente de **Tagliacozzi**.

Ce terme, injustifié, n'eut, d'ailleurs, qu'une fortune éphémère en raison des revers qui suivirent les premiers succès du chirurgien allemand et, actuellement, où des modifications toutes récentes ont rénové l'ancienne réputation de la méthode de Tagliacozzi, on réserve justement à celle-ci son véritable nom de méthode italienne.

Dans ces dernières années, P. BERGER s'est montré le partisan le plus résolu de la méthode italienne modifiée, et il a introduit dans la technique de l'opération, dans la taille du lambeau et surtout dans le mode de contention du bras auprès de la tête des modifications importantes.

Procédé de P. Berger. — Rappelons les principes de la méthode en en faisant l'application à la restauration des paupières. Cette méthode consiste dans la transplantation, sur une perte de substance palpébrale, d'un lambeau emprunté au bras et laissé adhérent à cette région par son pédicule jusqu'à parfaite adhésion à la surface qu'il doit recouvrir. C'est seulement lorsque cette adhésion paraît s'être effectuée qu'on le sépare de son point d'origine en sectionnant le pédicule qui l'y rattache encore.

Le procédé actuel diffère du procédé ancien en ce que, dans cette dernière opération, le lambeau taillé à l'avance n'est adapté à la surface qu'il doit recouvrir que quand il est déjà recouvert de cicatrice, tandis que dans l'opération nouvelle, c'est le lambeau fraîchement taillé que l'on fixe aussitôt par la suture à la perte de substance qu'il doit combler.

BERGER, après avoir à l'avance soigneusement établi et par des mesures répétées la position et la grandeur du lambeau à détacher du bras, fait construire par un mécanicien orthopédiste une capeline et un gantelet en cuir moulé, destinés à maintenir le bras exactement rapproché de la face, sans qu'aucun mouvement soit possible entre ces deux parties.

Ces précautions préalables étant exactement prises, l'opération commence à la manière ordinaire par la libération de la paupière ectropionnée, puis par la suture totale des bords palpébraux, comme il est de règle pour toute blépharoplastie sans exception.

Ensuite le lambeau brachial est détaché d'après les mesures prises et en suivant un contour exactement dessiné d'avance au crayon dermographique ; on le tiendra peu épais et débarrassé de son panicule graisseux, de façon à éviter qu'il ne forme un bourrelet disgracieux une fois en place. Il est alors appliqué sur la surface cruentée de la paupière et fixé par des sutures au crin de Florence nombreuses. La plaie d'emprunt du bras, pourra être immédiatement réunie en tout ou en partie.

Le lambeau ainsi fixé ne sera détaché de son pédicule, et le bras ne sera délivré de sa position fixe au-dessus de la tête, que huit ou dix jours après ; en sectionnant le pédicule nourricier plus tôt on s'exposerait à compromettre le succès de l'opération. C'est donc pendant une période de huit à dix jours que l'opéré doit conserver le bras attaché au-dessus de la tête. Cette position (à laquelle doivent s'entraîner les patients avant l'opération) est

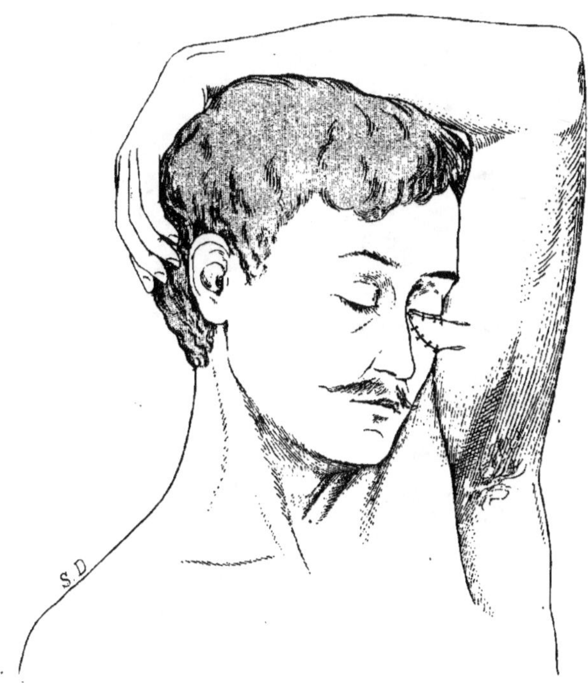

Fig. 242.
Blépharoplastie. — Méthode Italienne.

d'ailleurs généralement bien supportée par les sujets jeunes qui constituent la majorité du contingent des opérés de blépharoplastie.

Procédé de Snydacker. — L'inconvénient de la méthode italienne pure qui consiste à emprunter le lambeau au bras, est d'obliger le patient à un pénible entraînement pour arriver à supporter l'appareil immobilisateur. Aussi devons-nous considérer comme une très heureuse innovation l'idée de SNYDACKER de tailler un long lambeau, à distance également, mais dans la peau de la région cervicale pour lui faire traverser la joue en pont jusqu'à atteindre la région palpébrale à restaurer. Ce procédé mérite un titre spécial et celui de *blépharoplastie à lambeau cervical* me semble approprié.

Snydacker a présenté en 1895 à la Société d'Ophtalmologie de Chicago la première malade opérée par le procédé.

Blépharoplasie a lambeau cervical. — Le lambeau sera taillé dans la peau de la région cervicale latérale parallèlement au sterno-cléido-mastoïdien ;

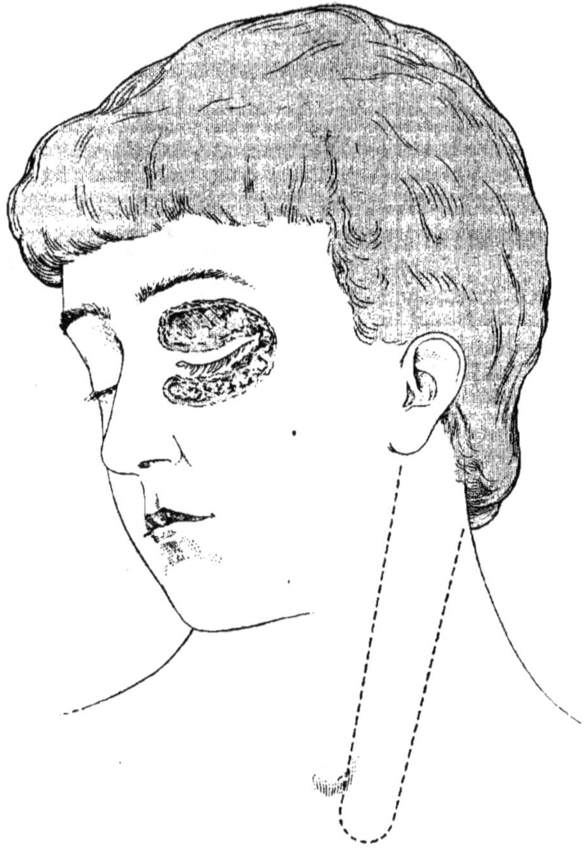

Fig. 213.
Blépharoplastie à lambeau cervical (taille du lambeau).

la base est située au-dessous de l'oreille et la limite inférieure sera ordinairement la tête de la clavicule du côté correspondant à l'autoplastie.

L'incision cutanée partira d'un point situé au-dessous et un peu en arrière de l'insertion du lobule de l'oreille de façon à éviter la section des branches du facial. De ce point elle gagnera obliquement la ligne médiane inter-claviculaire.

Là elle décrira une courbe et remontera parallèlement jusqu'à un point de

2 à 3 centimètres inférieur et d'au moins 5 centimètres postérieur à l'insertion du lobule de l'oreille. La largeur du lambeau pourra être de 5 à 6 centimètres avec une ampleur un peu plus grande vers le haut.

Le lambeau une fois taillé sera apporté au contact de la plaie d'avivement

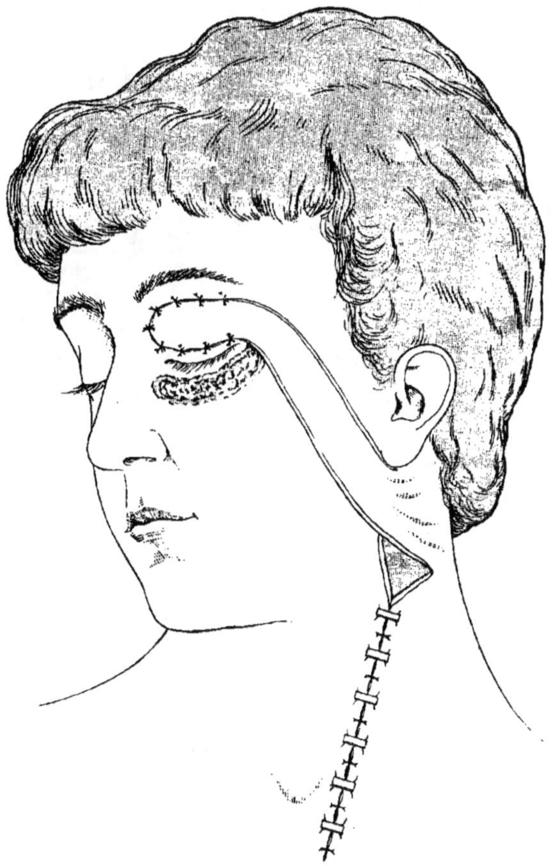

Fig. 214.
Blépharoplastie à lambeau cervical (application du lambeau).

de la paupière ectropionnée, et l'extrémité seule en sera fixée dans cette plaie.
La suture achevée, il restera un pont de surface cruentée passant au dessus
de la joue.

La plaie d'emprunt du lambeau cervical sera aussitôt suturée et cette
suture pourra être facilitée par la libération des tissus sous-jacents dans une
faible étendue. Cette réunion de la plaie cervicale devra être effectuée à l'aide

de sutures intra-dermiques, ou par des agrafes de Michel pour que la cicatrice soit moins visible.

Douze à quinze jours après la greffe on pourra sectionner le pédicule et en réséquer la portion en excès. Les surfaces restant avivées au départ et à l'ar-

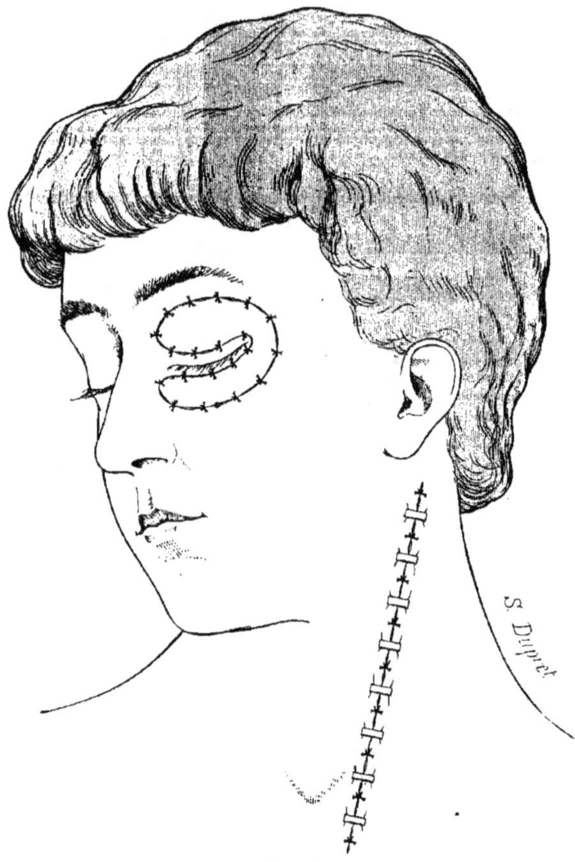

Fig. 215.
Blépharoplastie à lambeau cervical (séparation du lambeau).

rivée du lambeau seront facilement fermées par quelques points de sutures.

Monax a proposé d'utiliser dans certains cas la portion du lambeau qui est réséquée et rejetée dans l'opération précédente.

Ce supplément en peau peut être utile en effet pour restaurer la paupière inférieure après la supérieure, ou lorsque la perte de substance à combler est très large.

En ce cas l'opération ayant été conduite comme précédemment, on se trouvera en présence d'un vaste lambeau déjà adhérent et recevant par son extrémité greffée une circulation suffisante pour permettre une nouvelle greffe qui suivant le cas sera parallèle à la première ou légèrement oblique.

Seulement en prévision de cette éventualité, la surface profonde du lambeau doit subir une certaine préparation qui consistera en un curettage énergique des bourgeons charnus qui s'y seront développés.

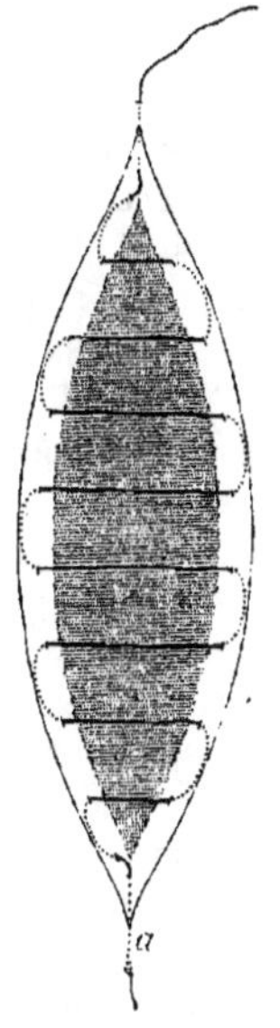

Fig. 216.
Suture intra-
dermique.

SUTURES INTRA-DERMIQUES. — Les sutures intra-dermiques imaginées par KENDAL FRANKS et perfectionnées en France par TUFFIER et POZZI servent à rendre tout à fait invisibles les lignes de réunion des lambeaux cutanés.

La suture s'exécute avec une seule aiguille courbe, montée sur un fil très lourd de soie ou un crin de Florence ; cette suture est en effet continue et exécutée avec des points, en lacets. L'aiguille est introduite à l'une des extrémités de la plaie par la peau et ressort à mi-épaisseur de la lèvre cutanée ; il est nécessaire à ce moment d'entraîner toute la longueur du fil qui sera arrêté par un nœud de précaution situé en dehors, en *a*. Le fil sera conduit ensuite en lacets de l'une à l'autre lèvre de la plaie sans jamais ressortir à l'extérieur de la peau ainsi que le montre la figure.

Pour serrer la suture, le mieux est de serrer chaque point à mesure qu'il est placé. Pour terminer on fait un double nœud avec un autre crin de Florence au ras de la peau.

Au sixième jour environ le fil est enlevé très facilement après qu'on a coupé un des nœuds terminaux.

Méthode des greffes. — La transplantation des lambeaux *sans pédicule* paraît avoir été tentée par les opérateurs de l'Inde dès leurs premiers essais d'autoplastie, c'est-à-dire un millier d'années environ avant l'ère chrétienne. D'ailleurs en raison du médiocre succès de ces opérations, l'autoplastie par les greffes sans pédicule ne prit pas rang parmi les méthodes de la chirurgie réparatrice, malgré un certain nombre de tentatives qu'on retrouve dans la littérature médicale depuis la période ancienne jusqu'à nos jours. CARL GRAEFE lui-même, au commencement du siècle, n'obtient qu'un résultat peu encourageant de la transplantation d'un lambeau de peau pris au bras pour reconstituer un nez. On considère comme étant la première greffe sans pédicule bien réussie, le cas de BUNGER en 1823 qui pratiqua une rhinoplastie avec un lambeau cutané emprunté à la cuisse du patient.

Cependant, malgré quelques succès isolés, obtenus surtout dans la rhinoplastie, la méthode des greffes restait une méthode incertaine, toute d'exception, quand, en 1869, REVERDIN fit connaître les résultats obtenus par des greffes épidermiques. La question de l'autoplastie par les greffes revint dès lors à l'ordre du jour et ne fut plus abandonnée par les chirurgiens.

Reverdin détachait avec une lancette de très petits fragments épidermiques ou plutôt des parcelles de peau qui comprenaient le réseau malpighien de l'épiderme et le corps papillaire du derme; il les semait à la surface d'une plaie bourgeonnante et granuleuse. Ces fragments cutanés devenaient le centre d'ilots d'épidermisation et de cutisation, qui s'étendaient, et finissaient par se rejoindre, recouvrant ainsi toute la surface bourgeonnante. Ces greffes ont été dès l'abord surtout appliquées au traitement des ulcères variqueux.

Fiddes (d'Aberdeen) crut pouvoir n'utiliser strictement que l'épiderme pour le semis des greffes; il ràclait donc l'épiderme et le transportait avec un pinceau sur la surface granuleuse à recouvrir. Le procédé de Fiddes a eu en France Marc Sée pour défenseur; il n'est plus guère suivi. Elle est tombée de même dans l'oubli, l'idée de Mac Leod qui cherchait à favoriser l'épidermisation en transplantant sur la plaie bourgeonnante le contenu d'une vésicule de vésicatoire.

Le procédé de Reverdin fut au contraire réellement fertile et c'est de lui que sont directement sortis tous les procédés actuels de l'autoplastie par les greffes prises à distance.

Thiersch, qui, avant Reverdin, avait essayé des transplantations cutanées sans succès, après la publication de celui-ci, se remit à l'étude de la question et dès 1874, montra que les greffes épidermiques réussissaient bien, non seulement sur une plaie bourgeonnante mais aussi sur une plaie fraîchement avivée. C'était un pas important pour la méthode.

Plus tard en 1886 le même chirurgien créa son procédé définitif et classique aujourd'hui, d'après lequel un large lambeau de peau est enlevé au moyen du rasoir pour être transplanté sur la surface à recouvrir.

Avant cette dernière époque divers chirurgiens avaient réussi des transplantations dites *dermo-épidermiques* c'est-à-dire des greffes comprenant toute l'épaisseur de la peau hormis le tissu graisseux sous-dermique, et recouvrant la totalité de la surface avivée à recouvrir. Le Fort en 1869 d'abord, puis plus tard en 1872 restaura ainsi une paupière à l'aide d'un lambeau de peau sans pédicule. Ses observations sont les premiers cas de blépharoplastie par la méthode des greffes. Aussi est-ce à tort que le procédé de la greffe cutanée appliquée à la blépharoplastie se trouve parfois dénommé dans les traités classiques sous le nom de méthode de Wolfe. Wolfe (de Glasgow) donna bien la technique de l'opération qu'il étaya de quelques exemples de blépharoplastie, mais son travail date de 1876, et la méthode générale avait été déjà fixée en 1872 par Ollier (de Lyon) qui l'avait décrite sous son nom de *greffe dermo-épidermique*, comme étant propre à restaurer les pertes de substance cutanée consécutives surtout à l'ablation des cicatrices. Néanmoins les règles établies par Wolfe servent encore aujourd'hui pour la greffe dermo-épidermique et ce sont elles que nous aurons à poser dans notre description technique du procédé de greffe cutanée.

A côté des grands lambeaux de peau d'Ollier et de Wolfe et des languettes découpées au rasoir par le procédé de Thiersch qui représentent les deux procédés usuels de l'autoplastie par les greffes, d'autres modifications plus ou moins heureuses de la méthode sont à citer à titre de mémoire. En effet, la méthode pure de Reverdin n'est plus guère employée que dans certains cas, pour hâter la cicatrisation d'une plaie bourgeonnante ; dans la blépharoplastie on doit recouvrir en totalité la perte de substance cutanée fraîchement avivée.

Pour cela faire DE WECKER augmenta la dimension des lambeaux cutanés découpés à la lancette, il recouvrait la plaie d'un pavage exécuté avec ces petits fragments de peau et son procédé prend le nom de *greffe en mosaïque*. Différents tissus cutanés ont été essayés dans l'application des greffes à l'autoplastie.

LUCAS et plus tard DE VINCENTIIS conseillèrent l'emploi de la peau du prépuce, qu'on peut recueillir dans les hôpitaux d'enfants, où se pratiquent nombre de circoncisions. La peau du prépuce a, en effet, de grandes qualités de délicatesse, de souplesse pour servir à la restauration des paupières ; elle offre, de plus, l'avantage de l'absence du pannicule graisseux sous-jacent.

HOFMOKL employa la peau des membres amputés, SCHEDE celle de cadavres frais, de douze heures au plus. CZERNY s'est servi de la paroi d'un kyste athéromateux et même de la muqueuse à cils vibratils d'un polype nasal. L'épithélium cylindrique est en effet susceptible de se transformer en pavimenteux. DUFOUR, dans le même ordre d'idées, cherche à utiliser la muqueuse buccale, même la conjonctive du lapin. GILLET DE GRANDMONT, KATZAUROFF poussant plus loin *l'hétéroplastie* empruntèrent la peau d'animaux plus éloignés de l'homme ; GILLET DE GRANDMONT restaura une paupière avec la peau du ventre de la grenouille, KATZAUROFF conseille de se servir de la peau de la lotte.

Mais ce sont là des opérations qui ne peuvent qu'être exceptionnelles. La blépharoplastie par la méthode des greffes sans pédicule se résume actuellement en deux procédés principaux, dans lesquels la peau de l'homme est utilisée, et en général celle du patient lui-même ; c'est : 1° *la greffe cutanée* de WOLFE ; 2° *la greffe dermique* de Thiersch qui comprend une partie de la peau seulement.

Procédé de la greffe dermo-épidermique ou cutanée. — WOLFE, qui a complètement établi la technique de ce procédé, conseille de prendre, autant que possible, pour l'étoffe du lambeau à transplanter, la peau de la face interne de l'avant-bras. Comme règle générale on choisira une peau souple et dépourvue de poils, et à défaut du bras on adoptera la peau de la face externe de la cuisse, de l'abdomen, etc.

On emprunte généralement aux patients eux-mêmes le lambeau cutané destiné à restaurer leur paupière ; toutefois si l'on devait recourir à une autre personne on s'adresserait à un sujet jeune, dont la peau a plus de vitalité.

Quant à la forme et à la dimension du lambeau, elles seront calculées de façon à permettre de recouvrir exactement la plaie produite par la libération de la paupière ectropionnée, en observant la règle classique de donner à ce lambeau une étendue *plus grande de un tiers* que la surface cruentée de la paupière, à cause de la rétraction de la peau. La dimension du lambeau n'a donc d'autres limites que celles de la plaie elle-même ; toutefois comme un grand lambeau offre moins de résistance à la nécrose qu'un petit, certains auteurs tels que WEISS, subdivisent l'étoffe de leur greffe en carrés de un centimètre, dont ils recouvrent la surface cruentée comme d'un carrelage. C'est là aussi l'origine du procédé de greffe en mosaïque de de Wecker. La généralité des opérateurs toutefois adopte la méthode du lambeau unique, plus esthétique, et ZEHENDER dans un cas a obtenu un succès de greffe prise par première intention alors que le lambeau ne mesurait pas moins de 18 centimètres carrés.

L'opération commencera comme toute blépharoplastie par la libération complète de la paupière ectropionnée et par l'établissement de la suture palpébrale d'après la méthode de Mirault (d'Angers). Ensuite on procède à l'hémostase soigneuse de la surface cruentée, produite par la libération des paupières ou par l'excision de la cicatrice; la perfection de cette hémostase est une condition indispensable au succès de la greffe. Il faut attendre que la plaie ne laisse plus suinter qu'une sérosité à peine colorée.

Ensuite on procédera à la taille et à la dissection du lambeau à transplanter. Il sera commode d'en avoir dessiné à l'avance le contour avec un crayon dermographique, d'après les mesures prises sur la plaie palpébrale et agrandies d'un tiers. En disséquant le lambeau, on s'efforcera de séparer la peau du pannicule graisseux sous-jacent, autrement le dégraissage du lambeau détaché offrirait d'assez grandes difficultés. Pour obtenir ce résultat WOLFE se sert d'un couteau très affilé, pendant que la peau est attirée par l'autre main du chirurgien dont le doigt indicateur sous-jacent sert de guide au bistouri. WADSWORTH, ZEHENDER et ESMARCH pour cette dissection, préfèrent se servir des ciseaux de Cooper, courbes sur le plat.

Le lambeau une fois détaché doit être appliqué sur la plaie cruentée mais sans hâte; il est préférable de le bien parer et disposer que de trop se presser. On sait que les greffes cutanées conservent un très long temps leur vitalité, et on peut laisser le lambeau une demi-heure et plus avant de l'utiliser, à la condition de le préserver de la dessiccation. On mettra donc le lambeau préparé dans une solution physiologique tiède de chlorure de sodium bien stérilisée, ou simplement dans un vase de verre bien bouché.

Ce qu'il faut éviter en transportant le lambeau de greffe c'est de le contusionner, car chaque point de meurtrissure peut devenir nécrotique; à ce point de vue les vastes lambeaux sont préférables aux petits qui doivent toujours être saisis en quelque partie de leur faible étendue.

Le lambeau étant transporté en sa nouvelle place, comme un tableau dans son cadre, y sera laissé sans fixation particulière, ou bien rattaché par du fil de suture aux bords de la plaie cruentée. Au début de la méthode des greffes cutanées on fixait toujours le lambeau par des sutures à la soie ou au catgut. Le catgut, étant résorbable, offrait plus d'avantages.

Les sutures paraissaient nécessaires pour empêcher le lambeau de rester adhérent au pansement lors du changement de celui-ci. Pour éviter ce mécompte, certains opérateurs recouvraient la surface opératoire d'une substance non adhésive comme le silk protective, ou du papier de plomb, et n'appliquaient pas de sutures. L'inconvénient de ces substances était de produire une fâcheuse macération du lambeau.

Actuellement avec les pansements très rares qui sont de plus en plus de règle en chirurgie, et surtout en chirurgie réparatrice, on peut se passer d'appliquer des sutures et recouvrir la plaie ainsi que le lambeau de gaze stérilisée sèche comme pour une plaie suturée ordinaire.

Le pansement, enlevé huit ou dix jours après, ne risque nullement de soulever le lambeau, car il se trouve alors complètement pris.

Cinq ou six jours au minimum, huit jours ou même dix jours de préférence, telle doit être la durée du premier pansement; les autres, moins importants, seront plus ou moins espacés selon les cas.

Procédé de la greffe dermique de Thiersch. — THIERSCH, au lieu de disséquer la peau dans toute son épaisseur, enlève avec un rasoir l'épiderme et une partie seulement du derme sous-jacent. Pour exécuter son procédé, il saisit d'une main et par-dessous la partie du membre d'où il se propose de détacher la greffe, la région externe du bras ou de la cuisse généralement, et fait bomber fortement celle-ci. Avec le rasoir excessivement tranchant tenu de l'autre main, il enlève avec des mouvements de va-et-vient des languettes de peau en s'attachant à rester au milieu du derme et à ne pas atteindre le tissu graisseux sous-dermique.

Ces bandelettes cutanées, appropriées ensuite comme forme et comme dimensions à la surface cruentée palpébrale à recouvrir, sont transportées à leur place selon les règles précédentes et maintenues par un pansement sec sans sutures. On peut, si elles doivent attendre quelques instants avant d'être appliquées, les laisser séjourner dans une solution salée ou de sérum tiède.

EVERBUSCH en 1887, puis LANDOLT en 1889 ont appliqué la greffe de Thiersch à la restauration des paupières et ce procédé compte actuellement plus de partisans peut-être que la greffe cutanée ou dermo-épidermique préconisée par WOLFE.

EVERSBUSCH, toutefois, a modifié quelque peu le procédé de Thiersch; il s'efforce d'enlever les couches les plus superficielles de la peau seulement, de façon à n'avoir sur le rasoir que la première couche de l'épiderme et du réseau de Malpighi. Les papilles cutanées se trouvent ainsi décapitées par le tranchant de la lame. KUHNT fait remarquer à ce propos que, outre la difficulté du découpage d'une si fine surface cutanée, il arrive que le lambeau ainsi détaché offre une couleur blanche, un aspect lavé sur les deux faces, et qu'il est alors difficile de reconnaître quel est le côté qui correspond à la surface épidermique avivée.

On peut se servir pour découper le lambeau d'un simple rasoir d'histologie; THIERSCH a fait construire pour cet usage un rasoir à lame concave.

GREFFE CHONDRO-DERMIQUE. — Une place à part doit être réservée à la greffe chondro-dermique qui a pour but de remédier à la perte de substance de toute l'épaisseur de la paupière ainsi qu'on l'observe après l'ablation d'un épithélioma. Cette méthode due à KÖNIG (d'Altona) a été appliquée à la blépharoplastie pour la première fois par BUEDINGER (de Vienne) et elle offre l'avantage que les lambeaux chondro-épidermiques ne subissent pas de rétraction, ce qui est indispensable dans une opération qui consiste à appliquer une greffe sur un lambeau cutané déjà transplanté.

Le procédé qui a pour but la réfection complète d'une paupière absente en partie ou en totalité exige l'emploi de deux lambeaux : l'un, purement cutané et pourvu d'un pédicule, sert à reconstituer le plan cutané de la paupière ainsi que les parties avoisinantes de la joue, lorsque celles-ci ont été excisées, pour un cancroïde par exemple ; l'autre, cutanéo-cartilagineux, destiné à remplacer la partie détruite du tarse, est emprunté au pavillon de l'oreille, principalement à l'hélix. Il ne comprend, outre le squelette cartilagineux de cet organe, que la partie du repli cutané qui revêt antérieurement le cartilage. Après que la peau s'est rétractée — et elle se rétracte très peu à cause de son adhérence intime avec le cartilage — on dispose ce dernier lambeau de telle sorte que son revêtement cutané soit en contact avec le globe oculaire, sa surface cruentée entrant en rapport avec la surface également cruentée du lambeau pédiculé que l'on a eu soin de rafraîchir préalablement.

Si la perte de substance palpébrale est incomplète et porte plus sur la peau que sur la muqueuse, on peut se servir du lambeau chondro-dermique à la manière d'une greffe cutanée. En ce cas, le lambeau sera disposé de façon que la lamelle cartilagineuse vienne reconstituer le tarse, se trouve en rapport avec la face profonde de la conjonctive préalablement disséquée, et que le plan cutané du lambeau vienne combler la perte de substance des téguments palpébraux.

Pour toutes les opérations plastiques palpébrales et pour les greffes en particulier, la plus grande rigueur dans l'antisepsie opératoire est nécessaire.

BIBLIOGRAPHIE

MÉTHODE INDIENNE

Rollet. *Rev. gén. d'opht.*, 1903, nov.

MÉTHODE FRANÇAISE

Landolt. *Arch. d'opht.*, 1885, t. V, p. 481.
Mirault. *Ann. d'ocul.*, 1851, t. XXV, p. 121.
Wicherkiewicz. *Rev. gén. d'opht.*, 1891.

MÉTHODE ITALIENNE

Morax. *Ann. d'oculistique*, 1908, janvier, p. 14.
Graefe (V.). *Rhinoplastik*, Berlin, 1818.
Reneaume de la Garanne. *Hist. de l'Académie royale des Sciences*, 1719 ; Paris, 1721, p. 29.

GREFFES

Ollier. *Bullet. de l'Acad. de Médecine*, 1872, janvier.
Reverdin. *Soc. impériale de Chirurgie*, in *Gazette des Hôpitaux*, 1870, n° 4.
Thiersch. *Centrlbl. f. Chirurgie*, n° 24, Beilage, p. 17, 1886.
Wolfe. *Med. Times and Gaz.*, 1876, 3 juin.

TRAITÉS CLASSIQUES A CONSULTER

Denonvilliers et Gosselin. Traité.
Deval. Chirurgie oculaire.
Warthon Jones. Traité des maladies des yeux.
Wecker. Chirurgie oculaire.

CHAPITRE IV

OPÉRATIONS SUR L'APPAREIL LACRYMAL

I

TRAITEMENT CHIRURGICAL DU LARMOIEMENT SIMPLE

OPÉRATIONS SUR LES POINTS ET LES CANALICULES LACRYMAUX

Jusqu'à la moitié du siècle dernier, la thérapeutique chirurgicale, dans les maladies de l'appareil lacrymal, ne s'adressait qu'aux affections graves et confirmées de cet appareil, aux dacryocystites, aux fistules ou à la tumeur lacrymale. Du larmoiement simple, précurseur cependant de ces états graves, il n'en était pas question. Le grand traité de DESMARRES, publié en 1854, montre bien que la préoccupation des oculistes était tout entière réservée aux suppurations ou aux fistules du sac, comme aux siècles précédents.

BOWMAN eut donc un grand mérite, en 1857, quand il préconisa la dilatation graduelle des canalicules lacrymaux et du canal nasal, par les voies naturelles, pour le traitement du larmoiement simple. Il pratiquait le cathétérisme au moyen de sondes *cylindriques*, d'un diamètre croissant.

La thérapeutique réellement rationnelle des affections lacrymales date de cette époque et de la vulgarisation de la méthode de BOWMAN. Auparavant le cathétérisme n'était évidemment pas inconnu, car il avait été pratiqué depuis ANEL ; mais il était appliqué mal à propos, souvent à des cas qui n'en étaient pas justiciables et surtout avec des stylets mal appropriés au but.

Méthode de Bowman. — BOWMAN conseillait, pour guérir chirurgicalement le larmoiement simple, avant de pratiquer son cathétérisme progressif, de fendre les conduits lacrymaux jusqu'au sac, transformant ainsi le canalicule en une rainure ouverte, dirigée vers le globe oculaire. GIRAUD-TEULON avait même imaginé pour cette incision un dacryotome qui est loin de valoir le petit couteau boutonné de Weber.

Actuellement on est généralement d'accord pour condamner la trop large incision du canalicule préconisée par BOWMAN. Ce débridement excessif est un obstacle réel au rétablissement des fonctions délicates de l'appareil lacrymal. OTTO BECKER a d'ailleurs, il y a longtemps, montré, par des exemples, que le simple sondage, sans débridement des canalicules, était capable de guérir un bon nombre de larmoiements.

On peut essayer cette dilatation simple, mais en général il vaudra mieux aider la pénétration de la sonde par un léger débridement du point et du canalicule lacrymal.

Opération. — On dilatera d'abord avec le stylet pointu d'argent le point lacrymal ; puis on fera pénétrer le couteau boutonné de Weber, de manière

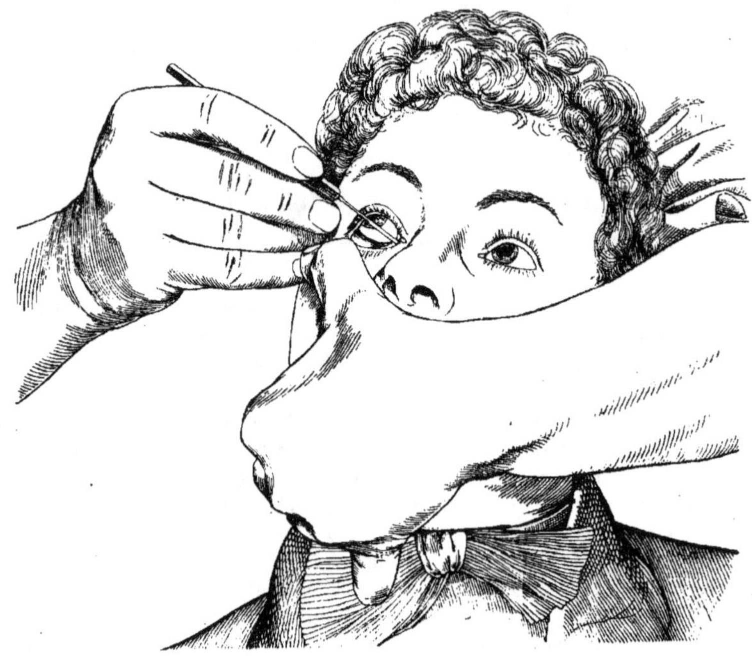

Fig. 217.

que le tranchant soit dirigé en haut et en dedans, vers la conjonctive. On évitera d'agrandir l'incision par un trop fort relèvement du manche du couteau, et on se bornera à un débridement du canalicule, de 2 à 3 millimètres, nécessaire au passage facile des sondes.

Aussitôt après ce petit débridement du point lacrymal on pourra commencer le cathétérisme par le passage d'une sonde n° 2 ; toutefois il sera préférable d'attendre au lendemain. L'introduction immédiate de la sonde peut, en effet, avoir pour résultat de diviser les deux lèvres de la plaie canaliculaire et de créer une fausse route dans le tissu conjonctif sous-muqueux.

Dès le lendemain le cathétérisme n'offre plus ce danger et on commencera l'introduction des sondes de Bowman n° 2, puis n° 3. Le n° 4 ne sera pas dépassé pour le larmoiement simple et le plus ordinairement le n° 3 suffira.

Il ne faudra, en tout cas, songer à passer d'un numéro inférieur à un autre numéro supérieur, que lorsque le premier pénétrera avec aisance et sans provoquer trop de douleur. C'est le principe essentiel de la méthode.

Les séances de cathétérisme seront renouvelées tous les deux ou trois jours et dureront quinze à vingt minutes. Parfois une ou deux seront suffisantes, mais souvent il en faudra un plus grand nombre pour amener la cessation complète du larmoiement ; dans ce dernier cas les séances de cathétérisme devront être espacées.

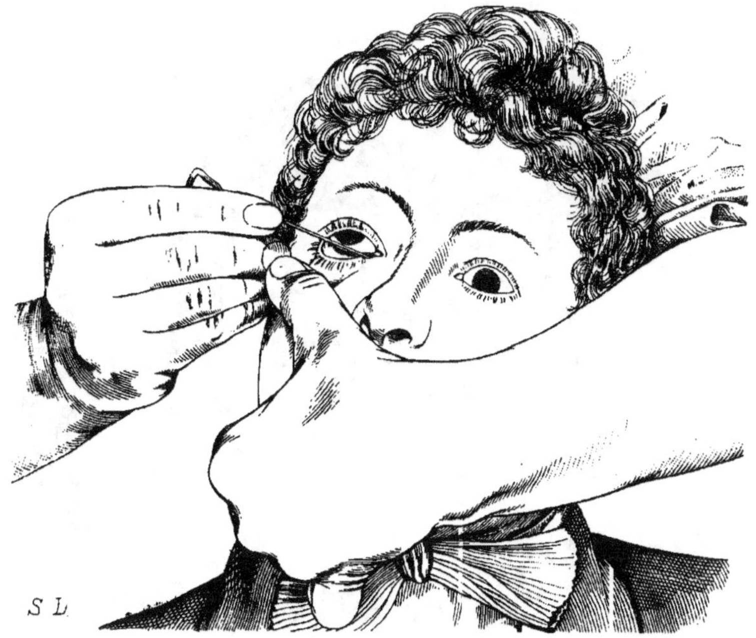

Fig. 218.

Lorsqu'il n'existe que du larmoiement simple et pas de catarrhe, les lavages à la seringue d'Anel ne sont pas nécessaires.

L'opération se pratique le plus souvent au point lacrymal inférieur, toutefois certains ophtalmologistes préfèrent le cathétérisme du point lacrymal supérieur. Le plan opératoire général demeure le même, mais la manœuvre d'introduction de la sonde est différente. Pour le canalicule inférieur elle est la suivante : le doigt de la main inoccupée tendant assez fortement, en dehors et en bas, le bord de la paupière sur laquelle on opère, la sonde sera introduite suivant la direction du canalicule, c'est-à-dire une direction transversale de dehors en dedans, et légèrement oblique en haut et en arrière. Lorsque l'on sentira la sonde buter contre un obstacle qui doit être le fond du sac lacrymal, après un petit ressaut qui en marque l'entrée, on relèvera la sonde verticalement, et il ne restera plus qu'à l'enfoncer fermement, mais non brutalement, dans cette même direction (Voir les figures).

Pour le canalicule supérieur on attirera, avec le pouce de la main inoccupée à tenir la sonde, la paupière en haut, et on fera pénétrer la sonde suivant la direction du canalicule, c'est-à-dire obliquement en bas, en dedans et un peu en arrière, en la ramenant à la verticale, au moment de la pénétration dans le sac.

Si la sonde, relevée dans la position verticale, semble glisser sur le fond

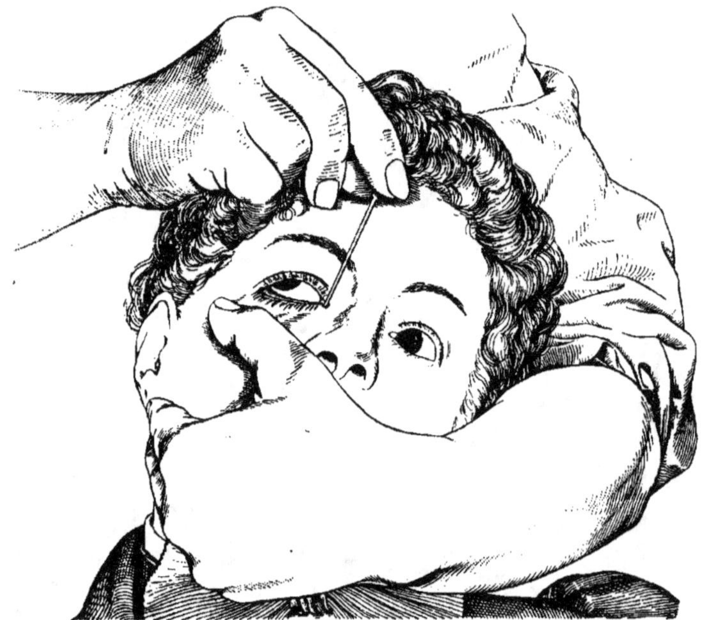

Fig. 219.

d'appui et ne s'enfonce pas dans le canal nasal, il faut en conclure que son extrémité n'avait pas pénétré dans le sac, mais avait buté contre un repli du canalicule, dont la muqueuse avait été mal tendue par le doigt chargé de tirer sur la paupière. On peut reconnaître aussi aux caractères suivants que la sonde est arrêtée au niveau du point où le canal se joint au sac : la peau qui recouvre le tendon du muscle orbiculaire se meut en suivant les mouvements communiqués à la sonde, et l'on éprouve ainsi une résistance élastique. On devra alors revenir à la première position, faire pénétrer la sonde à fond jusqu'à l'unguis, en tendant bien la paupière, puis la relever, en maintenant toujours le bord palpébral bien tendu.

Dans toutes ces manœuvres, il faut procéder avec douceur, pour éviter les fausses routes et les éraillures de la muqueuse, on se servira d'un numéro de sonde supérieur à un autre que lorsque le premier pénétrera avec aisance.

Obstruction des points lacrymaux. — D'autres opérations que le débridement ou la dilatation peuvent se pratiquer sur les points lacrymaux. On s'est proposé de les obturer en cas de dacryocystite, pour pouvoir pratiquer, avec sécurité, l'extraction de la cataracte. Certains opérateurs ont proposé, dans ce but, la ligature des points lacrymaux ; d'autres (HIRSCHBERG) les cautérisent avec le galvanocautère pour en provoquer l'atrésie cicatricielle. Voici comment on peut opérer pour obtenir ce dernier résultat : on commence par dilater, après cocaïnisation, le canalicule avec le stylet conique ; ensuite on introduit, à froid, une lame pointue de galvanocautère dans le canalicule, à la profondeur de 4 millimètres ; enfin on fait passer le courant et on laisse le fil de platine en incandescence pendant deux secondes environ. Même opération sur l'autre canalicule. L'atrésie cicatricielle se produit en une ou deux semaines.

BIBLIOGRAPHIE

BOWMAN. *Opht. hosp. Rep.*, 1857, oct., p. 10.

II

TRAITEMENT CHIRURGICAL DE LA DACRYOCYSTITE
OU CATARRHE CHRONIQUE DES VOIES LACRYMALES

OPÉRATIONS SUR LE SAC LACRYMAL ET LE CANAL NASAL PAR LES VOIES NATURELLES.

Historique. — Si les anciens ne s'occupaient pas du larmoiement simple qui n'a été réellement traité que du jour où BOWMAN a institué sa méthode rationnelle de dilatation, ils avaient de tout temps cherché à guérir le larmoiement compliqué de catarrhe des voies lacrymales, ou dacryocystite. Ils employaient contre cette affection le même traitement que dans la fistule ou la tumeur lacrymale ; ils attaquaient le sac au moyen du cautère actuel, ignorant l'anatomie et surtout le fonctionnement de l'appareil lacrymal.

Cette thérapeutique destructive fut à peu près la seule en honneur jusqu'en 1712, époque à laquelle ANEL créa un courant nouveau d'idées en cherchant à détruire la suppuration de la dacryocystite au moyen d'injections médicamenteuses faites à travers les voies lacrymales. ANEL passait par les voies naturelles, et pour les déboucher, le stylet très fin qui porte son nom, puis il poussait l'injection avec sa seringue spéciale, dans l'un des points lacrymaux en comprimant l'autre avec le doigt pour empêcher le liquide de refluer au dehors.

Le liquide de ces injections fut très varié suivant les auteurs et suivant le degré d'inflammation auquel on avait affaire. Communément on se servait d'infusions émollientes ou narcotiques ; Dutrouilh conseillait la décoction de morille et de jusquiame, Cunier, puis Carron du Villars employèrent d'abord la belladone, puis les solutions astringentes ; on allait même jusqu'aux caustiques, à la solution de nitrate d'argent, à celle de potasse caustique à 4 à 8 grammes pour 200 grammes d'eau, suivant la formule de Mackenzie. Les injections de teinture d'iode ont été, un moment, très en faveur en France, à la suite des travaux de Boinet, d'un mémoire de Fano et d'une thèse d'un élève de ce dernier, le Dr Subert. Le danger de cette pratique était le reflux du liquide iodé dans la conjonctive, la pression sur le point lacrymal resté libre pouvant rester impuissante. C'est pourquoi l'on imagina l'injection rétrograde ou l'injection faite avec une seringue à deux compartiments. Vers la même époque, de Graefe (1854) modifiait les voies lacrymales avec des injections d'air, des douches d'air, pratiquées également avec la seringue d'Anel.

Disons encore que ces injections modificatrices des voies lacrymales ont été presque aussi souvent pratiquées par la voie nasale que par l'intermédiaire des points lacrymaux. Laforest, le premier, imagina ce procédé pour être appliqué aux cas dans lesquels il est impossible de faire pénétrer le liquide de l'injection jusqu'aux narines. Gensoul (de Lyon) se servait de petites sondes creuses, très fines, pouvant s'adapter à la seringue d'Anel ; Serre (d'Alais) modifia heureusement leur construction.

Mais peu à peu l'idée du rétrécissement domina la pathologie des voies lacrymales, et dès lors le principe de la dilatation, comme moyen principal de traitement, dirigea la thérapeutique de ces affections. La méthode des injections dérivait de la connaissance des symptômes inflammatoires, qui constituaient d'abord, pour les chirurgiens, toute la maladie ; la méthode de la dilatation naquit rationnellement du phénomène rétrécissement reconnu par la pratique des cathétérismes et qui prit rapidement dans cette nosologie spéciale la place la plus importante.

Entre ces deux grandes méthodes, les injections et la dilatation, se place un procédé qui n'est que bizarre et qui tient à la fois des deux : nous voulons rappeler, mais pour mémoire seulement, le mercure coulant, que Blizard faisait passer à travers les voies lacrymales, dans l'espoir de les rendre perméables.

La dilatation prend quelquefois le nom de méthode d'Anel, car c'est de ce chirurgien qu'elle date, bien qu'il ne l'ait point systématisée et qu'il n'ait point établi le principe de la progression dans le calibre des cathéters. Anel se servait d'un *fin* stylet en or qu'il introduisait *par les points lacrymaux* et qu'il conduisait dans le canal nasal. Travers, qui le suivit dans cette voie, employait un clou à tête, assez fin, qu'il laissait à demeure dans les voies lacrymales. Le stylet d'Anel était si fin qu'il exposait à de fréquentes fausses routes et qu'il ne rétablissait d'autre part que rarement la perméabilité des voies naturelles ; le clou de Travers élargissait trop considérablement les points lacrymaux. Méjean crut trouver le remède à ces inconvénients et il imagina de passer, au moyen d'un stylet d'Anel, introduit par les points lacrymaux et ressortant par le nez, un séton de fil de soie destiné à servir de conducteur à une mèche dilatatrice, enduite de cérat, et qu'on renouvelait chaque jour. Mais ce fil, passé par les points lacrymaux, avait l'inconvénient de les enflammer beaucoup et l'on dut renoncer à ce moyen. PALLUCCI tenta de substituer à la mèche de coton des cordes à boyau de différents calibres, mais sans plus de résultats ; successivement furent proposées des bougies en cire durcie, des tiges de laminaire, etc.

Il fallait à la méthode, telle qu'elle était comprise par ses auteurs, une réforme plus radicale et ce fut J.-L. PETIT qui l'effectua. Ce chirurgien proposa d'ouvrir *toujours* le sac lacrymal et de faire passer le séton de Méjean, non plus par les points lacrymaux, mais par cette ouverture artificielle.

Par rapport au procédé actuel de dilatation par les voies naturelles, cette manœuvre constitue un recul sur le cathétérisme avec le stylet d'Anel, mais il faut songer que les sétons employés alors à la dilatation du canal nasal ne pouvaient être tolérés par les points lacrymaux qu'on ne songeait pas à débrider.

Pour amener le séton jusque dans la narine on usait de divers procédés ; PELLIER et FOURNIER se servaient d'un petit morceau de plomb, JURIE d'un trois quarts canule, GIRAUD d'une canule à ressort de montre fonctionnant à la manière de la sonde de Belloc.

BERMOND (de Bordeaux), désirant adjoindre à l'application du séton de Méjean la cautérisation, recommande l'usage de mèches escharrotiques imprégnées de nitrate d'argent.

Mais les sétons, qu'ils passent par les points lacrymaux ou par une ouverture artificiellement pratiquée à la paroi du sac, constituent un traitement désagréable à suivre et toujours fort long, aussi la chirurgie des voies lacrymales fut-elle modifiée profondément au commencement du siècle dernier, lorsque SCARPA proposa d'effectuer la dilatation immédiate et permanente du canal nasal, par l'application d'un clou placé à demeure (voir le chapitre : *Instruments*) ; à la même époque DUPUYTREN préconisait l'usage de sa canule.

L'idée d'une canule placée à demeure dans les voies lacrymales pour assurer le passage des larmes remonte réellement à VÉSALE et ce n'est que longtemps après lui que FOUBERT proposa ce moyen dans un mémoire adressé à l'Académie de chirurgie.

Après lui WALTHER et PELLIER DE QUENGSY vantèrent les bienfaits de la canule, mais la popularité ne fut assurée à ce moyen que lorsqu'il eut reçu l'appui de DUPUYTREN.

La pratique du chirurgien de l'Hôtel-Dieu mérite d'être rapportée en détail dans ce chapitre historique, en raison de sa très grande vogue et de la célébrité de son auteur ; DUPUYTREN procédait ainsi : après avoir ouvert le sac lacrymal d'un seul coup de bistouri, il faisait pénétrer dans le canal nasal, par cette voie artificielle, une canule longue de 20 à 25 millimètres et taillée en biseau à son extrémité. Un mandrin bien ajusté à la canule servait de conducteur et, de gré ou de force (et souvent l'effort déployé était grand), l'instrument était enfoncé jusqu'à ce que la tête de la canule fût logée dans le sac lacrymal.

Le mandrin était retiré alors et on appliquait un morceau de taffetas sur l'ouverture du sac ; en un ou deux jours, ordinairement, cette plaie était fermée et la canule avait disparu aux yeux, enfermée qu'elle était dans le canal nasal.

Cette opération était souvent suivie d'accidents sérieux et même graves ; de véritables phlegmons résultaient de la présence de la canule. WARE et VELPEAU ont tracé des accidents dus à la canule de Dupuytren un tableau convaincant.

Découragés par les mauvais résultats obtenus par les moyens dilatateurs, temporaires ou permanents, la plupart des chirurgiens tendaient à abandonner la dilatation. On cherchait par des moyens variés à tarir le larmoiement et à faire cesser l'écoulement muco-purulent de la dacryocystite. VELPEAU chercha à oblitérer les points lacrymaux en pratiquant leur excision ; TAVIGNOT arrivait plus élégamment et mieux au même but en les détruisant avec une pointe rougie. D'autres comme MAGNE revenaient à la pratique ancienne de la destruction radicale du sac et de l'oblitération des voies lacrymales ; il se servait du beurre d'antimoine. Pour le même usage on employait aussi la pâte de Vienne ou des flèches de Canquoin.

Ces divers moyens qui peuvent convenir dans certaines circonstances particulières donnaient dans les cas ordinaires de médiocres résultats. Aussi est-ce pour BOWMAN un titre de gloire véritable que d'avoir remis en faveur la méthode si rationnelle de la dilatation des voies naturelles ébauchée par ANEL. Le chirurgien anglais, en 1857, posa les deux principes essentiels de la méthode et qui guident encore aujourd'hui le traitement, à savoir : le débridement du point et du canalicule lacrymaux et la dilatation progressive du canal nasal rétréci.

Une meilleure notion de l'état anatomique des parties malades et la connaissance des rétrécissements siégeant dans le canal nasal firent naître, vers le milieu du siècle dernier, trois principales méthodes de traitement de la dacryocystite :

La méthode de *Dilatation progressive,* de BOWMAN ;

La méthode de *Dilatation immédiate, par de grosses sondes,* de WEBER ;

La méthode de *Destruction des rétrécissements.*

Actuellement l'habitude des chirurgiens est d'employer des procédés opératoires mixtes qui empruntent aux méthodes précédentes leur trait principal. Notons encore un retour au cathétérisme par la voie nasale qui paraît pour certains constituer l'avenir de la chirurgie lacrymale.

Méthodes mixtes ;

Cathétérisme par la voie nasale.

Dilatation progressive. — *Méthode de Bowman.* — Nous avons exposé plus haut (voir p. 214) la technique opératoire de la méthode de Bowman. Nous n'y reviendrons pas. Rappelons seulement qu'elle consiste en une section du canalicule, puis en une dilatation *graduelle* et *faible* des conduits lacrymaux par des sondes *cylindriques* en argent. Les numéros usuels des sondes de Bowman sont les n⁰ˢ 2, 3, 4 ou 5 et 6 au maximum et le traitement peut durer quelques semaines. Ordinairement on ne dépasse guère le n° 4 des sondes de Bowman, ce qui équivaut à une dilatation de 1 millimètre. Le larmoiement disparaît d'abord et ensuite la sécrétion muqueuse des conduits lacrymaux.

Notons ici les quelques modifications intéressantes qu'a subies, depuis Bowman, l'outillage instrumental nécessaire à cette petite opération. Le chirurgien anglais se servait pour le débridement du canalicule d'un petit bistouri ordinaire qu'il conduisait le long d'un stylet fin introduit préalablement dans le point lacrymal ; il employait aussi des ciseaux à fines branches.

La modification la plus heureuse de ce temps de l'opération a été apportée par Weber lorsqu'il a imaginé le petit bistouri boutonné qui porte son nom et qui sert aujourd'hui à tous les chirurgiens pour le débridement des voies lacrymales. Certains opérateurs préfèrent donner à ce couteau la forme d'une faucille légèrement courbe sur le tranchant, pour favoriser la section du point lacrymal (Kuhnt, Galezowski).

Agnew avait fait construire un bistouri à lame flexible destiné à inciser les voies lacrymales au niveau seulement des rétrécissements. Actuellement l'usage seul du couteau de Weber droit où légèrement courbe sur le tranchant s'est maintenu.

La divergence porte plutôt, encore qu'elle soit d'assez minime importance, sur le lieu du débridement et surtout sur son étendue.

Bowman incisait le canalicule inférieur et Weber le supérieur. A l'heure actuelle c'est l'incision du canalicule inférieur qui constitue la pratique la plus commune, mais certains chirurgiens conservent néanmoins la préférence pour le supérieur. C'est surtout une question d'habitude et de commodité personnelle, le résultat étant le même dans les deux cas. Enfin, certains opérateurs, pour favoriser l'issue des sécrétions épaisses du sac lacrymal ou pour introduire plus facilement des curettes, s'il le devenait nécessaire, débrident à la fois les deux canalicules (Agnew, Pagenstecher, Mandelstamm, Gotti, Landolt).

Plus importante est la question de l'étendue qu'il convient de donner à l'incision du canalicule lacrymal.

Bowman s'arrêtait au niveau de la caroncule, poussant ainsi le débridement jusqu'au 3/5 de l'étendue du canalicule ; Agnew et Deutschmann, lorsqu'il existe de la sécrétion purulente, conseillent de pousser le débridement jusqu'à l'intérieur du sac, tandis que d'autres comme Landolt agrandissent à peine le point lacrymal avec le couteau. Enfin une série importante d'opérateurs, Cuignet, Otto Becker, Caldwell, Gillet de Grandmont, rejettent absolument tout débridement des voies lacrymales, même du point lacrymal, et se contentent d'en pratiquer la dilatation progressive avec des sondes, coniques le plus souvent. Galezowski a même imaginé dans ce but un dilatateur en forme de bec, et TROUSSEAU un instrument analogue qui rappelle un couteau de Weber sans tranchant.

On peut dire, pour rester dans la pratique la plus communément usitée. que l'étendue du débridement lacrymal devra varier selon les cas. Au larmoiement simple pourra correspondre, à la rigueur, la simple dilatation du point lacrymal, mais mieux un débridement léger, de 2 à 3 millimètres de ce dernier. S'il existe une sécrétion mucilagineuse des voies lacrymales on débridera jusqu'à la caroncule suivant la vieille pratique de BOWMAN. Enfin la suppuration du sac commandera l'ouverture de celui-ci comme le conseillait AGNEW.

En certains cas d'éversion du rebord palpébral on imitera la conduite de RAU qui, après le débridement du canalicule jusqu'au sac, excisait avec des ciseaux la lèvre postérieure de la gouttière ainsi formée. De cette façon les larmes avaient un accès facile dans le canalicule largement ouvert du côté de la conjonctive.

Dilatation immédiate par de grosses sondes. — WEBER reprochait à la dilatation simple de Bowman, de rester impuissante dans la dacryocystite vraie, avec sécrétion muco-purulente, et dans tous les cas où les voies lacrymales étaient profondément altérées ; il considérait que la forme cylindrique des sondes de Bowman n'était pas en rapport avec la lumière des conduits lacrymaux.

Procédé de Weber. — WEBER commençait le traitement des dacryocystites par le cathétérisme au moyen de la sonde conique en argent qui porte son nom. Cette sonde est graduée par des traits circulaires qui permettent

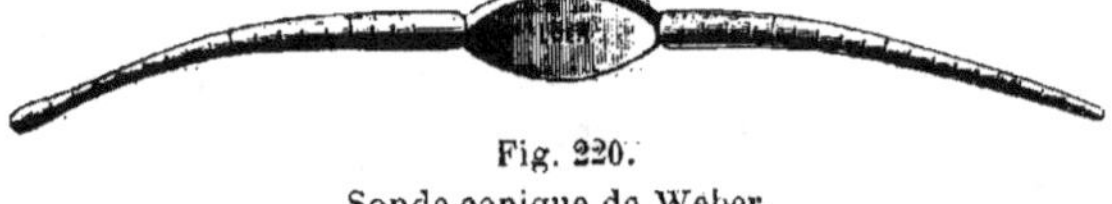

Fig. 220.
Sonde conique de Weber.

d'apprécier le lieu et le degré du rétrécissement. Pour l'introduction de cette sonde WEBER incisait le canalicule supérieur et conduisait son couteau *jusque dans l'intérieur du sac lacrymal.* Il débridait ainsi l'orifice supérieur du sac du côté de la conjonctive et y ajoutait la section du ligament latéral interne qu'il opérait de la façon suivante : le couteau de Weber est d'abord enfoncé jusqu'au sac, verticalement comme pour un cathétérisme, et la lame en avant ; à ce moment on pousse le couteau de façon à le faire pénétrer dans le sac jusqu'aux deux tiers de sa longueur, puis on fait basculer le manche de l'instrument en avant. On entend le ligament qui craque et cède sous la lame, puis on retire le couteau.

Les voies étant ainsi ouvertes WEBER introduisait des bougies de gomme de différents calibres et qui pouvaient atteindre un diamètre de 4 millimètres. Parfois il injectait dans les voies lacrymales des solutions astringentes ou caustiques.

Pour augmenter la dilatation produite par les sondes, Critchett, en 1864, proposa de se servir de tiges de laminaire introduites dans les voies lacrymales, mais, cette innovation n'eut pas de succès et les inconvénients de cette pratique la fit abandonner. Tartuferi et Kuhnt préconisèrent pour le même usage des sondes en baleine.

Dilatation forcée. — A côté de cette opération de Weber il convient de placer la dilatation forcée par de grosses sondes, sans ouverture des conduits lacrymaux, par simple distension forcée de la lumière canaliculaire. Cuignet arrivait ainsi à passer jusqu'au n° 8 de Bowman sans débrider le point lacrymal; Caldwell se servait de sondes coniques et Von Fiore d'un dilatateur à branches construit sur le modèle du dilatateur uréthral. Becker employait des sondes de Bowman terminées par une extrémité conique. Cette méthode de la dilatation forcée est en général délaissée aujourd'hui.

Méthode de destruction des rétrécissements. — Stilling n'est pas le premier qui a imaginé de détruire les rétrécissements situés au-dessous du sac lacrymal par des incisions au couteau; l'idée en est nettement formulée dans le procédé de Jaesche qui est considéré à tort comme une simple modification du procédé de Weber. L'opération de Jaesche diffère en effet de celle de Weber par ce point fondamental que l'instrument tranchant est plongé jusqu'au bout à travers les rétrécissements du canal nasal.

Procédé de Jaesche. — Le chirurgien pénètre avec le couteau-sonde de Weber dans le sac après avoir incisé le canalicule; il coupe du côté externe le sac et le tissu avoisinant dans une étendue de 2 à 2 millimètres 1/2. Jusqu'ici l'opération est conduite comme celle de Weber, laquelle se termine là au point de vue de l'action de l'instrument tranchant. Jaesche à ce moment enfonçait dans le sac et le canal nasal une sonde cannelée en argent, la cannelure en dehors. Si la sonde pénètre facilement jusque dans le nez on commence la dilatation avec des bougies et on suit exactement alors la méthode de Weber.

Mais si la sonde cannelée est arrêtée par un rétrécissement, alors un ténotome de 3 millimètres de large sur 9 millimètres de long est passé sur la rainure et coupe le rétrécissement. En retirant le couteau on peut, après l'avoir un peu tourné, couper dans une autre direction.

On continue le traitement, d'après la méthode de Weber, par des bougies et des injections.

Procédé de Stilling. — Le procédé de Stilling est considéré souvent comme le premier type des opérations ayant pour but la destruction immédiate, par incision, des rétrécissements des voies lacrymales. Nous avons vu qu'il n'était cependant qu'une simplification du précédent. D'ailleurs l'idée de la stricturotomie des rétrécissements lacrymaux avait déjà été mise en avant par Gerdy et Malgaigne en France. L'opération de Stilling mérite, à la vérité, d'être conservée pour certains cas, car son auteur l'a rendue très facile et simple en imaginant le couteau qui porte son nom. Ce couteau est trapu, triangulaire (voir *Instruments*), formé d'une forte lame mousse à son extrémité, il est d'une longueur de 13 millimètres, et d'une largeur de 3 millimètres à sa base et de 3/4 de millimètre à sa pointe.

La première partie de l'opération consiste dans le débridement du canalicule et du sac lacrymal. Ensuite on saisit le couteau spécial de Stilling et le tenant perpendiculairement (on se placera pour cela, d'après le conseil de Stilling, derrière la tête du patient) on l'enfonce à fond, jusqu'au manche, dans le canal nasal. On retire ensuite un peu l'instrument et on incise dans trois ou quatre directions différentes et assez profondément pour qu'on parvienne à tourner dans tous les sens la lame du couteau ; puis on retire l'instrument.

Il est essentiel en sortant le couteau d'en tourner le tranchant en dehors, puis d'abaisser le manche de l'instrument ; on sectionne ainsi l'éperon aigu qui se trouve entre le sac et l'orifice du canalicule.

Après cette *stricturotomie,* car c'est le nom qui est souvent donné à l'opération de Stilling, la guérison du rétrécissement doit être, d'après Stilling, abandonnée à la nature. Il n'est pas nécessaire de pratiquer ni la dilatation ni le cathétérisme, ni des lavages.

D'autres opérateurs ajoutent à l'opération de Stilling des irrigations ou des injections modificatrices. En tout cas il ne faut pas les commencer avant que huit jours se soient écoulés après l'opération.

Procédé de Tartuferi. — L'opération de Tartuferi tout en étant un curettage lacrymal, n'est autre chose, cependant, qu'une destruction des rétrécissements lacrymaux opérée par les voies naturelles, ce qui le fait rentrer dans la méthode. Ce procédé opératoire diffère en cela des opérations destructives qui sont portées seulement sur la paroi interne du sac, par une incision à la peau.

Mandelstamm, Simi, ont préconisé des opérations analogues, mais Tartuferi a précisé le manuel opératoire grâce à un outillage spécial de curettes. Le voici :

Incision du conduit lacrymal supérieur et section sous-cutanée du ligament palpébral interne, avec le petit couteau de Weber, comme dans la méthode de cet auteur ;

Introduction d'une sonde de Bowman dans le canal nasal pour préparer le passage de la curette ;

On peut y ajouter une injection anesthésique d'une solution de cocaïne.

Introduction de la curette dans le sac lacrymal : ayant placé l'instrument dans le direction du canal lacrymo-nasal, on pousse sans trop appuyer, l'instrument vers le bas (en le faisant tourner sur son axe), jusqu'à l'extrémité inférieure du canal nasal. On promène ensuite la curette plusieurs fois de bas en haut et vice versa *en continuant toujours à la tourner sur son axe.*

Tartuferi conseille de commencer le curettage par une curette de 1 à 2 millimètres de diamètre et de terminer par la curette de 2 mill. 1/2 à 3 millimètres de diamètre. Il a fait construire à cet effet un jeu de curettes variées spiroïdes, creuses simplement ou perforées, qui offrent une forme générale ovoïde et sont terminées par une petite olive-guide servant de conducteur.

Ces curettes sont montées sur une tige longue et rendue *flexible* par une armature d'acier en spirale.

Le curettage fini on fait une irrigation antiseptique avec une seringue d'Anel et cette irrigation ou même des injections modificatices au sous-acétate de plomb, à l'alun, au nitrate d'argent, au sulfate de zinc, etc., seront continuées les jours suivants.

Une seule séance de curettage peut suffire.

Terson père adopte le procédé opératoire de Tartuferi, mais se sert uniquement comme instrument d'une curette fenêtrée à manche *rigide* et *courbe*.

Mentionnons encore la pratique, aujourd'hui oubliée, de Caldwell qui détruisait les rétrécissements à l'aide du thermo-cautère.

ÉLECTROLYSE. — En 1887, Stephenson et Jessop étudièrent l'action de l'électrolyse sur les rétrécissements des voies lacrymales, et en 1889 Gorecki donna la description complète de ce procédé opératoire, sauf qu'il n'indiqua pas le nombre exact de milli-ampères qui doit être employé. En 1894, Lagrange fixa définitivement la technique de l'électrolyse des voies lacrymales.

On se sert de courants continus, et d'un rhéostat, nécessaire pour graduer le courant. Un galvanomètre devra être annexé à la pile ou à la prise de courant pour mesurer le nombre des milli-ampères. Le pôle négatif sera représenté par une sonde d'argent, calibre 2 de Bowman, garnie de substance isolante dans ses deux tiers supérieurs et libre à son extrémité inférieure, sur une étendue de 2 centimètres environ, qui correspond à la partie du canal nasal où se trouve les rétrécissements.

Pour l'opération le débridement du point et du canalicule lacrymal n'est pas nécessaire, la dilatation avec le stylet conique suffit. La sonde introduite en place représente le pôle négatif et le pôle positif se placera dans la narine correspondante, sous la forme d'un tampon humecté d'eau salée.

On fera passer le courant électrolytique en l'élevant progressivement jusqu'à 5 milli-ampères ; ensuite on l'affaiblira graduellement jusqu'à 0. La durée de la séance d'électrolyse durera cinq minutes et celle-ci pourra être répétée plusieurs fois.

Méthodes mixtes. — Il est peu de chirurgiens, à l'heure actuelle, qui emploient, dans les dacryocystites vraies, les méthodes pures de Bowman, de Weber, de Stilling, exposées plus haut. Généralement on combine la destruction immédiate des rétrécissements avec le cathétérisme progressif, et l'opération alors consiste en ceci : après avoir plongé le couteau de Weber jusqu'au manche, à travers les rétrécissements, on pratique dans les jours qui suivent une série de cathétérismes avec les sondes de Bowman. Nous n'aurons pas à décrire de nouveau les temps de ces opérations mixtes qui dérivent de ce qui a été exposé plus haut pour les procédés types. On y ajoute ordinairement des lavages mécaniques ou antiseptiques du canal nasal pratiqués avec la seringue d'Anel, même des applications modificatrices de la muqueuse lacrymale, sur lesquelles nous n'avons pas à nous étendre en ce chapitre où nous ne traitons que de la technique opératoire.

Citons cependant parmi les procédés mixtes celui de KALT qui n'est que l'application moderne du séton de Méjean. En voici la description écrite pour nous par l'auteur lui-même :

Procédé de Kalt. — Cathétérisme avec écouvillonnage du canal lacrymonasal dans toute sa hauteur. — Ce procédé trouve son application dans les cas où l'on désire modifier la muqueuse dans toute son étendue et en même temps dilater largement l'orifice inférieur du conduit.

Il consiste en ceci : introduire du haut en bas dans le canal lacrymonasal un crin de Florence plié par le milieu, le sommet de l'anse étant dirigé en bas et venant apparaître au-dessous du cornet inférieur. Passer ensuite dans cette anse attirée légèrement en avant, vers l'orifice des narines, une deuxième anse de crin de Florence dont les extrémités libres sont tournées vers le bas. En saisissant les chefs libres du crin supérieur de la main gauche, et les chefs du crin inférieur de la main droite, on dispose d'un mouvement de va-et-vient qui permet d'attirer soit de bas en haut, soit de haut en bas, une mèche imbibée du liquide modificateur choisi.

Au préalable on a pratiqué le cathétérisme ordinaire après débridement du canalicule supérieur. Arrivé au n° 4 de Bowman, on passe une sonde creuse à mandrin n° 4, de Wecker. Le mandrin retiré, un crin de Florence assez fin, replié par le milieu, est poussé de haut en bas dans la sonde creuse et ne tarde pas à apparaître au-dessous du cornet inférieur où l'éclairage par le miroir frontal permet de l'apercevoir et de l'attirer en avant avec un crochet à strabisme. La sonde creuse enlevée, le crin reste en place. Ses extrémités libres sortent par le haut du conduit; la partie moyenne sort en dehors des narines. On pourrait passer directement dans cette anse une mèche; mais il est préférable d'y passer d'abord un deuxième crin de Florence tourné en sens inverse du premier. On dispose ainsi d'une tige souple, très lisse, que l'on fait facilement monter et descendre dans le conduit malgré la coudure qu'elle subit au niveau de l'orifice inférieur.

En même temps que ce deuxième crin de Florence on pourra passer dans la boucle qui sort au dehors du nez une anse de coton (à tricoter) ou de « chenille » de soie, bien désinfectée et imbibée de glycérine phéniquée. La longueur de la mèche pourra être de 0^m,50 à 1 mètre pour faire un écouvillonnage sérieux.

Le tout est attiré de bas en haut et sort par le canalicule supérieur. Le procédé est d'une application beaucoup plus facile lorsqu'il existe une fistule lacrymale dont on ne manquera pas d'emprunter le trajet. Il est, du reste, très facile de créer artificiellement un orifice à la paroi antérieure du sac sans courir aucun risque de faire une fausse route : on replie en formé de crosse l'extrémité d'une sonde de Bowman n° 3. La crosse aura un diamètre de 1 centimètre de diamètre environ. Ainsi courbée cette sonde est passée très facilement par le canalicule supérieur, puis contournant le tendon de l'orbi culaire de haut en bas, elle vient faire saillie sous la peau qu'il suffit d'inciser. On dispose ainsi d'un orifice commode pour le passage de mèches imbibées de liquides caustiques.

SONDES A DEMEURE. — Il nous faut mentionner également le retour, en certains cas de larmoiement rebelle, à la pratique de la dilatation permanente par des sondes à demeure dérivée de l'opération de Scarpa et de Dupuytren du début du siècle dernier. WALTON, WILLIAMS, SCHWEIGGER et plus récemment KUHNT se sont montrés partisans du cathétérisme permanent.

Ces sondes introduites par les voies naturelles, à travers le canalicule lacrymal débridé, sont courtes et munies d'un petit talon destiné à les empêcher de descendre dans le sac et le canal nasal. On a employé des sondes à demeure fabriquées avec diverses matières, mais les mieux tolérées sont celles de celluloïde imaginées par RYERSON. BICKERTON récemment a fait construire une sonde à demeure creuse en argent, qu'on introduit avec un mandrin et qui est le modèle du genre. Ces sondes peuvent être laissées plusieurs jours en place, plusieurs mois même pour certains ophtalmologistes (VULPIUS).

Cathétérisme par la voie nasale. — *Procédé de Laforest.* — Ce chirurgien mit le premier à exécution l'idée de pénétrer dans le canal nasal par les voies inférieures. Les sondes de Laforest étaient peu maniables pour cette opération délicate ; GENSOUL (de Lyon) eut l'idée de faire construire des sondes moulées sur le canal nasal et représentant la courbure naturelle des voies lacrymales ; l'exécution du cathétérisme devint dès lors un peu moins difficile, surtout quand DE GRAEFE eut fait faire des sondes de Gensoul en six modèles de courbure différente.

Le chirurgien tenant dans sa main droite pour le côté droit, et dans sa main gauche pour le côté gauche la sonde de Gensoul, en place la courbure en haut, en ayant soin que le bec de l'instrument regarde en bas et en dehors. Cela fait il enfonce la sonde dans la narine et ne tarde pas à pénétrer dans le canal nasal. « Si l'on veut être certain de ne pas le manquer, dit VIDAL (de Cassis) on n'a qu'à enfoncer la sonde à un peu plus d'un pouce, à la tirer ensuite en avant, de manière que le bec frotte contre la paroi externe des fosses nasales ; arrivé au méat inférieur

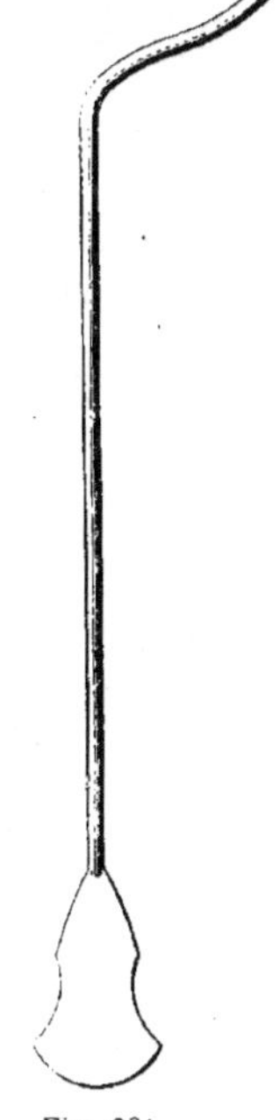

Fig. 221.
Sonde de Gensoul.

du canal nasal le bec est arrêté par une saillie, c'est alors le moment d'exécuter le *tour de maître*, recommandé pour l'introduction régulière de la sonde. »

Une sonde creuse construite spécialement servait à faire, par le canal nasal, des injections variées dans les voies lacrymales ; A. DE GRAEFE injectait une solution à 2 p. 100 de nitrate d'argent.

Procédé de Rochon-Duvigneaud. — Malgré la description précédente le cathétérisme lacrymal par la voie inférieure, offre de grandes difficultés. Rochon-Duvigneaud, qui croit que les affections lacrymales ne seront réellement curables que quand on respectera les points et les canalicules lacrymaux, propose le procédé opératoire suivant :

On éclairera d'abord la fosse nasale à l'aide du miroir frontal en maintenant son orifice dilaté à l'aide d'un écarteur bivalve. Muni de ciseaux courbes à branches coudées, ou bien d'un ciseau droit, on incise, le plus près possible de son insertion au maxillaire, le tiers antérieur du cornet ; puis avec des pinces coupantes on sectionne à sa base le lambeau ainsi détaché. La région où s'ouvre le canal nasal est alors découverte, mais l'ouverture de celui-ci est souvent impossible à apercevoir. Il suffira d'introduire le fin stylet d'Anel par les voies supérieures et de le pousser jusqu'en bas pour le voir apparaître au-dessous de l'insertion du cornet réséqué.

A l'aide d'une curette tranchante ou du galvanocautère on détruit ensuite la languette muqueuse qui recouvre l'orifice.

On pourra dès lors commencer le cathétérisme soit avec un stylet d'argent flexible, soit avec la sonde de Gensoul. Par cette voie très accessible on pourrait également pratiquer des cautérisations à l'intérieur du canal, des curettages méthodiques.

L'opération initiale qui vient d'être décrite paraît nécessaire à Rochon-Duvigneaud pour rendre le cathétérisme facile et lui donner son plein effet ; cette opération nécessite le tamponnement des fosses nasales.

BIBLIOGRAPHIE

HISTORIQUE

Bermond. Thèse de Paris, 1827.

Blizard. *Philosophical transactions*, 1780.

Boinet. Iodothérapie, p. 733. *Paris*, 1855.

Carron du Villars. Maladies des yeux, 1847, p. 410.

Dutrouilh. Thèse de Paris, Germinal an X.

Fano. Mémoire sur le catarrhe du sac lacrymal. *Paris*, 1863.

Pellier de Quengsy. Maladies des yeux.

Subert. Catarrhe du sac lacrymal et son traitement. *Thèse de Paris*, 1863.

Velpeau. Médecine opératoire, t. II, p. 330, 1839.

Walther. Agnew and easy methode of applying a tube for the cure of fistula lacrymalis. London, 1781.

OPÉRATIONS

Gorecki. *Soc. franc. d'opht.*, 1889.

Jæsche. *Archiv für opht.* T. X, 2ᵉ partie, p. 166-180.

Laforest. *Mémoires de l'Acad. royale de chirurgie*, T. II, p. 175.

Lagrange. *Congrès des sciences médicales.* Rome, 1894.

Rochon-Duvigneaud. Recherches sur l'anatomie et la pathologie des voies lacrymales. *Archives d'opht.*, 1900, T. XX, p. 241.

Stephenson et Jessop. *British med. Journ.*, 24 déc. 1887.

Tartuféri. *Centrabl. f. prakt. Augenh.*, 1883 et *Arch. d'opht.*, mars 1902.
Terson père. *Soc. fr. d'opht.*, 1893, T. XI, p. 261.
Weber. *Arch. für Opht.*, T. VIII, 1ʳᵉ part., p. 94-113.

III

TRAITEMENT CHIRURGICAL DE LA DILATATION DU SAC LACRYMAL (MUCOCÈLE), DE L'ABCÈS DU SAC ET DE LA FISTULE LACRYMALE

OPÉRATIONS SUR LE SAC

Ainsi que nous l'avons mentionné au chapitre précédent, dès les premiers âges de la médecine, les chirurgiens, ignorant l'existence des voies d'excrétion des larmes, opéraient empiriquement, dans toute affection lacrymale, la destruction du sac, sans se rendre compte de l'effet de leur intervention. Et c'était dans la mucocèle ou tumeur lacrymale, et surtout dans l'abcès du sac, que cette opération destructive donnait ses meilleurs effets. Encore aujourd'hui la destruction du sac est la base de la thérapeutique dans ces affections.

Sans nous appesantir sur la pratique des anciens chirurgiens, il n'est donc pas inutile de rappeler que plus d'un point de celle-ci a été utilisé plus tard, en connaissance de cause. C'est ainsi que la cautérisation ignée profonde du sac a été reprise il y a peu d'années, après avoir été en vogue au temps d'Aétius, Galien, Celse et Paul d'Egine. Archigène employait les caustiques chimiques qui reparaîtront plus tard sous différentes formes ; il se servait de composés à base de cuivre. D'autres opérateurs employaient à la cautérisation du sac le plomb fondu.

Actuellement le traitement chirurgical de la dilatation et de l'abcès chronique du sac comprend trois méthodes qui, toutes trois d'ailleurs, tendent plus ou moins radicalement à sa destruction, ce sont :

Le curettage ;
La cautérisation ;
L'extirpation.

La fistule lacrymale est, en général, justiciable des mêmes interventions ; on peut y ajouter pour certains cas une opération spéciale autoplastique :
Opération plastique de la fistule lacrymale.

Curettage. — Imaginé par Mandelstamm et pratiqué par Tartuferi par les voies naturelles supérieures largement ouvertes, la méthode de curettage du sac comprend plusieurs procédés.

Procédé de Wecker. — Après avoir débridé le canalicule lacrymal inférieur jusqu'au sac et incisé en outre le ligament palpébral interne, le chirurgien tourne son couteau le tranchant en arrière et pratique de dedans en dehors une ouverture de un centimètre et demi. Le sac est alors largement ouvert en V à l'extérieur et par cette ouverture il est facile d'introduire une cuiller tranchante et de le curetter. Après lavage au sublimé on suture la plaie qui se referme par première intention.

Procédé de Despagnet. — Ouvrir le sac par une large incision externe, et, en cas de dilatation considérable de celui-ci, ajouter l'excision d'une portion semi-lunaire de sa paroi. Le sac étant ouvert, vidé de son contenu purulent ou muco-purulent et abstergé antiseptiquement, on en attaquera les parois avec une curette faiblement tranchante de façon à les débarrasser de toutes leurs fongosités.

Le curettage ainsi exécuté sera suivi d'un attouchement des parois saignantes du sac avec un pinceau de coton trempé dans une solution à 1/200ᵉ de sublimé dans la glycérine. Valude, en pareil cas, se sert d'une solution de sublimé plus concentré encore, à 1/50°.

On peut encore employer le chlorure de zinc à la cautérisation de la muqueuse du sac.

Pansement compressif, le sac étant maintenu ouvert, bourré par une mèche iodoformée.

Tous les quatre jours on renouvellera le pansement et les attouchements avec la même solution de sublimé ou de chlorure de zinc jusqu'à ce que le sac se ferme par bourgeonnement, de la profondeur à la surface, ce qui demande de quinze jours à trois semaines.

Ces applications successives d'une solution caustique de sublimé rapprochent étroitement ce procédé de curettage de la méthode des cautérisations profondes et répétées du sac. En effet les opérations simples de curettage laissent subsister l'espoir d'un rétablissement du cours normal des larmes tandis que les cautérisations successives du sac tendent à la destruction de celui-ci.

Procédé de Guaita. — Guaita combine le curettage à l'introduction dans le canal nasal d'une canule d'os décalcifié emprunté à la patte d'une grenouille. On ouvre le sac comme précédemment, on pratique la stricturotomie puis le curettage du sac et du canal nasal et on introduit la canule dont le diamètre ne doit pas dépasser 2 à 3 millimètres. Sa plaie est ensuite fermée par des sutures.

Dans les abcès du sac, Guaita ouvre celui-ci, procède au curettage et ce n'est qu'au bout de quelques jours qu'il pratique la stricturotomie et introduit la canule.

Cautérisation. — Les procédés divers qui composent la méthode ancienne de la cautérisation se proposent comme but la destruction complète du sac lacrymal.

Cautérisation chimique. — Malgré ce que nous savons de la pratique d'Archigène (voir plus haut), nous estimons que la priorité du procédé revient légitimement à celui qui le premier en a raisonné les effets, et c'est pourquoi il convient de l'attribuer à Nannoni. Ce chirurgien ouvrait le sac, puis introduisait dans sa cavité une boulette de charpie enduite d'une pommade à l'alun et au précipité rouge; il ajoutait encore la cautérisation au nitrate d'argent.

L'auteur qui créa réellement la méthode destructive du sac par les cautérisations chimiques, fut, en France, MAGNE. Utilisant une idée de ROSAS de Vienne et de JUNGKEN il cherchait à obtenir la destruction complète du sac lacrymal par une cautérisation profonde au beurre d'antimoine. Le procédé opératoire se compose de plusieurs temps : ouvrir largement le sac au moyen d'une incision verticale ; absterger la cavité avec une boulette de coton ; écarter les lèvres de la plaie au moyen d'un instrument dilatateur ; introduire jusqu'au fond du sac une petite éponge modérément imbibée de beurre d'antimoine, qu'on laissera quelques secondes en contact avec la muqueuse lacrymale. Pansement à plat sous lequel l'eschare se détache en quelques jours.

Chaque chirurgien qui appliqua le procédé de Magne, modifia celui-ci en substituant au beurre d'antimoine le caustique pour lequel il marquait de la préférence. C'est ainsi que DEVAL et plus tard DELGADO adoptèrent la pâte de Canquoin ; STOEBER conseille la potasse caustique, MAISONNEUVE la pâte de Vienne ; JÜNGKEN employait le chlorure de zinc qui est, de tous les caustiques précités, le plus maniable. Quelques chirurgiens ont même proposé de se servir de l'acide sulfurique. En tout cas ces diverses substances possèdent toutes une action destructive beaucoup supérieure à celle du nitrate d'argent en solutions ou en fragments tel qu'il était primitivement employé.

DESMARRES, qui fait autorité en la matière, écrit dans son traité en deux volumes qu'après avoir essayé tous les caustiques précédents, il se rallie au chlorure de zinc préconisé par JÜNGKEN. Pour introduire le caustique il conseille de se servir d'une plume d'oie ordinaire, coupée en forme de tube et mâchée à celle de ses extrémités qui doit entrer dans la plaie pour en prendre la forme allongée ; de l'autre côté on fera pénétrer une allumette ou un stylet garni de coton qui servira de piston.

Cette sorte de seringue ainsi préparée on déposera dans la partie allongée du tube, gros comme deux ou trois grains de chènevis ou chlorure de zinc, en ayant soin de n'en pas laisser sur les bords. Ensuite on écarte les lèvres de la plaie d'une main, tandis que de l'autre on introduit le tube aussi profondément que possible et toujours sous le tendon de l'orbiculaire. Poussant alors le stylet de la seringue de plume d'oie on y dépose en même temps le caustique qui s'y trouve renfermé. On recouvrira l'œil d'applications antiphlogistiques et glacées.

DESMARRES conseille de ne pas appliquer le caustique le jour même du débridement du sac, à cause du sang qui en gênerait l'action. Il remet la cautérisation au lendemain après avoir bourré la cavité du sac avec du coton pour en assurer l'hémostase et la maintenir ouverte.

Actuellement, bien que la destruction du sac par les caustiques chimiques soit un peu délaissée, nous voyons quelques oculistes tenter de la remettre en honneur. DÜRR propose l'emploi de la pâte de Vienne et décrit un procédé opératoire qui n'est autre que celui de tous les chirurgiens du commencement du siècle dernier.

Cautérisation ignée. — Après la faveur dont avait joui le cautère actuel chez les anciens pour le traitement des abcès et fistules du sac, ce moyen thérapeutique était tout à fait tombé dans le discrédit. Les opérateurs, même au début du siècle dernier, redoutaient l'application du fer rouge en un lieu si rapproché de l'organe de la vision.

Dans l'important Traité de Desmarres cité plus haut, la cautérisation ignée reparaît et à juste titre à la première place parmi les moyens propres à assurer la destruction du sac lacrymal enflammé ou fistuleux.

DESMARRES se servait d'un cautère en forme de tête de moineau du modèle de celui d'AMBROISE PARÉ ; l'opération comprend les temps suivants : 1° incision courbe et profonde, allant jusqu'à l'os en suivant le contour de l'orbite ; partant du point situé à 1 centimètre au-dessus du tendon de l'orbiculaire et descendant à 2 centimètres au-dessous ; la fistule, s'il en existe, se trouvera divisée par l'incision, on n'aura pas à s'en préoccuper ; 2° après avoir épongé la plaie et écarté ses bords au moyen d'érignes, on appliquera le cautère profondément et dans tous les recoins du sac, jusqu'à l'entrée du canal nasal.

PANAS employait le thermo-cautère et il avait fait construire pour cette opération spéciale de petites pointes olivaires qui rappellent le cautère à aegilops dont se servait PAUL D'EGINE. Après la cautérisation qui se pratique comme l'indiquait DESMARRES, on bourre la cavité du sac avec une mèche iodoformée enduite de pommade antiseptique. Le pansement sera renouvelé tous les deux ou trois jours, jusqu'à ce que le sac soit refermé, ce qui demande deux à trois semaines.

PANAS reconnaît d'ailleurs que la cautérisation ignée n'assure nullement la destruction du sac ; c'est un moyen purement cathérétique et modificateur de la muqueuse, mais c'est une excellente opération de la dacryocystite chronique.

Aussi pour assurer l'occlusion des voies lacrymales, GAMA PINTO et SAMELSOHN sont d'avis d'ajouter à la cautérisation du sac, celle, au galvanocautère, des points lacrymaux ; de la sorte l'occlusion des voies lacrymales, sinon la destruction du sac, serait assurée. Déjà antérieurement certains auteurs, sans agir d'ailleurs sur le sac, avaient cherché à obtenir l'imperméabilité des voies lacrymales en obturant simplement les points lacrymaux. Pour atteindre ce but QUESNEL (de Saint-Malo) et BOSCHE (de Lyon) en 1783 touchaient les points lacrymaux avec de l'acide nitrique ou un crayon pointu de nitrate d'argent. TAVIGNOT cautérisait les orifices lacrymaux au galvanocautère et VELPEAU essaya, mais sans grand succès, l'excision simple.

Extirpation.— C'est la seule méthode réellement sûre de destruction du sac, la seule capable d'assurer l'imperméabilité des voies lacrymales. L'opération s'exécute facilement en cas de dilatation simple du sac ; elle est praticable toutefois même en cas de suppuration avec adhérences aux parties voisines.

Au xviiie siècle déjà PLATNER pratiquait l'extirpation totale du sac. Cette opération reprise en 1862 par MAGNI ou GOTTI, fut surtout étudiée par BERLIN qui la rendit populaire en Allemagne malgré l'avis opposé de ARLT qui la jugeait d'une exécution difficile.

Procédé de Schreiber. — L'incision cutanée sera verticale, située à 4 millimètres de l'angle interne de l'œil et d'une longueur de 2 centimètres. Les lèvres de la plaie étant écartées, la paroi antérieure du sac se trouve mise à nu. A ce moment survient ordinairement une hémorrhagie toujours très gênante, qui est produite par les branches de l'artère angulaire, et qu'on peut arrêter par la torsion.

Le sac enfin sera disséqué dans tout son pourtour avec le bistouri ou des ciseaux courbes, puis extirpé ; ses débris, s'il en subsiste, seront enlevés à la cuiller tranchante.

L'opération ainsi conduite est souvent rendue malaisée par l'écoulement du sang et une trop grande parcimonie dans l'incision de la peau ; les procédés suivants ont été conçus pour remédier à ces inconvénients.

Procédé de Voelkers. — L'incision commence immédiatement au-dessous du sourcil, précisément au-dessus de la caroncule. Cette incision, décrivant une courbe à convexité interne, gagne le nez et se termine à la joue, en face de son point de départ, restant éloignée de 8 à 10 millimètres environ de l'angle interne de l'œil. Le bistouri doit être enfoncé jusqu'à l'os.

L'application d'un écarteur permet ensuite d'isoler le bord interne du sac, en haut et en bas, puis de le détacher en arrière en faisant passer l'instrument au-dessous de lui. Il reste enfin à le séparer de la peau et à le réséquer en totalité.

Procédé de Kuhnt. — Ce procédé permet d'éviter l'hémorrhagie et l'incision suit un chemin plus conforme aux fins de l'opération. Le bistouri sera conduit, en effet, le long de la crête de l'apophyse montante du maxillaire supérieur et jusqu'à l'os ; l'incision sera d'une longueur d'un centimètre et demi.

Le ligament transversal du sac est ensuite coupé aux ciseaux, à son insertion à la crête de l'os. On tombe alors sur le sac dont la libération sera aussi étendue que possible.

Procédé de Rollet (de Lyon). — Incision de la peau et du tissu cellulaire sous-cutané suivant une ligne de 12 millimètres au maximum, qui part du milieu du bord inférieur du ligament palpébral interne, descend d'abord perpendiculairement et se dirige vers le côté externe en décrivant une courbe sensiblement parallèle à celle que forme la crête de l'apophyse montante du maxillaire supérieur, que l'on sent facilement avec le doigt. On incise après la lame aponévrotique qui recouvre la portion antéro-externe du sac.

Ensuite on dissèque cette lame fibreuse, opération minutieuse et parfois délicate, et qui doit rendre libre la paroi antérieure du sac. Un aide écarte les deux lèvres de la plaie avec deux crochets mousses. On utilisera avec fruit pour maintenir la plaie béante les écarteurs à griffes que j'ai fait construire à cet effet (Valude). L'opérateur à l'aide d'une petite rugine concave dégagera ensuite la portion postéro-interne du sac, en rapport avec le périoste de la gouttière lacrymale, et sa paroi externe ce qui est parfois difficile au niveau de l'unguis. Enfin on isolera la coupole du sac, en exécutant ou non en même temps la section du tendon de l'orbiculaire ; enfin on attirera le sac en bas en le faisant basculer.

L'opérateur pratiquera alors l'excision brusque et rapide du sac, au niveau du canal nasal, afin d'inoculer le moins possible la plaie opératoire. On terminera par un curettage du canal nasal et au besoin, mais discrètement pour éviter les périostoses, par un curettage de la loge lacrymale, s'il reste des débris du sac.

Pas de suture, pas de drainage de la plaie ni du canal nasal.

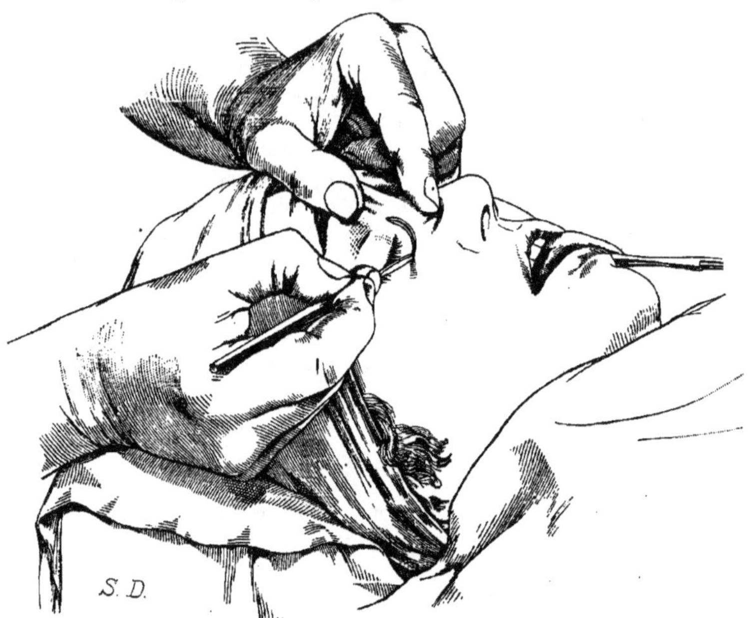

Fig. 222.

Extirpation du sac. — Incision cutanée.

L'auteur recommande : de suivre la ligne d'incision donnée pour ne pas léser l'artère et la veine angulaires.

De se tenir dans le voisinage immédiat du sac en disséquant sa paroi externe et de ne pas aller trop loin vers le globe de l'œil pour ne pas pénétrer, à travers le septum, dans le tissu cellulo-graisseux de l'orbite.

De pratiquer autant que possible la dissection méthodique car l'extirpation par morcellement ne doit être qu'un pis-aller.

Certains opérateurs, MAYWEG entre autres, prescrivent de ne pas reculer devant les longues incisions à la peau pour faciliter la dissection de la partie postérieure du sac, qui n'est pas toujours très aisée. Nous nous rangeons absolument à leur avis, étant d'accord aussi avec la plupart des chirurgiens qui se sont occupés de la question, pour donner à l'incision cutanée une forme courbe à convexité nasale et une situation parallèle au pourtour interne de l'orbite.

Pour favoriser la manœuvre toujours assez difficile de la dissection du sac, AHLSTRÖM introduit à travers une boutonnière faite à la paroi de celui-ci, un petit instrument à tête arrondie et qui en occupe la cavité. Grâce à cet artifice, le chirurgien peut faire saillir la paroi du sac dans toutes les directions ce qui en facilite la dissection en bloc. On peut aussi injecter dans la cavité du sac une substance susceptible de se solidifier, mais le procédé est infidèle.

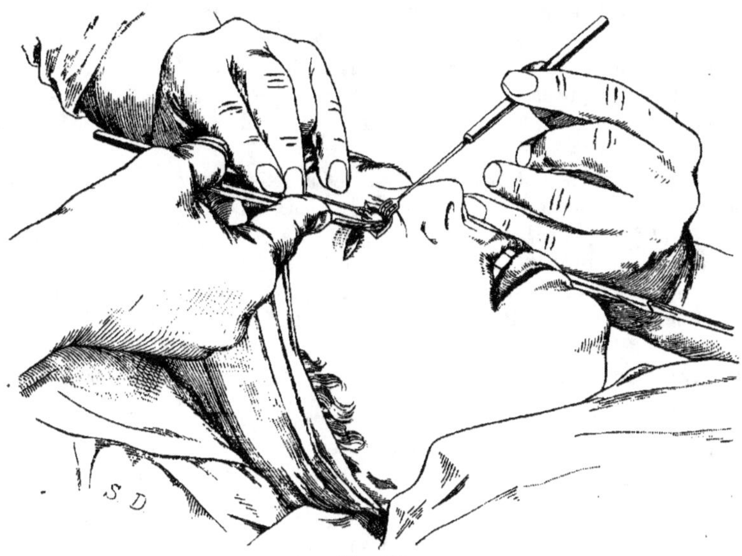

Fig. 223.
Extirpation du sac. — Dissection du sac.

L'opération peut se faire sous la cocaïne, car, bien réglée, elle dure un quart d'heure environ. Toutefois nous préférons la narcose générale. Le principal inconvénient provient de l'hémorrhagie souvent abondante et qui se produit en nappe, de telle sorte que la forcipressure reste impuissante. Pour arrêter le sang et continuer l'opération on aura recours à la compression simple ou glacée avec des morceaux de glace renfermés dans de la gaze stérilisée (WAGENMANN). Certains opérateurs, lorqu'ils sont trop gênés par le sang, conseillent de terminer rapidement les incisions et la libération profonde du sac et de remettre au lendemain la fin de l'extirpation (WICHERKIEWICZ). AXENFELD avec la compression et les instillations de cocaïne à 4 p. 100, solution à la fois analgésiante et hémostatique, termine facilement la plupart de ces opérations.

EXTIRPATION DU SAC ET TRÉPANATION DE L'OS UNGUIS. — AUBARET, dans les cas où la dacryocystite coïncide avec une altération évidente des fosses nasales supérieures, conseille de joindre, à l'extirpation du sac, la perforation de l'unguis, méthode déjà employée par les plus anciens auteurs, Celse et Paul d'Egine.

Après avoir extirpé le sac suivant l'un des procédés précédents, il curette le canal nasal pour mettre à nu la surface de la gouttière de l'unguis, puis il effondre la lamelle osseuse à l'aide d'un petit ciseau étroit. Il faut donner quelques coups de ciseau en avant et en bas pour enfoncer le bord postérieur de la branche montante du maxillaire supérieur et la paroi interne du canal nasal. Il importe néanmoins d'éviter de détruire la totalité de l'unguis qui conduirait aux cellules ethmoïdo-unguéales.

On introduit ensuite une mèche de gaze de façon qu'elle tamponne la région du sac et que son extrémité sorte par la narine correspondante. Suture de la peau par-dessus. La mèche peut être retirée au bout de deux jours.

Opération de la fistule lacrymale. — La fistule lacrymale à suintement purulent qui complique un état phlegmoneux du sac ne comporte aucun traitement particulier; elle se trouvera détruite par l'incision qui précédera la cautérisation profonde du sac, opération de choix en pareil cas.

Il n'existe d'opérations spéciales que pour la petite fistule capillaire, ancienne, laissant écouler continuellement des larmes claires sur la joue. Mackenzie et Desmarres conseillaient l'abstention en pareil cas, mais certains chirurgiens ont publié des cas de succès obtenus avec diverses interventions.

Cautérisation. — On pourra, comme le pratiquaient Bosche et Tavignot pour les points lacrymaux, chercher à aveugler la voie fistulaire en cautérisant à plusieurs reprises l'orifice avec le galvanocautère ou un caustique chimique puissant.

Opération plastique. — Dieffenbach, au commencement du siècle dernier, puis Chassaignac ont préconisé en pareil cas une opération plastique très simple, qui consiste en ceci : enlever au bistouri, par une incision circulaire ou plutôt cunéiforme, les parties du tissu cicatriciel qui entourent et renferment l'orifice fistuleux. La résection du conduit fistuleux doit être prolongée jusqu'au sac, ou le plus loin possible, et l'ablation du tissu cicatriciel être assez large pour ne laisser en présence que des parois cruentées saines. On pourra disséquer suivant la pratique de Dieffenbach et Chassaignac deux lambeaux, l'un supérieur, l'autre inférieur, dont le rapprochement produira la fermeture de la fistule. Mais actuellement les opérateurs se contentent de coapter les parois avivées du conduit fistuleux par un ou deux points de suture menés profondément dans les tissus et serrés assez vigoureusement.

BIBLIOGRAPHIE

Ahlström. *Centralbl. f. prakt. Augenh.*, 1897, p. 97.
Aubaret. *Annales d'Ocul.*, 1894, août.
Berlin. *Klin. Monatsbl. f. Augenheilk*, 1868, p. 267.

CHASSAIGNAC. *Annales d'ocul.*, 1851, T. XXV, p. 213.

DESMARRES. Traité. *Paris*, 1854, T. I, p. 415.

DESPAGNET. *Soc. fr. d'opht.*, 1891, p. 43.

DÜRR. *Arch. f. Augenh.*, 1895, T. XXXI, p. 195.

GUAITA. *Clin. Ocul. della regia Univ. di Siena.* Pavie, 1891.

KUHNT. *Correspondenzblatt d. Allgem. ärztl. verein von Thüringen*, 1888, n° 1.

MAGNE. *Ann. d'Ocul.*, 1851, T. XXV, p. 78.

NANNONI. Dissertazioni chirurgiche. *Paris*, 1748.

PANAS. Traité. *Paris*, 1894, T. II, p. 351.

PLATNER, Leipzig, 1724.

ROLLET. *Lyon méd.*, 1897, mai.

SCHREIBER. *V. Gräfe's Arch. f. Opht.*, 1881, T. XXVII, 2, p. 283.

WECKER (DE). *Arch. d'Opht.*, 1891, p. 492.

IV

TRAITEMENT CHIRURGICAL DES LARMOIEMENTS INCOERCIBLES

OPÉRATIONS SUR LES GLANDES LACRYMALES ET OUVERTURE DE VOIES ARTIFICIELLES AUX LARMES

Lorsqu'il existe un larmoiement incoercible, deux moyens s'offrent encore au chirurgien pour le combattre : 1° supprimer la fonction sécrétoire lacrymale ; 2° créer des voies artificielles aux larmes pour suppléer les naturelles obstruées ou altérées. Delà deux méthodes chirurgicales :

L'ablation des glandes lacrymales ;

L'établissement d'un canal lacrymal artificiel.

Ablation des glandes lacrymales. — Le premier qui eut l'idée de supprimer la glande lacrymale pour guérir un larmoiement incoercible est P. BERNARD ; il s'attaqua à la fois à la glande orbitaire et palpébrale. Après lui un assez grand nombre d'opérateurs se déclarèrent partisans de cette méthode, et HALPIN, VELPEAU, LAWRENCE, TILLAUX ont laissé des procédés opératoires d'ablation de la glande orbitaire seule.

Jusqu'en 1886 il n'est question, en chirurgie ophtalmologique, que de la glande orbitaire. A cette époque MEYER et DEBIERRE, dans un mémoire, font remarquer que parfois la glande lacrymale palpébrale devient hypertrophique dans le cul-de-sac conjonctival, et que son excision peut diminuer le larmoiement. Mais le procédé d'ablation de la glande palpébrale date réellement de la communication de DE WECKER, en 1888 ; le manuel opératoire en a été modifié depuis par CHIBRET, PANAS, TERSON père.

ABLATION DE LA GLANDE ORBITAIRE. — Quelques divergences se sont produites chez les opérateurs au point de vue du siège de l'incision initiale. LAWRENCE s'ouvrait un chemin au-dessus du sourcil et HALPIN, pour éviter d'avoir une cicatrice apparente, plaçait son incision dans le sourcil préalablement rasé et abaissé jusqu'au niveau de l'orbite. VELPEAU, dans un procédé abandonné aujourd'hui, suivait un chemin différent ; il sectionnait la commissure externe, prolongeait son incision vers la tempe, relevait fortement la paupière supérieure et divisait la conjonctive au niveau du sillon oculo-palpébral.

Le procédé moderne repose sur la remarque de TILLAUX que la loge fibreuse de la glande est constituée en haut par le périoste, il conseille donc :

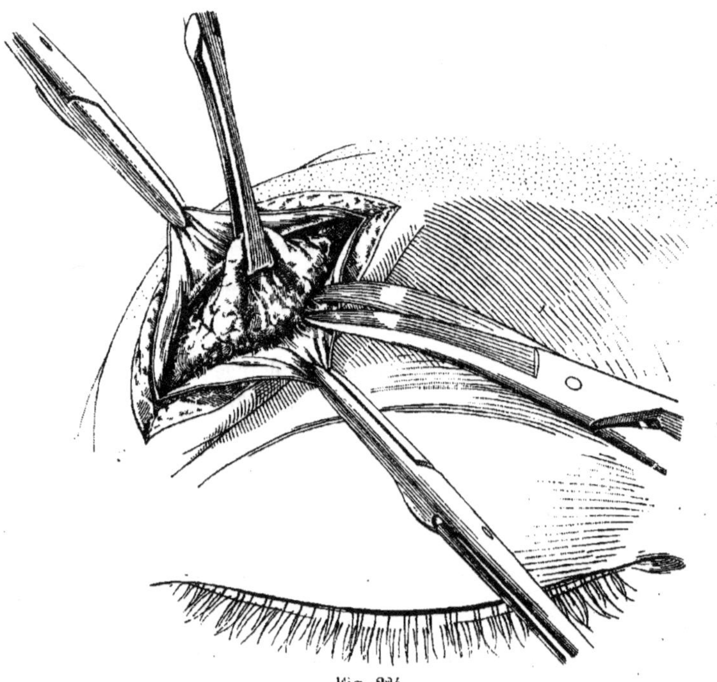

Fig. 224.
Ablation de la glande lacrymale orbitaire.

De diviser les parties molles jusqu'au rebord orbitaire et à son niveau, par une incision curviligne de 2 à 3 centimètres siégeant vers le tiers externe de l'arc sourcilier ;

D'inciser le périoste en ce point, de le décoller et de l'abaisser vers l'orbite ;

On découvrira alors la glande orbitaire qu'on attirera au dehors avec une érigne ou un tenaculum, pendant qu'avec des ciseaux mousses on sectionnera les quelques brides fibreuses qui la maintiennent dans sa loge ;

Enfin on la séparera d'un coup de ciseaux de sa partie inférieure, palpébrale, à qui elle reste attachée, en évitant de sectionner trop bas et d'intéresser ainsi le ligament palpébral suspenseur qui se trouve au voisinage.

Il restera enfin à pratiquer une suture à double étage : suture au catgut pour le périoste, au crin de Florence pour la peau, sans drainage.

Ce procédé opératoire a été suivi par ABADIE et par la plupart des opérateurs actuels ; TRUC modifie légèrement le siège de l'incision en le plaçant à la queue du sourcil.

ABLATION DE LA GLANDE ORBITAIRE ET PALPÉBRALE. — BADAL a pratiqué simultanément l'ablation de la glande orbitaire et palpébrale par une incision allant de la partie moyenne de l'orbite à la commissure externe et un peu au-dessous. Actuellement l'ablation de deux parties de la glande se ferait plutôt par deux opérations distinctes.

ABLATION DE LA GLANDE PALPÉBRALE. — *Procédé de de Wecker*. — On placera un écarteur étroit à la partie externe de la paupière supérieure de façon à la

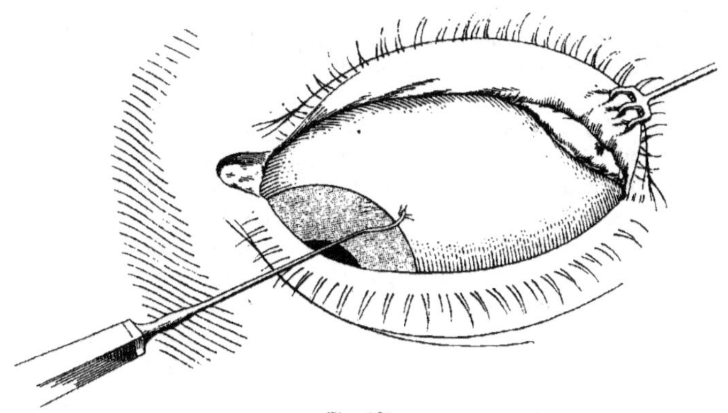

Fig. 225.
Ablation de la glande lacrymale palpébrale.

relever en haut et en dehors ; pendant ce temps un aide armé d'une pince à fixation saisit le globe au-dessus du bord supérieur de la cornée et l'attire en bas et en dedans. De cette façon la glande fait une notable saillie sous forme de bourrelet. Il est plus facile même d'opérer sans blépharostat. Pendant que l'aide, d'une main, soulève la paupière supérieure dans sa partie externe à l'aide d'une griffe étroite, de l'autre, armé d'un tenaculum planté dans la conjonctive à son segment supéro-externe, il attire fortement le globe en bas et en dedans. De cette manière la glande lacrymale palpébrale est découverte et vient faire saillie au dehors ainsi que le montre la figure (VALUDE).

L'opérateur incise alors la conjonctive au-dessus et au milieu de la saillie produite par la glande ; ayant longé le fornix avec des ciseaux, il dégagera soigneusement la glande de la conjonctive et d'une sorte de capsule que lui fournit le tissu sous-conjonctival. Ce dégagement s'opère en commençant du côté médian et ne devra être ni large ni déréglé, pour éviter d'intéresser le releveur et le droit externe. La glande étant bien isolée, saisie avec une pince ou attirée par une érigne, on la détachera à petits coups de ciseaux de sa surface inférieure de manière à terminer l'opération au niveau de la commissure externe. Le dernier coup de ciseaux s'accompagne d'une hémorrhagie qui cédera à quelques instants de compression. Pansement sans sutures.

Chibret, pour éviter l'hémorrhagie qui survient au dernier temps de la dissection de la glande, passe derrière celle-ci, une fois qu'elle est mise à nu, un crochet à strabisme et l'attire en dehors de façon à la luxer hors de sa place ; les vaisseaux tiraillés et dilacérés ne donnent que peu de sang.

Tous les auteurs qui ont pratiqué cette opération recommandent d'avoir soin de disséquer et non d'exciser simplement la glande ; il faut l'étaler pour n'en point laisser. On aura soin de porter son action surtout à la partie externe vers la commissure pour se tenir plus loin du releveur.

Etablissement d'un canal lacrymal artificiel. — La voie artificielle la plus simple à prendre après la voie naturelle oblitérée est celle qui conduirait aux narines à travers l'os unguis perforé ; c'est aussi celle qui fut choisie par Albucasis et Archigène, ainsi qu'il est rapporté dans Aetius et Paul d'Egine. Ces chirurgiens détruisaient d'abord le sac au fer rouge, puis avec le même cautère, perforaient, perpendiculairement à sa surface, l'os unguis. Woolhouse ressuscita cette pratique en la modifiant et en se créant une voie à travers l'os unguis non plus avec le feu mais avec un trocart fin ; les esquilles enlevées, il pansait avec une mèche de charpie, et après quelques jours introduisait dans l'ouverture osseuse une canule en or, qui d'ailleurs tombait fréquemment dans les narines. Hunter modifia l'opération de Woolhouse en se servant d'une sorte d'emporte-pièce fort peu commode ; Moutain (de Lyon) fit construire dans le même but une tréphine ou trépan lacrymal qui fut fort en vogue jusqu'au jour où Reybard (de Lyon), en 1848, imagina l'emporte-pièce qui porte son nom.

Perforation de l'unguis. — *Procédé de Reybard.* — L'opération s'exécute en quatre temps : dans le premier on ouvre le sac par la partie externe ; dans le second on introduit la canule tranchante de l'emporte-pièce de Reybard dans le sac lacrymal ; dans le troisième on fait pénétrer la branche en vrille de l'instrument dans la cavité nasale ; dans le quatrième, enfin, on coupe l'unguis aussi largement qu'il est nécessaire.

Pansement simple ; l'ouverture osseuse demeure permanente.

Morax a fait construire récemment un emporte-pièce qui n'est qu'une modification de l'instrument de Foltz (de Lyon).

Procédé de Demarquai. — Incision du sac par la peau et division de la paroi du sac située en arrière, jusqu'à l'os. On emploiera alors le trépan qui sera dirigé d'avant en arrière, de haut en bas, et de dehors en dedans, de façon à contourner le cornet moyen et à aboutir dans le méat moyen. En bouchant les narines on verra, à titre de contrôle, l'air sortir par l'orifice qu'on vient de créer. Après avoir agrandi cet orifice, un morceau d'éponge préparée y sera placé jusqu'au lendemain et remplacé par un drain en caoutchouc.

L'exécution de ce procédé de perforation de l'unguis sera facilitée par l'emploi d'une simple tréphine ou du perforateur de Lermoyez, car l'os unguis est si mince que la trépanation est une complication inutile. Voici le procédé que j'emploie et qui me semble plus pratique que l'opération qu'on exécute à l'aide d'un emporte-pièce ou un trépan ; elle est en même temps plus efficace, car l'orifice artificiel peut être agrandi à volonté.

Procédé de Valude. — On incisera d'abord le canalicule lacrymal jusqu'au sac pour créer ainsi une large gouttière menant à l'orifice qu'on se propose de créer dans l'unguis.

De l'extrémité interne de cette incision on en mènera une autre verticale, étendue en hauteur de un centimètre et demi environ, et conduite profondément jusqu'au périoste. Cette incision permettra de découvrir la région du sac lacrymal et de reconnaître, avec le doigt, les contours de l'orifice supérieur du canal nasal. A ce moment des aides écartent les lèvres de la plaie, avec nos petits écarteurs à griffes ; on ruginera le fond de la plaie de façon à mettre à jour et à nu la gouttière unguéale.

Ceci étant fait, il sera facile de perforer l'unguis avec une tréphine ou un perforateur de moyenne dimension. La direction à donner à l'instrument sera plongeante de haut en bas, de dehors en dedans et légèrement d'avant en arrière, de façon que l'instrument fasse avec la ligne du nez un angle de 45° environ ; on se guidera dans la conduite de l'instrument, sur le rebord orbitaire inférieur et surtout le bord antérieur de l'orifice supérieur du canal nasal.

La perforation faite, on voit aussitôt le sang s'écouler par la narine. La dimension de l'orifice pourra être agrandie avec une curette tranchante ou des pinces coupantes. On mettra un petit drain dans la plaie, de façon qu'il pénètre dans les fosses nasales et se loge en dehors dans la gouttière lacrymale incisée. Un point de suture, à la plaie cutanée verticale ; pansement.

Procédé de Toti. — Toti propose de faire communiquer le sac lacrymal directement avec la muqueuse nasale par un procédé opératoire assez compliqué :

Inciser les parties molles, périoste compris, concentriquement et à quelques millimètres de distance du rebord orbitaire interne.

Décoller le périoste de l'apophyse montante et de la crête antérieure de la gouttière lacrymale ; écarter en dehors le lambeau, renfermant le tendon de l'orbiculaire avec l'appareil lacrymal, et poursuivre le décollement un peu au delà de la crête postérieure de la gouttière lacrymale ; réséquer obliquement, de haut en bas, d'avant en arrière et de dehors en dedans, l'apophyse montante du maxillaire supérieur avec la partie du rebord orbitaire interne qui forme la crête antérieure de la gouttière, puis le fond de la gouttière et la crête postérieure jusqu'à découvrir, mais sans la perforer, la face profonde de la muqueuse nasale dans toute l'étendue de la résection osseuse.

Réséquer un morceau de la paroi interne du sac lacrymal.

Réséquer une portion de muqueuse nasale de dimensions égales ou peut-être même de dimensions un peu supérieures et dans une situation exactement

correspondante à la perte de substance chirurgicale faite dans la paroi postérieure du sac ;

Ne pas s'occuper du tout du canal nasal. La suppression de sa fonction
doit fatalement l'oblitérer ;

Suturer la plaie cutanée pour obtenir la réunion immédiate.

Perforation de la cloison du sinus maxillaire. — *Procédé de Laugier*. — Le
sac ayant été ouvert avec le bistouri, le chirurgien fait glisser un trocart dans
la portion supérieure du canal nasal, en le dirigeant en bas et en dehors ; avec
quelques mouvements de circumduction la pointe de l'instrument pénètre à
travers la paroi mince du sinus maxillaire.

BIBLIOGRAPHIE

Badal. *Arch. d'Opht.*, 1885, T. V, p. 386.
P. Bernard. *Annales d'Ocul.*, 1843, T. X, p. 193.
Meyer et Debierre. *Arch. d'Opht.*, 1886.
Toti. *Clinica moderna*, Florence, 1904, n° 33.
Wecker (de). *Bull. de la Soc. de Heidelberg*, 1888.

CHAPITRE V

OPÉRATIONS SUR LA CONJONCTIVE

I

OPÉRATIONS DU PTÉRYGION

Les opérations du ptérygion se répartissent en trois méthodes principales :

L'extirpation par la base;
L'extirpation par le sommet;
Le déplacement.

Extirpation par la base. — C'est l'opération ancienne. Cette méthode, applicable surtout aux ptérygions à base étroite, était considérée comme mettant plus qu'une autre, à l'abri de récidives. L'œil étant maintenu ouvert et fixé, le chirurgien saisit avec une pince à griffes la base du ptérygion et la divise d'un coup de ciseaux jusqu'à la sclérotique. Ensuite l'opérateur détache les côtés du triangle jusqu'à la limite du ptérygion à la cornée.

Carron du Villars, au lieu de disséquer le ptérygion de la base au sommet avec des ciseaux ou un couteau fin, préférait le détacher par arrachement et par des mouvements progressifs de torsion.

Extirpation par le sommet. — C'est la méthode moderne qui est classique depuis Scarpa :

Procédé de Scarpa. — Le chirurgien saisit au moyen d'une pince le ptérygion par le sommet placé sur

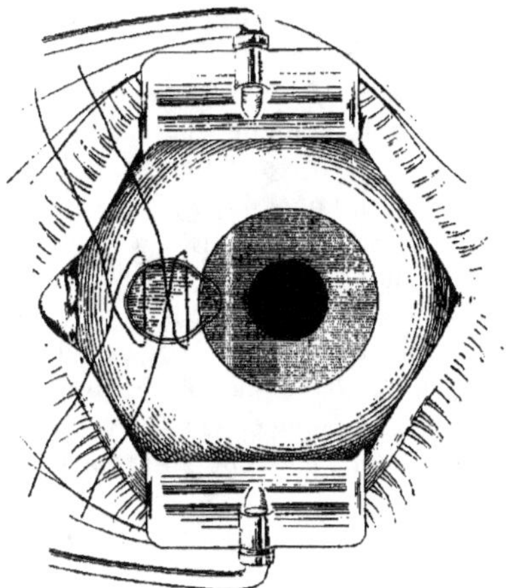

Fig. 226.
Extirpation du ptérygion.

la cornée, l'attire à lui brusquement jusqu'à ce qu'il entende un léger craquement, puis dissèque peu à peu avec un bistouri convexe ou des ciseaux courbes fins, toute la portion scléroticale adhérente jusqu'à la base qu'on sépare ensuite d'un coup de ciseaux. Scarpa ne poussait pas très loin la dissection du ptérygion vers sa base; il divisait celle-ci par une incision semi-circulaire parallèle au bord cornéen.

Wright, au lieu de disséquer le ptérygion au bistouri ou aux ciseaux, procède par torsion et arrive à l'arracher complètement sans le couper; il prétend éviter ainsi les récidives.

Coccius après l'ablation du ptérygion, et avec lui la plupart des chirurgiens, ferment la plaie ainsi obtenue par un ou deux points de suture placés verticalement. La suture doit être faite au catgut ou à la soie très fine.

Deschamps (de Grenoble), après avoir disséqué et excisé le ptérygion, racle vigoureusement la surface cornéenne dénudée avec une très petite curette tranchante. Ce râclage enlève les débris et préviendrait la récidive.

G. Martin dans le même ordre d'idées cautérise la plaie consécutive à l'ablation du ptérygion avec le galvano-cautère ou un crochet à strabisme porté au rouge.

Après cette cautérisation ou le raclage de la surface cornéenne, on peut encore réunir la plaie conjonctivale par des sutures.

Procédé de Chibret. — Pour éviter de recouvrir la surface cruentée d'un ptérygion excisé, avec la muqueuse voisine plus ou moins altérée ou tiraillée, et qui ne se réunit pas facilement, l'auteur taille deux lambeaux de conjonctive, grands et pédiculés qu'il déplace par pivotement, l'un en haut, l'autre en bas, pour combler la perte de substance produite par l'excision du ptérygion.

Procédé de Hotz. — Pour éviter plus sûrement la récidive, l'auteur conseille de remplir la plaie d'excision du ptérygion par une greffe prise en un point éloigné du corps.

Quand on a disséqué le sommet du ptérygion et les brides qui le fixent à la sclérotique, aussitôt la conjonctive se rétracte et laisse à nu, une zone plus ou moins étendue de sclérotique. Le chirurgien recouvrira cette perte de substance, mais en partie seulement et au voisinage du bord cornéen, avec un petit lambeau cutané détaché au rasoir derrière l'oreille. Ce lambeau ne doit pas avoir plus de 3 millimètres de large, mais être assez long pour être fixé à la conjonctive par un point de suture à chaque extrémité. C'est une minuscule greffe de Thiersch appliquée à la réparation de la plaie du ptérygion.

Gama Pinto préfère à la greffe cutanée la greffe d'un lambeau ovalaire de conjonctive découpé avec des ciseaux en une région avoisinante bulbaire. Il est certain que le lambeau cutané demeure visible, exubérant, blanc et disgracieux. Gama Pinto détache de très près le ptérygion en se servant du couteau de de Graefe. Il excise ensuite et comble la perte de la substance avec le lambeau conjonctival maintenu en place par deux ou trois points de suture.

Déplacement. — *Procédé de Desmarres.* — DESMARRES n'excisait pas le ptérygion complètement. Il dégageait comme précédemment le ptérygion par une dissection conduite de la cornée à la sclérotique, puis, ensuite, il incisait le long du bord inférieur de la cornée la conjonctive dans une étendue suffisante et y logeait le ptérygion.

Procédé de Knapp. — KNAPP après avoir disséqué le ptérygion, le fendait en deux parties égales et pratiquant ensuite à la façon de DESMARRES, deux incisions conjonctivales, dont l'une longeait le bord inférieur, l'autre le bord supérieur de la cornée, il attirait chaque moitié de la tête du ptérygion dans ces incisions. Les deux languettes étaient fixées ensuite par un point de suture.

Procédé de de Wecker. — DE WECKER conseille comme la meilleure opération le *refoulement* pur et simple du ptérygion. Cette opération consiste à détacher complètement le ptérygion jusqu'à sa base mais *sans le couper*, puis à suturer les deux lèvres, supérieure et inférieure, de la conjonctive, qu'on aura un peu dégagées à cet effet.

Procédé de Munar. — Citons encore l'*enroulement* du ptérygion qui a été préconisé par quelques chirurgiens.

L'opérateur détache le ptérygion du sommet à la base, puis il en porte la pointe au milieu de la base où il la fixe par deux ou trois points de suture. En résumé, le ptérygion est replié sur lui-même et sa face externe regarde le globe de l'œil.

BIBLIOGRAPHIE

CARRON DU VILLARS. *Ann. d'Oculistique*, T. XXXVIII, p. 222, 1857.

CHIBRET. *Arch. d'Opht.*, 1891, nov.-déc.

DESCHAMPS. *Arch. d'Opht.*, T. XV, p. 46.

DESMARRES. Traité, T. II, p. 168.

HOTZ. *Klin. Monatsbl. f. Augenh.*, 1897, juin.

KNAPP. *Arch. für Opht.*, 1868, p. 267-284.

G. MARTIN. *Annales d'Ocul.*, 1881, T. LXXXV, p. 144.

MUNAR. *Ann. d'Ocul.*, 1879, T. LXXXI, p. 260.

SCARPA. Traité, T. I, p. 353.

II

OPÉRATIONS DU SYMBLÉPHARON

Dans le symblépharon, qu'il soit partiel ou total, le premier temps de l'opération consiste dans la séparation de la paupière et du globe, réunis par la cicatrice vicieuse de la conjonctive. Ce détachement doit s'opérer avec soin, être exécuté avec des ciseaux fins, tandis qu'on écarte la paupière avec une pince. On fera porter l'incision plutôt du côté de la paupière que du côté de l'œil qu'il importe de ménager.

Le second temps de l'opération consiste à obtenir la cicatrisation isolée des deux surfaces saignantes. On employait autrefois pour cet effet un grand nombre de moyens : tantôt les injections, tantôt les onguents dessiccatifs, la déchirure de la cicatrice à mesure qu'elle se forme, la cautérisation des surfaces au nitrate d'argent (CUNIER, CARRON DU VILLARS), l'interposition de corps étrangers, tels que la charpie, les tentes (DEMOURS) une feuille de cuir ou de métal, etc. Le moins mauvais de ces moyens était l'application d'un œil artificiel (PETIT, MACKENZIE) destiné à maintenir fermé le cul-de-sac oculo-palpébral, et cependant le plus souvent cette application restait inefficace, étant toujours difficile à supporter.

Actuellement, la reconstitution chirurgicale du cul-de-sac constitue ce second temps et la phase principale de l'opération du symblépharon; c'est cette phase qui sert de signe distinctif de la méthode opératoire.

Quatre méthodes principales d'opérer le symblépharon sont applicables, suivant les cas, aux symblépharons partiels ou aux symblépharons totaux, ce sont :

La ligature ;
L'autoplastie conjonctivale ;
L'autoplastie cutanée ;
Les greffes.

Ligature. — C'est l'ancienne méthode, presque complètement abandonnée aujourd'hui et applicable seulement aux symblépharons partiels; nous en rappelons, à titre de mémoire, trois des principaux procédés :

Procédé de Fabrice de Hilden (1593). — L'opérateur passait un fil à la base de la bride conjonctivale, le nouait et exerçait sur cette anse ainsi serrée une traction continue, soit en y suspendant un poids de plomb, soit en la fixant au bonnet du patient.

Procédé de Pétrequin. — PÉTREQUIN a imaginé un autre procédé de ligature qui porte le nom de ligature double. Voici en quoi il consiste : on passe un fil double autour de l'adhérence, et l'on pratique deux ligatures, l'une fortement serrée du côté de l'œil, l'autre peu serrée du côté de la paupière. La tension exercée par les fils étant inégale, les ligatures ne tombent pas en même temps; celle qui répond à l'œil étant la plus serrée, se détache la première et la plaie a le temps de se cicatriser avant la chute de la seconde qui doit se détacher plus tard.

Procédé de Brulet (de Dijon). — BRULET, pour éviter la récidive de l'adhérence, conseille, avant de couper la bride, d'établir une cicatrice au cul-de-sac de la conjonctive, il procède de la manière suivante : il perfore d'abord la base du symblépharon avec une lance, et, l'instrument retiré, il lui substitue un fil d'argent d'un millimètre et demi de diamètre, dont les extrémités sont ensuite nouées. Cet anneau est laissé à demeure pendant quinze jours à trois semaines. A cette époque, le trajet est cicatrisé et l'adhérence est changée en une bride libre par toute la circonférence; il ne reste plus qu'à sectionner celle-ci comme dans l'opération la plus simple.

Autoplastie conjonctivale.— Cette méthode, plus chirurgicale, plus efficace aussi que la précédente, s'adresse surtout également aux symblépharons partiels; elle comporte divers procédés basés sur les mêmes principes que ceux qui guident pour l'autoplastie palpébrale. Nous retrouverons ici l'autoplastie muqueuse par glissement et par déplacement de lambeaux pris au voisinage.

Procédé de Arlt — GLISSEMENT. — L'auteur dans son opération, utilisait la mobilité et l'extensibilité du symblépharon détaché de ses adhérences, pour combler la plaie palpébrale en le rabattant en arrière.

On commençait, comme dans toute opération de symblépharon, par libérer à l'aide du bistouri convexe ou des ciseaux les cordes cicatricielles profondes et latérales jusqu'à ce que l'œil pût se mouvoir librement dans toutes les directions.

Ensuite, après une hémostase soigneuse, on maintenait la paupière en abduction autant que possible, en l'attirant en bas ou en dehors avec l'élévateur de Desmarres, et on procédait aux sutures de la conjonctive bulbaire. La première doit être placée au niveau du pli de passage et plantée à 2 ou 3 millimètres du

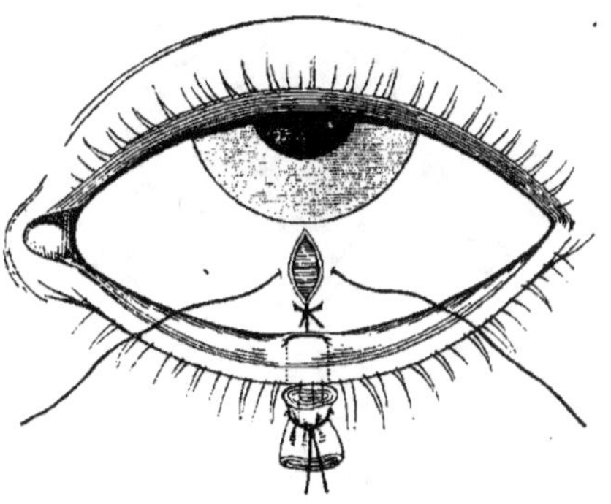

Fig. 227.

Symblépharon. — Opération de Arlt.

bord de chaque côté, pour que la striction du fil n'entraîne pas une déchirure de la muqueuse. Un second point de suture est placé de même et le troisième se trouvera près de la cornée. Il importe de comprendre un peu de tissu sous-conjonctival dans la suture et de serrer doucement pour éviter la déchirure des lèvres de la muqueuse.

Si cependant, la tension de la conjonctive bulbaire était trop grande pour permettre une bonne coaptation des deux lèvres de la plaie muqueuse, ARLT conseillait de faire de chaque côté, à quelque distance des sutures, des incisions libératrices profondes de la conjonctive.

Une fois la plaie bulbaire réunie, les prolongements rubanés en forme de ptérygion du repli formant le symblépharon sont employés pour recouvrir la surface de la plaie de la paupière sur laquelle ils viennent se rabattre.

Procédé de Laugier. — Le procédé de Laugier consiste à fixer d'une manière particulière les brides du symblépharon sur la plaie palpébrale. Ce chirurgien saisissait le repli muqueux dans l'anse d'un fil armé de deux aiguilles et enfonçait ce repli dans la profondeur du cul-de-sac palpébral libéré par dissection. Les deux aiguilles traversant ensuite de part en part et de dedans en dehors la peau de la paupière à quelques millimètres de distance l'une de l'autre, fixaient le repli muqueux dans cette position. Le fil était noué en dehors sur un rouleau de diachylon ou un drain et laissé en place pendant cinq ou six jours.

Procédé de Teale — TRANSPLANTATION DE LAMBEAUX. — TEALE appliquait au symblépharon la méthode de transplantation de lambeaux conjonctivaux pris au voisinage. Après avoir libéré le symblépharon, en laissant après la cornée la bride muqueuse qui s'y trouve attachée, il formait deux lambeaux aux dépens de la conjonctive bulbaire du voisinage : l'un, qui est tordu sur lui-même et qui va recouvrir la plaie d'avivement de la paupière, et l'autre qui par simple rotation vient combler la perte de substance bulbaire.

Dans un autre mode de transplantation, TEALE, au lieu de fournir deux

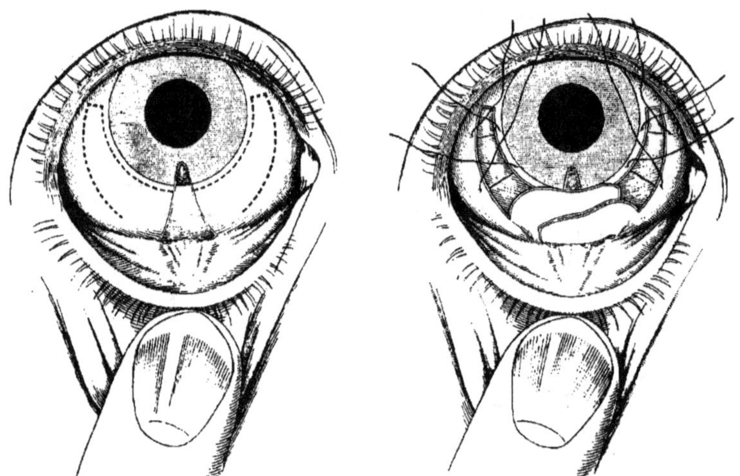

Fig. 228.
Symblépharon. — Opération de Teale.

lambeaux, n'en constituait qu'un seul, destiné à combler la perte de substance bulbaire. Ce lambeau très étoffé était emprunté à une partie opposée de la muqueuse bulbaire; par exemple pour un symblépharon inférieur, il était disséqué au-dessus de la cornée.

Chaque opérateur devra modifier le dessin des lambeaux à transplanter suivant les cas particuliers.

Procédé de Knapp. — KNAPP s'attachait aussi à combler avec des lambeaux la perte de substance bulbaire, mais il taillait deux lambeaux de chaque côté de cette perte de substance qu'il faisait avancer l'un contre l'autre par simple glissement.

Autoplastie cutanée. — Cette méthode est applicable aux symblépharons très étendus alors que l'étoffe conjonctivale est insuffisante pour combler la perte de substance produite par la dissection du symblépharon. C'est DIEF-

FENBACH qui a eu le premier l'idée d'employer la peau de la paupière pour garnir l'intérieur des voiles palpébraux dans l'opération du symblépharon.

Procédé de Dieffenbach. — DIEFFENBACH empruntait le lambeau à transplanter sur la plaie d'avivement palpébral, à la peau de la paupière elle-même ; il faisait passer celui-ci par un mouvement de bascule par-dessus les cils préalablement rasés. Le lambeau transplanté, qui parfois atteignait les dimensions de la paupière entière, était destiné à recouvrir cette plaie palpébrale et à doubler la paupière libérée de son adhérence avec le globe.

Quand le lambeau ainsi transplanté était pris, on en sectionnait le pédicule pour reformer le bord palpébral emprisonné.

Procédé de Snellen. — SNELLEN pour amener le lambeau de peau à l'intérieur du repli oculo-palpébral imagina une autre voie. Le lambeau de

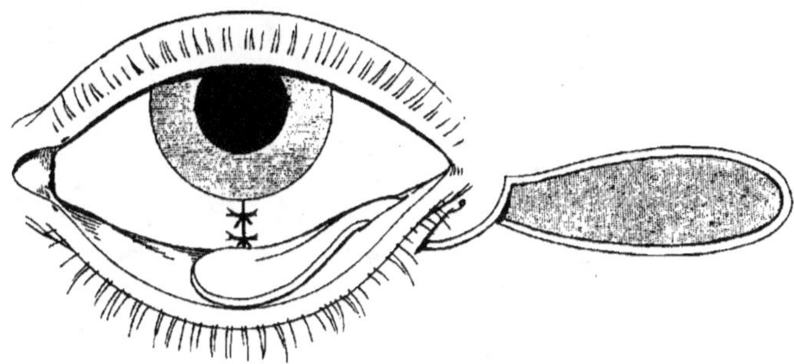

Fig. 229.
Symblépharon. — Opération de Snellen.

peau est d'abord emprunté non à la paupière même, mais à la joue ; puis pour l'introduire dans le cul-de-sac palpébral cruenté, l'opérateur ouvre une boutonnière au fond de ce cul-de-sac et à son angle externe, faisant communiquer celui-ci avec le dehors au voisinage du lambeau cutané préparé. Ce lambeau est alors introduit dans le cul-de-sac par cette boutonnière et disposé sur la surface à recouvrir de façon que sa face cruentée soit appliquée contre la surface cruentée de la paupière. Des sutures le maintiennent en place.

HARLAN, au lieu de faire une simple boutonnière à l'angle externe, pratique une incision horizontale, parallèle au bord palpébral, à la hauteur du cul-de-sac qu'on a formé par débridement, incision aussi longue que la paupière et la traversant dans toute son épaisseur. Puis il taille à la joue un lambeau ayant pour base la lèvre inférieure de l'incision et le passe en le renversant à travers cette dernière, de façon à l'adapter par sa surface cruentée à la face postérieure avivée de la paupière.

ROGMAN cherche à recouvrir non seulement la plaie avivée de la paupière, mais celle du globe pour éviter une rétraction cicatricielle ultérieure. Pour obtenir ce résultat, il commence l'opération comme précédemment, puis, trois ou quatre semaines plus tard, quand le lambeau adapté à la face postérieure de la paupière est pris, il détruit les adhérences de la plaie qui fait communiquer l'extérieur avec le cul-de-sac, et celles qui unissent cette plaie au globe oculaire. Ensuite, faisant une incision horizontale vers le milieu de la peau de la paupière découpée en anse, et dans toute sa longueur, il en dissèque de haut en bas la peau jusque vers le bord inférieur, où elle reste adhérente. Le lambeau ainsi formé est enfin attiré et renversé dans le cul-de-sac de façon à en garnir le fond avec sa surface cutanée.

Procédé de Samelsohn. — Ce procédé qui est un perfectionnement de celui de Dieffenbach est applicable aux symblépharons totaux.

L'auteur libère complètement le symblépharon, et, sur la paupière supérieure vis-à-vis de lui (ce serait à la paupière inférieure si le symblépharon

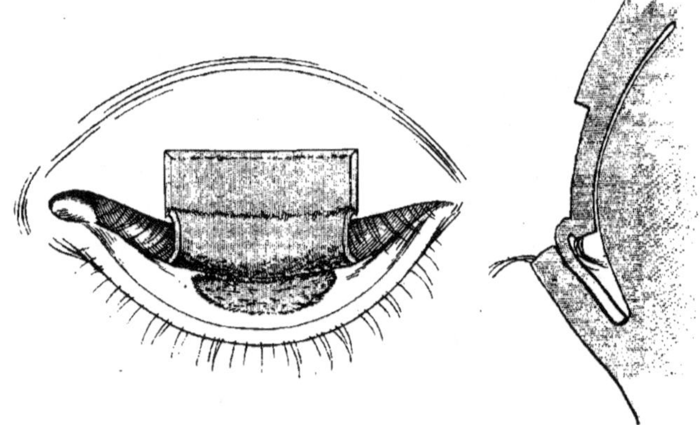

Fig. 230.
Symblépharon de la paupière inférieure. — Opération de Samelsohn.

était en haut) il taille un lambeau quadrilatère, large et finissant au bord ciliaire. Ce lambeau comprend la peau, qui est très mince, souple et dépourvue de graisse, mais pas le muscle.

Ce lambeau, taillé et disséqué, est retourné autour du bord ciliaire comme pivot et rabattu sur l'œil de façon que son bord libre aille former le fond du cul-de-sac palpébral, ses deux angles se fixant par deux sutures à la paupière libérée du symblépharon. De cette manière, la face cruentée du lambeau s'applique à la face cruentée de la paupière et la surface épithéliale est tournée vers le globe de l'œil. Ce lambeau est fixé par quelques points de suture et le pansement demeure cinq jours en place.

Après ce laps de temps, la partie du lambeau qui dépasse la paupière est coupée, et ce qui reste sert à restaurer la perte de substance palpébrale. Ce résidu de lambeau y suffit d'ordinaire.

Cette opération peut aussi bien s'appliquer à ces cas ennuyeux où la prothèse est rendue difficile par l'abolition du cul-de-sac palpébral inférieur, alors qu'il existe une bride cicatricielle vicieuse avec éversion de la paupière et bourgeonnement de la muqueuse.

On pourrait encore utiliser ce procédé dans certains cas de blépharoplastie où la paupière tout entière doit être refaite, et où il n'existe plus de muqueuse pour soutenir le lambeau transplanté.

Greffes. — Wolfe a, le premier, obtenu la greffe conjonctivale avec une conjonctive de lapin. On opère de la façon suivante, d'après de Wecker, qui a réussi la greffe avec une conjonctive humaine : on décolle les paupières et on avive les parties sur lesquelles doivent reposer les lambeaux de conjonctive ou de muqueuse humaine ou animale, ou encore de peau destinée à être greffée. Tout écoulement de sang étant arrêté, on renverse la paupière inférieure, s'il s'agit d'un symblépharon inférieur, comme c'est le cas le plus ordinaire, et on attire le globe fortement en haut. On étale alors soigneusement la greffe sur la plaie en portant toute son attention à ne pas faire d'erreur relativement aux surfaces du lambeau détaché.

Suivant les règles ordinaires de l'autoplastie pour greffe, il faut tailler le lambeau à transplanter de 1/3 plus grand que la surface à recouvrir à cause de la rétraction du tissu.

On fixera le lambeau en place à l'aide de sutures pratiquées avec de la soie anglaise très fine, ou mieux du catgut.

Wolfe conseille d'employer un assez grand nombre de points de suture pour fixer le lambeau. De Wecker, pour assurer la position du lambeau, place en son milieu une suture en anse qui pénètre à travers la peau en dessous du rebord orbitaire ; on obtient ainsi un contact intime entre le lambeau transplanté et la surface avivée.

Un moyen élégant de faire adhérer la muqueuse ou la peau greffée est le suivant : on détache par exemple le lambeau dermo-épidermique suivant la méthode de Thiersch, c'est-à-dire en sectionnant avec un rasoir l'épiderme à la moitié superficielle du derme seulement. On coiffe ensuite une coque artificielle avec ce lambeau en mettant la surface cruentée à l'extérieur. En introduisant la coque dans l'interstice avivé des paupières, on applique par le fait le lambeau en bonne place et il est maintenu appliqué sur la surface cruentée du symblépharon par la coque de verre. On suture les paupières pendant quatre ou cinq jours pour éviter toute mobilité. Cette opération doit être rigoureusement *aseptique* et ni le lambeau ni la surface avivée du symblépharon ne doivent être touchés par des substances antiseptiques toujours plus ou moins altérantes. Le liquide de choix est la solution salée physiologique tant pour recueillir le lambeau muqueux ou dermique que pour laver la surface à recouvrir.

On a essayé l'emploi d'autres muqueuses ou d'autres surfaces épithéliales pour recouvrir la surface d'avivement du symblépharon. Illing, Kuhnt ont employé la muqueuse vaginale, ou celle de la bouche ; Gasparini, la conjonctive du chien. Francke a utilisé avec succès un lambeau cutané recueilli selon le procédé de Thiersch pour doubler la paupière. On peut employer aussi des surfaces épithéliales d'ordre plus étrange, par exemple la peau de lotte (Katzauroff), ou ce qui est plus facile à obtenir, la peau du ventre de la grenouille déjà conseillée par Gillet de Grandmont. Ces applications hétéroplastiques peuvent alors se passer de sutures.

Valude, dans les cas de soudure intime de la face postérieure des paupières avec le fond de l'orbite, tel qu'il se produit après l'exentération de cette cavité, conseille de revêtir la surface orbitaire cruentée, après libération des voiles palpébraux, avec plusieurs peaux de grenouille, juxtaposées sans sutures.

BIBLIOGRAPHIE

Arlt. *Ann. d'Ocul.*, T. XXXI, p. 185, 1854.

Bono. *Annali di Oltalm.*, T. XVI, p. 1-4.

Brulet. *Ann. d'Ocul.*, T. XIX, p. 37, 1848.

Francke. *Soc. méd. de Hambourg*, oct. 1893.

Gasparianni. *Annali di Oltalm.*, T. XVIII, p. 204-209.

Harlan. *Opht. review*, 1890, p. 351.

Laugier. *Ann. d'Ocul.*, T. XXXVIII, p. 293, 1857.

Maxwell. *Opht. review*, 1894, juillet.

Rogman. *Arch. d'Opht.*, 1892, p. 627.

Samelsohn. *Soc. opht, de Heidelberg*, 1892.

Snellen. *Opht. Soc. of the M. Kingdom*, 1889, nov.

Tweedy. *Opht. Soc. of the M. Kingd.* 1889, déc.

III

OPÉRATION DU PANNUS

Dans le pannus couvrant la cornée et étendant au pourtour du limbe une zone de vascularisation intense, Scarpa conseillait de produire une interruption entre les troncs vasculaires placés sur la cornée, en retranchant tout autour du limbe un lambeau circulaire de conjonctive.

Cette opération, un peu abandonnée, puis reprise en 1862 par Furnari qui lui donna le nom de *tonsure* conjonctivale, a reçu aussi les noms de *péridectomie* ou de *syndectomie*; de Wecker, qui la désigne par le terme d'*abrasion conjonctivale*, la décrit ainsi :

Après avoir placé l'écarteur, on saisit au-dessus du méridien vertical un pli de conjonctive qu'on incise avec les ciseaux courbes. Dans cette boutonnière, on fait glisser une branche des ciseaux et l'on exécute alors une circoncision tout autour de la cornée, à la distance de 6 à 10 millimètres suivant l'effet que l'on cherche à obtenir. Une bandelette péricornéenne se trouvant ainsi circonscrite, on détache par petits coups de ciseaux, successivement, toute cette bande du limbe conjonctival. En procédant ainsi on peut enlever d'un seul coup toute la bande conjonctivale péricornéenne.

Cette opération ne laisse d'autres traces qu'une teinte d'un bleu d'émail éclatante et dépourvue de vaisseaux apparents à l'entour de la cornée ; c'est une cicatrice conjonctivale en nappe qui enserre le limbe cornéen.

Autrefois, sans employer l'instrument tranchant, on a cherché à obtenir le même résultat par des attouchements répétés avec le crayon de nitrate d'argent. L'usage de la *péritomie* caustique s'est modernisé avec le secours du thermo ou du galvano-cautère et actuellement, en certains cas, on pratique la *péritomie ignée* en exécutant une couronne de pointes de feu tout autour de la cornée revêtue du pannus.

BIBLIOGRAPHIE

Scarpa. *In* Chirurgie oculaire de Deval. p. 202.
Wecker (de). Chirurgie oculaire, p. 204.

CHAPITRE VI

OPÉRATIONS SUR LA CORNÉE

I

OPÉRATIONS DES CORPS ÉTRANGERS ET DES PLAIES DE LA CORNÉE

Corps étrangers. — L'emploi de la cocaïne ou des autres anesthésiques locaux rend extrêmement aisée la petite opération délicate, autrefois assez difficile à cause des mouvements du patient, qu'est l'extraction des corps étrangers de la cornée. DESMARRES en donne dans son traité en deux volumes une description minutieuse à laquelle on ne peut guère ajouter.

EXTRACTION DES CORPS ÉTRANGERS SUPERFICIELS. — Le patient est placé debout ou assis la tête appuyée ou soutenue par un aide ; on maintient les paupières écartées au moyen du pouce et de l'index de la main gauche, pendant que de la droite on extrait le corps étranger en se servant d'une petite aiguille solide, assez tranchante de ses bords et légèrement recourbée, comme celle à cataracte.

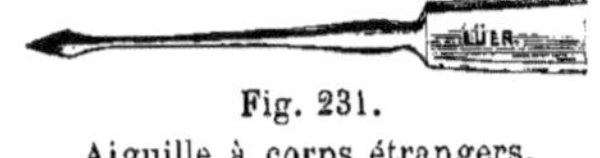

Fig. 231.
Aiguille à corps étrangers.

Pour pratiquer convenablement cette petite opération, il faut approcher l'aiguille aussi près que possible de la cornée, et, par un mouvement d'abaissement de la pointe, ou du tranchant, emporter le corps étranger.

Lorsque la direction du corps étranger est oblique, qu'il est profondément implanté et que cette implantation date de quelques heures seulement, on doit s'attendre à une certaine difficulté. Par des mouvements de va-et-vient, on ébranle le corps étranger et on finit par l'entraîner.

Si le corps étranger fait saillie à la surface de la cornée, il est indiqué de l'extraire avec de petites pinces ; DESMARRES en ce cas-là se servait également de son scarificateur en l'employant à la manière d'un grattoir.

EXTRACTION DES CORPS ÉTRANGERS PROFONDS. — Lorsque le corps étranger est enfoncé dans la cornée assez profondément pour que l'on ait à craindre, en cherchant à l'extraire avec l'aiguille, de le pousser dans la chambre antérieure, on emploiera le procédé suivant imaginé également par DESMARRES :

Le patient, pour cette opération, devra être couché, l'œil ouvert par un écarteur et maintenu fixe par une pince. Le chirurgien, armé d'une aiguille à paracentèse, fait pénétrer la lance de cet instrument derrière le corps étranger en transversant obliquement la cornée, de manière à le maintenir et même à le repousser en avant en abaissant le manche de l'instrument comme un levier. Ce premier temps achevé, on saisit de l'autre main un couteau à cataracte ou tout autre instrument très affilé, et l'on dégage le corps étranger par une petite incision convenable pratiquée sur la cornée. Si, après avoir débridé la cornée, la pointe du couteau à cataracte ne suffit pas pour extraire le corps étranger, il faut, après l'avoir ébranlé par des mouvements de va-et-vient, le saisir avec une pince fine et solide.

S'il arrive, malgré toutes ces précautions, que le corps étranger tombe dans la chambre antérieure, on ira à sa recherche en ponctionnant la sclérotique en biseau, à sa limite avec la cornée, de manière à faire pénétrer l'instrument immédiatement en avant de l'iris. Le corps étranger, libre dès lors, s'échappe souvent seul ou est facilement entraîné avec une curette ou une spatule étroite.

EXTRACTION DES CORPS ÉTRANGERS MAGNÉTIQUES. — L'extraction des parcelles de fer ou d'acier profondément enchâssées dans la cornée ou tombées dans la chambre antérieure se fait facilement par l'aimantatien suivant l'idée qu'avait eue déjà au XVIIIe siècle FABRICE DE HILDEN. De nos jours, MC KEOWN et HIRSCHBERG ont utilisé l'électro-aimant pour l'extraction des corps étrangers magnétiques de la cornée ou de la chambre antérieure.

HIRSCHBERG a fait construire un électro-aimant très maniable, en forme de bobine, terminée par une pointe mousse de fer doux. Cette extrémité sera approchée du corps étranger tandis que les fils de la bobine seront mis en communication avec la pile. Au préalable, le canal de la plaie aura été suffisamment élargi ou la chambre antérieure ouverte de façon à permettre au corps étranger de sortir facilement. Celui-ci se présente ordinairement au dehors avec impétuosité dès que le courant est établi.

Plaies de la cornée. — Dans les plaies de la cornée, on peut employer deux méthodes : *les sutures ; l'occlusion par la conjonctive.*

LES SUTURES. — Alors que plusieurs tentatives avaient déjà été faites pour fermer par des sutures les plaies cornéennes résultant d'une opération (DIEFFENBACH, WALTHER, WILLIAMS surtout en 1867), c'est seulement en 1880 que GALEZOWSKI proposa d'appliquer celle-ci aux blessures accidentelles pénétrantes de la cornée et de la sclérotique. Presque en même temps, KUHNT formula toutes les règles de l'opération dans ses leçons de chirurgie oculaire.

Les plaies de la cornée sont rarement limitées à cette membrane seule et le plus souvent elles se compliquent de plaies de la sclérotique et du corps ciliaire. La règle de réunir les lèvres de la blessure avec des sutures s'applique donc aux cas simples comme aux cas compliqués et ne comporte nulle différence.

KUHNT et GALEZOWSKI conseillent d'employer pour l'opération des aiguilles rondes, très courtes, demi-circulaires même et d'une courbure d'un demi-centimètre de rayon, de façon qu'elles puissent plonger dans la cornée et en ressortir facilement. Ces aiguilles seront fines et bien trempées, et comme fil on prendra de la soie noire fine ou mieux du lin. Pour pouvoir saisir le lambeau cornéen délicatement et sans le léser d'aucune façon, KUHNT a imaginé des pinces en fer à cheval de forme particulière et GALEZOWSKI emploie de fines pinces à griffes. Des pinces à iris un peu rigides suffisent parfaitement.

Avant de placer les sutures, on désinfectera soigneusement le champ opératoire, on ébarbera et on régularisera les lèvres de la blessure. L'iris et le corps ciliaire, s'ils sont prolabés, seront remis en place à moins qu'ils ne soient trop meurtris ou trop infectés ; ou bien si leur réduction paraît dangereuse ou est impossible, on les excisera.

Les lèvres de la plaie accidentelle étant ainsi préparées pour la réunion et l'iris remis en place ou réséqué, on placera des sutures à environ 3 millimètres les unes des autres. Les aiguilles, pour ne pas couper la lèvre cornéenne, seront enfoncées à environ 3/4 de millimètre du bord libre en comprenant toute l'épaisseur de la cornée. Elles devront rester trois ou quatre jours en place. Les précautions antiseptiques les plus rigoureuses seront prises pour cette opération et pour le pansement sec et compressif qui doit la suivre.

OCCLUSION PAR LA CONJONCTIVE. — La fermeture des plaies accidentelles de la cornée par un lambeau de conjonctive a été mise en pratique pour la première fois par E. MEYER en 1872. Depuis lors, de nombreux opérateurs ont employé et modifié ce moyen, qui comporte d'ailleurs, autant de variantes, peut-on dire, qu'il y a de cas, car, suivant la forme et l'étendue de la plaie cornéenne, ou scléro-cornéenne, on devra modifier de même et la forme et l'étendue du lambeau conjonctival. KUHNT, qui a repris la question dans son ensemble récemment après SNELLEN, DE WECKER et d'autres, donne à ce procédé le nom de sutures secondaires de la cornée et considère qu'il remplit heureusement le triple but d'être antiseptique, mécanique et kératoplastique, dans les cas où la suture primitive ne peut être employée. Ces cas sont ceux où la plaie est trop déchiquetée, irrégulière, ou déjà trop infectée pour que la réunion primitive se puisse faire, ou simplement quand elle est trop étendue.

Deux procédés d'occlusion ou de suture conjonctivale sont à envisager :

Suture conjonctivale à lambeau. — Pratiqué pour la première fois par MEYER puis adopté par SCHOELER et KUHNT, ce procédé consiste essentiellement en ceci : on taille un lambeau conjonctival au voisinage de la cornée, suffisamment large et assez long pour l'étendre sans tension par-dessus la plaie béante, et on l'attache au limbe conjonctival du côté opposé après avoir disséqué celui-ci sur une étendue de même largeur. La situation et la forme du lambeau dépendent naturellement de la situation et de l'étendue de la perte de substance cornéenne. Au bout de quelques jours, on coupe les points d'attache du lambeau et la conjonctive transplantée se retire des parties saines de la cornée, ne restant adhérente qu'au niveau de la plaie, à la cicatrice qui s'est formée.

On doit ajouter que cette façon de tailler un lambeau conjonctival destiné à être jeté par-dessus la cornée en écharpe est souvent difficile, surtout si la plaie, ainsi que c'est le cas ordinaire, se trouve placée au voisinage du limbe. L'adhérence désirée entre la plaie et la face cruentée du lambeau conjonctival ne peut pas toujours se produire, soit à cause d'une tension trop grande de ce lambeau, soit parce que les sutures se déchirent et que la conjonctive ne demeure pas fixée sur la plaie. Pour remédier à cet inconvénient, DE WECKER a préconisé la suture par occlusion conjonctivale.

Occlusion conjonctivale. — Pour coapter les lèvres de la plaie cornéenne, surtout si celle-ci est périphérique, on détachera soigneusement la conjonctive tout autour de la cornée, en y laissant adhérer autant que possible le tissu sous-conjonctival, pour former une calotte. Après détachement complet de la conjonctive à l'entour de la cornée, jusque vers l'insertion des muscles droits, cette membrane est réunie, suivant le degré de compression que l'on veut exercer sur le globe oculaire, soit par une suture en bourse, soit par quatre ou six sutures verticales, en ayant bien soin, pour ces deux sortes de sutures, de prendre avec la conjonctive le tissu sous-conjonctival, afin d'éviter que les fils ne coupent prématurément les parties qu'ils comprennent.

La cornée est ainsi, *en totalité*, recouverte avec la conjonctive et les fils tombent d'eux-mêmes sous le pansement après huit ou dix jours. Il reste une adhérence de la face profonde conjonctivale avec les parties lésées de la cornée mais avec ces parties seulement.

Cette opération convient aux vastes plaies scléro-cornéennes que la suture primitive ne peut réunir convenablement.

VALUDE propose le même mode d'intervention non plus seulement dans les plaies pénétrantes accidentelles, mais dans les plaies pathologiques en surface de la cornée.

PERTES DE SUBSTANCE DE LA CORNÉE. — Dans les plaies par perforation de la cornée, qui surviennent dans certaines ulcérations de cette membrane, la solution de continuité devient une réelle perte de substance, parfois petite et arrondie, mais qui ne permet pas l'application de points de suture. Pour ces cas, GÀMA PINTO a imaginé une autoplastie conjonctivale sans pédicule qui s'exécute ainsi :

On commencera par rentrer l'iris avec un fin stylet mousse si l'enclavement est tout récent, ou bien on l'excisera si la réduction en est impossible en raison d'adhérences déjà contractées avec les bords de la perforation. Le cas le plus ordinaire en effet est celui où l'iris se trouve engagé dans la plaie.

Ce premier temps accompli, on excisera un petit lambeau de conjonctive avec des pinces fines ou des ciseaux, lambeau devant mesurer une fois et demie ou deux fois l'étendue de la perforation. Tenant ce lambeau avec une pince, la face cruentée au-dessous, on le posera délicatement sur l'orifice d'entrée de la perforation, et avec un fin stylet on l'y poussera doucement pour l'y laisser, tel un bouchon. On fermera doucement les paupières du patient pour ne pas déranger le petit lambeau, et le pansement compressif qui sera appliqué sur les deux yeux pour éviter tout mouvement des globes, devra rester en place au moins trois jours.

BIBLIOGRAPHIE

FABRICE DE HILDEN. Francfort, 1656.

GALEZOWSKI. Cité dans l'ouvrage d'Yvert ; Traité pratique et clinique des blessures du globe de l'œil. *Paris*, 1880.

GAMA PINTO. Zur Behandlung der Irisvorsfalls bei Hornautgeschwüren. *Klin. Monatsbl. für Augenh.*, 1887, janvier.

KUHNT. Beitrage zur Operationen Augenheilk. Janv. 1883.

— Ueber die Verwertthbarkeit der Bindehaut in der praktischen und operativen Augen-heilk. *Wiesbaden*, 1897.

VALUDE. Suture conjonctivale en bourse dans les ulcères étendus de la cornée. *Annales d'ocul.*, 1898. T. CXX, p. 376.

WECKER (DE). Traitement des blessures de la cornée par l'occlusion conjonctivale. *Annales d'ocul.*, 1894. T. CXII, p. 293.

II

OPÉRATIONS DES ÉPANCHEMENTS DE LA CHAMBRE ANTÉRIEURE

Les épanchements sanguins ou l'hydropisie de la chambre antérieure sont justiciables de la *paracentèse* de cette cavité. L'hypopyon demande une plus large ouverture de la cornée : *kératotomie simple* et *transulcéreuse*.

PARACENTÈSE DE LA CHAMBRE ANTÉRIEURE. — L'instrument nécessaire à cette opération est l'aiguille de Desmarres, qui comprend d'un côté une petite

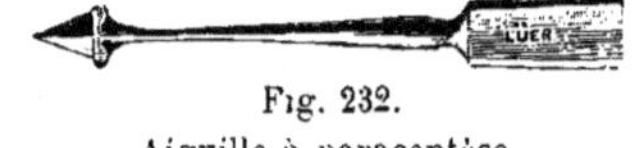

Fig. 232.
Aiguille à paracentèse.

lance à arrêt et de l'autre un fin stylet mousse destiné à entre-bâiller les lèvres de la ponction cornéenne. Le chirurgien placé derrière le malade et lui tenant de la main gauche les paupières écartées, fera pénétrer très facilement la lame à travers la cornée ; puis par de douces pressions exercées avec le stylet, on laisse écouler à diverses reprises le sang ou l'humeur aqueuse.

KÉRATOTOMIE. — *Kératotomie simple.* — Dans le cas d'hypopyon, les chirurgiens de l'antiquité : Galien, Aetius, Paul d'Egine, pratiquaient déjà la ponction de la chambre intérieure pour évacuer le pus. Saint-Yves après l'ouverture de la cornée faisait pénétrer un peu d'eau pour exécuter le premier lavage connu de la chambre antérieure.

Panas pratique l'opération de la façon suivante : l'œil étant ouvert par le blépharostat et maintenu avec une pince à fixation, on pratique avec un couteau lancéolaire sans arrêt une large incision périphérique au bas de la cornée. Le pus collecté dans la chambre antérieure sort de lui-même, ou pourra être entraîné au dehors avec une pince à caillots, car il est généralement très épais et concret. La chambre antérieure évacuée on y pousse une injection antiseptique (solution de biiodure d'hydrargyre au vingt millième).

Kératotomie transulcéreuse de Saemisch. — L'opération de Saemisch qui

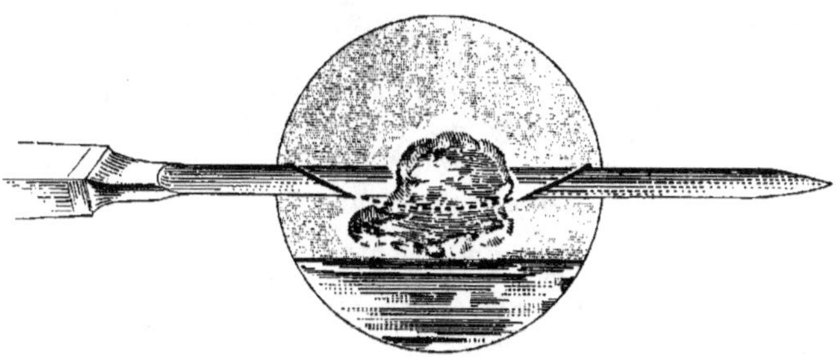

Fig. 233.
Opération de Saemisch.

fut fameuse et reste encore excellente, s'adresse aux épanchements purulents de la chambre antérieure, accompagnés de vastes ulcères rongeants de la cornée. L'instrument nécessaire à cette opération est le couteau de de Græfe.

La pointe du couteau doit pénétrer la cornée en dehors du bord externe de l'ulcère, traverser horizontalement la chambre antérieure, *dépasser* l'ulcère en dedans et ressortir au delà des limites internes de l'ulcère ; on fait alors la section, par transfixion, de la cornée ulcérée, la lame du couteau tournée en avant. Il est donc nécessaire que la ponction et la contre-ponction de la kératotomie transulcéreuse se trouvent dans des tissus sains de la cornée. Dans les jours qui suivent la kératotomie, Saemisch conseille d'entr'ouvrir la plaie avec un stylet fin, pour favoriser la sortie du pus.

BIBLIOGRAPHIE

Panas. Traité des maladies des yeux, *Paris*, 1894, T. I, p. 265.
Saint-Yves. Traité des maladies des yeux, *Paris*, 1722.
Saemisch. *Bonn*, 1869.

III

OPÉRATIONS DES LEUCOMES CORNÉENS

Contre les leucomes ou taies de la cornée le traitement chirurgical peut essayer d'être *curatif*, c'est-à-dire tendre au rétablissement de la membrane transparente ; si le traitement curatif échoue ou semble devoir être impuissant, on pourra avoir recours au traitement esthétique *palliatif* qui consiste à dissimuler la taie sous un tatouage. Lorsque le leucome, par sa situation au centre de la cornée, empêche la pénétration des rayons visuels, le traitement chirurgical comporte l'établissement d'une pupille artificielle.

Le traitement chirurgical curatif des taies de la cornée comprend trois méthodes principales : *le traitement électrique ; l'ablation simple ; l'ablation suivie de greffe*, c'est *l'hétéroplastie cornéenne* ou *kératoplastie*. La quatrième méthode de traitement des leucomes cornéens, le tatouage, appartient au traitement palliatif de ces lésions : *tatouage*.

Traitement électrique. — Crussel, en 1841, avait été le premier à employer l'électricité galvanique dans le traitement des leucomes. Il appliquait le pôle négatif, formé d'une pointe conique, sur la cornée, le pôle positif étant placé dans la bouche du patient. Neumann, Ursiglio, Hœring, Willebrand, Türck et Quadri employèrent peu après aussi les courants continus en modifiant plus ou moins le procédé.

Hubert imagina un excitateur bipolaire formé de deux fils de platine très rapprochés, dont l'extrémité recourbée pouvait être promenée à la surface de la taie cornéenne.

Meyer a eu de bons résultats sans appliquer l'un des pôles de la pile directement sur la cornée malade, le pôle négatif, représenté par une éponge mouillée, est appliqué sur l'œil fermé et le pôle positif dans la main du patient.

Pansier après avoir étudié les deux procédés : l'un, le plus ancien, qui consiste à mettre l'électrode en contact avec la cornée, l'autre qui fait agir le courant sur l'œil à travers la paupière, conclut que ce dernier, tout en étant beaucoup plus simple, est aussi efficace. La technique en est la suivante : appliquer le pôle négatif sur la paupière fermée, sous la forme d'une plaque d'étain recouverte d'une peau de chamois mouillée d'une solution salée tiède ; le pôle positif est à la nuque. L'intensité du courant variera de trois à cinq milliampères suivant la tolérance du patient. Les séances des courants continus seront répétées tous les deux jours et dureront de cinq à vingt minutes. La durée du traitement électrique, toujours fort longue, pourra dépasser une année.

Ablation simple. — L'excision pure et simple du leucome, déjà tentée par

Galien, fut étudiée et condamnée par Saint-Yves qui s'exprimait ainsi dans son traité : *Cette pratique est dangereuse, parce que si avec une lancette ou quelque autre instrument, on ostoit cette partie, il se feroit une nouvelle playe qu'il faudroit nécessairement cicatriser de nouveau et qu'il en resteroit même une opacité à cet endroit qui seroit aussi grande que la première.* Malgré cet avis, Mead parle d'écorner tous les jours l'opacité avec un instrument tranchant et Darwin de la trépaner. Dieffenbach obtint un bon résultat en excisant un segment de la cornée et en réunissant par des points de suture les bords du lambeau. Il avait, pour plus de commodité, placé le fil avant l'excision du lambeau cornéen.

Holscher recommande, comme moyen d'activer la résorption des leucomes, les incisions et les ponctions avec un couteau fin en comprenant une grande partie de l'épaisseur de la cornée.

Gulz, assistant du professeur Rosas, de Vienne, avait pratiqué avec succès, au commencement du siècle dernier, l'ablation simple des cicatrices cornéennes, mais celui qui fit le plus d'efforts, en faveur de l'exérèse des leucomes, fut Malgaigne, qui avait été conduit à cette pratique par de nombreuses dissections qui lui démontrèrent que les opacités de la cornée n'en occupent en général que les lamelles superficielles et que, chez les animaux, on peut enlever la moitié de la cornée et obtenir une cicatrice transparente. Il soutint énergiquement que cette opération était applicable à l'homme, malgré les idées reçues et surtout les critiques de Desmarres. Malgaigne rapporte l'observation d'une jeune fille chez laquelle l'ablation pure et simple d'un leucome cicatriciel ordinaire eut un résultat très brillant et durable. Il circonscrivit le leucome par une incision circulaire et disséqua le lambeau jusqu'à dépasser la moitié de l'épaisseur de la cornée. Le talus formé par la perte de substance s'effaça peu à peu et le fond de celle-ci demeura transparent.

Castorani modifia légèrement ce manuel opératoire de l'exérèse cornéenne. Après avoir fait une incision initiale du pourtour du leucome, il introduit par celle-ci un instrument un peu mousse et cherche à soulever puis à exciser avec des ciseaux le lambeau cornéen leucomateux.

De nos jours l'exérèse cornéenne simple, abandonnée dans les leucomes cicatriciels ordinaires, mérite d'être conservée pour les cas d'incrustation chimique de la cornée. L'opération est ici seulement une abrasion de la cornée.

Abrasion de la cornée. — L'œil étant immobilisé avec une pince on raclera, la taie avec la lame d'un couteau de de Graefe, ou on cherchera à l'entamer en inclinant le couteau un peu obliquement. On arrivera peu à peu, ainsi, à enlever par petites tranches ou par raclage toute l'épaisseur de la taie qui d'ailleurs est ordinairement superficielle dans les cas de taie par incrustation chimique. Le chirurgien armé d'une pince à mors très fine pourra aussi saisir des lambeaux cornéens entamés par le couteau et les arracher sur une assez grande étendue, ce qui facilitera l'exérèse.

Kératoplastie. — Le premier qui ait cherché à réparer la cornée opacifiée en y soudant un tissu étranger, paraît être l'oculiste français PELLIER DE QUENGSY qui, en 1789, proposa à la Faculté de Montpellier de substituer à la cornée leucomateuse une cornée de verre munie de trous à la périphérie pour la fixer par des fils à la coque scléroticale. Il n'est pas besoin de dire que cette proposition ne trouva nul écho.

En 1818 surgit une autre idée, mais plus sérieuse et surtout qui fut plus féconde. REISINGER ayant, sur un lapin, excisé puis recousu la cornée avec succès, proposa d'étendre cette expérience à l'homme ; la kératoplastie était née.

HIMLY, AUTENRIETH le père, GARTNER, RIECKE, MÜLLER, AMMON et surtout DIEFFENBACH (1831), au commencement de ce siècle, essayèrent successivement, par divers procédés, de greffer la cornée des animaux à l'homme ; les insuccès furent nombreux et décourageants. Le seul qui se dit heureux fut THOMÉ (de Bonn) qui publia, en 1837, huit observations satisfaisantes ; BIGGER, à la même époque (Dublin, 1837), vantait la cornée du porc comme étant préférable à celle du lapin ou du chien pour être transplantée à l'homme. Ces résultats favorables ramenèrent un peu de confiance dans l'opération de la greffe cornéenne et on commença à améliorer le manuel opératoire. STRAUCH (de Saint-Pétersbourg, 1840) construisit un couteau à double lame pour exciser le lambeau cornéen, et nous verrons que le procédé définitif de WOLFE semble s'inspirer de celui-ci. WALTHER, pour éviter les pertes du corps vitré et l'atrophie du globe, imagina de disséquer le leucome en ménageant les couches profondes de la membrane ; puis il appliquait sur celles-ci la cornée à transplanter. Cette manière de faire fut étudiée, comparée, puis adoptée par MÜHLBAUER, qui consacre à cette question un très important mémoire publié à Munich en 1840 ; cette pratique constitue le point de départ de la méthode de VON HIPPEL, de même que l'opération de Strauch a pu servir à WOLFE pour l'établissement de son procédé.

La question en était là et les insuccès étaient toujours à ce point nombreux qu'en 1853 le professeur PAULI proposait un prix de cent louis d'or au médecin qui lui apporterait un résultat favorable et définitif de greffe cornéenne, quand NUSSBAUM (de Munich), revenant à l'idée d'une cornée artificielle suivant la première conception de PELLIER DE QUENGSY, conseille, sans le tenter ou sans le réussir, d'appliquer une lentille de verre au lieu et place de la cornée leucomateuse.

C'est à HEUZER (de Zurich) qu'est due la première observation de ce genre. Il avait entrepris d'opérer une jeune fille aveugle par le fait d'une opacité complète des deux cornées ; il pratiqua une ouverture dans l'une d'elles et interposa, dans les lèvres de celle-ci, une lentille de cristal. L'opération eut lieu en septembre 1859 et, en mars 1860, la malade distinguait les objets (Zurich, 1860).

Pendant une douzaine d'années, divers opérateurs s'employèrent encore sur ce sùjet, mais en dirigeant leurs efforts du côté de la greffe cornéenne animale. DESMARRES fit quelques essais peu encourageants ; POWER, de Londres, réussit à conserver la transparence de la greffe, mais pendant six semaines seulement. Entre les mains des autres, les tentatives furent plus infructueuses encore.

Alors, en 1873, WOLFE fit faire un grand pas à la question en montrant que si les greffes, d'après les opérations précédentes et notamment celles de POWER, n'avaient pas réussi, le fait tenait à ce que la cornée d'un animal perdait sa vitalité si on ne transplantait pas en même temps un lambeau de la conjonctive adjacente. Il conseilla de transporter des cornées de chien munies d'un lambeau conjonctival et fournit à l'appui de son opération quelques résultats assez satisfaisants.

Quelques années plus tard, en 1879, nous trouvons un important travail, à la fois clinique et expérimental, de VON HIPPEL sur la matière. Cet auteur, qui a toujours avec succès poursuivi ses études sur cette question, essaya d'abord de l'application d'une cornée artificielle suivant l'idée initiale de NUSSBAUM. Il introduisait dans une ouverture circulaire, pratiquée dans la cornée leucomateuse, un cercle d'or creusé d'une rainure et, dans ce cercle comme monture, il enchâssait une lame de verre. Le cercle d'or restait fixé comme tient un bouton de chemise et le verre pouvait être enlevé, nettoyé, remis en place. Malheureusement, malgré la tolérance bien connue de ces yeux ainsi atteints, le corps vitré finissait toujours par se troubler, puis par s'épaissir complètement.

HIPPEL, renonçant à la cornée artificielle, essaya alors la transplantation de la cornée de chien, mais, au lieu de procéder comme les précédents opérateurs, il se servit d'un trépan, à la fois pour ouvrir la cornée leucomateuse et pour enlever la rondelle destinée à être greffée ; ce procédé supprimait la nécessité des sutures.

Dans le même moment (1877), SCHOELER publiait les comptes rendus de sa clinique de Berlin où se trouve l'observation d'un homme sur lequel il avait pratiqué, avec un succès durable, la transplantation d'une cornée de chien entière, munie d'un lambeau conjonctival. Onze expériences sur des animaux démontraient la possibilité et la facilité de cette greffe, mais avec cette restriction que la cornée transplantée, même bien prise, s'opacifie assez fréquemment.

Depuis cette époque, deux courants se sont produits parmi les opérateurs qui ont cherché à perfectionner la greffe cornéenne.

Les uns, avec VON HIPPEL, se servent du trépan et enlèvent un segment de l'épaisseur de la cornée ; les autres, suivant la pratique de WOLFE, détachent toute l'épaisseur de la cornée de l'animal, en conservant un lambeau conjonctival adjacent. Les deux procédés sont arrivés à peu près à leur entier perfectionnement entre les mains de ces deux auteurs, qui ont publié de multiples travaux sur le sujet de leur prédilection.

Procédé de von Hippel. — L'opération de von Hippel s'exécute avec un petit trépan spécial, contenant un mouvement d'horlogerie qui actionne la couronne et lui imprime un grand nombre de tours réguliers et très rapides. Un bouton met en mouvement le mécanisme et l'arrête instantanément. Il convient de reconnaître toutefois que l'idée du trépan se trouve dans un travail d'ABBATE, médecin au Caire, lu en 1862 au Congrès international d'Ophtalmologie tenu à Paris. Cet auteur, à l'aide d'un instrument qu'il appelait un *kératotome cycloïde*, trépanait en réalité la cornée tout entière et il la remplaçait par une cornée de verre, sertie de gutta-percha et maintenue adhérente au pourtour sclérotical au moyen de la caséine. VON HIPPEL, d'ailleurs, a si heureusement modifié le dispositif instrumental de l'opération, qu'il l'a réellement faite sienne.

Le premier acte opératoire consiste à entailler circulairement la pièce cornéenne à enlever, *sans dépasser la membrane de Descemet*; le diamètre de la couronne est de 4 millimètres environ. Le second temps de l'opération, le plus délicat, comprend l'ablation du lambeau incisé par le trépan. On se sert pour cela d'une pince à iris un peu forte et d'un couteau de de Græfe. L'abrasion du lambeau s'accompagne toujours d'un peu de sang. Il est inutile de chercher à enlever tout le tissu de la cornée dans la profondeur du petit puits créé par la couronne du trépan; au fond de la perte de substance il reste toujours quelque peu de tissu opaque, et si on cherchait à le disséquer, on risquerait de perforer la cornée. Ces opacités, ainsi que le fait remarquer VON HIPPEL, s'éclaircissent et se résorbent spontanément; c'est l'ancienne pratique de WALTER rajeunie et perfectionnée.

Dans un troisième temps, on enlève, avec la même couronne de trépan, une rondelle de la cornée d'un lapin, *y compris la membrane de Descemet* destinée à maintenir la transparence de la membrane. Le difficile est de former ce lambeau en l'empêchant de se recroqueviller; on y arrivera en fixant très solidement l'œil du lapin en expérience.

Dans un quatrième temps, le lambeau emprunté au lapin est placé dans la perte de substance de la cornée leucomateuse; pour que la coaptation soit parfaite, il est commode d'appliquer le lambeau à la surface de la cornée, puis de le conduire en place par glissement. SCHOELER a conseillé pour fixer le lambeau cornéen, de le recouvrir d'un lambeau conjonctival jeté comme un pont au-devant de lui.

Procédé de Wolfe. — L'opération de Wolfe consiste à enlever *toute l'épaisseur* de tout ou partie de la cornée et d'y fixer, par des sutures, la cornée d'un animal. C'est celle qui a été expérimentée le plus souvent et par le plus grand nombre d'opérateurs, en raison de ce qu'elle ne nécessite pas un outillage spécial. WOLFE, d'après sa propre expérience et aussi d'après les observations des auteurs qui s'étaient livrés à des tentatives analogues, DÜRR, ROSMINI (1877), reconnut très vite que la transplantation ne réussit que si la greffe cornéenne est de peu d'étendue. DÜRR cite un cas de transplantation totale suivie de succès, mais, au bout de deux ans, la cornée se troubla; généralement, l'opacification de la cornée transplantée est plus rapide encore. La greffe d'une cornée entière donne une réunion primitive satisfaisante, mais il en résulte, d'après les études de WOLFE, une désorganisation constante des milieux transparents de l'œil. ADAMÜCK, GRADENIGO ont, par des observations analogues, fortifié ces conclusions.

Après avoir posé le principe de la restauration partielle, l'auteur anglais,

dans son mémoire de 1879, décrit son opération. Il use, lui aussi, d'un outillage particulier, d'un couteau à deux lames (inspiré peut-être par celui de
Strauch) et destiné à enlever, sur l'œil leucomateux aussi bien que sur l'œil
du lapin ou du chien en expérience, deux lambeaux transversaux de cornée,
absolument identiques. Le lambeau cornéen destiné à être greffé est pris
avec, à ses deux extrémités, un lambeau trapézoïde de conjonctive qui sera
fixé par des sutures à une perte de substance de figure semblable, ménagée
sur l'œil leucomateux.

Au lieu de portions de cornée d'un
chien ou d'un lapin, d'autres auteurs,
Adamück, Gradenigo, ont proposé de
prendre la cornée, entière alors, du
poulet avec sa conjonctive adjacente.
Pour favoriser la prise de la greffe,
Gradenigo irrite d'abord la conjonctive
de l'œil qui doit subir celle-ci. La conjonctive ainsi irritée se vascularise et
devient, après une quinzaine de jours,
plus propice à recevoir une greffe conjonctivale hétéroplastique.

Cole, dans un mémoire récent, recommande pour réussir les transplantations totales de la cornée d'un animal,
de disséquer quatre lambeaux triangulaires de conjonctive, correspondant
aux quatre points cardinaux de la cornée et entourant toute la circonférence

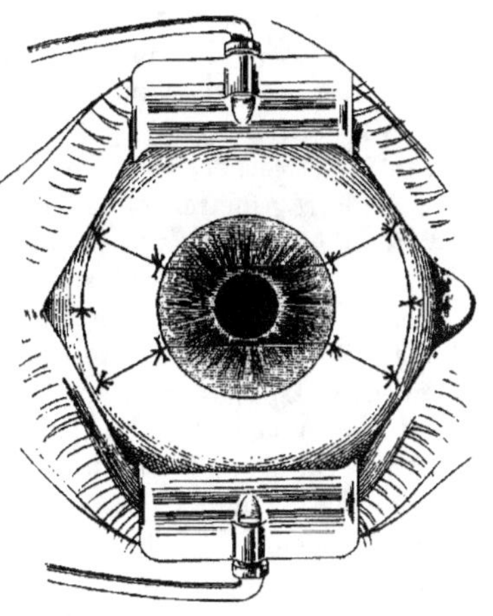

Fig. 234.

Kératoplastie. — Procédé de Wolfe.

par leur base. Ces quatre lambeaux kérato-conjonctivaux sont destinés à
être fixés sur quatre surfaces avivées correspondantes de l'œil en opération.

Mentionnons en terminant un travail de Fick. Cet auteur, après avoir pratiqué l'examen histologique des greffes à plusieurs de leurs périodes, conclut
que, pour faciliter la prise du tissu nouveau, il conviendrait d'employer des
cornées plus faciles sous le rapport des échanges nutritifs et se rapprochant
autant que possible du type embryonnaire, c'est-à-dire des cornées d'embryons
ou de fœtus d'animaux (mouton, cheval). Il faut rapprocher de cette idée,
l'hypothèse émise par Chibret, que pour réussir les greffes, il faudrait
s'adresser aux animaux hibernants.

Cornée artificielle. — Les premières tentatives de kératoplastie ont été
dirigées vers l'établissement d'une cornée artificielle en matière inorganique.
Récemment Dimmer nous ramena vers ce courant d'idées en conseillant de
greffer dans la perte de substance faite par le trépan de Hippel, non un fragment de cornée animale, mais une rondelle équivalente de celluloïd.

Emile Martin (de Marseille) avait donné auparavant le nom de cornée
artificielle à un appareil d'or perforé et orné d'une lentille de verre qu'il

introduisait à la manière d'un bouton de chemise dans les cornées opacifiées. Son procédé n'avait pas trouvé d'imitateurs.

Tatouage. — Dès la plus haute antiquité les chirurgiens ont cherché à dissimuler, lorsqu'ils ne pouvaient les faire disparaître, les taches de la cornée. GALIEN touchait le leucome avec l'extrémité d'un stylet incandescent, pour y appliquer un mélange de noix de galle ou d'écorce de grenadier avec un sel de cuivre. Abandonnée depuis lors, cette pratique a été remise en honneur par DE WECKER qui commença à tatouer les cornées leucomateuses avec l'encre de Chine, en 1869, et ces premiers essais furent publiés par un élève de DE WECKER, POMIER, en 1870.

L'opération consiste à recouvrir, après cocaïnisation de l'œil et asséchement de la cornée, le leucome avec une solution épaisse d'encre de Chine, puis à faire pénétrer celle-ci dans l'épaisseur de la cornée par de petits coups d'aiguille à tatouer, portés obliquement et aussi profondément que possible, sans traverser cependant la membrane. De temps en temps on enlève avec un tampon de coton la matière colorante pour juger de l'effet produit et continuer s'il y a lieu, après avoir étalé une nouvelle couche de teinture sur le leucome. On espacera les séances à des intervalles de huit jours.

L'instrument du tatouage est, soit une aiguille creuse (DE WECKER), soit un faisceau d'aiguilles fines ordinaires (TAYLOR) (voir *Instruments*), soit la plume électrique Edison (NIEDEN). Ce dernier instrument permet de garnir plus rapidement et plus régulièrement la surface leucomateuse à tatouer. Mais il constitue un procédé un peu spécial. NIEDEN qui l'a mis en usage, conseille en outre d'employer comme matière colorante non pas l'encre de Chine, mais le pigment extrait de la choroïde par des procédés chimiques. La maison Merck (de Darmstadt) fabrique ainsi des poudres de pigment choroïdien, dont la coloration semble meilleure pour le tatouage cornéen que l'encre de Chine.

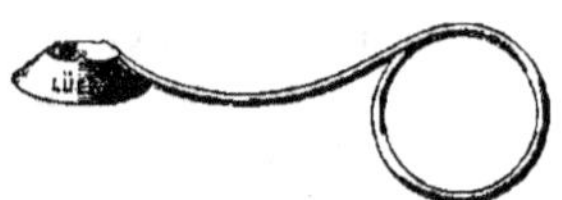

Fig. 235.
Entonnoir d'Armaignac.

ARMAIGNAC pour limiter son tatouage à une étendue donnée de la cornée, et principalement pour pouvoir figurer avec l'encre de Chine une pupille parfaitement ronde avec bords très réguliers et très nets, emploie un petit instrument en forme d'entonnoir qu'il applique sur la cornée au point où il a dessein de figurer la pupille. Cet instrument s'y maintient fixé par trois petites pointes. Il remplit alors son entonnoir d'encre de Chine et donne ses coups d'aiguille à travers cette encre sur toute la partie de la cornée qui est limitée par l'orifice de son entonnoir. Il arrive ainsi à dessiner très rapidement et parfaitement une pupille, sans avoir besoin de plusieurs séances.

CZERMAK avait déjà recommandé de circonscrire l'espace destiné à être tatoué avec le trépan cornéen de V. Hippel et de détruire l'épithélium avant de commencer le travail avec l'aiguille. Ce procédé est conseillé aussi par HOLTH qui se sert pour limiter son champ d'action d'un emporte-pièce à diamètre variable. Avec cet emporte-pièce il trace le contour de la pupille à tatouer sur la surface cornéenne leucomateuse, puis enlève tout l'épithélium de cette surface avec une curette tranchante. Il fait ensuite des piqûres dans le tissu propre de la cornée ainsi mis à nu avec l'aiguille *sans la tremper dans l'encre de Chine*, et dès que l'hémorrhagie qui en résulte est arrêtée, il recommence en trempant cette fois les aiguilles à tatouage dans la matière colorante. L'instillation d'un collyre à l'adrénaline est nécessaire.

Morax emploie pour teindre les leucomes un procédé qui ne se classe avec le tatouage que par le résultat. Il découpe le leucome en un petit lambeau attenant par un large côté et glisse sous lui la matière de teinture. Il rabat ensuite sur la place teinte le lambeau découpé et met un pansement compressif sur l'œil.

Maklakoff, Vacher (d'Orléans), puis plus tard Chevallereau et Pollak ont recommandé pour le tatouage des matières variées suivant la couleur des yeux.

Pour les yeux noirs, l'encre de Chine ou le noir d'ivoire.

Pour les yeux marrons, la terre de Sienne crue ou brûlée.

Pour les yeux bleus, l'indigo.

Ces couleurs pourront être modifiées suivant la teinte des yeux avec du rouge vermillon ou du blanc qui sera un sel de plomb ou de zinc.

L'essentiel est que les matières colorantes employées au tatouage des cornées soient absolument opaques et insolubles ; on trouve parait-il, en Chine, des bâtons colorés propres à cet usage, car les matières ordinaires s'éliminent facilement.

L'important dans cette opération est que la matière employée soit absolument aseptique, car des accidents graves d'infections ont été observés à la suite d'un simple tatouage de la cornée. Holth conseille de mettre dans un tube en expérience 3 centimètres cubes d'eau et l'encre de Chine râpée en quantité suffisante, de porter ce mélange à l'ébullition au bain-marie, puis de verser dans un verre de montre stérilisé.

Quant aux teintes variées de l'iris on pourra les obtenir en dégradant l'intensité du tatouage à l'encre de Chine (points espacés, ligne concentrique de points de tatouage) aussi bien qu'en employant des matières colorantes diverses.

BIBLIOGRAPHIE

Anagnostakis. *Annales d'Oculistique*, 1872, T. LXVIII, p. 126.

Chibret. *Soc. franç. d'Opht.*, 1898.

Cole. *Med. Times and Gaz*, 1879.

Desmarres. *Annales d'Ocul.*, 1843, T. IX, p. 96.

Dieffenbach. *V. Ammon's Zeitschr. für di Ophtalm.*, 1831.

Dimmer. *Soc. Opht. de Heidelberg*, 1889.

Fick. *Corresp. bl. für Schweizer Aertzte*, 1895.

Gradenigo. Venise, 1889. *Ann. d'Ocul.*, 1890, T. CIII, p. 65.

V. Hippel, *Arch. für Opht.*, 1879, T. XXXIII, II, p. 79.
— *Soc. Opht. de Heidelberg*, 1887.
Holscher. *Hannowersche Annalen für die gesammte Heilk*, I, 1842.
Hubert. *Soc. fr. d'Opht.*, 1886.
Malgaigne. *Annales d'Ocul.*, 1843, T. IX, p. 93, et 1845, T. XIII, p. 211.
Martin (E.). *Bull. de l'Acad. de médecine*, 1886, 20 juillet.
Meyer. Lehrbuch der Elecktrotherapie. *Berlin*, 1883.
Nieden. Ueber ein neue Tätowirmethode. *Soc. Opht. de Heidelberg*, 1902, p. 249.
Pansier. Électrothérapie oculaire. *Paris*, 1896.
Pomier. Union médicale, 1870, n° 27.
Saint-Yves. Traité des maladies des yeux. *Paris*, 1722. p. 22.
Schœler. Jahresbericht über die Wirksamkeit der Augenklinik, 1877.
Wolfe. *American Journ. of Opht.*, 1894.
— *Med. Times and Gaz*, 1879, 22 nov.
— *Annales d'Ocul.*, 1873, T. LXIX, p. 121.

IV

OPÉRATIONS DES STAPHYLOMES

Les anciens pratiquaient exclusivement la ligature comme traitement opératoire des staphylômes de la cornée. A l'aide d'une aiguille munie d'un fil double on traversait la saillie à sa base, puis on liait séparément les deux moitiés du staphylôme.

Aetius se servait de deux aiguilles passées en croix, et le staphylôme était ainsi divisé en quatre parties plus faciles à étrangler par la ligature ; enfin il sectionnait la saillie au-devant des fils. De nos jours, en 1865, Borelli a tenté, mais sans succès, de restaurer cette pratique tombée dans l'oubli. Le séton, préconisé par Flarer, a été également abandonné pour des méthodes rapides et plus chirurgicales.

Le véritable perfectionnement des opérations pratiquées pour le staphylôme a été accompli en 1863 par Critchett, quand il a obtenu la réunion primitive, au moyen de sutures, des lèvres de la sclérotique, après l'excision de la saillie staphylomateuse. Dès lors, les opérations de ponction et d'excision simple deviennent des méthodes d'exception et ne comportent plus que des indications restreintes. Nous devons les mentionner cependant puisqu'elles restent applicables à certains cas. Le traitement opératoire des staphylômes comprend donc les méthodes chirurgicales suivantes :

La section ; la résection simple ; la résection suivie de sutures.

Section. — Cette méthode, la plus ancienne après celle des ligatures, s'appliquait surtout et peut s'appliquer encore aux staphylômes partiels. Woolhouse, au XVIIIe siècle, fendait bien crucialement le staphylôme total et évacuait le contenu du globe, mais cette pratique est complètement abandonnée malgré une tentative dans le même sens de Castorani en 1866.

Se limitant aux staphylômes partiels, Richter et Wardrop l'attaquaient par des ponctions, Baudens par de multiples petites incisions.

Tout récemment, Chevallereau a vanté la simple incision transversale complète du staphylôme suivie de l'ablation de l'iris seul et du cristallin, comme suffisant à amener un affaissement définitif du segment antérieur du globe.

Procédé d'Abadie. — L'auteur cherche par une incision de la base du staphylôme à libérer toute la portion de l'iris adhérente, qui est emprisonnée dans la cicatrice. Voici la technique de son opération :

Le chirurgien, avec un couteau de de Graefe, ponctionne la cornée vers la limite du staphylôme, du côté où cette membrane est encore conservée. Si à ce niveau il n'y a plus de chambre antérieure, il traverse l'iris, il glisse le couteau dans la chambre postérieure, devenue très profonde par le fait de la projection de l'iris en avant. Il fait une contre-ponction un peu en dehors des limites du staphylôme, et alors, par des mouvements de va-et-vient du couteau, il sectionne toute la base du staphylôme, en se tenant à la limite de la cornée et de la sclérotique. Au moment d'achever la section, il ménage un très petit lambeau cornéen, presque conjonctival, de façon à ne pas avoir une ouverture trop béante, si le staphylôme est volumineux.

Résection simple. — Celse le premier et plus tard Ambroise Paré, puis Scarpa conseillaient la résection du sommet du staphylôme ; actuellement cette ablation partielle serait avantageusement réalisée au moyen du trépan. D'ailleurs les opérations de résection simple qui peuvent être encore en usage consistent toutes à enlever la totalité de la saillie staphylômateuse, ce qui revient à exciser une partie de la cornée seulement si le staphylôme est partiel et la totalité du segment antérieur de l'œil si celui-ci est complet.

Scarpa, Carron du Villars, Deval, Desmarres ont pratiqué avec peu de variantes la résection simple des staphylômes ; les lèvres de la plaie étaient

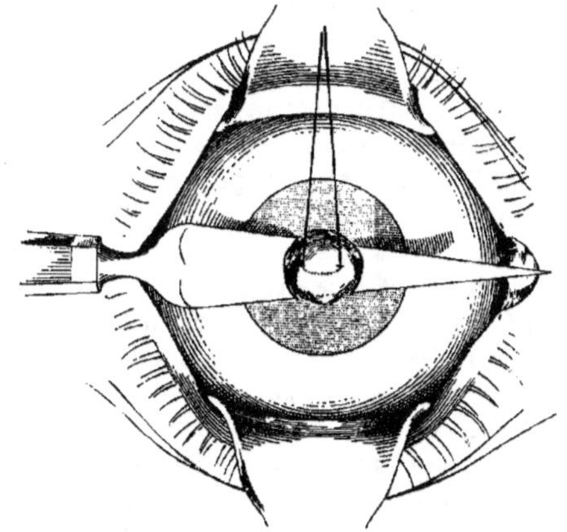

Fig. 236.
Staphylôme. — Opération de Desmarres.

constituées par une languette kératique de 1/2 à 1 millimètre et par les débris de l'iris. Le cristallin pouvait s'échapper et même son expulsion favorisait l'affaissement du globe, mais les restes de l'iris formaient une surface favorable à la cicatrisation à plat. L'opération exécutée par Desmarres peut servir de type de ces divers procédés ; on y remarquera un moyen ingénieux de saisir ou de fixer le staphylôme, et le soin que prenait le chirurgien de ne jamais empiéter, fût-ce en un point limité de leur résection, sur la sclérotique.

Procédé de Desmarres. — Le chirurgien prend une aiguille courbe, assez large, munie d'un fil, et il traverse la tumeur à sa base, en un point assez résistant. Lorsque le fil a traversé de part en part, l'opérateur le noue et le maintient avec un doigt de la main gauche, puis il attend un peu avant de procéder à l'ablation de la tumeur. Ce temps d'arrêt est utile pour faire bâiller les lèvres de la petite plaie produite par le passage de l'aiguille, afin de permettre à l'humeur aqueuse de s'écouler lentement. Au bout de deux à trois minutes le chirurgien prend le *staphylotòme* construit par Desmarres ; c'est une sorte de couteau à cataracte, tranchant des deux côtés, ce qui permet de faire l'opération en un seul temps, sans employer de ciseaux. La pointe de l'instrument est placée au centre de la base de la tumeur. Il ne reste plus qu'à pratiquer la contre-ponction dans le point diamétralement opposé et à faire marcher la lame droit devant elle jusqu'à ce qu'il n'y ait plus qu'un petit pont à diviser en haut et en bas.

Arrivé à ce point de l'opération, le chirurgien s'arrête encore un instant, puis achève l'ablation de la tumeur soit avec le staphylotòme toujours engagé, soit avec des ciseaux ordinaires.

Résection et sutures. — *Procédé de Critchett*. — Après anesthésie générale le chirurgien procède ainsi : il traverse, avec quatre ou cinq grosses aiguilles courbes armées de soie fine, la sclérotique, à 4 ou 5 millimètres du bord cornéen ou de la base du staphylôme. Il faut traverser toute la masse de l'œil par ces aiguilles et les laisser en place comme un grillage, car elles doivent se trouver à peu près également espacées entre elles. Les aiguilles étant ainsi disposées et leurs deux extrémités saillant en dehors, on pratiquera l'ablation du staphylôme en ponctionnant la sclérotique à près de 2 millimètres du bord cornéen. Il en résultera une large plaie elliptique à grand axe horizontal, le grillage des aiguilles empêchant la sortie totale du corps vitré. Il restera alors à terminer le passage des fils en retirant les aiguilles et à serrer la suture des lèvres de la sclérotique.

Procédé de Panas. — Panas résèque la saillie staphylomateuse au-devant du diaphragme irien ; l'opération comporte par la suite la dialyse totale de l'iris, puis l'ablation du cristallin avec une cuiller. Pour le reste elle suit les préceptes généraux de l'opération de Critchett ; le malade étant chloroformisé on embroche de part en part le limbe scléro-cornéen avec une aiguille demi-courbe qui doit cheminer derrière l'iris et le cristallin. Au chas de l'aiguille laissée en place on passe un fil de soie qui servira par la suite de premier point de suture médian.

On résèque alors la cornée à sa base au moyen du couteau de de Graefe ou de Beer et en achevant la section avec des ciseaux.

Si l'iris n'est pas emporté avec la cornée on l'arrache en totalité avec une pince de façon à libérer l'angle iridien de filtration ; enfin le cristallin sera

enlevé avec une cuiller. Il restera à suturer le moignon en nouant d'abord le
fil de la première aiguille, puis en plaçant une autre suture de chaque côté de
celle-ci. Pour que le moignon revête une forme régulièrement ronde, nécessaire à une bonne prothèse, on abrasera avec des ciseaux les deux angles
latéraux de la ligne de suture.

Procédé de de Wecker. — SUTURE EN BOURSE. — KNAPP proposa une
suture faite avec deux fils contrariés qu'il a dénommée suture en bourse. DE
WECKER a modifié cette suture de façon à assurer une fermeture plus hermétique du moignon scléral et le procédé est le suivant :

Le chirurgien, après avoir placé l'écarteur et endormi le malade, détache
tout autour de la cornée la conjonctive et le tissu sous-conjonctival, en ayant

soin de pousser le dégagement
vers l'équateur de l'œil, de
façon à former une véritable
calotte. Il place alors quatre
sutures de soie fine et de couleurs différentes pour en reconnaître aisément les extrémités. Les anses des deux
sutures internes sont renversées sur le nez, celles des
externes sur la tempe. L'aide
dispose l'extrémité des fils dans
un ordre parfait de façon à
faire la fermeture des sutures
sans perte de temps (en commençant par les internes) après
l'ablation du staphylôme.

Pour cela, on traversera
avec un couteau de de Graefe

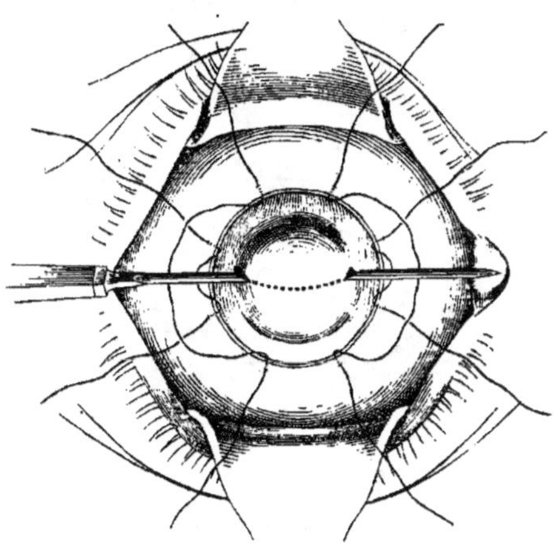

Fig. 237.

Staphylôme. — Opération de de Wecker.

dont le tranchant est tourné en avant, la base du staphylôme et on incisera
celui-ci d'arrière en avant. Saisissant chaque moitié du staphylôme avec de
petites pinces droites, le chirurgien en opérera l'ablation avec des ciseaux
courbes et en suivant très exactement le bord de la cornée. Si le cristallin se
présente dans la plaie, on ouvre la capsule avec le kystitôme et sans se préoccuper de sa sortie, on lie les sutures qui se chargent d'en opérer l'expulsion, mais il ne doit pas s'échapper la moindre parcelle de corps vitré.

Bandage compressif et pansement antiseptique ; on enlèvera les fils au
bout de quatre à cinq jours, s'ils ne sont pas tombés spontanément.

MASSELON simplifia encore le procédé de la suture en bourse en employant
un seul fil qu'il conduit à travers la lèvre de la muqueuse conjonctivale largement dégagée du globe. Il saisit la conjonctive en dehors et un peu au-
dessus du diamètre horizontal du globe oculaire, à 2 ou 3 millimètres de son
bord détaché, de façon à comprendre un pli qu'il traverse avec une aiguille
munie d'un fil de soie assez solide. Le chirurgien prend alors successivement

à la distance de 4 à 5 millimètres de nouveaux plis qu'il traverse de même et arrive ainsi à une petite distance au-dessous du diamètre horizontal, puis l'aiguille est retirée.

Enfin après l'ablation du staphylôme il ne reste au chirurgien qu'à fermer la suture pour avoir une réunion aussi complète que possible ; on obtient un petit champignon formé par le plissement de la conjonctive.

Procédé de Valude. — L'auteur préfère la suture à points séparés à la suture en bourse qui manque souvent de solidité et qui laisse le sac conjonc-

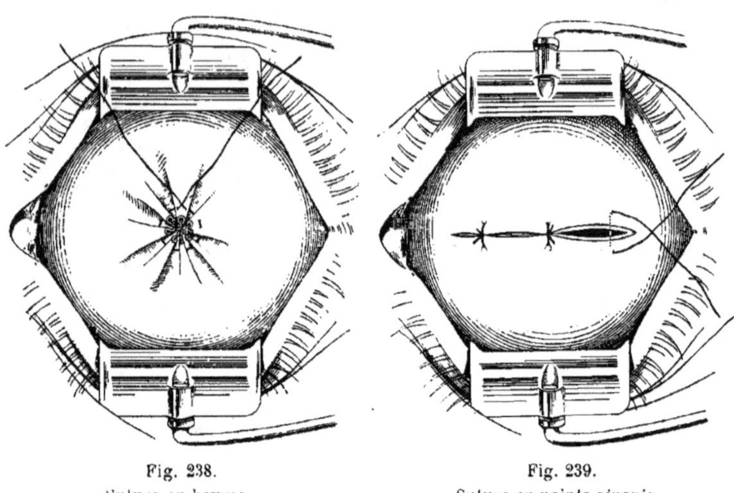

<table>
<tr><td>Fig. 238.</td><td>Fig. 239.</td></tr>
<tr><td>Suture en bourse.</td><td>Suture en points séparés.</td></tr>
</table>

tival s'ouvrir au centre. L'opération débute par l'ablation du staphylôme qui sera faite aussi près de sa base que possible et qui sera suivie ou accompagnée de l'enlèvement de l'iris et du cristallin comme dans l'opération de Panas. Les lèvres sclérales seront alors réunies par des points de sutures au catgut.

Pour faciliter la pose des sutures par une bonne coaptation des lèvres de la plaie sclérale, VALUDE place une pince hémostatique à chacune des deux extrémités du diamètre horizontal de cette plaie. Un aide tire légèrement sur ces pinces, ce qui rapproche les deux lèvres sclérales sur une ligne horizontale facile à prendre dans les aiguilles à suture. Par-dessus ce premier plan de sutures au catgut on fermera la muqueuse par un plan de sutures superficielles à la soie qui seront retirées au bout de quatre à cinq jours. Le double plan de sutures assure la solidité du moignon.

Procédé de Trousseau. — Cette opération s'applique aux staphylômes partiels avec conservation d'une partie de la cornée transparente.

Le chirurgien dégage la conjonctive tout autour de la portion cornéenne staphylomateuse, puis passe transversalement quatre fils de soie, destinés à réunir les deux côtés de cette conjonctive. Il ponctionne alors le staphylôme, en fait la transfixion en se dirigeant vers son sommet et achève la résection avec des ciseaux. La plaie béante résultant de l'opération se trouve obstruée par la striction des sutures conjonctivales préparées à l'avance. Le lambeau cornéen supérieur s'abaisse ainsi et s'unit avec le bord scléral.

BIBLIOGRAPHIE

ABADIE. *Annales d'Ocul.*, 1885. T. LXCIII, p. 1.
CHEVALLEREAU. *Soc. opht. de Heidelberg,* 1908.
CRITCHETT. *Opht. hosp. Rep.* Vol. IV, 1re partie, nº 18, anc. série.
DESMARRES. Traité des maladies des yeux. T. V, p. 350.
KNAPP. *Arch. f. Opht.* T. XIV, p. 273.
MASSELON. *Ann. d'Ocul.*, 1831. T. XC, p. 23.
PANAS. *Bull. de l'Acad, de médecine*, 1878, août.
TROUSSEAU. *Soc. d'Opht. de Paris.* 1892, mars.
WECKER (DE). Chirurgie oculaire. *Paris*, 1879, p. 189.

V

OPÉRATIONS DU KÉRATOCONE

Les opérations dirigées contre le staphylôme pellucide sont de date assez récente, car on n'intervenait guère chirurgicalement dans cette affection avant le siècle dernier. Ces opérations poursuivent des buts différents. Par les unes, et ce sont les plus nombreuses, le chirurgien se propose de modifier la courbure anormale de la cornée et de la ramener à sa forme elliptique ; par d'autres on cherche simplement à déplacer l'ouverture pupillaire ou à donner à l'opéré une vision sténopéique ; par d'autres enfin, l'opérateur s'attaque à la myopie progressive et extrême des kératoconiques et tente d'y remédier en extrayant le cristallin. De là plusieurs méthodes opératoires :

Aplatissement du kératocone ;
Déplacement et modification de la pupille ;
Extraction du cristallin.

Aplatissement du kératocone. — Avant d'exposer les opérations qui s'attaquent directement à la courbure anormale de la cornée et en obtiennent le redressement immédiat, mentionnons deux procédés qui s'éloignent un peu de cette méthode.

Procédé de A. Terson. — Ce procédé de traitement du kératocône conseillé par A. TERSON et appliqué par KALT, consiste à pratiquer la suture des bords palpébraux et à laisser les paupières fermées pendant six mois, huit mois ou un an. La compression continue des paupières fermées agit favorablement dans les cas légers, pris au début. Ce traitement ne mérite de prendre place ici qu'en raison de l'acte opératoire qui en est la base.

Procédé de Grandclément. — L'auteur conseille de modifier le sommet du kératocone par un vigoureux tatouage qui serait susceptible d'enrayer, au début, la déformation de la cornée.

Les procédés opératoires qui suivent sont plus directement modificateurs du kératocone; quelques chirurgiens s'attaquent au sommet du cône pour l'aplatir, comme DE GRAEFE, CRITCHETT, d'autres, plus nombreux, aux flancs du kératocone en des points moins défavorables pour la vision.

Procédé de de Graefe. — DE GRAEFE, inspiré par SICHEL qui pratiquait des cautérisations chimiques répétées du sommet du cône, proposa d'attaquer la pointe du kératocone avec un couteau à cataracte, mais sans pénétrer dans la chambre antérieure, puis de cautériser la perte de substance avec la pierre infernale.

Ce procédé a été modifié de nos jours par CRITCHETT qui exécute une opération similaire en se servant de la cautérisation ignée pour aplatir le sommet du cône.

Procédé de Critchett. — L'auteur emploie un couteau de galvanocautère assez large et porté à une température peu élevée; après l'avoir appliqué sur la cornée jusqu'à la disparition de la convexité morbide, il le remplace par un cautère plus petit, et à température plus élevée, qu'il enfonce aussi loin que possible dans la cornée, sans toutefois pénétrer dans la chambre antérieure.

VALUDE se contente d'approcher le couteau galvanique horizontalement et *très près* de la pointe du kératocone. La chaleur rayonnante, sans contact avec la cornée, suffit à faire plisser puis aplatir la pointe du cône. Il est nécessaire de répéter cette application du cautère, directe ou à distance, plusieurs fois.

L'inconvénient d'une vaste tache cicatricielle centrale, qui résulte des procédés opératoires précédents ou d'opérations similaires, a conduit les chirurgiens à s'attaquer plutôt aux parois du kératocone pour en obtenir la réduction.

Procédé de Meyer. — MEYER enlève avec une aiguille tranchante une petite partie de la substance de la cornée, un peu en dehors du sommet du cône, à peu près sur une largeur de 2 à 3 millimètres, sans qu'il s'échappe d'humeur aqueuse. Ensuite, il touche l'endroit opéré, avec un mélange à parties égales de nitrate d'argent et de potasse, et répète cette légère cautérisation de temps en temps.

Si cela est nécessaire, on devra pratiquer l'ablation d'une nouvelle portion de cornée, et répéter la cautérisation.

ABADIE obtient le même résultat en attaquant les parois du kératocone avec la pointe fine d'un galvanocautère. Il faut éviter la perforation de la cornée et faire suivre la cautérisation d'un pansement compressif.

Au lieu de chercher à obtenir un affaissement du cône en l'entamant par des cautérisations chimiques ou ignées, il a paru plus chirurgical et plus efficace à de nombreux opérateurs, d'exécuter la résection d'un segment du cône et d'en réaliser ainsi immédiatement la réduction.

Fario en 1839 proposait déjà cette opération ; mais elle a été surtout bien réglée par Bader dont elle porte le nom.

Procédé de Bader. — Le chirurgien traverse la cornée de part en part au niveau et au delà du lambeau à exciser avec une aiguille fine armée d'un fil, et la laisse en place pendant la durée de la résection cornéenne de façon à protéger le cristallin pendant l'excision. Ceci étant fait, au moyen d'un couteau à cataracte ou lancéolaire étroit et effilé, on fait à la cornée une petite incision à lambeau comme dans l'opération de la cataracte. Cette incision doit comprendre toutes les couches de la cornée, et être légèrement ovale, ovale qui aurait 2 à 3 millimètres dans son plus grand diamètre. L'incision terminée, on abandonne l'aiguille à un aide, et saisissant le lambeau cornéen qu'on vient de tailler, dans les mors d'une pince à iris, on l'excise au moyen de ciseaux ou d'un couteau.

Le chirurgien retire l'aiguille en évitant l'iris et le cristallin, puis réunit les deux lèvres de la plaie cornéenne en liant le fil de ligature.

Galezowski a proposé une opération qui se rapproche beaucoup de celle de Bader ; la position du lambeau serait presque centrale, immédiatement au-dessous de l'axe optique.

Au contraire, Quadri, Warlomont et Roosbroeck taillent leur lambeau à la base du cône.

On a même proposé d'enlever, d'exciser le sommet du cône par trépanation (Bowmann, de Wecker et Masselon).

Déplacement et modification de la pupille. — Tyrell a essayé, dans le kératocone, l'effet que produirait le déplacement de la pupille et Wilde fait observer que le résultat est meilleur quand on attire l'iris au dehors sans l'exciser que lorsqu'on pratique l'iridectomie.

Critchett et Bowmann ont en conséquence posé les règles de cette opération qui est connue sous le nom d'*iridodésis*.

Iridodésis. — Bowmann appliqua au traitement du kératocone l'*iriddésis* (ou *iridodésis* ou *iridenkleisis*), c'est-à-dire l'enclavement artificiel de l'iris dans une plaie faite à la cornée. C'est Crichett qui avait fixé les règles de l'opération et imaginé la ligature de l'iris.

Bowmann fait remarquer tout d'abord que toutes les opérations sur l'iris, sauf celle-ci, ont pour résultat d'agrandir le champ pupillaire. Or la vision des sujets atteints de kératocone s'améliore par le rétrécissement de la pupille. L'idéal serait donc de doter l'œil d'une fente sténopéique et ce résultat est obtenu par l'iridodésis double. Donc, il faut se garder d'exciser l'iris.

L'opération se fait en deux fois, à huit jours de distance. On pratique d'abord la cornéotomie en bas, pour permettre d'attirer au dehors et d'y lier avec un fin fil de soie, le lambeau d'iris faisant hernie. Huit jours plus tard la même opération est répétée à l'autre extrémité du diamètre irien, en haut. On laisse tomber toute seule la ligature de l'iris et celui-ci ne tarde pas à contracter des adhérence solides avec la plaie cornéenne.

De préférence la direction à donner à la fente irienne ainsi créée artificiellement doit être la verticale. L'aspect en est plus esthétique et la vision surtout est meilleure.

Procédé actuel. — Le procédé opératoire le plus communément employé aujourd'hui consiste à exécuter l'iridectomie optique après avoir aplati le sommet du cône par des cautérisations plus ou moins répétées au galvano-cautère. Nous obtenons cet affaissement avec le petit cautère galvanique chauffé au rouge vif, sans même toucher la cornée, en le tenant à 1 ou 2 millimètres de distance du sommet du cône; la cicatrisation définitive et le rétablissement de la forme de la cornée sont obtenus en une ou deux séances. Il reste à pratiquer, au lieu d'élection, une très petite iridectomie optique.

Sgrosso emploie aussi la cautérisation galvanique, mais s'en tient jusqu'à

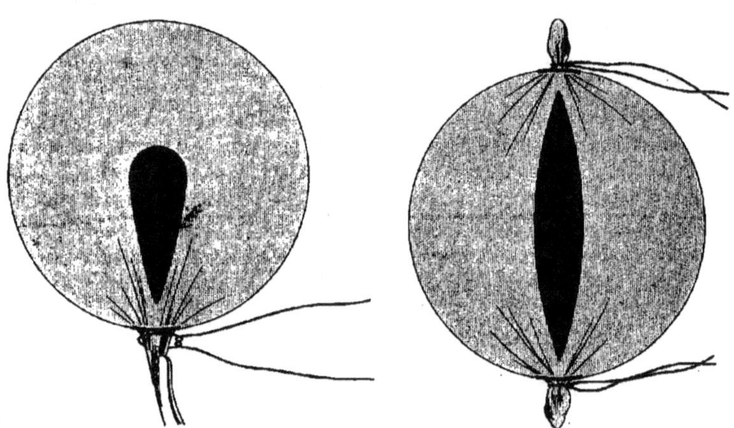

Fig. 240.
Kératocone. — Iridenkleisis. — Procédé de Bowman.

un certain point à la méthode de Meyer, c'est-à-dire qu'il évite autant que possible de soumettre à la cautérisation (exécutée un peu excentriquement) le segment inféro-interne de la cornée qui doit servir plus tard à la vision. L'auteur obtient un résultat satisfaisant après trois séances espacées de huit à quatorze jours.

Si cela est nécessaire, il pratique de nouvelles cautérisations plus profondes. Enfin, lorsque la cicatrisation est obtenue, il pratique soit l'iridectomie, soit, ce qui donne de bien meilleurs résultats, l'*iritomie ab externo* d'après le procédé de Vincentiis.

Extraction du cristallin. — Le premier qui eut l'idée de déplacer le cristallin dans le kératocone fut Adams, qui publia un cas où cette opération fut suivie d'un résultat favorable. Walker recommande l'extraction de la lentille cristallinienne précédée d'une iridectomie.

Aujourd'hui où l'extraction du cristallin transparent est entrée dans la pratique courante pour les cas de très forte myopie, il semble naturel de revenir à la pratique d'ADAMS et de WALKER.

BIBLIOGRAPHIE

ABADIE. *Arch. d'opht.*, 1887. T. VII, p. 202.
BADER. *The Lancet*, 1872 à 1873, janvier.
BOWMAN. *Opht. hosp. Rep.*, 1860, p. 154.
CRITCHETT. *Opht. Soc. of the U. Kingd.*, 1892, janv.
GALEZOWSKI, *Revue de chirurgie*, 1885, déc.
V. GRAEFE. *Arch. für Opht.* T. XII, 2e fasc.
GRANDCLÉMENT. *Soc. fr. d'Opht.*, 1899, p. 423.
KALT. *Soc. fr. d'Opht.*, 1899, p. 423.
MEYER. *Gaz. des hôpitaux*, 1868, p. 98.
SGROSSO. *Ann. d'Ocul.*, 1897. T. CXVII, p. 46.
A. TERSON. In Traité de Chirurgie Le Dentu-Delbet. *Paris*, 1897, p. 143.
WALKER. Oculists vade mecum. *Londres*, 1843, p. 145.

CHAPITRE VII

OPÉRATIONS SUR LE TRACTUS UVÉAL ET LA SCLÉROTIQUE

Nous réunissons dans un même chapitre les opérations qui portent sur la sclérotique et celles qui s'adressent au tractus uvéal : iris, corps ciliaire, choroïde. Au point de vue chirurgical en effet, la sclérotique ne peut être séparée du tractus uvéal et les diverses modalités de la sclérotomie sont des interventions qui intéressent surtout l'angle iridien. D'ailleurs il n'existe aucune opération s'appliquant uniquement à la sclérotique, cette enveloppe oculaire ne servant que de passage à l'opérateur qui doit porter son action sur les parties sous-jacentes du tractus-uvéal.

Ce chapitre néanmoins doit comporter deux parties bien distinctes : 1° les opérations s'adressant aux affections propres de l'iris et ayant pour but l'*établissement d'une pupille artificielle*; 2° les opérations portant à la fois sur la sclérotique et le tractus uvéal, ou bien même sur l'iris seul et dirigées contre le *glaucome* ou les états glaucomateux de l'œil.

I

OPÉRATIONS DE LA PUPILLE ARTIFICIELLE

La première idée de l'établissement d'une pupille artificielle appartient à Woolhouse, chirurgien de Jacques II, mais l'exécution en revient certainement à Cheselden qui, en 1728, exécuta la première section du diaphragme irien au bistouri dans le but de créer une pupille artificielle à un jeune homme qui présentait une membrane pupillaire persistante aux deux yeux.

Cette opération fut rapidement populaire en Allemagne sous le nom de *corèmorphose* (κορη, pupille; μορφωσις, formation).

On voit que la première opération de pupille artificielle fut une *incision* simple de l'iris ou *iridotomie*; depuis lors, l'*excision* d'un lambeau irien ou *iridectomie* a pris la première place parmi les opérations qui s'exécutent sur l'iris. L'iridotomie ou iritomie semble cependant revenir en faveur et devoir remplacer l'iridectomie dans un certain nombre de cas.

A côté de ces deux méthodes principales d'exécution de la pupille artificielle doivent être mentionnées d'autres méthodes plus ou moins oubliées actuellement, et qui, néanmoins, sont susceptibles de certaines applications ; leur énumération comporte l'explication de certains termes de chirurgie oculaire devenus peu familiers aujourd'hui. La voici d'après Desmarres :

L'incision ou iritomie (*iridotomie, corétomie*), à laquelle se rattache le nom de Cheselden, consiste à pratiquer dans l'iris une ou plusieurs incisions ;

L'excision ou iridectomie (*corectomie*), a été inventée par Wenzel ; elle consiste à exciser une portion du sphincter irien ;

Le déchirement ou iridorhexis a été imaginé par Desmarres ; il consiste à saisir l'iris près de ses adhérences anormales, à le déchirer et à l'exciser ;

Le décollement ou iridodialyse (*corédialyse*), créé par Scarpa a pour but de détacher une partie de l'iris de son insertion périphérique ;

L'enclavement ou iridenkleisis (*corencleisis, iridodésis, iridésis*), imaginé par Adams et Himly, consiste à fixer une partie de l'iris dans une plaie de la cornée ;

A la suite de ces opérations de la pupille artificielle doit prendre place la Corélysis ou *synéchitomie* créée par Streatfield pour libérer l'iris de ses adhérences avec la cornée et reformer le champ pupillaire.

Nous retiendrons donc par ordre d'importance les méthodes suivantes de pratiquer la pupille artificielle :

L'iridectomie ;

L'iridotomie ;

L'irido-ectomie, qui est une combinaison des deux premières ;

L'iridodialyse, encore indiquée en quelques cas ;

L'iridorhexis ;

L'iridenkleisis, qui toutes deux, surtout la première, n'ont guère aujourd'hui qu'une valeur historique ;

La corélysis.

Iridectomie. — C'est à Wenzel que nous sommes redevables de cette opération qui est d'un si grand secours en chirurgie oculaire, car c'est lui qui en a posé les règles. Guérin, de Lyon, Reichenbach et aussi Jamin ont certainement eu l'idée d'enlever un morceau de l'iris pour donner passage à la lumière, mais c'est seulement Wenzel qui a pratiqué le premier l'iridectomie et en a démontré les avantages. Wenzel incisait l'iris sur place dans la chambre antérieure par une manœuvre qui rappelle beaucoup l'opération décrite par Panas sous le nom d'irido-sclérotomie ; Beer modifia heureusement la technique de l'opération en pratiquant, en dehors de la plaie cornéenne, l'excision du lambeau irien.

Son procédé est demeuré en usage, les instruments seuls ont varié, devenant plus commodes et rendant l'opération infiniment plus facile.

Après avoir placé l'écarteur des paupières et fixé le globe, on ouvre la chambre antérieure en pénétrant à travers la cornée, sur une étendue de 5 à

6 millimètres environ, le plus près possible de la sclérotique; l'incision cornéenne peut se faire soit au couteau lancéolaire, soit au couteau de de Graefe.
Le couteau lancéolaire est indiqué lorsque la chambre antérieure possède une
profondeur normale parce que la plaie qui en résulte est plus régulièrement
linéaire et se coapte plus rapidement après l'opération; on aura avantage à
se servir d'un couteau lancéolaire légèrement coudé ou courbe, surtout si l'on
doit placer la pupille artificielle en haut ou en dedans.

On enfonce donc la pointe du couteau perpendiculairement à la surface
de la cornée et lorsque la pointe a pénétré de quelques millimètres dans la

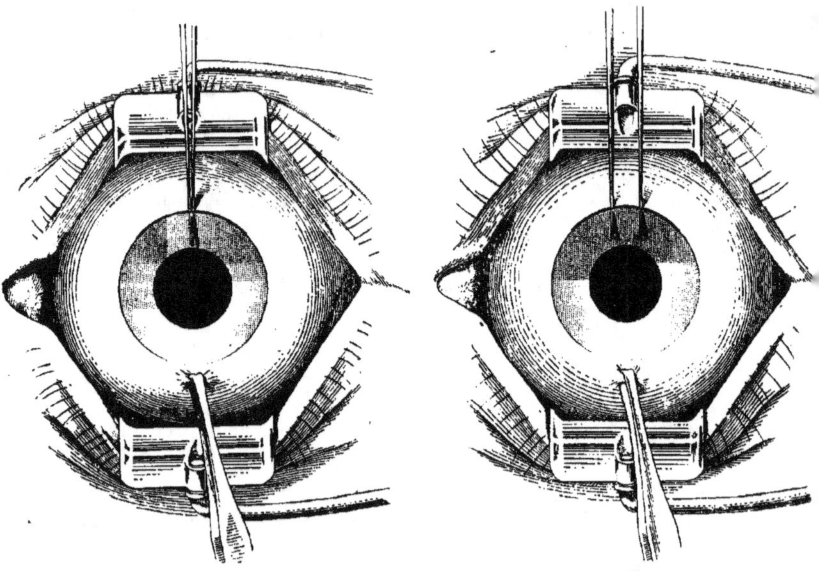

<table>
<tr><td style="text-align:center">Fig. 241.
Iridectomie : introduction de la pince à iris.</td><td style="text-align:center">Fig. 242.
Iridectomie : ouverture de la pince.</td></tr>
</table>

chambre antérieure, on abaisse un peu le manche de l'instrument pour éviter
de toucher le cristallin en continuant de pénétrer dans sa direction ; on arrête
l'incision lorsqu'elle a atteint une largeur suffisante pour laisser passer la
pince à iris, c'est-à-dire de 5 à 6 millimètres.

Lorsque la chambre antérieure se trouve peu profonde, on exécute l'incision cornéenne avec le couteau de de Graefe, en faisant pénétrer la pointe de
l'instrument à la limite scléroticale et le guidant à travers la chambre antérieure, en évitant de léser l'iris, pour le faire ressortir également au limbe, à
5 millimètres du point de ponction.

Une fois ce premier temps achevé, on voit souvent l'iris se présenter lui-
même au dehors s'il n'est pas adhérent; on le saisit alors facilement avec la
pince à iris. Dans le cas contraire, on introduit la pince les branches fermées,
à travers la plaie cornéenne et l'opérateur alors, les ouvrant légèrement,

saisit le sphincter irien plus ou moins largement, selon l'étendue qu'il désire donner à la nouvelle pupille, mais par le milieu et l'attire doucement au dehors.

AXENFELD, pour attirer l'iris au dehors, préfère se servir d'un crochet mousse avec lequel il va accrocher le bord libre. Il évite ainsi la douleur due à la préhension du tissu irien dans les mors griffus de la pince. Le crochet étant mousse, ne risque pas de blesser la cristalloïde antérieure et cet instrument par sa petitesse permet d'opérer avec une très petite ouverture cornéenne.

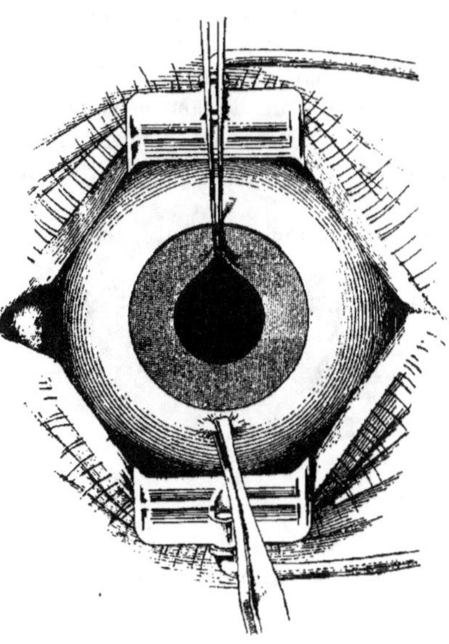

Fig. 243.
Iridectomie : préhension de l'iris.

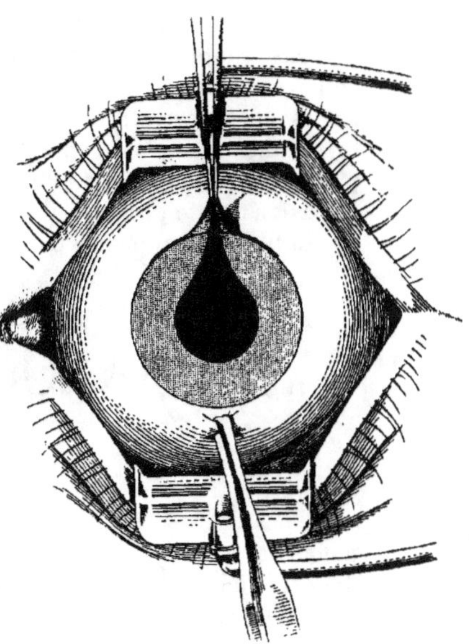

Fig. 244.
Iridectomie : traction de l'iris au dehors.

Le dernier temps de l'iridectomie consistera à sectionner nettement le lambeau d'iris au ras de la plaie cornéenne d'un coup de ciseaux. S'il reste aux angles de la plaie des bavures de tissu irien on les excisera également sans les tirailler, et enfin, avec une mince spatule en argent, on réduira et on remettra en leur place les lèvres de l'iris.

Après avoir abstergé le sang qui s'écoule après la section de l'iris, on instille, sauf contre-indication spéciale, un collyre à l'atropine dans le but de prévenir les accidents d'iritis traumatique, et on applique un pansement aseptique sec.

S'il s'agit d'une iridectomie optique proprement dite, le choix de l'emplacement de la pupille artificielle ne sera pas indifférent. Il arrive souvent que cet emplacement se trouve rendu obligatoire par l'opacification d'une étendue plus ou moins grande de la cornée, mais quand on pourra le choisir, on adoptera de préférence et par ordre décroissant : le *segment inféro-interne de la cornée*, le *segment inférieur*, le *segment interne*, le *segment inféro-externe*, et enfin les *segments supérieurs* qui, étant cachés sous la paupière, donnent les moindres résultats au point de vue optique. Le segment *inféro-interne* est celui qui correspond au passage de la ligne visuelle dans la grande majorité des occupations humaines, travail, repas, lecture, etc., c'est pourquoi il devra toujours être préféré si son choix s'accorde avec une transparence parfaite de la cornée.

De Wecker fait remarquer que les parties périphériques du cristallin et de la cornée étant moins aptes à la formation d'une image rétinienne parfaite, on devra tâcher de ne pas utiliser ces mêmes parties pour la pupille artificielles; pour arriver à ce résultat, il conseille de donner à l'ouverture cornéenne un emplacement tel, qu'on ne puisse exciser l'iris jusqu'à sa périphérie, ou mieux de saisir l'iris par le sphincter avec la pince et de limiter l'excision à cette portion irienne saisie.

Au lieu d'obtenir une pupille artificielle en trou de serrure, telle que le

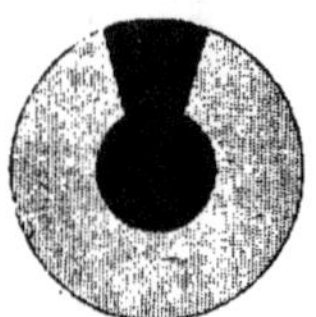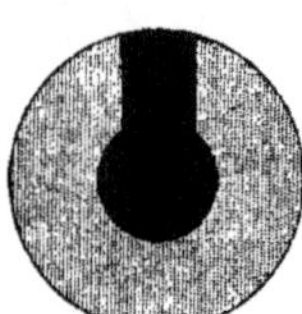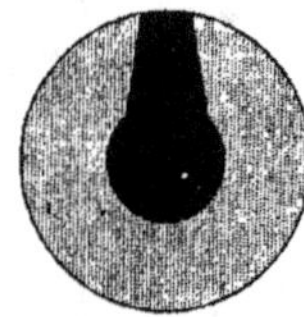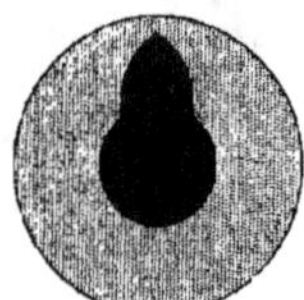

Fig. 245.
Iridectomies.

donne le procédé ordinaire, on aura ainsi une iridectomie incomplète qui donnera une ouverture en forme de poire (fig. 245), ressemblant à certains colobomes congénitaux peu prononcés.

Cette limitation de l'excision de l'iris au sphincter irien et à ses parties voisines avait été exécutée par Critchett qui attirait le bord de l'iris au dehors pour l'exciser, avec un crochet mousse de Tyrell. Chibret et Maklakoff revenant à la façon d'opérer de Wenzel qui excisait l'iris sur place dans la chambre antérieure, conseillent de pratiquer la *sphinctérectomie* sans attirer l'iris au dehors. Chibret introduit la pince-ciseaux fermée dans la chambre antérieure, puis il l'ouvre et l'iris vient se présenter par son bord libre entre les branches de l'instrument; il referme alors les branches et sectionne ainsi la portion de l'iris et du sphincter qui s'est engagée dans la pince. Cette opération est surtout applicable aux opérations de cataracte qui nécessitent l'iridectomie.

Iridectomie a ciel ouvert pour l'ablation de néoplasmes ou de corps étrangers. — Gayet conseille, lorsqu'il s'agit d'enlever un vaste lambeau d'iris contenant soit une tumeur (néoplasme, kyste), soit un corps étranger, de procéder ainsi : on taille périphériquement un large lambeau cornéen calculé dé façon à ce que la plaie soit suffisante pour laisser passage à la tumeur qu'il s'agit d'enlever. On relève ensuite le lambeau pour le retourner en dehors et le retenir appliqué avec un crochet sur le reste de la cornée; grâce à cette manœuvre, l'iris peut être largement excisé et la tumeur enlevée. Le corps vitré s'il s'en présente dans la plaie sera réséqué aux ciseaux. Réapplication du lambeau et suture au besoin.

Iridotomie. — L'iridotomie ou *iritomie* est la plus ancienne opération qui ait été pratiquée pour obtenir une pupille artificielle. CHESELDEN l'exécuta en 1728 après que WOOLHOUSE avait déjà eu l'idée de dilacérer l'iris d'arrière en avant pour désobstruer la pupille occupée par des exsudats et oblitérée. CHESELDEN introduisait une aiguille falciforme en arrière de l'iris, à travers la sclérotique. Les iridotomies pratiquées par le chirurgien anglais CHESELDEN

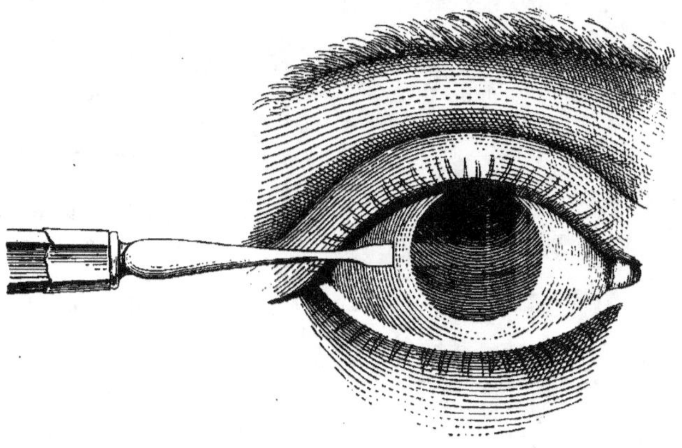

Fig. 246.
Opération historique de Cheselden.

et son élève SHARP étaient malheureusement souvent suivies de lésions du cristallin ou d'obstruction de la nouvelle pupille; JANIN modifia heureusement l'opération en pénétrant par la cornée et en employant pour la section de l'iris des ciseaux *dont la branche inférieure était terminée en pointe.* Cependant la section de JANIN était faite suivant la direction des fibres de l'iris et l'écartement de la nouvelle pupille restait faible; MAUNOIR (de Genève) au commencement du siècle dernier montra que pour obtenir un résultat favorable de l'iritomie, il fallait que la section de l'iris fût faite perpendiculairement aux fibres radiées de l'iris.

Après cette époque, l'opération de l'iridotomie avait fait place dans la préoccupation des oculistes, à celles de l'iridorrhexis et même de l'iridectomie pour l'établissement de la pupille artificielle; de nouveau, en 1872, BOWMAN, au congrès de Londres, revint sur les avantages de l'iridotomie dans les cas d'opacification centrale du cristallin. Il ponctionnait la chambre antérieure et glissait ensuite derrière l'iris un couteau mousse qu'il ramenait en avant, en coupant l'iris sur la face postérieure de la cornée pour ne pas blesser le cristallin.

Mais c'est DE WECKER qui, en adoptant pour ses ciseaux le principe de la pince à iridectomie de Liebreich, a contribué surtout à la vulgarisation de l'iridotomie ; il reprit l'idée de JANIN, de pénétrer derrière l'iris avec la branche pointue de ses ciseaux, et emprunta à MAUNOIR la section par le travers des fibres radiées de l'iris ainsi que sa double incision en forme de V du diaphragme irien. C'est son procédé opératoire qui est devenu classique aujourd'hui.

Procédé de de Wecker. — L'opération comprend deux modalités principales suivant que l'on opère des yeux pourvus de cristallin ou des yeux qui en sont privés. DE WECKER désigne ces opérations sous les noms d'*iridotomie simple* dans le premier cas et d'*iridotomie double* dans le second.

IRIDOTOMIE SIMPLE. — Après avoir placé l'écarteur à ressort et fixé l'œil près du bord cornéen et dans le prolongement du diamètre de la cornée correspondant à la nouvelle pupille à créer, on pousse le petit couteau à arrêt spécial, ou un simple couteau lancéolaire droit ou coudé, selon les circonstances, parallèlement à l'iris, dans la chambre antérieure. La plaie de section doit avoir un emplacement déterminé ainsi : on choisit le diamètre de la cornée qui concorde avec l'agrandissement que l'on veut donner à la pupille ; on prend sur ce diamètre le rayon opposé à la pupille à créer et l'on fait tomber verticalement la section sur le milieu de ce rayon. Il faut tourner la pointe de l'instrument vers la face postérieure de la cornée de crainte de blesser le cristallin et on retirera le couteau avec lenteur pour éviter un prolapsus de l'iris.

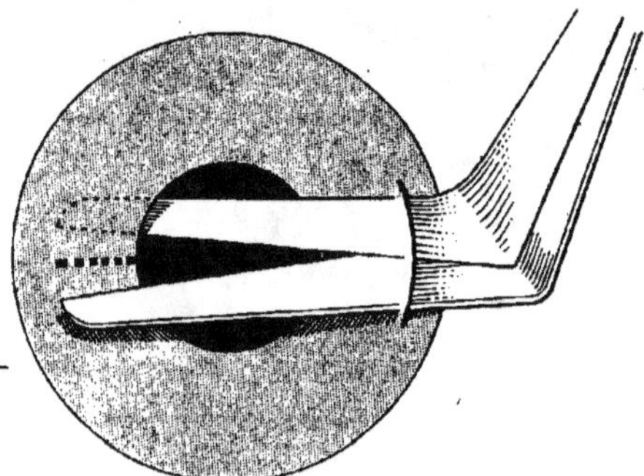

Fig. 247.
Iridotomie simple.

Dans le deuxième temps de l'opération, on introduit les pinces-ciseaux fermées dans la chambre antérieure ; puis, arrivé au bord pupillaire qui doit être sectionné, on ouvre faiblement les branches et l'on incline légèrement l'instrument afin de faire glisser la branche inférieure des pinces-ciseaux sous l'iris. Dès que le bord pupillaire se trouve entre les branches, on ouvre davantage les pinces et on pousse l'extrémité des branches vers l'insertion périphérique de l'iris. Un coup rapide des ciseaux suffit à sectionner les fibres circulaires et on retire les pinces fermées. Pansement compressif sec précédé d'une instillation d'atropine.

Cette opération d'iridotomie simple s'applique surtout aux cataractes zonulaires et à quelques cas de synéchies iriennes totales ; en fait, elle est infiniment moins souvent pratiquée que l'iridotomie double qui est l'opération de choix des occlusions pupillaires consécutives à l'opération de la cataracte. Cette opération est devenue, par rapport à la première, tellement plus commune que c'est toujours elle qu'on désigne sous le terme unique d'iridotomie ou d'iridocapsulotomie, puisqu'il s'agit de sectionner à la fois l'iris et la capsule cristallinienne qui le double.

Iridotomie double. — On choisit pour la section d'entrée, le point de la périphérie de la cornée vers lequel convergent les fibres radiées de l'iris

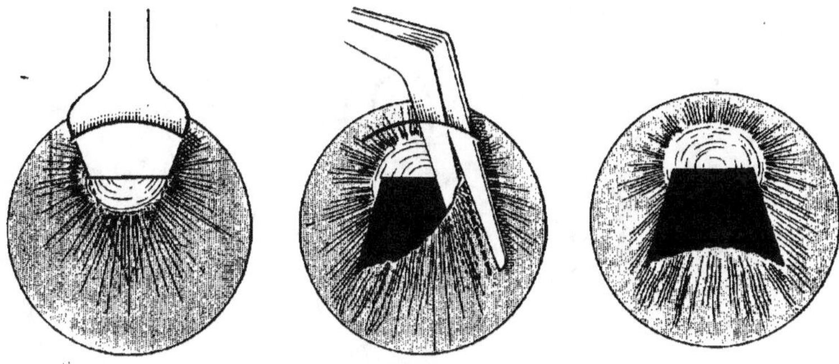

Fig. 248.
Iridocapsulotomie. — Procédé de de Wecker.

dont le bord pupillaire s'est agglutiné. Ce point est habituellement situé en haut, car il s'agit ordinairement d'opérés de cataracte. On enfonce le couteau lancéolaire droit ou coudé à travers la cornée et l'iris, en ayant soin de faire glisser l'instrument parallèlement au plan du diaphragme irien et de le retirer très doucement dans cette même direction.

On introduit ensuite les pinces-ciseaux de façon qu'une branche glisse sous la face postérieure de l'iris et l'autre au-devant de cette membrane, et l'on en fait pénétrer les branches en bas et en dedans, jusqu'à une profondeur de 5 et 6 millimètres. D'un coup rapide, on sectionne l'iris et la capsule adhérente qui le double. Une seconde section semblable mais dirigée en dehors est alors pratiquée, si bien que les deux sections convergent vers la plaie cornéenne. Le lambeau ainsi délimité se rétracte et il s'établit une pupille aussi large que si l'on avait excisé un lambeau de l'iris de la largeur de l'écart qui sépare les extrémités inférieures des sections iridiennes.

Procédé de Green. — Green pratique une seule section de l'iris mais dirigée de façon que l'incision tombe perpendiculairement à la direction représentant le sens de la traction maximum supportée par l'iris. Ainsi si l'occlusion pupillaire, pour laquelle l'iridotomie doit être pratiquée, succède à une opération de cataracte ou à une plaie cornéenne, il faut diriger le grand axe de la nouvelle pupille *parallèlement à l'ancien lambeau de la cornée* ou à la plaie cornéenne accidentelle, afin que la boutonnière tende à s'élargir plus tard par suite de la rétraction continue de ses adhérences. Lorsque l'iridotomie est pratiquée pour toute autre cause, et surtout s'il ne s'agit que d'occlusion spontanée de la pupille, on donnera, selon l'avis de Panas, à la section de l'iris une direction verticale ; en effet la nouvelle pupille n'étant pas contractile, les paupières joueront le rôle dévolu au sphincter irien.

L'exécution de l'iridotomie ainsi conçue, qui représente d'ailleurs le type le plus simple et le plus employé de cette opération, est la suivante : on pénètre avec le couteau lancéolaire à 1 ou 2 millimètres du bord cornéen, en dirigeant l'instrument perpendiculairement au diamètre horizontal dans le

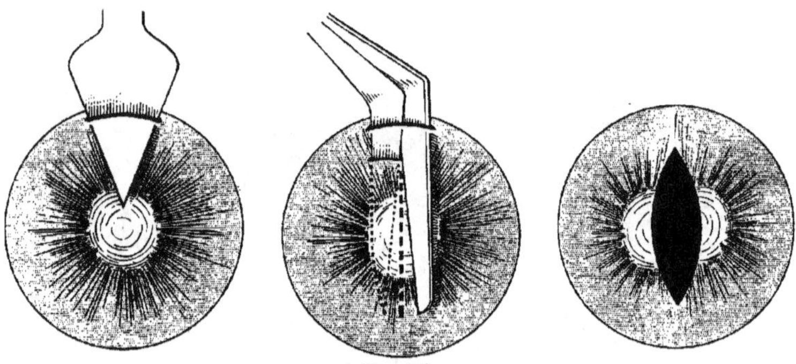

Fig. 249.
Iridotomie. — Procédé de Green.

cas le plus commun d'une iridotomie consécutive à l'opération de la cataracte. Après avoir fait pénétrer le couteau suffisamment pour que la plaie permette le passage des pinces-ciseaux, on le retire un peu pour l'enfoncer de nouveau dans l'iris qui se présente sur sa pointe. Cette réintroduction a pour but de pratiquer une boutonnière dans la membrane irienne, afin de permettre par là l'introduction derrière l'iris de la branche postérieure des ciseaux. Cette mesure est nécessaire dans les occlusions pupillaires consécutives à l'extraction, alors que la membrane irienne est épaissie et fortement adhérente à la capsule et aux restes cristalliniens ; mais lorsque l'iris est mince et peu résistant on peut supprimer la ponction avec la lance et pénétrer à travers le voile irien grâce à la branche pointue des pinces-ciseaux.

Quoi qu'il en soit, le dernier temps de l'opération consiste à introduire les pinces-ciseaux fermées dans la chambre antérieure, puis à les ouvrir et à glisser sous l'iris l'une des branches, soit en traversant la membrane si celle-ci est mince et que la branche soit pointue, soit en engageant la branche des ciseaux dans la boutonnière de l'iris. L'autre branche reste au-devant du diaphragme irien. Enfin on terminera en donnant un coup de ciseaux dont l'étendue variera suivant la grandeur qu'on se propose de donner à la pupille. On atteindra fréquemment le bord opposé du diaphragme de l'iris. Atropine et pansement compressif sec.

A côté de ces deux types classiques d'iridotomie, il faut noter quelques autres procédés opératoires particuliers, applicables à certains cas cliniques. Nous décrirons d'abord les opérations qui dérivent de l'iridotomie simple en même temps que de l'iridectomie, c'est-à-dire qui sont destinées à des yeux pourvus de leur cristallin. On peut les diviser en deux groupes : d'une part les opérations telles que celles de Pope ou de Manolescu qui se proposent de créer une fenêtre ou une brèche dans l'iris, d'autre part les iridotomies pratiquées suivant les fibres radiées de l'iris, mais exécutées en dehors de la chambre antérieure.

Procédé de Pope. — L'opération de Pope, applicable aux cas de cataracte

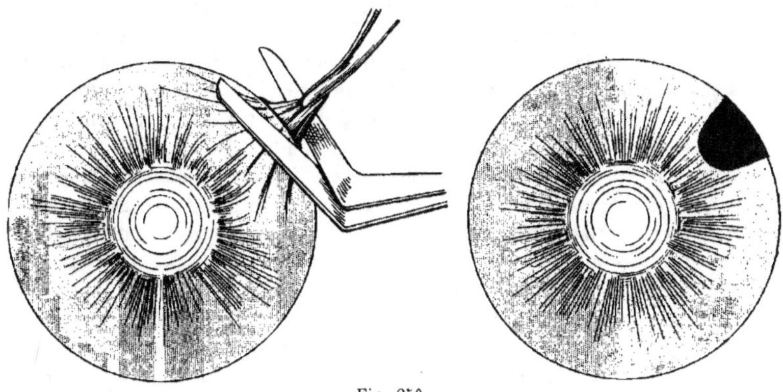

Fig. 250.
Procédé de Pope.

zonulaire ou de synéchies iriennes, mais spécialement aux yeux pourvus de cristallin, se propose de créer une pupille artificielle, tout en respectant le sphincter de l'iris. Le procédé de Pope consiste à fenêtrer l'iris à sa périphérie, et l'exécution de cette opération ne laisse pas que d'être délicate.

Après avoir incisé la cornée plus ou moins périphériquement suivant la position qu'on se propose de donner à la fenêtre irienne, on retire doucement le couteau lancéolaire, qui doit être, pour la bonne exécution de l'opération, long et étroit. Il importe en effet que l'écoulement de l'humeur aqueuse se fasse très lentement pour éviter la procidence de l'iris. L'opérateur saisit alors l'iris *par sa portion la plus périphérique*, l'attire doucement en dehors, et lorsqu'il est suffisamment sorti, l'excise avec les ciseaux. Le coup de ciseaux doit être donné perpendiculairement aux fibres radiées de l'iris et n'emporter qu'une faible partie de celui-ci.

La membrane irienne est enfin remise à sa place avec la spatule fine.

Procédé de Manolescu. — L'opération demande comme condition, pour être exécutable, que l'iris soit libre d'adhérences et le cristallin présent; elle s'applique donc aux mêmes cas que la précédente, mais semble plus facile, et dans tous les cas n'offre pas l'inconvénient de créer une double pupille.

On introduit le couteau linéaire dans la partie du limbe cornéen correspondant à l'emplacement que l'on désire donner à la pupille artificielle; on traverse la chambre antérieure devant l'iris, et l'on fait la contre-ponction dans l'angle irido-cornéen comme si l'on voulait tailler un lambeau qui intéresserait approximativement les 2/5 de la circonférence du limbe cornéen; on laisse doucement s'écouler l'humeur aqueuse, ce qui fait que l'iris vient se renverser sur le couteau. Quand on a jugé que le renversement est complet, on n'a qu'à prolonger la ponction jusqu'à ce qu'on s'aperçoive que l'iris a été traversé par le tranchant du couteau. On peut encore faire la section de l'iris renversé, en retirant le couteau.

Ce procédé n'expose pas à la cataracte traumatique.

Procédé de Schœler et Vincentiis. — IRITOMIE A CIEL OUVERT. — Dans les yeux munis de cristallin et dont l'iris est libre, quand l'iridotomie est indiquée, comme c'est le cas s'il existe une opacité centrale du cristallin ou de la cornée, on a tout avantage à créer une pupille artificielle étroite, linéaire même, ainsi que BOWMAN l'avait déjà recommandé. Cette pupille s'obtiendra en divisant l'iris suivant la direction de ses fibres radiées selon l'ancien procédé de JANIN renouvelé par DE WECKER dans son opération d'iridotomie simple. Mais celle-ci ne laisse pas que d'être délicate et hasardeuse, car dans la manœuvre de la pince-ciseaux dont une branche passe au ras de la cristalloïde, on risque fort de blesser le cristallin.

Ce danger est évité avec l'opération, actuellement assez connue, qui fut imaginée en 1886, et simultanément, par SCHŒLER qui la désigna sous le nom d'*iritomie précornéale* et par DE VINCENTIIS qui lui donna le nom d'*iritomie ab externo*. LAGRANGE l'introduisit en France et c'est son procédé d'*iritomie à ciel ouvert* que nous reproduisons :

Tout d'abord, notons l'unanimité des trois auteurs précédents sur la nécessité d'instiller de l'ésérine avant l'opération. DE VINCENTIIS recommande même de ne pas commencer l'opération avant que l'effet du myotique soit complet. La cocaïnisation doit être également parfaite en raison des manœuvres à exercer sur l'iris. Disons toutefois que, quant à nous, la nécessité de l'ésérine ne nous est pas apparue et que nous avons pratiqué l'iritomie à ciel ouvert avec succès et en instillant l'atropine comme pour une iridectomie ordinaire. Nous craignons que l'ésérine ne favorise l'accolement des lèvres de l'iris.

L'incision de la cornée pourrait être placée au niveau du limbe, s'il y a nécessité, mais le point d'élection est à 3/4 de millimètre environ en avant de la sclérotique. Elle doit avoir en moyenne 5 millimètres d'étendue.

A l'aide d'une pince à iridectomie l'iris est doucement attiré hors de la plaie et étalé au-devant de la partie correspondante de la sclérotique; l'opérateur cherchera à ne faire sortir de l'œil que la région sphinctérienne qui doit être incisée et une partie plus ou moins grande de cette région, selon l'étendue qu'il veut donner à l'iritomie.

La pince qui a saisi l'iris pour l'attirer au dehors doit lâcher prise et venir saisir le sphincter lui-même, de telle sorte que l'une des branches soit placée contre la face postérieure de l'iris et l'autre branche en avant. Il suffit alors d'une légère traction pour que cette membrane soit étalée et prête pour l'incision.

Au point même qui tient la pince et contre elle, les pinces-ciseaux, une branche en avant de l'iris, l'autre derrière, viennent sectionner la membrane et exécuter ainsi la sphinctérotomie. On pourrait aussi pratiquer l'incision par transfixion avec un couteau à cataracte. Avec la spatule en argent et quelques frictions les deux pans de l'iris sont remis en place. Esérine et pansement compressif modérément serré.

Irido-ectomie. — L'opération d'irido-ectomie est une modification, nécessitée par les circonstances cliniques, de l'iridotomie double de de Wecker. Elle s'applique, comme elle, non plus à des yeux munis de cristallin, mais aux

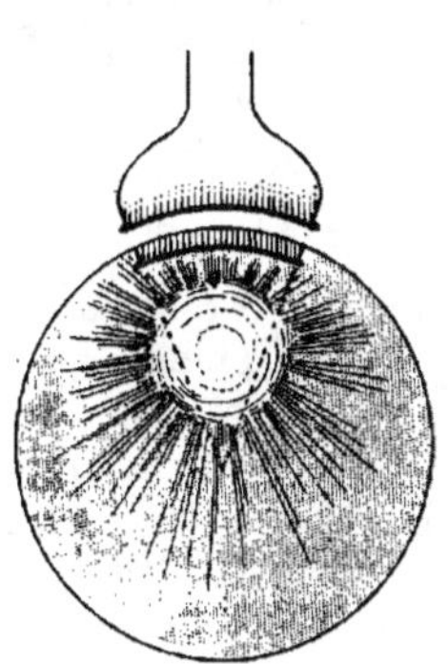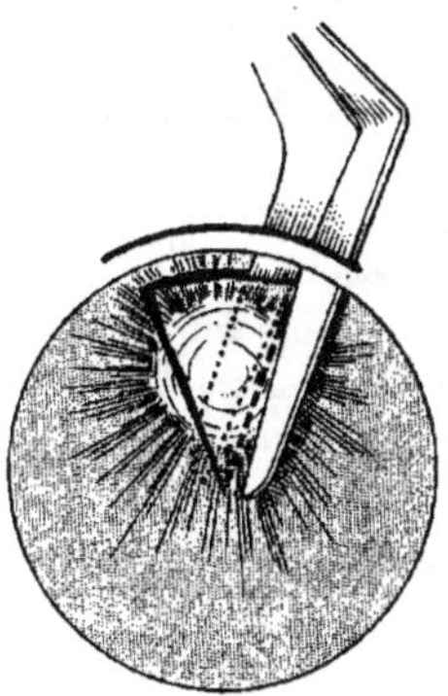

Fig. 251.
Irido-ectomie à la lance. — Procédé de de Wecker.

occlusions pupillaires consécutives à l'extraction de la cataracte. Déjà Bowmann, dans les cas où une longue inflammation avait fait perdre toute élasticité au tissu irien doublé de produits d'exsudations, avait conseillé de faire l'iridotomie double non pas en sectionnant l'iris en forme de Λ, mais en comprenant entre deux sections verticales un lambeau quadrangulaire d'iris qu'on détacherait ensuite avec des ciseaux.

De Wecker a modifié ainsi son procédé d'iridotomie double :

Procédé de de Wecker. — Après avoir exécuté la section cornéenne avec le couteau triangulaire ou lancéolaire, on l'enfonce de nouveau, pour obtenir une large boutonnière irido-capsulaire, sous l'iris et la cataracte secondaire. Le but que l'on poursuit ici est d'obtenir une incision iridienne parallèle et d'étendue égale à celle de la cornée. On donne alors deux coups de pinces-ciseaux auxquels on imprime, une direction telle que, tout en partant des encoignures de la boutonnière ils viennent se rejoindre en angle, comprenant ainsi un lambeau triangulaire qu'on enlève avec une pince à iris.

Si l'iris paraît absolument épaissi par des adhérences et incontractile, l'opérateur peut augmenter l'effet de l'irido-ectomie en modifiant un peu le procédé précédent. On délaissera le couteau triangulaire pour le couteau fin de de Graefe qu'on enfoncera à la partie supérieure de la cornée comme pour

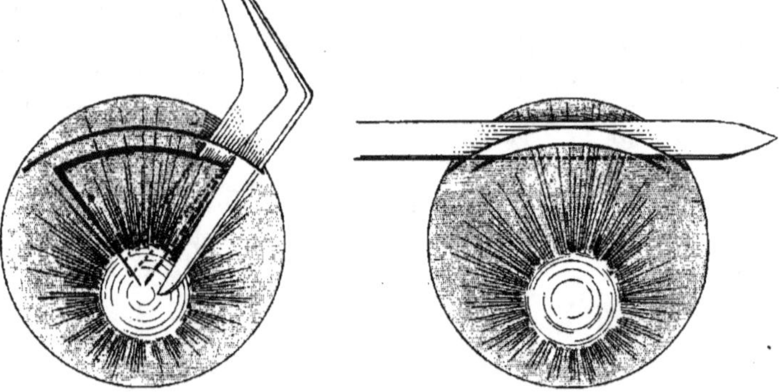

Fig. 252.
Irido-ectomie au couteau. — Procedé de de Wecker.

tailler un lambeau de cataracte. Dès que la pointe du couteau est arrivée dans la chambre antérieure, on laisse écouler le peu d'humeur aqueuse qu'elle peut renfermer et l'on fait glisser l'instrument sous l'iris et les masses exsu-

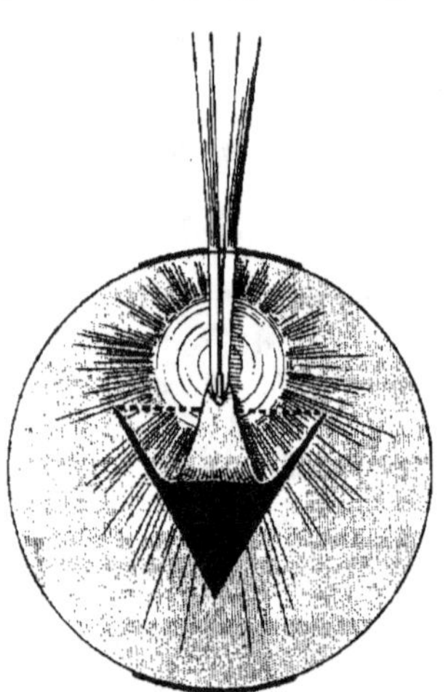

Fig. 253.
Irido-ectomie. — Procédé d'Abadie.

datives qui le doublent. Tournant alors le couteau le tranchant en arrière on exécute la contre-ponction à l'autre extrémité du diamètre cornéen et on taille à la fois, le lambeau cornéen et l'iris, de façon à venir tomber à 1 ou 2 millimètres au-dessous du bord cornéen.

Les coups de pinces-ciseaux partent alors des angles de la section, comme précédemment, pour se rejoindre et délimiter un vaste triangle de tissu iridocapsulaire à exciser.

Atropine et pansement légèrement compressif.

Procédé d'Abadie. — ABADIE a modifié le procédé de de Wecker de la façon suivante, de façon à faciliter la résection et l'extraction du lambeau irien découpé : avec deux couteaux lancéolaires on pratique en même temps deux sections de 4 à 5 millimètres de largeur, l'une en haut l'autre en bas de la cornée. Cela fait on introduit les pinces-ciseaux, dont une branche est pointue, par le milieu de la section inférieure et on glisse la branche aiguë de l'instrument sous l'iris ; on donne alors deux coups de ciseaux à droite et à gauche, circonscrivant le sommet d'un triangle. Enfin par la section supérieure on introduit les pinces à griffes pour saisir le lambeau détaché par les deux incisions précédentes ; on l'attire hors de la plaie et d'un troisième coup de ciseaux on l'excise.

Atropine et pansement.

Bourgeois opère à peu près comme Abadie, mais il simplifie l'opération, en pratiquant simultanément les deux plaies cornéennes, avec un couteau de de Graefe conduit suivant l'un des diamètres de la cornée. Il exécute ainsi une plaie de pénétration et une plaie de sortie de la pointe du couteau, lesquelles étant parallèles, servent à tailler par un côté, puis à extraire par l'autre le lambeau irido-capsulaire découpé avec les pinces-ciseaux.

Iridodialyse. — Le décollement de l'iris de ses attaches ciliaires peut être exécuté par Assalini puis Buzzi à la fin du xviiie siècle, a été réellement indiqué comme méthode opératoire au commencement du xixe par Scarpa et Schmidt qui en fixèrent les règles. Actuellement cette opération, pour certains leucomes étendus avec conservation d'une étroite bandelette transparente de cornée, pourrait encore rendre quelques services ; en pareil cas, en effet, une opération ordinaire d'iridectomie risque de rendre opaque le territoire cornéen qu'on aurait voulu utiliser.

Le premier temps de l'opération consiste dans une ponction au couteau lancéolaire, en plein leucome, dans un point rapproché du centre de la cornée; il y a intérêt à rester dans le tissu cicatriciel, à 2 millimètres environ du bord de la partie transparente de la cornée. Le couteau lancéolaire doit pénétrer très horizontalement dans la cornée pour éviter de blesser, avec sa pointe, le tissu irien.

Dans le deuxième temps le chirurgien introduit dans la chambre antérieure une pince à iris ou un petit crochet mousse spécial et conduit l'instrument jusque vers l'insertion de l'iris au corps ciliaire.

Le troisième temps, capital de l'opération, consiste à saisir l'iris avec la pince ou avec le crochet retourné, au niveau de son insertion, à l'entraîner doucement du côté de la plaie en le séparant de sa ligne d'attache au corps ciliaire.

Dans un quatrième temps on peut attirer la portion décollée de l'iris au dehors, pour l'exciser avec des pinces-ciseaux, ce qui ajoute une iridectomie à la dialyse irienne; c'est à proprement parler une *iridectodialyse* suivant l'expression de de Wecker.

L'iridodialyse a été modifiée par les opérateurs qui ont suivi Scarpa et Schmidt ; ceux-ci décollaient l'iris en agissant par la sclérotique. Donegana associa l'incision de l'iris au décollement et donna à son opération le nom d'*iridotomedialysis*. Huguier rendit un peu plus pratique l'opération de Donegana ; d'ailleurs ces divers procédés opératoires sont complètement abandonnés aujourd'hui.

Iridorhexis. — Desmarres a donné le nom d'iridorhexis à son procédé d'iridectomie par déchirement. Cette opération était applicable aux iris complètement adhérents à la cristalloïde. Actuellement le nom a disparu des traités d'ophtalmologie et la raison est que l'opération de Desmarres ne diffère par aucun point essentiel de l'iridectomie ordinaire ; d'ailleurs l'iridorhexis ou déchirement de l'iris se combine souvent à l'iridectomie dans une proportion que l'opérateur ne saurait préciser à l'avance et qui dépend du plus ou moins de friabilité du tissu irien.

L'opérateur devra donner le maximum d'étendue à la section de la cornée et la plaie devra être assez périphérique pour que sa lèvre interne concorde avec l'insertion de l'iris. En outre il sera nécessaire de faire usage de pinces à iris *courbes*, de façon à agir non par les mors mais par les branches elles-mêmes.

Une fois la section faite, la pince, tenue la concavité en avant, est introduite fermée dans la chambre antérieure et poussée jusqu'à ce que les mors soient en face des adhérences de l'iris au cristallin. L'opérateur ouvre alors la pince, et saisit l'iris aussi largement que possible entre les branches et non avec les mors de la pince. On s'efforcera de saisir dans la prise non seulement l'iris mais les masses exsudatives sous-jacentes.

A ce moment se place le temps de l'opération qui caractérise le procédé d'iridorhexis et qui est abandonné aujourd'hui. Desmarres déchirait l'iris saisi, par une *traction brusque*, et calculée de telle sorte que la pince ne parcourait pendant ce mouvement que le trajet le plus limité possible et qu'elle restait dans la chambre antérieure. Aussitôt que l'iris a cédé, on l'entraîne au dehors et on l'excise.

Actuellement on ne déchire plus l'iris brusquement. On l'entraîne au dehors avec douceur et dans les cas d'adhérence totale il se déchire cependant, réalisant ainsi l'opération réglée par Desmarres.

Nous devions cependant cette mention au procédé de Desmarres, car c'est en le vulgarisant que le grand oculiste français a contribué si puissamment à rendre l'iridectomie une opération courante.

Iridenkleisis. — L'iridenkleisis, iridodésis ou iriddésis, est une méthode opératoire par laquelle on se propose de déplacer la pupille en attirant l'iris au dehors à travers une plaie de la cornée, et en le laissant enclavé dans cette plaie.

Cette opération s'appliquait aux cataractes zonulaires incomplètes, aux subluxations du cristallin, au kératocone et aussi aux leucomes centraux. On peut avec l'iriddésis agrandir une pupille centrale trop petite ou créer une pupille périphérique au gré de l'opérateur. Nous verrons au chapitre suivant que Holth (de Christiania) l'applique régulièrement à la cure du glaucome. Elle a été imaginée par Adams en 1812 et reprise par Himly en 1816.

Plus près de nous Critchett a cherché à la faire revivre et voici comment il pratiquait l'opération : Faire, à la jonction de la cornée et de la sclérotique, en face du segment transparent de la cornée, une ouverture petite, juste suffisante pour laisser passer la pince à iris. Saisir la membrane irienne à égale distance de son bord pupillaire et de son bord ciliaire, l'attirer au dehors et la lier au ras de la cornée avec un fil de soie fin. Au bout de quarante-huit heures le fil tombe ainsi que la portion d'iris ligaturée. On doit laisser assez

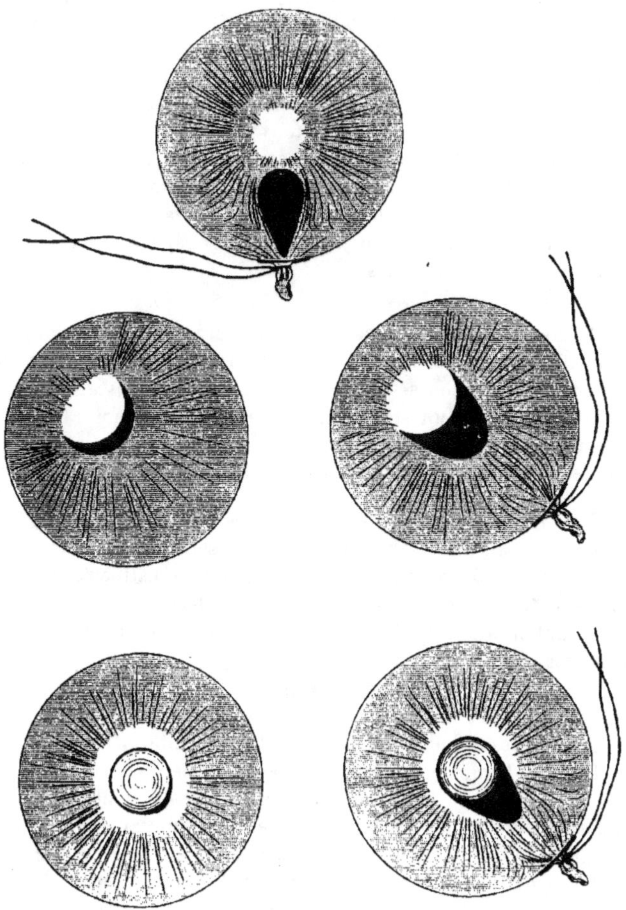

Fig. 254.
Iridenkleisis. — Procédé de Critchett.

longs les deux chefs du fil, pour éviter qu'ils ne rentrent dans la chambre antérieure avec la portion d'iris.

De Wecker et Stellwag von Carion qui adoptèrent un certain temps l'opération de Critchett remplaçaient la ligature par un .simple enclavement avec section ultérieure de la partie herniée. Bowman appliqua cette méthode au traitement du kératocone. Il cherchait à créer une fente pupillaire sténopéique en pratiquant un double iridenkleisis, c'est-à-dire en enclavant l'iris aux deux extrémités du diamètre vertical de la cornée.

PAGENSTECHER fut de tous les opérateurs modernes le plus constant défenseur de l'iridenkleisis. Il modifia quelque peu le procédé de Critchett, en faisant la plaie d'enclavement dans la sclérotique, à 1 millimètre et demi en arrière de la limite de la cornée. De la sorte la plaie s'ouvre juste à l'extrémité des fibres radiées de l'iris et celui-ci se trouve attiré au dehors, précisément dans le sens de sa dilatation.

Ces divers procédés opératoires sont tombés en désuétude à cause des dangers de cyclite auxquels ils exposent ; à plus forte raison la chirurgie moderne ne conserve plus trace des emporte-pièces variés avec lesquels GUÉPIN de Nantes et DESMARRES créaient une perte de substance dans la cornée pour faciliter l'enclavement de l'iris.

Corélysis. — La corélysis n'est pas une opération de pupille artificielle, ni même de déplacement de la pupille comme l'iriddésis ; elle consiste à dégager le bord pupillaire de ses adhérences soit avec la cristalloïde antérieure, soit avec la cornée ou un staphylôme cornéen, en un mot à libérer la pupille de sa synéchie ; c'est une *synéchitomie* selon la dénomination adoptée par PANAS. Elle est postérieure ou antérieure suivant le mode d'adhérence de l'iris.

CORÉLYSIS POSTÉRIEURE. — La corélysis postérieure a été pratiquée pour la première fois par STREATFIELD, puis conseillée également un peu plus tard par WEBER (de Darmstadt) en tant qu'opération distincte, mais on se souvient que WENZEL, au commencement du siècle dernier, avant d'extraire les cristallins adhérents, conseillait la destruction des synéchies iriennes au moyen d'une aiguille d'or.

Procédé de Streatfield et Weber. — L'ouverture de la cornée, pratiquée au couteau lancéolaire, sera voisine du centre, centrale même pour WEBER ; on lui donnera une étendue de 4 à 5 millimètres.

Du reste l'emplacement de la section variera suivant les cas ; on la placera vis-à-vis d'une synéchie isolée, et, si celles-ci sont multiples, on ouvrira la cornée du côté opposé à celui où le bord pupillaire est resté libre. La section faite on peut, soit comme le conseille STREATFIELD retirer brusquement le couteau pour conserver l'humeur aqueuse et donner plus d'espace au jeu des instruments, soit, selon la pratique de Weber, laisser se vider la chambre antérieure, afin que le cristallin s'appuie et s'immobilise contre la cornée et que les instruments ne le puissent déplacer.

Le second temps de l'opération consiste à détacher les synéchies postérieures. On se servira de la spatule échancrée de STREATFIELD ou du crochet aplati de WEBER. On introduit l'instrument avec douceur sous l'iris et on lui imprime quelques mouvements de circumduction en appuyant légèrement, de façon à détacher les synéchies le plus près possible de la capsule du cristallin. Pour atteindre les synéchies très voisines de la plaie il est quelquefois nécessaire d'employer un crochet recourbé presque à angle droit.

Après l'opération, instillations répétées d'atropine et bandeau.

Procédé de Passavent. — Ce chirurgien pour éviter de façon certaine la blessure de la cristalloïde ne s'attaque pas directement à la synéchie, mais il la détache par arrachement.

Il conseille de pratiquer une incision étroite et oblique dans le méridien de la cornée où se trouve la synéchie. L'obliquité de l'incision est une précaution contre l'enclavement de l'iris. Il pénètre ensuite dans la chambre antérieure avec une pince fixe, saisit l'iris dans sa portion adhérente et le lâche après le dégagement de la synéchie opérée avec douceur.

CORÉLYSIS ANTÉRIEURE. — La corélysis antérieure variera beaucoup selon le genre de synéchie antérieure auquel on aura affaire, ce qui peut aller, depuis la simple bride irienne filiforme, jusqu'au staphylôme englobant la plus grande partie du diaphragme irien dans son épaisseur. Les opérations de corélysis antérieure comprennent donc deux modalités principales, suivant qu'il s'agit d'adhérences simples de l'iris à la cornée ou de staphylôme iridocornéen. Les opérations de la deuxième catégorie sont complexes, et elles tendent autant à réduire la déformation staphylomateuse qu'à libérer l'iris de ses attaches. Aussi leurs auteurs leur ont-ils, pour la plupart, attribué des dénominations qui ne rappellent pas exclusivement le but simple de la corélysis, c'est le nom d'*irido-sclérotomie* (PANAS), de *staphylotomie* (ABADIE), de *scléririomie* (NICATI).

Corélysis antérieure simple. — On peut réussir avec une foule d'instruments à détacher ou à sectionner (si l'adhérence à la cornée est trop solide) les brides irido-cornéennes.

L'opérateur se donnera d'abord du jour par une petite ouverture pratiquée à la cornée, en un point choisi pour de là atteindre commodément la bride irienne. Puis il se décidera, suivant les cas, à adopter, soit les instruments de traction, tels que les pinces ou les crochets, soit les instruments tranchants, couteaux ou ciseaux.

BOWMAN pénétrait dans la chambre antérieure avec un couteau à voies lacrymales boutonné, avec lequel il contournait la synéchie pour la sectionner au niveau de sa cicatrice. KERSCHBAUMER manœuvre un couteau de de Graefe ordinaire, mais très fin, de manière à obtenir la même libération. E. MEYER emploie pour le même usage une petite faucille très courbe. On peut tout aussi bien détacher la bride irienne, si elle est très petite, avec un fin crochet arrondi et mousse, ou en le saisissant avec une pince à iris très courbe au point où elle s'attache à la face postérieure de la cornée.

LANG opère de la façon suivante : il prépare deux couteaux à discission de Knapp ou de Pinto, de même forme et mêmes dimensions, mais dont l'un est boutonné. Fixant l'œil avec une pince il pénètre dans la chambre antérieure avec le couteau pointu et le retire vivement pour éviter la perte de l'humeur aqueuse. Il introduit alors à sa place le bistouri identique de forme, mais boutonné, et contourne la synéchie pour la sectionner facilement à la faveur de la présence de l'humeur aqueuse.

On peut, aussi simplement, sectionner la bride irienne avec la pince-ciseaux introduite dans la chambre antérieure. Le seul point délicat est que la bride a une tendance à fuir devant les branches des ciseaux qui se ferment ; on poussera donc celles-ci aussi loin que possible dans la chambre antérieure.

Beaucoup d'opérateurs (ZEHENDER), pour réussir plus certainement cette section, exécutent une véritable iridectomie, en saisissant la synéchie aussi loin que possible, avec la pince. D'autres, surtout si la synéchie est large, se contentent de pratiquer avec le couteau lancéolaire une ouverture plus ou moins large, une *iridotomie* dans la nappe irienne adhérente.

Corélysis antérieure complexe. — Procédé d'ABADIE (*staphylotomie*). — L'opérateur se propose de détacher l'iris adhérent à la cicatrice en le sectionnant entre la saillie staphylomateuse et l'insertion ciliaire.

Avec un couteau de de Graefe, on ponctionne la cornée avec la limite du staphylôme, du côté où cette membrane est encore conservée. Si, à ce niveau, il n'y a pas de chambre antérieure, on traverse l'iris et on glisse le couteau dans la chambre postérieure, devenue très profonde en raison

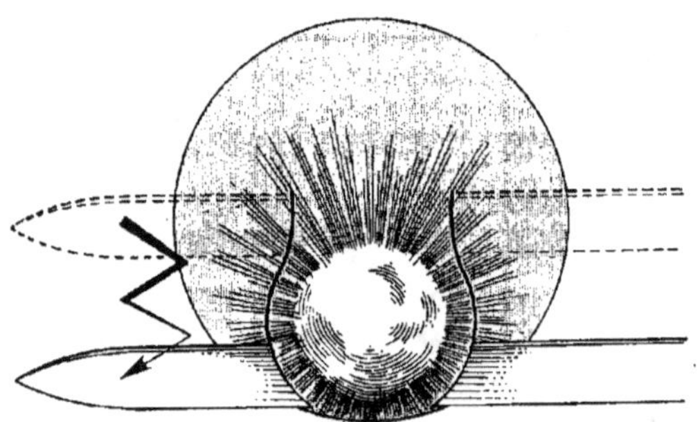

Fig. 255.
Corélysis. — Procédé d'Abadie.

de la projection de l'iris en avant ; on fait une contre-ponction un peu en dehors des limites du staphylôme, et ensuite, par des mouvements de va-et-vient du couteau, on sectionne toute la base du staphylôme en se tenant à la limite de la cornée et de la sclérotique. Au moment de terminer la section, on ménage un tout petit lambeau cornéen de façon à éviter une ouverture trop béante. On sectionne, de cette façon, presque toute la portion d'iris comprise entre la cicatrice et l'insertion ciliaire.

Procédé de SCHULEK (*sphinctérolysis antérieure*). — Armé d'un couteau linéaire fin, l'opérateur pénètre dans la chambre antérieure au niveau du bord de la cicatrice staphylomateuse, tangentiellement à la bride irienne et assez profondément pour que la pointe du couteau puisse contourner la pupille ou ce qui en demeure visible. Alors on fait exécuter au couteau un arc de 100° à 120°, de façon que la lame croise le sphincter pupillaire ; la pointe est ensuite sortie en un point symétrique de l'orifice de pénétration, sur l'autre bord de la cicatrice ectatique. En quelques mouvements de scie et en ramenant à soi le tranchant du couteau on sectionne facilement le pied de la synéchie irienne.

Ce procédé dérive directement de l'opération d'Abadie ; SCHULEK primitivement pénétrait seulement d'un côté dans la chambre antérieure avec son couteau, sans faire de contre-ponction, ce qui ne permettait pas toujours à la section de l'iris de s'opérer complètement en une fois.

Procédé de Panas (*iridosclérotomie*). — Panas, au moyen d'une opération qu'il appelle iridosclérotomie, a obtenu aussi une pupille artificielle taillée dans la surface de l'iris, en dehors du sphincter. L'iridosclérotomie de Panas reproduit presque identiquement la staphylotomie d'Abadie, et son auteur a toujours été seul à trouver quelque différence entre ces deux opérations ; en voici d'ailleurs le manuel opératoire :

On introduit au niveau de la partie encore transparente de la cornée et apparente de l'iris un couteau de de Graefe, derrière le bord transparent de la cornée, de façon à ce que la pointe vienne faire saillie vers la périphérie de la chambre antérieure. Dès que la pointe du couteau devient visible on le pousse derrière l'iris et on le conduit pour la contre-ponction à 10 ou 12 millimètres, vers l'autre bord de la cornée. Une fois la transfixion faite on continue à sectionner le limbe scléro-cornéen dans l'étendue de 3 à 4 millimètres de chaque côté, de façon à ne laisser subsister qu'un pont médian de cornée de 2 à 3 millimètres de large.

Le dernier temps de l'opération consiste à retirer le couteau de l'œil en tournant le tranchant en avant, pour sectionner le pont restant de l'iris. On y arrive en appuyant légèrement la pointe du couteau contre la face postérieure de la cornée et l'on voit l'iris s'écarter, une boutonnière transversale marquant le passage de l'instrument tranchant.

Procédé de Nicati (*sc/ériritomie*). — L'opération de Nicati, surtout destinée au glaucome secondaire à des adhérences iriennes, est indiquée aussi dans les staphylômes sans tension pour détacher les synéchies de leurs attaches cicatricielles ; elle opère une corélysis antérieure et sépare le diaphragme irien du staphylôme.

On se sert pour son exécution de couteaux lancéolaires sans arrêt et l'opération consiste à enfoncer la lame au niveau du limbe, sous un pli de la conjonctive, tangentiellement à la cornée et perpendiculairement au plan de l'iris.

BIBLIOGRAPHIE

IRIDECTOMIE

Chibret. *Arch. d'Opht.*, 1882, T. II, p. 494.

Maklakoff. *Arch. d'Opht.*, 1882, T. II. p. 230.

IRIDOTOMIE

Cheselden, *Philosoph. Transactions.* Londres, 1728, XXXV, p. 451.

Janin. Mémoires et observations sur l'œil. *Lyon*, 1772, p. 190.

Green. *Transact of the amer. Ophth. Soc.*, 1876, p. 352.

Lagrange. *Ann. d'Ocul.*, 1895, T. CXIV, p. 362.

Manolescu. *Arch. roumaines de méd. et de chir.*, 1887, juillet.

Maunoir. Mémoire sur l'organisation de l'iris et l'opération de la pupille artificielle. *Paris*, 1812,

Panas. Traité d'Opht. *Paris*, 1894, T. I, p. 356.

Pope. *Arch. f. Augen und Ohrenheilk.*, 1872, T. II, I.

Schoeler. *Klinisch. woch.*, 1886.

Sharpe. A Treatise on the operations of Surgery. *Londres*, 1739, p. 169.

Vincentiis (de). *Annali di Ottalmologia*, 1886.

Wecker (de). *Ann. d'Ocul.*, 1873, T. LXX, p. 123,

IRIDO-ECTOMIE

Abadie. *Ann. d'Ocul.*, 1888, T. XCIX, p. 261.

Bourgeois. *Reims*, 1892.

Wecker (de). Chirurgie oculaire. *Paris*, 1879, p. 126.

IRIDODIALYSE

Scarpa. Traité. *Paris*, 1821, T. II, p. 168.

CORÉLYSIS

Abadie. *Ann. d'Ocul.*, 1885, T. XCIII, p. 5.

Lang. *Opht. hosp. Rep.*, 1889, T. XII, p. 356.

Nicati. *Soc. fr. d'Opht.*, 1892, T. X, p. 278.

Panas. *Arch. d'Opht.*, 1884, T. IV, p. 482.

Passavent. *Arch. f. Opht.*, T. XV, p. 254.

Schulek. *Beiträge für Augenh.*, 1895, p. 7.

Streatfield. *Opht. hosp. Rep.* 1857, oct., nº 1, et 1860, avril.
   Ann. d'Ocul., T. XLV, p. 151.

Weber. *Arch. f. Opht.*, T. VII-I, p. 1, 1860 et T. VIII-I, p. 354.

II

OPÉRATIONS DU GLAUCOME

Dans ce chapitre ne trouveront place que les opérations du glaucome pratiquées sur le globe oculaire, c'est-à-dire celles qui intéressent soit la sclérotique, soit le tractus uvéal, soit les deux à la fois. Nous ne faisons pas entrer en ligne de compte les ponctions sclérales ou les paracentèses cornéennes que Mackenzie recommandait en 1830 pour détendre l'œil, et que Desmarres répétait dans des cas qui semblent être des accès subaigus de glaucome. Nous ne décrirons pas davantage la section ou plutôt la résection du sympathique cervical destinée à combattre cette affection. C'est là une opération de grande chirurgie pour laquelle les spécialistes auront recours aux traités de chirurgie générale. Nous envisagerons donc seulement les opérations portant sur l'œil et réellement réglées; nous aurons ainsi à décrire :

Les opérations sur l'iris, l'iridectomie antiglaucomateuse ;

Les opérations sur la sclérotique, les sclérotomies ;

Les opérations combinées ou les iridosclérotomies ;

Les opérations sur l'angle iridien.

Iridectomie antiglaucomateuse. — C'est en 1856 que A. DE GRAEFE découvrit l'action curative de l'iridectomie dans le glaucome. Cette découverte est l'un des plus beaux titres de gloire du célèbre oculiste de Berlin, et le place parmi les bienfaiteurs de l'humanité. Toutefois il est juste de reconnaître que cette trouvaille de génie avait été préparée par les travaux de MACKENZIE et DESMARRES. DE GRAEFE avait appris de DESMARRES à pratiquer l'iridectomie (ou l'iridorhexis) dans une foule de circonstances et même à la répéter plusieurs fois sur le même œil, car on faisait un usage excessivement fréquent de cette opération à la clinique de Desmarres. C'est imbu de ces idées sur l'iridectomie, qu'il avait apprises de celui qu'il se plaisait à appeler son maître, que DE GRAEFE eut l'idée d'appliquer à un cas de glaucome aigu l'opération qu'il avait employée dans tant d'autres circonstances. Encore, ainsi que le fait remarquer DE WECKER, fallait-il ici un homme comme DE GRAEFE, pour oser opérer sur un organe aussi irrité que l'est un œil atteint de glaucome aigu, et c'est bien le cas de répéter que la victoire appartient aux audacieux.

Dès les premières publications sur ce sujet, DE GRAEFE posa quelques règles relatives à l'opération desquelles dépend, suivant lui, le succès de l'intervention chirurgicale, c'est : 1° de comprendre dans la section une large portion de l'iris ; 2° d'exciser cette membrane jusqu'à son bord ciliaire. Dans ce but il conseille de placer la plaie de pénétration dans la sclérotique, à 1 millimètre ou même 1 millimètre et demi du bord de la cornée ; cette plaie devant mesurer de 6 à 8 millimètres de longueur.

Actuellement, pas plus que du temps de DE GRAEFE, on ne connaît avec certitude la raison de l'action favorable de l'iridectomie dans le glaucome et les principes opératoires de DE GRAEFE ont perdu de leur inflexibilité. On ne place plus l'incision oculaire dans la sclérotique, car une telle plaie expose aux hernies du corps ciliaire, et l'excision de l'iris sera suffisamment périphérique pourvu que la plaie siège très près de la limite de la membrane transparente. Quant à l'excision de l'iris, on sait, par de nombreuses observations cliniques, qu'elle n'a pas besoin d'être très grande et que la détente de l'œil survient parfaitement avec une iridectomie moyenne.

Beaucoup de modifications ont été apportées à la technique opératoire de l'iridectomie antiphlogistique ; nous n'exposerons que celles qui servent encore aujourd'hui à l'exécution de cette opération, et les considérations qui peuvent être encore utiles à connaître :

Manuel opératoire. — ARLT, pour l'incision, conseille de se servir du couteau lancéolaire et de pénétrer au bord même de la cornée en enfonçant presque perpendiculairement la pointe dans la chambre antérieure, puis en abaissant rapidement le manche de l'instrument pour donner à la lame une direction parallèle à l'iris. DE WECKER fait observer que l'exécution de l'iridectomie rencontre de très grandes difficultés quand la chambre antérieure a perdu notablement de sa profondeur, car on risque de blesser la capsule du cristallin en portant l'instrument au-devant de la pupille fortement dilatée. On évitera ce danger et on opérera aussi avec plus de facilité, en se servant pour la section du couteau à cataracte ordinaire de de Graefe. Avec un couteau fin on peut le glisser sans danger dans l'encoignure de la chambre antérieure et pratiquer l'incision scléro-cornéenne de la manière la plus désirable. Frœbelius qui proposa le premier de substituer un couteau fin à la lance avait fait construire à cet effet un petit couteau spécial.

Pour exécuter la kératotomie dans le cas où la chambre antérieure n'existe pour ainsi dire plus, et où la manœuvre du couteau de de Græfe lui-même serait impossible, ou au moins difficile, on pourra utiliser le manuel opératoire de Gayet. Ce procédé consiste à ouvrir la cornée ou la sclérotique de dehors en dedans avec un scarificateur, en exécutant des mouvements de va-et-vient tangentiels aux courbes de la surface oculaire. Dès que la cornée est fendue et qu'il s'est écoulé une petite quantité d'humeur aqueuse, Gayet agrandit l'incision avec des ciseaux mousses. Dufour (de Lausanne) préfère aux ciseaux, pour l'agrandissement de la plaie, deux couteaux boutonnés qui élargissent la plaie, l'un dans un sens, l'autre dans l'autre. L'œil pour cette opération doit être fortement immobilisé pour que le tranchant convexe du scarificateur ne s'égare pas dans ses mouvements de scie ; on se servira, à cet effet, d'une pince à double fixation.

Au point de vue thérapeutique le siège de l'iridectomie antiphlogistique serait indifférent. On choisira toutefois de préférence la partie supérieure afin que la partie périphérique du colobome soit masquée par la paupière supérieure. Dans certains cas de dilatation extrême de la pupille, on aura cependant intérêt à opérer sur le point où l'iris est le plus large, et où on pourra le saisir plus facilement.

L'excision de l'iris doit être assez large, mais surtout périphérique, et pour atteindre ce but Bowman recommande de sectionner l'iris en deux temps, de la manière suivante : pendant qu'on soutient au dehors, avec la pince, le prolapsus de l'iris, on sectionne, d'un coup de ciseaux, l'un des côtés de ce prolapsus, puis, au moyen d'une douce traction de la pince, on détachera de la plaie le reste du lambeau iridien, dont on achèvera l'ablation par un second coup de ciseaux.

Un point capital, sur lequel tous les opérateurs s'accordent et que de Graefe avait déjà indiqué, est la nécessité de rendre l'écoulement de l'humeur aqueuse le plus lent possible. Une iridectomie imprudemment exécutée peut entraîner après elle des apoplexies rétiniennes et choroïdiennes considérables et, dans un autre ordre de phénomènes, une subluxation du cristallin avec redoublement des accidents glaucomateux. C'est pour favoriser cet écoulement lent de l'humeur aqueuse que de Graefe aimait mieux pratiquer l'iridectomie en dedans qu'en haut, mais on peut obtenir le même résultat en manœuvrant avec prudence le couteau à cataracte, en le retirant doucement, ce qui sera facile, surtout si la lame en est très étroite, comme elle doit l'être toujours pour cette opération.

Après avoir terminé l'excision de l'iris, Panas recommande d'en réduire les bords pour qu'ils ne s'enclavent pas dans la plaie ; cette manœuvre n'est pas toujours facile à cause de la tension extrême de l'œil et de la poussée en avant du système cristallinien.

L'anesthésie générale est préférable toutes les fois qu'il s'agit d'un glaucome très aigu et très douloureux. Dans les autres cas, ou dans ceux de glaucome aigu, où l'anesthésie générale est contre-indiquée par le fait d'une affection cardiaque, on emploiera les instillations de cocaïne, immédiatement précédées d'applications d'un collyre à l'adrénaline. L'extrait aqueux de capsules surrénales anémie la muqueuse conjonctivale et prépare l'action de la cocaïne ; ce produit est déjà du reste un anesthésique oculaire. Il a en outre l'avantage de décongestionner momentanément le champ opératoire et de

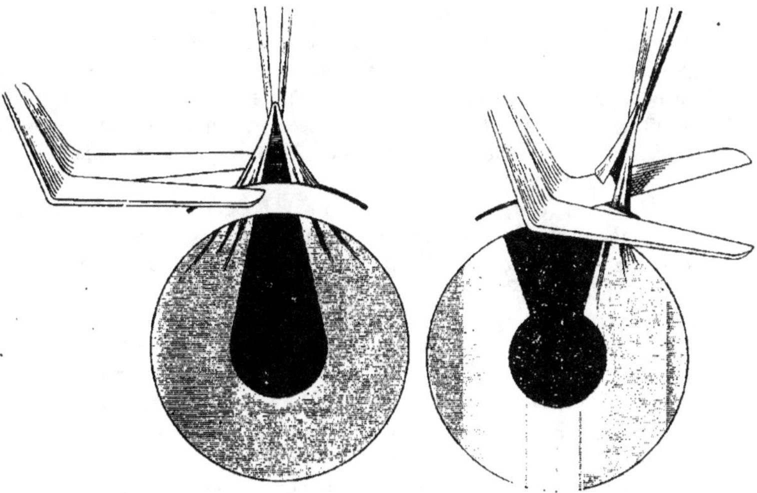

Fig. 256.
Iridectomie antiglaucomateuse.

diminuer quelque peu l'écoulement sanguin, toujours gênant dans les opérations d'iridectomie antiphlogistique.

Cependant, autant qu'il sera possible, on emploiera l'anesthésie générale dans le glaucome aigu, pour exécuter, avec le maximum de tranquillité, cette opération d'iridectomie, qui, dans ces conditions, est la plus difficile de toutes les interventions de la chirurgie oculaire.

Les temps de l'opération peuvent donc se résumer ainsi :

1° Incision de 6 à 8 millimètres, située de préférence en haut, et à la limite précise du limbe scléro-cornéen. On se gardera d'empiéter sur la sclérotique et de terminer la section du lambeau sous la conjonctive. On se servira ordinairement d'un couteau de de Graefe, à lame étroite ;

2° L'iris étant saisi aussi largement que possible avec une pince à griffes, de faible courbure (les pinces fortement courbes ne permettant pas facilement d'atteindre l'iris qui se dérobe souvent sous le rebord scléro-cornéen), sera attiré au dehors et sectionné en deux fois, selon la manière de BOWMAN, et au ras de la cornée ;

3° Réduction aussi complète que possible des lèvres du colobome irien. Esérine et pansement compressif.

Sclérotomies. — SCLÉROTOMIES ANTÉRIEURES. — *Procédé de Hancock.* — Si l'on fait abstraction des ponctions sclérales recommandées par MACKENZIE, la première tentative de section scléroticale dans la cure du glaucome est due à HANCOCK qui se proposait d'ailleurs d'atteindre le muscle ciliaire par sa section. Voici comment le chirurgien anglais décrit son procédé :

L'opérateur introduit un couteau à cataracte (qui était à l'époque le couteau triangulaire de Beer) à la partie inférieure et externe du bord de la cornée, à l'union de cette membrane avec la sclérotique. La pointe du couteau est poussée obliquement d'avant en arrière et de haut en bas, jusqu'à ce que les fibres de la sclérotique soient divisées obliquement dans une étendue d'environ 1/8 du pouce : on divise ainsi le muscle ciliaire, et le sang s'écoule le long de la lame du couteau.

HEIBERG (de Christiania) a fait subir à l'opération de Hancock une heureuse modification en se servant d'un instrument semblable à un ténotome, ou d'une aiguille coudée, falciforme, très coupante sur le côté. Il sectionnait ainsi les fibres du muscle ciliaire.

Aujourd'hui, l'opération de Hancock n'est plus guère employée que pour calmer les douleurs dans les cas de glaucome absolu, où la vision est sacrifiée ; elle a cédé le pas à la sclérotomie simple ou à ses dérivés.

Cependant, récemment, QUERENGHI a proposé une opération qu'il appelle *sclérociliotomie* et qui consiste à inciser l'insertion sclérale du muscle ciliaire à l'aide d'une aiguille en forme de faucille introduite à 2 millimètres en arrière du bord transparent de la cornée. Le tranchant doit être tourné vers la chambre postérieure qu'on atteindra par cette voie ; ensuite on retire le tranchant doucement en abaissant le manche.

Procédé de de Wecker. — Proposée par DE WECKER en 1867, la sclérotomie fut exécutée deux fois en 1868 par STELLWAG VON CARION, et discutée théoriquement au Congrès de Heidelberg de 1869. DE WECKER y soutint que ce n'était pas de l'étendue de la partie excisée de l'iris mais de l'emplacement et des dimensions de la plaie scléroticale que dépendait l'action antiglaucomateuse de l'opération d'iridectomie. De là cette déduction que la sclérotomie donnant une plaie sclérale d'une étendue supérieure à celle d'une iridectomie, devait permettre d'obtenir un effet plus considérable.

Deux ans plus tard, en 1871, QUAGLINO, dans un mémoire connu, publiait cinq cas de glaucome traités par la simple sclérotomie.

QUAGLINO employait pour l'incision une large lance destinée à retenir l'iris au moment de son retrait ; ce procédé, adopté par SNELLEN, est délaissé en France pour l'opération plus répandue de de Wecker :

Opération. — Avant l'opération, on instillera largement un collyre à l'ésérine à 1 p. 100 et l'œil sera cocaïnisé. La sclérotomie s'exécutera avec un couteau de de Graefe fin et rigide. La ponction sera faite à un millimètre du bord cornéen comme pour tailler le lambeau d'une opération de cataracte. Le couteau, poussé dans la chambre antérieure, la traverse pour ressortir de l'autre côté dans un point symétrique. Une fois la contre-ponction faite, on retirera un peu le couteau, toujours en sectionnant, par des mouvements de scie *extrémement lents*. Grâce à l'ésérine, on évite ordinairement que l'iris ne se bombe au devant du tranchant du couteau.

On n'achève pas le lambeau qu'on taille ainsi à mouvements de scie; on laisse un pont, plus ou moins large, suivant l'étendue donnée aux deux incisions scléroticales latérales. Celles-ci, en tous cas, mesurent une étendue supérieure à celle d'une plaie ordinaire d'iridectomie.

Enfin, on ne retire le couteau que lorsque l'humeur aqueuse s'est complètement écoulée : pour obtenir cet écoulement, il sera quelquefois nécessaire d'incliner un peu le tranchant du couteau après avoir terminé la section.

Instillation d'ésérine ; bandeau compressif.

Ce qu'il faut éviter avec soin, selon DE WECKER, c'est l'établissement d'une adhérence de l'iris avec l'encoignure de la chambre antérieure. C'est pour arriver à ce but qu'il a fait construire des sclérotomes, ayant la lame plus mince que leur tige à bords mousses, et qui, retenant complètement l'humeur aqueuse, permettent à l'instrument un cheminement exact à travers la chambre antérieure. Avec cet instrument, on peut joindre, à l'ouverture extérieure de la cap-

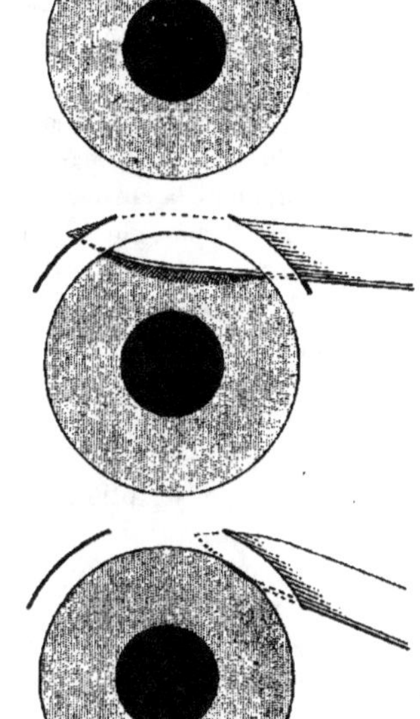

Fig. 257.
Sclérotomie de de Wecker.

sule de l'œil, un débridement sous-scléral de l'angle iridien. Pour obtenir cet effet, en retirant l'instrument, on en dirige la pointe vers la membrane de Descemet et l'angle iridien au fur et à mesure que l'humeur aqueuse s'écoule.

Ainsi quand la pointe a pénétré, en se retirant, dans la chambre antérieure, on abaisse le manche du couteau et on imprime à la pointe un mouvement de rotation en arc de cercle; celle-ci tranche alors le tissu trabéculaire de l'angle iridien et ouvre parfois largement le canal de Schlemm en pénétrant jusqu'à la sclérotique, ainsi que l'ont démontré des recherches entreprises avec notre élève DUCLOS. On obtient ainsi une rigole plus ou moins profonde au niveau du siège de la soudure de Knies. Afin d'éviter la section complète de l'enveloppe sclérale, il est recommandé de suivre la pointe du couteau à travers la couche superficielle de la sclérotique qui doit rester intacte ; on doit apercevoir la lame comme « un point bleuâtre en mouvement ».

Dianoux propose de renforcer l'action de cette sclérotomie par une malaxation du globe répétée matin et soir pendant cinq à six jours après l'opération. Avec la pulpe des deux index on malaxe le globe comme pour en examiner la tension et cela pendant quelques instants. Cette opération a pour but de disjoindre les lèvres de la plaie interne et de favoriser la sortie de l'humeur aqueuse.

Procédé de Bader et Spencer Watson. — Ces opérateurs anglais, à peu près en même temps que de Wecker et en France et en Italie Quaglino, puis Rosmini, Magni, Secondi défendaient la sclérotomie pratiquée suivant le procédé précédent, conseillaient une opération qui ne semble pas avoir eu une grande fortune, car elle exposait gravement à des enclavements de l'iris. Ils coupaient la cornée et la sclérotique complètement, suivant un tracé d'incision comparable à celui de la sclérotomie de de Wecker, mais laissaient, au lieu d'un pont scléral, la conjonctive intacte au-dessus du lambeau sclérotical. On obtenait ainsi des staphylômes formés par l'iris et la conjonctive à l'endroit de la plaie.

Cicatrisotomie. — La cicatrisotomie ou l'oulétomie n'est qu'une sclérotomie ordinaire, mais faite dans des conditions particulières ; c'est pourquoi sa description mérite de suivre immédiatement celle de la sclérotomie antérieure.

De Wecker proposa, lorsqu'un œil a été traité sans succès par l'iridectomie, de faire la sclérotomie près de l'ancienne section, en rectifiant celle-ci au besoin pour la faire tomber dans la sclérotique. Il rouvrait par cette cicatrisotomie l'ancienne plaie et il la déplaçait dans la sclérotique, se proposant de faire, d'une cicatrice non filtrante, une cicatrice à filtration. L'opérateur exécute cette intervention avec un couteau de de Graefe, très étroit, et sans risquer de blesser le cristallin, car la pointe du couteau chemine à une certaine distance de l'équateur de la lentille. On veillera à achever la section avec beaucoup de lenteur et souvent on s'abstiendra, si la section de la sclérotique a été complète, de réinciser la conjonctive.

C'est à cette opération que Panas a donné le nom d'*oulétomie.*

Procédé de G. Martin. — Comme opération de sclérotomie simple antérieure, nous pouvons citer le procédé opératoire suivant proposé par G. Martin.

Après contraction de la pupille par l'emploi de l'ésérine, le chirurgien, avec l'aiguille à paracentèse de Desmarres, pratique la ponction de la sclérotique à 1 ou 2 millimètres du limbe, à l'extrémité du diamètre vertical de la cornée. On peut exécuter cette ponction sous la paupière supérieure sans surveiller la marche de l'instrument, on peut même se dispenser de l'écarteur et de la pince à fixation. L'évacuation de l'humeur aqueuse doit se faire aussi lentement que possible. Si après le retrait de l'aiguille il reste encore un peu de liquide dans la chambre antérieure, on agrandira avec précaution les lèvres de la plaie, soit avec l'aiguille à paracentèse elle-même, soit à l'aide d'un ou deux coups de ciseaux coudés sur le côté.

SCLÉROTOMIES POSTÉRIEURES. — À côté des sclérotomies antérieures qui sont destinées à ouvrir la chambre antérieure, se placent les sclérotomies *postérieures* ou *équatoriales* qui se pratiquent en pleine sclérotique et ont pour effet de détendre les chambres postérieures de l'œil. Ces opérations s'adressent plutôt aux cas de glaucome absolu où la vision est fort compromise, et où le chirurgien cherche surtout à calmer les douleurs incoercibles dues à l'excès de tension intraoculaire.

Les paracentèses scléroticales de MACKENZIE et la ponction sclérale de GUÉRIN (de Lyon) représentent les premières opérations de ce genre. Plus près de nous, en 1871, DE LUCA (de Naples) publiait deux cas de glaucome aigu guéris par une ponction scléroticale pratiquée entre le droit extérieur et le droit inférieur, et en 1876, LEFORT communiquait à la Société de Chirurgie cinq observations analogues. Depuis lors, la plupart des oculistes ont pratiqué cette opération en modifiant plus ou moins la technique opératoire, c'est-à-dire en variant le lieu de la ponction, sa forme et son étendue. NICATI donna à la sclérotomie postérieure ou sclérale le nom d'*équatoriale* qui indique avec précision le lieu d'élection de la ponction, et GALEZOWSKI, dans une communication à la Société française d'Ophtalmologie, en 1886, créa pour cette opération le terme d'*ophtalmotomie*, appellation heureuse, qui marque que la brèche opératoire doit intéresser non seulement l'enveloppe sclérale, mais les membranes sous-jacentes et le corps vitré.

Opération. — Actuellement, la sclérotomie postérieure ou équatoriale, sous sa forme la plus simple, représente l'opération décrite et conseillée au commencement du siècle par GUÉRIN (de Lyon) qui se servait d'une aiguille à cataracte un peu large pour pénétrer à travers la sclérotique jusque dans le corps vitré. On emploie aujourd'hui le couteau à cataracte ordinaire de de Graefe.

Le lieu d'élection est selon les uns l'espace compris entre le droit supérieur et le droit extérieur, et pour les autres la région scléroticale incluse entre les droits inférieur et externe. MOTAIS (d'Angers) fait observer sur cette

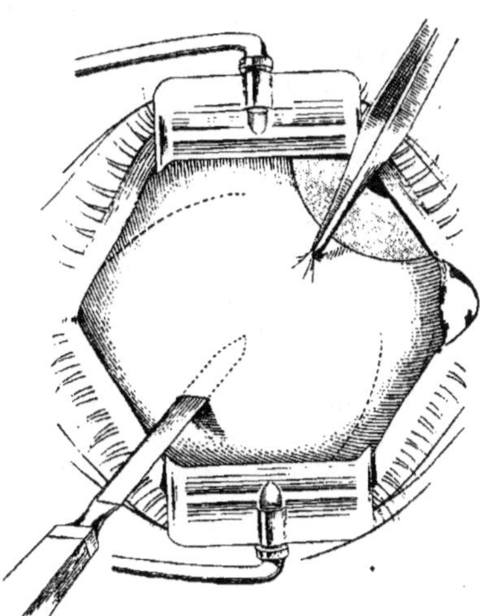

Fig. 258.
Ponction équatoriale.

question que, si on ponctionne en arrière de l'insertion des muscles droits, on traverse la séreuse oculaire et on ouvre la capsule de Tenon, ce qui est plutôt un avantage ; il sera donc préférable de commencer la ponction au moins à 6 millimètres en arrière du bord de la cornée, mais toujours en avant de l'équateur de l'œil. De plus, on évitera la région interne de la sclérotique, aussi bien au-dessus qu'au-dessous du droit interne à cause des muscles obliques qui prennent insertion dans cette région. Le lieu d'élection est donc le milieu de l'interstice des droits supérieur et externe, ou des droits inférieur et externe.

Comme étendue et forme à donner à l'incision sclérale, la pratique peut varier suivant l'effet qu'on désire obtenir. Si une simple ponction paraît suffisante, on se contentera d'une ouverture égale à la dimension de la lame d'un couteau de de Graefe ordinaire ; Masselon préconise cette sclérotomie postérieure simple, au besoin répétée plusieurs fois. Motais, désirant obtenir une espèce d'éventration de la sclérotique, une fistule sous-conjonctivale, pratique dans les membranes oculaires, et d'arrière en avant, une incision ayant une étendue de 6 à 8 millimètres.

Parinaud, pour arriver plus sûrement encore à maintenir la détente oculaire, a modifié la forme à donner à l'incision sclérale. Voici la description de son opération :

Après avoir fait fortement porter l'œil en haut et en dedans, il pratique la ponction de la sclérotique avec le couteau de de Graefe, entre le droit externe et le droit inférieur, à 8 ou 10 millimètres de la cornée. L'instrument est résolument enfoncé dans la sclérotique, la pointe dirigée vers le centre de l'œil, à une profondeur de 4 à 6 millimètres. Après un léger temps d'arrêt, on fait faire un quart de tour au couteau et on le retire lentement, en déchirant un peu la sclérotique perpendiculairement à la position première de la lame, de manière à obtenir une plaie triangulaire qui favorise la persistance de la filtration. Cette plaie, en piqûre de sangsue, n'expose pas à l'éventration comme une incision longue de la sclérotique, et elle se cicatrise avec une lenteur suffisante pour que la filtration se fasse longtemps.

Dans d'autres circonstances, Parinaud, au lieu de procéder directement à la ponction des membranes profondes et du corps vitré, fit précéder celle-ci d'une opération qu'il décrit sous le nom de *sclérectomie* :

Cette opération consiste à enlever un petit lambeau sclérotique de 3 à 4 millimètres, de manière à obtenir une excavation en cupule qui arrive au niveau de la choroïde ou dans son voisinage. Pour cela, on emploie une aiguille à manche, légèrement courbée à son extrémité, et un couteau de de Graefe. Les paupières étant écartées par un aide ou le blépharostat, l'opérateur enfonce l'aiguille dans les courbes superficielles de la sclérotique qu'il cherche à soulever, et avec le couteau, dont la lame est parallèle à l'aiguille, il taille dans l'épaisseur de la membrane un petit lambeau en forme de copeau. Au fond de la plaie apparaît bientôt la choroïde mise à nu, ou recouverte d'une mince couche de tissu scléral, quand on n'a pas coupé la sclérotique dans toute son épaisseur.

On fait d'ordinaire la ponction de la choroïde séance tenante ; mais dans les cas où la tension est excessive et si les douleurs ne sont pas trop vives, il sera préférable de ne pratiquer la ponction qu'après trois ou quatre jours, après cicatrisation par première intention.

C'est cette opération, sans la ponction finale, que BETTREMIEUX préconise contre le glaucome sous le nom de *sclérectomie simple*.

Dans le même ordre d'idées, FRŒLICH pratique la trépanation de la sclérotique. Après avoir mis à nu la sclérotique, par l'ablation d'un lambeau conjonctival, il en excise un morceau rond avec le trépan de VON HIPPEL, *en ayant soin de s'arrêter à la choroïde*. On vide un peu de contenu du globe et on suture le lambeau conjonctival par-dessus la perte de substance sclérale.

Irido-sclérotomie. — Nous pouvons classer les opérations mixtes d'irido-sclérotomie en deux catégories : celles qui combinent la sclérotomie à l'iridectomie, du type de l'opération de TERSON père, et celles qui ajoutent à la sclérotomie l'incision plus ou moins accusée de la base de l'iris et de l'angle iridien ; DE WECKER avait déjà ajouté cette manœuvre à son premier procédé de sclérotomie.

Procédé de Terson père. — L'opérateur pratiquera une sclérotomie par ponction et contre-ponction, selon le procédé de DE WECKER, mais en faisant la ponction plus haut que d'ordinaire, en un point distant de 2 à 3 millimètres au plus de l'extrémité du diamètre vertical de la cornée. On dirigera la pointe du couteau de telle sorte que la contre-ponction ait lieu un peu au-dessus de l'extrémité interne du diamètre horizontal de la cornée. Cela fait, l'opérateur accomplit quelques mouvements lents de va-et-vient, comme pour la sclérotomie ordinaire, mais en ayant soin de relever le manche du couteau pour élargir la plaie de la ponction. Il en résulte deux plaies séparées par un pont scléro-conjonctival. La plus externe est plus large, et c'est par elle que le chirurgien va saisir l'iris pour l'attirer au dehors et l'exciser. Toutefois, comme la conjonctive gêne la section de l'iris et expose à ce qu'on laisse des enclavements, il sera préférable de l'inciser pour dégager le champ opératoire. Pour cela, au moment où l'opérateur retire le couteau de l'œil, en tenant, selon la règle, le tranchant appuyé contre la face postérieure de l'anneau scléro-cornéen, dès qu'il sent que la résistance diminue parce qu'on arrive au point où le tissu conjonctival existe seul, il s'arrête et pousse en avant la pointe du couteau. Il coupe *à volonté* une partie du pont conjonctival, ou scléro-conjonctival, rabat ensuite ce petit lambeau sur la cornée et va saisir l'iris.

Procédé de Dianoux. — IRIDECTOMIE PÉRIPHÉRIQUE PARTIELLE ET SCLÉROTOMIE. — DIANOUX dans son procédé combine l'opération de POPE à la sclérotomie de de Wecker. La pupille étant fortement contractée par l'ésérine, l'opérateur fait avec le couteau de de Graefe la ponction et la contre-ponction à un millimètre et demi en arrière du limbe *suivant un des grands diamètres obliques de l'œil*. Après avoir agrandi avec le tranchant la contre-ponction, on fait exécuter à la pointe du couteau un léger mouvement de recul et on l'engage dans la voûte même de l'angle iridien qu'elle va inciser selon la méthode ordinaire de la sclérotomie.

Quand le couteau en tournant est arrivé à la position horizontale, on pratique une nouvelle contre-ponction de la sclérotique toujours à un millimètre et demi en arrière du limbe et on sort la lame du couteau parallèlement au limbe, de manière à obtenir une plaie scléroticale d'environ 6 millimètres. On saisit alors délicatement l'iris à l'union de son tiers périphérique et de son tiers moyen, pour sectionner la membrane irienne au ras de la sclérotique, de façon à obtenir une brèche périphérique selon le procédé de Pope.

On a ainsi le résultat curatif d'une iridectomie tout en évitant la déformation pupillaire, et la paupière supérieure masque complètement la brèche irienne.

Procédé de Nicati. — Nicati cherche à établir la communication entre la chambre postérieure et les mailles du tissu cellulaire sous-conjonctival, au moyen d'une opération qu'il désigne sous le nom de *sclériritomie*. Cette opération consiste à sectionner l'iris au lieu de son insertion avec la sclérotique et se pratique avec des couteaux lancéolaires à arrêt. Il plonge la pointe de ces lances sous un pli de la conjonctive, tangentiellement à la cornée et perpendiculairement au plan de l'iris.

Un second procédé du même auteur serait plus efficace contre les glaucomes primitifs, tandis que l'opération précédente conserverait toute sa valeur dans les glaucomes secondaires, consécutifs à des adhérences de l'iris à une cicatrice cornéenne. Voici la technique de la *sclériritomie nouvelle* qui se pratique, non plus avec une lance, mais avec un couteau très linéaire : La lame, le tranchant dirigé en bas, est introduite à travers le limbe scléro-cornéen, dans l'encoignure inférieure de la chambre antérieure, conduite parallèlement à l'iris en direction horizontale et poussée ensuite de manière à transpercer une seconde fois la sclérotique et à la dépasser d'un centimètre.

Faisant alors tourner la lame sur son axe, d'un quart de tour, on l'amène en position perpendiculaire à l'iris avec lequel son tranchant prend contact. Par ce même mouvement on fait à la sclérotique une incision perpendiculaire à celle du premier temps. L'humeur aqueuse se vide à ce moment.

D'un mouvement rapide on retire la lame suivant le plan même de la deuxième ponction. Ce faisant, l'iris est sectionné à son point d'attache suivant toute la longueur du contact.

Opération de Lagrange. — Sclérecto-iridectomie. — L'opération combinée qui réunit pour le moment les suffrages est celle de Lagrange qui unit l'*excision* d'une portion de la coque sclérale à l'iridectomie. Cette *irido-sclérectomie* ou mieux *sclérecto-iridectomie* est l'opération qui semble assurer le plus efficacement l'établissement de la cicatrice à filtration, but idéal de toute opération dans le glaucome chronique.

Pour cette opération on prendra les instruments nécessaires à l'iridectomie et, en plus, une paire de ciseaux ordinaires, fins et forts pour découper facilement la languette sclérale. Des emporte-pièces essayés pour cet usage n'ont pas encore donné un résultat satisfaisant.

L'anesthésie locale ordinaire à la cocaïne, à laquelle on adjoindra une forte dose d'adrénaline, suffira. L'anesthésie, et la contraction des vaisseaux, doit être complète pendant l'opération.

Opération. — Ponction de la sclérotique à moins d'un millimètre du limbe, contre-ponction dans un point correspondant, et incision de la scléro-tique dans l'angle irido-cornéen ; en terminant l'incision, le tranchant du couteau est dirigé en arrière, de manière à couper la sclérotique en biseau, en bec de flûte. Cette languette sclé-rale, toutefois, ne devra pas dépasser 2 milli-mètres 1/2 de hauteur totale. Lorsque le cou-teau est sous la conjonctive, on détache un large lambeau de muqueuse, comme le faisait DE GRAEFE dans son extraction linéaire.

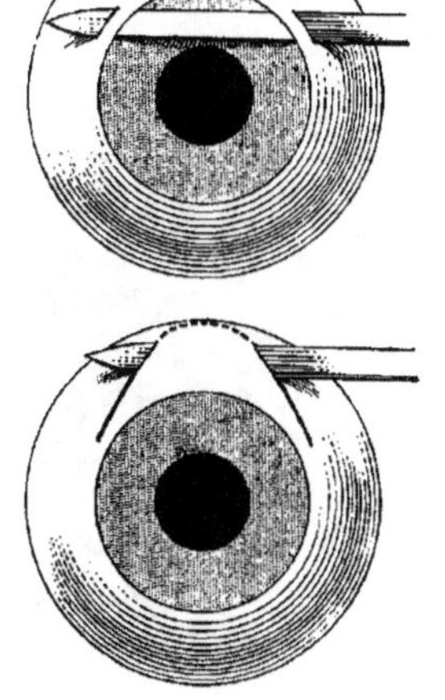

On prend ensuite le lambeau conjonctival avec de fines pinces à dents de souris, on le sou-lève et, avec des ciseaux très bien aiguisés, car la sclérotique est résistante, on résèque un assez large fragment de la lèvre antérieure de l'inci-sion. Le lambeau conjonctival est respecté.

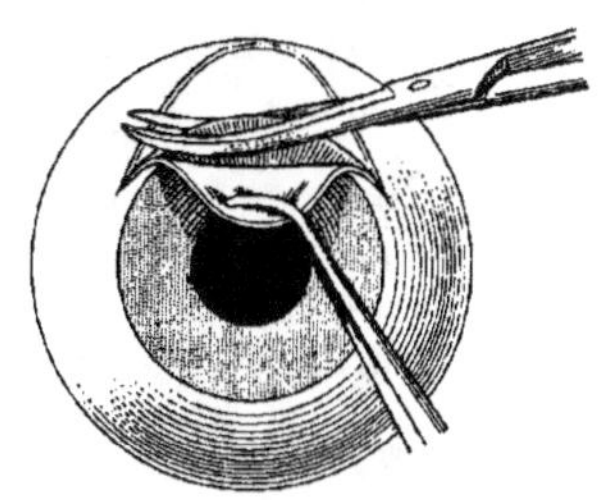

On fait enfin l'iridectomie selon la mé-thode ordinaire, et on rabat sur la plaie le lam-beau conjonctival détaché dans le premier temps.

Pansement ésériné sans suture conjoncti-vale.

Dans des travaux plus récents, LAGRANGE a préconisé la *sclérectomie* seule par le même procédé, sans iridectomie, et il n'a pas éprouvé d'enclavements de l'iris.

ROCHON-DUVIGNEAUD, pour augmenter l'éten-due de l'excision sclérale dans l'opération de Lagrange et assurer ainsi la fistulisation de la cicatrice, conseille d'exécuter ainsi ce temps de l'opération : ne pas tenir avec la pince le lam-beau conjonctival au moment de l'excision, mais

Fig. 259.
Sclérecto-iridectomie. — Opéra-tion de Lagrange.

le rabattre sur la cornée ; saisir alors avec la pince précisément le bord de la lèvre sclérale, de façon à attaquer largement celle-ci avec le *couteau de de Graefe* que l'opérateur n'aura pas quitté. Ce lambeau sera entamé le plus loin possible jusqu'au point où s'insère la conjonctive.

DOR et HOLTH ont proposé de se servir de l'emporte-pièce pour réséquer la sclérotique dans l'opération de Lagrange. Ils préconisent la résection de la lèvre *postérieure* de l'incision et non l'ablation du rebord scléral qui con -

tinue la cornée. Comme emporte-pièce, Holth recommande de se servir d'un modèle spécial à mors légèrement croisés pour ne pas déraper sur le tissu fibreux scléral.

Vacher, dans l'opération de Lagrange, préfère ne pas sectionner le pont conjonctival ; il résèque la sclérotique au-dessous.

Opération de Holth. — Iridenkleisis. — Holth, ayant observé que certaines iridectomies compliquées d'enclavement des angles de l'iris dans la plaie étaient suivies de bons résultats optiques avec des cicatrices parfaitement filtrantes, propose de créer systématiquement des enclavements iriens dans la cure du glaucome. Il faut avoir soin lorsqu'on pratique l'iridenkleisis de recouvrir largement l'enclavement avec la conjonctive ; pour cela il faut faire l'incision sous-conjonctivale en se servant du couteau ou mieux de la lance à arrêt coudée, et en pénétrant à 5 et même 10 millimètres en dehors du limbe de façon à entrer dans la sclérotique à 2 millimètres du bord cornéen. On pratique alors une incision sclérale de 10 millimètres avec un lambeau conjonctival qu'on rabat sur la cornée pendant la prise de l'iris.

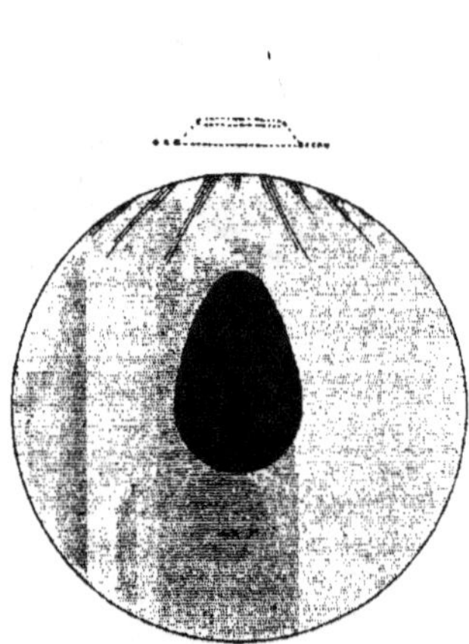

Fig. 260.
Iridenkleisis antiglaucomateuse.
Procédé de Holth.

L'enclavement est réalisé à l'aide d'une pince à iris, d'un modèle spécial, munie d'une vis à arrêt. On tourne la vis de manière à permettre un écartement de 2 millimètres environ. Une pince irienne ordinaire suffit cependant. On peut employer aussi le crochet de Tyrel.

Holth pratique l'iridenkleisis simple, sans iridectomie, mais il la combine parfois à l'iridectomie ou à l'iridotomie, enclavant un seul ou les deux angles de l'iris dans la plaie, ou encore en faisant sur le même œil et à côté l'une de l'autre une iridectomie périphérique et une iridenkleisis. On peut aussi pratiquer l'iridenkleisis sur des yeux antérieurement iridectomisés.

Opérations sur l'angle iridien. — Depuis déjà longtemps les opérateurs, et de Wecker lui-même, savaient que dans la sclérotomie il était préférable de ne pas se contenter de l'incision pure et simple du limbe scléro-cornéen et que l'effet produit était meilleur lorsqu'on y ajoutait, en retirant le couteau, une certaine action de sa pointe sur l'angle iridien. Nous avons noté précédemment cette modification au procédé initial de de Wecker. En 1894 les remarques faites à cet égard prirent corps avec la publication des travaux de de Vincentiis (de Naples) et de son chef de clinique, Taylor.

De Vincentiis, refusant de croire à la théorie de la cicatrice à filtration, néglige la section du limbe, et, s'appuyant sur l'importance de l'obstruction de l'angle irido-cornéen dans le glaucome, ne fait qu'une piqûre à l'enveloppe fibreuse pour porter son incision, uniquement sur la base de l'iris, sur la région dénommée si heureusement par WALDEYER, l'angle iridien.

DE VINCENTIIS désigne cette opération sous le nom d'*incision des tissus de l'angle iridien* et se sert pour la pratique d'une aiguille coupante de forme spéciale ; VALUDE a donné à l'aiguille de de Vincentiis une courbure concave en avant qui la rend plus maniable, permet au chirurgien d'exécuter la totalité du *débridement de l'angle iridien* d'un seul trait et sans se reprendre, et enfin, en agissant surtout par la pointe aiguë, donne des incisions plus profondes. DE WECKER conserve pour cette opération son fin et rigide couteau à cataracte et la décrit sous la désignation de *sclérotomie interne*, pour la distinguer de son précédent procédé.

La technique opératoire varie quelque peu, suivant qu'on emploie le couteau de de Graefe ou les aiguilles de de Vincentiis et de Valude, bien que le but à atteindre soit le même. Toutefois l'opération est plus facile à réaliser avec les aiguilles qu'avec le couteau.

Mentionnons qu'en 1895, ROCHON-DUVIGNEAUD avait indiqué la technique de la sclérotomie interne qu'il désigne sous le nom de *sclérotomie réduite* et qui consisterait à ne faire qu'une ponction et contre-ponction et à se contenter d'inciser avec la pointe du couteau, à partir de l'endroit de contre-ponction, le feuillet interne de la sclérotique. C'est la manœuvre que DE WECKER conseille dans son opération de sclérotomie interne.

Procédé de de Wecker. — DE WECKER se sert pour cette intervention d'un couteau à cataracte de de Graefe très étroit et très aminci. L'opérateur enfonce l'instrument à un bon millimètre du bord transparent de la cornée, de façon que le dos du couteau soit dirigé exactement dans le sens du diamètre horizontal. Arrivé au point de contre-ponction, la pointe du couteau ayant disparu sous le bord opposé de la cornée, on incise les arcades du ligament pectiné en faisant exécuter à la pointe du couteau, au moment du retrait de l'instrument, un mouvement d'évolution en demi-cercle. La pression sera proportionnée à la résistance que l'on suppose devoir rencontrer de la part de la sclérotique ; elle sera plus accentuée chez les vieillards que chez les sujets jeunes.

On n'opère que sur des yeux dont la pupille a été resserrée au maximum par l'ésérine, de façon à ce que la pointe de l'instrument n'ait qu'un minime trajet à parcourir au-devant de la pupille.

La difficulté de l'opération consiste à empêcher l'humeur aqueuse de s'écouler pendant le mouvement de circumduction du couteau, ce qui précipiterait l'iris au-devant de la lame et conduirait presque fatalement à le blesser. Pour cela, il faut que l'opérateur dirige toute son attention vers l'orifice d'entrée pour empêcher que des mouvements de rotation de la lame ne viennent à l'agrandir. Le moyen d'éviter cet accident est de n'appuyer et de ne faire glisser sur les lèvres de l'ouverture que le dos de la lame pendant le mouvement tournant de celle-ci.

Dans les yeux à chambre antérieure très réduite, la manœuvre du couteau de de Graefe devient impossible et l'opération ne peut être exécutée qu'avec les aiguilles et suivant la technique suivante :

Procédé de de Vincentiis. — TAYLOR a indiqué les différents temps de l'opération pratiquée par son maître DE VINCENTIIS, dans une note préliminaire :

L'œil bien fixé, on pique l'une des extrémités du diamètre horizontal avec l'aiguille de de Vincentiis à 1 millimètre et demi en arrière du bord transpa-

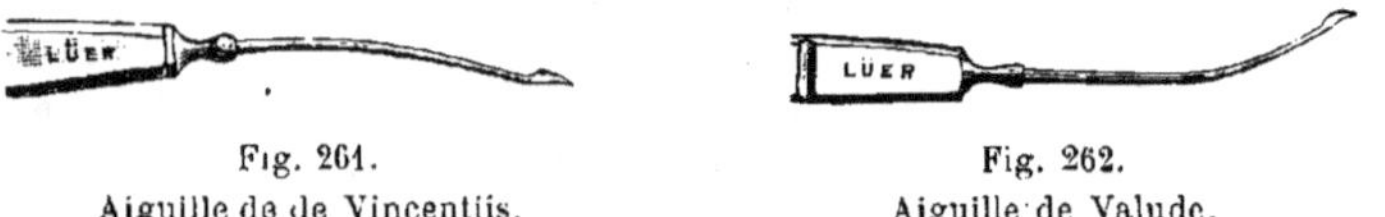

<table>
<tr><td>Fig. 261.
Aiguille de de Vincentiis.</td><td>Fig. 262.
Aiguille de Valude.</td></tr>
</table>

rent ; doucement on introduit l'instrument en suivant la face profonde de la cornée ; l'œil étant ésériné et la pupille réduite, on ne risque pas de toucher la surface du cristallin.

La pointe, dans les yeux à chambre fortement réduite, peut soulever un pli de l'iris ; en revenant en arrière, on finit par atteindre la paroi opposée. L'aiguille se fixe sous le limbe, piquant la paroi intérieure de l'angle iridien. A ce moment, on tourne légèrement l'axe de l'instrument, de telle façon que le tranchant se trouve en haut et en avant, vers la sclérotique. Décrivant alors un demi-cercle en prenant l'orifice d'entrée comme pivot, on porte lentement la pointe sous le limbe, débridant le tissu scléro-cornéen. Insensiblement la tige, dans son mouvement de rotation, se retire. Dès que la faucille, travaillant dans l'angle iridien, approche du point d'entrée, on ne coupe plus, on redresse le manche et on fait sortir entièrement la tige de la chambre antérieure, en prenant bien garde de ne pas agrandir l'ouverture. L'opération a été bien menée lorsque, pendant toute la manœuvre de l'instrument, aucune goutte de l'humeur aqueuse n'a passé au dehors. La pointe sortie, on voit sourdre le liquide au point de ponction.

En employant l'aiguille de Valude, on doit suivre la même conduite ; mais ici, on agit moins avec le fil de la faux qu'avec la pointe et, durant le trajet, les doigts sentent les fibres du tissu scléro-cornéen céder avec de petits craquements.

CYCLODIALYSE. — HEINE, se basant sur l'opinion qui attribue la guérison du glaucome au rétablissement d'une communication entre la chambre antérieure et l'espace sous-choroïdien, a imaginé la *cyclodialyse*. Avec une lance droite, il incise d'abord la sclérotique à 5 millimètres du bord uvéen et parallèlement à ce bord sans pénétrer jusqu'au tissu cornéen. Il introduit ensuite une spatule entre la sclérotique à la choroïde et la pousse dans la chambre antérieure au travers du ligament pectiné. L'opération est terminée quand on a obtenu un écoulement de l'humeur aqueuse.

La cyclodialyse est indiquée également dans la buphtalmie.

BIBLIOGRAPHIE

IRIDECTOMIE ANTIGLAUCOMATEUSE

ARLT. *Soc. d'Opht. Paris* (compte rendu), 1861, p. 12.

BOWMAN. *British med. journ.*, 1862, 11 oct., et *Ann. d'Ocul.*, 1863, t. XLIX, p. 37.

FRŒBELIUS. *Arch. f. Opht.*, 1860, t. VII, II, p. 119.

GAYET. *Soc. fr. d'Opht.*, 1884.

GRAEFE (DE). Note adressée à l'Institut de France. *Bull. de l'Acad. des Sciences*, 1857, et *Ann. d'Ocul.*, 1857, t. XXXVIII, p. 237 et *Arch. für Opht.*, t. III, II, p. 456.

PANAS. Traité. *Paris*, 1894, t. I, p, 519.

WECKER (DE). Traité d'Opht. *Paris*, 1886, t. II, p. 693.

SCLÉROTOMIE

Sclérotomie antérieure.

HANCOCK. *The Lancet*, 1860, 25 févr., et *Opht. hosp. Rep.*, 1861, n° XII, p. 13.

DIANOUX. In *Thèse de Roulleau.* Contribution au traitement du glaucome chronique simple. *Paris*, 1898.

MARTIN (G.). *Ann. d'Ocul.*, 1879, t. LXXXII, p. 236.

QUAGLINO. L'iridectomie si indispensabile per ottenere la guarizione del glaucoma, 1871.

VALUDE et DUCLOS. *Ann. d'Ocul.*, 1898, février et avril.

WECKER (DE). Traité d'Opht., p. 207 et *Ann. d'Ocul.*, 1885, XCIII, p. 10.

Sclérotomie postérieure.

MASSELON. *Soc. fr. d'Opht.*, 1888.

MOTAIS. *Soc. fr. d'Opht.*, 1887 et *Ann. d'Ocul.*, 1901, juillet.

PARINAUD. *Soc. fr. d'Opht.*, 1895, p. 333 et *Ann. d'Ocul.*, 1895, t. CXIII, p. 305.

IRIDOSCLÉROTOMIE

DIANOUX. In *Thèse de Roulleau. Paris*, 1898. Contribution au traitement du glaucome chronique simple.

HOLTH. Iridenkleisis antiglaucomatosa. *Ann. d'Ocul.*, 1907, mai.

LAGRANGE. *Arch. d'Opht.*, 1906, août; 1907, juillet; 1908, février.

NICATI. *Bull. de la Soc. de Biologie*, 1891, 4 juillet.

ROCHON-DUVIGNEAUD. *Arch. d'Opht.*, 1908, mars.

TERSON père. *Soc. fr. d'Opht.*, 1885, p. 52.

OPÉRATIONS SUR L'ANGLE IRIDIEN

HEINE. *Soc. d'Opht. de Heidelberg*, 1905.

ROCHON-DUVIGNEAUD. *Gaz. des hôpitaux*, 1895, 8 et 22 juin.

TAYLOR. XI° *Congrès intern. de méd.*, Rome, 1894, et *Centralbl. f. prakt. Augenh.*, 1891, p. 179-219.

VINCENTIIS (DE). *Rev. gén. d'Opht.*, 1895, oct., et Labori di Clin. Ocul. de R. univ. di Napoli, 1894, p. 227-233.

WECKER (DE). *Ann. d'Ocul.*, 1895, t. CXIV, p. 95.

CHAPITRE VIII

OPÉRATIONS SUR LE CORPS VITRÉ ET LES MEMBRANES PROFONDES DE L'ŒIL

Les interventions chirurgicales sur les régions profondes de l'œil, corps vitré, rétine et choroïde, ne sont entrées réellement dans la pratique que depuis le moment où ces régions ont pu être explorées, depuis l'invention de l'ophtalmoscope. Ces interventions d'ailleurs ressemblent assez peu aux opérations précises et bien réglées que nous avons pu décrire jusqu'ici. Elles consistent, pour la plupart, dans la recherche et l'extraction de corps étrangers ou de parasites contenus dans la profondeur de la coque oculaire, et elles doivent être conçues par l'opérateur suivant le siège, la dimension, la forme, la consistance du corps étranger.

Nous ne pourrons donc que mentionner les règles générales de ces diverses opérations, en insistant seulement un peu sur celles qui s'appliquent aux cas les plus communs.

Nous diviserons l'étude des interventions sur les parties profondes de l'œil en quatre chapitres :

EXTRACTION DES CORPS ÉTRANGERS MAGNÉTIQUES.

EXTRACTION DES CORPS ÉTRANGERS NON MAGNÉTIQUES.

EXTRACTION DES PARASITES.

OPÉRATIONS SUR LA RÉTINE.

EXTRACTION DES CORPS ÉTRANGERS MAGNÉTIQUES

Nous n'avons pas à étudier ici le problème de la localisation du corps étranger qui a été résolu par ROHMER dans cette *Encyclopédie* au chapitre des *Corps étrangers intra-oculaires*. Nous supposerons, ici en particulier, la présence du corps étranger métallique aimantable déterminée, soit par l'aimant de Mac Hardy, soit par le magnétomètre de Gérard ou le sidéroscope d'Asmus, ou encore et surtout par la radiographie ; nous supposerons même le siège du corps étranger reconnu directement à l'ophtalmoscope si les milieux sont restés transparents.

Dans ces conditions et pour extraire un corps étranger magnétique, la méthode de choix qui s'impose est celle de l'emploi de l'aimant, dont l'utilisation à l'extraction des corps étrangers de fer ou d'acier remonte à la plus haute antiquité. Les livres hindous (Susruta) contiennent, en effet, la mention que des fragments métalliques peuvent être retirés des tissus à l'aide de la pierre d'aimant. Cette méthode de l'aimant comporte actuellement trois procédés en ce qui concerne l'extraction des corps étrangers *profonds* du globe oculaire :

Le *procédé de Hirschberg* qui consiste à introduire la pointe de la tige aimantée à l'intérieur du globe ;

L'*extraction par la plaie* de pénétration ou par incision scléroticale ;

L'*extraction par la chambre antérieure.*

Ces deux derniers procédés s'exécutent sans pénétrer avec une tige aimantée dans l'intérieur de l'œil et grâce à l'emploi de très puissants *électro-aimants.*

Procédé de Hirschberg. — HIRSCHBERG, qui s'est livré à l'étude de cette question depuis 1875, a publié en 1899 une monographie importante qui a

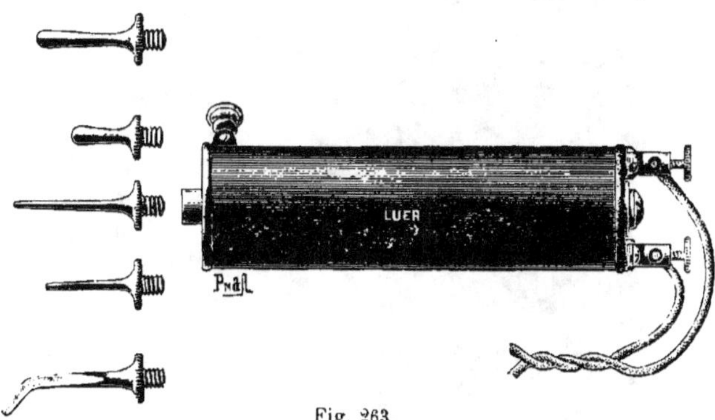

Fig. 263.
Électro-aimant d'Hirschberg.

son pendant dans le travail de HAAB sur le même point. HIRSCHBERG se sert d'un petit électro-aimant constitué par une bobine de 4 à 5 centimètres de diamètre et dont la pointe de fer doux central peut soulever un poids de 300 à 500 grammes environ ; cet instrument est donc très maniable et la pointe, dont la forme et le volume peuvent varier suivant les cas, sert à fouiller l'intérieur de l'œil. Cette pointe sera stérilisée avec la plus grande rigueur.

Suivant que l'accident sera récent et la plaie encore béante, ou qu'il sera ancien, on aura recours à l'une des deux opérations suivantes, qui constituent les deux modalités du procédé :

Extraction immédiate typique. — Une narcose complète sous le chloroforme est souvent nécessaire pour éviter les poussées en dehors du corps vitré pendant l'opération. Le malade étant endormi, on introduit la pointe de l'aimant entre les lèvres de la plaie scléroticale en l'agrandissant au besoin un peu avec des ciseaux et on tâtonne avec précaution en poussant la pointe aimantée de plus en plus profondément et dans toutes les directions. On attend quelques secondes en faisant passer le courant, et la prise du corps étranger est signalée souvent par un petit bruit perçu par les assistants. Il reste alors à le retirer, ce qui doit être fait avec lenteur et précaution. L'opérateur termine par une réunion de la plaie scléro-conjonctivale après avoir soigneusement désinfecté, par une irrigation antiseptique et une insufflation iodoformée, le champ opératoire.

Extraction secondaire. — Si l'accident est ancien et que la plaie accidentelle soit fermée, on incisera d'abord la coque oculaire sur une étendue de 5 à 6 millimètres en suivant le méridien, dans la direction supposée du corps étranger en arrière du corps ciliaire, et dans l'interstice des muscles droits. L'incision méridienne favorise la coaptation ultérieure de la plaie. Par l'ouverture ainsi faite, on introduira la pointe de l'électro-aimant pour procéder comme devant. Réunion de la conjonctive et pansement antiseptique occlusif. L'opération, comme la précédente, doit être exécutée sous le chloroforme.

Türk, qui a étudié comparativement l'action de l'aimant de Hischberg et celle de l'aimant de Haab, remarque que le premier de ces aimants, en raison de sa faible puissance n'est utilisable que si l'on peut approcher à un millimètre de l'éclat de métal. Chaque fois que cette condition ne pourra être réalisée, on devra recourir à l'aimant de Haab.

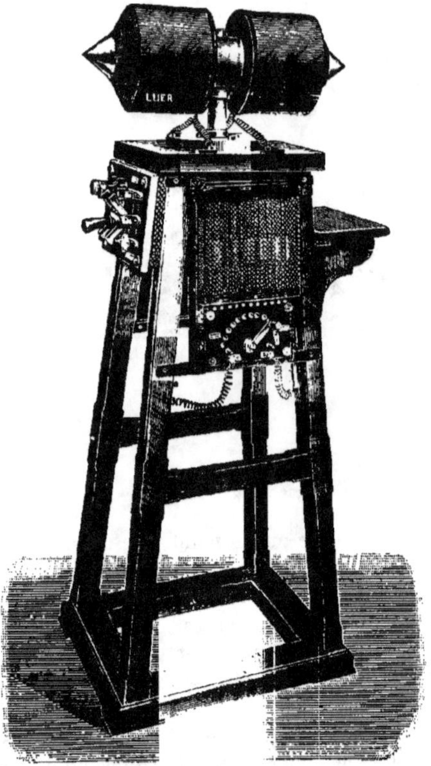

Fig. 264.
Électro-aimant géant de Haab.

Extraction par la sclérotique et par l'aimant géant. — Haab s'est servi d'un aimant d'une puissance extrême qui est constitué par une énorme bobine impossible à manœuvrer avec la main, et qui repose sur un chariot. Cet aimant peut soulever jusqu'à 10 kilogrammes ; mais, pour le mettre en action, il faut amener à sa proximité la tête du malade et la plaie accidentelle ou opératoire. Grâce à cette puissance, il suffit de l'approcher de la plaie pour que le corps étranger se trouve attiré en dehors, même s'il siège loin dans la profondeur de l'œil ; il est donc avantageux de pouvoir éviter le contact de l'aimant et de l'intérieur de l'œil ou de la plaie.

On évite aussi la chloroformisation par son emploi, car le patient doit lui-même se prêter à la manœuvre et s'approcher de l'instrument. Toutefois cette extraction ne laisse pas que d'être souvent douloureuse ; aussi Mayweg, en employant un aimant géant suspendu au plafond, a eu une idée heureuse, car les patients peuvent être ainsi opérés couchés et chloroformisés.

D'ailleurs, l'appareil modifié par Volkmann peut se suspendre par une applique au mur, puis se tourner et s'incliner dans toutes les directions ; l'instrument ainsi est devenu très maniable.

Le patient étant disposé convenablement selon l'appareil employé, la pointe mousse de l'électro-aimant est amenée tout contre la plaie de pénétration du corps étranger. Si la plaie accidentelle est fermée ou si, celle-ci étant cornéenne, le cristallin est intact, on fera dans la sclérotique, au delà de l'équateur, une incision méridienne entre deux muscles droits, pour se placer dans les mêmes conditions. Il reste dans cette position à actionner le corps magnétique, et le courant ne sera lancé dans la bobine qu'à ce moment pour ne pas agir prématurément sur le corps étranger dont tous les mouvements sont douloureux. Le patient ressent, en effet, une douleur vive au moment où se produit l'aimantation et le corps étranger se présente à la plaie. A ce moment, on peut terminer l'extraction avec une pince à iridectomie aimantée ou avec le petit aimant de Hirschberg.

Pour éviter les difficultés du maniement de l'aimant géant, Mellinger (de Bâle) a imaginé un appareil construit d'après un principe tout différent et qui a pour résultat de donner un effet aimantant mieux dirigé, moins dispersé. C'est ce qu'il appelle l'*aimant à pôle interne*, lequel comprend un solénoïde dans le cercle duquel on place la tête du blessé. Quand le courant

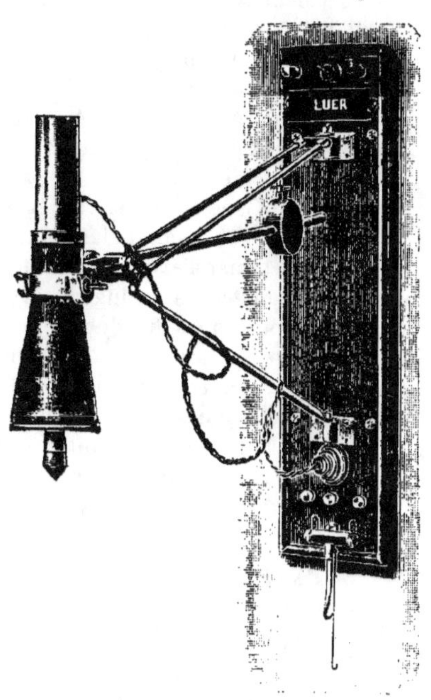

Fig. 265.
Électro-aimant de Volkmann.

passe dans le solénoïde, le corps étranger oculaire est fortement aimanté ainsi qu'une petite tige de fer doux qu'on approche de l'œil, et l'extraction s'opère, grâce à un instrument assez maniable.

Extraction par la chambre antérieure. — Ce procédé est indiqué lorsque l'accident a déterminé une cataracte traumatique ou une luxation du cristallin. Dans le premier cas, on procède à l'extraction de la cataracte avec iridectomie, puis on applique devant la plaie cornéenne l'aimant géant.

Dans d'autres conditions, souvent le corps étranger ne reprend pas le chemin de pénétration, même quand l'accident est récent; l'action de l'électro-aimant géant est seulement alors de le déplacer et de l'attirer des régions profondes de l'œil, dans les parties accessibles à l'exploration. C'est ainsi que le corps étranger arrive à être visible au bord de l'iris ou dans la chambre antérieure. Ce résultat étant obtenu, il restera à ouvrir la chambre antérieure pour terminer l'extraction au moyen du petit aimant de Hirschberg. Pour amener un corps étranger, surtout si l'accident n'est pas tout récent, des parties profondes du globe vers la partie antérieure de la coque oculaire, une seule application est rarement suffisante; il faut arrêter le courant toutes les dix secondes environ, car la sensation produite par le corps étranger attiré puissamment au dehors est assez douloureuse. D'ailleurs, certains accidents d'hémorragie intra-oculaire, des poussées glaucomateuses même, peuvent résulter de l'application d'un aussi puissant électro-aimant.

EXTRACTION DES CORPS ÉTRANGERS NON MAGNÉTIQUES

L'extraction des corps étrangers non magnétiques ne pourra guère être tentée avec quelques chances de succès que s'il s'agit d'un corps d'un certain poids, tel un grain de plomb (c'est le cas d'ailleurs le plus fréquent) capable de se localiser par le fait de la pesanteur à la partie la plus déclive du globe, où on ira le chercher. A. TERSON a fait construire pour cet usage une pince spéciale à cuillers et à longues branches qu'il introduit par une plaie sclérale en la portant brusquement au fond de l'œil. Le corps étranger par son propre poids arriverait à se loger entre les cuillers de l'instrument. Il serait imprudent de recommencer plusieurs fois cette manœuvre.

EXTRACTION DES PARASITES

La difficulté réside principalement dans la localisation du corps étranger. Sans parler de l'ophtalmoscope spécial imaginé par A. DE GRAEFE, on se servira pour localiser en millimètres le parasite par rapport à la cornée des dimensions connues du diamètre papillaire. On sait, en effet, que le disque optique mesure $1^{mm},5$ de diamètre, et d'autre part que la distance du bord cornéen au bord temporal de la papille est de $34^{mm},5$ et celle de l'autre bord cornéen au bord nasal de la papille de 26 millimètres.

Lorsque le parasite est suspendu dans le corps vitré, la difficulté est plus grande et on se contentera de l'examen ophtalmoscopique qui doit être répété par l'opérateur au moment même de l'intervention, afin d'être guidé par un souvenir immédiat.

L'opération variera avec le siège du parasite. Pour un cysticerque placé dans les régions antérieures du corps vitré, on pratiquera, suivant le conseil de A. DE GRAEFE, l'incision au niveau du limbe, une large iridectomie et l'extraction du cristallin, grâce à laquelle on pourra aller à la recherche du parasite. A. TERSON recommande pour cette manœuvre l'emploi de ses pinces-curettes.

Lorsque le cysticerque siège à la partie postérieure du globe, on devra aller à sa recherche au moyen d'une incision sclérale, suivant le procédé indiqué par ARLT. SCHMIDT-RIMPLER marque la place choisie pour l'incision avec un fil noir passé profondément dans la sclérotique. Le fil doit embrasser au moins l'épisclère, sans quoi il serait mobilisé au moment de la première incision conjonctivale.

Cette incision sera faite au moyen d'un fin couteau linéaire entre deux muscles droits, ou encore, si la situation du parasite le rend nécessaire, sous le muscle droit inférieur qui sera désinséré temporairement. L'opérateur incisera la coque oculaire couche par couche, de façon à ouvrir successivement et avec une lente précaution la sclérotique et les membranes profondes; l'incision suivra une direction rigoureusement méridienne.

Si l'incision correspond exactement au siège du parasite, on verra celui-ci se présenter au dehors; autrement on irait à sa recherche soit avec un crochet mousse, une curette ou la pince de A. TERSON.

OPÉRATIONS SUR LA RÉTINE

La plupart des interventions assez multipliées, qui ont été pratiquées sur la rétine et contre le décollement de cette membrane, méritent seulement d'être mentionnées; c'est la suture rétinienne de GALEZOWSKI, le drainage avec un fil ou une canule d'or de DE WECKER, les injections iodées de SCHÖLER et ABADIE, l'électrolyse de SCHÖLER, ABADIE, TERSON père.

Récemment (1903), MULLER a même proposé de guérir les décollements rétiniens en pratiquant une large incision scléroticale au pôle postérieur de l'œil, puis en suturant cette plaie, après ponction sous-rétinienne. Cette excision était rendue possible par une opération de Krönlein.

L'intervention la plus rationnelle comme aussi la mieux réglée et la moins dangereuse reste la ponction simple déjà recommandée par ARLT.

L'opération s'exécutera avec un couteau de de Graefe ordinaire, et l'opérateur devra surtout s'attacher à enfoncer l'instrument au milieu du décollement. Pour arriver à ce résultat, le tracé exact du champ visuel servira de guide ainsi que l'examen ophtalmoscopique pratiqué immédiatement avant l'opération. Le couteau sera enfoncé doucement jusqu'à un demi-centimètre, puis incliné légèrement (A. Terson) pour permettre au liquide sous-rétinien de s'écouler. Parinaud conseille, pour donner une issue plus facile à ce liquide, de tourner la lame du couteau de 90° en le retirant, de façon à donner à l'ouverture une forme triangulaire qui la rend légèrement béante. Pansement aseptique, légèrement compressif, sans sutures.

La chirurgie de la choroïde se confond avec celle de la rétine et est nulle à proprement parler, puisqu'aucune affection choroïdienne n'appelle un traitement opératoire.

BIBLIOGRAPHIE

EXTRACTION DES CORPS ÉTRANGERS MAGNÉTIQUES

Haab. *Beiträge zur Augenheilk.*, 1894.
Hirschberg. Die Magnetoperationen in der Augenheilkunde. *Leipzig*, 1899.
Mellinger. *Arch. d'Opht.*, 1909, avril.

EXTRACTION DES CORPS ÉTRANGERS NON MAGNÉTIQUES

A. Terson. *Soc. d'Opht. de Paris*, 1895.

EXTRACTION DES PARASITES

Schmidt-Rimpler. *Zeitschr. f. Augenh.*, 1900, t. IV, p. 93.

CHAPITRE IX

OPÉRATIONS SUR LE NERF OPTIQUE ET LES NERFS CILIAIRES

Les opérations sur le nerf optique et sur les nerfs ciliaires sont de date assez récente et n'ont point de passé historique particulier ; les énumérer simplement c'est faire leur histoire suffisamment complète.

DÉBRIDEMENT DES GAINES DU NERF OPTIQUE

De Wecker dans la névrite descendante proposa de pratiquer le débridement des gaines du nerf optique dans le but de drainer le cerveau et de réaliser une désinfection locale ; il appliqua la même opération aux cas d'hémorragies des gaines du nerf optique.

De Wecker opérait du côté interne parce qu'il considérait que de ce côté, et malgré la présence de l'éminence nasale, le nerf optique est plus aisé à attaquer, étant plus rapproché; il se servait comme instrument fondamental de l'opération, d'un bistouri caché au fond d'une fourche qui se pose à cheval sur le nerf optique.

L'opération débute par un dégagement de l'insertion du muscle droit interne qui est maintenu en dedans par un fil ; on attire alors fortement le globe en dehors, et par la plaie entre-bâillée et dégagée aux ciseaux, on glisse le bistouri caché jusqu'au nerf optique.

En introduisant le bistouri caché, on a soin de le placer aussi loin que possible du globe oculaire et de s'assurer qu'il est bien d'aplomb sur le nerf. On déclanche alors le tranchant en tirant l'instrument à soi de façon à être sûr d'inciser les gaines sur une certaine étendue.

En substituant à l'instrument précédent une canule de même forme on peut réaliser une irrigation antiseptique de la région.

Ensuite le muscle est remis en place au moyen de sutures.

Carter (de Londres) a exécuté la même opération, mais en dehors, en sectionnant d'abord le droit externe.

ÉLONGATION DU NERF OPTIQUE

De Wecker a pratiqué l'élongation du nerf optique dans les atrophies tabétiques ; il se sert pour cette opération d'un double crochet s'articulant à la manière d'un forceps. Voici le manuel opératoire :

Comme précédemment, on pénétrera derrière le globe en dedans, après avoir détaché le droit interne qui reste maintenu par un fil. Une fois cette

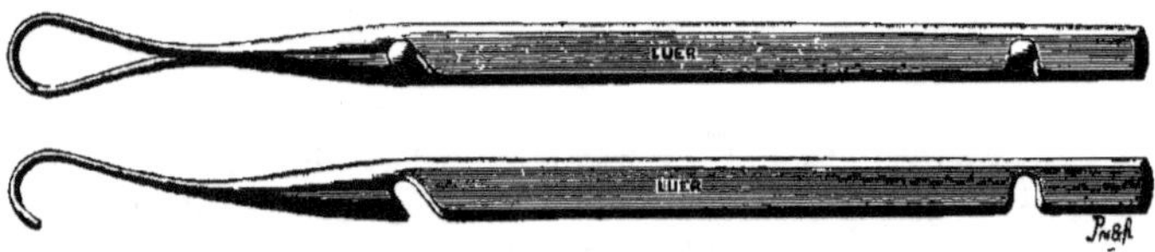

Fig. 266.
Crochet articulé de de Wecker.

désinsertion faite on dégage complètement la capsule de Tenon, jusqu'au nerf avec une spatule courbe et mousse. Lorsque le nerf est senti on le saisit avec une des branches du crochet, et, introduisant l'autre branche sessile, on les réunit après qu'elles ont contourné le nerf ; on obtient ainsi par l'enchâsse- ment des branches un anneau qui contourne en entier le nerf optique. Il reste à tirer sur le nerf assez énergiquement pour que l'opérateur puisse au besoin *le toucher du doigt ;* on retire alors les branches du crochet et l'opération se termine par une irrigation antiseptique et la remise en place du muscle droit interne.

SECTION DU NERF OPTIQUE ET DES NERFS CILIAIRES. NÉVROTOMIE OPTICO-CILIAIRE (Boucheron)

Entre le droit supérieur et le droit externe, à un centimètre de la cornée, on ouvre la conjonctive et la capsule de Tenon ; on pénètre ensuite avec des ciseaux courbes entre la capsule et l'œil. Attirant alors en avant le globe ocu- laire, saisi près de la cornée par de fortes pinces à griffes, on *tend* le nerf optique, que les ciseaux coupent comme une corde rigide. Le nerf optique étant sectionné, les nerfs et les artères ciliaires sont aussi coupés par quel- ques coups de ciseaux. Pour être absolument sûr qu'on n'a laissé échapper aucun nerf ciliaire, on agrandit l'ouverture de la capsule, et à l'aide d'une seconde pince à griffes, on va saisir la sclérotique dans l'hémisphère posté- rieur de l'œil qu'on fait ainsi tourner aisément en avant ; on peut alors couper à son aise les nerfs ciliaires, qui forment, comme on sait, une couronne autour du nerf optique. Boucheron conseille de ne pas toucher à l'insertion des muscles droits, pour ménager les artères ciliaires antérieures, rameaux des artères musculaires et conserver à l'œil tous ses mouvements.

RÉSECTION DU NERF OPTIQUE

De Wecker, Schweigger et plus tard Pagenstecher préconisèrent cette opération qui est plus compliquée que la précédente, sans présenter plus d'avantages.

Wagenmann, pour obtenir le même résultat et la même sécurité vis-à-vis de l'ophtalmie sympathique, conseille de sectionner seulement le nerf mais d'en toucher le bout périphérique à sa sortie du bulbe avec le thermo ou le galvano cautère.

Procédé de de Wecker. — Le chirurgien détache d'abord le droit interne qu'il retient par une suture, puis il dégage les tissus avec la spatule sous le muscle détaché, enfin il prend le nerf sur le crochet articulé usité pour l'élon-

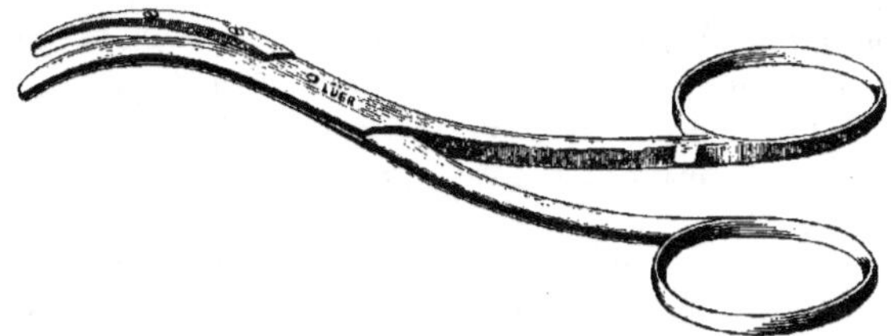

Fig. 267.
Ciseaux compresseurs de de Wecker.

gation. On peut alors l'attirer au dehors sans exercer directement une trop grande pression sur le globe de l'œil que l'on déplace en avant par l'intermédiaire du nerf optique même et que l'on renverse ensuite en dehors. Il reste à sectionner le nerf avec des ciseaux mousses ou les ciseaux-compresseurs de de Wecker, le plus loin possible du bulbe oculaire, puis à réséquer le bout qui reste attaché à l'œil, enfin à réduire celui-ci après avoir remis le muscle en place et fermé la plaie de la conjonctive. De Wecker conseille une irrigation prolongée de sublimé à 1/1000 pendant au moins une minute. L'opération pratiquée du côté externe est plus facile.

SECTION DES NERFS CILIAIRES

Snellen s'est proposé de sectionner les nerfs ciliaires postérieurs tout en respectant le nerf optique.

L'auteur pratique d'abord la ténotomie du droit externe, puis, avec des ciseaux courbes fermés il pénètre dans l'orbite à la recherche du nerf optique. Une fois celui-ci reconnu, appliquant les ciseaux contre la sclérotique, il coupe à petits traits, tout ce qui de ce côté entoure le nerf optique. Il réunit enfin la conjonctive par des points de suture après avoir remis en place le droit externe.

EXTIRPATION DU GANGLION CILIAIRE

L'extirpation du ganglion ciliaire est demeurée jusqu'aujourd'hui une opération de laboratoire et même une opération difficile. Abadie en 1897 s'exprimait ainsi : « L'excision du ganglion ophtalmique donnerait aussi probablement de bons résultats (par comparaison avec la résection du grand sympathique cervical). Mais cette opération ne paraît guère pratique en raison de la petitesse de ce ganglion perdu au milieu de la graisse de l'orbite et aussi de la difficulté très grande d'éviter la section des artères ciliaires et de l'artère centrale de la rétine. »

On sait que le ganglion ciliaire siège dans la partie postérieure de l'orbite, à un centimètre et demi environ derrière le pôle postérieur du globe. Il est dans un plan un peu inférieur par rapport au nerf optique et séparé de lui par une petite quantité de tissu adipeux dans lequel se tient l'artère ciliaire longue.

Malgré les difficultés d'exécution quelques opérateurs essayent actuellement de faire entrer l'extirpation du ganglion ciliaire dans le domaine de la pratique.

Terrien a proposé de découvrir le ganglion ciliaire en se frayant un chemin par une opération de Krönlein, par la résection d'un volet ostéo-périostique ; voici comment il conseille de procéder : la commissure externe sectionnée, le droit externe et le petit oblique mis à nu et sectionnés, on attire fortement le globe de l'œil en dedans et on incise la capsule de Tenon du côté externe. Le nerf optique est alors dénudé avec la sonde cannelée, les nerfs ciliaires sont mis à nu et on aperçoit à leur extrémité postérieure le ganglion ciliaire qui sera arraché avec une pince à forcipressure.

Rohmer considère la dissection et la reconnaissance du ganglion, sur le vivant, au milieu de l'écoulement du sang et dans la profondeur de l'orbite comme une opération d'une réalisation incertaine et malaisée ; il a fait construire une pince spéciale destinée à aller chercher le ganglion le long du nerf optique et à l'arracher sans le voir. Cette pince est une pince à forcipressure à mors élargis et aplatis, et garnie, d'autre part, d'une rainure externe pour glisser sur le nerf optique comme sur un conducteur.

On commence par s'ouvrir un chemin comme il est dit précédemment au moyen de l'opération de Krönlein, et de la section du droit externe ; puis on enfonce à plusieurs reprises la pince entr'ouverte, le long du nerf optique jusqu'au trou optique en faisant des prises dans le tissu graisseux de l'orbite.

Avec cinq à six prises on obtient généralement le ganglion, noyé dans les pelotons de graisse qu'on examinera attentivement pour le découvrir. L'hémorragie, rarement sérieuse, sera arrêtée au moyen de tampons imbibés de sérum gélatiné ou de pinces à demeure au besoin.

Rohmer dit que l'on s'aperçoit que le but est atteint à ce que l'œil subit une diminution de tension et une décongestion de la conjonctive. Le fait est important à noter car il n'est pas toujours possible de retrouver ou de reconnaître le ganglion au milieu des pelotons graisseux retirés avec la pince.

Suture du droit externe, drainage, pansement après suture de la peau.

BIBLIOGRAPHIE

DÉBRIDEMENT DES GAINES DU NERF OPTIQUE

Wecker (de). In Traité complet d'Opht. de de Wecker et Landolt. Vol. IV, p. 418.

ÉLONGATION DU NERF OPTIQUE

Wecker (de). In Traité complet de de Wecker et Landolt. Vol. IV, p. 550.

NÉVROTOMIE OPTICO-CILIAIRE

Boucheron. *Gazette méd. de Paris*, 1876.

RÉSECTION DU NERF OPTIQUE

Wecker (de). *Ann. d'Ocul.*, 1890, T. CIV, p. 215.

SECTION DES NERFS CILIAIRES

Snellen. *Arch. für Opht.* Vol. XIX-IIᵉ, 1873.

EXTIRPATION DU GANGLION CILIAIRE

Rohmer. *Soc. fr. d'Opht.*, 1902.
Terrien. *Bull. de la Soc. de Chirurgie*, 1902, mai.

CHAPITRE X

OPÉRATIONS SUR LES NERFS DE L'ORBITE

Des interventions variées peuvent être dirigées sur les nerfs de l'orbite, soit pour des névralgies de la région, soit pour des douleurs persistantes du globe de l'œil lui-même. Nous indiquerons ici les principales.

Nous décrirons aussi la technique de l'injection d'alcool faite pour intéresser directement le nerf facial au sortir du canal mastoïdien dans le cas de tic non douloureux de la face.

ARRACHEMENT DU NERF NASAL EXTERNE. NASALORHEXIS

OPÉRATION DE RADAL

L'opération peut se faire à la cocaïne, et l'auteur indique comme point de repère pour l'incision de la peau, la position suivante : appliquer l'index sur

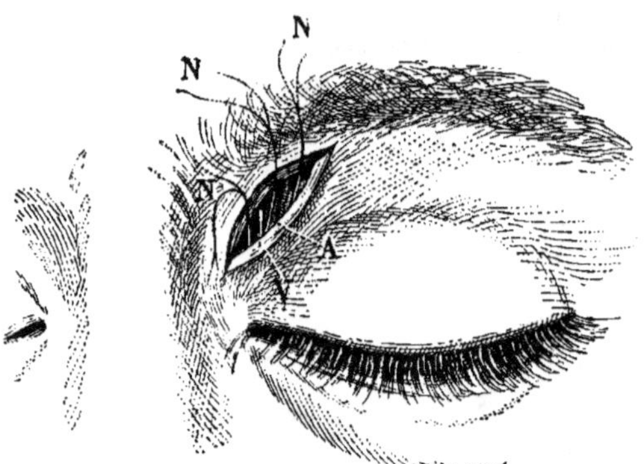

Fig. 268.
Opération de Badal.

le globe, par la face palmaire, immédiatement au-dessous du rebord orbitaire supérieur, l'extrémité du doigt reposant sur le côté du nez. Le point d'émergence du nerf se trouve assez exactement sur le milieu de l'ongle.

Guidé par l'index, l'opérateur fait à la peau une incision courbe, correspondant à la partie interne et supérieure du rebord orbitaire, allant de l'angle interne de l'œil à la poulie du grand oblique. Cette incision commencée à un centimètre au-dessus de l'ongle indicateur se termine au milieu de celui-ci.

Le chirurgien incise les fibres musculaires que l'on trouve immédiatement sous la peau; il en résulte une petite hémorragie qui cède vite à la compression.

Les fibres musculaires sectionnées s'écartent, et on se trouve sur le plan des filets nerveux, dans le tissu cellulaire qui recouvre immédiatement le périoste de cette région. A ce moment apparaissent les vaisseaux faciles à reconnaître par leur couleur; il ne reste plus qu'à isoler les filets nerveux et à les arracher.

Pour cela, à l'aide d'un crochet à strabisme, on charge tout ce que l'on trouve sur le périoste, vaisseaux et nerfs, puis sur le crochet lui-même on isole les filets nerveux tendus et saillants. Si on n'a saisi qu'un filet du nasal, il faut de nouveau prendre sur le crochet ce qui reste de tissu cellulaire dans le champ opératoire, car pour faire une opération complète, il faut trouver au moins deux filets nerveux, habituellement trois.

A chaque prise avec le crochet on exerce une certaine traction combinée avec la torsion, jusqu'à ce qu'on soit arrivé à arracher ce qui est chargé sur le crochet: en deux ou trois reprises on a la certitude d'avoir arraché réellement les filets du nerf nasal.

Fermeture de la peau par deux points de suture au crin de Florence.

SECTION OU ARRACHEMENT DU NERF FRONTAL

Névrotomie sus-orbitaire. — DE GRAEFE, NÉLATON, TILLAUX ont proposé d'exécuter la section sous-cutanée des filets terminaux du nerf frontal dans les névralgies sus-orbitaires ou les spasmes douloureux des paupières.

La peau du sourcil étant fortement tendue, un ténotome est enfoncé sous la peau, de dehors en dedans, vers le point d'émergence du nerf sus-orbitaire hors de l'échancrure du bord osseux. Puis tournant le tranchant du côté de l'os l'opérateur incise profondément tous les tissus ainsi que le périoste, à la réunion du tiers interne du rebord orbitaire avec le tiers moyen. Fermeture de la plaie, occlusion antiseptique avec du coton et du collodion iodoformé.

Section à ciel ouvert. — *Procédé de Letiévant.* — Le sourcil est relevé, la paupière abaissée; on incise le long de l'arcade orbitaire et un peu *au-dessous*, de façon que le milieu de l'incision corresponde à l'échancrure sus-orbitaire. Après avoir traversé la peau puis le muscle, le chirurgien reconnaît l'échancrure avec son doigt indicateur gauche; une petite incision du ligament palpébral au-dessous de cette échancrure met à nu le nerf au moment où il s'engage dans le canal. Il reste à disséquer celui-ci sur l'étendue de 1 centimètre environ, puis à le sectionner, à en réséquer une partie, ou simplement à en pratiquer l'élongation selon le but poursuivi. Réunion de la plaie cutanée au crin de Florence.

Procédé de Villar. — L'incision longue de 2 centimètres et demi siège immédiatement *au-dessus* du sourcil, et sa partie moyenne doit correspondre à l'échancrure sus-orbitaire.

Après avoir découvert le frontal externe, on pratique avec une spatule le décollement du globe oculaire d'avec la voûte de l'orbite, de façon à suivre le nerf jusqu'au fond de la cavité orbitaire. La difficulté consiste, avec une sonde cannelée, à séparer le nerf de l'artère qui accompagne, dans tous son trajet orbitaire, le nerf frontal externe d'abord puis le nerf frontal. Ce dernier étant bien mis à nu est sectionné au fond de l'orbite, vers la fente sphénoïdale.

SECTION OU ARRACHEMENT DU NERF SOUS-ORBITAIRE

Section terminale — Le trou sous-orbitaire, qui sert 'de point de repère, est placé à l'union du tiers interne et des deux tiers externes du rebord orbitaire inférieur à un demi centimètre au-dessous.

Bruns indique pour le découvrir une incision oblique en dehors et en bas. commençant à 1 centimètre, au-dessous du rebord de l'orbite à environ 1 centimètre et demi du trou sous-orbitaire. L'opérateur se dirige à petits coups vers le trou sous-orbitaire reconnaissable au toucher dans la profondeur.

On arrive ainsi sur le faisceau nerveux sortant du trou, qui sera disséqué et chargé sur un crochet. On peut l'attirer alors avec une pince et l'arracher, ou le sectionner à 1 centimètre environ de son point d'émergence.

Section au niveau du tronc. — L'opération de Letiévant qui s'exécute par la voie orbitaire, tout en ne permettant pas de poursuivre le nerf aussi loin, paraît préférable aux procédés qui se proposent de l'atteindre par la voie du sinus maxillaire ou par la voie rétro-orbitaire : elle est, en tout cas, plus simple.

L'incision de la peau, longue de 2 centimètres et demi et de forme concave en haut, suit le rebord orbitaire inférieur, en commençant à 1 centimètre et demi de l'angle interne de l'œil ; le bistouri est enfoncé jusqu'à l'os, de manière à intéresser en même temps le périoste du rebord orbitaire.

On fait écarter fortement les lèvres de la plaie, et avec une rugine on décolle le périoste qui recouvre le plancher de l'orbite ; une petite cuiller de métal glissée entre le périoste et l'os reçoit dans sa concavité les parties molles de l'orbite et le globe lui-même qui sont soulevés et maintenus en haut.

On aperçoit alors la paroi osseuse mince du canal sous-orbitaire qui sera

enlevée à petits coups avec une gouge très fine ; le nerf se trouve alors mis à
nu.

Il reste à le charger sur un crochet et à le sectionner aussi loin que possible ou à l'arracher. On aura soin de le séparer de l'artère sous-orbitaire pour
éviter une hémorrhagie gênante.

La perforation de la paroi inférieure du canal et l'ouverture du sinus
maxillaire ont peu d'importance. L'opération sera terminée par une désinfection soigneuse du champ opératoire et une réunion des lèvres de la plaie
au crin de Florence.

INJECTION D'ALCOOL FAITE AU NIVEAU DE L'ÉMERGENCE
DU NERF FACIAL

Nous conseillons d'injecter, en cas de tic non douloureux de la face, de
1 centimètre cube à 1 centimètre cube et demi d'alcool à 80° contenant 1 centigramme de stovaïne par centimètre cube ; la technique opératoire est la
suivante :

Après avoir attiré le pavillon de l'oreille en haut, on pique la pointe d'une
seringue de Pravaz ordinaire (pas plus longue c'est inutile) en un point situé
entre la face antérieure de l'apophyse mastoïde et la surface inférieure de la
partie cartilagineuse du conduit auditif externe ; on l'enfonce perpendiculairement à la surface de la peau et doucement vers la profondeur en se dirigeant
quelque peu en avant. A 2 centimètres, 2 centimètres et demi de profondeur
environ on bute contre une résistance osseuse qui n'est autre que l'apophyse
styloïde. On dirige alors la pointe de l'aiguille un peu en arrière, le long de
l'os, et on tombe sur les environs de l'orifice du canal mastoïdien qui donne
issue au nerf facial. On injecte alors le contenu de la seringue, à petits coups,
et en déplaçant légèrement la pointe de l'aiguille en tous sens, de façon à rencontrer là ou là le tronc nerveux du facial.

L'effet immédiat de cette injection se manifeste par une paralysie du facial,
qui, par la suite, se dissipe progressivement.

BIBLIOGRAPHIE

ARRACHEMENT DU NERF NASAL EXTERNE

BADAL. *Gaz. hebd. des Soc. méd. de Bordeaux*, 1880-81, Vol. I, et *Bull. de la Soc. de chirurgie*, 1882.

CHAPITRE XI

OPÉRATIONS SUR L'APPAREIL MOTEUR DE L'ŒIL

Les opérations sur l'appareil moteur de l'œil, les muscles et la capsule de Ténon, ont, dans l'immense majorité des cas, pour but de remédier à des déviations oculaires. Ce chapitre comporte donc, dans sa presque totalité, l'histoire et l'exposé de la chirurgie du strabisme.

Historique. — Le traitement opératoire du strabisme est de date récente : il appartient au siècle dernier. C'est à tort, en effet, qu'on a fait quelquefois remonter la première idée de la ténotomie à Taylor, le fameux oculiste ambulant du xviiie siècle ; des témoignages certains et entre autres celui de Lecat, ont établi que la pratique chirurgicale de Taylor, à l'égard des strabiques, n'était qu'un tour de passe-passe charlatanesque. Voici comment Lecat raconte ce qu'il a vu, dans une lettre qui a été retrouvée dans le *Bulletin de l'Académie des sciences de Rouen*, de l'année 1743 : « Avec une aiguillée de soie il (Taylor) prenait une portion de la conjonctive de l'œil louche, vers la partie inférieure du globe, et ayant fait une anse de cette soie, il s'en servait pour tirer à soi la portion de la conjonctive qu'elle comprenait, et la coupait avec des ciseaux ; ensuite il mettait un emplâtre sur l'œil sain ; l'œil louche se redressait et chacun criait miracle. »

On doit reconnaître cependant que tout en ne faisant rien d'utile, Taylor avait eu le sentiment de l'indication opératoire, car il déclarait chercher à affaiblir le muscle trop tendu de l'œil dévié.

Cette idée opératoire prend définitivement corps au commencement du siècle dernier, en même temps que des notions anatomiques précises sur l'appareil moteur de l'œil sont posées par les travaux de Ténon et de Bonnet.

Il est généralement admis que les premières opérations de strabisme eurent comme base et comme guide les recherches de médecine opératoire de Stromeyer, publiées en 1838 dans son volume de chirurgie orthopédique. Cela est vrai pour Dieffenbach qui publia la première statistique opératoire importante sur la question et dont le travail fut le point de départ de l'enthousiasme des chirurgiens pour cette opération. Mais il paraît certain que Gensoul, à Lyon, pratiquait la myotomie dans le strabisme dès 1836 ou 1837, et en tous les cas Jules Guerin, en 1837, proposa formellement d'appliquer aux muscles droits de l'œil la méthode sous-cutanée, pour guérir le strabisme en opérant la section du muscle contracturé.

La première opération de strabisme dont le résultat fut heureux et dont l'observation a été publiée, appartient à Cunier; elle est du mois d'octobre 1839. Quelques mois auparavant Pauli avait échoué dans une tentative du même genre.

La première opération de Dieffenbach est un peu postérieure ; mais par l'importance de sa statistique et par les règles opératoires précises qu'il en déduit, ce chirurgien fut le véritable propagateur de la méthode. Il vint lui-même communiquer ses résultats à l'Académie des sciences.

Après que Dieffenbach eût fait connaître ses cas de guérison du strabisme par la myotomie, les chirurgiens de l'époque, Roux, Velpeau, Sedillot, suivirent avec engouement sa pratique, et exécutèrent la section musculaire avec quelques variantes personnelles. Toutefois le succès fut médiocre et il fallut, ainsi que le rapporte Parinaud, dans son livre du strabisme, que Philipps, l'élève de Dieffenbach, vînt à Paris montrer comment opérait son maître et qu'il débridait largement l'aponévrose, joignant la capsulotomie à la myotomie.

Cette pratique tout en permettant de corriger plus exactement la déviation, n'en était pas moins mauvaise, car elle entraînait avec elle une difformité assez choquante, résultant d'un certain degré d'exophtalmie et de l'enfoncement de la caroncule. Aussi une réaction ne tarda-t-elle pas à se produire et de profondes modifications furent apportées à la myotomie.

Lucien Boyer conseille une incision horizontale de la conjonctive, parallèle au bord du muscle, et par elle il va chercher le muscle pour le couper et l'exciser (*résection musculaire*).

Mais la solution véritable de la question fut donnée par Bonnet (de Lyon), qui fit remarquer qu'il n'était pas nécessaire de couper le corps charnu du muscle pour obtenir le redressement de l'œil, mais que le résultat était le même lorsqu'on coupait la partie fibreuse à l'insertion du tendon. La *ténotomie* se substitua bientôt partout à la *myotomie*.

Quelques années plus tard de Graefe reprenant la question avec l'autorité de son nom précisa la technique de la ténotomie et chercha à poser les règles du dosage des effets opératoires. A cet égard le véritable progrès fut apporté par Jules Guérin qui, en 1841, introduisit dans la pratique chirurgicale l'*avancement musculaire*, lequel permet d'augmenter et de doser les effets de la ténotomie. Jules Guérin pratiqua d'abord l'avancement musculaire pour remédier au strabisme divergent secondaire, résultat d'une ténotomie malheureuse ; plus tard celui-ci fut employé systématiquement pour le traitement des degrés un peu élevés de strabisme.

Cette opération remplaça tous les procédés imaginés jusqu'alors pour accroitre les effets de la ténotomie, notamment celui du fil qui remonte à Dieffenbach, et que de Graefe, Snellen, ont employé encore.

Critchett régularisa le procédé opératoire de Jules Guérin, en conseillant de suturer directement le tendon à la conjonctive et au tissu episcléral.

Mais une modification vraiment importante de l'opération vint de DE WECKER qui, en 1883, proposa sous le nom d'*avancement capsulaire* de plisser le muscle à ciel ouvert, de façon à avancer son insertion sans la couper.

La *myotomie* de STROMEYER, CUNIER, DIEFFENBACH, la *ténotomie* de BONNET, l'*avancement musculaire* de J. GUÉRIN, l'*avancement capsulaire*, enfin, de DE WECKER, sont réellement les quatre phases importantes dans l'évolution de l'opération du strabisme.

Il reste à noter quelques procédés secondaires ou simplement des modifications aux procédés existants : les ligatures sous-conjonctivales de KNAPP qui réalisent un léger avancement capsulaire sous-conjonctival, l'élongation capsulo-musculaire de PARINAUD (1899), préconisée plus tard par PANAS dans la double ténotomie, le débridement simple de la capsule ou *reculement capsulaire* de PARINAUD, l'*avancement musculaire en* λ préconisé par VALUDE, pour les forts degrés de strabisme, et surtout les strabismes divergents.

Les muscles droits de l'œil n'ont pas été les seuls atteints par la pratique chirurgicale. PHILIPS a sectionné le grand oblique, BONNET le petit oblique.

Division et généralités. — Les opérations qui sont pratiquées sur l'appareil moteur de l'œil, qu'elles aient pour but de remédier à une déviation (paralytique ou non), ce qui est le cas de beaucoup le plus fréquent, ou bien qu'elles soient destinées à l'insuffisance de convergence, ou à tel autre état d'impuissance fonctionnelle musculaire, ne comportent pas, à proprement parler, des méthodes distinctes, comme dans les chapitres précédents. Le plus souvent, en effet, dans la chirurgie du strabisme, l'opérateur combine, selon le cas présenté, des opérations très différentes de technique, telles que la ténotomie et l'avancement capsulaire. Cette manière d'opérer qui pourrait s'appeler une méthode, ne peut pourtant servir de base à une classification dans l'exposé de la technique opératoire proprement dite.

Au point de vue de la technique opératoire, nous diviserons donc, avec LANDOLT, les opérations en deux groupes principaux :

1° *Les opérations qui agissent par* RECULEMENT *de l'appareil musculaire, facteur de la déviation ;*

2° *Les opérations qui agissent par* AVANCEMENT *de l'appareil musculaire, antagoniste du précédent.*

Chacun de ces deux groupes comprend une série d'opérations qui sont pour la plupart des modifications de détail de l'opération principale, la *tétotomie* ou l'*avancement musculaire et capsulaire,* ou bien qui servent à renforcer l'action de l'opération principale.

INSTRUMENTS. — L'appareil instrumental nécessaire aux opérations de strabisme est assez simple et ne comporte essentiellement qu'un écarteur, une ou deux pinces à griffes, dont une large à fixation, une paire de ciseaux courbes sur le plat et modérément pointus, deux crochets à strabisme, un grand et un petit, enfin des aiguilles courbes avec leurs porte-aiguilles, et une pince pointue arrête-nœud.

Landolt se sert avec avantage d'une pince à mors obliques destinée à agripper plus aisément le tendon ou l'enveloppe aponévrotique du muscle. Il a fait construire récemment une autre pince, à mors très pointus et se croisant sous un angle très ouvert, destinée à faciliter l'ouverture latérale de la capsule tendineuse périmusculaire. Il emploie également un crochet à extrémité à la fois pointue et tranchante, de façon à traverser facilement les tissus du côté opposé à la boutonnière faite au début de l'opération. Ces instruments sont commodes mais les instruments usuels peuvent prétendre au même but.

Nous conseillons, à l'exemple de Landolt, pour l'avancement capsulaire, l'emploi de deux fils diversement colorés, pour éviter la confusion des chefs de ces fils au moment de la confection des nœuds. Nous avons l'habitude de colorer un de nos fils en le trempant dans une solution de violet de méthyle.

Anesthésie. — L'anesthésie dans les opérations pratiquées sur les muscles de l'œil doit nous arrêter un instant.

On peut poser en principe que la narcose générale est à éviter autant qu'on le pourra, pour cette raison particulière que, dans le sommeil chloroformique, les patients ne présentent point une direction normale de leurs regards comme on le sait. Il est donc impossible, sur un sujet endormi, de se rendre un compte exact de la valeur de la correction obtenue par un avancement. Tel, au réveil, se trouvera très surcorrigé qui semblait avoir les deux yeux correctement disposés sous la compresse de chloroforme.

En conséquence on réservera le chloroforme aux cas où il est impossible de faire autrement, c'est-à-dire, quand on opérera des enfants au-dessous de huit ou neuf ans par exemple, ou chez des sujets très pusillanimes et peu tranquilles. Certains enfants de cinq ans se laissent plus facilement opérer que des sujets plus âgés.

L'anesthésie locale sera donc toujours désirable. J'ai l'habitude d'employer des instillations répétées d'une solution de cocaïne à 3 p. 100, ou même 5 p. 100.

Certains opérateurs emploient l'injection sous-conjonctivale de cocaïne. Cette pratique qui dispose une meilleure anesthésie, sans doute, a l'inconvénient assez grave de donner lieu à un œdème de la région opératoire, parfois même d'occasionner un thrombus sous-conjonctival qui peut gêner très fortement l'opérateur dans la recherche de l'extrémité tendineuse. Je lui préfère l'instillation répétée, comme le fait Abadie, l'instillation pratiquée dans la poche conjonctivale, pratiquée préalablement à la recherche du tendon.

I

OPÉRATIONS DE RECULEMENT

Ce premier groupe d'opérations comprend :

1° La *myotomie* et la *ténotomie* avec leurs opérations complémentaires et facultatives, telles que l'*élongation musculaire* par exemple ; ces diverses opérations réalisent le RECULEMENT MUSCULAIRE ;

2° Le *débridement des expansions aponévrotiques des muscles* ou le RECULEMENT CAPSULAIRE.

Reculement musculaire. — MYOTOMIE. — La myotomie est une opération complètement abandonnée aujourd'hui ; nous n'en parlons que pour mémoire et parce qu'elle a été la première opération pratiquée pour la cure chirurgicale du strabisme. Cette opération qui consistait dans la section du muscle dans sa partie musculaire a été remplacée, depuis les travaux de BONNET de Lyon, par la ténotomie dont l'action porte sur la partie tendineuse du muscle, sur son insertion même. Depuis que DE GRAEFE a fixé la technique opératoire de la ténotomie, il n'a plus été pratiqué de myotomie, car nous ne pouvons considérer comme des myotomies, ces nouvelles opérations de reculement, proposées récemment par LANDOLT et SYDNEY STEPHENSON, et qui éloignent la section tendineuse du point d'insertion du muscle sans toutefois intéresser son corps.

Que la myotomie pure fût faite, en effet, à ciel ouvert, après dissection plus ou moins large, ou par la méthode sous-conjonctivale à lame cachée comme la pratiquaient les opérateurs de la première moitié du siècle dernier, cette opération exposait à de très choquantes difformités, à des dénudations étendues de la sclérotique, à un enfoncement considérable de la caroncule, enfin à une hypercorrection souvent extrême ainsi qu'en témoigne le cas, resté classique, d'un opéré de VELPEAU.

On s'explique donc la défaveur de cette opération, surtout en regard de la ténotomie qui non seulement n'offre point de tels dangers, mais est aussi d'une bien plus grande facilité opératoire.

TÉNOTOMIE — *Procédé de Graefe*. — La ténotomie peut toujours, elle, être faite sans chloroformisation, car elle n'exige pas, comme l'avancement capsulaire ou musculaire, une minutie opératoire très grande ; en voici les règles générales, à peine modifiées depuis la description de DE GRAEFE : après avoir ouvert l'œil avec l'écarteur à ressort, saisir un pli de la conjonctive au-devant du tendon (un peu plus loin de la cornée pour le droit externe que pour l'interne) et pratiquer une boutonnière verticale de 1 centimètre environ. Avec la pointe des ciseaux demi-mousses, dégager un peu la conjonctive du tendon, plus ou moins loin suivant l'effet à obtenir, et sous le tendon, ainsi dégagé, passer le petit crochet à strabisme déjà préconisé par DE GRAEFE. Si le tendon a été convenablement séparé de la face profonde de la muqueuse, on l'accrochera sans peine et on sent très bien que le crochet est fortement retenu par l'insertion tendineuse.

Dans cette position l'opérateur est maître de la situation, même si l'enfant énervé se débat quelque peu, et il reste à sectionner le muscle, sous le crochet, au ras de son insertion scléroticale.

Une fois que l'insertion est coupée on s'assurera que la ténotomie est complète et qu'il ne reste pas de fibres tendineuses intactes. Ceci est impor-

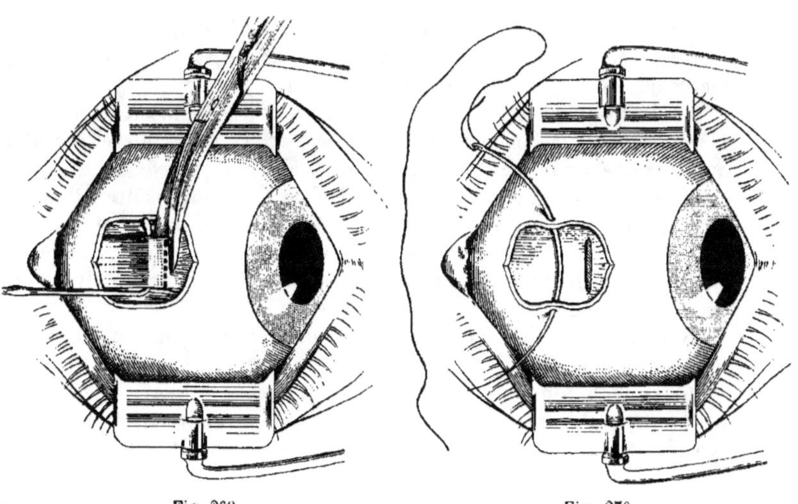

Fig. 269.
Ténotomie.

Fig. 270.
Suture conjonctivale après la ténotomie.

tant, car une ténotomie incomplète est d'un effet très minime. Pour s'assurer que le tendon est coupé entièrement on passera le crochet à droite et à gauche de l'insertion tendineuse et on sectionnera les fibres qui le retiendraient encore.

La ténotomie étant ainsi faite, il en résulte une petite plaie ovoïde dans le fond de laquelle se voit l'insertion tendineuse coupée et un peu de sclérotique à nu. On fermera cette plaie au moyen d'un fil placé *verticalement* pour éviter de réduire l'effet de la ténotomie. En laissant la plaie de la ténotomie se cicatriser à plat on expose le sujet à la production de petits bourgeons charnus qui sont une conséquence assez fréquente des opérations de strabisme. Pansement avec un simple bandeau qu'on peut changer tous les jours et qui peut, ici, n'être mis que sur un seul œil. Le fil conjonctival sera laissé en place pendant deux jours.

Pour supprimer tout effort de convergence chez l'opéré capable de diminuer l'effet de l'opération lorsqu'il s'agira d'une ténotomie du droit interne, il sera ordinairement nécessaire (à moins de surcorrection opératoire) d'atropiniser les *deux yeux* pendant un certain temps après l'opération, jusqu'au choix des verres consécutifs.

Au bout de quatre à cinq jours un œil simplement ténotomisé peut être laissé sans pansement.

Mules pratique la section du tendon à la manière de de Graefe, mais pour libérer celui-ci, au lieu de pratiquer une large boutonnière conjonctivale, il prend un pli de la conjonctive, le fend avec la pointe des ciseaux et écartant les branches de ceux-ci ménage un espace vide dans lequel il introduit et manœuvre le crochet à tendon.

Procédé de Arlt. — Arlt a modifié le procédé de de Graefe dans la façon de sectionner le tendon, mais il faut convenir que son opération n'est pas meilleure comme effet produit, ni plus simple.

Après avoir ouvert la conjonctive au-devant de l'insertion tendineuse, il saisit celle-ci fortement, avec une pince à griffes et la soulève. Il peut alors avec des ciseaux un peu pointus pratiquer dans la *largeur* du tendon, tout près de son insertion, une boutonnière de 2 à 3 millimètres. Il introduit ensuite par cette ouverture la pointe de ciseaux courbes, aidés ou non du crochet, et sectionne de chaque côté les deux moitiés restantes du tendon.

Pour cette opération la pince à griffes plongeantes de Landolt et ses ciseaux courbes sur le plat seraient tout indiqués.

Snellen fait la même opération que Arlt en incisant la conjonctive parallèlement au tendon.

Koster combine les deux procédés de de Graefe et de Arlt en ce sens qu'il dégage le tendon par une large incision conjonctivale verticale et qu'il saisit largement l'insertion tendineuse avec une pince pour la couper au ras de la sclérotique, sous les mors de la pince, ne se servant des crochets que pour reprendre les attaches tendineuses latérales et les sectionner tour à tour.

Procédé de Critchett. — Critchett et quelques opérateurs anglais, Bowman, Taylor, Wherry, ont préconisé la ténotomie sous-conjonctivale.

Critchett incise la conjonctive au niveau du bord du muscle à ténotomiser et *parallèlement* à celui-ci. Il libère ensuite le muscle de ses attaches connectives et passe dessous un crochet mousse de façon à pouvoir couper le tendon le plus près possible de son insertion sans attirer celui-ci au dehors.

Pour faciliter l'opération et empêcher un thrombus sanguin de se former, Critchett pratique parfois une seconde incision conjonctivale, sur l'autre bord du muscle, parallèlement à la première.

Maklakofe propose, pour rendre la ténotomie tout à fait sous-conjonctivale, de se servir d'un ophtalmo-myotome, c'est-à-dire d'un couteau ayant la forme d'un crochet à strabisme.

On peut se demander pourquoi ces opérateurs se sont tant ingéniés à vouloir pratiquer la section d'un tendon oculaire sous la conjonctive. L'opération de la ténotomie est d'une telle bénignité pratiquée à ciel ouvert qu'il nous paraît bien superflu de la compliquer comme à plaisir. Il convient de conserver comme type la description de l'opération d'après DE GRAEFE et qui reste classique comme étant la plus simple et aussi la meilleure.

Il nous reste à indiquer certaines opérations complémentaires ou certaines modifications à l'opération type, destinées soit à diminuer soit à renforcer l'effet de la ténotomie.

MOYENS DESTINÉS A AUGMENTER L'EFFET DE LA TÉNOTOMIE. — Le moyen le plus ordinaire de donner plus d'effet à la ténotomie est connu et pratiqué depuis DE GRAEFE ; il consiste à dégager très largement la surface externe et les côtés du muscle de leurs attaches. On sectionne d'abord au-devant du muscle les brides connectives, plus ou moins loin, suivant qu'on désire obtenir un effet plus ou moins grand. LIEBREICH pour les fortes ténotomies conseille de dégager le muscle jusque derrière le pli semi-lunaire à la caroncule. Une fois le tendon coupé, on passe le crochet en haut et en bas au ras de la sclérotique dénudée pour ne laisser subsister, sans la sectionner, aucune fibre tendineuse, aucune attache aponévrotique. KOSTER prolonge largement les incisions libératrices dans ce sens, en haut et en bas ; on obtient ainsi une augmentation notable dans les effets de la ténotomie.

Le muscle ainsi libéré en avant et sur les côtés peut être aussi dégagé en dessous, de façon que rien ne vienne le retenir dans son glissement sur le bulbe oculaire.

Un moyen extrèmement puissant d'augmenter l'action de la ténotomie serait la résection d'une portion plus ou moins grande du tendon et du muscle ténotomisé. Ce moyen n'est pas recommandable, car il en résulte ordinairement un excès d'effet et aussi une déformation fort choquante de l'angle interne de l'œil (car il s'agit ordinairement de ténotomie interne).

PANAS, pour favoriser le reculement et le glissement en arrière du muscle ténotomisé, procédait d'une autre façon : il pratiquait, à plusieurs reprises, des tractions sur le muscle après avoir coupé le tendon. Il espérait ainsi que le muscle libéré de ses attaches se rétracterait plus aisément en arrière.

DE GRAEFE avait conseillé un moyen plus positif d'assurer l'effet de la ténotomie. Il passait un fil dans la conjonctive et attirait l'œil dans la position voulue une fois la section du tendon effectuée. En fixant le fil pendant quelques jours (Faden operation), soit à la tempe (ténotomie interne), soit au nez (ténotomie externe), il donnait au muscle ténotomisé le temps de se cicatriser dans la situation désirable.

KNAPP a simplifié cette pratique en embrochant avec un fil une certaine partie de la conjonctive au-devant du muscle antagoniste du muscle ténotomisé, et en allant fixer celle-ci à la peau de la commissure du même côté, par exemple en attachant à la commissure externe la conjonctive du droit externe dans le cas de ténotomie du droit interne. C'est là le germe de l'opération destinée par excellence à renforcer la ténotomie, je veux dire l'avancement capsulaire. Toutefois cette dernière opération est trop importante pour garder la qualification d'opération complémentaire, elle sera décrite à part.

Jocqs se sert dans le même but de deux fils passés dans la conjonctive tarsienne et reliés à deux plis de la conjonctive bulbaire.

Fortunati, dans le même ordre d'idées, fait une suture en triangle de la conjonctive et des tissus sous-jacents au niveau du muscle antagoniste, par exemple au-devant du droit externe dans la ténotomie interne.

Avec une pince à dents il soulève un repli de la conjonctive, en un point situé au voisinage du bord externe du limbe et en haut, à 3 millimètres de celui-ci, ou à 7 millimètres en dehors du diamètre vertical de la cornée. Il traverse ce repli à sa base et de l'intérieur à l'extérieur avec une aiguille courbe enfilée d'un fort fil de soie, et conduit celle-ci sous la capsule et sous le muscle droit externe, en rasant la sclérotique, jusque vers la commissure externe. Il passe une seconde aiguille en un point symétrique du premier, mais en bas de façon à saisir la partie inférieure du muscle dans une seconde anse. Ces deux fils qui enserrent ainsi la conjonctive, l'épisclère et le muscle, sont noués à leurs extrémités et sont fixés à la tempe.

Moyens destinés a diminuer l'effet de la ténotomie. — Le moyen le plus simple de diminuer l'effet de la ténotomie est de suturer la plaie dans le sens de l'action du muscle. Ordinairement on place le fil conjonctival de haut en bas pour fermer la plaie de la ténotomie sans influencer son action. Si on veut modérer celle-ci, on n'aura qu'à placer le fil de dedans en dehors (ténotomie interne), en prenant dans le fil une quantité plus ou moins grande de conjonctive et des tissus sous-jacents, suivant l'effet modérateur à obtenir. Cette opération correctrice peut être effectuée, soit aussitôt après la ténotomie, soit le lendemain et même deux ou trois jours après. Dans ce dernier cas, il suffira de réouvrir la plaie en passant dedans un crochet à strabisme, avant de placer le fil à suture. Pour corriger au maximum une trop forte ténotomie, on passera le fil modérateur à travers le pli semi-lunaire ou la caroncule, puis dans la conjonctive près de la cornée.

Ce qui me paraît le plus simple en pareil cas, c'est, non seulement de placer un fil conjonctival, mais de chercher à rattraper le tendon reculé et rétracté, ce qui est assez aisé. On ouvrira la plaie ancienne et, en libérant la conjonctive, on arrivera en général facilement, avec une pince à griffes, à saisir dans la profondeur le bout du tendon coupé, ou tout au moins le tissu conjonctif qui l'entoure. Ceci fait, on confiera le tendon ainsi saisi à un aide et on le traversera avec deux fils; il restera à l'avancer de la quantité nécessaire à la correction qu'on désire obtenir, et à le fixer à la lèvre antérieure de l'incision conjonctivale. Cette manière de faire, outre qu'elle donne un très grand effet correcteur, offre en outre l'avantage de faire disparaître l'enfoncement disgracieux de la caroncule qui est toujours l'appoint fâcheux des trop fortes ténotomies.

Arlt, reprenant à de Graefe son idée du fil directeur, passait un fil dans le droit externe (en cas de ténotomie interne exagérée); il s'en servait pour attirer l'œil en dedans, puis fixait le fil au nez pendant quelques jours.

Bielschowsky se sert aussi d'un fil, mais précautionnellement et pour éviter les effets d'une trop forte ténotomie. Il procède ainsi : il passe avant de couper le tendon un fil entre celui-ci et la conjonctive qui borde la cornée, puis il effectue la ténotomie et laisse son fil sans le nouer. Le lendemain, si l'effet est bon, il enlève son fil ; s'il est exagéré, il le serre plus ou moins suivant les besoins et le noue pour deux ou trois jours.

Toutes les manœuvres précédentes ont pour but de remédier à des ténotomies qui avaient donné un résultat exagéré ; il nous reste à décrire des opérations qui délibérément constituent des ténotomies à effet réduit.

TÉNOTOMIES PARTIELLES. — Le premier opérateur qui se proposa de faire une ténotomie à effet très réduit devait imaginer la ténotomie partielle ; celle-ci est, en effet, connue depuis DE GRAEFE ; mais elle ne tarda pas à disparaître de la pratique, tellement l'action en était insignifiante dans le strabisme. ABADIE reprit cette opération qu'il préconise dans certains cas d'asthénopie musculaire.

Procédé d'Abadie. — ABADIE met à nu le tendon qu'il charge sur un crochet, puis il l'attaque sur chaque bord avec des ciseaux très pointus et très coupants de façon à ménager et à respecter la languette médiane du tendon.

Procédé de Stevens. — GEO STEVENS sectionne, au contraire, le faisceau médian du tendon et ne laisse au bord que le nombre de fibres nécessaires à assurer l'effet d'une ténotomie incomplète.

Pour son opération, STEVENS recommande de n'ouvrir la conjonctive au-devant du tendon que sur une fort minime étendue ; il y pratique une ouverture d'à peine 1 millimètre. Par cette très petite incision il introduit une fine pince, saisit la partie médiane du tendon qu'il sectionne et même qu'il *résèque*, sur une étendue plus ou moins grande selon l'effet à obtenir.

Procédé de Smith. — SMITH exécute avec un ténotome une section sous-conjonctivale et à lame cachée du tendon à son insertion. Le couteau est introduit au niveau de l'équateur de l'œil sous un repli de conjonctive et conduit sous l'insertion tendineuse ; l'opérateur exécute alors la section progressive du tendon jusqu'au moment où il considère qu'un effet suffisant est produit.

Il faut reconnaître qu'en général, dans les déviations strabiques, les ténotomies partielles n'ont qu'un effet pour ainsi dire nul ; c'est pourquoi a-t-on songé à une nouvelle opération qui est l'*élongation musculaire* pour obtenir un dosage plus sûr de l'action des ténotomies.

ÉLONGATION MUSCULAIRE. — *Procédé de Sydney Stephenson.* — Une incision verticale ou curviligne est faite avec des ciseaux, au niveau de l'insertion du droit interne qui est bien mis en vue et séparé avec beaucoup de soin de la conjonctive. Un petit crochet à strabisme est introduit sous le tendon et un fil de soie passé à travers son bord inférieur près de la sclérotique. L'allongement du tendon peut être effectué alors de plusieurs façons dont voici les principales :   .

1°. Une longue incision oblique est faite avec des ciseaux partant du bord inférieur près de l'insertion scléroticale et se terminant au bord supérieur du muscle à quelque distance de son insertion tendineuse sur le globe. Les deux extrémités du tendon ainsi sectionné sont unies par deux points de suture.

2° La moitié inférieure du tendon est sectionnée à une petite distance de l'insertion scléroticale, et l'incision est continuée en longueur sur la partie centrale du tendon à égale distance de ses bords supérieur et inférieur, puis se termine à angle droit par rapport à l'incision centrale. Les extrémités libres de cette incision en escalier sont réunies par des sutures plus ou moins rapprochées de leurs extrémités, suivant l'effet qu'on désire obtenir.

3° On pourrait encore, ainsi que le propose SYDNEY STEPHENSON, couper complètement le tendon en travers, puis le réunir *à distance* par des fils plus ou moins relâchés selon le degré à allongement qu'on se propose.

En France, LANDOLT, en 1904, a proposé une opération d'allongement musculaire analogue à celle de SYDNEY STEPHENSON.

Procédé de Verhœff. — L'opération consiste à faire dans le tendon deux incisions verticales l'une en bas de l'autre en haut, en laissant entre elles un petit pont. Au devant de ces deux incisions on en fait une verticale, en boutonnière, dont les extrémités n'atteignent pas les bords du tendon.

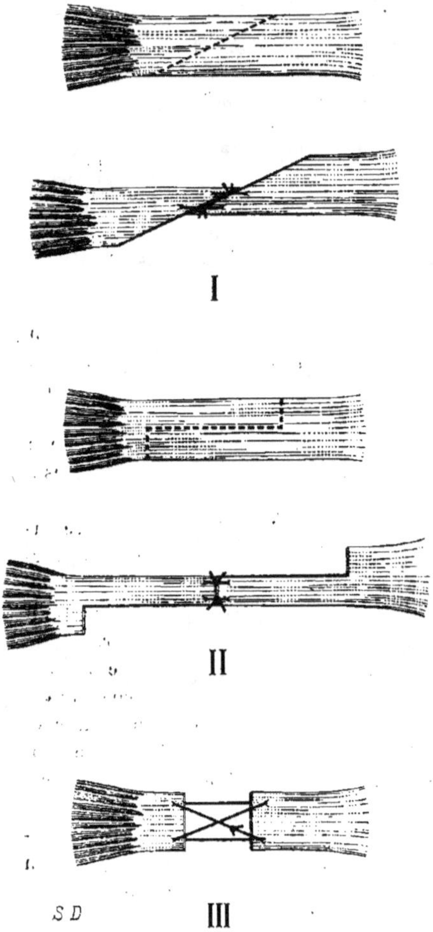

Fig. 271.

Élongation musculaire.

Enfin on sectionne de bas en haut le tendon au niveau de son insertion, de façon à ne laisser qu'une faible adhérence médiane. Il résulte de ces diverses incisions un allongement du tendon, fractionné sur divers points discordants.

Reculement capsulaire. — SECTION DE L'AILERON DU MUSCLE (MOTAIS). — A la suite de ses recherches sur l'anatomie de l'appareil moteur de l'œil, MOTAIS fut amené à sectionner l'aileron du muscle droit externe pour une insuffisance de celui-ci. L'opération consiste à disséquer avec des ciseaux la conjonctive au-devant du muscle et en poussant celle-ci très loin, grâce à une forte rotation du globe ; les ciseaux fermés glissent d'avant en arrière sur la face superficielle du muscle jusqu'à ce qu'ils heurtent un obstacle très résistant qui est l'insertion de l'aileron sur le muscle. Il reste à entr'ouvrir les ciseaux et à débrider à petits coups l'insertion ligamenteuse jusqu'à ce que les ciseaux aient dépassé le point d'arrêt de 6 à 7 millimètres environ.

MOTAIS estime que la section de l'aileron pourrait augmenter l'effet opératoire de la ténotomie, et c'est ce que fait aussi LIEBREICH dans son large débridement caronculaire.

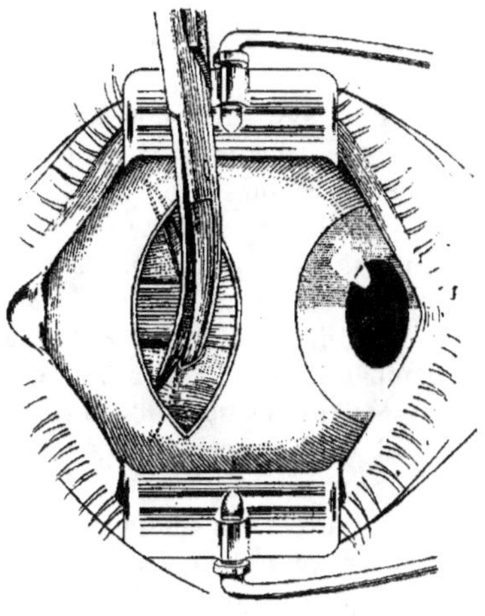

Fig. 272.
Débridement capsulaire.

L'opération du reculement capsulaire ou du débridement capsulaire de PARINAUD permet, au contraire, de respecter le muscle et de remplacer ainsi la ténotomie en certains cas.

DÉBRIDEMENT CAPSULAIRE (PARINAUD). — La conjonctive sera ouverte verticalement comme pour une ténotomie ordinaire, et on l'agrandit de façon à lui donner 12 à 15 millimètres de longueur. Ensuite on dissèque la lèvre interne de l'incision conjonctivale en détachant les adhérences prémusculaires jusqu'au voisinage de la caroncule (cas de strabisme interne le plus fréquent). Le muscle étant mis à nu, on saisit sous la pince la capsule, au ras de ses bords et l'on y fait deux boutonnières. Dans chaque boutonnière on introduit une branche des ciseaux courbes et l'on pratique en rasant la sclérotique deux sections de la capsule dirigées en haut et en bas, un peu en arrière. Chaque section doit avoir de 8 à 10 millimètres.

Il faut bien savoir que ces opérations sur la capsule ne donnent d'effet que si elles sont appuyées d'une opération complémentaire d'avancement sur le muscle antagoniste.

II

OPÉRATIONS D'AVANCEMENT

Pour agir sur l'appareil musculaire de l'œil par avancement, on a le choix entre les trois méthodes opératoires suivantes, progressives et de plus en plus énergiques :

1° Celle qui consiste à plisser l'appareil musculo-tendineux par de simples sutures, appliquées *sans débridement de la muqueuse* : PLISSEMENT CAPSULAIRE OU CAPSULO-MUSCULAIRE SOUS-CONJONCTIVAL ;

2° Celle qui consiste, après un débridement de la muqueuse, à avancer l'appareil capsulo-musculaire *sans le sectionner* : AVANCEMENT CAPSULAIRE, AVANCEMENT CAPSULO-MUSCULAIRE ;

3° Celle qui consiste à avancer le muscle *après l'avoir sectionné* : AVANCE-MENT MUSCULAIRE.

On ne saurait compter comme méthode la *résection musculaire* ou *tendineuse* qui permet d'accroître notablement l'effet de l'avancement musculaire, mais ne constitue qu'un complément de l'opération; cette résection sera décrite à la suite des divers procédés d'avancement musculaire.

Plissement capsulo-musculaire sous-conjonctival. — Pour augmenter l'effet du reculement, les opérateurs, nous l'avons déjà dit, ont imaginé différents modes de sutures, appliquées au niveau de l'antagoniste et desti-nées à tenir l'œil en bonne position pendant la période de cicatrisation. C'est d'abord la suture de DE GRAEFE et SNELLEN que nous avons vu pratiquer par MEYER qui introduisait son aiguille du côté de l'angle palpébral pour la faire cheminer *à travers la conjonctive*, vers la cornée.

MEYER décrit ainsi l'opération : on pénètre avec une aiguille munie d'un fil de soie ou de catgut, sous la conjonctive, près de la commissure ; puis on glisse l'aiguille horizontalement le long de la sclérotique, jusqu'à ce qu'on soit arrivé près du bord de la cornée, où l'on traverse la conjonctive de dedans en dehors pour attirer le fil après l'aiguille. On ferme la ligature par un double nœud, et l'on provoque ainsi une adduction ou une abduction forcées du globe oculaire, suivant que la ligature a dû être placée du côté externe ou interne de la cornée. Il est facile à comprendre que l'effet de cette ligature sera d'autant plus grand que la portion de conjonctive qu'elle renferme sera plus considérable et qu'il est possible de corriger ainsi de hauts degrés de strabisme. Dans ce dernier cas, on appliquera une double ligature partant l'une et l'autre de la commissure et dirigée l'une vers le sommet supérieur l'autre vers le sommet inférieur de la cornée. On enlève les fils le troisième ou le quatrième jour.

KNAPP, au contraire, faisait partir son aiguille du bord cornéen, puis allait fixer le fil à travers la commissure, passant dans la peau : c'était une suture conjonctivo-palpébrale. Dans les deux cas, on comprenait dans l'anse de fil plus ou moins de conjonctive et de tissus sous-jacents suivant l'effet à obtenir.

GRANDCLÉMENT, LAVAGNA et REYNOLDS ont repris et systématisé cette pratique, plus récemment, en variant surtout la manière de passer les aiguilles et les fils. Ils s'efforcent d'abord de saisir largement dans le mors d'une pince à la fois la conjonctive, la capsule de Tenon, et parfois le tendon ou le muscle sous-jacents.

GRANDCLÉMENT prend les tissus capsulo-conjonctivaux dans un pli *vertical* qu'il traverse à sa base par une anse de fil portant une aiguille à ses deux extrémités. Ceci fait, on noue le fil fortement et on coupe au ras du nœud. LAVAGNA se sert de deux aiguilles qu'il fait partir à 5 ou 6 millimètres de la cornée et qu'il passe au niveau des bords supérieur et inférieur du muscle sur l'étendue de la moitié du parcours bulbaire du muscle, y compris la conjonctive.

TROUSSEAU fait, en somme, une chose plus simple, puisqu'il place un seul fil comme faisaient jadis DE GRAEFE et SNELLEN et plus tard MEYER ; mais il insiste sur la nécessité de comprendre dans la ligature *la totalité* des tissus qui recouvrent le globe. La ligature part du bord scléro-cornéen, passe en rasant la sclérotique dans le tendon, puis sous la face profonde du muscle qu'elle ramasse avec sa capsule postérieure, pour ressortir en traversant successivement le feuillet profond de la capsule, le muscle, le feuillet superficiel de la capsule et la conjonctive. L'opération s'exécute avec une aiguille demi-courbe assez longue, et une main tient dans une pince à griffes le tendon du muscle à plisser qu'on fera saillir en l'attirant. Le fil doit rester en place de six à douze jours, parfois moins s'il existe de la surcorrection. On comprendra naturellement dans la suture plus ou moins de tissus, suivant l'effet à obtenir ; mais en tout cas l'aiguille sera plantée dans la conjonctive en avant du tendon.

Avancement capsulaire. — Nous laisserons à cette opération le nom générique d'avancement capsulaire, car c'est ainsi que la désignait DE WECKER qui l'imagina, En réalité, c'est avancement capsulo-musculaire qu'il faudrait dire, car l'action opératoire porte à la fois sur le muscle et sur la capsule et, le plus ordinairement, le muscle lui-même est pris dans les fils.

· *Procédé de de Wecker.* — On détache près du bord externe ou interne (suivant qu'on a affaire à un strabisme convergent ou divergent) de la cornée une demi-lune de conjonctive de 3 à 4 millimètres de largeur, en donnant au lambeau une légère concavité du côté de la cornée. Le retrait de la conjonctive met à nu l'insertion tendineuse du muscle et permet de dégager entièrement la surface de son insertion. D'ailleurs, plus tard, DE WECKER reconnaît qu'une simple incision verticale de la conjonctive peut remplacer cette excision, qui sert cependant à éviter qu'il ne se forme un gros bourrelet de muqueuse dans la suture.

Quoi qu'il en soit, la surface d'insertion étant découverte, on pratiquera avec la pointe des ciseaux une boutonnière dans la capsule près des deux extrémités du tendon, en ayant soin de dégager la capsule au-dessous du muscle et latéralement [1].

On place alors deux sutures : une au-dessus et l'autre au-dessous du diamètre vertical de la cornée. La suture prend en ces points, situés près du bord cornéen, un pont formé par la conjonctive et le tissu sous-conjonctival, pour ressortir dans la plaie. L'aiguille est alors introduite dans la boutonnière de la capsule, glisse dans le tendon, même le muscle, et ressort en traversant la lèvre de la conjonctive rétractée au niveau du milieu du muscle ou du tendon. Les fils sont serrés ensuite et noués par un solide double nœud. On les retirera vers le cinquième ou le sixième jour, si la correction du strabisme est exacte. Si elle était trop forte, on enlèverait les fils plus tôt, au troisième, au deuxième jour, même le lendemain. Si la surcorrection persistait encore après l'ablation des fils, avec un crochet à strabisme on devra s'efforcer de défaire l'avancement en déplissant le tendon et en dégageant la muqueuse repliée en bourrelet.

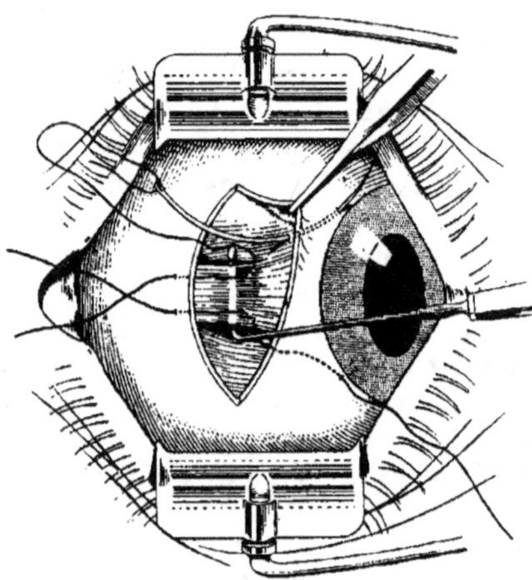

Fig. 273.
Avancement capsulaire.

L'avancement capsulaire se combine d'ordinaire à la ténotomie du muscle antagoniste ; elle s'adresse surtout au strabisme convergent. C'est donc surtout l'avancement capsulaire du droit externe qu'on aura à pratiquer.

Pour mettre les yeux de l'opéré à l'état du plus grand repos possible, il est bon, surtout si l'effet correcteur n'est pas excessif, d'instiller de l'atropine des deux côtés et d'appliquer un pansement sur les deux yeux. Toutefois, nous ne faisons pas de ce pansement binoculaire une règle aussi absolue que lorsqu'il s'agira de l'avancement musculaire. Le pansement peut être changé tous les jours, et au lieu d'une bande il est suffisant d'employer un simple bandeau noué.

Procédé de Knapp. — KNAPP ajoute aux deux sutures latérales de de Wecker un troisième fil intermédiaire et médian qui relie le muscle à une petite collerette de conjonctive qu'il ménage au bord de la cornée. Jocqs préconise le même procédé.

Procédé de Lagleyze. — LAGLEYZE diffère de procédé avec DE WECKER dans l'application des fils. Il emploie un seul fil à deux aiguilles.

Avec l'aiguille supérieure, on traverse le muscle de la face profonde à la

1. Voir plus loin à propos de l'avancement musculaire les détails opératoires et le mode d'introduction des crochets pour faciliter le passage des fils.

superficielle, à un peu plus d'un millimètre du bord supérieur, et à la même hauteur, et de même de dedans en dehors la lèvre externe de l'incision conjonctivale. L'autre aiguille suit une marche identique sur le bord inférieur du muscle et sur le point correspondant de la conjonctive.

Les fils, sortant sur la surface conjonctivale, sont portés, tous deux, vers la lèvre interne de l'incision de la muqueuse : l'aiguille du bout supérieur passe par-dessous la conjonctive et sort près du bord externe et supérieur de la cornée et l'inférieure sort près du bord inféroexterne. Les bouts étant liés l'un à l'autre, la suture ne doit pas empiéter sur la cornée. On serrera les fils jusqu'à ce que la correction de la déviation strabique soit obtenue à un degré satisfaisant.

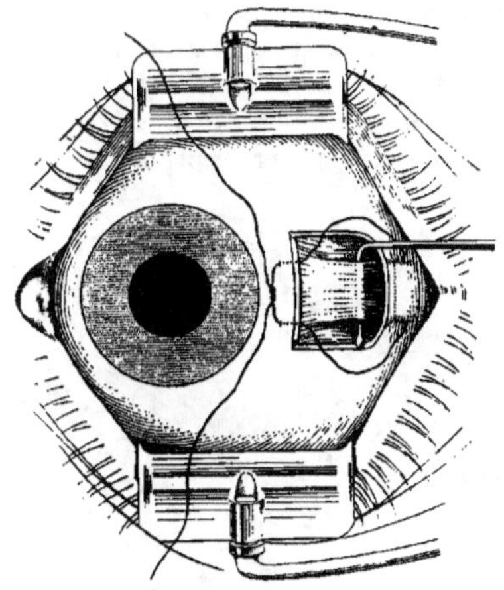

Fig. 274.

Avancement capsulaire.—Procédé de Lagleyze.

Procédé de Maxwell. — La préparation du tendon à avancer étant faite comme précédemment, on emploie un instrument spécial consistant en deux crochets couplés parallèlement avec un intervalle qui permet à un crochet central mobile de glisser entre eux. L'instrument est placé de façon que le crochet central soulève le tendon d'une hauteur appréciable en millimètres par rapport aux crochets latéraux. Un fil armé d'une aiguille à chaque extrémité est alors passé d'arrière en avant à travers le tendon ainsi plié, puis l'instrument est enlevé. Après avoir noué la première anse par un nœud marin, les deux bouts du fil sont croisés encore une fois et noués. Ce nœud ne peut pas glisser. Il reste alors à passer les deux aiguilles sous la lèvre antérieure de l'incision conjonctivale et à nouer le fil.

Milton Greene obtient le même résultat, la même plicature du tendon sans employer d'instrument spécial. Il se sert simplement de deux crochets ordinaires qui sont placés, l'un dessus, l'autre dessous le tendon, de façon à le replier sur lui-même ; le nœud du fil maintient la plicature.

Avancement musculaire. — La première opération d'avancement musculaire, due à Jules Guérin, a été destinée à remédier au strabisme divergent provoqué par la trop grande rétraction du droit interne sectionné par la myotomie, qui donnait presque toujours une surcorrection. L'opération de Jules Guérin consistait à aviver les extrémités du muscle sectionné, à le disséquer des parties cellulaires qui l'enveloppent, puis à passer une anse de fil à travers la *sclérotique* du côté externe de la cornée, de manière à pouvoir, en tirant sur le fil, obtenir une rotation suffisante de l'œil en dedans.

De Graefe modifia heureusement l'application du fil correcteur (*Faden opération*); il attacha le fil au tendon de l'antagonisme du muscle à déplacer et pratiqua la ténotomie de cet antagoniste même, pour faciliter la rotation forcée du globe.

La première opération d'avancement musculaire, véritablement systématisée, est due à Critchett qui a décrit le procédé suivant, avantageusement modifié en quelques points par de Graefe et qui du reste est demeuré classique dans ses lignes principales.

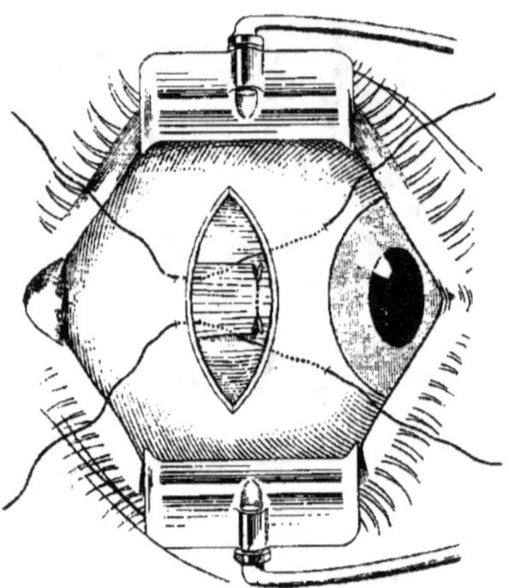

Fig. 275.
Avancement musculaire. — Procédé
d'Abadie.

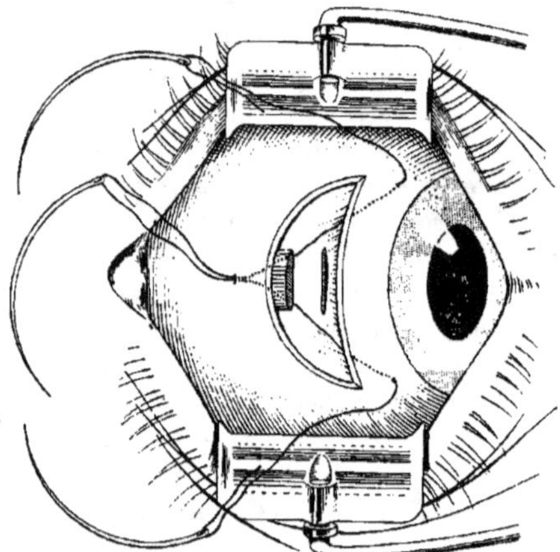

Fig. 276.
Avancement musculaire. — Procédé de
de Wecker.

Procédé de Critchett. — Après section de l'antagoniste, on pratique à une petite distance du bord de la cornée une incision verticale de la conjonctive, d'une longueur de un centimètre à peu près; puis on dégage la conjonctive du tissu sous-jacent, au-devant du muscle et sur une assez grande distance. Cela fait, on coupe l'insertion du muscle tout près de la sclérotique, sur un crochet à strabisme ou un crochet double de de Wecker.

Pour appliquer les sutures, on plante l'aiguille au-dessus et au-dessous de la cornée, dans la conjonctive, à 5 ou 6 millimètres du bord de la plaie; cela fait, on attire le muscle en avant avec une pince ou avec le crochet double de de Wecker et on enfonce les fils dans le tendon, à 4 millimètres de son bord et vers sa partie moyenne, en traversant ensuite la conjonctive de dedans en dehors. Les deux sutures sont nouées simultanément.

Variations du procédé opératoire. — De Wecker conseille, au lieu d'inciser simplement la conjonctive au-devant du tendon, de détacher une demi-lune de la muqueuse de 3 à 4 millimètres de longueur, en donnant au lambeau une légère concavité du côté de la cornée. Le retrait de la conjonctive met à nu l'insertion du tendon et, après la striction des fils, le bourrelet muqueux est moins considérable.

Pour faciliter la pose des fils dans le tendon à avancer, on a préconisé divers artifices : Agnew maintient le tendon pris dans une anse de fil et Knapp se contente de le tenir fortement avec une pince à mors assez larges. De Wecker a imaginé à cet effet son double crochet, assez peu usité aujourd'hui. Abadie conseille de ménager une languette médiane du tendon qu'on laissera en place jusqu'à ce que les fils soient posés, et Motais même laisse persister pour plus de sûreté cette languette médiane tendineuse. Il paraît plus simple, à l'exemple des opérateurs récents et de Landolt, de passer simplement les fils avant d'effectuer la section du tendon.

Les principales modifications apportées au procédé initial de Critchett ont porté sur le mode d'application des sutures : Schweigger plaçait trois fils, deux latéraux et un médian posés dans la collerette conjonctivale précornéenne, et Bronner conseillait de saisir la sclérotique dans le troisième fil; mais de Wecker simplifie l'application des sutures en se servant d'un fil à trois aiguilles courbes, une au milieu et une à chaque extrémité. On passe d'abord celle du milieu à travers le muscle de dedans en dehors et la conjonctive; puis on introduit les deux autres aiguilles au-dessus et au-dessous de la cornée à travers la conjonctive et le tissu sous-conjonctival. Après avoir coupé le fil derrière l'aiguille qui se trouve au milieu du fil, on ferme les deux sutures. Pour renforcer l'action de ces sutures, de Wecker conseille même de croiser les fils. Ad. Weber applique la suture suivante : le fil un peu long et muni d'une aiguille à chaque extrémité est plié en deux et passé, ainsi doublé, à travers une troisième aiguille. Celle-ci est introduite dans le muscle, de dedans en dehors, et traverse la conjonctive. Après avoir passé les deux autres aiguilles à travers la conjonctive aux bords supérieur et inférieur de la cornée, on les fait glisser dans l'anse formée par le milieu du fil qui se trouve placé devant le muscle et la conjonctive. En attirant les deux fils, le muscle se rapproche de la cornée et, lorsque l'effet voulu est obtenu, on réunit les deux extrémités du fil par un nœud assez épais pour qu'il ne puisse glisser à travers l'anse. Liebreich applique les sutures à l'aide de deux fils à deux aiguilles. Il enfonce les deux aiguilles du même fil au bord supérieur du bout musculaire à 2 millimètres de distance l'une de l'autre, puis il traverse avec ces aiguilles, d'arrière en avant, la conjonctive près du bord supérieur de la cornée et ferme la suture. Il applique ensuite le second fil d'une manière analogue au bord inférieur du muscle, puis à l'extrémité inférieure de la plaie conjonctivale.

Motais désigne sous le nom de suture transversale le mode d'application suivant : Après avoir traversé la couche externe de la sclérotique *verticalement* (pour l'opération ordinaire des muscles droits horizontaux) et passé les fils dans la lèvre de section du tendon, on amène celui-ci avec une double pince *au delà* du fil placé dans la sclérotique pour ensuite fermer la suture; de la sorte, les fascicules tendineux sont étranglés *en travers* et ne peuvent plus fuir. Sauvineau modifie ce procédé en se servant du double crochet de de

Wecker au lieu des deux pinces, et en nouant le bord du tendon par un double nœud de chirurgien avant de le fixer en haut et en bas de la cornée.

Gama Pinto enfonce l'aiguille près du limbe, dans la sclérotique, ou bien en face de l'insertion musculaire, suivant la manière de Bronner. Puis le fil est passé sous le muscle de façon à dépasser la moitié de sa largeur et il est ensuite sorti à l'extérieur. L'autre fil du côté opposé est placé de même, de façon à prendre aussi un peu plus de la moitié du muscle et de *telle sorte que les deux anses du fil soient prises l'une dans l'autre*. Ainsi l'insertion fixe des deux fils se trouve juste en face la tête du muscle et les deux insertions mobiles sont enchevêtrées, ce qui empêche la dilacération du tendon.

Argyll-Robertson emploie un seul fil à deux aiguilles et il prend, dans l'anse de ce fil, le bord du tendon à avancer ; les deux aiguilles sont ensuite conduites sous la conjonctive, l'une au-dessus, l'autre au-dessous de la cornée et jusqu'à un point situé de l'autre côté du plan médian de l'œil, puis les fils sont liés ensemble. En tirant sur le fil pour avancer le muscle, on déplace un peu la conjonctive qui vient recouvrir en partie le bord de la cornée, mais ce déplacement n'a pas d'importance.

Opération-type. — D'autres combinaisons pour le passage des fils ont été encore imaginées et on en retrouvera quelques-unes parmi celles qui ont été décrites déjà à propos de l'avancement capsulaire. Il faut dire que la pratique la meilleure, la plus simple et la plus sûre à la fois, est celle qui consiste à employer deux fils à une seule aiguille chaque.

Voici donc la description de l'opération actuelle de l'avancement musculaire, celle qui rallie la majorité des opérateurs ; elle est de Landolt :

L'écarteur étant placé, je saisis, près de la cornée, un pli de la conjonctive que je taille d'un coup de ciseaux. La base de ce lambeau est voisine du bord de la cornée, son sommet se trouve un peu au delà de l'insertion du muscle à avancer. Le sommet du lambeau est excisé, afin d'éviter le bourrelet disgracieux que la conjonctive pourrait former au bord de la cornée.

Au moyen de la pince à fixation tenue de ma main droite, je fais alors tourner le globe dans la direction opposée au muscle à avancer et, de l'autre main, je saisis ce muscle près de son bord le plus rapproché de moi, de façon à former un pli perpendiculaire à sa direction. J'y taille une boutonnière un peu en deçà du muscle, c'est-à-dire dans la capsule de Tenon qui l'enveloppe.

Si la boutonnière est bien faite, il faut qu'on voie, au fond, le blanc de la sclérotique. C'est alors seulement, qu'on peut espérer recevoir, sur le crochet introduit par cette ouverture, la totalité du muscle, étalé, sans pli, comme l'exige un avancement convenable. Nous avons, en effet, tout à fait abandonné la méthode de de Graefe, qui consiste à introduire le crochet musculaire en le passant entre la conjonctive et le muscle, le bouton dirigé d'abord en haut, pour ensuite le faire tourner, en appuyant contre le globe oculaire, et le passer de force à travers la capsule de Tenon sous le muscle. De cette façon, on plisse le muscle, on le tord et très souvent on pénètre entre ses fibres, de telle sorte qu'on ne peut plus se reconnaître dans ce qu'on a sur le crochet, qu'on introduit mal les sutures, qu'on sectionne le muscle irrégulièrement, et qu'on risque même de laisser quelques-unes de ses fibres attachées au globe.

Si l'on n'est pas tout à fait satisfait de la position du crochet; si l'on craint, par exemple, de ne pas avoir fait la boutonnière assez périphériquement, on peut en tailler une autre, correspondant au bouton du crochet qui sort de l'autre côté du muscle, et y introduire un second crochet qu'on pousse alors au delà de la première boutonnière, sous les fibres qui auraient pu n'être pas comprises sur le premier crochet, et l'on retire ce dernier.

Le crochet est alors confié à l'assistant qui le tient sans tirer sur l'œil, mais en tendant cependant légèrement le muscle.

J'introduis alors les sutures, de dehors en dedans, à travers le tissu cellulaire, la capsule de Tenon et le muscle, l'une en haut, l'autre en bas, à peu près à un tiers de la largeur du muscle.

Quant à l'éloignement des sutures de l'insertion musculaire, il dépend de l'effet qu'on désire obtenir.

S'agit-il d'un *simple avancement,* on place les fils en *avant* du crochet, non loin de l'insertion du muscle qui est détaché ensuite au ras du globe oculaire.

Si, au contraire, on désire donner à l'opération plus d'effet, on

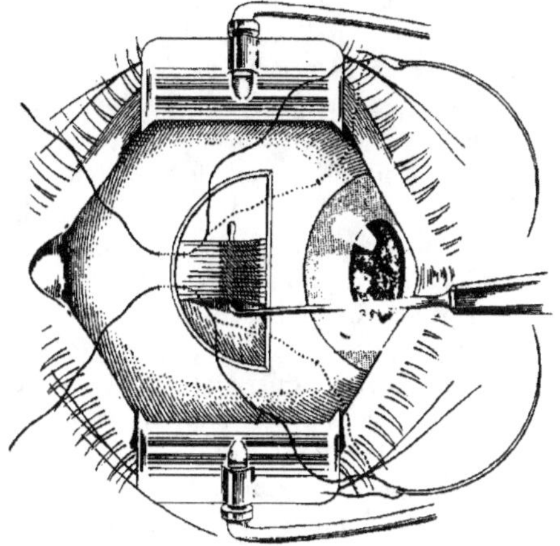

Fig. 277.

Avancement musculaire. — Procédé de Landolt.

combinera l'avancement avec la résection de l'extrémité du muscle. Dans ce cas, on introduit les fils en *arrière* du crochet, et cela d'autant plus loin de l'insertion que la résection doit être plus étendue.

Les fils étant placés, on passe, sous le muscle, en avant d'eux, l'une des branches d'une paire de ciseaux à bec de corbeau, on redresse les ciseaux et on sectionne le muscle d'un seul coup.

Le crochet se trouve ainsi dégagé. On emporte alors l'extrémité tendineuse du muscle en la détachant avec soin de son insertion du globe.

Saisissant ensuite, de la main gauche, les quatre chefs des fils, on soulève légèrement le muscle pour se rendre compte si les fils ne se trouvent pas trop près de la surface de section, si aucune partie du muscle n'est restée adhérente au globe, mais que celui-ci se laisse facilement amener vers le bord de la cornée. L'extrémité des ciseaux fermés, que l'on manie de la main droite, comme un crochet musculaire, est très utile dans ces recherches.

Il ne s'agit plus maintenant que d'assigner au muscle son nouveau point d'attache. Cette partie de l'opération est une des plus délicates. En effet, si le muscle, avec le tissu environnant qu'il faut toujours comprendre dans la suture, offre à celle-ci une résistance assez puissante pour qu'elle ne s'échappe jamais, le danger du relâchement de la suture est plus grand du côté où on l'attache au globe oculaire.

Afin de trouver le plus de résistance possible, je saisis la conjonctive et l'épisclère sous-jacente entre les griffes de ma pince, et j'introduis l'aiguille aussi profondément que possible — sans, cependant, traverser la sclérotique — dans le tissu épiscléral. On n'y réussit pas chez tous les malades avec la même facilité. Chez les enfants, la conjonctive est assez résistante et l'épisclère assez molle pour qu'une aiguille bien pointue pénètre sans difficulté aussi profondément et aussi loin qu'on le désire. Chez l'adulte, par contre, la conjonctive est beaucoup plus friable, et le tissu scléral plus dur. La première se déchire facilement; la dernière oppose à l'aiguille une résistance souvent gênante, car on n'ose pas la pousser avec trop de force, de crainte de pénétrer dans l'intérieur du globe.

Je me tire de cette difficulté de la façon suivante : Si j'ai l'impression de ne pas avoir solidement saisi l'épisclère, je fais cheminer l'aiguille un peu plus loin sous la conjonctive ; et, si cette dernière ne m'inspire pas assez de confiance, je conduis l'aiguille, quand elle est sortie encore dans une direction perpendiculaire, afin de saisir un second pli de la conjonctive et de donner plus de solidité à l'attache du muscle.

Les fils étant ainsi placés, je laisse couler de l'eau stérilisée tiède sous le muscle et sur tout le champ opératoire. Puis, l'assistant saisit le globe, au moyen de la pince à fixation, du côté juste opposé au muscle à avancer, et le fait tourner vers celui-ci, si bien qu'en nouant les fils, on n'exerce pas la moindre traction sur le muscle, ni sur les tissus compris dans la suture.

Il est bon de faire d'abord un simple nœud de soutien, en passant deux fois le fil autour de lui-même, d'abord d'un côté, puis de l'autre. On revient ensuite au premier nœud qu'on serre encore une fois, avant de le terminer en nœud chirurgical. On en fait autant du côté opposé. Enfin, on coupe les fils au ras des nœuds, pour éviter que leurs extrémités ne touchent la cornée.

Nous nous servons d'un fil blanc et d'un fil noir, afin de mieux les distinguer l'un de l'autre.

L'opération terminée, nous inondons encore une fois l'œil d'eau stérilisée et nous appliquons un pansement binoculaire, aseptique.

Le pansement doit être binoculaire, même si un seul œil a été opéré, car l'occlusion des *deux* yeux est destinée à leur donner l'immobilité qu'exige la cicatrisation du muscle dans sa nouvelle place. Étant donné le genre particulier de motilité du globe, se tournant, au moyen de muscles cachés dans l'orbite, autour d'un centre unique, cette immobilité ne saurait être obtenue mécaniquement à l'aide d'un pansement compressif. Le seul moyen que nous ayons d'immobiliser les yeux, au moins relativement, c'est de leur ôter, par leur occlusion simultanée, tout objet de fixation et d'accommodation et de maintenir le malade en général dans le calme et la tranquillité.

Les fils sont enlevés le cinquième ou le sixième jour.

S'agit-il d'un strabisme divergent, on laisse les yeux libres à partir de ce moment ; dans le strabisme convergent, il est bon d'instiller l'atropine et de faire succéder immédiatement au pansement binoculaire le port de verres convexes appropriés.

Procédés destinés a augmenter l'effet df l'avancement musculaire. — *Procédé d'Agnew*. — Résection du tendon. — Agnew ajoute à l'avancement la résection d'une partie du tendon. Il exécute cette résection après avoir fixé le muscle avec une anse de fil. Prince résèque le muscle tandis qu'il le tient dans une pince. Landolt considère que la résection est indiquée toutes les fois que l'effet correcteur à obtenir est supérieur à 30°. Robertson et Schweigger pratiquent la même opération dans les cas de déviation extrême.

Procédé de Noyes. — Résection du muscle. — Le muscle à raccourcir étant chargé sur un crochet, deux fils de catgut sont placés loin du tendon, en plein muscle, l'un près du bord inférieur, l'autre près du bord supérieur, liés à ce niveau, et le muscle est sectionné immédiatement en avant et plutôt obliquement.

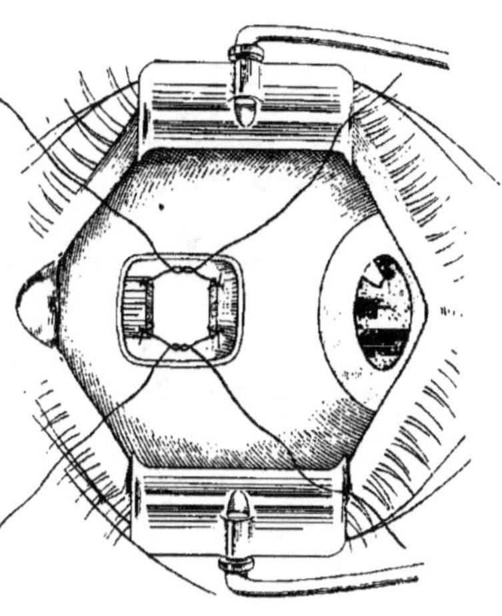

Fig. 278.
Résection tendino-musculaire.

Les fils sont alors abandonnés à un aide et on résèque presque complète-

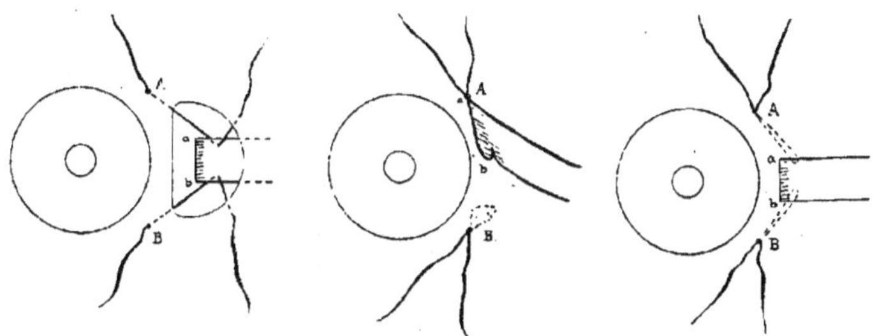

Fig. 279.
Schéma de l'avancement musculaire ordinaire montrant les inconvénients qui résultent de la traction inégale ou insuffisante des fils.

(*Première figure :* fils en place montrant l'impossibilité de serrer à fond les deux fils ; *deuxième figure :* montrant un fil serré à fond, l'autre ayant coupé et lâché le tendon ; *troisième figure :* fils également mais trop lâchement serrés.)

ment la partie du muscle restée adhérente au globe, en réservant seulement un fragment de tendon pour permettre la suture avec le muscle.

Le défaut de cette opération qui a été reprise et plus ou moins modifiée par Vieusse, Driver, Stevens, Muller, est que les fils appliqués sur une partie du muscle, purement musculaire, coupent les tissus et lâchent prise aisément ; il en résulte une déviation en sens inverse à la correction désirée.

Procédé de Valude.— Division du muscle. —Pour augmenter l'effet de l'avancement en même temps que pour éviter la traction inégale ou l'arrachement des fils, Valude préconise l'opération suivante qui consiste essentiellement à diviser le tendon en deux languettes : quand les fils sont en place et que le tendon est sectionné au niveau de son insertion, on fait tenir un des bords du tendon par un aide armé d'une pince, et soi-même, tenant l'autre bord, on divise en deux le tendon suivant la direction des fibres musculaires, et sur une étendue variable avec l'effet qu'on

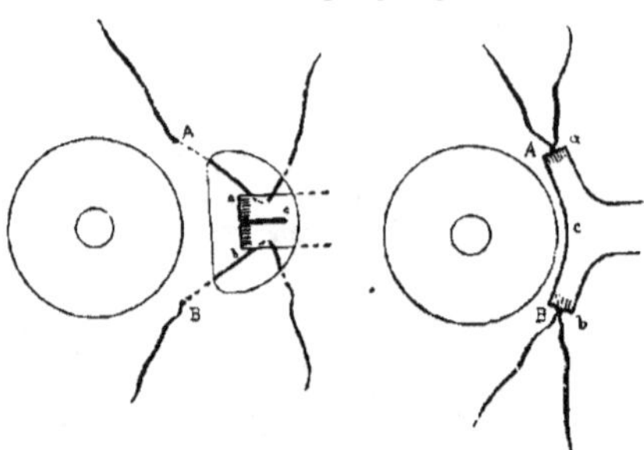

Fig. 280.

Avancement musculaire en λ (Valude).

désire obtenir, c'est-à-dire suivant la distance à laquelle sont placés les points fixes d'insertion des fils. Il ne reste plus qu'à serrer les fils, ce qu'on peut pousser à fond sans craindre de les voir lâcher. L'opération pourrait s'appeler l'avancement en λ.

A la fin de cet exposé, une question doit trouver sa place : quelle est la valeur comparative du reculement d'un muscle ou de son avancement dans la correction de la déviation strabique ? Les calculs qui ont été faits à cet égard permettent de conclure que :

1 millimètre de *reculement* corrige 5° de strabisme ;
1 millimètre d'*avancement* corrige 4° de strabisme.

On pourra donc tirer parti de ce barème, encore qu'il soit approximatif et que bien des conditions individuelles en viennent altérer l'exactitude, lorsqu'il s'agira de combiner les deux actions opératoires ou de choisir entre elles.

III

AUTRES OPÉRATIONS SUR LES MUSCLES OCULAIRES

Les opérations que nous venons de décrire ont été imaginées pour remédier au strabisme latéral. Il est facile toutefois de concevoir que ces divers modes de déplacement des muscles oculaires (reculement musculaire et capsulaire, avancement musculaire et capsulaire) sont absolument applicables aux droits supérieur et inférieur, s'il en était besoin.

C'est ainsi que Koster-Gen a pu indiquer certaines règles opératoires destinées à s'appliquer aux cas exceptionnels de rotation vicieuse de l'œil sur son axe.

Ainsi le raccourcissement du droit inférieur, ou le reculement du droit supérieur, corrige la rotation temporale.

Après la ténotomie d'un droit latéral, on peut, en avançant un des côtés de la capsule, latéralement au tendon et parallèlement au limbe, attirer et fixer le globe du côté où on le désire.

Enfin, il est possible de déplacer obliquement l'insertion tendineuse en totalité, soit en haut, soit en bas, du côté où il est nécessaire d'attirer le globe. Ce déplacement du tendon s'exécute comme un avancement ordinaire, sauf que le déplacement est oblique au lieu d'être direct.

Opérations sur les muscles obliques. — La seule opération de ce genre qui vaille d'être décrite est la ténotomie du muscle petit oblique, exécutée pour la première fois par Bonnet (de Lyon) pour remédier à la myopie forte.

Ténotomie du petit oblique. — Dans cette opération, on ne s'attaque pas à l'insertion oculaire qui est trop profonde, mais à l'insertion orbitaire qui est plus accessible.

Après avoir reconnu l'échancrure sus-orbitaire facile à sentir avec l'angle, on abaisse une ligne perpendiculaire qui vient toucher le bord du plancher de l'orbite exactement au niveau de l'insertion du petit oblique sur le squelette. C'est là le point de repère de cette opération,

On tend alors la peau sur le rebord orbitaire inférieur et on pratique une incision courbe à concavité supérieure, dont le milieu correspond au point de repère précédent. La peau et l'orbiculaire étant divisés jusqu'au périoste, on arrive, en débridant à la sonde cannelée, facilement sur le tendon. Celui-ci est chargé sur un crochet à strabisme et sectionné au ras de l'os avec les ciseaux. La plaie cutanée est ensuite suturée.

BIBLIOGRAPHIE

HISTORIQUE DES OPÉRATIONS DU STRABISME

BONNET. Traité des sections musculaires et tendineuses, 1842-1843.
BOYER (Lucien). Recherches sur l'opération du strabisme. *Paris*, 1842.
CRITCHETT. *Med. Times and Gaz.*, 1857.
DIEFFENBACH. *Bull. de l'Acad. des Science.* 1840.
GRAEFE (DE). Recherches sur le strabisme et les opérations qu'il réclame. *Arch. f. Opht.*, vol. III.
PARINAUD. Le strabisme. *Paris*, 1899.
WECKER (DE). *Bull. de l'Acad. des Sc.*, 1883, 15 octobre.

RECULEMENT MUSCULAIRE

ARLT. Die Krankheiten des Auges. 4 Auflage, vol. III, p. 329.
CRITCHETT. *Lancet*, 1855, I, p. 497 et 507.
FORTUNATI. *Progresso medico*, 1902, octobre.
GRAEFE (DE). *Arch. f. Opht.*, III, p. 203.
KNAPP. System of diseases of the Eye, in Oliver et Norris, vol. III, p. 867.
MAKLAKOFF. *Arch. d'Opht.*, 1884, p. 239.
MULES. *Brit. med. journ.*, 1879, I, p. 932.
PANAS. *Arch. d'Opht.*, 1896, p. 1.
TAYLOR. *Brit. med. journ.* 1887, II, p. 1275.

TÉNOTOMIES PARTIELLES

ABADIE. *Ann. d'Ocul.*, 1880, p. 258, t. LXXXIII.
SMITH. *Arch. of Ophtalmology*, t. XXII-I, p. 16.
STEVENS. *Arch. f. Augenheilk.*, 1870, p. 325.

ÉLONGATION MUSCULAIRE

SYDNEY STEPHENSON. *Opht. Soc. of the U. Kingd*, 1902, et *La Clin. Opht.*, 1905, 10 octobre.
VERHŒFF. *Klin. Mon. f. Augenheilk.*, 1903, avril.

RECULEMENT CAPSULAIRE

MOTAIS. *Arch. d'Opht.*, 1886, p. 179.
PARINAUD. *Arch. d'Opht.*, 1890, t. X, p. 274.

PLISSEMENT CAPSULO-MUSCULAIRE

GRANDCLÉMENT. *Arch. d'Opht.*, 1893, p. 389.
LAVAGNA. *Rev. gén. d'Opht.*, 1897.
REYNOLDS. *Journ. amer. med. ass.*, 1898, janvier.
TROUSSEAU. *Ann. d'Ocul.*, 1903, janvier.

AVANCEMENT CAPSULAIRE

KNAPP. *Opht. Rev.*, 1886, p. 270.
LAGLEYZE. *Arch. d'Opht.*, 1892, t. XII, p. 668.
MAXWELL. *Ass. med. Brit.*, 1896.
WECKER (DE). *Note à l'Acad. des Sciences*, 1883, 15 octobre, et *Soc. fr. d'Opht.*, 1885, p. 22.

AVANCEMENT MUSCULAIRE

ABADIE. *Arch. d'Opht.*, 1883, p. 215.
AGNEW. *The amer practit.* et *Nagel's Jahresb.*, 1871, p. 451.
CRITCHETT. *Lancet*, 1855, I, p. 509.
GRAEFE (DE). *Arch. f. Opht.*, III, p. 373.
J. GUÉRIN. *Ann. d'Ocul.*, 1849, t. XXI, p. 144.
LANDOLT. *Arch. d'Opht.*, 1896, p. 416.
MOTAIS. *Soc. fr. d'Opht.*, 1906, p. 318.
NOYES. *Transact. amer. Opht. Soc.*, 1874, p. 273.
ROBERTSON (Argyll). *Brit. med. journ.*, 1891, II, p. 471.
SCHWEIGGER. *Handbuch der Augenheilk.*, 1871.
VALUDE. *Ann. d'Ocul.*, 1895, t. CXVI, p. 112.
VON HOEVE. *Arch. f. Augenh.*, 1902, v. XLVI, 2-3 fasc.
WEBER. *Nagel Jahresb.*, 1871, p. 450.
WECKER (DE). *Ann. d'Ocul.*, 1893, t. LXX, p. 225.

OPÉRATIONS DIVERSES SUR LES MUSCLES OCULAIRES

KOSTER GEN. *Zeistchr. f. Augenh.*, 1892, juillet.
LANDOLT. *Arch. d'Opht.*, 1883, t. V, p. 402.

CHAPITRE XII

OPÉRATIONS SUR LE GLOBE

Comme, dans les chapitres précédents, nous avons passé en revue toutes les opérations partielles portant sur le globe, notamment les amputations du segment antérieur, ainsi que le traitement des plaies et la recherche des corps étrangers, nous n'aurons à envisager ici que les opérations portant sur la totalité du globe oculaire, à savoir :

L'ablation du globe entier ou Énucléation ;

L'évidement du contenu entier du globe, Éviscération ou Exentération oculaire.

I

ÉNUCLÉATION

Historique. — De tout temps les opérateurs ont dû être conduits à pratiquer l'ablation de l'œil pour de graves blessures de guerre, pour des corps étrangers volumineux implantés dans l'organe, pour des tumeurs. Dans le traité de Bartisch, écrit au xvi⁰ siècle (1583), se trouve un instrument en forme de cuillère tranchante qui lui servait à détacher l'œil après avoir incisé la conjonctive et les muscles droits assez loin de leur insertion.

Louis fit faire un pas important à la technique de l'opération en substituant à l'énucléateur de Bartisch des ciseaux courbes sur le plat. Bell proposa de passer à travers le globe une anse de fil servant à la fois de moyen fixateur et tracteur.

Mais l'ablation de l'œil n'entra réellement dans la pratique que quand elle devint une opération bien réglée avec Bonnet (de Lyon). Son procédé est demeuré classique et reste encore entier malgré les quelques modifications de détail qui ont pu être apportées, notamment dans la fixation du globe et la façon de pénétrer derrière le globe oculaire, après détachement du droit interne ou du droit externe (Tillaux). Et disons à ce propos que l'opération de l'énucléation de l'œil est en réalité tellement simple qu'il nous paraît superflu de désigner sous le nom de procédés divers les quelques variantes de l'opération, qui concourent d'ailleurs exactement au même but, c'est-à-dire à l'ablation exacte du globe de l'œil, soigneusement débarrassé de ses insertions musculaires.

Aussi ne discuterons-nous pas la question de savoir quels sont les muscles qui doivent être coupés les premiers, et par quel chemin il est préférable de conduire les ciseaux jusqu'au nerf optique. En suivant le côté nasal, la voie est plus courte jusqu'au nerf optique; mais en passant en dehors par le côté temporal le chemin est plus oblique, les ciseaux s'engagent plus commodément derrière l'œil et plus perpendiculairement à l'axe du nerf qu'il s'agit de couper. Réellement le résultat est le même et obtenu avec autant de facilité.

Voici donc l'opération de l'énucléation de l'œil réduite d'après moi à son expression la plus simple.

Anesthésie. — On peut exécuter l'énucléation de l'œil avec l'anesthésie locale et par des injections de cocaïne ou mieux de stovaïne, disposées tout autour et en arrière du globe, au pourtour du nerf optique dont la section est toujours douloureuse. Néanmoins ce dernier temps de l'opération, si bref soit-il, est assez pénible, et nous conseillons de recourir à la narcose générale, d'autant plus que l'opération est assez courte pour n'exiger que l'emploi de quelques bouffées de chlorure d'éthyle. Il faut de une à deux minutes au plus pour exécuter l'ablation de l'œil, et nous employons toujours le chlorure d'éthyle de préférence à la narcose chloroformique.

Instruments. — L'instrument essentiel pour cette opération est une paire de bons ciseaux courbes sur le plat, mousses, très courbes et très forts. Une autre paire un peu plus pointue est utile pour détacher la conjonctive et sectionner l'insertion des quatre muscles droits. Un crochet à strabisme servira à faciliter la section des muscles droits, mais on peut s'en passer. Le globe à énucléer peut être fixé par une pince érigne spéciale à petits crochets capables d'entrer dans la sclérotique (A. Terson), mais je lui préfère la simple anse de fil de Bell, excessivement commode et qui rend tous les temps de l'opération d'une facilité extrême. Les paupières seront tenues écartées par un aide armé des écarteurs de Desmarres, ce qui est excellent ; mais à son défaut on emploiera un blépharostat ordinaire le plus puissant possible. Fils et aiguilles à suture.

Opération. — Les écarteurs ou le blépharostat étant en place, je passe dans la cornée une anse de gros fil et je saisis cette anse de la main gauche. Cette main, tenant l'anse de fil, joue le premier rôle dans l'énucléation en portant le globe de côté et d'autre pour présenter aux ciseaux successivement les muscles qui doivent être dénudés puis coupés, surtout en attirant le globe en avant au moment de la section du nerf optique. Ce temps de l'opération est parfois difficile avec un autre moyen de fixation, et on voit souvent l'œil rouler sous les doigts ou entre les pinces, se dérobant à la section du nerf. Avec l'anse de fil qui attire le globe, rien n'est plus aisé, et, non seulement le nerf optique est facilement rencontré par les ciseaux, mais on le coupe aussi loin qu'on veut, puisque la traction permet de reculer l'instrument en arrière vers le fond de l'orbite. J'ajoute que ce moyen de fixation permet tout aussi bien d'énucléer un globe de volume ordinaire et normal qu'un œil buphtalmique, déformé, ou encore à moitié vidé et flasque. Il n'y a pas de modification au procédé opératoire qui reste le même dans tous les cas, ce qui n'existe pas quand on se sert de l'instrumentation classique et notamment des crochets à strabisme.

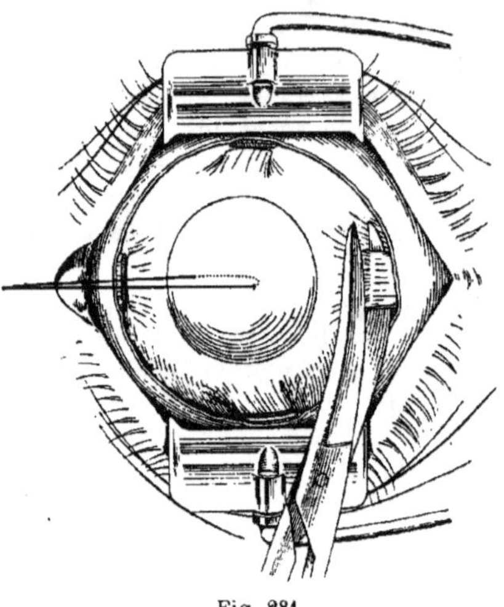

Fig. 281.
Énucléation.

Le globe étant ainsi fixé avec la main gauche, je découpe en un tour de main avec des ciseaux un peu pointus la conjonctive circulairement autour de la cornée, et aussitôt après je décolle la conjonctive au niveau des insertions des quatre muscles droits.

Meyer conseille, dans l'intérêt de la prothèse, de ne pas séparer sur une trop grande étendue la surface profonde conjonctivale de la zone des muscles ; on n'opérera donc le dégagement de la muqueuse que sur une étendue suffisante pour que les insertions musculaires soient découvertes.

Pour la section des muscles je me passe ordinairement de crochet à strabisme. Tirant légèrement le globe en avant, je vois les quatre muscles faire sangle à la surface de la sclérotique, si les insertions ont été bien dégagées, et rien n'est plus facile que de passer sous ces insertions une des branches des ciseaux et de sectionner les tendons au ras de la sclérotique. Les opérateurs qui préféreraient se servir, pour ce temps de l'opération, du crochet à strabisme n'auraient qu'à confier l'anse de fil fixatrice à un aide pour la reprendre ensuite.

Les quatre muscles étant coupés, on attire fortement le globe en avant avec l'anse de fil, et très facilement on passe derrière, par la voie externe ou en dedans (je préfère le côté externe), les gros ciseaux mousses à énucléation. Le nerf optique est recontré facilement sur un œil ainsi tiré et on le sectionne à la place désirée, soit au ras de l'œil, soit plus loin en arrière.

L'œil vient aussitôt à la main, étant détaché du nerf, car il ne tient plus que par les insertions des muscles obliques qu'on sectionne par derrière et au ras de la sclérotique, en emportant l'œil au dehors.

Une boulette de coton hydrophile enfoncée fortement à la place du globe énucléé assurera l'hémostase, pendant que la suture sera préparée.

Sutures. — Le mode de fermeture de la plaie conjonctivale doit nous arrêter, car c'est là que l'opération de l'énucléation a subi le plus de variations. On le comprend, quand on songe que le but des différents procédés proposés est d'assurer la meilleure prothèse, ce qui est de toute première importance.

En effet, le port d'un œil artificiel est non seulement très pénible, mais il peut être rendu très difficile ou même impossible par une imperfection de la cavité conjonctivale. Et si l'on songe que cette imperfection, une fois créée, est toujours très difficile, souvent impossible à corriger, on comprendra de quel intérêt il est de la prévenir par des précautions appropriées.

Tout d'abord certains opérateurs laissent la plaie se cicatriser, telle quelle, par bourgeonnement, sans pratiquer aucune suture. Cette façon simple de procéder, quoi qu'on puisse dire, n'est pas si mauvaise et le moignon ainsi obtenu est souvent fort bon.

On a proposé de suturer la plaie conjonctivale circulaire à la façon d'une bourse, en faufilant un seul fil tout le tour de la lèvre conjonctivale et en serrant les deux chefs. Cette suture est bonne et le bourrelet central s'efface plus tard.

La suture simple à points entrecoupés (3 ou 4 suffisent) est d'ailleurs aussi bonne et peut être plus rapidement exécutée. Snell et de Schweinitz conseillent de la renforcer en fixant par un point de suture préalable l'extrémité de chacun des quatre muscles droits à la lèvre de la conjonctive.

On a proposé encore de suturer entre eux les muscles droits, le droit interne avec l'externe, les deux droits supérieur et inférieur ensemble, par deux plans de suture au catgut. Nous pensons que c'est une complication inutile et, pour notre pratique, nous nous contentons de la simple suture, à points séparés de la conjonctive, mais en prenant la précaution au cours de l'opération de ne point séparer trop largement les muscles de la muqueuse qui les recouvre. Les fils seront retirés le quatrième jour.

Nous devons dire encore un mot des tentatives faites pour donner un moignon *solide* aux opérés d'énucléation, car on a renoncé à remplacer un œil par un autre, malgré les tentatives de Chibret (1885), de Terrier, de Rohmer et de Bradford (de Boston) qui réussit à peu près à transplanter un œil de lapin à l'homme.

A l'heure actuelle, ces essais tendent simplement à assurer une meilleure prothèse après l'énucléation. Lang et Oliver ont enfermé dans la capsule de Tenon, dans la conjonctive, des globes de verre ou de métal ; Belt et nous-même avons essayé des éponges, des sphères de charbon, des fragments osseux (Lagrange), des pelotes de soie (Bourgeois), le tout sans résultats. Lagrange, reprenant une expérience de Rohmer d'après laquelle un œil ainsi inclus gardait sa vitalité, conseille d'enfermer dans la capsule de Tenon, après énucléation, un globe entier de lapin et de croiser au-devant les muscles droits suturés deux à deux, puis de fermer la capsule de Tenon et la conjonctive par une suture à points séparés.

Jusqu'à nouvel ordre la simple suture conjonctivale soigneusement — non hâtivement — faite est celle qui est la plus recommandable.

II

ÉVISCÉRATION OU EXENTÉRATION

L'éviscération de l'œil, de même et plus encore que l'énucléation, est une opération qui a peu d'histoire étant très simple et peu susceptible de variantes opératoires ; on l'appelle encore le *curage* de l'œil, parce qu'elle s'applique surtout à la panophtalmie et consiste à vider l'organe de son contenu infecté et purulent.

L'idée première de cette opération revient à Wardrop, au commencement du siècle dernier, qui la conseilla chez l'homme par analogie avec une intervention qui donnait de bons résultats dans le traitement des inflammations sympathiques chez le cheval. Barton exécuta l'opération conseillée par Wardrop ; mais celle-ci consistait dans le principe en une ouverture large de la coque oculaire, qu'on laissait se vider ensuite successivement de son contenu sous des cataplasmes ou des applications émollientes. De Graefe donna une technique opératoire complète de l'*éviscération* ou *exentération*, mais toujours en l'appliquant seulement à l'ophtalmie sympathique et dans le but d'éviter l'énucléation ; or, dans ce cas, l'éviscération donne une réaction post-opératoire fâcheuse et est bien inférieure à l'énucléation.

L'éviscération est excellente et ne donne son plein effet que dans la panophtalmie ; là elle n'a pas de rivales.

Anesthésie. — L'opération plus courte encore que l'énucléation s'exécute en quelques secondes sous le chlorure d'éthyle. L'anesthésie locale serait impossible en raison de l'état inflammatoire de l'œil.

Instruments. — Un bistouri pour ouvrir la coque oculaire, quand elle ne l'est pas déjà par les progrès de la suppuration, un couteau quelconque ; celui de Beer ou de Richter convient très bien. Pinces, larges et forts ciseaux pour décapiter le globe de son segment antérieur, curette large pour vider l'œil de son contenu.

Opération. — L'écarteur étant en place on enfonce le large couteau dans la sclérotique à quelques millimètres en arrière de la cornée, sans prendre la peine de disséquer spécialement la conjonctive comme faisait de Graefe. Par cette plaie on introduit une branche des ciseaux et on détache tout le segment antérieur de l'œil par une section circulaire rapidement menée. La coque sclérale se trouve alors largement béante, et il ne reste plus qu'à la vider de son contenu avec la curette large, comme on ferait d'un œuf mollet avec une petite cuillère. La chose est exécutée en un instant, car le contenu oculaire se détache très facilement et l'opération est achevée. On terminera par un bon lavage antiseptique de la cavité.

Certains opérateurs conseillent de suturer la conjonctive et d'autres comprennent la sclérotique dans la suture. Toute suture, à notre avis, est fâcheuse par la rétention du sang ou des liquides pathologiques qu'elle occasionne dans la cavité éviscérée. Même l'unique point de suture médiane préconisé par Panas est passible de la même objection. Nous conseillons de laisser la cavité ouverte et même d'y placer un drain de caoutchouc pendant un ou deux jours.

Les suites en sont toujours très simples.

Les suites en sont si régulièrement simples que je ne vois pas l'utilité de compliquer l'opération en cherchant, comme le conseille Panas, pour prévenir l'infection des gaines optiques, à toucher au thermo-cautère le disque de la papille.

De Lapersonne, plus radical encore, pratique l'*éviscération ignée*, c'est-à-dire qu'il exécute le curage de l'œil lui-même avec le thermo-cautère. Je répète que je ne vois pas l'utilité de remplacer la curette, qui agit si vite et si bien, par le fer rouge qui n'a rien à faire sur la paroi inerte qu'est la coque sclérale interne, rien que des eschares inutiles.

En peu de jours la guérison est obtenue avec des pansements simples.

Prothèse. — *Opération de Mules.* — On a cherché, avec l'éviscération de la coque oculaire comme après l'énucléation, à rembourrer cette coque de façon à procurer à l'opéré un moignon solide, support favorable à la pièce artificielle. Le type de ces tentatives est l'opération de Mules (de Manchester) qui s'est attaché dès 1884 à ce problème, et qui a essayé tour à tour d'inclure dans la cavité sclérale des sphères de verre ou d'argent d'un volume calculé de façon à ce que les lèvres de la sclérotique puissent être réunies par une suture.

Cette opération, accueillie par beaucoup d'oculistes avec une grande faveur, a été peu à peu abandonnée en raison de ses nombreux insuccès et de la réaction douloureuse toujours vive et prolongée qui en est la conséquence.

Nous-même nous ne la pratiquons plus guère pour cette raison et à cause d'échecs répétés, et cependant nous possédons un succès à la fois durable et remarquable de cette opération chez une femme qui porte depuis quinze années environ un globe de verre inclus dans sa cavité scléroticale.

L'opération se fait de la manière suivante : dissection circulaire de la conjonctive jusque vers l'équateur de l'œil ; section également circulaire de la sclérotique assez en arrière pour enlever *tout* le corps ciliaire ; évidement complet du contenu de l'œil ; irrigation de la cavité avec une solution antiseptique pour arrêter toute hémorragie ; insertion d'un globe de verre ou d'argent au moyen de l'introducteur de Krall ; double étage de sutures nombreuses au catgut, d'abord de la sclérotique, puis de la conjonctive.

Mules conseille de s'abstenir de tout pansement compressif à cause des douleurs ; un bandeau sur des compresses humides, au besoin glacées, suffira.

Éviscération postérieure ou subénucléation. — Nicati conseille une sorte d'éviscération à rebours qu'il nomme subénucléation.

Après s'être frayé un chemin en détachant le droit interne, il sectionne le nerf optique et harponne le globe de façon à luxer sa face postérieure en dehors ; le détachement des muscles obliques est nécessaire pour faciliter cette manœuvre.

Le pôle postérieur étant ainsi amené au jour, il est facile de pratiquer au bistouri et aux ciseaux la résection de toute la cavité postérieure du globe, jusqu'aux insertions des muscles droits. On vide ensuite de ses parties molles et vasculaires la partie restante de l'œil qui est le segment antérieur. Ensuite on remet le tout en place et on suture le droit interne.

Le but de cette opération est de conserver la charpente antérieure du globe pour servir à la prothèse.

BIBLIOGRAPHIE

MULES. *Opht. Soc. of the U. Kingdom*, 1885.
NICATI. *Arch. d'Opht.*, 1903, juin.

CHAPITRE XIII

OPÉRATIONS SUR L'ORBITE ET LES SINUS PÉRIORBITAIRES

I

OPÉRATIONS SUR L'ORBITE

Les opérations sur l'orbite se résument en toutes les opérations destinées à la recherche des tumeurs de cette cavité, tumeurs kystiques ou tumeurs solides. Exceptionnellement, un corps étranger volumineux peut exiger une intervention du même ordre.

Ces opérations, destinées à l'ablation des tumeurs orbitaires, ont fait l'objet d'un rapport de notre collaborateur Lagrange à la Société française d'Ophtalmologie (1903); c'est l'ordre de ce rapport que nous suivrons dans notre exposé.

On peut intervenir pour une tumeur orbitaire dans trois conditions différentes : on peut enlever le néoplasme et conserver l'œil ; enlever l'œil et une partie seulement du contenu de l'orbite ; enfin exentérer complètement l'orbite. Ces diverses opérations représentent trois méthodes, subdivisées elles-mêmes en plusieurs procédés :

1° Ablation du néoplasme avec conservation de l'œil :

   A travers les parties molles ;

   A travers une brèche osseuse.

2° Ablation du néoplasme avec l'œil et une partie du contenu de l'orbite.

3° Exentération de l'orbite :

   Complète ;

   Sous-conjonctivale ;

   Avec clôture plastique.

Ablation du néoplasme avec conservation de l'œil. — Lorsque la tumeur siège à la base de l'entonnoir orbitaire et qu'elle est aisément accessible, cette méthode est naturellement indiquée; le chirurgien s'inspire des circonstances et extrait le néoplasme en ménageant les muscles, les nerfs importants et le globe de l'œil lui-même.

Quand la tumeur n'est pas superficiellement placée, divers procédés permettent de l'atteindre, que l'on choisira selon le cas.

Ces divers procédés peuvent se diviser en deux groupes principaux :

1° ceux par lesquels on atteint la tumeur en passant à travers les parties molles ; 2° ceux qui consistent à se frayer une route à travers le squelette.

Extirpation du néoplasme a travers les parties molles. — Trois routes différentes ont été suivies : 1° les uns ont passé à travers la paupière ; 2° les autres à travers la conjonctive ; 3° les autres enfin à travers la paupière et la conjonctive.

1° *Voie transpalpébrale.* — La voie transpalpébrale a été suivie par Maisonneuve, Acrel et Halpin. Maisonneuve fendit verticalement les deux paupières en leur milieu, disséqua les quatre lambeaux pour se donner du jour et atteindre la tumeur qui englobait l'œil de toutes parts.

Acrel et Halpin firent une simple incision curviligne en fendant la base de l'une ou de l'autre paupière, au ras du rebord osseux. Tout récemment Rollet (de Lyon) a repris cette méthode, qu'il considère comme excellente, suffisante pour se donner du jour dans l'orbite et supérieure à celle des sections osseuses au point de vue des suites opératoires. L'incision cutanée doit être curviligne et être menée jusqu'à l'os; le cul-de-sac conjonctival sera épargné avec soin. Par l'incision curviligne, faite à l'endroit où le néoplasme offre la saillie la plus évidente, ce néoplasme est promptement découvert, et, quand il s'agit d'une tumeur bénigne, elle peut être aisément érignée et attirée au dehors. La dissection des parties molles se fera au moyen de la sonde cannelée et du doigt; avec lenteur et circonspection on se rendra maître des prolongements de la tumeur, des adhérences intimes qu'elle peut avoir contractées avec le globe ou les parois de l'orbite. Pendant l'exécution de cette opération, il faudra ne jamais oublier qu'il existe, à la base de l'orbite, des parties qu'il faut particulièrement ménager ; ce sont : le releveur de la paupière en haut, en haut et en dedans le tendon du grand oblique, en haut et en dehors l'appareil sécréteur des larmes, dans l'angle interne le sac lacrymal, en bas le tendon du petit oblique.

Velpeau a également utilisé la voie transpalpébrale ; il passait par la commissure ; son procédé consistait essentiellement en une incision horizontale ou oblique, prolongeant la commissure externe. Il détachait ensuite la paupière sur une étendue correspondant à celle de la tumeur et se comportait comme nous venons de le dire au sujet des procédés d'Acrel et Halpin ; il est clair qu'en pareil cas on ne peut tracer de règles précises, le chirurgien agit différemment selon le volume, le siège, les connexions, la nature du néoplasme.

2° *Voie transconjonctivale.* — Knapp, à qui revient la priorité du procédé, décrit ainsi son opération :

« Les paupières, écartées par un spéculum ordinaire, je fis au moyen de ciseaux à strabisme, une ouverture entre le droit supérieur et interne et l'oblique supérieur, à travers la conjonctive et la capsule de Tenon, jusqu'à ce que, au moyen du doigt, je pusse sentir la tumeur. Toujours guidé par l'indicateur gauche, je circonscrivis ensuite le néoplasme ; je l'isolai de la sclérotique et je coupai le nerf optique, d'abord à son extrémité oculaire, ensuite à son extrémité orbitaire. Au moyen du plat des ciseaux, j'extrayai la tumeur. »

Rohmer (de Nancy) a utilisé un procédé analogue, avec cette seule différence qu'il s'est frayé une route par la partie externe de la conjonctive au lieu de passer, comme Knapp, par la partie interne. Une large incision conjonctivale courbe est faite au côté externe de la cornée, de haut en bas ; le muscle droit externe, chargé sur un fil, est détaché, le globe luxé, et le doigt, introduit derrière l'œil, permet immédiatement de saisir le néoplasme. On remarquera que Rohmer a détaché l'un des muscles droits, alors que Knapp n'a fait aucune ténotomie.

3° *Voie transpalpébro-conjonctivale.* — Un grand nombre d'auteurs ont combiné le procédé transpalpébral et transconjonctival, et c'est au niveau de la commissure externe qu'ils ont fait porter la section des parties molles.

Lagrange a imaginé un procédé d'ablation des tumeurs du nerf optique par la voie transpalpébro-conjonctivale qui diffère des opérations de Knapp et de Rohmer par la manière d'atteindre et d'attaquer le nerf optique et la tumeur. Au lieu de couper d'abord le nerf optique au ras du globe, il le sectionne au sommet de l'orbite, grâce à un artifice particulier. Voici les divers temps de l'opération :

Section de l'angle externe des paupières. Passage d'un fil dans chaque paupière, afin de pouvoir facilement les écarter ;

Dissection de la conjonctive bulbaire dans le tiers externe. Section du droit externe à son insertion. Un fil passé dans le tendon du muscle sert à ne pas le perdre de vue ;

Avec l'extrémité de l'index et une sonde cannelée, isolement de la tumeur qu'on sent immédiatement sous le doigt; avec un écarteur approprié, l'œil est récliné en dedans, de façon à bien dégager la partie externe de l'orbite ;

Après avoir isolé la tumeur des muscles voisins, prendre une aiguille de Cooper armée d'un long et gros fil de soie, et la passer sous la tumeur, pour la lier. On enserre ensuite le néoplasme avec une anse de fil qu'on peut nouer pour avoir une prise directe sur lui. Avec un crochet approprié, une

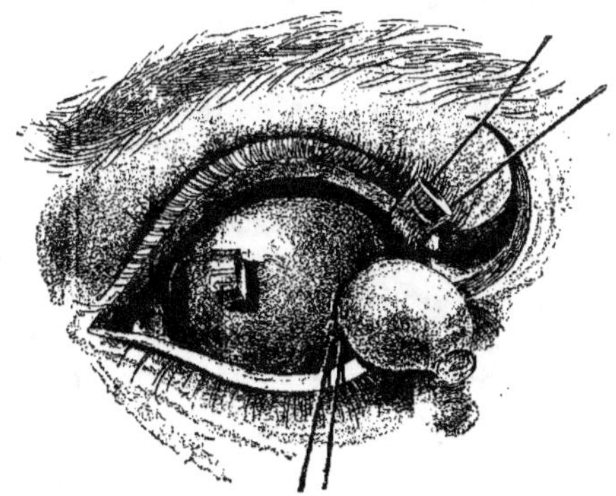

Fig. 282.
Opération de Lagrange.

aiguille de Deschamps par exemple, on peut aussi faire basculer la tumeur ;

Avec de forts ciseaux courbes, guidés par l'index, on cherche l'entrée du nerf optique dans l'orbite et on le sectionne. Par précaution, une pince à forcipressure devra être placée sur le paquet vasculaire ;

Après cette section, il suffit de tirer sur l'anse du fil pour faire basculer l'œil, la tumeur et le nerf. La cornée se porte successivement en dedans et en arrière, l'extrémité du nerf optique sectionné se porte en avant ; on peut alors, d'un coup de ciseaux, détacher le nerf optique au ras de l'œil et bien apprécier l'état de la partie postérieure de l'organe ;

Après avoir fait l'hémostase, bien lavé antiseptiquement la cavité orbitaire, l'œil est replacé dans sa position ordinaire et le musclé droit externe attaché à son point d'insertion. La conjonctive sera suturée, ainsi que la peau de l'angle externe. Un petit drain suffira pendant les premiers jours à évacuer l'afflux inévitable des liquides.

Extirpation du néoplasme a travers une brèche osseuse. — Nous lisons dans la *Chirurgie oculaire* de DE WECKER (p. 300) : « Pour pouvoir pénétrer plus librement dans la profondeur de l'orbite, on peut, non seulement élargir la fente, mais même réséquer sans grand inconvénient une partie de la paroi externe de l'orbite, si toutefois on a pris soin de détacher au préalable le périoste.

DE WECKER a donc recommandé, le premier, la voie transosseuse, mais il n'en a pas vu toute l'utilité et n'a pas montré la possibilité de faire des résections temporaires.

C'est WAGNER qui, avant tout autre, a indiqué la résection temporaire d'un segment cunéiforme du rebord orbitaire et même des os de la face, pour obtenir une voie d'accès dans l'orbite ; mais le mérite créateur de la méthode revient incontestablement à KRÖNLEIN, qui a complètement posé les règles et le manuel opératoire de la résection temporaire du pourtour de l'orbite ; l'opération que nous allons décrire mérite de porter son nom et lui appartient tout entière.

Cette opération consiste dans la résection de la paroi orbitaire externe ; elle n'est pas la seule résection orbitaire qui ait été conseillée dans la chirurgie rétro-bulbaire ; on a également attaqué l'orbite par les faces supérieure, inférieure et interne.

Nous décrirons donc successivement :

1° La résection de la paroi orbitaire externe ;

2° La résection de la paroi orbitaire supérieure ;

3° La résection de la paroi orbitaire inférieure ;

4° La résection de la paroi orbitaire interne.

1° *Résection de la paroi orbitaire externe.* — C'est l'opération que KRÖNLEIN exécuta pour la première fois en 1886, dans un cas qu'il a fait connaître en 1889.

En Amérique, dès 1892, F. LANGE avait exécuté, indépendamment de KRÖNLEIN, une méthode opératoire semblable et en avait publié le résultat en 1893. KNAPP, en 1894, attira l'attention des oculistes américains sur la résection de la paroi orbitaire externe qu'il a pratiquée plusieurs fois.

Opération de Krönlein. — Après les préparatifs ordinaires, cette opération s'exécute en quatre temps :

1er temps. — *Incision des parties molles.* — Cette incision va de la région
temporale antérieure, en suivant le rebord
orbitaire (fig. 284) jusqu'au milieu de l'os
malaire. Elle commence à l'endroit où la
ligne semi-circulaire du frontal marche
parallèlement au rebord sous-orbitaire, un
centimètre au-dessus de lui ; son point
terminal est placé sur le malaire, au milieu
d'une ligne droite qui unit l'angle externe
de l'œil à l'insertion du tragus. L'incision
des parties molles doit unir ces deux
points par un arc convexe en avant et un
peu en bas ; chez l'adulte, la longueur de
l'incision atteint ainsi 6 à 7 centimètres ;
chez l'enfant, elle a des dimensions correspondantes, mais en principe il ne faut
pas chercher à trop limiter cette incision
des parties molles.

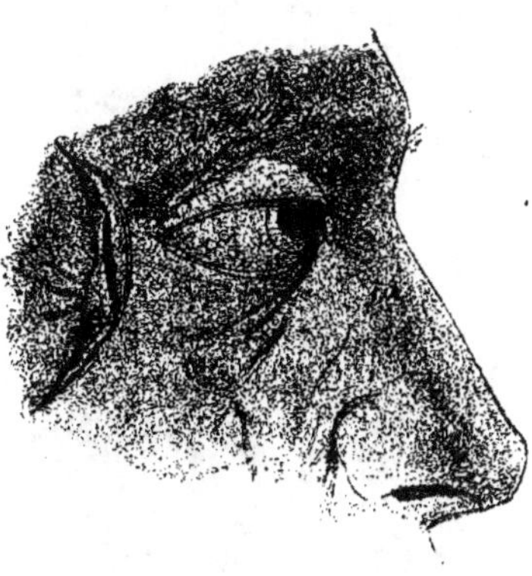

Fig. 283.
Opération de Krönlein. — Section des
parties molles (Domela-Nieuwenhuis).

2e temps. — *Décollement du périoste
orbitaire à sa partie externe.* — Avec un détache-tendon un peu pointu et
légèrement courbé, on décolle le périoste sur toute la paroi externe de l'orbite :
en haut jusqu'à 1 centimètre au-dessus de la suture du frontal avec l'os
malaire et la grande aile du sphénoïde, en bas jusqu'à la fente orbitaire inférieure, et dans la profondeur assez loin derrière la suture du malaire et du
sphénoïde ; le périoste n'adhère à l'os qu'aux sutures et au rebord orbitaire,
de telle sorte que son décollement est très facile.

3e temps. — *Résection de l'os.* — Cette résection s'obtient par trois sections
osseuses, à savoir, deux horizontales et une oblique :

a. La section supérieure horizontale coupe à sa base l'apophyse zygomatique du frontal ;

b. La section supérieure oblique va de la profondeur de la section osseuse
horizontale supérieure, en ligne droite derrière la suture de l'os malaire et
du sphénoïde, jusqu'à la fente ptérygo-maxillaire, vers un point situé à un
centimètre derrière le commencement de cette fente. L'incision est faite de
haut en bas et de préférence avec une gouge plane et tranchante ; pendant ce
temps de l'opération, le contenu de l'orbite est repoussé du côté du nez et
protégé par le détache-tendon dont la pointe indique l'extrémité de la section.
Axenfeld a proposé récemment un écarteur spécial pour mettre à l'abri les
parties molles de l'orbite ;

c. La section osseuse inférieure est horizontale, elle traverse à sa base
l'apophyse frontale de l'os malaire ; cette section peut être faite par un ciseau
plat et tranchant, ou mieux à l'aide d'une scie à chaîne. Krönlein recommande l'usage d'une petite scie spéciale, à bord denté, très convexe ; on

peut également se servir d'une scie circulaire mue par un moteur électrique.

Il faudra, dans tous les cas, s'appliquer à faire des sections nettes, sans esquilles, et à détacher un lambeau aussi large que celui qui est indiqué sur la figure 284. Le segment osseux ainsi détaché a environ 3 centimètres de haut et 2 centimètres et demi de large, dimensions capables de varier selon le volume de l'orbite qui peut présenter, comme on sait, des variations assez considérables.

4e temps. — *Renversement en dehors du lambeau.* — Ce lambeau comprend l'os et les parties molles ; il est cunéiforme et peut facilement tourner autour d'un axe vertical passant par son sommet, comme une porte sur ses gonds.

Le côté externe et postérieur du fragment osseux reste ainsi dans ses rapports normaux avec les parties molles qui le recouvrent ; l'orbite le trouve assez largement ouvert par sa partie externe ; son périoste est, à ce niveau, incisé longitudinalement d'avant en arrière et le contenu rétro-bulbaire apparaît ; alors commence l'ablation du néoplasme, ablation qui tout naturellement variera selon le volume, la nature et les connexions de la tumeur.

Telle est, dans ses grandes lignes, l'opération de Krönlein ; elle a subi d'assez nombreuses modifications dont quelques-unes sont très importantes. Les voici :

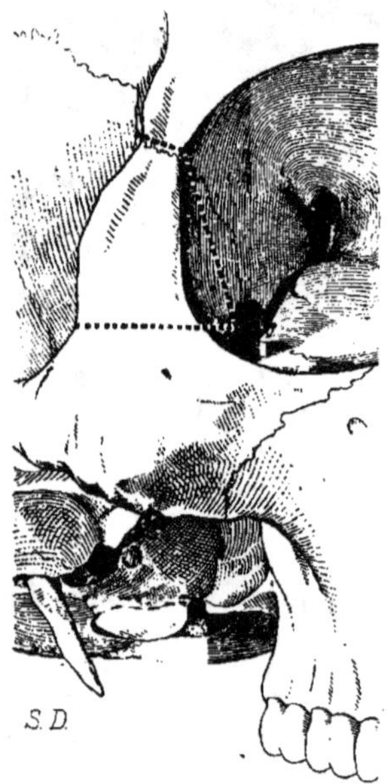

Fig. 284.
Opération de Krönlein. — Tracé des sections osseuses.

Modifications de l'opération de Krönlein. — Sokoloff, pour se donner plus libre jeu, a ajouté à l'incision cutanée principale une incision qui va sous la paupière inférieure et lui est parallèle ; Francke se comporta de même, dans un cas où la tumeur tenait une grande place sous la paupière supérieure.

Schuchardt, pour pouvoir mieux enlever une tumeur partant du bord de l'orbite, fit une incision transversale le long du rebord orbitaire, jusqu'à une distance de un centimètre de l'angle interne de l'œil. Mandach fit une incision verticale le long du rebord orbitaire externe, avec un prolongement en haut et en bas, parallèle à chacun de ces rebords.

Jonnesco a taillé autrement le lambeau cutané, dans le but de permettre un plus facile écartement du lambeau externe ; il fait une première incision verticale, allant du rebord orbitaire supérieur à la tubérosité malaire. Des deux extrémités de cette incision partent deux traits horizontaux, tracés dans la région temporale. Ils ont de 6 à 7 centimètres de longueur.

Parinaud et Roche, dans le même esprit que Jonnesco, exécutent l'incision suivante : dans la région pré-auriculaire et temporale, une incision verticale distante de 5 centimètres du rebord externe de l'orbite et longue de 4 à 5 centimètres. De l'extrémité supérieure de cette incision, on en fait partir une autre horizontale allant vers l'angle supéro-externe de l'orbite et dont

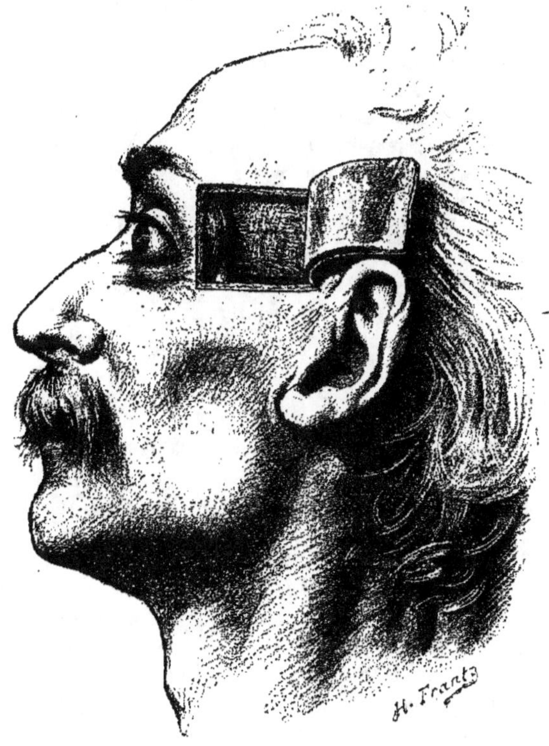

Fig. 285.
Opération de Krönlein. — Procédé de Jonnesco.

l'extrémité se recourbe dans le sourcil. Une autre incision horizontale et parallèle à cette dernière suit l'arcade zygomatique jusqu'à l'angle inféro-externe de l'orbite.

Rollet (de Lyon) a conseillé un simple abaissement de l'os malaire après section de son bord inférieur à la cisaille. L'os est abordé par une incision curviligne allant du ligament angulaire externe jusqu'à la partie médiane du pourtour orbitaire inférieur.

Mais une modification beaucoup plus importante de l'opération de Krönlein consiste dans l'agrandissement considérable de la brèche osseuse, c'est-à-dire dans la *résection de la paroi externe de l'orbite et de l'os malaire.*

Cette opération, qui a été conseillée et exécutée sur le cadavre par CzERMACK, a été faite sur le vivant par BECKER, et par GANGOLPHE qui l'a décrite sous le nom de résection du trépied orbitaire.

Procédé de Becker. — Une première incision cutanée est faite au milieu de l'arcade zygomatique et, à un pouce environ en avant du tragus, le périoste est décollé et l'arcade sectionnée d'un coup de cisailles; une deuxième incision embrasse l'orbite en haut, depuis le sourcil, puis passe successivement en dehors, en bas et en dedans jusqu'au point lacrymal; une troisième incision est faite, depuis ce dernier point, jusqu'à l'angle antéroinférieur du malaire. Le lambeau cutané ainsi formé est disséqué et ramené en bas et en arrière; le périoste de toute la partie externe, supérieure et inférieure de l'orbite, est détaché et les parties molles de la cavité orbitaire rejetées en dedans et protégées par un écarteur.

L'opérateur fait ensuite les sections osseuses; la section supérieure va du bord orbitaire jusqu'à la fente sphénoïdale, et la section inférieure est faite au niveau du trou sous-orbitaire, suivant la direction de la suture du malaire avec le maxillaire; elle rejoint la première section dans la fente sphénoïdale.

Le procédé de Gangolphe a été minutieusement décrit dans la thèse inaugurale de VAN MERRIS.

Procédé de Gangolphe. — RÉSECTION DU TRÉPIED ORBITAIRE. — L'incision cutanée affecte la forme d'un Y, couché transversalement, dont la queue se dirige de l'oreille à l'orbite et dont les deux branches obliques en haut et en bas encadrent tout le rebord externe de l'orbite. Les trois lignes d'incision de la branche horizontale, et les deux branches obliques de l'Y sont faites avec un fort bistouri jusqu'à l'os; le chirurgien dissèque successivement les deux lambeaux postérieurs qu'il relève en haut et en bas, et enfin le triangle antérieur, jusqu'au point précis où il dépasse le rebord orbitaire; à ce moment, avec une pointe mousse, on dilacère le tissu conjonctif de façon à mettre à nu le périoste de l'orbite sur toute sa face externe et inféro-externe; tout le bloc osseux étant ainsi dénudé, le chirurgien prend une rugine à tranchant convexe et, repassant dans ses incisions, il décolle le périoste successivement le long de l'apophyse zygomatique, puis le long de la branche montante du malaire jusqu'à 2 ou 3 millimètres au-dessus de la suture fronto-malaire, enfin le corps du malaire jusqu'à un centimètre environ de sa suture avec le maxillaire supérieur, c'est-à-dire jusqu'au prolongement de son angle inférieur externe; enfin il détache, dans la fosse temporale, le muscle temporal et le périoste, jusqu'à ce qu'il aperçoive la suture sphénoïdo-malaire; la paroi externe de l'orbite est traitée de la même façon, c'est-à-dire qu'à son niveau le périoste, est décollé, à moins qu'il ne soit pas possible de faire une résection temporaire et que la nature du néoplasme pour lequel on intervient exige une résection définitive.

Sections osseuses. — Il faut commencer les sections osseuses de l'opération de Gangolphe par les deux antérieures, et tout d'abord par la frontale; cette première section doit être faite un peu au-dessus de la suture frontale:

la gouge tenue bien perpendiculairement au plan osseux, afin d'éviter tout dérapage, est dirigée obliquement vers la suture sphénoïdo-malaire, jusqu'à la rencontre de la fente sphéno-maxillaire (fig. 286).

La deuxième section antéro-inférieure se fait à la scie à chaîne, introduite à l'aide d'un stylet coudé dans la fente ptérygo-maxillaire. On se tiendra dans cette section assez en dehors pour ne pas ouvrir le sinus maxillaire, pour cela, il faudra laisser le tubercule malaire à 2 millimètres environ en dedans de la section.

On fait enfin la troisième section osseuse, c'est-à-dire celle de l'apophyse zygomatique, d'un simple coup de cisailles de Liston, immédiatement en

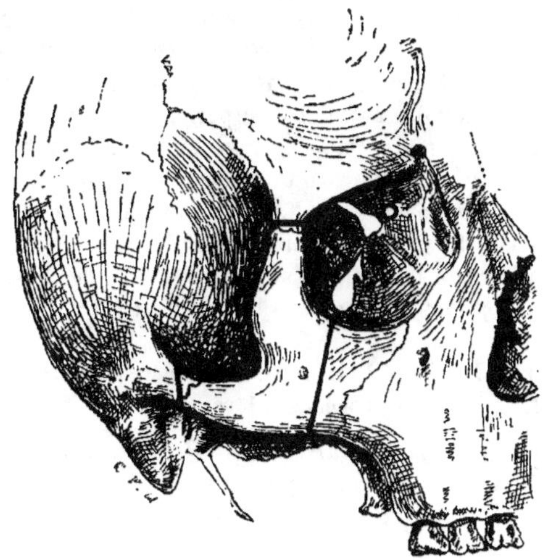

Fig. 286.

Résection du trépied orbitaire. — Sections osseuses. (Van Merris).

arrière de la suture; avec un davier, sans effort, le trépied orbitaire est ensuite détaché et l'entonnoir orbitaire est largement ouvert dans les trois quarts antérieurs de sa face externe; il n'y a plus ensuite qu'à faire dans l'orbite ce qu'on se proposait d'exécuter.

Cette résection peut être définitive ou temporaire; dans ce dernier cas, le volet osseux, dont on aura le plus possible conservé les moyens d'existence, sera rabattu en bas et en dehors et remis à sa place après l'opération; il y sera maintenu facilement par quelques sutures périostiques.

2° *Résection de la paroi supérieure de l'orbite.* — La résection de la paroi supérieure de l'orbite a été faite par Cahen dans le but d'extirper profondément le nerf frontal. Il nous suffira de dire que l'auteur s'applique à conserver le rebord orbitaire en détachant à la gouge un lambeau ostéo-périostéo-cutané à base supérieure, ne comprenant que la table externe et une partie du diploé ; ensuite le toit de l'orbite est enlevé, toujours à la gouge, par petits coups, avec soin, après que le périoste en a été décollé. Une section sagittale du tissu péri-orbitaire donne ensuite un assez large accès dans l'orbite. Les avantages de cette opération, au point de vue de l'ouverture de la région rétro-bulbaire, sont bien inférieurs à ceux de l'opération que nous venons de décrire, et comme les dangers (hernie de la dure-mère, du cerveau, méningite, etc.) sont incomparablement plus grands, la description de l'opération de Cahen n'a qu'un très médiocre intérêt.

3° *Résection de la paroi orbitaire inférieure.* — La paroi orbitaire inférieure est constituée, pour la plus grande part, par le maxillaire inférieur, et il est clair que la résection temporaire de ce maxillaire peut permettre à l'opérateur d'intervenir aisément ; on en a la preuve dans l'extirpation des prolongements orbitaires des néoplasmes, nés au voisinage de l'orbite et nécessitant au préalable l'ablation du maxillaire supérieur. Des résections de ce genre ont été faites souvent, mais il ne s'agit pas alors de la tumeur de l'orbite à proprement parler ; la tumeur orbitaire est au second plan et la résection de la paroi inférieure de l'orbite, c'est-à-dire du maxillaire, s'impose pour des raisons qui sortent du cadre de notre étude.

Comme la résection de la paroi supérieure, celle de la paroi inférieure ne mérite donc pas de nous arrêter dans l'étude de médecine opératoire ici entreprise.

Il n'en est pas de même de la paroi interne, au sujet de laquelle nous avons à faire connaître plusieurs procédés intéressants.

4° *Résection de la paroi interne.* — Gussenbauer, en 1896, a indiqué deux méthodes opératoires permettant d'ouvrir à la fois les deux orbites.

Première méthode. — Incision des parties molles dans la moitié interne du sourcil, commençant à droite et allant jusqu'à l'os, le long de l'apophyse nasale du maxillaire supérieur, puis obliquement sur le nez, suivant les os propres, et se terminant à gauche comme elle a commencé à droite, dans la moitié interne du sourcil gauche.

De chaque côté, l'apophyse nasale du maxillaire supérieur est détachée par le maillet et la gouge jusqu'au rebord sous-orbitaire ; puis on sépare les deux apophyses nasales du frontal en continuité avec l'os lacrymal, on sectionne de chaque côté la lame vitrée de l'ethmoïde et la lame perpendiculaire ; le lambeau *os-parties molles* ainsi créé est renversé et l'on a mis à nu les deux orbites en même temps que les sinus frontaux ethmoïdaux et sphénoïdaux.

Deuxième méthode. — Cette deuxième méthode est une simplification de la première ; une incision est faite au niveau de la glabelle et sur le dos du nez ; de la glabelle part une autre incision, en arc, le long des sourcils. Avec une scie et une gouge, on sépare l'union médiane des os du nez, puis l'apophyse nasale du maxillaire supérieur de chaque côté, et enfin les apophyses nasales du frontal.

Des deux lambeaux os-parties molles ainsi créés chacun est rabattu de son côté; les sinus frontaux, les parties internes de l'orbite et de l'ethmoïde sont mis à nu.

Gussenbauer a opéré en incisant à la fois les deux orbites; mais il est évident qu'on peut, à volonté, faire à droite ou à gauche l'opération unilatérale et atteindre ainsi la région rétro-bulbaire.

Moure (de Bordeaux) et Francke ont modifié cette opération, mais leurs procédés sont surtout applicables aux cas de tumeurs des fosses nasales envahissant l'orbite.

Quand il s'agira de néoplasmes développés sous la partie interne de la loge orbitaire, Lagrange conseille plutôt de les atteindre par l'opération suivante qui est une application de l'opération de Krönlein.

Ce procédé consiste à mobiliser le volet ostéo-périostique de Krönlein, de façon à pouvoir récliner l'œil en dehors et à introduire ainsi aisément, dans la partie *interne* de la loge orbitaire, le doigt et tous les instruments nécessaires à l'extirpation d'un néoplasme.

La paroi externe de l'orbite est écartée à volonté et on ménage tous les tissus qui sont entre le nerf optique et cette paroi externe. L'orbite n'est pas ouverte à ce niveau, car les sections osseuses sont faites après le décollement du périoste; on n'a donc à redouter

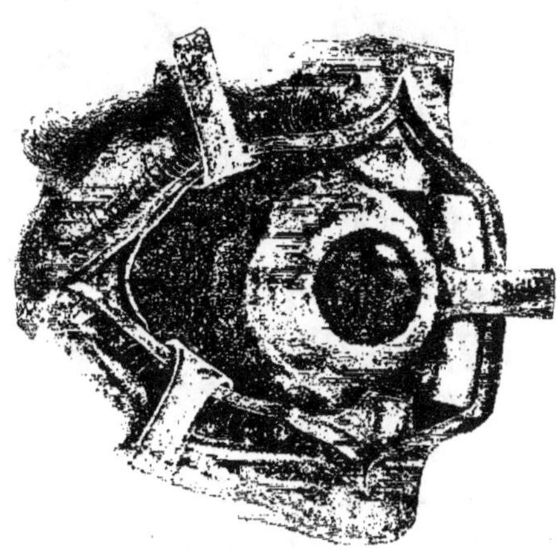

Fig. 287.
Mobilisation du volet externe pour récliner l'œil en dehors.

aucun des inconvénients de la méthode de Krönlein, pas même l'adhérence du muscle droit externe dont on n'a pas à s'occuper, et l'on peut à volonté se donner un très grand espace entre l'œil et la paroi ethmoïdale de l'orbite, car le globe, ses muscles et le nerf optique peuvent être temporairement portés vers la région temporale momentanément entre-bâillée. La figure 287 montre suffisamment les détails de cette opération qui est une modification particulière et originale de la méthode de Krönlein.

Ablation de l'œil et d'une partie du contenu orbitaire. — L'ablation d'une tumeur circonscrite de l'orbite, quel que soit son siège, peut s'effectuer après l'énucléation, d'après les règles opératoires qu'il est inutile de préciser. Quelques points de pratique seuls sont intéressants à connaitre.

Souvent, outre l'ablation de l'œil, l'opérateur cherchera à extirper le nerf optique ; il devra en pareil cas ne pas faire l'énucléation avant d'extirper le nerf. Dans les parties molles de l'orbite, le nerf optique n'est pas facile à saisir, il faut l'exciser au sommet de la cavité, avant que l'œil soit enlevé ; cette section sera faite, aussitôt après la section du droit externe avec des ciseaux appropriés. La section des vaisseaux, qui est faite en même temps, entraîne une hémorragie dont on ne se rend pas toujours facilement maître ; souvent tous les moyens échouent pour l'arrêter. La ligature est impossible, le cautère souvent impuissant, la pince hémostatique ordinaire ne suffisant pas à arrêter le sang qui s'écoule en nappe. J'ai fait construire, pour arrêter ces hémorragies du fond de l'orbite au cours de l'ablation des néoplasmes,

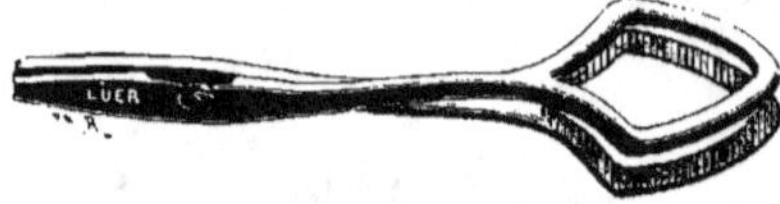

Fig. 288.
Pince orbitaire de Valude.

une pince spéciale à forcipressure et en forme de cœur. Avec cette pince conique, toutes les parties molles du fond de l'entonnoir orbitaire sont prises et serrées ; on peut la laisser à demeure dans le premier pansement (VALUDE). Après l'ablation de l'œil et d'une partie de l'orbite, il faudra ne pas manquer de fermer la cavité orbitaire en suturant la conjonctive, à l'aide de points de suture disposés selon une ligne horizontale. On conservera ainsi une cavité convenable pour la prothèse, et c'est pour obtenir cette suture conjonctivale que l'opérateur devra ménager, avec un soin particulier, toute la partie saine de cette muqueuse pendant l'énucléation.

Exentération de l'orbite. — EXENTÉRATION COMPLÈTE SOUS-PÉRIOSTÉE. — Cette opération doit se pratiquer en quatre temps : 1° débridement des paupières ; 2° incision de la base de l'orbite, à travers la conjonctive, jusqu'à l'os ; 3° décollement de tout le périoste orbitaire ; 4° section du pédicule.

Débridement des paupières. — Pour manœuvrer aisément dans la cavité orbitaire, DUPUYTREN fendait chaque paupière d'un coup de ciseau perpendiculaire ou oblique au bord ciliaire, près des commissures,

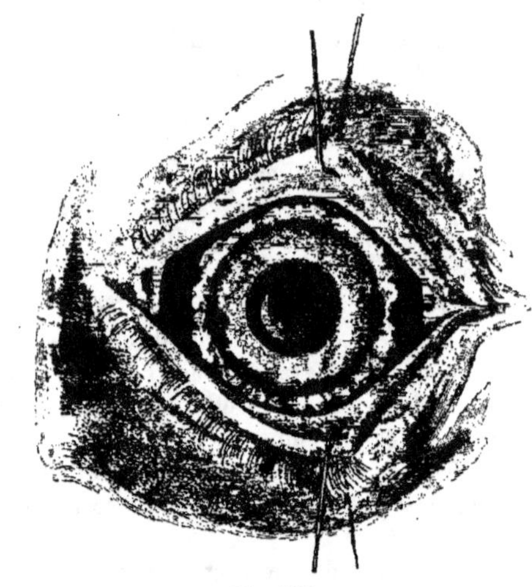

Fig. 289.
Exentération de l'orbite. — Débridement de l'angle externe. Décollement du périoste.

et rabattait en haut et en bas les volets ainsi obtenus. LANGENBECK a conseillé de détacher circulairement les deux paupières à leur base, au niveau du pourtour osseux de l'orbite. en laissant un pédicule adhérent ; après l'opération, il mettait les paupières en place et suturait l'incision ; ACREL et DESAULT se sont contentés d'une canthotomie allant jusqu'au rebord orbitaire externe.

Avec une large canthotomie externe et, tout au plus, une incision libérant la partie externe de la paupière supérieure sur une étendue de deux centimètres, on aura tout le jour désirable pour pratiquer l'exentération complète de l'orbite (fig. 289).

Incision du pourtour orbitaire. — Le deuxième temps consiste à inciser jusqu'à l'os tout le cercle conjonctival qu'on trouve à la base de l'orbite. C'est exactement sur la base même, au niveau de l'angle que forment les parois de l'orbite avec les os de la face, qu'on doit faire cette incision à l'aide d'un fort bistouri à lame courte, bien tranchante.

Décollement du périoste. — Le troisième temps consiste à décoller tout le périoste de l'orbite à l'aide d'une rugine, décollement facile chez tous les sujets, particulièrement chez les enfants, et qui ne présente de danger qu'au niveau de la voûte orbitaire, où il convient d'appuyer doucement pour ne pas fracturer la base du crâne.

La rugine permet ainsi de séparer le périoste orbitaire des parois osseuses de l'orbite dans tous les points, jusqu'à la fente sphénoïdale et le trou optique ; à la fin de ce troisième temps, l'opérateur a dans la main un cornet fibreux contenant tous les tissus et tous les organes de l'orbite, globe de l'œil, muscle, vaisseaux, nerfs, glandes et tissu graisseux.

Le sommet du cornet seul adhère, et le quatrième temps de l'opération consiste à sectionner cette adhérence, ce pédicule.

Section du pédicule. — Les auteurs conseillent de placer sur

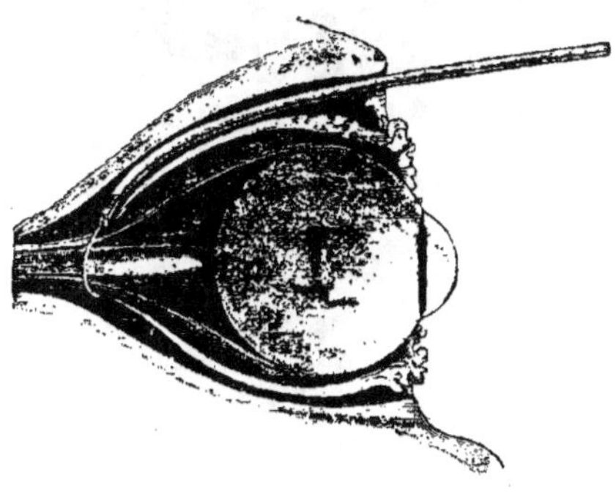

Fig. 290.
Section du pédicule avec l'anse galvanique.

le pédicule, au sommet de l'orbite, une forte pince hémostatique et de sectionner le pédicule en avant de la pince. On peut aussi avec la même sécurité se servir d'une anse galvano-caustique et sectionner le pédicule sans pince hémostatique préalable, en portant l'anse au rouge sombre ; c'est là un moyen très pratique et très élégant que LAGRANGE a le premier employé et qui est très recommandable.

Si l'hémostase n'est pas parfaite, on la complète au thermo-cautère et au besoin on laisse sur le pédicule ma pince orbitaire spéciale pendant deux jours. Il ne reste plus qu'à faire la toilette de la cavité orbitaire avec un jet d'eau froide antiseptique, particulièrement avec l'eau oxygénée, et à faire un pansement compressif après avoir tamponné doucement la cavité. Les incisions palpébrales sont, en dernier lieu, suturées.

La guérison de la vaste plaie ainsi obtenue se fait par bourgeonnement; mais le tissu cicatriciel a l'inconvénient de faire rétracter les paupières, de les attirer vers le sommet de l'orbite, ce qui rend impossible l'usage de l'œil artificiel à moins d'avoir recours à la prothèse sus-palpébrale.

Pour éviter cet inconvénient et la difformité qui en résulte, cette opération pourra assez souvent être remplacée par un autre procédé que LAGRANGE appelle l'exentération sous-conjonctivale.

EXENTÉRATION SOUS-CONJONCTIVALE. — Ce procédé diffère du précédent en ce que la conjonctive oculaire est conservée tout entière; on commence l'opération, comme pour enlever le globe de l'œil, en libérant

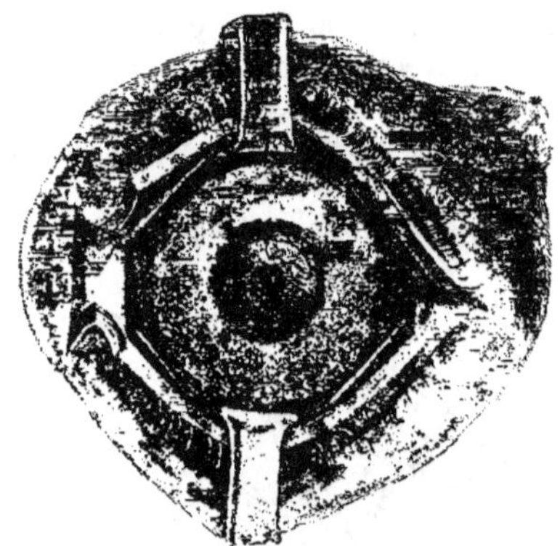

Fig. 291.
Exentération sous-conjonctivale
de l'orbite.

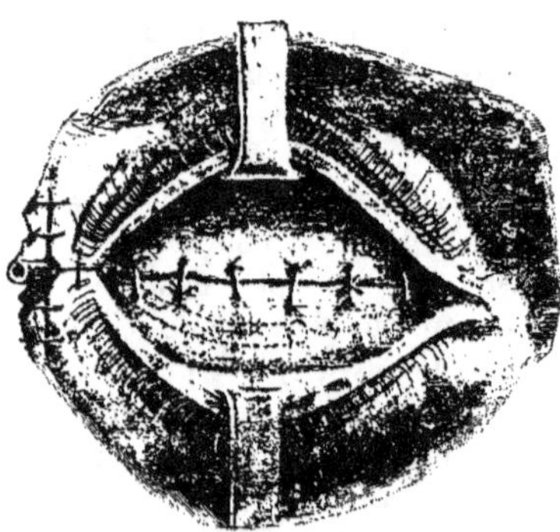

Fig. 292.
Exentération sous-conjonctivale de l'orbite.
Suture de la conjonctive et drainage de
la cavité.

la conjonctive bulbaire sans toucher aux muscles; cette conjonctive est fendue en dehors et en dedans, de façon à pouvoir former deux lambeaux correspondants, l'un à la paupière supérieure, l'autre à la paupière inférieure. Ces lambeaux conjonctivaux sont ensuite relevés chacun avec la paupière correspondante et l'exentération faite comme précédemment.

Bien souvent, il sera suffisant de pratiquer une exentération sus-périostée et de faire l'ablation complète des parties molles en laissant intacte le squelette de l'orbite, y compris le périoste. On comprend d'ailleurs que l'ablation des parties molles pourra être plus ou moins large, au gré de l'opérateur, qui fera ainsi l'exentération presque complète ou complète sus-périostée, ou l'exentération sous-périostée, tout en respectant la conjonctive.

La conservation de la conjonctive joue, dans ce cas, le rôle des greffes et de la clôture plastique que nous allons maintenant étudier.

EXENTÉRATION DE L'ORBITE AVEC CLÔTURE PLASTIQUE. — Après l'exentération complète de l'orbite, les paupières sont attirées en arrière par une cicatrice rétractile ; il en résulte une sorte d'entropion, caractérisé par l'adhérence de la face postérieure de la paupière aux parois de l'orbite, et la prothèse ordinaire devient impossible ; c'est pour les cas de ce genre qu'on a recours à la prothèse |sus-palpébrale, aux *ecbléphari* qui n'ont rien de gracieux.

Dans un assez grand nombre de cas, où l'intervention est faite pour des tumeurs malignes, la récidive est à craindre et la surveillance prolongée que nécessite le mal, empêche de recourir aux opérations complémentaires destinées à recouvrir la cavité orbitaire, à la masquer, à la clôturer. Lorsque cette récidive n'est pas à craindre, ce qui est rare, puisqu'on fait l'exentération complète surtout pour des tumeurs malignes, on pourra recourir aux procédés suivants qui ont été successivement conseillés par KUSTER, BUSACHI, NOORDEN, ROMANO CATANIA et GOLOVINE.

KUSTER conseille de couvrir l'orbite par les paupières cousues ensemble si elles peuvent être conservées, et, dans le cas où elles sont inutilisables, il se sert d'un lambeau taillé dans la peau de la tempe et appliqué dans l'orbite.

BUSACHI a recouvert les parois orbitaires en se servant de greffes, selon la méthode de Thiersch ; NOORDEN employa le même moyen ; ROMANO CATANIA fait connaître le procédé pratiqué par ANGELUCCI (de Palerme).

Ce procédé consiste à détacher deux grands lambeaux, l'un supérieur sur le front, l'autre inférieur sur la joue ; ces lambeaux décollés et étendus se rejoignent au niveau de l'orbite, de telle façon que les sourcils viennent occuper la ligne médiane horizontale de la cavité oculaire ; ils contribuent ainsi à masquer la mutilation, et à leur lieu et place ordinaire, ils sont remplacés par un tatouage approprié ; le résultat ainsi obtenu ne doit pas être d'une élégance exagérée, mais vaut mieux cependant que celui qu'on obtient après l'exentération de l'orbite lorsque les paupières n'ont pu être conservées.

GOLOVINE a utilisé un procédé dont les divers temps peuvent être ainsi résumés :

1° Tailler un lambeau cutané sur la tempe, comme on le pratique dans la blépharoplastie d'après FRICKE ; 2° introduire ce lambeau dans l'orbite, en prenant bien garde d'altérer la commissure externe ; 3° appliquer ce lambeau dans l'orbite, sa surface épithéliale étant en dehors, et en réunir les bords avec les restes de la conjonctive des paupières par quelques points de suture.

BIBLIOGRAPHIE

BECKER. *Deutsch Zeitschr. f. Chirurgie.* Leipzig, 1900.
CAHEN. Resektion des Orbitaldaches. *Centralbl. f. Chirurgie*, p. 737, 1908.
CZERMAK. Die Augenärztlichen Operationen, 1894, fasc. 6 et 7.
GANGOLPHE. Résection du trépied orbitaire externe. *Soc. de chirurgie de Lyon*, 1901, février.
GOLOVINE. *Arch. d'Opht.*, 1898, p. 679.
GUSSENBAUER. *Wiener klin. Woch.*, 1895.
JONNESCO. In Raff. *Thèse de Bucharest*, 1899.

KNAPP. *Arch. f. Augen. und Ohrenheilk*, 1875, t. IV, p. 209.

KRÖNLEIN. Osteoplastiche Resektion der aüsseren Orbitalwand. *Beiträge zur klinische Chirurgie*, 1889, vol. IV-I, p. 149.

MAISONNEUVE. *Gazette des hôpitaux*, 1841, 2 mars.

PARINAUD et ROCHE. *Ann. d'Ocul.*, 1901, octobre.

ROHMER. In Thiéry. *Thèse de Nancy*, 1892.

ROLLET. *Soc. franç. d'Opht.*, 1907, p. 358.

VAN MERRIS. De la résection du trépied orbitaire externe dans la chirurgie de l'orbite et de la face. *Th. de Lyon*, 1901.

WAGNER. Die Behandlung der Komplicirten Schädelfrakturen. *Sammlung Klin. Vorträge von Volkmann*, n⁰ˢ 271-272.

II

OPÉRATIONS SUR LES SINUS

Nous dirons peu de chose des opérations sur les sinus qui appartiennent plutôt à la chirurgie des rhinologistes. Le nombre assez considérable de ces opérations et l'outillage un peu spécial qu'elles nécessitent ne nous permettent pas d'aborder ce sujet sans sortir du cadre de la chirurgie oculaire.

Toutefois, il est certains cas où le malade atteint d'une affection sinusienne se présente d'abord à l'examen d'un oculiste ; dans ces cas, une opération, très simple, pratiquée dans le cadre de notre région orbitaire, suffit très souvent à amener la guérison.

Nous devons donc, en ce qui nous concerne, nous contenter de ces interventions limitées.

Opérations sur le sinus frontal. — Dans les cas où l'empyème du sinus frontal se manifeste par une saillie fluctuante dans la région orbitaire supérieure, sous la tête du sourcil, nous conseillons, avant de procéder aux opérations radicales préconisées par les rhinologistes, de pratiquer un simple drainage de la cavité suppurante.

Le sourcil étant préalablement rasé, on fait une incision légèrement courbe au niveau de la tumeur fluctuante, et la dépassant de ses deux extrémités. Cette incision suit le rebord orbitaire supérieur et conduit aussitôt sur les parois du sinus distendu par le pus.

Après avoir découvert la poche, celle-ci est successivement ouverte largement, vidée, puis curettée avec une large cuiller tranchante. Drainage pendant quatre à cinq jours. Si la plaie cutanée est un peu large, il sera convenable de la rétrécir par deux points de suture. Cette opération très simple, condamnée par les rhinologistes, peut cependant suffire en un bon nombre de cas à guérir définitivement l'empyème du sinus frontal. Nous possédons de très anciennes observations démonstratives de cette manière de voir.

CHAPITRE XIV

DE LA PROTHÈSE OCULAIRE

La prothèse, selon la définition qu'en donne Littré dans son dictionnaire, a pour objet de remplacer par une préparation artificielle un organe qui a été enlevé en totalité ou en partie. A ce titre, l'étude des yeux artificiels ou autres appareils de même genre est du domaine de la chirurgie. Nous terminerons donc notre partie par un chapitre consacré à la prothèse oculaire, en nous attachant surtout, sans doute, au côté vraiment chirurgical de la question.

Historique. — Buffon assure, d'après les relations des voyageurs, que certains peuples primitifs, les Incas en particulier, ornaient leurs momies d'yeux artificiels. Hazard-Mirault expose que des yeux émaillés auraient été retrouvés également sur les momies d'Égypte. En tous cas, dès la plus haute antiquité, les statues étaient ornées d'yeux fabriqués avec des pierres de différentes couleurs destinées à leur donner l'apparence de la vie. Ces ornements se retrouvent sur certaines statues de l'antiquité égyptienne ; Phidias (ive siècle av. J.-C.) fit en pierre particulière les yeux de la statue de Minerve destinée au Parthénon ; au Louvre, parmi la statuaire antique romaine, on remarque un Antinoüs dont les yeux sont faits de pierres fines (Pansier). Mauchart rapporte même qu'à Rome il existait des oculistes pour statues et il cite le nom de l'un d'eux.

Mais il ne s'agit pas ici de prothèse oculaire au sens de la définition posée plus haut ; il est assez difficile de fixer le moment où une préparation artificielle a été appliquée à un vivant pour masquer la difformité d'un œil absent

Comme la médecine oculaire était très avancée chez les Égyptiens de l'antiquité, où elle était exercée par des prêtres, il est bien probable qu'ils étaient arrivés à imaginer l'œil artificiel, car ils étaient très soucieux de l'esthétique ; toutefois, les documents certains établissant le fait manquent, malgré l'affirmation de Woolhouse, qui raconte que la prothèse existait du temps de Ptolémée Philadelphe (iiie siècle av. J.-C.). C'est Paul d'Égine, bien plus tard (viie siècle apr. J.-C.), qui donne dans ses écrits la première description d'un appareil prothétique oculaire. Cet appareil, du reste beaucoup plus grossier que l'œil artificiel proprement dit, est l'*ecblépharos*, dont la description complète, avec figures, se retrouve dans les œuvres d'Ambroise Paré.

Cet ecblépharos se composait d'une tige métallique faisant ressort et servant à maintenir en place la pièce artificielle quand celle-ci ne pouvait se loger et se maintenir entre les paupières. A l'époque d'Ambroise Paré, on connaissait déjà quelque chose de mieux, des coques artificielles d'or émaillé en couleurs et les figures qui sont reproduites dans l'ouvrage de 1579 sont déjà très satisfaisantes.

Les yeux *de verre* apparaissent un peu plus tard et sont d'abord fabriqués à Venise (Fabrice d'Acquapendente, 1619) ; le secret de leur fabrication y fut longtemps sévèrement gardé. Puis des verreries se formèrent en Bohême, en France, et, vers 1665, Callaert débaucha à prix d'or des ouvriers vénitiens. L'histoire de la prothèse oculaire à cette époque se trouve complètement exposée dans la thèse célèbre de Mauchart (*Oculus artificialis*, Tubingen, 1749). A partir de cette époque, les ouvriers français deviennent de plus en plus habiles dans la fabrication des yeux de verre ou d'*émail ;* un émailleur de Nevers était célèbre en 1750 ; plus tard, les ouvriers parisiens acquirent une réputation qui dépassa celle des Vénitiens. A la fin du XVIIIe siècle, les verreries de Venise étaient complètement déchues de leur ancienne splendeur.

Deux importants travaux sur la prothèse oculaire sont à consulter, en dehors de la thèse de Mauchart : le *Traité pratique de l'œil artificiel*, publié en 1818 par Hazart-Mirault, et le travail plus scientifique de Ritterich (de Leipzig), en 1852.

Étude de l'œil artificiel (d'après Pansier). — Fabrication. — Les yeux artificiels se fabriquent en émail. L'émail est un verre opaque, très fusible, que l'on obtient par la combinaison de la silice et de la potasse avec les oxydes d'étain et de plomb. Boissonneau y ajoutait de l'oxyde de bismuth pour que l'émail résiste mieux à l'action de l'humidité. Les colorations sont obtenues par l'adjonction de certains oxydes métalliques : l'oxyde de cobalt (bleu), protoxyde de cuivre (rouge), bioxyde de cuivre ou oxyde de chrome (vert), oxyde d'uranium (jaune) ; l'oxyde de cobalt et le peroxyde de fer mélangés donnent le noir.

Les yeux artificiels se fabriquent au chalumeau avec des baguettes d'émail aux couleurs précédentes ; l'adresse et la dextérité de l'ouvrier constituent le principal facteur de la réussite de la pièce. En tout cas, celle-ci est d'abord soufflée pour lui donner la forme globuleuse. Avec ses crayons de couleurs différentes l'ouvrier dispose la cornée, l'iris, les vaisseaux de la conjonctive.

Les yeux en verre proprement dit sont aujourd'hui complètement abandonnés pour la prothèse humaine ; ils ne servent que pour les animaux empaillés. Parfois l'œil artificiel a pu être appliqué à un animal vivant, et Rognetta cite un chat qui supporta pendant huit ans une pièce prothétique.

On a cherché toutefois à remplacer l'émail par une autre matière, en raison de la cherté des yeux d'émail et de leur fragilité. Après avoir essayé diverses matières, la corne, l'ivoire, l'aluminium, la vulcanite (Nieden), le celluloïd (Frohlich) a été préféré, et à l'heure actuelle l'Allemagne fournit une grande quantité d'yeux artificiels en celluloïd qui sont très bon marché.

Toutefois, si les yeux en celluloïd ne sont pas cassants et sont beaucoup moins chers que les yeux d'émail, ils offrent aussi de graves inconvénients.

D'abord ces yeux, d'une coloration jaunâtre et d'un aspect terne, n'offrent pas l'apparence de vie et le brillant des yeux d'émail. Ce défaut serait toutefois minime pour les gens pauvres qui estiment avant tout la solidité, car les yeux en celluloïd sont incassables, s'il n'en existait un autre plus grave, c'est que les pièces en celluloïd ne sont bien tolérées que pendant trois ou quatre mois. A partir de ce moment, les yeux deviennent rugueux et leur présence est une cause permanente d'inflammation pour le moignon. Il en résulte, non seulement un catarrhe conjonctival abondant et des douleurs, mais encore la formation de végétations et, consécutivement, de brides vicieuses qui sont capables pour l'avenir d'empêcher toute prothèse. Il faut, pour prévenir ces inconvénients, changer très souvent la pièce prothétique, alors qu'un œil d'émail bien fait peut être supporté pendant deux années environ et parfois plus.

L'emploi de pièces autres que les pièces d'émail ne saurait être conseillé.

Conditions de l'œil artificiel. — L'œil artificiel est une coque d'émail mince et qui s'appuie ordinairement sur le moignon par ses bords.

Malgré l'absence du moignon, cette coque ellipsoïdale, bien adaptée à la cavité oculaire, joue parfaitement l'illusion dans un grand nombre de cas. Parfois, cependant, la pièce s'enfonce disgracieusement dans l'orbite. Jadis, on avait cherché à corriger cette difformité à l'aide d'yeux sphéroïdes complets qui étaient réellement trop lourds : Snellen a proposé, pour éviter les inconvénients de la vacuité de l'orbite, de fermer la cavité postérieure de l'œil artificiel par une paroi en verre mince. On obtient ainsi des pièces d'émail creuses à l'intérieur, assez légères pour flotter sur l'eau et dont les bords très arrondis ne sont pas du tout blessants. L'emploi de ces pièces n'est pas encore généralisé, car elles sont plus difficiles à exécuter que les coques minces ; cependant elles offrent des avantages certains.

Les qualités que doit réunir une pièce artificielle sont les suivantes :

L'œil doit être parfaitement poli et surtout les bords, où toute aspérité doit suffire à faire rejeter la pièce.

La coque tout entière et surtout l'iris ne doivent pas laisser passer la lumière, ce qui est important lorsque le moignon oculaire a conservé de la sensibilité aux rayons lumineux.

L'œil doit offrir l'illusion d'une chambre antérieure avec l'apparence de la profondeur. Ceci est difficile à obtenir et sera surtout réalisé lorsque la fabrication sera exécutée en perçant au centre de la boule d'émail un trou rond dans lequel on rapporte l'iris. En tout cas, l'ouvrier doit donner à la cornée de verre une convexité plus marquée qu'au reste de la coque.

La pupille sera ronde, sans bavures, et calculée sur la dimension de moyenne dilatation de celle de l'œil du côté opposé.

La minceur de la coque doit être aussi grande que possible, sans que la solidité se trouve sacrifiée à la légèreté.

La similitude de l'œil artificiel et de l'œil sain est surtout le fait de l'ouvrier artiste chargé de l'exécution du travail. Les yeux artificiels pèchent, en général, par ce défaut que leur conjonctive est d'un blanc trop pur et que les stries du stroma irien sont trop grossièrement accusées ; l'exécution du lacis des vaisseaux conjonctivaux demande aussi beaucoup de soin.

La conformation extérieure de la coque artificielle, le contour de la coque surtout, est assez irrégulière, selon la forme de l'orbite du sujet énucléé. Toutefois, la forme générale de l'œil artificiel est un ovoïde allongé transversalement. Le cul-de-sac inférieur de la conjonctive étant moins profond que le supérieur, la portion conjonctivale de la pièce sera plus large en haut qu'en bas.

D'après ces données, il est facile de reconnaître à première vue si une pièce est destinée à l'œil droit ou à l'œil gauche : la grosse extrémité doit être en dehors et la portion la plus large de la paroi sclérale en haut. De plus, les yeux artificiels portent généralement à la paroi inférieure, vers leur sommet interne, une encoche destinée à faciliter le passage des larmes ou des mucosités.

La forme de la coque artificielle dépend naturellement de la conformation de la cavité oculaire dans laquelle il s'agira de la placer. C'est pour cela que la meilleure manière de fabriquer une pièce artificielle consistera à prendre d'abord le moulage de la cavité oculaire. Les ocularistes y procèdent actuellement de la façon suivante : avec un instrument spécial permettant de maintenir les paupières fermées en occlusion naturelle, ils injectent après cocaïnisation de la paraffine fusible à 45°, qui se solidifie en quelques minutes, surtout si l'on fait couler sur l'œil un jet d'eau froide (Coulomb).

Si l'on ne possède pas l'instrument spécial de Coulomb on peut, selon la manière de faire de Domec, introduire avec les doigts la paraffine ramollie dans la cavité orbitaire ; ce procédé a l'inconvénient de prendre le moulage de la cavité *ouverte*, alors qu'il est essentiel que les paupières puissent jouer librement et se fermer.

Coppez (de Bruxelles) propose, pour obtenir la configuration du plan postérieur de la cavité énucléée, de prendre une coque artificielle s'adaptant approximativement à la cavité étudiée et de la garnir tout autour de la pâte de Gilbert, employée pour le moulage des pièces prothétiques dentaires ; on note ensuite les dépressions produites sur la pâte.

Divers autres moyens ont été proposés : on fera couler du plâtre pur dans la cavité ; on peut prendre encore à peu près l'empreinte de celle-ci en ramollissant des balles creuses de celluloïd ou d'ébonite dans de l'eau chaude.

C'est qu'en effet de la disposition des bords de la pièce prothétique dépend une chose essentielle dans le port de l'œil artificiel, sa position normale dans le cadre des paupières. L'œil doit être placé correctement et il faut éviter toute divergence disgracieuse ; de même, il faut que la paupière supérieure recouvre exactement autant de surface irienne que de l'autre côté. Enfin, les paupières doivent pouvoir se fermer complètement sur l'œil artificiel.

Une pièce artificielle est parfaite quand elle ne permet pas à la paupière de se creuser en un sillon profond au-dessous du sourcil. Malheureusement, ce défaut ne peut pas toujours être corrigé par les ocularistes, car il dépend de la constitution de la paupière elle-même et du soubassement graisseux de la peau de la région.

Il en est de même de la mobilité de la pièce artificielle. Elle dépend avant tout de la constitution du moignon. Nous avons traité, au chapitre des Opérations sur le globe, des différentes interventions destinées à favoriser la prothèse à cet égard.

Prothèse normale. — Une pièce prothétique peut être déjà essayée une quinzaine de jours après l'énucléation ; il est même bon de la placer de bonne heure, afin d'éviter que la cavité oculaire laissée à vide ne se rétrécisse. Ce précepte est important, surtout chez les jeunes sujets dont l'orbite est en voie de développement. Ceci nous amène à cette conclusion que l'œil artificiel peut et doit être porté dès l'âge le plus jeune, dès que la docilité du sujet le permettra, car l'usage de l'œil artificiel chez les enfants paraît assurer le développement intégral de l'orbite.

Au début et pour accoutumer le sujet destiné à porter un œil artificiel, on lui fera porter une pièce un peu petite. Les premiers essais de mise en place pourront être préparés par un lavage boriqué et la cocaïnisation de la cavité.

Cette mise en place s'exécute très facilement en soulevant la paupière supérieure et glissant dessous obliquement la grosse extrémité de la pièce. La fin de la manœuvre consiste à redresser l'œil artificiel et à tirer en bas la peau de la paupière inférieure pour que le bord ciliaire de celle-ci se dégage et vienne emboîter la pièce.

L'extraction se fait par un mouvement inverse et s'exécute, soit avec les doigts quand le sujet a l'habitude, soit en soulevant le bord inférieur de la pièce avec un petit crochet mousse.

Peu à peu, la pièce provisoire sera remplacée par une pièce définitive plus volumineuse ; on devra augmenter le volume de la pièce jusqu'à ce que les paupières arrivent à se fermer juste par-dessus. En effet, le gros défaut de l'œil artificiel est de paraître toujours trop petit et enfoncé dans l'orbite ; un sillon profondément creusé dans la paupière supérieure, sous le sourcil, accuse cette difformité.

Nous avons dit, au chapitre des Opérations sur le globe, quelles mesures, au moment de l'opération, avaient été conseillées pour éviter ce qui est évitable dans cet enfoncement ; la meilleure de ces mesures est d'exécuter très correctement l'énucléation, sans sacrifier inutilement ni la graisse orbitaire, ni les extrémités des muscles. Toutes choses devront être remises en place après ablation de l'œil, et la suture de la conjonctive, si on la fait, exécutée sans tiraillements de cette membrane.

Quand, malgré ces soins, l'œil artificiel reste enfoncé et immobile dans sa cavité, il y a peu de chose à espérer. On a essayé de rembourrer la cavité, de créer un moignon artificiel à l'aide d'injections plastiques de paraffine fusible (méthode d'Eckstein) ou de vaseline (méthode de Gersuny). Nous-même avons eu un bon et durable succès d'une injection de paraffine à 45°. Nous n'osons plus répéter ces injections depuis les accidents qui ont été signalés à leur suite, et notamment l'embolie de l'artère centrale de la rétine de l'autre côté.

Le port de l'œil artificiel exige de grandes précautions. Il faut le nettoyer tous les jours, et il est préférable de le quitter pour dormir. La cavité oculaire sera également l'objet de soins minutieux; il faut la laver deux fois par jour avec de l'eau bouillie.

Un œil artificiel bien entretenu peut durer deux ans, mais sa durée moyenne est de huit mois. Il faut deux yeux par an aux personnes un peu soucieuses de leur bien-être et de leur esthétique.

Au bout de quelques mois, la pièce devient un peu terne et un peu rugueuse. Elle irrite la conjonctive et sa présence peut entraîner le développement d'un catarrhe conjonctival dont il sera très difficile de débarrasser le patient. Pour prévenir cet inconvénient, il faut changer la pièce dès qu'elle occasionne la moindre irritation de la muqueuse.

PROTHÈSE DÉFECTUEUSE. — Nous laisserons de côté les cas d'ophtalmie sympathique qui ont pu être causés par une pièce prothétique mal faite venant influencer un moignon oculaire irritable; ces faits sont connus et ont été rappelés au chapitre Ophtalmie sympathique de cette Encyclopédie. Nous envisagerons seulement les complications locales, limitées à la cavité oculaire elle-même, de la prothèse.

La plus commune de ces complications est la suppuration conjonctivale occasionnée par une pièce trop vieille ou mal faite; cette suppuration est souvent très abondante. La première chose à faire est de supprimer l'œil artificiel, tant qu'il persistera de la sécrétion. On traitera ensuite la cavité par des lavages antiseptiques et des instillations de sulfate de zinc, d'argyrol ou de nitrate d'argent. Toutefois la guérison est souvent longue à obtenir et plus souvent encore la suppuration reparaît dès qu'on reprend l'œil artificiel, même si c'est un œil neuf et bien fait.

En dehors de la conjonctivite, la prothèse peut être contrariée par les accidents suivants :

Production de bourgeons charnus;

Établissement de brides cicatricielles, et à un degré plus élevé, de *symblépharons;*

Effacement du cul-de-sac inférieur.

Bourgeons charnus. — Quand la pièce artificielle porte à faux sur certains points de la conjonctive, il se produit à la longue des ulcérations, des sillons ulcérés plus ou moins profonds, et consécutivement des bourgeons s'élèvent sur ces ulcérations. Ces bourgeons sont eux-mêmes une cause de suppuration. Si les bourgeons sont très petits et finement pédiculés, l'excision simple ou suivie d'une cautérisation suffira. S'ils sont larges de base, il sera préférable de les exciser après avoir débridé les côtés du pédicule, de façon à placer un point de suture et obtenir une réunion immédiate de la plaie. Cette réunion empêchera la récidive.

Brides cicatricielles ; symblépharon. — Les brides cicatricielles de la conjonctive et, à un degré plus élevé, le symblépharon, sont aussi le résultat fâcheux de pièces artificielles mal faites, ou trop vieilles et blessantes. Il est beaucoup plus difficile de lutter contre elles que contre la formation des bourgeons charnus.

Il n'y aura guère de chance de succès que dans le cas de brides cicatricielles très ténues, très minces, tendues comme des voiles membraneux entre la conjonctive palpébrale et le fond de la cavité. Il suffira de les inciser *en travers* jusqu'au fond, puis d'exécuter une suture dans le sens inverse de l'incision faite, par conséquent en sens inverse du mouvement de traction de la bride.

Quand la bride est charnue et épaisse, la question devient beaucoup plus difficile à résoudre.

Le procédé simple que nous venons d'exposer sera essayé d'abord ; s'il échoue, on aura recours aux diverses variétés de greffes connues : greffe de la conjonctive de voisinage, s'il est possible ; à son défaut, greffe à distance de muqueuse labiale ou vaginale. Wolfe emprunte la muqueuse conjonctivale du lapin et conseille de multiplier les sutures ; Haltenhoff a obtenu des succès avec de la peau de grenouille. On a essayé bien d'autres téguments ou muqueuses, mais les insuccès sont la règle et presque toujours, pour ne pas dire toujours, les lambeaux rapportés se ratatinent sur place, se résorbent et la bride cicatricielle reparaît.

Bien entendu, nous ne parlons pas du débridement simple de la plaie avivée entretenue par une désunion quotidienne à la sonde cannelée ou par le port constant d'une pièce artificielle ; toujours en ce cas la cicatrice vicieuse se reforme, plus vicieuse que jamais.

Le degré avancé de la bride cicatricielle, le *symblépharon*, devient alors presque impossible à entreprendre. Sans entrer dans le détail des opérations à lui opposer et qui ont été exposées au chapitre des Opérations sur la conjonctive, auquel nous renvoyons le lecteur, nous dirons que la méthode la moins sujette à insuccès est celle qui consiste à doubler la paupière libérée de ses adhérences avec un lambeau de peau pris au voisinage et *pédiculé*. En se reportant à notre chapitre précité, on verra que ce lambeau cutané peut être mis en place de plusieurs façons et notamment en passant par-dessus le bord ciliaire (procédé de Dieffenbach), ou mieux en traversant une boutonnière pratiquée à la peau de la paupière au niveau du fond du cul-de-sac (procédé de Snellen).

Effacement du cul-de-sac inférieur. — Un des obstacles les plus ordi-

naires à la prothèse est celui qui résulte de l'effacement du cul-de-sac inférieur. Le cul-de-sac inférieur, en effet, se remplit peu à peu, et finalement
le bord ciliaire de la paupière se renverse en dehors, s'ectropionne quelque
peu, devenant incapable de maintenir la pièce artificielle qui descend sur la
joue et tombe. C'est un mélange de symblépharon et d'ectropion, l'ectropion
ex vacuo, comme on l'a appelé, et cet effacement du cul-de-sac survient lentement, progressivement, d'une telle manière qu'il n'y a aucun moyen de
lutter contre son envahissement.

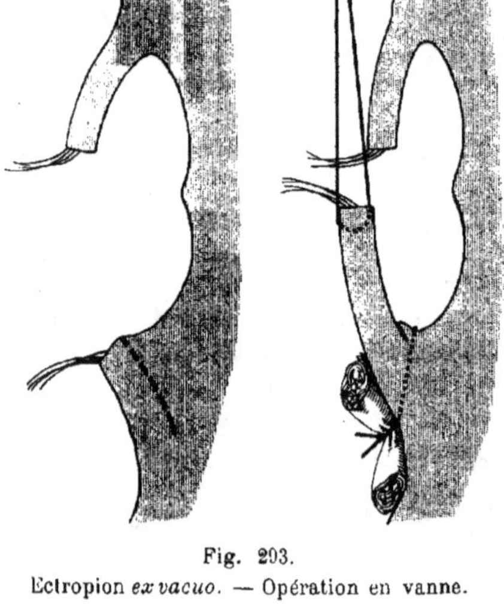

Fig. 203.

L'ctropion *ex vacuo*. — Opération en vanne.

Une fois qu'il est suffisamment prononcé pour empêcher le port de l'œil artificiel que le sujet aura inutilement diminué de volume, il faut de toute nécessité intervenir.

Une seule opération me paraît applicable, c'est une modification de la suture de Snellen contre l'ectropion : c'est l'opération dite *en vanne* (procédé de Truc) et que nous avons décrite au chapitre des Opérations sur les paupières, paragraphe des opérations de l'ectropion. Voici comment je simplifie cette opération dans le cas d'effacement du culde-sac inférieur.

Je dédouble complètement et très profondément la paupière inférieure, en conduisant la lame du bistouri d'une extrémité à l'autre de la paupière et à l'union de la peau et de la muqueuse. L'incision doit avoir au moins deux
centimètres de profondeur. La paupière se trouve ainsi dédoublée en une
lame cutanée et une lame muqueuse. Je passe un fil fort en deux endroits, un
peu éloignés, de la lame cutanée, de façon à me servir de cette anse de fil pour
relever fortement cette partie cutanée et la maintenir relevée après l'opération en fixant le fil au front par un peu de collodion. La contre-partie, l'abaissement de la lèvre muqueuse, jusqu'au fond du cul-de-sac qu'on veut reformer,
est réalisé par deux fils armés chacun de deux aiguilles et qui sont passés
comme des anses de Snellen. Ces deux fils qui ont traversé la lèvre du lambeau
conjonctival sont ensuite conduits à travers la peau, de dedans en dehors, au
niveau du fond du cul-de-sac conjonctival à reformer. Les fils sont noués à
l'extérieur sur des drains et laissés en place six à sept jours. Le fil ou les fils
qui retiennent le lambeau cutané attiré en haut assurent la réussite de l'opé-

ration. On les maintiendra collés au front avec du collodion pendant cinq à six jours.

PROTHÈSE ORBITAIRE. — Si, après un évidement de l'orbite, il reste un peu de muqueuse conjonctivale, permettant aux paupières de rester libres et de s'écarter, la prothèse orbitaire sera la même que la prothèse oculaire, avec cette différence que l'œil artificiel, privé de support solide, de moignon et surtout de muscles, sera immobile et très enfoncé sous les paupières. En tout cas la technique de la prothèse ne différera en rien de ce qui a été dit précédemment.

Mais, quand l'évidement de l'orbite a été complet, que toute la muqueuse a été enlevée, les paupières s'appliquent par leur face profonde sur les parois de l'orbite qu'elles doublent et auxquelles elles s'accolent. Il en résulte un enfoncement horrible à voir et dans lequel aucun œil artificiel ne peut tenir.

C'est pour de telles difformités qu'on pouvait songer aux *ecbléphari*, et nous connaissons celui qu'avait imaginé PAUL D'ÉGINE et que AMBROISE PARÉ reproduit en gravure dans son ouvrage.

Actuellement on peut bien mieux faire et j'ai vu, chez un habile mouleur en cire, M. Jumelin, une pièce prothétique destinée à dissimuler le creux orbitaire d'un sujet opéré d'exentération de l'orbite, et qui s'y maintenait parfaitement toute seule, sans le secours d'un ressort faisant le tour de la tête.

Cette pièce en cire et en émail, figurant très fidèlement un œil couvert de ses paupières et ombragé par un sourcil, s'appliquait sur la peau, par un entourage de gutta-percha formant ventouse et se maintenait en place à l'aide d'un vernis adhésif. Bien entendu, l'entourage de gutta-percha offrait la teinte de la peau et complétait l'illusion. L'effet était véritablement satisfaisant.

BIBLIOGRAPHIE

COULOMB. *Annales d'Ocul.*, 1904, t. CXXXII, p. 55.
SNELLEN. *14ᵉ Assemblée de la Soc. néerlandaise d'Opht.*, 1898.

GÉOGRAPHIE OPHTALMOLOGIQUE

Par le Dr ROURE (de Valence)

INTRODUCTION

L'étude de la répartition géographique et topographique des maladies a une importance capitale. En faisant ressortir l'influence des races, du climat, de l'altitude, de la latitude sur la production et la marche des diverses affections, elle facilite l'étude des causes et, partant, doit apporter des éléments utiles à la thérapeutique et à l'hygiène. Étudier une maladie à ce point de vue, c'est faire la géographie de cette affection.

La géographie oculaire est à peine ébauchée. Çà et là quelques mémoires particuliers montrent la fréquence plus ou moins grande d'une maladie dans une région.

Hirschberg en Allemagne, Chibret en France, Swan Burnett en Amérique, Viger en Algérie ont publié d'intéressants travaux sur la distribution géographique du trachome ; Nimier s'est occupé de la répartition de la myopie en France ; Santos Fernandez et L. Steiner ont étudié, l'un l'influence du climat de Cuba sur les maladies des yeux, le second le développement de ces affections chez les habitants de la race malaise à Java. Ce sont là des études sur des points particuliers de la question qui nous occupe dont on trouvera, avec d'autres, l'indication dans la bibliographie qui suivra ce travail.

Les premiers documents d'ensemble sur la répartition géographique des maladies des yeux ont été publiés par Truc et Roure dans le *Montpellier Médical*. Un mémoire un peu plus documenté, avec cartes, a été présenté par Roure à l'Académie de Médecine, mais il n'a pas été publié. L'un et l'autre sont des essais encore incomplets et constituent les seuls travaux d'ensemble sur la question.

On ne sera pas étonné de voir la littérature médicale si pauvre en travaux de cette nature, si l'on réfléchit aux difficultés qui leur sont inhérentes. En pratique, il est très difficile d'obtenir des statistiques émanant de pays lointains. Bien des feuilles de renseignements lancées de divers côtés ne sont pas retournées à l'envoyeur. Les praticiens, ordinairement non spécialisés, auxquels elles parviennent, n'ont généralement pas en main les éléments nécessaires pour une statistique de cette nature. A côté de ces documents obtenus directement, il faut compulser les statistiques publiées par les diverses cliniques et disséminées çà et là dans les Revues périodiques. Il faut les grouper, les apprécier, établir de laborieux pourcentages. La besogne est lourde et pénible.

Pour mener à bien une semblable tâche, pour réunir des documents assez nombreux et assez précis pour constituer une géographie oculaire universelle, il est manifeste qu'une collaboration générale, internationale, de tous les oculistes, est indispensable. Déjà, sur la proposition de Truc, la Société française d'Ophtalmologie a nommé une commission de trois membres pour l'étude de la répartition géographique et topographique des maladies oculaires en France. Cette commission, ayant besoin pour aboutir de la collaboration de tous, réclame le concours de tous les praticiens.

Sans préciser les conditions exactes dans lesquelles les renseignements doivent leur être fournis, les membres de la commission indiquent un plan afin que les travaux individuels puissent être comparables et susceptibles de groupements généraux.

Voici le plan de la rédaction proposée :

1° Délimiter la région d'observation et de pratique professionnelles et indiquer ses caractères ethniques, climatologiques, professionnels, habituels, moraux, etc. ;

2° Établir des séries de *1000* cas, en indiquant si possible s'il s'agit de malades indigents, payants, de consultation, de service interne, etc. ;

3° Classer par ordre anatomique (sourcils, orbite, muscles, etc.) et, pour chaque groupe morbide, par ordre de lésions (blessures, inflammations, tumeurs, anomalies) ;

4° Indiquer chaque cas par la lésion principale, les autres troubles constituant des accessoires ou des complications ;

5° Établir les opérations pratiquées dans l'ordre précédent avec les résultats ;

6° Apprécier les causes probables (ethniques, climatériques, professionnelles ou morales) qui font que telle maladie, ou tel groupe de maladies prédomine ou reste relativement rare dans la région étudiée ;

7° . . . .

Pour faciliter la tâche des collaborateurs, des feuilles statistiques à garnir, comprenant 21 groupes morbides avec leurs subdivisions, et dans lesquels toutes les maladies connues trouvent leur place, ont été rédigées et adressées aux membres de la Société française.

On peut donc espérer que bientôt l'on verra éclore un travail d'ensemble complet sur la distribution géographique des maladies des yeux en France.

Des renseignements semblables, provenant de tous les points civilisés du globe et complétés par les observations des explorateurs, constitueraient de même une géographie oculaire universelle.

Les documents qui suivent sont bien moins étendus que ceux qui résulteront du projet que nous venons d'esquisser.

Cependant nous sommes arrivés à grouper un certain nombre de statistiques portant sur un total de 782.454 malades. Elles proviennent de pays situés dans des climats bien différents, entre 60° de latitude nord et 35° de latitude sud, et entre 110° de longitude est et 80° de longitude ouest.

Les maladies oculaires sont rangées en treize groupes (Voies lacrymales, Paupières, Cornée, Conjonctive, Glaucome, Cristallin, Iris et Choroïde, Sclérotique, Réfraction et Accommodation, Muscles et Nerfs moteurs, Globe et Orbite, Rétine et Nerf optique, Corps vitré.)

Ayant utilisé des statistiques déjà publiées, nous avons dû nous laisser guider par les classifications adoptées par la plupart de leurs auteurs, et qui ne séparent pas, en général, les maladies de l'iris de celles de la choroïde, les maladies de la rétine de celles du nerf optique.

Nous citerons séparément pour chaque région les statistiques diverses que nous avons pu réunir, parce que, dans le cas, où un travail plus complet serait fait sur cette question, ces données pourraient être utiles. Elles permettent, d'ailleurs, de se faire une idée des modifications qui surviennent d'année en année dans la fréquence de telle ou telle affection sous l'influence de la thérapeutique ou des progrès de l'hygiène.

Pour être complète, cette étude doit comprendre la géographie oculaire normale et pathologique.

La première se confond avec l'anthropologie oculaire, et c'est sous ce titre que nous l'étudierons, en commençant.

Dans un second chapitre nous nous occuperons de la répartition géographique des maladies des yeux ; enfin, un court chapitre de topographie des affections oculaires terminera ce travail.

CHAPITRE PREMIER

ANTHROPOLOGIE OCULAIRE

ÉLÉMENTS ETHNIQUES DE L'ŒIL ET DE SES ANNEXES

Chaque race imprime à l'individu ses caractères spéciaux. Mais, de tous les organes, l'œil paraît être celui qui subit le plus largement l'influence de la race, à tel point que les anthropologistes n'ont pas hésité à le faire intervenir comme l'un des instruments de classification des races humaines. L'orbite avec ses différentes formes, la fente palpébrale et sa diversité de dessins, le globe oculaire aux coloris si variés constituent des caractères ethniques de première importance.

Caractères osseux. — Il est intéressant d'étudier l'orbite au point de vue de sa forme et de ses rapports avec les parties voisines de la boîte cranienne.

Indice orbitaire. — La forme de l'orbite est l'un des éléments dont la connaissance nous importe le plus. Il y a des orbites rondes, carrées, rectangulaires et même triangulaires. L'honneur revient à Broca d'avoir créé une sorte de mesure pour désigner la forme de l'orbite ; c'est l'*indice orbitaire*, Broca désigne ainsi le rapport du diamètre vertical de l'orbite à son diamètre horizontal, multiplié par 100. Si les deux diamètres sont sensiblement égaux, comme chez le fœtus, l'indice orbitaire sera égal à 100. Si le diamètre horizontal est plus grand que le diamètre vertical (c'est le cas ordinaire), l'indice est inférieur à 100. L'indice orbitaire varie entre 77 et 93 ; cependant on a pu rencontrer chez les Chinois des sujets dont l'indice orbitaire était supérieur à 100, c'est-à-dire dont la hauteur de l'orbite surpassait la largeur. Cette particularité tient à la petitesse des arcades sourcilières dans cette race.

Suivant leur grandeur, les indices orbitaires sont désignés par les mots mégasème, mésosème, et microsème (Broca). Les indices mégasèmes correspondent au chiffre 89 et au-dessus ; entre 83 et 89, ils sont dits mésosèmes ; ils sont microsèmes au-dessous de 83.

Voici quelques chiffres extraits du mémoire de Broca :

INDICE ORBITAIRE

Chinois	93,1
Peaux-Rouges	90,6
Savoyards	88,5
Esquimaux	87,8
Arabes d'Algérie	87,8
Gaulois	86,3
Corses	85,9
Auvergnats	85,7
Nègres d'Afrique	85,4
Parisiens	82,2
Australiens	78,9

D'une façon générale, nous pouvons dire que l'indice est faible dans les races nègres, fort dans les races jaunes. Dans les races blanches, il oscille entre 77 et 90. Cet écart énorme tient à la dissémination de ces races et aux nombreux mélanges qu'elles ont subis.

PROFONDEUR DE L'ORBITE. — La *profondeur de l'orbite* a été aussi mesurée par BROCA dans les différentes races. Cette dimension était obtenue en prenant la longueur qui sépare la cloison osseuse limitant le trou optique, en dehors, du bord obitaire, suivant une ligne à peu près parallèle au plafond de l'orbite. Il existe peu de mesures de la profondeur orbitaire.

Voici cependant quelques moyennes :

PROFONDEUR DE L'ORBITE

Esquimaux	57,7
Australiens	56,2
Chinois	55,6
Parisiens	50,9
Arabes	50,3
Basques français	50,2
Hollandais	49,3

Quelques auteurs ont vu, non sans raison peut-être, une relation entre la profondeur de l'orbite et la réfraction. Il peut y avoir du vrai, et la question mériterait d'être étudiée. Il semble, en effet, naturel qu'à une orbite allongée corresponde un globe oculaire allongé et inversement. Nous verrons, en effet, d'autre part, que les myopes sont fort nombreux chez les Chinois qui présentent une profondeur orbitaire considérable.

POROSITÉS ORBITAIRES. — Une curieuse particularité, mise en lumière par WELCKER, paraît aussi avoir quelques rapports avec la race. Il s'agit de sortes de *porosités* siégeant à la face inférieure de la lame orbitaire du frontal, immédiatement derrière l'arcade orbitaire. Il semblerait que, dans chaque race, on rencontre un chiffre à peu près invariable de ces porosités. Il est à désirer que des recherches ultérieures viennent préciser ce point intéressant d'anthropologie oculaire.

ARCADES SOURCILIÈRES. — Les arcades sourcilières n'ont pas la même saillie dans toutes les races. Saillantes chez les Européens, elles sont, au contraire, très peu développées chez les Mongols et chez les nègres.

Os malaires. — Au contraire, les os malaires sont petits dans les races européennes et ont leur maximum de développement dans la race jaune.

Angle naso-malaire. — Les rapports de l'orbite avec les parties voisines du crâne ont été étudiées sous le nom d'*angle naso-malaire*. Sous cette dénomination, Flower a cherché à donner une mesure de l'obliquité de l'orbite sur le plan méridien vertical du crâne.

Cet angle est déterminé par deux lignes partant de la racine du nez et aboutissant aux apophyses orbitaires externes.

L'angle naso-malaire est très ouvert chez les races jaunes ; il l'est moins chez les races blanches et nègres. Voici, d'ailleurs, quelques chiffres :

ANGLE NASO-MALAIRE

Européens	131°
Nègres d'Afrique	134°
Japonais	141°
Chinois	142°
Esquimaux	144°

Caractères des parties molles. — Les caractères ethniques déduits de l'examen des parties molles de l'œil sont bien moins nets que les caractères osseux. C'est d'ailleurs à ces derniers que peuvent être ramenés, en dernière analyse, les caractères des parties molles.

Fente palpébrale. — Ainsi, la fente palpébrale doit ordinairement sa forme au substratum osseux qui recouvre la peau des paupières. Tantôt arrondie, tantôt allongée, tantôt grande, tantôt petite, elle présente quelques particularités que l'on peut considérer comme ethniques et que nous étudierons à propos de chaque race. C'est à son étroitesse que l'on doit les yeux dits petits, à sa grandeur que doivent être attribués les yeux considérés comme grands, bien qu'en réalité, dans l'un et l'autre cas, le globe lui-même ait sensiblement la même dimension.

Voici quelques chiffres indiquant, d'après Topinard, la longueur moyenne de la fente palpébrale dans quelques races :

Parisiens (hommes)	27^{mm},5
— (femmes)	30 —
Néo-Calédoniens	31 —
Chinois (hommes)	32 —
Australiens	33 —
Nègres d'Afrique	33^{mm},8

Globe oculaire. — Le globe oculaire lui-même présente peu de points intéressants à étudier au point de vue anthropologique.

La sclérotique renferme quelquefois une coloration foncée ou des taches pigmentaires qui semblent être caractéristiques de la race nègre et des peuples habitant les pays chauds.

Mais la coloration de l'iris paraît être le caractère ethnique le plus important à signaler dans le globe de l'œil.

ARISTOTE ne connaissait d'autre moyen de classification des races humaines que la couleur des yeux et celle de la peau. Nous examinerons, avec chaque race, la coloration irienne qui paraît la caractériser.

Étudions donc les modifications de ces divers éléments dans chacune des trois grandes races humaines, la race blanche, la race jaune et la race noire.

CARACTÈRES OCULAIRES PARTICULIERS A LA RACE BLANCHE

Les peuples de race blanche se distinguent généralement par un indice orbitaire mésosème (de 83 à 89). Les os malaires sont peu développés, mais au contraire les arcades sourcilières forment une saillie assez considérable. La fente palpébrale est ordinairement horizontale, et les globes sont assez découverts par les paupières. Quant à l'iris, la variété la plus grande existe dans sa coloration, suivant les sous-races que l'on considère.

Les anthropologistes s'accordent ordinairement à reconnaître dans la race blanche deux grandes familles, les Sémites et les Indo-Européens.

FAMILLE SÉMITE. — Le type sémite, dont le berceau est en Egypte et en Palestine, se trouve partout. Les Juifs et les Arabes en sont les représentants les plus parfaits. Le front est droit, les sourcils pleins se réunissant souvent chez les Arabes à la racine du nez en dessinant une sorte d'accent circonflexe ; l'œil paraît souvent enfoncé à cause de l'épaisseur des sourcils, mais, en réalité, il est grand et fendu en amende, et remarquable par son éclat. L'iris très foncé se détache sur une sclérotique d'un blanc pur.

FAMILLE INDO-EUROPÉENNE. — On distingue deux types principaux dans cette famille : les Aryens et les Iraniens.

Les *Aryens*, originaires des bords du Gange, de la Caspienne et du Tigre, se distinguent par le prolongement de la région occipitale et le faible développement des os malaires. Leurs sourcils sont arqués, leurs yeux grands et leurs cils longs.

Les *Iraniens* constituaient autrefois les Mèdes et les Persans. Les Persans modernes en sont aujourd'hui le type le mieux conservé. Leurs yeux sont noirs, largement fendus et renommés pour leur beauté. On trouve cependant chez les Persans des yeux clairs variant du bleu clair au vert clauque, très appréciés dans le pays.

Ces deux branches mélangées constituent la population actuelle de l'Europe. Notons au passage quelques types remarquables :

Le *type grec* possède un front élevé, un espace interoculaire considérable, des yeux grands, des sourcils très arqués. Il se fait surtout remarquer par la ligne du front au nez, presque droite ou à peine marquée d'une légère inflexion.

Le *type romain* domine en France sur les rives de la Méditerranée, en Auvergne, le long des Pyrénées, et dans le Sud-Ouest jusqu'à la Loire. Il est caractérisé par la largeur de la tête aux tempes proéminentes, par un front bas, par des yeux foncés, presque noirs.

Le *type celte* existe au pays de Galles, en Cornouailles, en Bretagne, en Auvergne. L'iris est souvent bleu ou gris, les crêtes sourcilières très dévelop-pées, le front large.

Le *type germanique*, dont les Slaves constituent les représentants les plus purs, est la race la moins altérée. Le contour de la tête, vue de face, repré-sente un carré. Les yeux sont légèrement enfoncés et plus petits que la grosseur de la tête ne semblerait l'indiquer. Les sourcils peu fournis sont très rapprochés à l'angle interne et se dirigent obliquement en dehors. Les yeux sont en général clairs.

RÉPARTITION DE LA COULEUR DES YEUX. —Ces divers types sont mélangés de longue date et répandus dans toute l'Europe et même au delà : aussi les carac-tères ethniques oculaires sont épars et se prêtent mal à un essai de répartition géographique. Dans tout individu, entrent des doses diverses des races mul-tiples qui ont concouru à la composition de la famille à laquelle il appartient.

Aucune loi n'a présidé à ces mélanges qui ont été abandonnés aux caprices de la nature.

WIRCHOW, dans une statistique portant sur 10.077.635 individus, a fait paraître en 1885 un mémoire sur la distribution des types blond et brun dans l'Europe centrale. Avant lui, VANDERKINDERE en Belgique, KOLLMANN en Suisse, SHIMMER en Autriche et d'autres en Amérique, en Angleterre, en Russie, en Italie, en Turquie, se sont livrés à la même étude. L'ensemble de tous ces travaux a permis de mettre en relief quelques notions sur la répartition de couleur des yeux à la surface du globe.

Les pays où prédominent les yeux bleus sont l'Irlande, l'Écosse, et sur-tout la Scandinavie où les yeux bleus sont la règle et peuvent être considérés comme une véritable caractéristique. En Norvège, on rencontre 97 p. 100 d'yeux bleus. La plus grande partie de la population danoise aurait les yeux clairs et les cheveux châtains (SOREN-HAUSEN). Viennent ensuite la Hollande et le nord de la Belgique. La province d'Anvers, le Limbourg, les deux Flandres et la partie supérieure du Brabant constituent une zone riche en yeux bleus, C'est donc dans les pays du Nord que prédomine le type blond aux yeux bleus.

Cependant, on le trouve aussi, mais en moindre quantité dans la Haute-Italie, dans le pays basque, en Andalousie. On le rencontre même en Algérie, en Tunisie, au Maroc et chez les Touaregs du Sahara.

FROELICHER cite un Arabe qui se disait chérif et descendant de Mahomet dont les cheveux étaient blonds et les yeux absolument bleus.

On découvre enfin quelques traces de ce type jusqu'en Syrie, dans le Caucase, chez les Afgans et les Mandchoux.

Le type roux, constitué par des yeux gris ou verts, des cheveux roux et une peau chargée de taches de rousseur est répandu en Europe dans des proportions bien variables. Il semblerait que ce soit en Allemagne et en Angleterre qu'on le rencontre avec le maximum de fréquence. En France, il est peu répandu, bien que nous ayons pour ancêtres les Gaulois, du type roux pour la plupart. Quelques individus isolés de ce type se voient en Espagne et même chez les Arabes. On peut d'ailleurs se demander si ce type ne dérive pas du type blond, comme le type châtain dont les yeux sont tantôt verts, gris ou bruns, dérive probablement du type brun par des croisements successifs.

Le type brun, aux yeux bruns, aux cheveux noirs, est très répandu. Chez les Tunisiens il atteint la proportion de 97,5 p. 100; il est très commun aussi chez les Arabes, les Marocains, les Juifs africains, les Berbères, les Corses, les Sardes, les Maltais, les Siciliens, les Italiens, les Hispano-Portugais, les Basques, les Tziganes.

En Belgique, le Hainaut accuse une prédominance de yeux bruns qui atteindrait, dit-on, jusqu'à 65 p. 100. De même la province d'Ostende se distingue des provinces voisines par la grande proportion du type brun. En Angleterre aussi, on rencontre quelques îlots disséminés de bruns (44 p. 100 à Bristol).

On cite aussi les yeux des Groenlandais comme étant très foncés, presque noirs. Soren-Hausen prétend que, sur tous les individus qu'il a examinés, il n'a rencontré qu'une femme aux yeux bleus.

Étude spéciale de la répartition de la couleur des yeux en France. — Broca et Beddoe, les premiers, avaient étudié la répartition de la couleur des yeux en France. Mais c'est à Topinard que l'on doit les travaux les plus complets sur ce sujet. Ils reposent sur 200.000 observations prises dans tous les départements français, chez les adultes, et suivant quelques règles simples que Topinard avait indiquées à ses collaborateurs.

Les couleurs des yeux sont réparties en trois groupes :

1° Bleus et clairs de toutes nuances ;

2° Intermédiaires et incertains ;

3° Bruns et foncés de toutes nuances.

Le sujet devait être examiné en face, dans un lieu bien éclairé et à la distance d'un mètre.

En faisant porter l'examen sur les adultes seuls, Topinard écartait ainsi une cause d'erreur de la statistique de Virchow, qui s'adressait surtout aux enfants des écoles, à un âge où les yeux subissent encore souvent des changements de coloration. Voici les résultats qu'il obtint :

La France est partagée en deux régions : l'une au nord-est où le type blond domine, l'autre au sud-ouest où le type brun est plus répandu. La ligne de séparation de ces deux régions est irrégulière et sa direction moyenne s'étend du Finistère à la Savoie. Deux séries de départements qui pénètrent de la zone blonde dans la zone brune viennent encore en accentuer l'irrégularité : la première de ces poussées part du Loiret, se continue par le Cher et la Creuse jusqu'au Massif central ; la deuxième longe la rive gauche du Rhône et se compose de l'Isère, de la Drôme, et de Vaucluse. Dans chacune de ces deux grandes régions, il est facile de distinguer quelques îlots où le type de la région prédomine.

Ainsi dans la région nord-est, les plus purs représentants du type blond se répartissent en trois masses : la première comprend tous les départements avoisinant le littoral de la Manche, et ceux qui se trouvent en arrière jusqu'à Beauvais, d'une part, et Chartres, de l'autre ; la deuxième part des Ardennes et de la Meuse jusqu'à la Haute-Marne ; la troisième suit la frontière orientale depuis l'Alsace-Lorraine jusqu'au Jura et à l'Ain, inclusivement.

Dans la zone brune, on distingue trois groupes de départements où le type brun est très accentué. Le premier groupe va des Alpes-Maritimes aux Bouches-du-Rhône et comprend la Corse ; le deuxième s'étend le long des Pyrénées ; la troisième est constituée par les Deux-Sèvres et la Vendée.

L'albinisme, cette curieuse particularité de l'œil, mérite d'être cité. Mais nous n'en parlons que pour dire qu'il existe dans toutes les races et qu'il est impossible, dans l'état actuel de la science, d'indiquer quelle pourrait être sa distribution géographique.

CARACTÈRES OCULAIRES PARTICULIERS A LA RACE JAUNE

La race jaune ou mongole est remarquable par la grandeur de son indice orbitaire. Il est mégasème et dépasse 89, excepté chez les Esquimaux.

Les os malaires sont très développés ; au contraire, les arcades sourcilières sont peu proéminentes.

Le globe oculaire est petit ; il en résulte que, chez la majorité des individus, la réfraction est emmétropique ou hypermétropique. Leurs yeux sont surtout caractérisés par l'obliquité de la fente palpébrale, dirigée en haut ou en dehors, et due au développement considérable des os malaires. La hauteur de cette fente est environ deux fois moins grande que dans l'œil du blanc.

Les deux paupières paraissent boursouflées et l'on dirait volontiers que l'œil mongol ressemble à un œil européen atteint d'un œdème léger.

Dans celui-ci, les commissures sont nettement définies et dessinent un angle bien net ; dans l'œil mongol, au contraire, les angles sont comme cachés ; l'angle interne surtout est masqué par une bride verticale, assez caractéristique pour être ordinairement désignée sous le nom de *bride mongolique*. L'épicanthus n'est que l'exagération de cette conformation particulière. Cette bride est surtout visible quand l'œil est ouvert. Lorsque le releveur de la paupière se contracte, elle est très saillante et forme un pli qui s'étend assez souvent jusqu'aux deux tiers de la paupière supérieure. On a cherché à expliquer la présence de cette bride par des particularités orbitaires, telles que l'effacement de l'angle dièdre formé par la réunion des parois inférieure et interne de l'orbite (BOELTZ), ou que le rapprochement de la ligne médiane de la gouttière lacrymale (Fuzier). Pour Topinard, l'existence de la bride mongolique n'est aucunement reliée à la structure anatomique de l'orbite ; il la considère comme absolument cutanée et comme produite par un excès de peau dans la paupière supérieure.

On a voulu faire aussi (Metchnikoff) du renversement en dedans de la paupière supérieure, fréquent chez les Mongols, une caractéristique de la race. Cela est possible et s'expliquerait par un retard dans le développement du système pileux des paupières, développement qui serait à l'état embryonnaire la cause déterminante de l'ouverture de la fente palpébrale. Ce renversement de la paupière rend le trichiasis très fréquent chez les peuples de race jaune. Quant à l'iris, il est toujours d'une coloration très foncée, et c'est en vain que l'on chercherait des yeux bleus chez les Mongols.

Le fond de l'œil mongol est remarquable aussi par une coloration brun foncé qui tient à la grande richesse de la choroïde en pigment (Inouye).

Caractères oculaires particuliers a la race noire

L'indice orbitaire des peuples de race noire est microsème. Il varie entre 79 et 83. Les os malaires sont développés. Au contraire, l'arcade sourcilière est peu proéminente ; il en résulte que le front est fuyant et que les yeux sont à fleur de tête. C'est cette particularité de structure qui fait dire souvent, mais à tort, que les nègres ont de gros yeux. Les globes oculaires sont séparés par un large intervalle. L'iris est toujours brun et la sclérotique porte souvent aussi des taches pigmentaires assez irrégulières comme forme et comme position.

La réfraction des nègres est ordinairement emmétropique ou hypermétropique.

Influence des croisements

Nous venons d'esquisser les caractères que l'anthropologie nous apprend à considérer comme propres à chaque race. Ce que nous avons décrit correspond surtout à ce qu'étaient à leur origine les trois grandes familles, blanche, jaune et noire.

Mais, en traversant les siècles, les peuples de races différentes se sont éloignés de leur pays d'origine et se sont répandus sur toute la surface du globe. Il en est résulté des croisements en nombre immense qui ont peu à peu dénaturé les vrais caractères ethniques, à ce point que l'on peut dire qu'il n'existe plus aujourd'hui de race pure. En jetant, en effet, un coup d'œil d'ensemble sur les sous-races, les groupes, les familles issues de ces nombreux mélanges, l'antrophologiste est obligé de reconnaître qu'il existe une continuité parfaite entre les races blanche, jaune et noire. On peut passer de l'une à l'autre par une série de types intermédiaires s'éloignant de la première et se rapprochant peu à peu de la dernière. Nous sortirions de notre sujet en recherchant à travers le monde les divers anneaux de cette longue chaîne.

Nous nous bornerons à citer quelques exemples relatifs aux caractères oculaires des diverses races.

Ainsi, l'obliquité de la fente palpébrale, que l'on considère généralement comme un des principaux caractères de la race mongole, ne lui appartient pas en propre. D'ailleurs, cette obliquité est souvent plus apparente que réelle par suite de l'existence de la bride mongolique ; de plus, beaucoup d'individus du type mongol pur ont les yeux parfaitement horizontaux ; enfin, on ne la rencontre pas seulement dans la race jaune.

Ainsi, d'après RANKE, les yeux obliques se rencontrent en Bohême dans une proportion de 1 p. 100 chez les hommes et de 2 p. 100 chez les femmes. On trouve même une proportion de 6 p. 100 d'yeux à obliquité moins, mais cependant encore visible. En France, l'Auvergne et la Lozère comptent une proportion d'yeux obliques assez considérable. FRŒLICHER cite un village du Midi, aux environs d'Arles, où plus de quinze individus avaient les yeux nettement obliques.

Chez certains peuples, et notamment chez les Lapons, on trouve, paraît-il, des yeux à obliquité inverse. La pigmentation de la sclérotique n'est pas non plus l'apanage de la race nègre. On observe quelquefois des taches pigmentaires analogues chez les Européens, et principalement chez les individus de race latine.

La sclérotique jaune, dans toute son étendue fréquente chez les nègres, se voit aussi chez des sujets très bruns originaires du midi de la France.

Quant à la couleur des yeux, nous avons constaté plus haut son inégale répartition.

INFLUENCE DU CLIMAT

Faut-il croire à l'influence du climat sur certaines modifications des caractères de l'œil ? Peut-être.

Il est, en effet, intéressant de constater que les yeux à coloration claire sont groupés principalement dans les pays du Nord, alors que dans le Sud la coloration brune est la règle. On a parlé, sans preuves suffisantes, de l'influence des milieux, de la lumière, de la chaleur, de l'atmosphère, de l'alimentation. Il se peut que ces causes influent sur la pigmentation des individus ; mais pour le moment, ces ont des questions non résolues que l'on ne peut que citer au passage.

CHAPITRE II

RÉPARTITION GÉOGRAPHIQUE DES MALADIES OCULAIRES

Maladies des voies lacrymales. — Les affections des voies lacrymales sont particulièrement fréquentes dans l'Europe centrale et particulièrement en France où, en général, la proportion dépasse 4 p. 100. Il n'y a pas de ville en France, parmi celles dont nous possédons des statistiques, où la proportion soit moindre que 3,7 p. 100.

Les régions méridionales semblent aussi plus particulièrement propices au développement des affections lacrymales.

Dans l'Europe orientale, au contraire, au voisinage de l'Oural et dans les pays montagneux de l'Europe centrale, ces affections paraissent avoir le minimum de fréquence. Dans les régions de la France voisines des montagnes, telles que Valence, Lyon, les maladies sont un peu plus rares que dans les régions basses à climat marin telles que Paris, Amiens, Bordeaux et Montpellier.

En résumé, le climat de montagne paraît favoriser le fonctionnement normal des voies lacrymales.

Le docteur STEINER (de Java) nous fait remarquer la rareté relative des affections des voies lacrymales chez les Malais, malgré la forme écrasée du nez qui, chez nous, est l'expression d'un processus pathologique congénital ou acquis. Chez les Malais, au contraire, cette forme est une particularité de la race qui n'empêche pas le nez et les voies d'excrétion des larmes d'être bien conformées. C'est à la rareté de ces affections que STEINER attribue la petite fréquence des kératites à hypopion. C'est aussi notre avis, car nous les voyons ordinairement accompagnées d'un état lacrymal plus ou moins prononcé.

Nous renvoyons le lecteur au tableau statistique et au graphique ci-dessous.

PAYS	RÉGIONS	STATISTIQUES DIVERSES	NOMBRE TOTAL des maladies oculaires.	PROPORTION P. 100	
				par statistique	par région.
Alsace.	Strasbourg.	Clinique de la Faculté.	1.049	2,7	2,7
Angleterre.	Sheffield.	Siméon Snell.	5.000	2,6	2,6
Argentine(Rép.)	Buenos-Ayres.	Clinique de l'Université.	2.016	4,0	4,0
Autriche.	Cracovie.	Rydel.	10.228	2,2	1,9
»	»	»	5.512	1,6	
Bavière.	Munich.	Rolhmund.	13.372	1,1	1,1
Belgique.	Bruxelles.	Coppez.	6.427	3,5	3,2
»	»	Talke.	3.589	3,7	
»	»	Coppez.	6.391	2,7	
»	»	»	6.670	3,2	
»	»	»	17.989	3,4	
Bohême.	Prague.	Sattler.	3.953	1,8	1,8
Cuba.	La Havane.	J. Santor Fernandez.	18.672	2,3	2,3
Danemark.	Aarhus.	Eriksen.	2.515	2,7	2,7

PAYS	RÉGIONS	STATISTIQUES DIVERSES	NOMBRE TOTAL des maladies oculaires.	PROPORTION P. 100	
				par statistique	par région.
Espagne.	Barcelone.	Caneras y Arago.	2.443	7,8	7,8
»	Madrid.	Albitos.	1.616	6,4	6,4
États-Unis.	Baltimore.	Harlan.	80.346	3,7	3,7
»	New-York.	Knapp.	63.206	1.9	2,3
»	New-York.	Manhattam Hospital.	4.249	2,7	
»	Philadelphie.	Oliver.	104.189	1,8	1,8
France.	Amiens.	Fage.	1.517	5,4	5,4
»	Bordeaux.	Badal.	3.250	6,1	6,1
»	Lyon.	Dor.	1.267	3,9	3,9
»	»	»	1.375	4,5	
»	»	»	1.608	3,9	
»	»	»	1.897	3,4	
»	»	»	1.820	3.1	
»	»	»	1.724	5,3	
»	Montpellier.	Truc.	873	5,8	7,8
»	»	»	1.503	5,8	
»	»	»	1.688	7,9	
»	»	»	1.576	9,8	
»	»	»	786	10,1	
»	Nantes.	Teillais.	5.723	4,0	4,0
»	Paris.	Quinze-Vingts 1881.	6.461	4,6	5,0
»	»	» 1882.	8.463	5,7	
»	»	» 1883.	8.076	5,8	
»	»	» 1884.	10.515	5,3	
»	»	» 1885.	13.796	7,4	
»	»	» 1887.	13.641	4,1	
»	»	Galezowski.	8.651	4,2	
»	»	»	9.532	3,1	
»	Valence.	Roure.	6.560	3,7	3,7
Grèce.	Athènes.	Diamantopoulos.	14.192	5,2	4,9
»	»	Metaxas.	4.685	4,6	
Hollande.	Amsterdam.	Gunning.	8.212	1,6	2,0
»	»	Westhoff.	1.462	2,4	
»	Groningue.	Mulder.	2.170	3,6	3,6
»	La Haye.	Faber.	1.009	6,5	6,5
»	Utrecht.	Snellen.	4.879	2,3	2,3
Indo-Chine.	Singapour.	H. Campell Highet.	571	0,2	0,2
Italie.	Pavie.	Ambulat-Oftalmic.	549	6,0	6,0
»	Turin.	Reymond.	18.041	3,7	3,7
Java.	Sœrabaya.	L. Steiner.	3.104	0,7	0,7
Portugal.	Lisbonne.	Da Gama Pinto.	3.040	2,8	2,8
Prusse.	Aix-la-Chapelle.	Alexander.	1.972	2,5	2,5
»	»	»	1.959	2,4	
»	Breslau.	Jany.	4.078	3,4	1,9
»	»	»	4.425	0,5	
»	Cologne.	»	4.248	3,7	3,7
»	Francfort.	Steffan.	7.453	2,7	3,7
»	»	»	5.792	4,1	
»	Posen.	Wicherkiewiez.	4.111	2,1	2,1
»	»	»	3.945	2,0	
Russie.	Glasow.	Tepliachine.	4.289	1,8	1,7
»	»	»	10.420	1,7	
»	Odessa.	Wagner.	2.862	2,3	2,3
»	»	»	3.280	2,5	
»	»	»	4.134	2,8	
»	Pern.	Serebrennicowa.	2.016	4,3	3,6
»	»	»	2.523	2,8	
»	St-Pétersbourg.	Kulli.	23.286	5,0	4,1
»	»	Blessig.	22.426	2,5	
»	»	Kulli.	23.997	6,4	
»	»	Blessig.	53.506	2,7	

PAYS	RÉGIONS	STATISTIQUES DIVERSES	NOMBRE TOTAL des maladies oculaires.	PROPORTION P. 100 par statistique	PROPORTION P. 100 par région..
Russie.	Wladimir.	Dombrovo.	640	2,0	2,0
Saxe.	Leipzig.	Schwabe.	4.863	2,8	3,0
»	»	»	5.788	3,2	
»	Magdebourg.	Schreiber.	1.364	2,2	3,9
»	»	»	2.046	5,1	
»	»	»	2.187	5,4	
»	»	»	3.890	3,0	
Suisse.	Bàle.	Schiess.	2.030	1,2	2,1
»	»	»	1.668	1,6	
»	»	»	1.855	1,5	
»	»	»	28.338	2,1	
»	»	»	2.365	6,0	
»	»	»	2.491	1,5	
»	»	»	2.578	1,2	
»	Berne.	Pflueger.	1.651	2,8	2,8

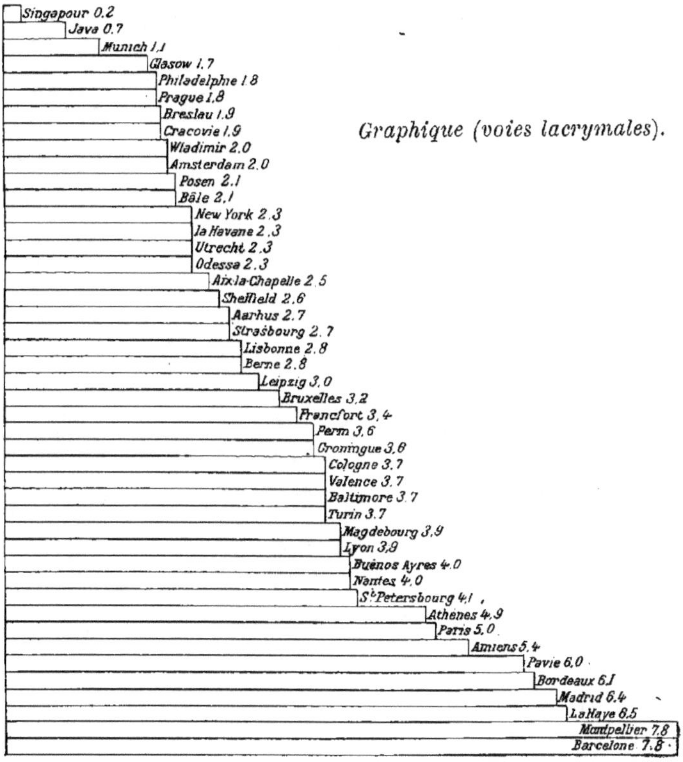

Graphique (voies lacrymales).

Maladies des paupières. — L'examen des tableaux et de la carte nous permet de constater que les maladies des paupières sont peu fréquentes en Russie, et qu'il n'y a pas, d'ailleurs, de région où elles paraissent avoir une prédominance marquée.

Barcelone seule paraît dépasser notablement la moyenne, mais on ne trouve, ni dans la race, ni dans le climat, une raison particulière pour expliquer cette fréquence d'une façon satisfaisante. Nous pouvons cependant faire remarquer que le trichiasis est particulièrement fréquent en Égypte et au bord de la Méditerranée comme conséquence du trachome. En Chine, et chez les peuples de race mongole, il se rencontre assez souvent et provient de ce renversement en dedans de la paupière supérieure que nous avons étudié précédemment comme un des caractères particuliers à cette race.

Enfin, quelques auteurs ont signalé chez les indigènes habitant les côtes du nord-ouest de l'Australie un ptosis assez considérable. DAMPIER, KING et STOKES s'accordent à dire que les habitants de ce pays sont remarquables par leurs paupières supérieures toujours à demi baissées. Faut-il ajouter foi à l'explication que donnent de ce fait les auteurs précédents ?

Ce ptosis serait dû, d'après eux, à la crainte des mouches très abondantes et très gênantes dans ces régions, que l'hérédité aurait transformée en instinct. On ne saurait conclure sans de nouvelles recherches.

PAYS	RÉGIONS	STATISTIQUES DIVERSES	NOMBRE TOTAL des maladies oculaires.	PROPORTION P. 100	
				par statistique	par régions.
Alsace.	Strasbourg.	Clinique de la Faculté.	1.049	18,0	18,0
Angleterre.	Sheffield.	S. Snell.	5.000	5,6	5,6
Argentine(Rép.)	Buenos-Ayres.	Clinique de l'Université.	2.016	11,0	11,0
Autriche.	Cracovie.	Rydel.	10.228	6,9	7,7
»	»	»	5.512	8,6	
Bavière.	Munich.	Rothmund.	13.372	8,2	8,2
Belgique.	Bruxelles.	Talke.	3.589	13,4	10,4
»	»	Coppez.	6.427	9,8	
»	»	»	6.391	8,9	
»	»	»	6.670	9,7	
»	»	»	17.989	10,6	
Bohême.	Prague	Sattler.	3.953	11,0	11,0
Cuba.	La Havane.	J. Santos-Fernandez.	18.672	7,3	7,3
Danemark.	Aarhus.	Eriksen.	2.515	7,6	7,6
Espagne.	Barcelone.	Carreras y Arago.	2.443	26,2	26,2
»	Madrid.	Albitos.	1.616	7,2	7,2
États-Unis.	Baltimore.	Harlan.	80.346	17,7	17,1
»	New-York.	Knapp.	63.206	7,7	7,8
»	»	Manhattam Hôpital.	4.249	8,0	
»	Philadelphie.	Oliver.	104.189	5,9	5,9
France.	Amiens.	Fage.	1.547	15,7	15,7
»	Bordeaux.	Badal.	3.250	8,9	8,9
»	Lyon.	Dor.	1.267	4,6	4,9
»	»	»	1.375	6,3	
»	»	»	1.608	4,9	
»	»	»	1.897	5,1	
»	»	»	1.820	4,1	
»	»	»	1.724	4,0	
»	Montpellier.	Truc.	873	4,5	5,0

PAYS	RÉGIONS	STATISTIQUES DIVERSES	NOMBRE TOTAL des maladies oculaires.	PROPORTION P. 100	
				par statistique	par région.
France.	Montpellier.	Truc.	1.503	3,6	
»	»	»	1.688	3,5	
»	»	»	1.575	5,5	
»	»	»	786	8,2	
»	Nantes.	Teillais.	5.723	10,1	10,1
»	Paris.	Quinze-Vingts.	6.461	14,7	9,7
»	»	»	8.163	10,1	
»	»	»	8.076	10,1	
»	»	»	10.515	9,3	
»	»	»	13.796	9,7	
»	»	»	13.641	7,5	
»	»	Galesowski.	8.651	9,2	
»	»	»	9.522	7,6	
»	Valence.	Roure.	6.560	6,3	6,3
Grèce.	Athènes.	Diamantopoulos.	14.192	7,6	7,8
»	»	Métaxas.	4.685	8,1	
Hollande.	Amsterdam.	Gunning.	8.212	3,6	5,7
»	»	Westhoff.	1.462	7,8	
»	Groningue.	Mulder.	2.170	13,3	13,3
»	La Haye.	Faber.	1.009	14,1	14,1
»	Utrecht.	Snellen.	4.879	7,6	7,6
Indo-Chine.	Singapour.	H. Campbell Highet.	571	5,6	5,6
Italie.	Pavie.	Ambulat. oftalm.	549	10,2	10,2
»	Turin.	Reymond.	18.041	9,8	9,8
Java.	Sœrabaya.	L. Steiner.	3.104	7,3	7,3
Portugal.	Lisbonne.	Da Gama Pinto.	3.040	5,9	5,9
Prusse.	Aix-la-Chapelle.	Alexander.	1.972	11,7	11,7
»	»	»	1.959	11,1	
»	Breslau.	Jany.	4.078	8,3	6,4
»	»	»	4.425	4,5	
»	Cologne.		4.248	10,9	10,9
»	Francfort.	Steffan.	7.453	9,1	11,4
»	»	»	5.792	14,1	
»	Posen.	Wicherkiewiez.	4.111	12,7	12,0
»	»	»	3.945	11,3	
Russie.	Glasow.	Tepliachine.	4.289	3,1	3,2
»	»	»	10.420	3,2	
»	Kiew.	Chodin.	12.623	9,1	9,1
»	Odessa.	Wagner.	2.862	3,6	3,8
»	»	»	3.280	4,1	
»	»	»	4.134	5,8	
»	Perm.	Serebrennicowa.	2.016	5,1	6,1
»	»	»	2.523	7,2	
»	St-Pétersbourg.	Kalli.	23.286	12,7	11,4
»	»	»	23.987	11,4	
»	»	Blessig.	22.426	10,5	
»	»	»	53.506	11,0	
»	Wladimir.	Drombrovo.	640	6,2	6,2
Saxe.	Leipzig.	Schwabe.	4.863	9,8	10,9
»	»	»	5.788	12,0	
»	Magdebourg.	Schreiber.	1.364	5,2	5,1
»	»	»	2.046	8,4	
»	»	»	2.187	3,7	
»	»	»	3.890	3,2	
Suisse.	Bâle.	Schiess.	2.030	6,8	5,4
»	»	»	1.668	5,1	
»	»	»	1.855	5,1	
»	»	»	28.338	5,9	
»	»	»	2.491	4,4	
»	»	»	2.578	5,1	
»	Berne.	Pflueger.	1.651	8,1	8,1

Graphique (vaupières).

Glasow 3.2
Odessa 3,8
Lyon 4.9
Montpellier 5.0
Magdebourg 5.1
Bâle 5.4
Singapour 5.6
Sheffield 5.6
Amsterdam 5.7
Philadelphie 5.9
Lisbonne 5.9
Perm 6.1
Wladimir 6.2
Valence 6.3
Breslau 6.4
Madrid 7.2
la Havane 7.3
Java 7.3
Utrecht 7.6
Aarhus 7.6
Cracovie 7.7
New-York 7.8
Athènes 7.8
Berne 8.1
Munich 8.2
Bordeaux 8.9
Kiew 9.1
Paris 9.7
Turin 9.8
Nantes 10.1
Pavie 10.2
Bruxelles 10.4
Cologne 10.9
Leipzig 10.9
Buenos Ayres 11.0
Prague 11.0
Aix-la-Chapelle 11.4
Francfort 11.4
St Pétersbourg 11.4
Posen 12.0
Groningue 13.3
la Haye 14,1
Amiens 15,7
Baltimore 17.1
Strasbourg 18
Barcelone 26.2

Maladies de la cornée. — C'est en Espagne et en Portugal que les maladies de la cornée présentent leur maximum de fréquence. Les trois villes de cette région dont nous possédons des statistiques accusent une proportion de maladies de la cornée supérieure à 30 p. 100 sur l'ensemble des maladies des yeux.

Dans l'Europe centrale, ces affections se rencontrent avec une fréquence moyenne. Leur proportion paraît se réduire au minimum dans le sud-est de l'Europe (Astrakan, 11 p. 100 ; Athènes, 10 p. 100 ; Sébastopol, 3 p. 100) et en Hollande, c'est-à-dire dans les pays plats et marécageux. Ce résultat, qui paraît paradoxal, peut cependant s'expliquer si l'on réfléchit que dans ces régions les conjonctivites sont fréquentes et que la proportion pour cent des autres maladies diminue de ce fait-là.

A Java, d'après la statistique du docteur Steiner, les affections de la cornée, prises dans leur ensemble, sont fréquentes (32 p. 100). Mais ce fait mérite d'être approfondi. Ce qui augmente ainsi la proportion des kératites, ce sont les complications du trachome. Mais, si l'on ne tient pas compte de ce facteur étiologique, on doit, au contraire, constater que les affections primitives de la cornée, telles que les phlyctènes, l'ophtalmie scrofuleuse, sont excessivement rares. STEINER explique ce fait par le genre de vie des Malais, auxquels se rapporte son travail. Au lieu de vivre enfermés et nombreux dans des taudis trop étroits et mal aérés, comme la population pauvre d'Europe est obligée de le faire à cause du climat, les indigènes de Java vivent au grand air, dans des huttes mal ou non fermées, et il n'y a jamais de défaut de ventilation. Nous savons que ce sont là les conditions d'hygiène les plus favorables à la rareté des affections scrofuleuses de la cornée. A Singapour, les mêmes raisons expliquent la rareté des mêmes maladies. D'après CAMPBELL HIGHET, les kératites, observées à Singapour, ont ordinairement pour cause des traumatismes survenant chez les ouvriers employés à la construction des navires.

On rencontre cependant dans la presqu'île de Malacca d'assez nombreux cas de lèpre cornéenne.

PAYS	RÉGIONS	STATISTIQUES DIVERSES	NOMBRE TOTAL des maladies oculaires	PROPORTION P. 100	
				par statistique	par région.
Alsace.	Strasbourg.	Clinique de la Faculté.	1.049	36,2	36,2
Angleterre.	Sheffield.	S. Snell.	5.000	18,2	18,2
Argentine(Rép.)	Buenos-Ayres.	Clinique de l'Université.	2.016	27,0	27,0
Autriche.	Cracovie.	Rydel.	10.228	20,3	21,4
»	»	»	5.512	22,5	
Bavière.	Munich.	Rothmund.	13.372	19,5	19,5
Belgique.	Bruxelles.	Talke.	3.589	21,9	23,9
»	»	Coppez.	6.427	23,0	
»	»	»	6.391	23,4	
»	»	»	6.670	28,2	
»	»	»	17.989	23,2	
Bohême.	Prague.	Sattler.	3.953	12,2	12,2
Cuba.	La Havane.	J. Santos Fernandez.	18.672	28,6	28,6
Danemark.	Aarhus.	Ericksen.	2.515	26,2	26,2
»	Copenhague.	Melchior.	1.667	17,0	19,2
»	»	Hôpital.	175	21,5	
Espagne.	Barcelone.	Carreras y Arago.	2.443	43,3	43,3
»	Madrid.	Albitos.	1.616	31,5	31,5
États-Unis.	Baltimore.	Harlan.	80.346	19,4	19,4
»	New-York.	Knapp.	63.206	18,6	23,5
»	»	Manhattam Hospital.	4.249	28,3	
»	Philadelphie.	Oliver.	104.189	19,5	19,5
France.	Amiens.	Fage.	1.517	27,6	27,6
»	Bordeaux.	Badal.	3.250	26,4	26,4
»	Lyon.	Dor.	1.267	25,3	25,5
»	»	»	1.375	26,6	
»	»	»	1.608	27,8	
»	»	»	1.897	26,6	
»	»	»	1.820	24,7	
»	»	»	1.724	28,1	
»	Montpellier.	Truc.	873	19,2	16,4
»	»	»	1.503	12,1	
»	»	»	1.688	14,3	
»	»	»	1.576	19,9	

PAYS	RÉGIONS	STATISTIQUES DIVERSES	NOMBRE TOTAL des maladies oculaires.	PROPORTION P. 100	
				par statistique	par région.
France.	Montpellier.	Truc.	786	16,9	
»	Nantes.	Teillais.	5.723	21,5	21,5
»	Paris.	Quinze-Vingts.	6.461	32,5	28,8
»	»	»	8.463	26,7	
»	»	»	8.076	33,4	
»	»	»	10.515	26,9	
»	»	»	13.796	22,4	
»	»	»	13.641	28,4	
»	»	Galezowski.	8.651	31,9	
»	Valence.	Roure.	6.560	17,9	17,9
Grèce.	Athènes.	Diamantopoulos.	14.192	9,0	10,2
»	»	Metaxas.	4.685	11,5	
Hanovre.	Hanovre.	Dürr.	8.167	25,5	25,5
Hollande.	Amsterdam.	Guming.	8.242	9,0	13,4
»	»	Westhoff.	1.462	17,8	
»	Groningue.	Mulder.	2.170	19,2	19,8
»	La Haye.	Faber.	1.009	10,8	10,8
»	Utrecht.	Snellen.	4.879	16,9	16,9
Indo-Chine.	Singapour.	H. Campbell Highet.	571	8,7	8,7
Italie.	Pavie.	Ambulat. oftalm.	549	30,6	30,6
»	Turin.	Reymond.	18.041	23,7	23,7
Java.	Sœrabaya.	L. Steiner.	3.104	32,0	32,0
Portugal.	Lisbonne.	Da Gama Pinto.	3.040	30,2	30,2
Prusse.	Aix-la-Chapelle.	Alexander.	1.972	26,2	27,9
»	»	»	1.959	19,7	
»	Breslau.	Jany.	4.078	20,8	14,4
»	»	»	4.425	8,1	
»	Cologne.	»	4.248	35,8	35,8
»	Francfort.	Steffan.	7.453	16,8	80,3
»	»	»	5.792	23,8	
»	Posen.	Wicherkiewiez.	4.111	19,5	19,1
»	»	»	3.945	18,8	
Russie.	Astrakan.	»	5.678	11,8	11,8
»	Glasow.	Tepliachine.	4.289	53,2	53,3
»	»	»	10.420	53,4	
»	Kiew.	Chodin.	12.623	23,5	23.5
»	Odessa.	Wagner.	2.862	23,6	17,6
»	»	»	3.280	12,2	
»	»	»	4.134	17,2	
»	Perm.	Serebrennicowa.	2.016	20,5	19,6
»	»	»	2.523	18,7	
»	St-Pétersbourg.	Blessig.	22.426	21,5	21,4
»	»	Kulli.	23.987	22,4	
»	»	Blessig.	53.506	20,5	
»	Sébastopol.	Schmidt.	367	3,2	3,2
»	Wladimir.	Dombrovo.	640	29,0	29,0
Saxe.	Leipzig.	Schwabe.	4.863	18,1	21,6
»	»	»	5.788	25,1	
»	Magdebourg.	Schreiber.	1.364	38,1	22,8
»	»	»	2.046	36,4	
»	»	»	2.187	12,6	
»	»	»	3.890	4,2	
Suisse.	Bâle.	Schiess.	2.030	33,3	33,8
»	»	»	1.668	31,8	
»	»	»	1.855	35,2	
»	»	»	28.338	35,1	
»	»	»	2.365	33,8	
»	»	»	2.491	33,2	
»	»	»	2.578	34,5	
»	Berne.	Pflueger.	1.651	25,6	25,6

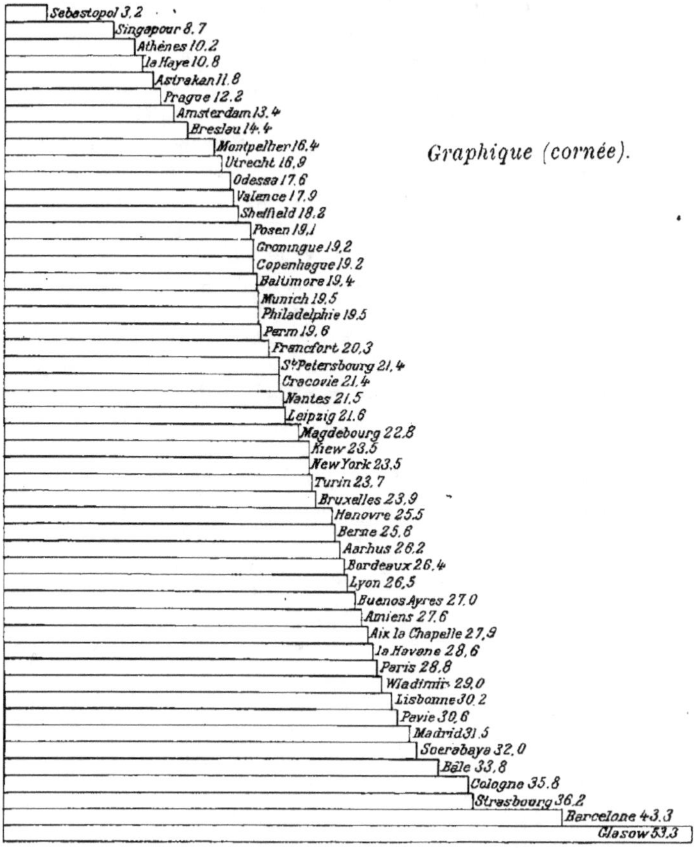

Graphique (cornée).

Maladies de la conjonctive. — L'étude de la répartition géographique des maladies de la conjonctive se réduit à peu près à l'étude de la répartition du trachome. C'est la seule variété de conjonctivite qui ait actuellement sa géographie à peu près complète.

Les maladies de la conjonctive considérées dans leur ensemble paraissent, au moins d'après les données statistiques existantes, avoir leur maximum de fréquence en Russie, et principalement sur les bords de la mer Caspienne et de la mer Noire. Elles atteignent à Sébastopol la proportion énorme de 89,4 p. 100, à Astrakan de 53,3 p. 100 et à Odessa de 53,2 p. 100. Les pays plats et humides où la pauvreté de l'habitant ne permet pas une application suffisante des lois de l'hygiène sont les plus éprouvés. Dans les chiffres qui précèdent, le trachome entre pour une large part.

Un travail de Steiner (de Sœrabaya) nous apprend que les affections conjonctivales se présentent à Java, chez la population malaise, dans la proportion de 42 p. 100 dont 30 p. 100 reviennent au trachome. La répartition géographique du trachome a été étudiée par Van Millingen, Chibret et Hirschberg. Il résulte de ces études que le trachome sévit aussi bien dans les régions polaires, tempérées ou équatoriales. Les climats d'altitude sont défavorables à l'extension du trachome, si à l'altitude se joignent le froid et l'humidité, comme en Suisse. Si, au contraire, le climat est chaud et sec, au Colorado, par exemple, l'altitude ne diminue pas la fréquence de cette maladie. La chaleur et le soleil favorisent, en effet, le développement du trachome et l'aggravent. Les trachomateux souffrent beaucoup plus en été qu'en hiver.

Une mauvaise alimentation, une hygiène défectueuse prédisposent à l'éclosion de la maladie. Le trachome prédomine dans la classe pauvre où la contagion sévit souvent avec une rare intensité.

On a cherché à faire intervenir la race dans l'étiologie du trachome. Les races blanches et jaunes sont surtout atteintes, mais on ne peut pas dire que la race noire présente une immunité complète. Pour Swan Burnett, le trachome serait une diathèse et la race constituerait une prédisposition.

A l'appui de cette hypothèse, il est à remarquer que la race latine est la plus atteinte d'Europe, en Italie particulièrement, et que les Brésilens, d'origine latine, sont plus éprouvés que les autres Américains.

Chibret a cru reconnaître, chez les Celtes, une immunité relative. Il a essayé d'immuniser des Celtes. D'après cet auteur, le virus trachomateux, inoculé sur un premier Celte, y trouverait un terrain peu favorable à son développement et se modifierait de telle façon qu'il perd toute virulence pour se développer sur un second Celte. Cependant, les Celtes purs, qui habitent l'Irlande, en sont atteints dans leur pays et dans l'Amérique du Nord, leur nouvelle patrie.

La Norvège est exempte de trachome, ce qui n'empêche pas beaucoup de Norvégiens de le contracter en Amérique. Les Sémites sont particulièrement exposés à cette affection. Les Tziganes sont indemnes, quoique malpropres, parce qu'ils ne se mêlent pas aux autres habitants.

Il n'existe que très peu de trachome chez les nègres du Soudan et des États-Unis, parce qu'ils vivent séparés des blancs. Mais chez les nègres du Brésil, le trachome est très fréquent. Noyes, Santos Fernandez et d'autres nous assurent que la race nègre est loin de jouir de l'immunité vis-à-vis du trachome.

Le trachome est très inégalement répandu à la surface du globe, mais on peut dire qu'on le rencontre à peu près partout. La Russie est très éprouvée. Sur 1.000 malades atteints d'affections oculaires, il y a 96 trachomateux à Saint-Pétersbourg; 20 à 40 à Moscou ; 60 à Rostew ; 102 à Helsingfors ; 114 à Saratow ; 116 à Lodz; 124 à Varsovie; 121 à Liban ; 146 à Reval ; 180 à 350 à Dorpat ; 200 à Riga ; 158 à Odessa ; 180 à Kasan ; 250 à Odessa.

Dans l'est de l'Allemagne, on en rencontre 130 à Posen, 154 à Kœnigsberg.

Le littoral méditerranéen est assez gravement atteint. En France, les côtes sont plus granuleuses que l'intérieur des terres, et surtout que les régions élevées où le trachome est rare. En Espagne, on le trouve très fréquemment à Valladolid, qui paraît être le point le plus trachomateux. La région de Saint-Sébastien serait, au contraire, la plus épargnée.

Le sud de l'Italie et particulièrement les environs de Reggio (Calabre) présentent un pourcentage élevé de trachomateux. Sur 1.919 maladies oculaires traitées par STILO D'ASCOLA de 1898 à 1904, le trachome a été constaté 616 fois, soit environ dans 30 p. 100 des cas. En Grèce, la proportion est de 29,60 p. 100 (Cosmettatos).

En Suisse, le trachome est très rare. Il est signalé cependant assez souvent à Fribourg où il est apporté, soit par des ouvriers italiens, soit par des étudiants venant de la Prusse orientale.

En Bavière, en Wurtemberg, il est aussi très rare ; les cas que l'on y rencontre sont isolés et paraissent avoir une origine exotique (SCHLEICH). Cependant, dans le Hohenzollern, enclavé dans le Wurtemberg, on l'y trouve assez fréquemment, et l'on pense qu'il y est apporté par des soldats licenciés ayant servi dans la Prusse-Rhénane ou dans la Prusse orientale. A Munich, à Nuremberg, en Brandebourg, en Saxe, en Poméranie, dans le Hanovre, dans le Meklembourg, les cas de trachome sont rares.

L'*Afrique* est partout envahie par le trachome. Sa fréquence en Algérie est énorme, aussi bien sur le littoral, que dans le Sahel et même sur les hauts plateaux de l'Alfa. Sur le versant Saharien, les Arabes sont peut-être encore plus gravement atteints, et, au dire des voyageurs, presque tous les vieillards sont aveugles.

En Égypte, plus de la moitié de la population indigène est contaminée. La fréquence est moindre dans les autres parties du continent et principalement sur la côte de l'Atlantique et dans l'Afrique australe.

L'Asie est tout entière granuleuse. En Chine, au Japon, les granuleux sont nombreux. Dans l'Indo-Chine, HIRSBERG en signale 20 p. 100 à Calcutta et 10 p. 100 à Bombay, HARSTON, 70 p. 100 à Hong-Kong !

Chez les Malais de Java, STEINER en a rencontré 30 p. 100.

En Arabie, un cinquième des indigènes seraient trachomateux.

Rare à New-York et dans la plus grande partie des États-Unis, le trachome serait très fréquent au Mexique et à la Plata. A Cuba, la proportion est de 1 pour 100 malades oculaires.

L'Australie est à peu près épargnée.

A côté du trachome, nous devons citer l'*ophtalmie égyptienne* souvent confondue avec lui. Il est cependant admis aujourd'hui que cette affection est une conjonctivite analogue à l'ophtalmie purulente gonococcique (FUCHS). DÉMÉTRIADÈS pense que l'on a affaire à cette ophtalmie même transportée par les mouches d'individu en individu. Cet auteur admet aussi que c'est la fréquence de cette affection qui favorise la contagion du trachome en Égypte.

Comme conséquence du trachome, il faut dire un mot des *taches pigmentées* noirâtres qui apparaissent au cours de cette affection, sur la conjonctive tarsienne de la paupière supérieure. STEINER les a constatées chez les Malais de Java et chez certains Chinois.

Il y a peu à dire sur la répartition géographique des autres affections de la conjonctive.

Constatons avec SANTOS FERNANDEZ une assez grande fréquence de l'*ophtal-*

mie *purulente des nouveau-nés* à Cuba. Cette affection serait surtout fréquente pendant les mois où règnent les fièvres paludéennes qui rendent l'organisme moins résistant vis-à-vis des infections.

Le *ptérygion* est surtout fréquent dans les pays chauds. L'influence de la lumière solaire paraît se joindre, pour son développement, à celles des causes irritantes extérieures, telles que le vent, la poussière, la malpropreté. Il serait très commun dans l'Inde, à Constantinople, en Espagne. A Madère sa fréquence est telle qu'on le considère comme endémique.

En France, il est fréquent surtout sur le littoral méditerranéen.

Il est excessivement rare dans les pays septentrionaux.

Enfin, citons une fréquence particulièrement grande du *xérosis*, chez les nègres de la Caroline du Sud, et particulièrement chez les enfants. Il paraît y épargner la race blanche.

Il existe endémiquement à Cuba une *conjonctivite catarrhale* fréquemment contagieuse. La contagion se ferait par de petites mouches dites « guasasas », Mais cette affection n'a rien de spécial et peut se rencontrer sous tous les climats.

Une affection analogue existe en Algérie sous le nom de « Thimini-myase humaine ». Elle est causée par les larves d'une mouche qui fréquente les pâturages, la « OEstrus ovis » et pond en volant. Elle dépose ainsi quelquefois ses œufs sur le visage et les yeux. Il en résulte une éclosion de vers blancs et une conjonctivite intense mais non dangereuse (Sergent.)

A Singapour, H. Campbell signale de fréquents cas de lèpre conjonctivale; cette affection existe aussi en Islande sous la forme tubéreuse.

Il est intéressant de signaler la rareté toute particulière de la conjonctivite printanière en Russie. Sur 100.000 malades, Krukow, à Moscou, en a rencontré 3 cas, et Nentauson, un seul cas sur 191.000 ophtalmiques. Bellarminow et Delganow n'en ont pas vu un seul cas sur 168.618 malades oculaires.

PAYS	RÉGIONS	STATISTIQUES DIVERSES	NOMBRE TOTAL des maladies oculaires.	PROPORTION P. 100	
				par statistique	par région.
Alsace.	Strasbourg.	Clinique de la Faculté.	1.049	20,0	20,0
Angleterre.	Sheffield.	Siméon Snell.	5.000	16,7	16,7
Argentine(Rép).	Buenos-Ayres.	Clinique de l'Université.	2.016	29,3	29,3
Autriche.	Cracovie.	Rydel.	10.228	39,3	36,0
»	»	»	5.512	32,7	
Bavière.	Munich.	Rothmund.	13.372	30,3	30,3
Belgique.	Bruxelles.	Talke.	3.589	24,9	24,6
»	»	Coppez.	6.427	25,7	
»	»	»	6.391	25,4	
»	»	»	6.670	25,0	
»	»	»	17.989	22,0	
Bohême.	Prague.	Sattler.	3.953	32,1	33,1
Cuba.	La Havane.	J. Santos Fernandez.	18.672	30,3	30,3
Danemark.	Aarhus.	Eriksen.	2.515	24,2	24,2
»	Copenhague.	Melchior.	1.667	57,5	50,1
»	»	Hôpital.	175	43,5	
Espagne.	Barcelone.	Carreras y Arago.	2.443	49,3	49,3
»	Madrid.	Albitos.	1.616	25,1	25,1
États-Unis.	Baltimore.	Harlan.	80.346	30,1	30,1
»	New-York.	Knapp.	63.206	35,0	31,0
»	»	Manhattam Hospital.	4.249	27,1	

PAYS	RÉGIONS	STATISTIQUES DIVERSES	NOMBRE TOTAL des maladies oculaires.	PROPORTION P. 100	
				par statistique	par région.
États-Unis.	Philadelphie.	Oliver.	104.189	15,6	15,6
France.	Amiens.	Fage.	1.517	36,1	36,1
»	Bordeaux.	Badal.	3.250	26,5	26,5
»	Lyon.	Dor.	1.267	14,8	16,0
»	»	»	1.375	15,3	
»	»	»	1.608	18,0	
»	»	»	1.897	14,8	
»	»	»	1.820	15,6	
»	»	»	1.724	17,7	
»	Montpellier.	Truc.	873	34,0	34,3
»	»	»	1.503	37,1	
»	»	»	1.688	33,7	
»	· »	»	1.576	34,6	
»	»	»	786	32,1	
»	Nantes.	Teillais.	5.723	32,3	
»	Paris.	Quinze-Vingts.	6.461	22,2	25,8
»	»	»	8.463	25,9	
»	»	»	8.076	28,3	
»	»	»	10.515	23,4	
»	»	»	13.796	20,4	
»	»	»	13.641	21,6	
»	»	Galezowski.	8.651	22,2	
»	»	»	9.522	29,7	
»	Valence.	Roure.	6.560	14,5	14,5
Grèce.	Athènes.	Diamantopoulos.	14.192	14,8	20,8
»	»	Métaxas.	4.685	26,9	
Hanovre.	Hanovre.	Dürr.	8.167	32,1	32,1
Hollande.	Amsterdam.	Gunning.	8.242	25,0	37,2
»	»	Westhoff.	1.462	49,4	
»	Groningue.	Mulder.	2.170	15,8	15,8
»	La Haye.	Faber.	1.009	26,1	26,1
»	Utrecht.	Snellen.	1.879	15,0	15,0
Indo-Chine.	Singapour.	H. Campbell-Highet.	571	20,1	20,1
Italie.	Pavie.	Ambulat. oftalm.	549	49,9	49,9
»	Turin.	Raymond.	18.041	29,0	29,0
Java.	Sœrabaya.	L. Steiner.	3.104	42,5	42,5
Portugal.	Lisbonne.	Da Gama Pinto.	3.040	37,8	37,8
Prusse.	Aix-la-Chapelle.	Alexander.	1.972	28,1	28,7
»	»	»	1.959	29,4	
»	Breslau.	Jany.	4.078	22,3	27,7
»	»	»	4.425	33,1	
»	Cologne.	»	4.248	45,0	45,0
·	Francfort.	Steffan.	7.453	26,3	23,1
»	»	»	5.792	20,0	
»	Posen.	Wicherkiewicz.	4.111	37,7	36,5
»	»	»	3.945	35,3	
Russie.	Astrakan.	»	5.678	53,3	53,3
»	Glasow.	Tepliachine.	4.289	39,0	41,1
»	»	»	10.420	43,2	
»	Kiew.	Chodin.	12.623	34,2	34,2
»	Odessa.	Wagner.	2.862	52,4	53,2
»	»	»	3.280	54,7	
»	»	»	4.134	52,6	
»	Perm.	Serebrennicowa.	2.016	38,0	40,1
»	»	»	2.523	42,1	
»	St-Pétersbourg.	Kubli.	23.286	43,7	37,5
»	»	»	23.987	41,0	
»	»	Blessig.	22.426	33,0	
»	»	»	53.506	32,5	
»	Sébastopol.	Schmidt.	367	89,4	89,4
Saxe.	Leipzig.	Schwabe.	4.863	20,3	21 4

PAYS	RÉGIONS	STATISTIQUES DIVERSES	NOMBRE TOTAL des maladies oculaires.	PROPORTION P. 100	
				par statistique	par région.
Saxe.	Leipzig.	Schwabe.	5.788	22,6	
»	Magdebourg.	Schreiber.	1 364	14,6	23,2
»	»	»	2.046	12,5	
»	»	»	2.187	34,2	
»	»	»	3.890	21,8	
Suisse.	Bâle.	Schiess.	2.030	20,9	25,8
»	»	»	1.668	24,8	
»	»	»	1.855	28,7	
»	»	»	28.338	28,0	
»	»	»	2.365	25,0	
»	»	»	2.491	26,8	
»	»	»	2.578	26,6	
»	Berne.	Pflueger.	1.651	37,6	37,6

Graphique (conjonctive).

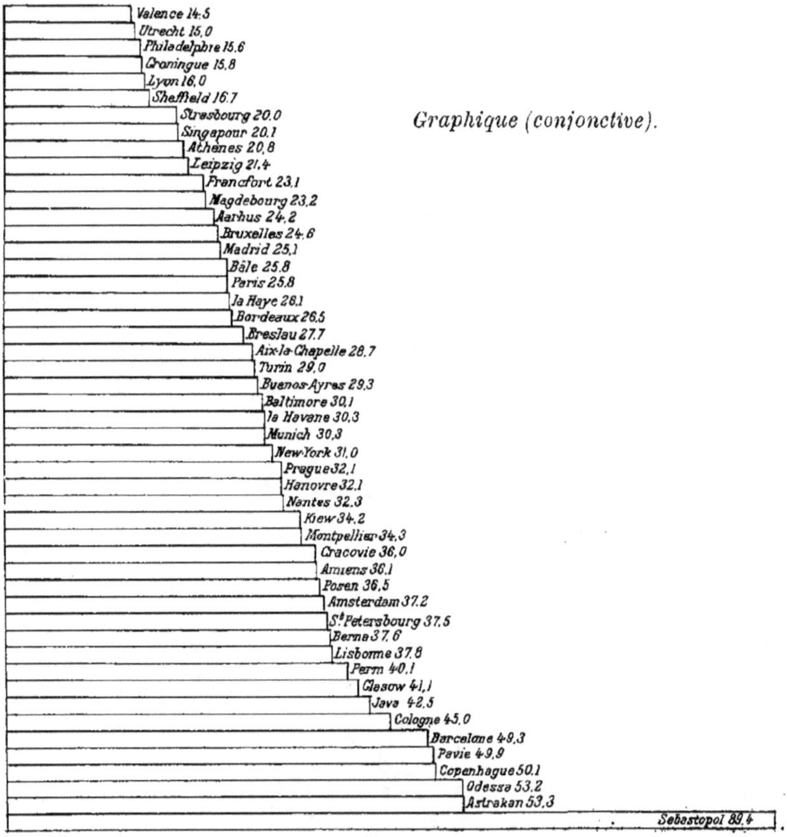

Glaucome. — La race paraît avoir une certaine influence sur le développement du glaucome. La race blanche est la plus affectée, mais on le retrouve aussi chez les peuples de races jaune et noire. A la Havane, il y aurait, d'après une statistique de Lopez, 11 blancs glaucomateux contre 6 nègres, 1 mulâtre et 1 jaune. On s'accorde à reconnaître que les Juifs y sont plus prédisposés. Parmi les glaucomateux qui fréquentent la clinique de de Wecker, il y a 20 p. 100 de Juifs.

Les races latines (France, Espagne) présentent une proportion plus considérable de glaucomateux que les races anglo-saxonnes. Ainsi le glaucome est moins fréquent aux États-Unis où l'élément anglo-saxon domine qu'à La Havane où les Espagnols sont nombreux.

De même, à Singapour, colonie anglaise, on observe moins de glaucomateux qu'à Java, bien que le climat soit sensiblement le même.

Les conditions climatériques paraissent sans influence sur la fréquence de cette affection.

La petitesse de l'œil paraît favoriser le développement du glaucome. D'après Derby, on rencontrerait en Amérique une proportion glaucomateuse de 1,24 p. 100; en Asie, de 4,75 p. 100.

En Afrique, le glaucome serait aussi assez fréquent,

En Europe, la Russie est le pays le plus affecté (de 2 à 10 p. 100); le Danemark vient ensuite (4.5 p. 100), puis la Suisse (2,6 p. 100), l'Espagne (2,6 p. 100); enfin, la France.

Mais la question n'est pas encore élucidée et l'on ne peut considérer ces chiffres comme définitifs.

PAYS	RÉGIONS	STATISTIQUES DIVERSES	NOMBRE TOTAL des maladies oculaires.	PROPORTION P. 100	
				par statistique	par région.
Angleterre.	Sheffield.	Siméon Snell.	5.000	1,1	1,1
Autriche.	Cracovie.	Rydel.	10.228	1,9	2,0
»	»	»	5.512	2,1	
Bavière.	Munich.	Rothmund.	13.372	0,9	0,9
Belgique.	Bruxelles.	Talke.	3.589	0,7	0,9
»	»	Coppez.	6.427	0,9	
,	»	»	6.391	1,3	
»	»	»	6.670	0,8	
»	»	»	17.989	0,8	
Bohème.	Prague.	Sattler.	3.953	2,1	2,1
Cuba.	La Havane.	J.-Santos Fernandez.	18.672	1,2	1,2
Danemark.	Aarhus.	Eriksen.	2.515	2,5	2,5
»	Copenhague.	Melchior.	1.667	4,5	4,5
Espagne.	Barcelone.	Carreras y Arago.	2.443	2,6	2,6
États-Unis.	Baltimore.	Harlan.	80.346	0,9	0,9
»	New-York.	Knapp.	63.206	0,7	0,7
»	Philadelphie.	C.-A. Oliver.	104.189	0,6	0,6
France.	Amiens.	Fage.	1.517	1,4	1,4
»	Bordeaux.	Badal.	3.250	1,3	1,3
»	Montpellier.	Truc.	873	1,8	1,6
»	»	»	1.503	2,1	
»	»	»	1.688	2.1	

PAYS	RÉGIONS	STATISTIQUES DIVERSES	NOMBRE TOTAL des maladies oculaires.	PROPORTION P. 100	
				par statistique	par région.
France.	Montpellier.	Truc.	1.576	1,7	
»	»	»	786	0,3	
»	Nantes.	Teillais.	5.723	1,8	1,8
»	Valence.	Roure.	6.560	1,6	1,6
Grèce.	Athènes.	Diamantopoulos.	14.192	4,3	3,4
»	»	Métaxas.	4.685	2,5	
Hollande.	Amsterdam.	Gunning.	8.212	0,5	0,9
»	»	Westhoff.	1.462	1,2	
»	Groningue.	Mulder.	2.170	0,9	0,9
»	La Haye.	Faber.	1.009	0,7	0,7
»	Utrecht.	Snellen.	4.879	0,8	0,8
Indo-Chine.	Singapour.	H. Campbell Highet.	571	0,4	0,4
Italie.	Pavie.	Ambulat. oftalm.	549	0,9	0,9
»	Turin.	Reymond.	18.041	1,3	1,3
Java.	Sœrabaya.	L. Steiner.	3.104	2,9	2,9
Portugal.	Lisbonne.	Da Gama Pinto.	3.040	1,4	1,4
Prusse.	Breslau.	Jany.	4.425	0,5	0,5
»	Cologne.	»	4.248	0,2	0,2
»	Posen.	Wicherkiewicz.	4.111	0,9	0,8
»	»	»	3.945	0,7	
Russie.	Astrakan.	Wicherkiewicz.	5.678	1,0	1,0
»	Glasow.	Tepliachine.	4.289	2,2	2,1
»	»	»	10.420	2,0	
»	Kiew.	Chodin.	12.623	1,1	1,1
»	Odessa.	Wagner.	2.862	1,4	2,1
»	»	»	3.280	2,4	
»	»	»	4.134	2,4	
»	Perm.	Serebrennicowa.	2.016	0,9	1,1
»	»	»	2.523	1,3	
»	St-Pétersbourg.	Kubli.	23.286	0,9	1,0
»	»	»	23.987	1,0	
»	»	Blessig.	22.426	0,9	
»	»	»	53.506	1,3	
Saxe.	Leipzig.	Schwabe.	4.863	0,6	0,7
»	»	»	5.788	0,7	
»	Magdebourg.	Schreiber.	1.364	0,6	0,5
»	»	»	2.046	0,7	
»	»	»	2.187	0,5	
»	»	»	3.890	0,3	
Suisse.	Bâle.	Schiess.	2.038	1,0	0,9
»	»	»	1.668	1,1	
»	»	»	1.855	0,8	
»	»	»	28.338	0,9	
»	»	»	2.365	1,3	
»	»	»	2.491	0,6	
»	»	»	2.578	1,0	
»	Berne.	Pflueger.	1.651	0,8	0,8

Graphique (Glaucome).

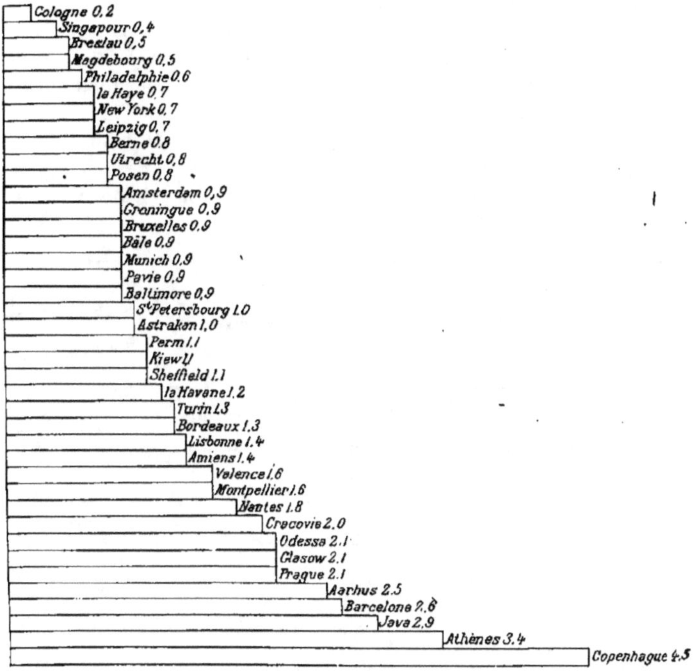

Cologne 0,2
Singapour 0,4
Breslau 0,5
Magdebourg 0,5
Philadelphie 0,6
la Haye 0,7
New York 0,7
Leipzig 0,7
Berne 0,8
Utrecht 0,8
Posen 0,8
Amsterdam 0,9
Groningue 0,9
Bruxelles 0,9
Bâle 0,9
Munich 0,9
Pavie 0,9
Baltimore 0,9
St Petersbourg 1,0
Astrakan 1,0
Perm 1,1
Kiew 1,1
Sheffield 1,1
la Havane 1,2
Turin 1,3
Bordeaux 1,3
Lisbonne 1,4
Amiens 1,4
Valence 1,6
Montpellier 1,6
Nantes 1,8
Cracovie 2,0
Odessa 2,1
Glasow 2,1
Prague 2,1
Aarhus 2,5
Barcelone 2,6
Java 2,9
Athènes 3,4
Copenhague 4,5

Maladies du cristallin. — L'inégale répartition géographique des maladies
du cristallin (on peut dire de la cataracte, car c'est cette maladie qui se présente à peu près dans tous les cas d'affections du cristallin) prouve tout
d'abord, qu'il ne faut, jusqu'à plus ample informé, accuser ni le soleil, ni la
chaleur, de contribuer à augmenter la fréquence de cette affection.

Nous trouvons, en effet, des maxima de fréquence à Utrecht (8,3 p. 100)
et à Madrid (11,1 p. 100), à Amiens (12,5 p. 100) et à Barcelone (11,1 p. 100),
c'est-à-dire dans des régions bien différentes comme climat et comme altitude ;
des minima à Saint-Pétersbourg (3,0 p. 100), à Pavie (2,7 p. 100) à Buenos-Ayres
(3,8 p. 100), régions qui diffèrent aussi essentiellement les unes des autres.

D'ailleurs, Santos Fernandez fait remarquer avec raison que, dans l'île
de Cuba, un des pays où la température se maintient assez élevée la plus
grande partie de l'année (28° en moyenne), on ne remarque ni plus, ni moins
de cataractes que dans les autres pays de l'Europe et de l'Amérique.

Si l'on met à part les cataractes traumatiques, assez nombreuses chez les
cultivateurs et dans les pays manufacturiers, il faut reconnaître que la géographie n'apporte pas grande lumière sur l'étiologie de cette affection.

En France, quelques régions se font remarquer par la fréquence des cataractes traumatiques.

Citons Saint-Étienne, centre d'une vaste exploitation métallurgique, où les éclats d'acier portés au rouge pénètrent souvent dans le cristallin (CHAFFARD); l'Ardèche, où l'opacification du cristallin reconnaît fréquemment pour cause la piqûre par les hérissons de châtaignes, au moment de la récolte (ROURE); la Vendée, pays agricole, où CHEVALLEREAU a noté la fréquence extrême de cataractes traumatiques par piqûres d'épines de buissons.

Notons, enfin, que, dans l'État d'Ontario, la cataracte congénitale est extrêmement fréquente et constitue la cause principale de la cécité chez l'enfant.

PAYS	RÉGIONS	STATISTIQUES DIVERSES	NOMBRE TOTAL des maladies oculaires	PROPORTION P. 100	
				par statistique	par région
Alsace.	Strasbourg.	Clinique de la Faculté.	1.049	9,0	9,0
Angleterre.	Sheffield.	Siméon Snell.	5.000	3,8	3,8
Argentine(Rép.)	Buenos-Ayres.	Cliniqne de l'Université.	2.016	3,8	3,8
Autriche.	Cracovie.	Rydel.	10.228	7,1	8,6
»	»	»	5.542	10,1	
Bavière.	Munich.	Rothmund.	13.372	9,2	9,2
Belgique.	Bruxelles.	Talke.	3.589	2,8	3,7
»	»	Coppez.	6.427	3,7	
»	»	»	5.391	4,3	
»	»	»	6.670	4,4	
«	»	»	17.989	4,1	
Bohême.	Prague.	Sattler.	3.953	10,6	10,6
Cuba.	La Havane.	J. Santos Fernandez.	18.672	7,9	7,9
Danemark.	Aarhus.	Eriksen.	2.515	4,5	4,5
Espagne.	Barcelone.	Carreras y Arago.	2.443	11,1	11,1
»	Madrid.	Albitos.	1.616	11,1	11,1
Etats-Unis.	Baltimore.	Harlan.	80.346	7,6	7,6
»	New-York.	Knapp.	63.206	4,6	4,9
»	»	Manhattan Hopital.	4.249	5,2	
»	Philadelphie.	C.-A. Oliver.	104.189	4,2	4,2
France.	Amiens.	Fage.	1.517	12,5	12,5
»	Bordeaux.	Badol.	3.250	7,8	7,8
»	Lyon.	Dor.	1.375	11,1	9,1
»	»	»	1.897	10,1	
»	»	»	1.820	7,7	
»	»	»	1.724	7,7	
»	Montpellier.	Truc.	873	7,9	5,7
»	»	»	1.503	4,2	
»	»	»	1.688	6,7	
»	»	»	1.576	5,7	
»	»	»	786	4,3	
»	Nantes.	Teillais.	5.723	5,2	5,2
»	Paris.	Quinze-Vingts.	6.461	9,1	7,4
»	»	»	8.463	7,4	
»	»	»	8.076	8,7	
»	»	»	10.515	7,9	
»	»	»	13.796	7,0	
»	»	»	13.641	8,4	
»	»	Galezowski.	8.651	6,4	
»	»	»	9.522	5,0	
»	Valence.	Roure.	6.560	9,8	9,8
Grèce.	Athènes.	Diamantopoulos.	14.192	7,9	6,2
»	»	Métaxas.	4.685	4,5	

PAYS	RÉGIONS	STATISTIQUES DIVERSES	NOMBRE TOTAL des maladies oculaires.	PROPORTION P. 100	
				par statistique	par région.
Hollande.	Amsterdam.	Gunning.	8.212	2,1	2,5
»	»	Westhoff.	1.462	2,9	
»	Groningue.	Mulder.	2.170	5,1	5,1
»	La Haye.	Faber.	1.009	2,6	2,6
»	Utrecht.	Snellen.	4.879	8,3	8,3
Indo-Chine.	Singapour.	H. Campbell Highet.	571	4,9	4,9
Italie.	Pavie.	Ambulat. Oftalm.	549	2,7	2,7
»	Turin	Reymond.	18.041	9,4	9,4
Java.	Sœrabaya.	Steiner.	3.104	4,3	4,3
Portugal.	Lisbonne.	Da Gama Pinto.	3.040	5,9	5,9
Prusse.	Aix-la-Chapelle.	Alexander.	1.972	2,1	2,1
»	»	»	1.959	2,1	
»	Breslau.	Jany.	4.078	5,8	4,3
»	»	»	4 425	2,8	
»	Cologne.	»	4.248	4,9	4,9
»	Francfort.	Steffan.	7.453	3,3	3,6
»	»	»	5.792	4,0	
»	Posen.	Wicherkiewicz.	4.111	5,2	5,6
»	»	»	3.945	6,0	
Russie.	Astrakan.	»	5.678	4,7	4,7
»	Glasow.	Tepliachine.	4.289	6,8	4,8
»	»	»	10.420	2,7	
»	Kiew.	Chodin.	12.623	7,6	7,6
»	Odessa.	Wagner.	2.862	7,6	7,5
»	»	»	3.280	7,7	
»	»	»	4.134	7,4	
»	Perm.	Serebrennicowa.	2 016	4,5	4.8
»	»	»	2.523	5,1	
»	St-Pétersbourg.	Kubli.	23.286	1,9	3,0
»	St-Pétersbourg	Kubli.	23.987	2,3	
»	»	Blessig.	22.426	3,6	
»	»	»	53.506	4,2	
»	Sébastopol.	Schmidt.	367	0,1	0,1
»	Wladimir.	Dombrovo.	640	6,8	6,8
Saxe.	Leipzig.	Schwabe.	4.863	3,7	4,2
»	»	»	5.788	4,5	
»	Magdebourg.	Schreiber.	1.364	7,2	7,9
»	»	»	2.046	9,8	
»	»	»	2.187	9,8	
»	»	»	3 890	4,8	
Suisse.	Bâle.	Schiess.	2.038	7,6	6,4
»	»	»	1.668	6,4	
»	»	»	1.855	5,8	
»	»	»	28.838	6,1	
»	»	»	2.365	7,3	
»	»	»	2.491	5,7	
»	»	»	2.578	5,8	
»	Berne.	Pflüger.	1.651	4,6	4,6

Graphique (cristallin).

Sébastopol 0,1
Aix-la-Chapelle 2,1
Amsterdam 2,5
la Haye 2,6
Pavie 2,7
St Pétersbourg 3,0
Francfort 3,6
Bruxelles 3,7
Buenos Ayres 3,8
Sheffield 3,8
Leipzig 4,2
Philadelphie 4,2
Breslau 4,3
Java 4,3
Aarhus 4,5
Berne 4,6
Astrakan 4,7
Perm 4,8
Glasow 4,8
Cologne 4,9
Singapour 4,9
New York 4,9
Groningue 5,1
Nantes 5,2
Posen 5,6
Montpellier 5,7
Lisbonne 5,9
Athènes 6,2
Bâle 6,4
Wladimir 6,8
Paris 7,4
Odessa 7,5
Baltimore 7,6
Kiew 7,6
Bordeaux 7,8
Magdebourg 7,9
la Havane 7,9
Utrecht 8,3
Cracovie 8,6
Strasbourg 9,0
Lyon 9,1
Munich 9,2
Turin 9,4
Valence 9,8
Prague 10,6
Madrid 11,1
Barcelone 11,1
Amiens 12,5

Maladies de l'iris et de la choroïde. — Il semble résulter de l'examen des statistiques que nous possédons que dans l'est et le nord de l'Europe (Russie, Prusse, Hollande), les affections de l'iris et de la choroïde sont bien moins fréquentes que partout ailleurs. Elles présenteraient leur maximum de fréquence dans l'Europe centrale (Bavière, Wurtemberg) et atteindraient leur proportion moyenne que l'on peut considérer comme normale dans le sud et dans l'ouest de ce continent (France, Espagne).

Nous rencontrons, en effet, une proportion de 1,7 p. 100 à Amsterdam, à Glasow; de 2 p. 100 environ à Astrakan, Saint-Pétersbourg, Posen, Perm, Odessa, Kiew; de 14 p. 100 à Magdebourg, de 9,2 p. 100 à Munich; de 3 à 6 p. 100 à Bordeaux, Valence, Amiens, Nantes, Montpellier, Lisbonne.

L'influence du climat ne peut guère se faire sentir sur les maladies de ce groupe que par l'intermédiaire d'une affection générale. Elles sont rarement primitives et sont ordinairement la conséquence de la syphilis, du rhumatisme, ou d'une maladie infectieuse (influenza, etc.). A Singapour, presque tous les troubles iriens ou choroïdiens sont d'origine syphilitique (H. CAMPBELL HIGHET).

PAYS	RÉGIONS	STATISTIQUES DIVERSES	NOMBRE TOTAL des maladies oculaires.	PROPORTION P. 100	
				par statistique	par région
Alsace.	Strasbourg.	Clinique de la Faculté.	1.049	9,0	9,0
Angleterre.	Sheffield.	Siméon Snell.	5.000	3,1	3,1
Argentine(Rép.)	Buenos-Ayres.	Clinique de l'Université.	2.016	6,2	6,2
Autriche.	Cracovie.	Rydel.	10.228	6,0	6,9
»	»	»	5.512	7,8	
Bavière.	Munich.	Rothmund.	13.372	9,2	9,2
Belgique.	Bruxelles.	Talke.	3.589	3,6	4,8
»	»	Coppez.	6.427	5,5	
»	»	»	6.391	5,2	
»	»	»	6.670	4,8	
»	»	»	17.989	5,3	
Bohême.	Prague.	Sattler.	3.953	3,5	3,5
Cuba.	La Havane.	J. Santos Fernandez.	18.672	6,8	6,8
Danemark.	Aarhus.	Eriksen.	2.515	8,2	8,2
»	Copenhague.	Melchior.	1.667	2,1	3,7
»	»	Hôpital.	175	5,3	
Espagne.	Barcelone.	Carreras y Arago.	2.443	22,1	22,1
»	Madrid.	Albitos.	1.616	7,0	7,0
Etats-Unis.	Baltimore.	Harlan.	80.346	9,3	9,3
»	New-York.	Knapp.	63.206	4,6	4,4
»	»	Manhattan Hospital.	4.249	4,1	
»	Philadelphie.	C. A. Oliver.	104.189	3,9	3,9
France.	Amiens.	Fage.	1.517	4,9	4,9
»	Bordeaux.	Badal.	3.250	3,2	3,2
»	Lyon.	Dor.	1.267	13,2	10,0
»	»	»	1.375	11,4	
»	»	»	1.608	12,4	
»	»	»	1.897	11,4	
»	»	»	1.820	6,8	
»	»	»	1.724	7,3	
»	Montpellier.	Truc.	873	8,7	6,1
»	»	»	1.503	6,3	
»	»	»	1.688	7,1	
»	»	»	1.576	4,5	
»	»	»	786	4,0	
»	Nantes.	Teillais.	5.723	5,4	5,4
»	Paris.	Quinze-Vingts.	6.461	7,2	6,3
»	»	»	8.463	6,0	
»	»	»	8.076	5,5	
»	»	»	10.515	5,2	
»	»	»	13.796	5,5	
»	»	»	13.641	5,0	
»	»	Galezowski.	8.651	10,4	8,2
»	»	»	9.522	6,0	
»	Valence.	Roure.	6.560	4,3	4,3
Grèce.	Athènes.	Diamantopoulos.	14.192	21,4	14,4
»	»	Métaxas.	4.685	7,4	
Hollande.	Amsterdam.	Westhoff.	1.462	1,7	1,7
»	Groningue.	Mulder.	2.170	5,6	5,6
»	La Haye.	Faber.	1.009	3,4	3,4
»	Utrecht.	Snellen.	4.879	3,3	3,3
Indo-Chine.	Singapour.	H. Campbell Highet.	571	5,1	5,1

PAYS	RÉGIONS	STATISTIQUES DIVERSES	NOMBRE TOTAL des maladies oculaires.	PROPORTION P. 100	
				par statistique	par région.
Italie.	Pavie.	Ambulat oftalm.	549	2,9	2,9
»	Turin.	Reymond.	18.041	4,6	4,6
Java.	Scœrabaya.	L. Steiner.	3.104	5,9	5,9
Portugal.	Lisbonne.	Da Gama Pinto.	3.040	4,2	4,2
Prusse.	Aix-la-Chapelle.	Alexander.	1.972	3,9	3,7
»	»	»	1.959	3,5	
»	Breslau.	Jany.	4.078	8,1	4,6
»	»	»	4.425	1,1	
»	Cologne.	»	4.248	3,4	3,4
»	Francfort.	Steffan.	7.453	6,5	6,6
»	»	»	5.792	6,8	
»	Posen.	Wicherkiewicz.	4.111	2,2	2,3
»	»	»	3.945	2,4	
Russie.	Astrakan.	»	5.678	2,1	2,1
»	Glasow.	Tepliachine.	4.289	1,5	1,7
»	»	»	10.420	1,8	
»	Kiew.	Chodin.	12.623	2,9	2,9
»	Odessa.	Wagner.	2.862	2,3	2,6
»	»	»	3.280	2,0	
»	»	»	4.134	3,4	
»	Perm.	Serebrennicowa.	2.016	2,4	2,5
»	»	»			
»	»	»	2.523	2,5	
»	St-Pétersbourg.	Kubli.	23.286	2,9	2,3
»	»	»	23.987	2,5	
»	»	Blessig.	22.426	1,6	
»	»	»	53.506	2,3	
»	Wladimir.	Dombrowo.	640	9,2	9,2
Saxe.	Leipzig.	Schwabe.	4.863	3,1	2.8
»	»	»	5.788	2,4	
»	Magdebourg.	Schreiber.	1.364	5,8	15,2
»	»	»	2.046	28,5	
»	»	»	2.487	13,7	
»	»	»	3.890	13,0	
Suisse.	Bâle.	Schiess.	2 038	5,5	4,9
»	»	»	1.668	3,8	
»	»	»	1.855	5,5	
»	»	»	28.338	7,5	
»	»	»	2.365	4,8	
»	»	»	2.494	3,5	
»	»	»	2.578	4,0	
»	Berne.	Pflueger.	1,651	5,9	5,9

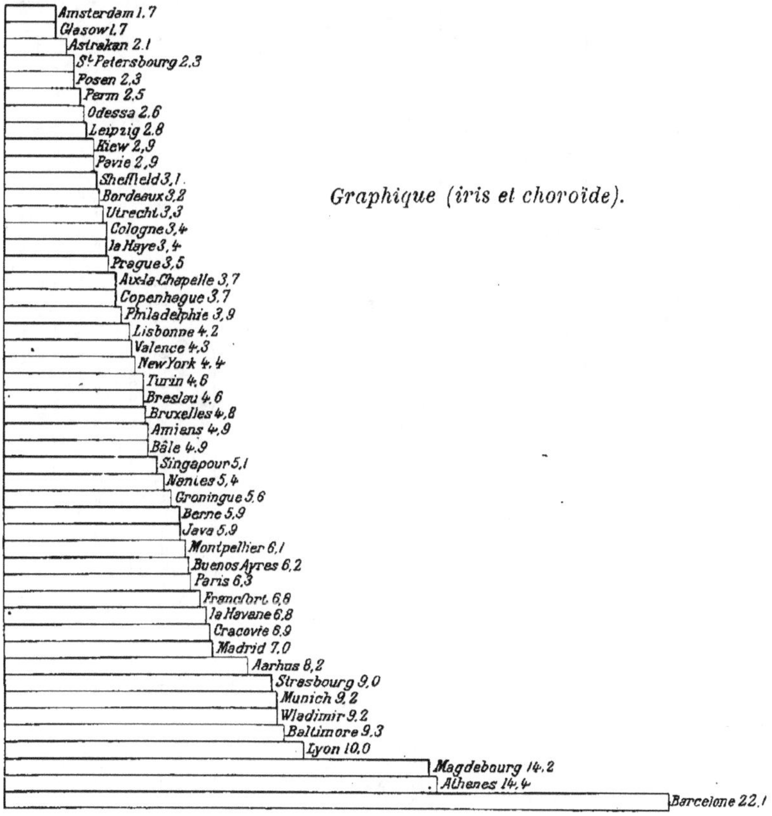

Graphique (iris et choroïde).

Maladies de la sclérotique. — Ces maladies paraissent avoir leur maximun de fréquence dans le sud de l'Europe.

Les statistiques provenant de la Grèce, de l'Espagne et du Portugal accusent une proportion supérieure à 1 p. 100, tandis qu'en Russie, au contraire, à l'exception de Saint-Pétersbourg, la proportion ne dépasse pas 0,2 p. 100.

PAYS	RÉGIONS	STATISTIQUES DIVERSES	NOMBRE TOTAL de maladies oculaires.	PROPORTION P. 100	
				par statistique	par région.
Alsace.	Strasbourg.	Clinique de la Faculté.	1 049	3,3	3,3
Angleterre.	Sheffield,	Siméon Snell.	5.000	0,2	0,2
Argentine(Rép.)	Buenos-Ayres.	Clinique de l'Université.	2.016	0,8	0,8
Autriche,	Cracovie.	Rydel.	10.228	0,3	0,5
»	»	»	5.512	0,7	
Bavière.	Munich.	Rothmund.	13.372	1,0	1,0

PAYS	RÉGIONS	STATISTIQUES DIVERSES	NOMBRE TOTAL des maladies oculaires.	PROPORTION P. 100	
				par statistique	par région.
Belgique.	Bruxelles.	Talke.	3.589	1,0	0,9
»	»	Coppez.	6.391	0,4	
» .	»	»	6.670	1,9	
»	»	»	17.989	0,3	
Bohême.	Prague.	Sattler.	3.953	0,1	0,1
Cuba.	La Havane.	J. Santos Fernandez.	18.672	0,1	0,1
Danemark.	Aarhus.	Eriksen.	2.515	1,9	1,9
Espagne.	Barcelone.	Carreras y Arago.	2.443	1,4	1,4
»	Madrid.	Albitos.	1.616	1,2	1,2
Etats-Unis.	Baltimore.	Harlan.	80.346	0,7	0,7
»	New-York.	Knapp.	63.206	0,2	0,3
»	»	Manhattan Hospital.	4.249	0,4	
»	Philadelphie.	C.-A. Oliver.	104.189	0,4	0,4
France.	Bordeaux.	Badal.	3.250	0,5	0,5
»	Lyon.	Dor.	1.267	0,3	0,3
»	»	»	1.375	0,4	
»	»	»	1.608	0,4	
»	»	»	1.897	0,3	
»	»	»	1.820	0,2	
»	. »	»	1.724	0,1	
»	Montpellier.	Truc.	873	0,1	0.2
»	»	»	1.503	0,3	
»	»	»	1.688	0,1	
»	»	»	1.576	0,2	
»	»	»	786	0,4	
»	Nantes.	Teillais.	5.723	1,4	1,4
»	Paris.	Quinze.-Vingts.	6.461	0,4	0,3
»	»	»	8.463	0,3	
»	»	»	8.076	0,2	
»	»	»	10.515	0,3	
»	»	»	13.796	0,4	
»	»	»	13.641	0,3	
»	»	Galezowski.	8.651	0,1	
»	Valence.	Roure.	6.560	0,1	0,1
Grèce.	Athènes.	Diamantopoulos.	14.192	0,9	1,3
»	»	Métaxas.	4.685	1,7	
Hollande.	Amsterdam.	Westhoff.	1.462	0,4	0,4
»	Groningue.	Mulder.	2.170	1,3	1,3
»	La Haye.	Faber.	1.009	1,0	1.0
»	Utrecht.	Snellen.	4.879	0,2	0,2
Indo-Chine.	Singapour.	H. Campbell Highet.	571	0,4	0,4
Italie.	Pavie.	Ambulat. oftalm.	549	0,2	0,2
Portugal.	Lisbonne.	Da Gama Pinto.	3.040	0,4	0,4
Prusse.	Aix-la-Chapelle.	Alexander.	1.959	0,4	0,4
»	Breslau.	Jany.	4.078	0,3	0,3
»	»	»	4.425	0,2	
»	Cologne.	»	4.248	0,6	0,6
»	Francfort.	Steffan.	7.453	0,2	0,2
»	»	»	5.792	0,3	
»	Posen.	Wicherkiewicz.	4.111	0,9	0,7
»	»	»	3.945	0,6	
Russie.	Glasow.	Tepliachine.	10.420	0,1	0,2
»	Odessa.	Wagner.	2.862	0,1	0.2
»	»	»	3.280	0,2	
»	»	»	4.134	0,2	
»	Perm.	Serebrennicowa.	2.523	0 1	0,1
»	St-Pétersbourg.	Blessig.	22.426	0,2	0,3
»	»	»	53.506	0,3	
Saxe.	Leipzig.	Schwabe.	4.863	0,1	0,1
»	»	»	5.788	0,1	
»	Magdebourg.	Schreiber.	1.364	0,3	0,3

PAYS	RÉGIONS	STATISTIQUES DIVERSES	NOMBRE TOTAL des maladies oculaires.	PROPORTION P. 100	
				par statistique	par région.
Saxe.	Magdebourg.	Schreiber.	2.046	0,5	
»	»	»	2.187	0,1	
»	»	»	3.890	0,3	
Suisse.	Bâle.	Schiess.	2.038	0,8	0,7
»	»	»	1.668	0,8	
»	»	»	1.855	0,5	
»	»	»	28.338	0,6	
»	»	»	2.365	0,4	
»	»	»	2.491	1,0	
»	»	»	2.578	0,9	
»	Berne.	Pflueger	1.651	0,3	0,3

Graphique (sclérotique).

Maladies de la réfraction et de l'accommodation. —Fréquentes en Hollande et en Allemagne, les maladies de la réfraction offrent, au contraire, un minimum de fréquence en Espagne et en Italie. L'influence de la race n'est certainement pas étrangère à leur développement. Si l'on remarque, en effet, qu'en Hollande et en Allemagne (Anglo-Saxons et Germains), les maladies de la réfraction sont bien plus répandues qu'en Italie et en Espagne (races latines), aux États-Unis, à Singapour, où l'élément anglo-saxon domine, qu'à Cuba où les Espagnols sont nombreux et à Java, habité surtout par des individus de race jaune, on est obligé de conclure à une prédisposition ethnique. Il est reconnu que la forme du crâne est un caractère ethnique important. Or, il est admis aujourd'hui qu'il existe des relations entre la forme de l'œil et celle du crâne ; et on peut dire que, d'une façon générale, à un crâne dolichocéphale correspond une orbite profonde, un globe oculaire allongé, et à un crâne brachycéphalie, une orbite courte et un globe plus arrondi. Il paraît exister aussi des rapports entre l'indice orbitaire et l'état de réfraction. Rappelons que l'orifice orbitaire est le rapport multiplié par 100 du diamètre vertical de l'orbite au diamètre horizontal ; ainsi, chez les Suédois, dont l'orbite est très haute et l'indice orbitaire grand, il y a très peu de myopes.

Dans la race jaune et dans la race noire, la réfraction est le plus souvent hypermétropique ou emmétropique (ABELSDORFF), bien qu'il y ait cependant en Chine beaucoup de myopes. D'après CALLAN, la myopie est rare aussi dans les écoles nègres de New-York ; la plupart des élèves sont hypermétropes. Dans les écoles de Tiflis, fréquentées par 1.258 écoliers Russes, Arméniens et Géorgiens, il existe plus de myopes chez les Arméniens et chez les Géorgiens que chez les Russes (REICH).

STEINER nous apprend aussi que les maladies de la réfraction sont une rareté dans la population malaise de Java. Cela tiendrait au genre de vie en plein air et à ce que les enfants des Malais ne vont pas à l'école. Le D\u02b3 REWERDS fait une remarque analogue chez les peuples de la Nouvelle-Guinée. CHEVAL-LEREAU signale, au contraire, la fréquence des vices de réfraction en Vendée.

La *myopie* est l'anomalie de la réfraction dont la distribution géographique est la mieux connue grâce aux travaux de BOUDIN, de CHERVIN et surtout de NIMIER, pour la France.

D'après les statistiques de cet auteur, il résulte que les départements les plus riches en myopes peuvent être classés en deux groupes, l'un au Sud et au Sud-Ouest, l'autre au Nord et au Nord-Est.

Dans le groupe Sud-Sud-Ouest, la proportion de myopes varie de 714 à 1.477, pour 100.000 habitants. Les départements les plus atteints sont les suivants : Gard, Bouches-du-Rhône, Haute-Garonne, Pyrénées-Orientales, Aude, Tarn-et-Garonne, Landes, Gironde.

Dans le groupe Nord-Nor-Est, on trouve une proportion oscillant entre 590 et 1.056 pour 100.000 individus. Voici les départements qui font partie de ce groupe : Oise, Nord, Ardennes, Meuse, Meurthe-et-Moselle, Vosges, Somme, Seine-Inférieure, Seine, Nièvre, Aube, Yonne, Doubs et trois départements isolés dans l'Ouest, la Manche, la Loire-Inférieure et l'Indre-et-Loire.

Les autres départements les plus pauvres en myopes, forment entre les premiers des groupes ou des enclaves.

Les régions les moins affectées parmi ces derniers sont la Bretagne, les bords du Rhin, la Provence et la Savoie.

Dans le reste de l'Europe, la myopie est surtout fréquente à l'Est, au Centre et à l'Ouest.

L'Angleterre, et surtout l'Islande ont peu de myopes ; l'Espagne et l'Italie en possèdent encore moins. En Russie la myopie est fréquente ; elle serait de 40 p. 100 à Saint-Pétersbourg (ERISMANN). En Allemagne elle atteint jusqu'à 50 et 60 p. 100. Toutes les autres parties du monde sont atteintes de myopie.

En Asie, la Chine, le Japon et l'Hindoustan sont les régions les plus affectées ; en Afrique, l'Égypte, l'Abyssinie, la Tunisie, le Maroc.

En Amérique, Ellis signale à New-York une proportion de 19 p. 100 ; Robert, à Buenos-Ayres, de 4 p. 100.

Les Allemands ont prétendu que la myopie était proportionnelle à l'instruction d'un peuple. Il y a certainement du vrai puisque dans les écoles primaires on rencontre 1 p. 100 de myopes, 26 p. 100 dans les lycées et 59 p. 100 dans les facultés. L'application visuelle prolongée favorise évidemment le développement de la myopie. Mais il faut tenir surtout compte des prédispositions ethniques. C'est ainsi que Pflueger a montré que la myopie est plus fréquente dans la Suisse germanique que dans la Suisse romane ; qu'Eperon et Sulzer ont trouvé dans les écoles de Lausanne, avec des conditions de scolarité analogues, plus de myopes chez les sujets d'origine allemande que chez ceux d'origine romane.

L'influence de la race paraît encore bien plus évidente si l'on songe à l'hérédité de la myopie. Sur 330 enfants myopes il y a des antécédents héréditaires dans 216 familles soit 65 fois sur 100 (Parent).

Pour les mêmes motifs, l'astigmatisme doit avoir des relations avec la forme du crâne et par suite avec la race. Dans nos pays (France, Angleterre, Allemagne), c'est ordinairement le méridien vertical qui a le maximum de courbure. Chez les Juifs, il n'en est pas de même : c'est le méridien horizontal qui possède la courbure la plus accentuée.

A propos des maladies de l'*accommodation*, H. Campbell Highet remarque qu'à Singapour l'amplitude d'accommodation diminue plus rapidement qu'en Europe, non seulement chez les natifs, mais aussi chez les Européens, après un séjour prolongé aux tropiques.

Il y là une influence climatérique. La température élevée de ces pays peut et doit évidemment produire une atonie de l'organisme qui se traduit, entre autres symptômes, par une diminution dans l'amplitude d'accommodation.

Santos Fernandez attribue à la même cause l'apparition précoce de la presbyopie à Cuba, qui devance de 5 ou 6 ans l'époque à laquelle elle paraît ordinairement en Europe.

PAYS	RÉGIONS	STATISTIQUES DIVERSES	NOMBRE TOTAL des maladies oculaires	PROPORTION P. 100	
				par statistique	par région
Alsace.	Strasbourg.	Clinique de la Faculté.	1.049	6,1	6,1
Angleterre.	Sheffield.	Siméon Snell.	5.000	22,1	22,1
Argentine (Rép.)	Buenos-Ayres.	Clinique de l Université.	2.016	11,2	11,2
Autriche.	Cracovie.	Rydel.	10.228	8,0	6,4
»	»	»	5.512	4,9	
Bavière.	Munich.	Rothmund.	13.272	21.5	21,5
Belgique.	Bruxelles.	Talke.	3.589	24.0	16,2
»	»	Coppez.	6.427	12,0	
»	»	»	6.391	12,6	

PAYS	RÉGIONS	STATISTIQUES DIVERSES	NOMBRE TOTAL des maladies oculaires.	PROPORTION P. 100	
				par statistique	par région.
Belgique.	Bruxelles.	Coppez.	6.670	14,0	
»	»	»	17.989	18,3	
Bohême	Prague.	Sattler.	3.953	5,5	5,5
Cuba.	La Havane.	J. Santos Fernandez.	18.672	8,8	8,8
Danemark.	Aarus.	Eriksen.	2.515	12,0	12,0
Espagne.	Barcelone.	Carreras y Arago.	2.443	34,7	34,7
»	Madrid.	Albitos.	1.616	1,2	1,2
Etats-Unis.	Baltimore.	Harlan.	80.346	23,2	23,2
»	New-York.	Knapp.	63.206	17,0	15,4
»	»	Manhattan Hospital.	4.249	13,7	
»	Philadelphie.	C.-A. Oliver.	104.189	38,6	38,6
France.	Amiens.	Fage.	1.517	15,7	15,7
»	Bordeaux.	Badal.	3.250	9,6	9,6
»	Lyon.	Dor.	1.267	11,8	14.6
»	»	»	1.375	11,8	
»	»	»	1.608	9,8	
»	»	»	1.897	11,8	
»	»	»	1.820	22,3	
»	»	»	1.724	20,2	
»	Montpellier.	Truc.	873	7,7	9,4
»	»	»	1.503	7,6	
»	»	»	1.688	11,9	
»	»	»	1.576	10,1	
»	»	»	786	9,9	
»	Nantes.	Teillais.	5.723	9,4	9,4
»	Paris.	Quinze-Vingts.	6.461	8,6	9,9
»	»	»	8.463	5,8	
»	»	»	8.076	7,7	
»	»	»	10.515	7,8	
»	»	»	13.796	11,8	
»	»	»	13.641	15,3	
»	»	Galezowski.	9.522	9,8	
»	Valence.	Roure.	6.560	27,9	27.9
Grèce.	Athènes.	Diamantopoulos.	14.192	8,3	12,7
»	»	Métaxas.	4.685	17,1	
Hollande.	Amsterdam.	Gunning.	8.212	46,3	29,3
»	»	Westhoff.	1.462	12,2	
»	Groningue.	Mulder,	2.170	29,1	29,1
»	La Haye.	Faber.	1.009	29,1	29,1
»	Utrecht.	Snellen.	4.879	30,5	30,5
Indo-Chine.	Singapour.	H. Campbell Highet.	571	48,3	48,3
Italie.	Pavie.	Ambulat. oftalm.	549	3,4	3,4
»	Turin.	Reymond.	18.041	10,2	10,2
Java.	Sœrabaya.	L. Steiner.	3.104	1,1	1,1
Portugal.	Lisbonne.	Da Gama Pinto.	3.040	2,2	2,2
Prusse.	Aix-la-Chapelle.	Alexander.	1.972	16,4	15,4
»	»	»	1.959	13,7	
»	Breslau.	Jany.	4.078	21,1	26,7
»	•	»	4.425	32,3	
»	Cologne.	»	4.248	14,6	14,6
»	Francfort.	Steffan.	7.453	31,2	30,9
»	»	»	5.792	30,7	
»	Posen.	Wicherkiewicz,	4.111	12,8	12,1
»	»	»	3.945	11,4	
Russie.	Astrakan.		5.678	4,3	4,3
»	Kiew.	Chodin.	12.623	11,2	11,2
»	Odessa.	Wagner.	2.862	2,7	3,6
»	»	»	3.280	3,6	
»	»	»	4.134	4,7	
»	Perm.	Serebrennicowa,	2.016	14,2	12,3
»	»	»	2.523	10,4	

PAYS	RÉGIONS	STATISTIQUES DIVERSES	NOMBRE TOTAL des maladies oculaires.	PROPORTION P. 100	
				par statistique	par région.
Russie.	St-Pétersbourg.	Kubli.	23.286	2,1	12,6
»	»	»	23.987	7,3	
»	»	Blessig.	22.426	20,8	
»	»	»	53.506	20,2	
»	Wladimir.	Dombrovo.	640	12,3	12,3
Saxe.	Leipzig.	Schwabe.	4.863	40,5	36,0
»	»	»	5.788	44,5	
»	Magdebourg.	Schreiber.	1.364	29,7	
»	»	»	2.046	15.7	
»	»	»	2.187	55,5	
»	»	»	3.890	28,1	
Suisse,	Bâle.	Schiess.	2.038	10,7	11,4
»	»	»	1.668	12,6	
»	»	»	1.855	9,9	
»	»	»	28.338	10,3	
»	»	»	2.365	10,1	
»	»	»	2.491	13,9	
»	»	»	2.578	11,9	
»	Berne.	Pflueger.	1.651	7,7	7.7

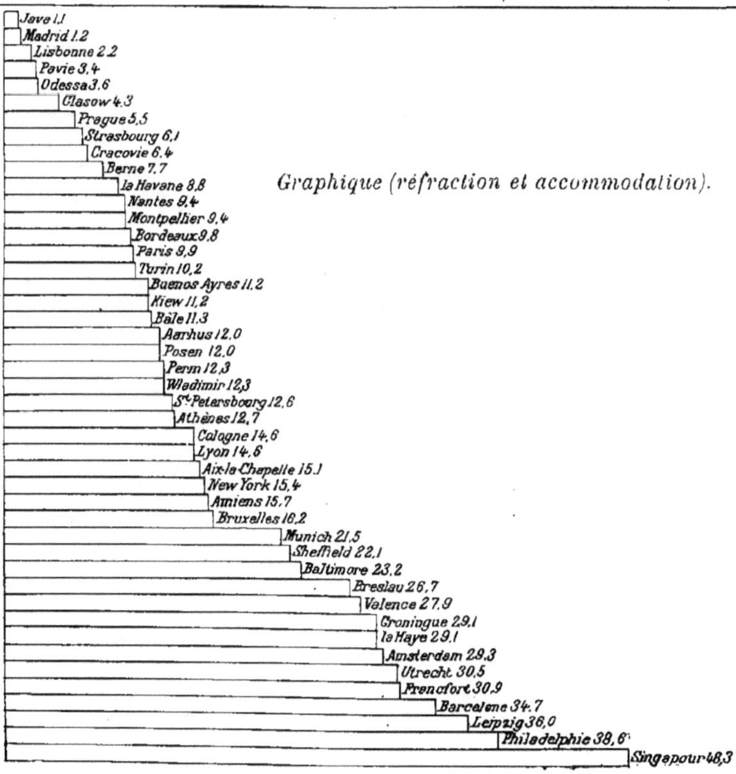

Graphique (réfraction et accommodation).

Maladies des muscles et des nerfs moteurs. — L'Allemagne tient franchement la tête pour les maladies des muscles et nerfs moteurs de l'œil. Ce résultat
n'est pas surprenant si l'on se rappelle que les maladies de la réfraction sont
très nombreuses dans ce pays et l'on conçoit facilement l'existence de cas
nombreux de strabisme divergent et convergent (3 à 6 p. 100).

En Russie, où les maladies de la réfraction sont plus rares, on trouve
moins de strabiques. La région de Saint-Pétersbourg qui en offre le plus, n'en
présente cependant que 2,2 p. 100, sur le nombre total des maladies des yeux.

Peu fréquentes aussi sont les affections des muscles de l'œil à Java où les
affections de la réfraction sont rares (STEINER).

A Singapour, les affections de la réfraction et de l'accommodation sont nombreuses (48 p. 100) d'après la statistique de CAMPBELL-HIGHET, alors que la
proportion des strabiques n'est que de 0,6 p. 100.

Cette anomalie n'est qu'apparente. En effet, ce qui domine à Singapour ce ne
sont pas les affections de la réfraction ; ce sont les maladies de l'accommodation
consistant en un affaiblissement rapide de cette fonction, provoqué par l'atonie
générale, due au climat, comme nous l'avons dit. Or, ce sont les anomalies de
la réfraction et non celles de l'accommodation qui sont les causes ordinaires du
strabisme. Il n'est pas alors étonnant de trouver à Singapour peu de strabiques.

Signalons le nystagmus comme affection musculaire fréquente dans les
bassins houillers.

PAYS	RÉGIONS	STATISTIQUES DIVERSES	NOMBRE TOTAL des maladies oculaires.	PROPORTION P. 100	
				par statistique	par région.
Angleterre.	Sheffield.	Siméon Snell.	5.000	12,3	12,3
Argentine (Rép)	Buenos-Ayres.	Clin. de l'Univ.	2.016	1,8	1,8
Autriche.	Cracovie.	Rydel.	10.228	1,3	1,3
»	»	»	5.542	1,2	
Bavière.	Munich.	Rothmund.	13.372	1,9	1,9
Belgique.	Bruxelles.	Talke.	3.589	3,3	3,2
»	»	Coppez.	6.427	2,3	
»	»	»	6.391	4,2	
»	»	»	6 670	2,3	
»	»	»	17.989	3,7	
Bohême.	Prague.	Sattler.	3.953	5,2	5,2
Cuba.	La Havane.	J. Santos Fernandez.	18.672	4,0	4,0
Danemark.	Aarhus.	Eriksen.	2.515	2,5	2 5
Espagne.	Barcelone.	Carreras y Arago.	2.443	4,6	4,6
Etats-Unis.	Baltimore.	Harlan.	80.346	4,9	4,9
»	New-York.	Knapp.	63.206	4,8	4,8
»	»	Manhattan Hospital.	4.249	4,8	
»	Philadelphie.	C.-A. Oliver.	104.189	3,7	3,7
France.	Amiens.	Fage.	1.517	2,8	2,8
»	Badal.	Bordeaux.	3.250	3,3	3,3
»	Lyon.	Dor.	1.267	4,6	4,7
»	»	»	1.375	3,7	
»	»	»	1.608	3,9	
»	»	»	1.897	6,6	
»	»	»	1.820	5,0	
»	»	»	1.724	4,5	
»	Montpellier.	Truc.	873	1,3	1,6

PAYS	RÉGIONS	STATISTIQUES DIVERSES	NOMBRE TOTAL des maladies oculaires.	PROPORTION P. 100	
				par statistique	par région.
France.	Montpellier.	Truc.	1.503	1,5	
»	»	»	1.688	1,4	
»	»	»	1.576	1,9	
»	»	»	786	2,2	
»	Nantes.	Teillais.	5.723	0,8	0,8
»	Paris.	Quinze-Vingts.	6.461	4,3	2,9
»	»	»	8.463	0,9	
»	»	»	8.076	3,4	
»	»	»	10.515	2,8	
»	»	»	13.796	3,2	
»	»	»	13.641	2,6	
»	»	Galezowski.	8.651	3,3	
»	»	»	9.522	2,7	
»	Valence.	Roure.	6.560	4,0	4,0
Grèce.	Athènes.	Diamantopoulos.	14.192	3,2	2,3
»	»	Métaxas.	4.685	1,3	
Hollande.	Amsterdam.	Gunning.	8.212	2,3	2,0
»	»	Westhoff.	1.462	1,7	
»	Groningue.	Muder.	2.170	2,8	2,8
»	La Haye.	Faber.	1.009	3,0	3,0
»	Utrecht.	Snellen.	4.879	7,1	7,1
Indo-Chine.	Singapour.	H. Campbell Highet.	571	0,6	0,6
Italie.	Pavie.	Ambulat. oftalm.	549	0,8	0,8
»	Turin	Reymond.	18.041	1,7	1,7
Java.	Sœrabaya.	L. Steiner.	3.104	0,4	0,4
Portugal.	Lisbonne.	Da Gama Pinto.	3.040	0,7	0,7
Prusse.	Aix-la-Chapelle	Alexander.	1.959	2,5	2,5
»	Breslau.	Jany.	4.078	3,9	4,8
»	»	»	4.425	5,8	
»	Cologne.	»	4.248	6,1	6,1
»	Francfort.	Steffan.	7.453	3,4	4,2
»	»	Steffan.	5.792	4,9	
»	Posen.	Wicherkiewicz.	4.111	2,5	2,9
»	»	»	3.945	3,3	
Russie.	Glasow.	Tepliachine.	4.289	0,4	0,4
»	»	»	10.420	0,4	
»	Kiew.	Chodin.	12.623	2,1	2,1
»	Odessa.	Wagner.	2.862	1,7	1,7
»	»	»	3.280	2,8	
»	»	»	4.134	1,0	
»	Perm.	Serebrennicowa.	2.016	1,2	0,9
»	»	»	2.523	0,6	
»	St-Pétersbourg.	Kubli.	23.286	2,4	2,2
»	»	»	23.987	2,3	
»	»	Blessig.	22.426	2,1	
»	»	»	53.506	2,1	
»	Sébastopol.	Schmidt.	367	0,2	0,2
Saxe.	Leipzig.	Schwabe.	4.863	5,0	4,8
»	»	»	5.788	4,6	
»	Magdebourg.	Schreiber.	1.364	9,8	11,8
»	»	»	2.046	14,4	
»	»	»	2.187	15,6	
»	»	»	3.890	7,4	
Suisse.	Bâle.	Schiess.	2.038	2,5	2,3
»	»	»	1.668	3,2	
»	»	»	1.855	1,7	
»	»	»	28.338	2,3	
»	»	»	2.365	2,3	
»	»	»	2.491	1,8	
»	»	»	2.578	2,7	
»	Berne.	Pflueger.	1.651	2,0	2,0

Graphique (muscles et nerfs moteurs).

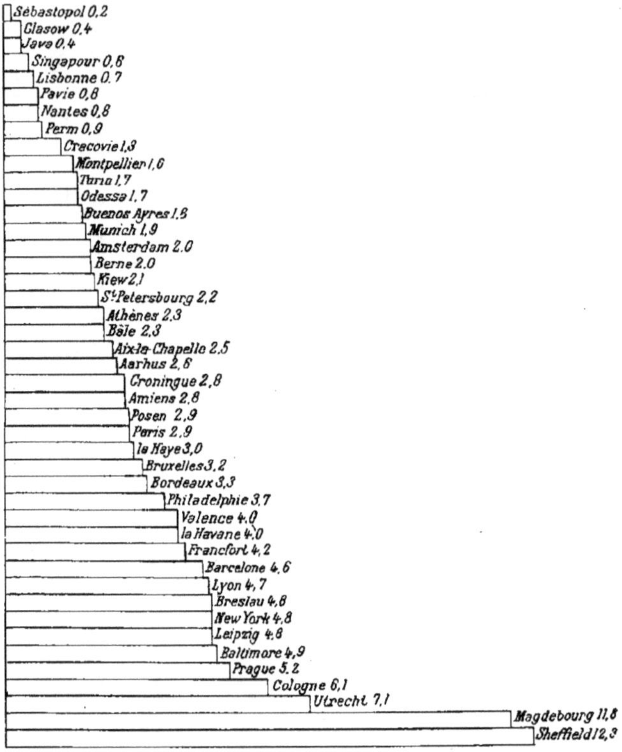

Sébastopol 0,2
Glasow 0,4
Java 0,4
Singapour 0,6
Lisbonne 0,7
Pavie 0,8
Nantes 0,8
Perm 0,9
Cracovie 1,3
Montpellier 1,6
Turin 1,7
Odessa 1,7
Buenos Ayres 1,8
Munich 1,9
Amsterdam 2,0
Berne 2,0
Kiew 2,1
St Petersbourg 2,2
Athènes 2,3
Bâle 2,3
Aix-la-Chapelle 2,5
Aarhus 2,6
Croningue 2,8
Amiens 2,8
Posen 2,9
Paris 2,9
la Haye 3,0
Bruxelles 3,2
Bordeaux 3,3
Philadelphie 3,7
Valence 4,0
la Havane 4,0
Francfort 4,2
Barcelone 4,6
Lyon 4,7
Breslau 4,8
New York 4,8
Leipzig 4,8
Baltimore 4,9
Prague 5,2
Cologne 6,1
Utrecht 7,1
Magdebourg 11,8
Sheffield 12,3

Maladies du globe et de l'orbite. — Ces affections sont assez inégalement répandues.

Cependant elles paraissent se présenter moins fréquemment dans l'Europe centrale (0 à 2 p. 100) et plus fréquemment en Russie (1 à 4 p. 100) que partout ailleurs.

On peut trouver une raison plausible à cet état de choses.

Si l'on met à part les tumeurs de l'œil et de l'orbite, on sait que la plupart des affections de ces parties que l'on rencontre sont des panophtalmies. Ces panophtalmies sont la conséquence de traumatismes ou de kératites septiques.

Voilà pourquoi, dans les pays où, comme en Allemagne, en France, les centres ophtalmologiques ne sont pas éloignés les uns des autres, ces affections sont soignées avant d'occasionner des complications bulbaires ou orbitaires. Tandis qu'en Russie, où les universités sont disséminées dans un vaste territoire les oculistes ne voient, en général, les maladies qu'à la période ultime, phlegmon de l'œil, de l'orbite, ou atrophie du globe.

C'est aussi ce qui se passe chez les Malais de Java, où le phlegmon de l'œil est la conséquence ordinaire et fréquente de la blennorrhagie conjonctivale qui n'est jamais soignée.

Signalons la fréquence particulière des traumatismes graves du globe à Saint-Etienne, centre d'une vaste industrie métallurgique (CHAFFARD).

En Vendée, les traumatismes du globe par coup de corne de vache sont fréquents (CHEVALLEREAU).

PAYS	RÉGIONS	STATISTIQUES DIVERSES	NOMBRE TOTAL des maladies oculaires.	PROPORTION P. 100	
				par statistique	par région
Angleterre.	Sheffield.	Siméon Snell.	5.000	1,1	1,1
Argentine(Rép.)	Buenos-Ayres.	Clin. de l'Université.	2.016	1,8	1,8
Autriche.	Cracovie.	Rydel.	10.228	1,0	1,0
»	»	»	5.512	1,1	
Bavière.	Munich.	Rothmund.	13.372	0,8	0,8
Belgique.	Bruxelles.	Talke.	3.589	1,0	0,7
»	»	Coppez.	6.391	0,6	
»	»	»	6.670	0,8	
»	»	•	17.989	0,5	
Bohême.	Prague.	Sattler.	3.953	1,0	1,0
Cuba.	La Havane.	J. Santos Fernandez.	18.672	3,4	3,4
Danemark.	Aarhus.	Eriksen.	2.515	2,0	2,0
Espagne.	Barcelone.	Carreras y Arago.	2.443	2,1	2,1
Etats-Unis.	Baltimore.	Harlan.	80.316	2,7	2,7
»	New-York.	Knapp.	63.206	1,0	1,5
»	»	Manhattan Hospital.	4.249	2,0	
»	Philadelphie.	C.-A. Oliver.	104.189	2,1	2,1
France.	Amiens.	Fage.	1.517	2,8	2,8
»	Bordeaux.	Badal.	3.250	0,1	0,1
»	Lyon.	Dor.	1.267	1,5	1,6
»	»	»	1.375	2,1	
»	»	»	1.608	1,5	
»	»	»	1.897	1,4	
»	»	»	1.820	0,7	
»	»	»	1.724	0,7	
»	Montpellier.	Truc.	873	0,8	0,8
»	»	»	1.503	0,9	
»	»	»	1.688	1,4	
»	»	»	1.576	0,7	
»	»	»	786	0,4	
»	Nantes.	Teillais.	5.723	0,6	0,6
»	Paris.	Quinze-Vingts.	6.461	1,4	1,8
»	»	»	8.463	1,5	
»	»	»	8.076	1,7	
»	»	»	10.515	1,0	
»	»	»	13.796	1,2	
»	»	»	13.644	1,2	
»	»	Galezowski.	8.651	0,2	
»	»	»	9.522	6,3	
»	Valence.	Roure.	6.560	2,4	2,4
Grèce.	Athènes.	Diamantopoulos.	14.192	2,5	2,7
»	»	Métaxas.	4.685	2,9	
Hollande.	Amsterdam.	Gunning.	8.212	0,4	0,4
»	»	Westhoff.	1.462	0,4	
»	Groningue.	Mulder.	2.170	0,4	0,4
»	La Haye.	Faber.	1.009	0,9	0,9

PAYS	RÉGIONS	STATISTIQUES DIVERSES	NOMBRE TOTAL des maladies oculaires.	PROPORTION P. 100	
				par statistique	par région.
Hollande.	Utrecht.	Snellen.	4.879	2,4	2,4
Indo-Chine.	Singapour.	H. Campbell-Highet.	571	1,2	1,2
Italie.	Turin.	Reymond.	18.041	2,7	2,7
Java.	Sœrabaya.	L. Steiner.	3.104	0,5	0,5
Portugal.	Lisbonne.	Da Gama Pinto.	3.040	2,0	2,0
Prusse.	Aix-la-Chapelle.	Alexander.	1.959	0,4	0,4
»	Breslau.	Jany.	4.078	1,2	0,7
»	»	»	4.425	0,3	
»	Cologne.	»	4.248	1,4	1,4
»	Francfort.	Steffan.	7.453	0,8	0,9
»	»	—	5.792	1,0	
»	Posen.	Wicherkiewicz.	4.111	0,1	1,0
»	»	»	3.945	2,0	
Russie.	Glasow.	Tepliachine.	4.289	4,1	3,8
»	»	»	10.420	3,6	
»	Kiew.	Chodin.	12.623	2,9	2,9
»	Odessa.	Wagner.	2.862	1,6	1,3
»	»	»	3.280	1,2	
»	»	»	4.134	1,2	
»	Perm.	Serebrennicowa.	2.016	2,2	2,2
»	»	»	2.523	2,2	
»	St-Pétersbourg.	Kubli.	23.286	1,1	1,2
»	»	—	23.987	1,0	
»	»	Blessig.	22.426	1,6	
»	»	»	53.506	1,0	
Saxe.	Leipzig.	Schwabe.	4.863	0,8	0,7
»	»	»	5.788	0,6	
»	Magdebourg.	Sckreiber.	1.364	1,7	1,7
»	»	»	2.046	2,3	
»	»	»	2.187	1,9	
»	»	»	3.890	0,8	
Suisse.	Bâle.	Schiess.	2.038	1,3	1,8
»	»	»	1.668	1,9	
»	»	»	1.855	1,8	
»	»	»	28.338	2,6	
»	»	»	2.365	2,5	
»	»	»	2.491	1,6	
»	»	»	2.578	2,1	
»	Berne.	Pflueger.	1.651	0,8	0,8

Graphique (globe et orbite).

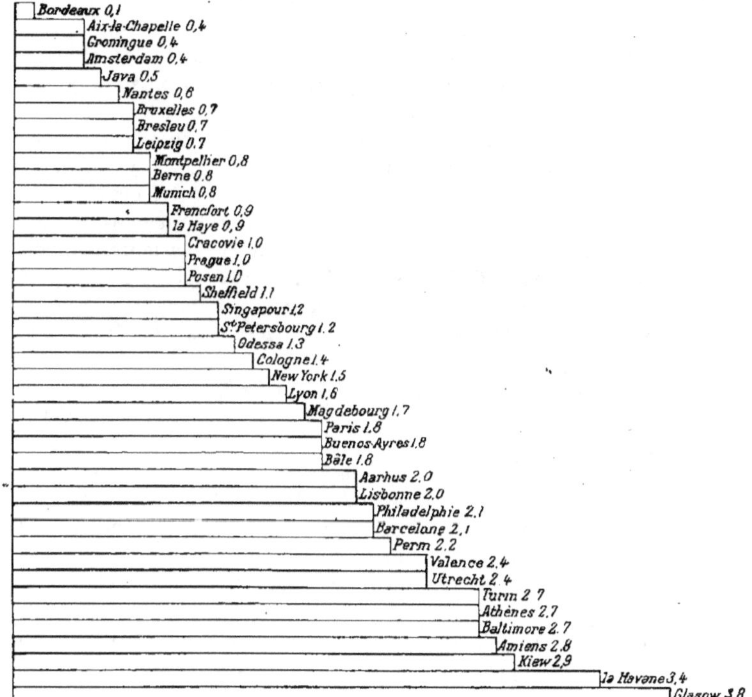

Maladies du nerf optique et de la rétine. — Si l'on en juge par les statistiques que nous possédons et que nous reproduisons ici, la Russie ne serait que rarement affectée par ces maladies. Leur proportion est de 0,3 p. 100 à Astrakan et à Sébastopol, de 1,1 p. 100 à Saint-Pétersbourg, de 1,4 p. 100 à Glascow. Dans l'ouest de l'Europe, il semble y avoir une fréquence plus considérable de ces affections : 9,7 p. 100 à Barcelone, 8,5 p. 100 à Valence, 7,2 p. 100 à Paris.

Elles sont habituellement reliées à l'état général du malade, et c'est par son intermédiaire que la position géographique peut avoir quelque influence.

En Allemagne se rencontre assez fréquemment une maladie très rare partout ailleurs : c'est la présence du cysticerque sous-rétinien, due à l'alimentation. Cette affection, d'après MITWALSKY, est rare en Bohême.

A Singapour, presque tous les cas de rétinite reconnaissent pour cause la syphilis. En outre, une proportion assez considérable de névrite, et d'atrophie optiques, est due à l'impaludisme (CAMPBELL-HIGHET).

Dans la Caroline du Sud, la rétinite est aussi presque toujours d'origine syphilitique. On y signale quelques cas de rétinite albuminurique, mais plus rarement chez le noir que chez le blanc (KOLLOCK).

WENNEMAN a signalé l'existence au Congo d'une ophtalmie particulière fréquente parmi les indigènes et parmi les exotiques. Il s'agit d'une chorio-rétinite diffuse unilatérale ou double, sujette à récidive. Son étiologie n'est pas connue, mais on doit écarter la syphilis et les fièvres paludéennes.

SANTOS FERNANDEZ prétend qu'à la Havane l'amblyopie toxique n'est jamais nicotinique, mais reconnaît pour cause l'alcool. Il assure que le tabac de la Havane est incapable de donner lieu à de l'amblyopie. N'y aurait-il pas là plutôt une immunisation naturelle, grâce à la présence dans l'organisme de l'une de ces « stimulines » étudiées par METCHNIKOFF, capables de combattre l'effet d'un poison non microbien ingéré pendant plusieurs générations. A Cuba, la race blanche paie le plus grand tribut à l'amblyopie toxique (FINLAY).

On avait cru remarquer que la chromatopsie était plus imparfaite chez les peuples non civilisés et qu'ils confondaient certaines couleurs, le bleu et le vert, par exemple.

SWAN BURNETT a étudié cette question sur 3.040 enfants nègres en Colombie, et il a constaté que la chromatopsie était la même chez la race blanche et chez la race noire.

Le Dr RIVERS, qui a visité les peuplades du détroit de Torrès et de la Nouvelle-Guinée, pense que les indigènes ont le sens chromatique fort imparfait. Au Queensland septentrional il n'y a que trois mots indiquant les couleurs. A l'île Kiwaï le bleu serait confondu avec le noir. Dans le détroit de Torrès les nègres ne confondent pas le rouge et le vert; mais ils ne distinguent pas le bleu du vert.

Bien au contraire, chez les Esquimaux, le vocabulaire des couleurs est extrêmement développé.

| PAYS | RÉGIONS | STATISTIQUES DIVERSES | NOMBRE TOTAL des maladies oculaires | PROPORTION P. 100 | |
				par statistique	par région
Angleterre.	Sheffield.	Siméon Snell.	3.000	2,8	2,8
Argentine(Rép.)	Buenos-Ayres.	Clinique de l'Université.	2 016	2,3	2,3
Autriche.	Cracovie.	Rydel.	10.228	4,1	4,1
»	»	»	5.512	4,1	
Bavière.	Munich.	Rothmund.	13.372	2,7	2,7
Belgique.	Bruxelles.	Talke.	3.589	2,4	3,7
»	»	Coppez.	6.427	9,5	
»	»	»	6.391	2,0	
»	»	»	6.670	2,3	
»	»	»	17.989	2,5	
Bohême.	Prague.	Sattler.	3.953	2,5	2,5
Cuba.	La Havane.	J. Santos Fernandez.	18.672	8,7	8,7
Danemark.	Aarhus.	Eriksen.	2.515	2,1	2,1
Espagne.	Barcelone.	Carreras y Arago.	2.443	9,7	9,7
»	Madrid.	Albitos.	1.616	2,1	2,1
Etats-Unis.	Baltimore.	Harlan.	80.346	3,1	3,4
»	New-York.	Knapp.	63.206	2,9	2,8
»	»	Manhattan Hospital.	4.249	2,6	

PAYS	RÉGIONS	STATISTIQUES DIVERSES	NOMBRE TOTAL des maladies oculaires.	PROPORTION P. 100	
				par statistique	par région.
Etats-Unis.	Philadelphie.	C.-A. Oliver.	104.189	3,0	3,0
France.	Amiens.	Fage.	1.517	4,1	4,1
»	Bordeaux.	Badal.	3.250	2,4	2,4
»	Lyon.	Dor.	1.267	5,6	5,6
»	»	»	1.375	5,3	
»	»	»	1.608	6,9	
»	"	»	1.897	5,5	
»	»	»	1.820	6,1	
»	"	»	1.891	4,3	
»	Montpellier.	Truc.	873	5,8	3,8
»	"	»	1.503	3,4	
»	"	"	1.688	3,7	
»	"	"	1 576	3,0	
»	»	»	786	3,3	
»	Nantes.	Teillais.	5.723	2,8	2,8
»	Paris.	Quinze-Vingts.	6.461	8,1	7,2
»	»	»	8.463	6,9	
»	»	»	8.076	7,7	
»	»	»	10.515	8,5	
»	»	"	13.796	9,1	
»	»	»	13.641	5,5	
»	»	Galezowski.	8.651	9,0	
»	»	»	9.522	2,7	
»	Valence.	Roure.	6.560	8,5	8,5
Grèce.	Athènes.	Diamantopoulos.	14.192	11,0	8,0
»	"	Métaxas.	4.685	4,9	
Hollande.	Amsterdam.	Gunning.	8.212		
»	»	Westhoff.	1.462		
»	Groningue.	Mulder.	2.170		
»	La Haye.	Faber.	1.009		
»	Utrecht.	Snellen.	4.879		
Indo-Chine.	Singapour.	H. Campbell Highet.	571		
Italie.	Pavie.	Ambulat. oftalm.	549		
»	Turin.	Reymond.	18.041		
Java.	Sœrabaya.	L. Steiner.	3.104		
Portugal.	Lisbonne.	Da Gama Pinto.	3.040		
Prusse.	Aix-la-Chapelle.	Alexander.	1.972		
»	»	»	1.959		
»	Breslau.	Jany.	4.078		
»	»	»	4.425		
»	Cologne.		4.248		
»	Francfort.	Steffan.	7.453		
»	»	»	5.792		
»	Posen.	Wicherkiewicz.	4.111		
»	»	»	3.945		
Russie.	Astrakan.		5 678	0,3	0,3
»	Glasow.	Tepliachine.	4.189	1,5	1,4
»	»	»	10.420	1,3	
»	Odessa.	Wagner.	2 862	1,7	2,3
»	»	"	3.280	2,8	
»	»	"	4.134	2,5	
»	Perm.	Serebrennicowa.	2.016	2,3	2,9
»	»	»	2.523	3,5	
»	St-Pétersbourg.	Kubli.	23.286	0,9	1,1
»	»	»	23.987	0,9	
»	»	Blessig.	22.426	1,6	
»	»	»	53.506	1,9	
»	Sébastopol.	Schmidt.	367	0,3	0,3
»	Wladimir.	Dombrovo.	640	8,2	8,2
Saxe.	Leipzig.	Schwabe.	4.863	2,7	2,4
»	»	»	5.788	2,1	

PAYS	RÉGIONS	STATISTIQUES DIVERSES	NOMBRE TOTAL des maladies oculaires.	PROPORTION P. 100	
				par statistique	par région.
Saxe.	Magdebourg.	Schreiber.	1.364	4,4	5 7
»	»	»	2.046	8,3	
»	»	»	2.187	6,1	
»	»	»	3.890	4,1	
Suisse.	Bâle.	Schiess.	2.038	3,3	2,5
»	»	»	1.668	3,2	
»	»	»	1.855	2,8	
»	»	»	28.338	2,9	
»	»	»	2.365	2,3	
»	»	»	2.491	1,9	
»	»	»	2.578	1,5	
»	Berne.	Pflueger.	1.651	3,0	3.0

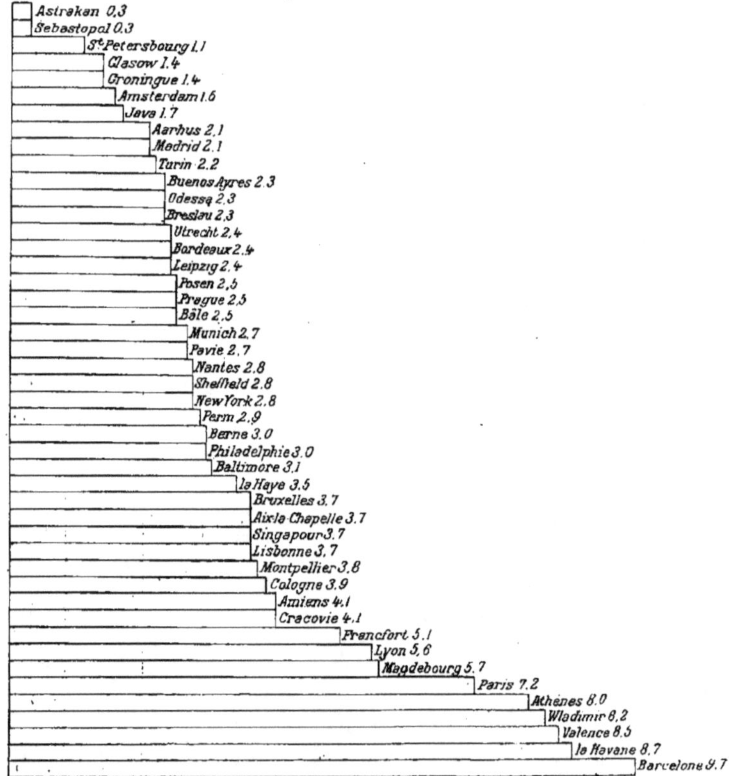

Graphique (rétine et nerf optique).

Maladies du corps vitré. — Rien de précis n'est connu au sujet de la répartition géographique de ces affections. Elles sont d'ailleurs peu fréquentes (de 0,1 à 3 p. 100).

De plus, loin d'être des entités morbides, elles ne sont, en réalité, ordinairement, qu'un symptôme d'une maladie générale.

PAYS	RÉGIONS	STATISTIQUES DIVERSES	NOMBRE TOTAL des maladies oculaires.	PROPORTION P. 100 par statistique	PROPORTION P. 100 par région.
Angleterre.	Sheffield.	Siméon Snell.	6.000	0,5	0,5
Argentine(Rép.)	Buenos-Ayres.	Clinique de l'Université.	2.016	0,2	0,2
Autriche.	Cracovie.	Rydel.	10.228	0,7	0,7
»	»	»	5.512	0,8	
Bavière.	Munich.	Rothmund.	13.372	1,4	1,4
Belgique.	Bruxelles.	Talke.	3.589	0,3	0,6
»	»	Coppez.	6.394	0,6	
»	»	»	6.670	0,7	
»	»	»	17.989	0,8	
Bohême.	Prague.	Sattler.	3.953	1,1	1,1
Cuba.	La Havane.	J. Santos Fernandez.	18.672	1,7	1,7
Danemark.	Aarhus.	Eriksen.	2.515	1,4	1,4
Espagne.	Barcelone.	Carreras y Arago.	2.443	2,9	2,9
»	Madrid.	Albitos.	1.616	0,1	0,1
Etats-Unis.	Baltimore.	Harlan.	80.346	0,8	0,8
»	New-York.	Knapp.	63.206	0,6	0,4
»	»	Manhattan Hospital.	4.249	0,1	
»	Philadelphie.	C.-A. Oliver.	104.189	0,5	0,5
France.	Lyon.	Dor.	1.375	1,1	1,1
»	»	»	1.608	1,3	
»	»	»	1.897	0,9	
»	»	»	1.820	1,3	
»	»	»	1.724	0,7	
»	Montpellier.	Truc.	1.503	0,2	0,1
»	»	»	1.576	0,1	
»	»	»	786	0,1	
»	Nantes.	Teillais.	5.723	0,6	0,6
»	Paris.	Quinze-Vingts.	6.461	1,6	1,1
»	»	»	8.463	1,2	
»	»	»	8.076	1.0	
»	»	»	10.515	0,5	
»	»	»	13.796	1,3	
»	»	Galezowski.	8.651	1,2	
»	»	»	9.522	0,6	
»	Valence.	Roure.	6.560	0,8	0,8
Grèce.	Athènes.	Diamantopoulos.	14.192	1,5	2,9
»	»	Métaxas.	4.685	4,3	
Hollande.	Amsterdam.	Gunning.	8.212	0,1	0,1
»	»	Westhoff.	1.462	0,1	
»	Groningue.	Mulder.	2.170	0,6	0,6
»	La Haye.	Faber.	1.009	0,5	0,5
»	Utrecht.	Snellen.	4.879	0,6	0,6
Indo-Chine.	Singapour.	H. Campbell Highet.	571	0,2	0,2
Italie.	Turin.	Reymond.	18.041	0,1	0,1
Java.	Sœrabaya.	L. Steiner.	3.104	0,2	0,2
Portugal.	Lisbonne.	Da Gama Pinto.	3.040	0,4	0,4
Prusse.	Aix-la-Chapelle.	Alexander.	1.959	0,2	0,2
»	Breslau.	Jany.	4.078	1,1	0,7
»	»	»	4.425	0,3	
»	Cologne.	»	4.248	1,4	1,4
»	Francfort.	Steffan.	7.453	0,7	0,7
»	»	»	5.792	0,8	

PAYS	RÉGIONS	STATISTIQUES DIVERSES	NOMBRE TOTAL des maladies oculaires.	PROPORTION P. 100	
				par statistique	par région.
Prusse.	Posen.	Wicherkiewicz.	4.111	1,8	1,8
»	»	»	3.945	1,8	
Russie.	Odessa.	Wagner.	4.134	0,3	0,3
Saxe.	Leipzig.	Schwabe.	4.863	0,3	0,3
»	»	»	5.788	0,3	
»	Magdebourg.	Schreiber.	1.364	1,7	1,7
»	»	»	2.046	2,4	
»	»	»	2.187	1,7	
»	»	»	3.890	1,0	
Suisse.	Bâle.	Schiess.	2.030	0,4	0,6
»	»	»	1.668	0,3	
»	»	»	1.855	0,2	
»	»	»	23.338	0,6	
»	»	»	2.365	0,2	
»	»	»	2.491	0,3	
»	»	»	2.578	0,3	

Graphique (corps vitré).

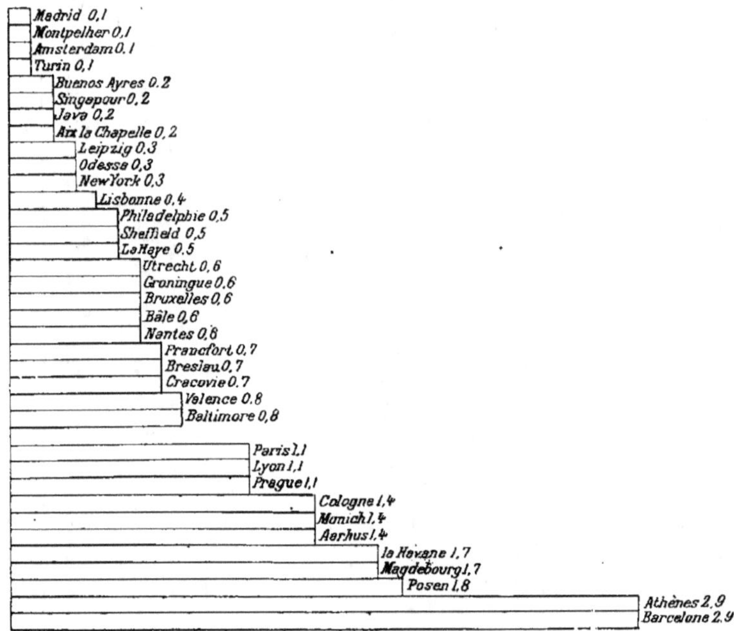

RÉPARTITION GÉOGRAPHIQUE DE LA CÉCITÉ

D'une façon générale, la cécité est plus fréquente dans les pays chauds que dans les régions tempérées ou froides ; dans les pays marins que dans les régions montagneuses.

Mais cette double constatation est loin d'être une loi définitive.

Ainsi, sur 100.000 habitants il y a 111 aveugles en Espagne, 84 en France, 85 en Allemagne, 88 en Angleterre, 210 en Russie d'Europe, 101 en Italie, 136 en Norwège, 80 en Suède, 224 en Finlande, 76 en Suisse, 51 dans les régions montagneuses de la Belgique et 97 dans les contrées maritimes de ce pays.

Les peuples les plus atteints par la cécité sont les Indiens et les nègres ; ensuite viennent les mulâtres et enfin les blancs et les jaunes.

Sur 10.000 individus, il y a 11 aveugles chez les Indiens, 7 chez les nègres, 6 chez les mulâtres, 5 chez les blancs, 1 chez les jaunes.

En Europe, la Russie est la nation la plus atteinte et la Suisse la plus épargnée.

Voici d'ailleurs le tableau de la répartition universelle de la cécité d'après CARRERAS ARAGO (1883).

NOMBRE D'AVEUGLES PAR 10.000 HABITANTS :

Finlande	22,46
West indien	22,41
République Argentine	20,24
Norwège	13,63
Afrique Anglaise	12,53
Hongrie	12,01
Espagne	11,26
Angleterre	9,85
France	9,48
Allemagne	8,79
Belgique	8,11
Suède	8,06
Danemark	7,86
Suisse	7,61
Autriche	5,55
Amérique du Nord	5,27
Pays-Bas	4,46
Australie anglaise	3,79

En *France*, la cécité moyenne en 1883 était de 87 aveugles par 100.000 habitants ; elle est aujourd'hui de 62 seulement. La cécité est inégalement répandue dans notre pays. Sa fréquence est la plus faible dans les départements du centre, plus forte dans ceux du midi.

Voici les premiers résultats du recensement de 1901 portant sur 27.174 aveugles, relativement à la répartition de la cécité dans les divers départements.

Les départements où la proportion d'aveugles est la plus forte sont les suivants :

Corse.	163	aveugles pour 100.000 habitants.
Calvados.	129	— — — —
Manche.	106	— — — —
Eure	104	— — — —
Lot-et-Garonne	104	— — — —
Haute-Garonne	98	— — — —
Côtes-du-Nord	96	— — — —

Les départements où cette proportion est la plus faible sont les suivants :

Creuse.	27	aveugles pour 100.000 habitants.
Ardennes	28	— — — —
Allier	38	— — — —
Saône-et-Loire.	41	— — — —
Seine-et-Oise.	41	— — — —
Haute-Vienne	44	— — — —
Loir-et-Cher	45	— — — —
Seine	45	— — — —
Vienne	45	— — — —

En *Algérie*, la cécité est trois fois plus fréquente qu'en France, et encore, cette proportion est-elle plus élevée en territoire militaire. La variole en est le principal facteur.

Nous ne possédons aussi que des documents épars sur les causes et la fréquence de la cécité dans les divers pays.

La *Russie*, à cause de la fréquence particulière de cette infirmité, est un des pays où la cécité a été le mieux étudiée.

Dans un travail présenté en 1897 au congrès de Moscou, BELLARMINOFF commente les statistiques publiées par les colonnes oculistiques mobiles, qui permettent de se faire une idée à peu près exacte de la cécité en Russie.

Parmi les cécités incurables, 22 p. 100 sont dues au trachome, 16 p. 100 au glaucome, 13 p. 100 à la variole, 7 p. 100 à la syphilis et 5 p. 100 à l'ophtalmie des nouveau-nés.

A Kichinieff, ville de la Russie méridionale, 30 p. 100 des cécités acquises reconnaissent pour cause le trachome et 18 p. 100 le glaucome. Parmi les cécités congénitales 43 p. 100 sont dues au microphtalmos, 28 p. 100 à la cataracte congénitale et 14 p. 100 à la rétinite pigmentaire (JOELSON).

A Staryj-Slawkine, ville du gouvernement de Saratoff, le trachome est la cause ordinaire (82 p. 100) de la cécité ; la variole vient ensuite (6 p. 100). Dans cette ville, *il y a un aveugle sur 9 habitants* ; à Kasan, 1 sur 230 ; à Dorpat, 1 sur 235 ; à Odessa, 1 sur 1.117 ; à Saint-Pétersbourg, 1 sur 1.282 (KOUCHEFF).

En *Hollande*, une commission nommée en 1895 pour rechercher les causes de la cécité dans ce pays a rencontré 1 aveugle sur 2.134 habitants (1 sur 1.956 hommes, 1 sur 2.341 femmes).

Les principales causes de cécité sont l'atrophie optique (12 p. 100), le glaucome (8 p. 100), l'irido-choroïdite (7 p. 100), l'ophtalmie des nouveau-nés (6 p. 100), les traumatismes (4 p. 100), le trachome (2 p. 100).

HIRSCHBERG a étudié les causes de la cécité en *Espagne* et a trouvé que sur 1.000 cas de cécité, 281 étaient dus aux maladies du nerf optique, 96 au glaucome, 91 au trachome, 56 à l'ophtalmie des nouveau-nés et 43 à la variole.

Aux *États-Unis*, une statistique due à HAUSELL et BELL reconnaît comme principales causes de la cécité le trachome 22 fois pour 100 cas, l'atrophie optique 15 p. 100, le glaucome 11 p. 100, la panophtalmie 4 p. 100, le décollement rétinien, 2 p. 100. Ces auteurs ont fait, en outre, porter leurs recherches sur les cas de cécité monoculaires et binoculaires. Sur 32.000 yeux examinés, ils ont trouvé 586 yeux aveugles appartenant à 505 personnes. Sur ces 505 malades, 424 étaient borgnes et 81 complètement aveugles, ce qui donne, sur 100 personnes atteintes de cécité monolatérale ou bilatérale, 84 borgnes et 16 aveugles.

Dans l'*État d'Ontario*, les causes principales de cécité se répartissent ainsi : cataracte congénitale et secondaire, 22 p. 100 ; ophtalmie des nouveau-nés, 16 p. 100 ; atrophie des nerfs optiques, 11 p. 100 ; ophtalmie sympathique, 7,5 p. 100 ; traumatismes, 7 p. 100 ; trachome, 7 p. 100 ; rétinite pigmentaire, 5,3 p. 100.

ALBERTOTTI a signalé à Colloro (Italie) une affection particulière caractérisée par la perte progressive de la vue, jusqu'à vision quantitative, chez des malades présentant en même temps des signes de syphilis oculaire héréditaire.

TOPOGRAPHIE PATHOLOGIQUE

A côté des études de géographie nosologique générale, il est nécessaire d'indiquer quelques rares essais de topographie pathologique.

Des recherches de cette nature présentent un intérêt considérable, car elles permettent beaucoup mieux qu'une étude universelle de préciser les circonstances diverses qui précèdent ou accompagnent l'éclosion, le développement et la propagation d'une maladie.

Il n'existe guère dans ce genre que les travaux de TRUC sur la topographie de l'ophtalmie granuleuse (trachome) et celle de l'ophtalmie phlycténulaire dans la ville de Montpellier.

L'ophtalmie granuleuse est excessivement répandue dans cette ville où elle aurait été importée après 1843 ; suivant HAIRION, cette affection était inconnue aussi, à cette époque, dans les villes de Nîmes, Marseille, Toulon, aujourd'hui largement infectées. La campagne est plus épargnée que la ville, et, dans la ville même, certains quartiers sont'absolument indemnes. Une statistique soigneusement dressée à la clinique ophtalmologique de Montpellier de 1887 à 1889 indique que, sur 3.000 malades, il se trouvait 316 trachomateux, répartis ainsi au point de vue de l'origine :

Montpellier   277
Environs   34
Départements divers.   5
                                                          ———
                                                          316

Les granuleux sont ordinairement groupés dans les quartiers pauvres, où des familles nombreuses vivent dans d'étroites demeures ; leur proportion augmente avec la malpropreté des logements et des individus.

Un plan de la ville dressé d'après les mêmes statistiques permet d'ailleurs de se rendre compte d'un coup d'œil de la répartition urbaine de l'ophtalmie granuleuse. Le quartier le plus infecté est le vieux Montpellier (rue Blanquerie et rues adjacentes), puis viennent des faubourgs, de construction récente, mais habités par des ménages d'ouvriers (faubourgs Figuerolles, de Nîmes, Boutonnet). Le reste de la ville est à peu près indemne.

Au point de vue étiologique, l'enquête minutieuse nécessitée par ce travail démontre que le trachome est contagieux, que la contagion s'exerce rarement entre adultes, qu'elle atteint son maximum chez l'enfant (à l'école ou dans la famille), que la malpropreté est favorable au développement de cette affection et que le lymphatisme prédispose à son éclosion.

Il découle de ces données d'utiles considérations prophylactiques, à savoir qu'il faut faire connaître aux granuleux la contagiosité de leur mal, que leur isolement s'impose dans la plus large mesure possible, et qu'enfin l'aération des rues et des habitations, la propreté des logements et des individus sont capables d'atténuer beaucoup la fréquence du trachome.

L'ophtalmie phlycténulaire à Montpellier a été l'objet d'une enquête semblable à la précédente. Comme l'ophtalmie granuleuse, elle est fréquente dans les quartiers malsains, dans les familles pauvres, chez les individus malpropres. Elle élit le plus souvent domicile dans les logements étroits où tous les membres d'une famille vivent dans une promiscuité fâcheuse. Parmi les malades de la clinique ophtalmologique, elle atteint la proportion de 10 p. 100, avec un nombre considérable de cas graves, alors que Truc ne relève dans son cabinet fréquenté par la clientèle aisée qu'une proportion de 1 à 2 p. 100, ordinairement sans kératite.

C'est surtout une affection de l'enfance ; 91 p. 100 de ces malades sont âgés de moins de 11 ans. Le tempérament lymphatique crée une prédisposition ; la contagion se fait par le contact, et souvent par auto-contagion si les malades sont porteurs d'impétigo, de rhinite ou d'otite.

Le vieux Montpellier (rue Blanquerie et voisinage) est encore le quartier le plus atteint ; puis viennent les faubourgs et enfin quelques petites rues du centre de la ville. Un plan spécial de Montpellier dressé à l'aide des registres de la clinique rend manifeste cette répartition.

Il est intéressant de noter le parallélisme de l'ophtalmie granuleuse et de l'ophtalmie phlycténulaire, et de remarquer que la distribution topographique est presque identique pour ces deux affections.

BIBLIOGRAPHIE

ABELSDORFF. Les yeux des Malais, des Mongols et des nègres. *Soc. Opht. d'Heidelberg*, août 1898.

ALBERTOTTI. Les aveugles de Colloro. *Societa typographica modenese*, 1893.

ANDREOE. Chromatopsie chez les peuples non civilisés. *Zeitschr. f. Ethnologie*, X.

ASK. Études anthropométriques sur la grandeur et la conformation de l'orbite chez les Suédois. Rapports avec la myopie. *Zeitschr. f. Augenheikunde*, XVI, p. 1-146, 1906.

BAKER. Examen oculaire pratiqué sur 1.048 élèves de East-Cleveland. *Ohio state med. journal*, 15 février 1907.

BAUER. Le trachome dans la Suisse orientale. *Corresp. bl. f. Schweizer Aerzte*, 1er mai 1900.

BECKER. Atlas de la topographie pathologique de l'œil, 1874. Braunmuller, *Vienne*.

BELLARMINIOFF. Organisation des mesures prises en Russie contre la cécité et les affections oculaires. *Congrès de Moscou*, 1897.

BIRIOUKOFF. Du développement des maladies des yeux parmi les militaires du rayon de Kiew. *Dissert. Kieff.*, 1876.

BITZOS. Le glaucome primitif en Orient.

BONHOFF. Statistique de la clinique opht. de Giessen. *Thèse de Giessen*, 1906.

BOURGEOIS et TSCHERNING. Relations entre la courbure de la cornée et la circonférence de la tête. *Ann d'Ocul.*, novembre-décembre 1886.

BOUDIN. Résultats ethnologiques du recrutement dans l'armée française. *Bull, d'Anthropologie*, 1861, p. 637.

BROCA. Échelle chromatique des yeux. *Bull. d'Anthrop.*, 1863, p. 593.
— Tableau chromatique des yeux. *Bull. d'Anthrop.*, 1864, p. 767.
— Recherches sur l'indice orbitaire. *Rev. d'Anthrop.* 1876, p. 577.
— Sur l'angle orbito-occipital. *Rev. d'Anthrop.* 1877, p. 385.

BRUCH. Répartition géographique de la conjonct. granuleuse en Algérie. *Arch. d'opht.* 1901.
— La cécité et les aveugles en Algérie. *Imprimerie algérienne*, Alger 1908.

CALLAN. Examen des yeux d'enfants de couleur allant à l'école. *Amer. Journ*, avril 1875, p. 331.

CANDOLLE (DE). Hérédité de la couleur des yeux dans l'espèce humaine. *Arch. des sciences physiques et naturelles*. Genève, 1884.

CHANTRY. Trachome à Tournai. *Tournai*, Delmée 1893.

CHAVEZ LORENZO. Le trachome au Mexique. *Ann. d'Ophtalm.*, mai 1907.

CHERVIN. Essai de géographie médicale de la France. Masson 1880.

CHEVALLERAU. Les maladies des yeux en Vendée. *Soc. fr. d'Opht.*, mai 1895.

CHIBRET. Répartition géographique du trachome. *Congrès d'Opht. de Berlin*, 1890.
— Géographie ophtalmologue du trachome. *Soc. fr. d'Opht.*, mai 1896.

COHN. Travail préparatoire à une géographie oculaire. *Breslau.*
— Sur une statistique médicale de l'Empire allemand. *Klinische monatsbl. f. Augenh.*, avril 1875.

COLLIGNON. Répartition de la couleur des yeux et des cheveux chez les Tunisiens. *Revue d'anthrop.*, 1888, p. 1.

COSMETTATOS. Quelques considérations sur le trachome en Grèce. *Soc. d'Opht. de Paris* 12 juin 1906.

CUÉNOD. Note sur la clinique populaire pour les maladies des yeux. *Tunis* 1907.

CUIGNET. Ophtalmie algérienne. *Lille*, 1872.

DAYER. Rapport de la commission nommée pour rechercher les causes de la cécité en Hollande. *Nederl. tydschr. voor geneesk*, 1895, II, p. 1112.

DEMETRIADÈS. L'ophtalmie purulente d'Égypte. *Ann. d'Ocul.*, t. III, p. 19.

DENEFFE. Enquête sur le trachome en Belgique. *Acad. de méd. de Belgique*, novembre, 1890.

DONNART. De quelques affections fréquentes au Maroc. *Arch. de méd. navales*, XC, août 1908.

EPINATIEFF. Rapport sur le dispensaire oculistique à Mew, en 1901. *Wiestnik ophtalm.*, 1902, p. 379.

ESPINOUZE. Inspection d'hygiène oculaire faite au collège de Perpignan. *Montpellier méd.*, 10 mars 1908.

FINLAY. L'amblyopie toxique à Cuba. *Arch. of Opht.*, XXX, 2, p. 241.

FLAECHER. Compte rendu de la clinique ophtalm. de l'Université de Tubingen. *Thèse de Tubingen*, 1906.

FRŒLICHER. Considérations sur l'œil en anthropologie. *Montpellier*, 1893.

FUCHS. Causes et prévention de la cécité. Steinheil, 1885, *Paris*.

— L'ophtalmie égyptienne. *Wiener Klin. Wochenschr.*, 1894, n° 12.

GALEZOWSKI. Climatologie et ophtalmologie. *Recueil d'Opht.*, décembre 1897.

GOLOWITZ. Sur les causes de la cécité en Russie. *Centralbl. f. prakt. Augenheilk*, février 1898.

GROENHOLM. Sur l'extension du trachome et de la cécité en Finlande. *Zeitschr. f. Augenheilk*, XII, n° 3.

GROS. Maladies des yeux traitées à l'infirmerie indigène de Rébeval. *Bulletin méd. de l'Algérie*, 30 octobre 1908.

GROSSMANN. Lèpre oculaire. *The British med. journal*, janvier 1906.

GUNZBOURG. Maladies des yeux à Woronege. *Wiestnik ophtalmologii*, mars-avril 1892.

HAMY. *Revue d'Ethnographie.*

HAUSELL et BELL. Exposé statistique de la proportion et des causes des cas de cécité constatés sur 32.000 yeux. *Arch. of Ophtalmology*, XXI, n° 1.

HEIM. Ophtalmie en Suisse. *Thèse de Berne*, 1895.

HENRY. Essai sur l'expression et l'esthétique oculaires. Hamelin, 1894, *Montpellier*.

HILBERT. Statistique sur le trachome. *Centralbl. f. prakt. Augenh.*, mai 1896.

HIRSCHBERG. La cécité en Espagne. *Deutsche medicin. Wochenschrift*, 1898, p. 368.

— Du trachome ; sa distribution géographique. *Congrès de Moscou*, août 1898.

HOLMGREN. De la dyschromatopsie en Suède. *Centralbl. f. prakt. Augenheilk*, septembre 1878.

HOPPE. De l'importance du trachome en Lithuanie. *Centralbl. f. prakt. Augenh.*, mai 1898.

INOUYE. Coloration particulière du fond de l'œil dans la race mongole. *Centralblatt für prakt. Augenheilkunde*, juillet 1896.

JACOVIDÈS. Trachome et ophtalmie purulente en Égypte. *Arch. d'Ophtalmologie*, 1903, p. 50.

JAVAL. Sur l'astigmatisme visuel. *Bullet. d'Antrop.*, 1877, p. 149.

JOELSON. La cécité parmi les habitants de Kichinieff. *Wiestnik ophtalmologii*, 1892.

KOLLOCK. L'œil du nègre. *Ann. of Ophtalm. and Otol.*, 1893.

KOUCHEFF. La cécité parmi la population étrangère (Morduans) du village de Staryj-Slawkine. *Wiestnik ophtalmologii*, 1892.

KOZLOWSKI. L'oculistique à l'hôpital de Sophie dans la ville de Smiela pendant onze années. *Wiestnik ophtalm.*, XX, p. 529.

KURFINSKI. Statistique des maladies oculaires. *Thèse de Leipzig*, 1906.

LAWROW. Matériaux pour l'étude de l'héméralopie chez les Russes. *Wiestnik ophtalm.*, XXI, novembre-décembre 1904.

LÉONE. Diffusion du trachome en Italie. *Clinica oculistica*, mars-avril 1906.

MACHEK. Statistique sur le trachome. *Congrès de Lemberg*, août 1894.

MAGNUS. Les aveugles de la ville de Breslau. *Arch. f. Augenheilkunde*, XIV, 4.

Maury. La Terre et l'Homme. *Paris*, Hachette, 1877.

Mello Barretto. Le trachome dans l'État de S. Paulo. *S. Paulo*, 1903.

— Le trachome ; influence des altitudes et des races. *Ann. di oftalm.*, décembre 1904.

Mitwalsky. Le cysticerque oculaire en Bohême. *Centralbl. f. prakt. Augenheilkunde*, juillet 1893.

Montagu Harston. Service d'ophtalm. à l'hôpital Fung-Wah à Hong-Kong. *British med. Journal*, 21 septembre 1907.

Natanson. Conjonct. printanière en Russie. *Klin. Monatsbl. f. Augenheilk.*, 1900, p. 226.

Nimier. Remarques sur la répartition de la myopie en France. *Bull. de la Soc. d'Opht. de Paris*, 1892.

Norsa. Maladies oculaires de l'île de Malte. *Rev. gén. d'Opht.*, 1899. p. 541.

Osborne. La cécité dans l'État d'Ontario. *Arch. of Ophtalmol.*, XXIII, n° 1.

— Notes d'Égypte. *Arch. of Ophtalm.*, XXXVI, p. 700.

— Les causes de la cécité en Égypte. *Arch. f. Augenheilkunde*, XCVII, p. 338, 1903.

Paparcone. Le trachome en Algérie, Tunisie, Tripolitaine et Cyrénaïque. (1er Congrès pour la lutte contre le trachome ; *Palerme*, avril 1906.)

Parent. Influence de l'hérédité sur la myopie scolaire. *Bull. de la Soc. d'Opht. de Paris*, 1891.

Quatrefages (de). L'espèce humaine.

— Introduction à l'étude des races humaines.

— et Hamy. *Crania ethnica.*

Rampoldi. Étiologie du glaucome. *Annali di ottalmologia*, 1886.

Ranke. Les crânes de la population des campagnes de l'ancienne Bavière. *Rev. d'Anthrop.*, 1884, p. 741.

Regalia. Différences de niveau des orbites. *Arch. per l'anthrop.*, 1875, fasc. 1.

Reich. Quelques mots sur les yeux des Arméniens et des Géorgiens dans les écoles de Tiflis. *V. Graefe's Arch. f. Opht.*, t. XXIV, p. 231.

Reich. Quelques données statistiques sur les maladies des yeux dans quelques régiments du Caucase. *Recueil de médecine*, n° 23.

Reisinger. Trachome en Bohême. *Al. v. Graefe's Arch. f. Opht.*, t. XXXVI, fasc. 1.

Roure. Essai de répartition géographique des maladies des yeux. *Académie de médecine* (inédit).

Sameh. Conjonctivite subaiguë en Égypte. *Recueil d'Opht.*, mars 1896.

Santos Fernandez. Absence du trachome chez le nègre. *Rec. d'Opht.*, juillet 1891.

— Amblyopie toxique à La Havane. *Soc. d'Opht. de Paris*, novembre 1891.

— Influence du climat de l'île de Cuba sur les maladies des yeux. *Rev. gén. d'Opht.*, août 1893.

— Ophtalmie purulente des nouveau-nés à Cuba. *Soc. d'Opht. de Paris*, avril 1898.

— Les maladies des yeux chez les nègres et les mulâtres de Cuba (8e Congrès international de médecine à Paris 1900).

— Statistique du trachome à Cuba. *Ann. de Oftalm.*, janvier 1905, Mexico.

Scholtz. L'extension géographique du trachome en Hongrie. *Zeitschr. f. Augenheilk.*, XV, 1906.

Sergent (Ed. et Et.). La « Thimini » myase humaine d'Algérie causée par « Oestrus ovis L. ». *Ann. de l'Institut Pasteur*, 1907, p. 392.

Soren-Hansen et Topinard. La couleur des yeux et des cheveux en Danemark. *Rev. d'Anthrop.*, 1888, p. 38.

Steiner. Coup d'œil sur 3.104 cas de maladies des yeux chez les Malais. *Geneeskundig tydschrift voor Ned-Indie*, XXXVI, 1.

— Taches pigmentaires acquises de la conjonctive des Malais. *Centralbl. f. prakt. Augenheilkunde*, juillet 1898.

Stilo d'Ascola. Le trachome dans la ville et la province de Reggio (Calabre). *Clinica oculistica*, octobre 1905.

Straub. Statistique des états de réfraction à Amsterdam. *Congr. opht. d'Heildelberg*, 6-8 août 1906.

Swan Burnett. Examen du sens chromatique de 3.040 enfants nègres en Colombie. *Arch. f. Augenheilkunde*, IX, 1880.

— Le trachome et la race. *Ann. d'Oculistique*, 115, p. 184.

Sytcheff. Rapport sur le service d'oculistique de l'hôpital du Zemstvo du gouvernement de Vialka en 1902. *Wiestnik ophtalm.*, XX, mars-avril 1903.

Thiebault. Origine tellurique probable du trachome en Algérie. *Clin. opht.*, 10 juillet 1898.

— De l'origine tellurique probable du trachome en Algérie. *La clin. ophtalm.*, 1908.

Topinard. Carte de la couleur des yeux et des cheveux en France. *Rev. d'Anthrop.*, 1889, p. 513.

— Documents sur la couleur des yeux et des cheveux en Norwège. *Rev. d'Anthrop.*, 1889, p. 292.

Trombetta. Le trachome en Égypte. *Giornale medico del R° Esercito* (Ministère de la Guerre, Rome, 1903.)

Trousseau. Rapport sur la cécité en France, *Soc. fr. d'opht.*, 1902.

Truc. L'ophtalmie granuleuse à Montpellier. *Montpellier médical*, t. XIV, 1890.

— Topographie de l'ophtalmie phlycténulaire à Montpellier. *Montpellier médical*, t. XVI, p. 159, 1891.

— Quelques rapports entre les ophtalmies granuleuses, lymphatiques et lacrymales. *Montpellier médical*, t. XVI, p. 293, 1891.

Truc et Roure. Quelques documents statistiques sur la répartition géographique des maladies oculaires. *Nouv. Montpellier médical*, 1895.

Uribe y Troncoso. Sur la fréquence du trachome au Mexique et sa prophylaxie. *Ann. de oftalm.*, avril 1907.

Vanderkindere. Enquête anthropologique sur la couleur des yeux et des cheveux en Belgique. *Rev. d'anthrop.*, 1882, p. 532.

Van Millingen. Statistique sur le trachome. *Ann. d'oculistique*, t. CXIV, p. 171.

Vennemann. Ophtalmie du Congo. *Soc. belge d'ophtalm.*, décembre 1896.

Viger. Étude sur la contagiosité de la conjonctivite granuleuse en Algérie. *Ann. d'Oculistique*, t. CXII, p. 29.

Wecker. Sur l'astigmatisme dans ses rapports avec la conformation du crâne. *Bull. d'anthrop.*, 1869, p. 545.

Welcker. Porosités orbitaires. *Arch. f. anthrop.*, juillet 1887.

Widmark. Statistique de la cécité dans les pays scandinaves. *Hygiea*, n° 1. Stockholm, janvier 1907.

Wirchow. Rapport d'ensemble sur le recensement de la couleur de la peau, des cheveux et des yeux des écoliers en Allemagne. *Rev. d'Anthrop.*, 1886, p. 698.

— De la disposition des types blond et brun dans l'Europe centrale. *Acad. des Sciences de Berlin*, 1885.

Zanotti. La conjonctivite granuleuse dans les arrondissements de Brescia et Vercell (1er Congrès pour la lutte contre le trachome, *Palerme*, avril 1906).

OPHTALMOLOGIE VÉTÉRINAIRE ET COMPARÉE

Par M. KALT (de Paris).

L'étude de l'œil normal et pathologique des animaux a fait des progrès considérables dans ces trente dernières années. Limitée autrefois uniquement aux affections du globe, d'un diagnostic facile, telles que les affections externes de l'œil, la cataracte, elle se bornait pour les affections endo-oculaires à l'énumération des signes de « l'ophtalmie interne ».

Mais une fois en possession des procédés d'examen objectif qui ont renouvelé l'oculistique humaine, il était naturel que l'esprit des chercheurs fût attiré vers la pathologie comparée. Et ce sont des oculistes qui ont frayé la voie nouvelle, BERLIN, EVERBUSCH, SCHLEICH, auxquels se sont joints bientôt, dans tous les pays, des vétérinaires formés à l'école des cliniques humaines. La connaissance du fond d'œil chez les différentes espèces a été vulgarisée par les belles planches de BAYER, de NICOLAS et FROMAGET. L'anatomie pathologique, la bactériologie ont été mises à profit. Bref, il s'agit d'une science toute nouvelle qui s'est fondée et qu'il n'est pas permis aux ophtalmologistes d'ignorer. Nos confrères trouveront dans les pages qui suivent un exposé aussi succinct que possible et, pour de plus amples détails, ils voudront se reporter aux beaux traités de BAYER et de NICOLAS, auxquels nous avons fait nous-même de nombreux emprunts.

Nous avons exposé d'abord dans un premier chapitre les *données géné rales* qu'il est indispensable d'avoir à l'esprit lorsqu'on étudie l'œil des animaux domestiques. Elles précisent et complètent l'étude comparée qui a été faite dans le deuxième volume de cet ouvrage, et nous permettent d'entreprendre avec fruit l'étude des *méthodes d'exploration*, complétée par la description du *fond d'œil à l'état normal*. Les chapitres iv et v sont consacrés à l'étude des affections de la *conjonctive*, de la *sclérotique*, de la *cornée*.

Les affections du *tractus uvéal*, du *glaucome*, les affections de la *rétine* et du *nerf optique* sont exposées dans les chapitres vi, vii et viii. Le chapitre ix et les suivants sont consacrés au *cristallin*, au *corps vitré*, au *globe oculaire*, à *l'orbite*. Dans les chapitres xiii, xiv et xv on trouvera l'exposé des affections des *paupières*, de l'*appareil lacrymal*, des *muscles moteurs*. Nous terminons enfin par un exposé de la *Technique des pansements et appareils* usités en thérapeutique vétérinaire.

CHAPITRE PREMIER

GÉNÉRALITÉS SUR LE GLOBE DE L'ŒIL

En pathologie comparée, aussi bien qu'en pathologie humaine, l'examen des milieux de l'œil par les méthodes physiques suppose une connaissance de la structure des organes visuels au point de vue optique. Nous avons donné, dans le tome II de l'Encyclopédie, un aperçu de la dioptrique oculaire chez les vertébrés. Complétons ces notions générales par des données concernant plus particulièrement les animaux domestiques.

Bulbe oculaire. — Chez les herbivores, le globe représente une sphère aplatie en avant et en arrière, si bien que l'axe antéro-postérieur est toujours plus court que les axes vertical et transversal. La cornée appliquée sur la face antérieure du globe, représente un segment de courbure plus forte que celle des parties avoisinantes.

Chez les carnivores, chiens, chats, le bulbe se rapproche de la forme sphérique et, en raison de la courbure plus forte de la cornée, le diamètre axial l'emporte sur les deux autres.

Des mensurations exécutées par différents auteurs, BAYER a déduit le tableau suivant, qui représente des moyennes en millimètres :

ESPÈCE	AXE ANTÉRO-POSTÉRIEUR	AXE VERTICAL	AXE TRANSV.
Cheval	43,6	47,6	48,4
Mulet.	43	47,5	48,5
Bœuf	35,3	40,8	41,9
Veau	26,5	32,5	34,2
Mouton	26,8	30	30,8
Porc	24,6	26,5	26,2
Chien.	21,7	21,3	21,1
Chat	21,3	20,6	20,5

Voici maintenant, d'après EMMERT, le poids moyen du globe chez les mêmes animaux, et le rapport du poids des deux globes au poids du corps :

ESPÈCE	POIDS D'UN SEUL GLOBE	POIDS MOYEN du corps en kilogr.	RAPPORT
Cheval	45	366	4067 : 1
Bœuf	32	566	8688 : 1
Vache.	30,5	439	7197 : 1
Veau	18	108	2931 : 1
Mouton	12,5	36,7	1468 : 1
Porc	9,2	151,5	8189 : 1
Chien de petite taille.	5,1	9,8	960 : 1
Chat	4,9	3,3	336 : 1
Lapin.	3	3	500 : 1

L'auteur tire de ses recherches les conclusions suivantes :

Chez le cheval, le rapport entre le volume du globe et celui du corps est sensiblement constant.

Chez le bœuf, le rapport du poids du globe au poids général est la moitié de ce qu'on observe chez le cheval. De plus, l'œil du bœuf le plus gros reste inférieur en volume à l'œil du cheval le plus petit.

L'œil du veau est très volumineux par rapport au poids du corps. La même constatation se fait d'ailleurs chez l'enfant.

Chez le porc, l'œil est très petit par rapport au poids général, au contraire du chien, qui a de gros yeux. L'œil de ce dernier grossit avec l'âge ; son volume augmente également en raison du poids de l'animal.

C'est le chat qui possède l'œil le plus gros. Le volume varie peu avec l'âge et la taille des sujets.

Une loi générale à tirer de ces recherches est celle-ci : dans une espèce animale donnée, ce sont les individus les moins gros qui ont relativement les plus gros yeux.

Si l'on tient compte de la grosseur relative des yeux, il faut placer en tête le chat. Viennent ensuite le lapin, le chien, le mouton, le veau, le cheval, l'homme, la vache, le porc, le bœuf.

Mais il ne faudrait pas conclure de là que l'acuité visuelle est en rapport étroit avec la grosseur du globe, car l'expérience a montré que le mouton et le veau n'ont pas une vision meilleure que le chien, le cheval et l'homme.

Le *volume du globe*, par rapport à la *capacité orbitaire*, montre des variations curieuses suivant les espèces. Ainsi, l'œil du cheval, pesant 50 grammes, est contenu dans une cavité orbitaire cubant 124 centimètres cubes, soit un rapport de 1 à 2 1/2. Au contraire, pour un globe de 31 grammes, le bœuf a une orbite de 196 centimètres cubes de capacité : rapport, 1 : 6 ; de même chez le mouton. Le rapport tombe à 1 : 8 chez la chèvre. Il s'élève, au contraire, à 1 : 2 chez le porc.

Cornée. — Cette membrane a la forme d'un ellipsoïde ; la courbure la plus faible correspond au méridien parallèle à la fente pupillaire, la plus forte au méridien perpendiculaire.

Chez les carnivores, cependant, la forme est sensiblement circulaire.

Voici quelques chiffres des rayons de courbure exprimés en millimètres :

ESPÈCE	RAYON DE COURBURE DU MÉRIDIEN	
	Vertical.	Horizontal.
Cheval.	16,57	17,94
Bœuf	15,21	16,43
Veau .	11,9	11,57
Mouton	11,95	11,37
Porc.	10,6	11, »
Chien	8,5	» »
Chat.	8,9	8,4

En ligne droite, les dimensions de la cornée sont les suivantes, mesurées en millimètres (KOSCHEL) :

ESPÈCE	LARGEUR	HAUTEUR
Cheval	33,1	25,8
Bœuf.	30,5	23,2
Mouton	22,4	15,4
Porc	17,7	14,7
Chien.	16,3	15,25
Chat	17,0	16,0

L'épaisseur de la membrane, au centre, exprimée en millimètres, varie entre 2 millimètres et $0^{mm},6$ suivant les espèces (KOSCHEL) :

```
Cheval. . . . . . . . . . . .   1   — 1,5
Bœuf . . . . . . . . . . . .   1,5 — 2,0
Mouton . . . . . . . . . . .   0,8 — 2
Porc . . . . . . . . . . . .   1,0 — 1,2
Chat . . . . . . . . . . . .   0,8 — 1
         ( gros . . . . . . .   0,8 — 1
Chien  { moyen . . . . . . .   0,8 — 1
         ( petit . . . . . . .  0,6 — 0,7
```

Nous avons représenté, sur la figure 571 (volume II de l'Encyclopédie), la situation des points principaux, des points nodaux, des surfaces cornéenne et rétinienne dans l'œil des différents vertébrés. On remarquera l'épaisseur considérable de la lentille, comprise entre S_2 et S_3, chez les animaux autres que l'homme. (Voir aussi : Cristallin, page 851.)

Grandeur des images rétiniennes. — Si l'on superpose la coupe antéro-postérieure de deux yeux de grandeur inégale, en faisant coïncider leurs points nodaux, on constate que la surface interceptée sur les deux rétines par les rayons émanés d'un même objet, sont sensiblement proportionnelles à la longueur de chaque œil. La grandeur de l'image augmente donc avec la longueur de l'œil. Dans l'œil du cheval, cette image est environ deux fois plus grande en longueur et quatre fois plus grande en surface que dans l'œil humain. Il y a donc, on peut l'admettre du moins, plus de netteté dans la perception, mais il ne s'ensuit pas que l'objet soit vu plus grand par le cheval que par l'homme, car l'angle visuel est le même dans les deux cas.

CHAPITRE II

MÉTHODES D'EXPLORATION

Ces méthodes ne diffèrent pas de celles qui sont en usage en médecine humaine. Elles comportent l'examen à l'œil nu, l'examen à l'éclairage oblique et à l'ophtalmoscope. On y ajoutera l'examen des images de Purkinje-Sanson, l'étude de la réaction pupillaire, celle de la tension intra-oculaire, la détermination approximative de l'acuité visuelle.

Examen à l'œil nu. — En plein jour, il se fera de préférence dans un local clos, éclairé par une fenêtre. Les petits animaux seront placés sur une table, face à la fenêtre.

On n'oubliera jamais de procéder avec une grande douceur, sous peine de voir les animaux devenir intraitables. On évitera de toucher inutilement le bord des paupières, les cils. L'instillation d'un collyre à la cocaïne à 3 p. 100, surtout lorsque l'œil est irrité, rendra de grands services.

Examen à l'éclairage oblique. — La demi-obscurité est nécessaire. Comme source lumineuse on se sert d'une lampe ordinaire, munie de préférence d'un réflecteur et tenue à la main. La petite lanterne de Priestley-Smith, les lanternes sourdes à réflecteur, comme la lampe policemen, et munies d'une lentille convexe de 15 à 20 dioptries, sont d'un usage très commode.

S'il s'agit du cheval, un aide tiendra l'animal par le bridon et par l'oreille. L'instillation d'une goutte de collyre d'atropine à 1/200 facilitera beaucoup l'examen du cristallin et décélera l'existence de synéchies iriennes. Les surfaces du cristallin fourniront les images bien connues de Purkinje-Sanson ; mais, par suite du défaut d'homogénéité de la lentille, on pourra observer des images multiples, quatre ou cinq à la fois.

Examen ophtalmoscopique. — L'examen des milieux à la lumière *transmise* avec le réflecteur plan ou plutôt concave, se fait très facilement en utilisant la lumière du jour. Le fond de l'œil des animaux est, en effet, muni d'un tapis clair qui réfléchit la lumière. Cette lueur oculaire, dans la demi-obscurité, est bien connue et tout le monde l'a observée chez le chat.

On utilisera la lumière directe venant du ciel, et non la lumière réfléchie par des objets extérieurs ou la lumière solaire directe. L'animal, si c'est un chien ou un chat, sera placé sur une table placée devant une fenêtre, l'œil à examiner tourné vers l'intérieur de la pièce. S'il s'agit du cheval, l'animal sera placé parallèlement à une porte d'écurie, bien éclairée, l'œil à examiner tourné vers l'intérieur. Une imposte ou une fenêtre placée à une certaine hauteur serait préférable. La porte étant fermée, on se trouverait dans une demi-obscurité favorable.

L'éclairage artificiel, tel que la lumière d'une lampe, sera utilisé à défaut de lumière du jour. Il nécessitera souvent la présence d'un aide spécial. Enfin, la coloration du fond de l'œil sera sensiblement différente de celle donnée par l'éclairage naturel ; la teinte bleue du tapis du cheval passe au jaunâtre ; la papille bleuâtre ou rosée, prend une teinte orangée.

Pour l'examen du fond d'œil, c'est la méthode à l'image droite qui est de beaucoup la plus facile. Le fond d'œil apparaît ainsi comme vu à la loupe, à un grossissement de 8 diamètres environ. Sa simplicité met, au contraire de ce qui est chez l'homme, l'ophtalmoscopie à la portée de tous (Nicolas).

La méthode à l'image renversée donne un grossissement plus faible et permet, par conséquent, de parcourir rapidement de grandes étendues sur la rétine ; mais, par suite de l'indocilité des animaux, il est difficile de maintenir la tête dans la position fixe requise pour cet examen.

Néanmoins, l'examen du fond d'œil des petits animaux, chien, chat, est incomparablement plus facile à l'image renversée qu'à l'image droite. Ajoutons qu'il est aussi plus agréable pour l'observateur, considération qui a sa valeur quand on observe des animaux remuants.

Détermination de la réfraction statique. — *A.* A L'IMAGE DROITE. — On opère de la même façon que chez l'homme ; mais comme il est difficile de se rapprocher de l'œil de plus de cinq centimètres, il y aurait lieu, en vue d'une mesure très exacte, de tenir compte de cette distance dans l'évaluation du degré d'amétropie, l'hypermétropie étant trouvée avec une erreur en moins, la myopie avec une erreur en plus. Mais la correction à effectuer en pareil cas ne s'impose vraiment que pour les amétropies fortes ; jusqu'à 4 dioptries, l'erreur est négligeable. Or, les amétropies qui dépassent ce chiffre sont exceptionnelles chez les animaux.

B. PAR L'IMAGE AÉRIENNE DU FOND DE L'ŒIL. — L'observateur se place à une distance de l'œil supérieure à un mètre et éclaire la rétine. Si les vaisseaux qu'il aperçoit paraissent se déplacer dans le même sens que lui-même, l'œil est hypermétrope. L'œil est myope si le déplacement apparent des vaisseaux se fait en sens inverse des mouvements de l'observateur. En se rapprochant de l'œil, on peut déterminer approximativement la position du foyer conjugué aérien de l'œil myope. Dans le cas d'emmétropie, on ne distingue pas de détails du fond d'œil à la distance d'un mètre.

C. SKIASCOPIE. — Elle se pratique comme chez l'homme, mais en se servant de la lumière du jour de préférence. On se servira indifféremment du miroir concave ou du miroir plan. L'interposition de lentilles isolées ou montées sur une réglette permet la détermination de la réfraction avec une approximation suffisante. L'astigmatisme se révèle avec la même facilité. Il est à remarquer que l'observation est fort peu gênée par les contractions du muscle ciliaire. Nous avons vu qu'en dehors du singe, l'accommodation se réduit, chez les animaux, à un petit nombre de dioptries.

Certaines particularités, cependant, sont à noter. Aussi bien que chez l'homme, on observe chez les animaux les ombres *paradoxales*. L'ombre périphérique marche en sens contraire de l'ombre du centre. Ce phénomène est bien connu dans le kératocone. En général, il révèle l'aberration de sphéricité des milieux réfringents, particulièrement du cristallin.

D'autres fois, chez le cheval, l'ombre d'abord directe, à un premier mouvement du miroir, devient inverse à un second mouvement. ABLAIRE, qui a signalé ce fait, l'explique par un mouvement d'accommodation. NICOLAS et FROMAGET invoquent la conformation spéciale de l'œil du cheval, dont la section antéro-postérieure représente un ovoïde à grand axe dirigé en haut et en arrière. On sait que la papille des animaux est située dans la portion inférieure du fond d'œil. A quelque distance au-dessus de la papille on voit, chez le cheval, la limite facilement appréciable des deux tapis, siège de l'*area* (tome II, figure 553) et lieu de la plus grande sensibilité rétinienne. A ce niveau aboutit donc l'axe visuel. Or, la papille, l'area et les portions de rétine au-dessus, sont situées à des distances inégales du sommet cornéen, la distance de ce sommet à la papille étant la plus courte et l'éloignement croissant à mesure que l'on considère des portions de rétine plus élevées. Il en résulte que, dans la direction de la macula, la réfraction sera hypermétropique ; elle pourra être emmétropique dans la direction de l'area, et myopique pour une portion de fond d'œil située au-dessus.

D'où cette règle dans la détermination de la réfraction à l'image droite de toujours prendre pour point de repère la région qui se trouve à la limite des deux tapis. (Fig. 553 et 556, tome II.) Dans la skiascopie, on s'efforcera d'être toujours dans la direction de l'axe visuel (NICOLAS).

Enfin, chez le cheval, au lieu d'un éclairage uniforme du champ pupillaire, il existe parfois des zones concentriques alternativement claires et ombrées, dénotant des inégalités de réfringence des milieux. Le jeu des ombres peut même être tel qu'il est impossible de déterminer le sens de leur marche.

État numérique de la réfraction. — L'hypermétropie faible et l'emmétropie sont la règle chez le cheval. La myopie ne se rencontre que dans 5 à 20 p. 100 des chevaux observés et elle atteint rarement 3 à 4 dioptries. L'anisométropie est fréquente. La sclérectasie postérieure, myopique, semble ne pas exister chez l'animal. On trouve quelquefois des altérations choroïdiennes atrophiques au voisinage de la papille ; mais celles-ci n'ont pas de rapport avec la réfraction myopique.

MOTAIS a observé la myopie forte chez les grands fauves en cage, et il pense qu'elle est la conséquence de la vision rapprochée.

L'astigmatisme du type hypermétropique simple est fréquent chez le cheval ; il ne dépasse guère 0,50 à 1 dioptrie.

Tonométrie. — La tension intra-oculaire s'apprécie par la palpation avec les doigts, comme chez l'homme. Les degrés de dureté se notent de la même façon.

Examen de la fonction visuelle. — Il est facile de se rendre compte si un animal voit ou ne voit pas ; mais il est très difficile d'apprécier le degré d'une simple diminution de la vision. Une observation prolongée, une fréquentation journalière avec un animal dont les habitudes antérieures étaient connues, peuvent seules nous éclairer.

On couvrira un œil après l'autre avec un masque et on se rendra compte si l'approche brusque du doigt détermine un recul. L'animal sera conduit à la longe ; celui qui voit mal butera contre des obstacles semés sur son passage. Pour le cheval en particulier, des éléments psychiques, la peur, suffisent souvent à expliquer l'hésitation devant l'obstacle. Il faut se garder de toujours accuser dans ces cas le mauvais état de la vision.

La perte de vision d'un œil semble rendre difficile à l'animal l'appréciation des distances et des hauteurs. On voit des chevaux faire un effort disproportionné avec l'importance de l'obstacle à franchir. Mais il y a des exceptions, et BAYER cite le cas d'un cheval de course, excellent sauteur, porteur d'une pièce d'émail d'un côté, qui appréciait parfaitement l'effort à donner et abordait l'obstacle en inclinant légèrement la tête de côté, afin de le bien voir.

Chez le *chien* on peut procéder par menaces, soit avec la main, soit avec un bâton. On peut aussi inviter l'animal à traverser une pièce et observer la façon dont il contourne des sièges ou des meubles disposés sur son passage.

Le réflexe pupillaire, comme on sait, se produit dans les deux yeux même quand on n'éclaire qu'un seul côté. La recherche du réflexe consensuel est très utile pour déterminer si l'œil que l'on éclaire est ou non amaurotique, ou pour mettre en évidence une paralysie pupillaire du côté opposé. Chez le cheval on fera cet examen en tournant l'œil à examiner du côté du jour et en le faisant couvrir et découvrir par un aide. La contraction s'observe sur l'œil opposé, tourné vers le fond obscur et légèrement éclairé avec l'ophtalmoscope (NICOLAS).

Chez le chien et le chat le réflexe est ample et rapide. On procédera chez eux comme chez l'homme.

Le réflexe de *convergence* ne peut s'observer que chez les animaux doués de la vision binoculaire. Chez le chien à qui l'on présente un morceau de sucre on voit ce mouvement se produire, mais en sens inverse de celui de l'homme, c'est-à-dire que la pupille se dilate.

CHAPITRE III

ASPECT OPHTALMOSCOPIQUE DE L'ŒIL NORMAL

Aux indications que nous avons données dans le tome III de cet ouvrage (p. 875) et qui se rapportent aux différentes classes d'animaux, il est nécessaire d'ajouter certains détails concernant plus particulièrement les animaux domestiques que nous avons en vue dans cette étude et qui font l'objet de l'ophtalmologie vétérinaire.

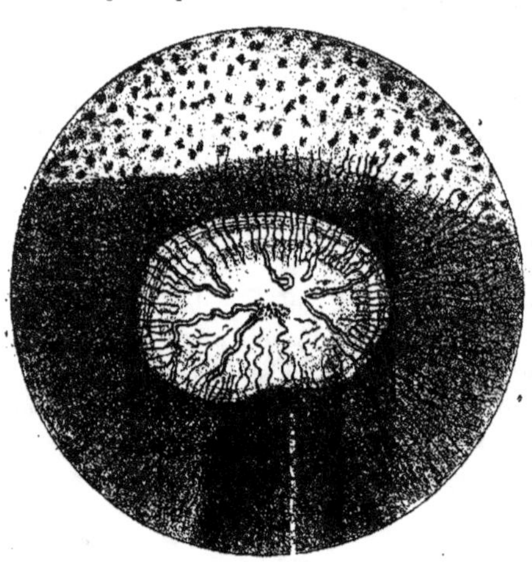

Fig. 295.

Fond d'œil de cheval vu à l'ophtalmoscope. La portion supérieure est bleu verdâtre (tapis clair) avec quelques taches violacées. La portion inférieure correspond au tapis sombre; sa teinte est rouge sombre. Directement en bas se voit un espace trapézoïde foncé où il n'y a jamais de vaisseaux. (D'après Nicolas et Fromaget.)

Cheval, Ane et **Mulet**. — Ainsi que le montre la figure 295, la région claire, dite du *tapetum lucidum*, occupe la moitié supérieure du fond d'œil sans s'étendre, toutefois, sur un œil ouvert jusqu'à la périphérie. En bas le tapis clair s'arrête à une petite distance au-dessus de la pupille. A ce niveau commence le *tapetum nigrum* qui occupe la moitié inférieure de l'hémisphère postérieur. La ligne de séparation entre les deux portions est sensiblement horizontale.

La teinte claire de la portion supérieure s'explique par l'absence de pigment dans les cellules de la couche épithéliale de la rétine. La couche fibreuse de la choroïde, ou couche du tapis, qui n'existe que dans cette région et qui s'interpose entre la chorio-capillaire (en avant) et la couche des gros vaisseaux (en arrière) étend un voile au-devant des éléments pigmentés du stroma choroïdien et de la *lamina fusca*. Au travers de ce voile les éléments noirs apparaissent bleutés. A la teinte bleue s'ajoute un ton jaune fourni par les éléments sanguins contenus dans la chorio-capillaire placée en avant. La combinaison du bleu et du jaune donne un ton bleu-vert qui est celui de cette région éclairée par la lumière du jour. La teinte verte s'accuse davantage encore par l'éclairage à la lumière artificielle (BERLIN).

Il y a cependant des variantes dans les teintes du tapis clair : jaune, jaune-vert, jaune-bleu, bleu, multicolore, et la teinte n'est jamais uniforme. Toujours il s'ajoute un pointillé ordinairement bleu ou vert, quelquefois jaunâtre ou rosé.

Le tapis fibreux disparaît un peu au-dessous de la limite des portions claire et sombre du fond d'œil. La teinte sombre est due au pigment choroïdien auquel s'ajoute le pigment de même nature de l'épithélium rétinien. A l'éclairage ophtalmoscopique cette région apparaît tantôt brun violacé, tantôt rouge, brique ou lilas. Par places on aperçoit des bandes rouges de 2 à 3 millimètres de largeur et de longueur variable, qui sont des vaisseaux choroïdiens. L'aspect rouge, *embrasé*, du tapis sombre provient d'une transparence de la couche des gros vaisseaux de la choroïde et non d'une couleur particulière du pigment (NICOLAS).

La *papille* apparaît dans la portion sombre à environ un demi-diamètre papillaire au-dessous de la limite des champs clair et sombre. Dans l'examen ophtalmoscopique on la cherchera un peu en bas et en arrière, vers la tempe. A l'image droite elle apparaît comme un ovale mesurant 3 à 4 centimètres dans le diamètre horizontal et 2 à 3 cm. 5 dans le vertical. Quelquefois l'orientation du grand axe s'approche de la verticale. La teinte est rouge vif ou rose pâle et on distingue trois zones de coloration différente : la zone périphérique blanchâtre, correspondant à la gaine celluleuse du nerf ; la zone centrale, blanc jaunâtre, d'aspect criblé ; la zone intermédiaire, rouge, qui est le siège d'une vascularisation abondante. Enfin la papille est souvent entourée d'un anneau blanc, dit anneau sclérotical, qu'il ne faut pas confondre avec un staphylome postérieur.

Les vaisseaux émergent principalement de la périphérie papillaire. Ils sont très nombreux et leur longueur ne dépasse guère un diamètre papillaire.

Bœuf. — Le tapis clair descend plus bas que chez le cheval ; néanmoins la papille, petite, mal délimitée et de teinte blanchâtre, reste située dans le tapis sombre. Le tapis clair est vert brillant, sans pointillé. Les vaisseaux au nombre de trois groupes, un vertical et deux latéro-inférieurs, partent du centre de la papille pour s'étendre jusqu'à l'*ora serrata*.

Mouton. — L'aspect est sensiblement le même que chez le bœuf. Il en est de même chez la chèvre. Ici le *tapetum nigrum* est peu foncé ; le *tapetum lucidum* est bleu ou violacé.

Chien. — Le tapis clair est ordinairement jaune doré au milieu et vert à la périphérie ; le tapis sombre varie du marron clair au brun foncé. A la jonction des deux tapis se voient des îlots foncés entourés de portions claires. La situation de la papille est variable par rapport à la limite du tapis. De forme généralement triangulaire, sa couleur varie du blanc au gris foncé. Les vaisseaux partent du milieu, dessinant un **Y** renversé.

Chat. — La dilatation artificielle de la pupille par l'atropine est nécessaire pour l'examen. La papille est située dans le tapetum clair. Celui-ci est jaune au milieu, vert à la périphérie. Le tapis sombre est noir intense. La disposition des vaisseaux est à peu près la même que chez le chien. Comme chez ce dernier et chez les ruminants, les vaisseaux s'étendent jusqu'à l'extrémité antérieure de la rétine.

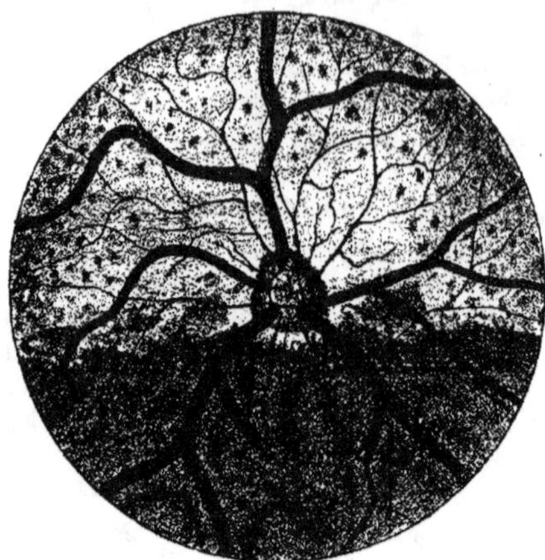

Fig. 296.

Fond d'œil de chien. La papille est triangulaire. La portion supérieure de la rétine est vert-jaunâtre ; la portion inférieure rouge sombre (d'après Nicolas et Fromaget).

Comme particularités de fond de l'œil, il y a lieu de signaler les fibres à myéline persistantes à l'état normal chez le lapin sous forme de deux faisceaux horizontaux. L'existence de faisceaux blancs recouvrant le bord papillaire et s'étendant dans la rétine avoisinante, est fréquemment observée chez le cheval. Ils sont plus rares chez le bœuf, le chien.

L'absence de pigment dans les cellules épithéliales de la rétine peut se traduire par des taches claires. Lorsque le pigment fait défaut par places dans la choroïde, les gros vaisseaux de celle-ci deviennent nettement visibles. Ces altérations n'ont rien de pathologique.

CHAPITRE IV

AFFECTIONS DE LA CONJONCTIVE

L'exploration de la conjonctive est assez facile chez les petits animaux tels que le chien et le chat. Une traction énergique sur les paupières suffit à étaler la plus grande partie de la membrane. Pour les grands animaux, le cheval, le bœuf, il est nécessaire d'introduire l'extrémité du doigt jusqu'au fond du cul-de-sac et au-dessous de la membrane clignotante.

INFLAMMATIONS DE LA CONJONCTIVE

Conjonctivite catarrhale et purulente. — Parmi les causes du catarrhe conjonctival on trouve tout d'abord des irritations externes : poussière, corps étrangers tels que fétus de paille, grains de sable ; les vapeurs ammoniacales qui se dégagent du fumier ; le froid, les courants d'air, la lumière vive réfléchie par la neige et riche en rayons ultra-violets. Le larmoiement, la dacryocystite seront recherchés avec soin. Parmi les agents qui déterminent la conjonctivite chez l'homme, le bacille de Weeks, le diplobacille ne sont pas inoculables aux animaux ; le pneumocoque en injection sous-conjonctivale ne détermine, chez le lapin, qu'une conjonctivite légère ; le streptocoque virulent produit dans les mêmes conditions une réaction vive. Le gonocoque n'a pas pu être inoculé.

Des épidémies de conjonctivite aiguë ont été observées dans l'armée, chez le cheval, par Mœller, Nicolas. Schiel a vu une épidémie de ce genre dans trois troupeaux de vaches. L'affection se compliquait au bout de quelques jours de foyers blancs qui s'ulcéraient, se recouvraient de grosses granulations et laissaient après guérison des cicatrices étendues. L'examen bactériologique est jusqu'ici toujours resté négatif.

Les infections générales, telle la rougeole chez l'homme, s'accompagnent également chez les animaux d'inflammation de la conjonctive : infection pasteurellique, fièvre pétéchiale, dourine, chez le cheval ; coryza gangréneux, peste, chez le bœuf ; rouget et choléra chez le porc ; maladie du jeune âge et diabète chez le chien. Enfin on observe des éruptions conjonctivales accompagnées de catarrhe dans le horse-pox, la fièvre aphteuse, la clavelée, etc.

La forme *purulente* du catarrhe conjonctival ne diffère du catarrhe simple que par l'exagération des symptômes, en particulier du gonflement des paupières, et s'accompagne fréquemment d'un état général mauvais. Les complications cornéennes sont fréquentes. Elle atteint plus particulièrement les ruminants et le chien, ensuite les oiseaux de basse-cour ; elle est plus rare chez le cheval. OMEGA cite une épidémie d'ophtalmie purulente avec complications cornéennes graves chez une portée de jeunes chats dont la mère était atteinte de vaginite. La maladie apparut un jour après la naissance et la contagion s'étendit à des chats du voisinage.

Chez les oiseaux il s'agit fréquemment d'une affection vermineuse. On trouve sous la nictitante et dans les culs-de-sac conjonctivaux de petits vers blancs, filiformes (*filaria* ou *spiroptera Mansoni*).

Dans une observation de JERMOLAJEW, la maladie fut apportée dans un troupeau de vaches par des animaux étrangers. Après une incubation de quelques jours il se déclarait un gonflement considérable des paupières, du larmoiement avec forte sécrétion, et des ulcérations centrales des cornées. La guérison complète a été la règle.

DELMER cite un fait analogue dans un troupeau de chèvres. Chez plusieurs animaux la cornée s'ulcéra et devint complètement opaque. On observa également la propagation à la muqueuse nasale. Le transport du liquide conjonctival à un animal sain était suivi invariablement de conjonctivite en l'espace de quelques jours. Sur les animaux d'autres espèces l'inoculation resta, par contre, négative. L'état général, dans tous les cas, resta bon.

Jusqu'ici le résultat de l'examen bactériologique des liquides sécrétés est toujours resté négatif.

Dans quelques cas on a attribué à l'inoculation du pus vaginal de la mère la blennorrhée constatée chez des animaux nouveau-nés: poulains, agneaux, chats, chiens, et on a établi un parallèle avec l'ophtalmie du même genre qui s'observe dans l'espèce humaine. Il ne peut être question évidemment du gonocoque qui n'est pas inoculable aux animaux. Les expériences qui ont été faites avec le pus de l'uréthrite et de la vaginite du chien, affections très fréquentes comme on sait, sont contradictoires ; en particulier MOELLER, CADIOT, NICOLAS en cherchant à inoculer ce liquide soit par scarification, soit par injection, à la conjonctive des animaux, adultes ou nouveau-nés, n'ont eu que des insuccès.

Traitement. — On cherchera d'abord à éloigner la cause du mal, si celle-ci a pu être déterminée. On cherchera après anesthésie cocaïnique les corps étrangers dans les culs-de-sac ou sous la membrane nictitante; on traitera les affections lacrymales.

Les topiques sont les mêmes que ceux usités en thérapeutique humaine : le nettoyage des paupières, l'enlèvement des sécrétions, se fait avec des tampons d'ouate imbibés d'eau simple ou boriquée, de solutions de cyanure de mercure à 1 p. 3.000 ou 1 p. 5.000, dont on fera pénétrer le plus possible dans la cavité conjonctivale. Comme collyres, on utilisera particulièrement le nitrate d'argent à 1 p. 300 ou 1 p. 100, le sulfate de zinc à 1 ou 2 p. 100. Si la sécrétion est notable et ne s'arrête pas par ces moyens, on aura recours aux grandes irrigations répétées deux fois par jour avec mon entonnoir-laveur en verre relié par un tube de caoutchouc à un bock contenant une solution tiède de permanganate de potasse à 1 p. 3.000 ou 1 p. 5.000. Les solutions mercurielles même très étendues, employées de cette façon, seraient très irritantes et doivent être rejetées. De même le bock sera tenu à une très faible hauteur.

Lorsqu'il existe des ulcérations cornéennes, on se contentera d'une seule instillation de nitrate par jour. On fera, en outre, si la sécrétion est abondante, un lavage au permanganate, et on introduira entre les paupières de la pommade à l'oxyde jaune au centième.

Les vers seront enlevés après renversement des paupières et de la nictitante avec un linge fin ou une pince. Les instillations de solution de bicarbonate de soude auraient la propriété de les faire fuir.

Conjonctivite à fausses membranes. — Cette affection atteint spécialement les oiseaux de basse-cour. Elle est rare chez le bœuf, la chèvre, le chien. La fausse membrane occupe plus particulièrement la portion palpébrale ; mais elle peut également s'étendre aux culs-de-sac et à la surface du globe. Sa couleur est jaune ou brune ; elle est résistante et adhère assez fortement. La sécrétion peut être peu marquée, séreuse, ou au contraire abondante et d'aspect purulent. Il vient des ulcérations sur la conjonctive et sur la cornée ; celle-ci peut être détruite sur une grande étendue.

L'affection est généralisée habituellement aux autres muqueuses : nasale, pharyngienne, trachéale, et s'accompagne de symptômes généraux graves ; l'animal est triste et ne mange pas.

D'après Guérin, l'agent infectieux de la diphtérie aviaire serait une pasteurella et n'aurait rien de commun avec le bacille de Löffler. On a rencontré également le bacille pseudo-diphtérique, le bacille de la nécrose chez la poule ; souvent aussi le résultat des recherches est négatif.

Chez des animaux, en particulier le cheval, on a vu apparaître des pseudo-membranes à la suite de cautérisations sans mesure avec des solutions argentiques fortes.

Traitement. — Cette affection étant très contagieuse, l'isolement des sujets malades s'impose ainsi que la désinfection des locaux. Préventivement, on pourra user d'un vaccin délivré par l'Institut Pasteur de Lille et que l'on inocule en deux fois, à douze jours d'intervalle, et seulement sur des animaux très jeunes et indemnes de la maladie.

Localement on fera des lavages des yeux avec des solutions faibles de permanganate, de sublimé (à 1 pour 4.000). On enlèvera les fausses membranes et on touchera les surfaces dénudées avec de l'essence de térébenthine.

Conjonctivite nodulaire. — La conjonctivite folliculaire est extrêmement répandue chez le chien. Les follicules lymphatiques hypertrophiés pressés les uns contre les autres, donnent alors à la muqueuse un aspect chagriné. On les rencontre surtout au-dessous de la troisième paupière.

A l'état discret, ces petites tumeurs se rencontrent sur la conjonctive de la plupart des animaux aussi bien que chez l'homme. On peut se demander s'il ne s'agit pas alors d'une production normale. Lorsqu'elles sont particulièrement nombreuses et qu'elles s'accompagnent de sécrétion, le traitement est celui du catarrhe ordinaire.

La conjonctivite granuleuse de l'homme n'est pas inoculable à l'animal, sauf au singe. Chez le cheval, la conjonctivite de ce nom devrait être considérée comme une localisation conjonctivale de la dermite granuleuse qui est elle-même accompagnée ou précédée de plaies d'été siégeant à la tête.

On trouve dans ce cas dans la muqueuse d'un rouge vif, et surtout sur le corps clignotant, des granulations jaunâtres du volume d'un grain de mil qui font place à des ulcérations à parois bourgeonnantes et contenant les mêmes granulations. Dans les granulations conjonctivales on trouverait, comme dans celles des plaies d'été, les restes de la *filaria irritans*.

L'affection se présente surtout pendant la saison chaude. Elle guérit facilement par les attouchements avec le cristal de sulfate de cuivre (QUÉRAND).

TUMEURS DE LA CONJONCTIVE. — Chez le cheval on a observé le sarcome, l'épithéliome. Le siège de ce dernier est habituellement le limbe, comme chez l'homme. La néoplasie végète à la surface du globe, elle peut aussi pénétrer dans l'intérieur. L'abrasion est souvent suivie de récidive.

Le ptérygion a été vu rarement chez le cheval et le chien. Les dermoïdes ne sont pas très rares chez les mammifères domestiques; leur siège habituel est le limbe cornéen, au côté externe. Elles peuvent aussi siéger uniquement sur la cornée.

CHAPITRE V

AFFECTIONS DE LA SCLÉROTIQUE ET DE LA CORNÉE

Sclérotique. — L'hyperémie scléroticale se traduit chez les animaux par une teinte violacée au voisinage de la cornée, plus accentuée que celle que nous observons chez l'homme. Elle est la conséquence d'une hyperémie des portions voisines du tractus uvéal. La sclérite proprement dite est pour ainsi dire inconnue en vétérinaire.

Le staphylome postérieur, très rarement observé, paraît être d'origine congénitale. Le staphylome antérieur, la buphtalmie, relèvent d'affections du tractus uvéal compliquées de glaucome.

A la suite de traumatismes, la rupture se produit, comme chez l'homme, de préférence au niveau du limbe scléro-cornéen.

Cornée. — La symptomatologie générale des affections de la cornée ne présente pas de particularité propre à l'animal. A l'exemple de NICOLAS, nous diviserons les kératites en *suppuratives* et non *suppuratives*.

Dans les premières se rangent la kératite superficielle, la kératite vasculaire ou pannus, la kératite avec vésicules, la kératite parenchymateuse, la kératite pointillée profonde.

Comme kératites suppuratives, nous avons : l'abcès et l'ulcère de la cornée, la kératite neuroparalytique et la kératite par lagophtalmie.

Nous n'insisterons naturellement dans cette description que sur les points particuliers aux animaux.

KÉRATITES NON SUPPURATIVES

Kératite superficielle. — Elle se borne à une desquamation localisée de l'épithélium cornéen avec ou sans infiltration du parenchyme. La guérison survient après quelques jours dans les degrés légers de l'affection.

Dans l'étiologie, on relève le catarrhe conjonctival spontané ou traumatique, les érosions traumatiques, le trichiasis, la présence de corps étrangers sous les paupières.

Au cours de maladies infectieuses, peste bovine, clavelée, on peut voir apparaître sur la cornée des vésicules et même des bulles qui seront suivies de l'apparition d'un pannus partiel ou total. La membrane prend alors un aspect trouble et une teinte rougeâtre.

Le pannus, processus de défense et de réparation, peut apparaître également dans les kératites traumatiques, pour peu que le contact de l'agent vulnérant se prolonge un certain temps.

Kératite parenchymateuse. — Celle-ci débute généralement par une opacité périphérique qui gagne lentement le centre de la cornée. Le parenchyme montre dans son intérieur de petits foyers grisâtres, à bords diffus. La surface de l'épithélium est piquetée. Finalement la membrane apparaît toute blanche, ou jaunâtre, intransparente.

Dans tous les cas on voit se détacher du bord scléral des vaisseaux profonds qui s'enfoncent dans la membrane pour se diviser et s'anastomoser à quelque distance de leur point de départ. Les vaisseaux superficiels, partis de la conjonctive, peuvent à leur tour recouvrir la surface de la cornée d'un *pannus tenuis*.

Cette kératite, en tout point semblable à celle qui s'observe chez l'homme, s'accompagne habituellement de phénomènes d'iritis et d'irido-cyclite dont le processus cornéen n'est en sorte qu'un prolongement. Aussi l'observe-t-on fréquemment au cours de l'irido-cyclite ou fluxion périodique du cheval, de la fièvre typhoïde, de la pneumonie infectieuse du cheval, du coryza gangréneux du bœuf, de la maladie du jeune âge chez le chien. La kératite accompagnée d'une fièvre d'intensité variable peut même constituer le seul symptôme de cette affection. Enfin on l'a relevée au cours de la variole chez la vache et la chèvre, sur des jeunes ours tenus en captivité, etc.

La kératite interstitielle est une complication habituelle de la tuberculose de la portion antérieure du tractus uvéal, iris et corps ciliaire. Son évolution rappelle celle de la même affection observée chez l'homme : œdème cornéen, néoformation de vaisseaux profonds. Les productions tuberculeuses typiques paraissent faire défaut. Ces dernières sont, au contraire, facilement reconnaissables dans la kératite tuberculeuse proprement dite où les nodules peuvent s'étendre jusque sous l'épithélium antérieur, confluer et se ramollir, d'où une destruction partielle de la membrane (bœuf, porc).

La kératite profonde a été observée au cours de la trypanosomiase par Morax, chez la chèvre, et par Stock.

La **kératite maculeuse ou pointillée** a été observée aux environs de Vienne en 1884 par Frœhner chez le cheval. En 1891, elle apparut épidémiquement chez l'homme et reçut de Reuss le nom de kératite maculeuse, tandis que Fuchs la dénommait kératite superficielle et Adler kératite sous-épithéliale centrale. Bayer en observa cinq cas la même année chez le cheval, et trois nouveaux cas en 1899 seulement. Simultanément l'affection avait été observée à nouveau chez l'homme par les oculistes viennois.

L'affection se révélait par des opacités circonscrites de la cornée se décomposant à la loupe en petits points gris. Ces opacités siégeaient au-dessous de l'épithélium resté intact. Au-dessus de ces opacités la cornée montrait un léger soulèvement, une sorte de facette. L'aspect général de la membrane rappelait celui d'un bouchon de carafe taillé. Dans d'autres cas les points se présentaient uniformément disséminés dans la membrane.

La *marche* est éminemment chronique. Les symptômes réactionnels très modérés, s'atténuent lentement en quelques semaines. Les récidives sont fréquentes à des intervalles d'un à trois mois. L'affection a pu être suivie pendant plusieurs années. La *cause* de cette affection est inconnue.

Sous le nom de kératite **pointillée profonde,** ou descemétite, on a décrit un trouble cornéen dû à des précipités sur la face postérieure de la cornée. C'est une complication des uvéites et non pas une kératite.

KÉRATITES SUPPURATIVES

Kératite à hypopyon. — Le type clinique connu sous ce nom n'est pas rare en pathologie vétérinaire. L'infiltration du parenchyme cornéen par des globules de pus, l'extension progressive du bourrelet blanchâtre avec ulcération en arrière, le précipité fibrino-purulent dans la chambre antérieure, tout cela ne diffère en rien de ce que nous voyons chez l'homme. Le processus peut s'arrêter, l'ulcère se réparer; sinon il se produira une perforation plus ou moins large avec simple adossement ou au contraire, hernie large de l'iris. En raison de son épaisseur, la membrane de Descemet du cheval dénudée résiste assez bien à la poussée de l'humeur aqueuse. Le kératocèle, par contre, se verrait chez le bœuf et chez le chien. L'ulcère simple est d'observation assez fréquente. Il représente une infection atténuée et son pronostic varie évidemment suivant les causes dont il relève.

Étiologie. — On sait par l'étude de la kératite des moissonneurs que la diminution de résistance de l'organisme est une cause prédisposante aux infections graves de la cornée. Il en sera de même, l'été surtout, chez les animaux surmenés, mal nourris, ou débilités par une affection générale telle que le diabète, la maladie du jeune âge chez le chien.

Les causes occasionnelles habituelles sont les traumatismes, les érosions produites par des brins de paille, le choc de branches, les corps étrangers, les brûlures par des substances caustiques telles que la chaux; les animaux qui ont naturellement les yeux saillants (chiens carlins) sont particulièrement exposés. La conjonctivite aiguë ou chronique s'accompagne facilement d'ulcérations cornéennes. Chez les oiseaux la conjonctivite pseudo-diphtérique est suivie souvent d'ulcères perforants conduisant à la panophtalmie. L'infection endogène a été invoquée pour expliquer les ulcères cornéens survenant au cours de l'influenza du cheval et de la dourine, de la maladie du jeune âge chez le chien.

Sous le nom de **kératite épizootique** *du bétail,* de conjonctivite aiguë infectieuse, les vétérinaires ont décrit une affection qui atteint surtout les ruminants, le bœuf en particulier. On l'a rencontrée aussi chez le mouton, la chèvre, le cheval, le porc. Le mal est précédé quelquefois de fièvre et d'inappétence; puis apparaissent du larmoiement, de la photophobie avec accompagnement d'une conjonctivite d'intensité variable. D'emblée la cornée montre en son centre une opacité arrondie, blanche puis jaunâtre, à laquelle succède une ulcération qui peut s'arrêter. Dans ce cas on voit sur le fond de cette dernière se développer un bourgeon charnu qui peut devenir fibreux et persister indéfiniment. D'autres fois la perforation survient. La durée de l'affection est en moyenne de deux à quatre semaines.

Dans certains cas on a vu à côté d'une conjonctivite et d'une kératite bénignes, survenir des phénomènes graves d'irido-cyclite sans qu'il y eût lésion profonde ou perforation de la cornée.

Cette affection a été décrite dès le xviiie siècle par Huzard et Cognet. Elle a été observée en Russie, en Allemagne, en Autriche-Hongrie, en France, aux Etats-Unis, en particulier dans le Nebraska et le Montana. Ménard a vu à Paris l'affection atteindre épidémiquement les poneys du jardin d'Acclimatation et se propager ensuite aux bovins. Berezow a vu l'affection frapper en l'espace d'un mois et demi 104 têtes de bétail sur 478 ; Reischig, 60 sur 150. Des épizooties de cette kératite ont été observées dans ces dernières années en France.

Les opinions sont partagées sur la nature de l'agent pathogène, microbe pour les uns, distome pour les autres. L'inoculation a donné à Nocard des résultats négatifs. En tout cas, on n'a jamais vu de contagion de l'animal à l'homme. On a accusé aussi la pénétration de poils de chenilles processionnaires ou de végétaux et assimilé cette affection à *l'ophtalmia nodosa* de Sæmisch ; à tort, car les pseudo-tubercules de cette dernière font défaut.

Peut-être faudrait-il voir dans la kératite épizootique l'équivalent de la kératite des moissonneurs. Comme arguments en faveur de cette thèse, on invoque la fréquence de l'affection pendant les mois chauds, alors que le bétail est au pacage dans des terrains garnis de chaumes, de broussailles.

Le pronostic de la kératite épizootique est très grave parce qu'elle frappe souvent les deux yeux et amène la cécité avec une fréquence qui varie, suivant les auteurs, de 5 à 80 p. 100 des cas.

L'isolement des malades est à recommander, bien que la contagion reste douteuse.

Terminaison des kératites ulcéreuses. — De même que chez l'homme, on observe la facette persistante pendant un temps variable, la perforation étroite ou large avec enclavement irien et staphylome consécutif, ou bien atrophie du globe. La cataracte polaire antérieure peut se produire à la suite de perforation ou même de simple ulcère. La fistule persistante de la cornée est exceptionnelle.

Traitement des kératites ulcéreuses. — Il ne diffère pas de celui que nous employons en thérapeutique humaine : lavages désinfectants de la conjonctive avec des solutions mercurielles de préférence, le cyanure de Hg à 1 p. 3.000 par exemple, avec l'eau oxygénée à 3 p. 100, pommades à l'iodoforme, etc., atropine à 1 p. 100 associé à la cocaïne, paracentèses. La cautérisation au fer rouge des bords de l'ulcère serait tout à fait recommandable, n'étaient les difficultés d'application chez les animaux munis d'un orbiculaire puissant et d'un rétracteur du globe. On s'expose en agissant avec force, à produire une rupture large du fond de l'ulcère. Le curettage des bords de l'ulcère serait très efficace et paraît à Nicolas plus approprié aux exigences de la pratique vétérinaire.

Chez les animaux de luxe, chiens d'appartement, etc., les compresses d'eau chaudes répétées plusieurs fois par jour, rendront de grands services; il en sera de même du pansement sec ou humide si l'animal veut bien le tolérer et si la saillie de ses globes n'est pas exagérée. En cas de menace de perforation, on pourrait tenter une paracentèse au niveau du fond de l'ulcère après instillation d'ésérine. Les ulcères torpides seront traités par la pommade à l'oxyde jaune, les insufflations de calomel. Les taies récentes, même très blanches, ne seront pas l'objet d'un pronostic trop défavorable. La cornée des animaux s'œdématie avec une extrême facilité et l'éclaircissement ultérieur se produit souvent d'une façon étonnante, même lorsqu'il s'agit de tissu cicatriciel intéressant toute l'épaisseur de la membrane. Les taies persistantes pourront être tatouées. On pourra également pratiquer l'iridectomie optique. Les staphylomes, lorsqu'ils constituent une grosse difformité, pourront être réséqués sans crainte. On sait que l'ophtalmie sympathique n'a jamais été observée chez l'animal.

Kératites vésiculeuses. — On a signalé l'apparition sur la cornée des animaux d'éléments éruptifs semblables à ceux qui se développent sur la peau et sur les muqueuses au cours des fièvres éruptives : aphtes de la fièvre aphteuse, pustules de la clavelée; chez le cheval, le horse-pox; chez le bœuf et le mouton, la variole. Au cours de la maladie du jeune âge, les chiens présentent quelquefois des phlyctènes. L'herpès cornéen paraît inconnu chez les animaux.

Autres formes de kératite. — La kératite **tuberculeuse** spontanée est rare et n'a guère été observée que chez le bœuf et le porc. On cite quelques cas de kératite neuroparalytique dans les cas de lésions des nerfs ciliaires ou de tumeurs au voisinage des racines du trijumeau.

Signalons aussi les *troubles transitoires* de la cornée, siégeant particulièrement au centre de la membrane avec piqueté épithélial. Ce symptôme, indice habituel d'hypertonie, a été observé au cours de la buphtalmie.

Le *kératocône* n'a pas été observé chez l'animal.

Les *dermoïdes* siègent habituellement dans la région du limbe. Elles se recouvrent de poils ou soies suivant l'espèce animale. L'ablation a été faite souvent avec succès chez le chien.

CHAPITRE VI

MALADIES DU TRACTUS UVÉAL

Données anatomiques. — L'anatomie comparée du tractus uvéal a été exposée dans le tome II de l'*Encyclopédie*. Ajoutons ici quelques détails dont la connaissance est nécessaire pour l'étude de la pathologie comparée.

Iris. — La couche uvéale, pigmentée, vient souvent faire hernie en avant dans la chambre antérieure, sous la forme de petites tumeurs noires arrondies dites *grains de suie*. Ces ectropions de l'uvée, rares chez l'homme, sont de règle chez les herbivores. Les plus volumineux occupent généralement le voisinage de la ligne médiane et ils sont disposés symétriquement dans les deux yeux. Les plus gros se trouvent chez le mouton, les plus petits chez le chien. Chez le cheval, on en compte 3 à 4 en haut, 5 à 6 en bas. On peut en trouver jusqu'à 20 chez le mouton. La couche pigmentée très épaisse repose sur un tissu conjonctivo-vasculaire ; on y trouve quelquefois des lacunes remplies de liquide et qui simulent des kystes.

La portion sphinctérienne de l'iris est très mince chez le cheval, quelquefois séparée du reste de la membrane par un sillon. De profonds sillons circulaires sont répartis sur la face antérieure de l'iris de ce dernier animal et aussi chez le chat, tandis que chez le chien comme chez l'homme, ces stomates se voient surtout au voisinage de la pupille.

Corps ciliaire. — Le muscle ciliaire est très développé chez les oiseaux, chez les singes. Son volume se réduit beaucoup chez le chien et le chat et davantage encore chez le porc, le cheval et les ruminants. La longueur moyenne est de 3 à 4 millimètres chez toutes les espèces, mais la largeur qui est de 1 millimètre environ chez le singe, tombe à $0^{mm},4$ chez le cheval.

La paroi postérieure de la chambre antérieure, vers la périphérie, est constituée par l'iris et une portion du corps ciliaire. Un système de piliers délimitant les espaces de Fontana et recouverts de cellules endothéliales, unit la périphérie de l'iris et la partie antérieure du corps ciliaire avec la région scléro-cornéenne. Le réseau des espaces de Fontana se développe en arrière jusqu'à la choroïde.

Choroïde. — La couche du *tapis* n'existe qu'au niveau du tapis clair. Elle s'interpose entre la chorio-capillaire et la couche des gros vaisseaux. Fibreux chez les solipèdes et les ruminants, le tapis est composé de fibres conjonctives ondulées ; tandis que chez les carnivores la membrane est formée de couches de cellules d'aspect chatoyant. Le tapis manque chez les singes et chez le porc.

Chez les solipèdes où les vaisseaux rétiniens sont très courts, c'est à la choroïde principalement que la rétine emprunte les éléments de sa nutrition.

Inflammation de l'iris et du corps ciliaire. — En raison de la distribution des vaisseaux et des connexions entre l'iris et le corps ciliaire, il existe une certaine indépendance morbide entre le segment antérieur du tractus uvéal, iris et corps ciliaire, et la choroïde. Les inflammations se répartissent donc en deux catégories assez distinctes : l'irido-cyclite et la choroïdite.

Suivant l'intensité du processus inflammatoire, nous aurons dans l'irido-cyclite des modifications qui se rapprochent beaucoup de celles que l'on observe chez l'homme : l'hyperémie de l'iris, l'injection ciliaire, le chémosis, le larmoiement, la photophobie, la douleur qui se manifeste par l'attitude des sujets qui portent la tête basse, se défendent contre les attouchements et ont parfois de l'inappétence et de la fièvre. L'exsudation inflammatoire donne naissance aux synéchies plus ou moins étendues, quelquefois à de l'hypo-héma, à du trouble de l'humeur aqueuse, à de l'hypopyon. Le trouble des portions antérieures du vitré, en arrière de la lentille, dénonce les exsudats venus du corps ciliaire.

Dans les irido-cyclites graves le pourtour cornéen se trouble et la membrane est envahie par des vaisseaux.

L'exsudation choroïdienne se traduit simplement par un flou des vaisseaux rétiniens, de la papille et des taches ocellées du tapis.

La tension oculaire s'abaisse en règle générale. Néanmoins, au début de l'affection on peut voir survenir des poussées d'hypertonie.

Les conséquences tardives des uvéites antérieure ou postérieure graves sont les troubles de transparence du cristallin, le décollement rétinien, l'atrophie du globe.

L'étude des uvéites a été faite spécialement chez le cheval. L'affection dénommée *fluxion périodique* tient en effet de beaucoup la plus grande place dans la pathologie oculaire vétérinaire.

Irido-cyclite primitive ou fluxion périodique du cheval. — Suivant l'intensité et l'évolution du processus, on distingue les formes aiguë, subaiguë et chronique.

Irido-cyclite aigue. — Elle débute brusquement avec accompagnement de symptômes généraux, prostration, inappétence.

Les paupières sont gonflées, l'injection ciliaire et conjonctivale intense.

La cornée est trouble, opalescente et se vascularise promptement vers la périphérie. Un hypopyon peut survenir en l'espace de quelques heures.

L'iris est terne, feuille morte, la pupille prend un ton verdâtre, glauque. A l'ophtalmoscope on peut quelquefois apercevoir la papille hyperémiée et entourée de rayons blanchâtres qui indiquent le soulèvement de la rétine par l'exsudation choroïdienne. L'état de la tension paraît variable, abaissée suivant les uns (Nicolas), augmentée suivant d'autres (Bayer).

Le cristallin peut se troubler rapidement.

Un point à noter, c'est que dans aucun cas l'inflammation ne devient suppurative. Son caractère principal est la plasticité.

Lorsque l'accès s'est calmé, on assiste peu à peu à l'éclaircissement des milieux. Pourtant la restitution *ad integrum* est exceptionnelle. L'œil reste hypotone; la saillie du globe est diminuée et la cornée conserve un aspect terne.

Irido-cyclite subaiguë. — L'injection ciliaire est faible ou nulle; au pourtour de la cornée se voient des foyers d'infiltrats opalescents. Dans l'humeur aqueuse flottent des filaments blanchâtres exsudatifs. La pupille un peu contractée obéit lentement aux mydriatiques. Le corps vitré est légèrement trouble; la papille congestionnée. La tension est toujours abaissée.

Ces symptômes peuvent s'amender en quelques jours; mais la pupille reste paresseuse pendant un temps assez long. Il reste habituellement de l'hypotonie, des filaments vitréens, des précipités cornéens et cristalliniens. Enfin il peut se développer une cataracte. Pour Bayer, toute cataracte qui ne s'explique pas par un traumatisme dont on retrouve la trace, qui ne remonte pas au jeune âge ou qui n'est pas un produit de vieillesse, peut être rapportée à la fluxion périodique.

Irido-cyclite chronique. — Au moment des accès, cette affection se caractérise par la triade symptomatique suivante : injection ciliaire, hypotonie, résistance de la pupille à la dilatation atropinique. — Les autres symptômes qui rendaient le diagnostic des formes précédentes si facile, peuvent manquer, et l'observateur est exposé à prendre pour une conjonctivite ou une kératite sans importance une affection sujette à rechuter et à récidiver jusqu'à perte complète de la vision. Suivant le symptôme prédominant, on distingue plusieurs formes d'irido-cyclite chronique.

Forme cornéenne. — Au pourtour de la cornée se voient une ou plusieurs plaques blanches, légèrement saillantes, partant de la sclérotique, à bords bien limités, ou bien on observe simplement des précipités sur la membrane de Descemet.

Forme irienne. — Il existe simplement quelques synéchies postérieures. L'œil n'a jamais présenté de phénomènes irritatifs. Ou bien l'iris est décoloré, jaunâtre surtout dans sa moitié inférieure.

Forme ciliaire. — Le cristallin montre des exsudats ciliaires sur ses deux faces et il en résulte un aspect de fausse cataracte. Les autres milieux peuvent rester transparents. Dans toutes ces formes, le diagnostic sera confirmé par la résistance de la pupille, généralement resserrée, à l'atropine et par la diminution de la tension.

Tout œil atteint d'une forme quelconque d'irido-cyclite, aiguë ou chronique, est exposé à de nouveaux accès survenant à intervalles variables entre quelques jours et plusieurs mois, et ces accès nouveaux sont d'autant plus graves qu'ils se produisent plus tôt dans un organe incomplètement remis d'une première atteinte. De plus, les accès qui se succèdent ne se ressemblent pas nécessairement, et à un accès aigu peut succéder un accès fruste et réciproquement (Nicolas). L'affection peut atteindre les deux yeux à la fois, ou un seul, l'autre ne se prenant qu'au bout d'un certain temps et à un degré inégal, ou encore restant sain. A proprement parler, il n'y a donc pas de *périodes* dans l'évolution de cette maladie, comme le nom semble l'indiquer.

Anatomie pathologique. — Dans les formes aiguës les altérations portent sur toutes les portions vascularisées de l'œil, tout d'abord sur l'iris, le corps ciliaire, la choroïde, la rétine, le nerf optique; secondairement sur la cornée, la sclérotique et la conjonctive.

Ce qui frappe surtout c'est l'énorme dilatation des vaisseaux et les altérations de la paroi de ces derniers qui peut augmenter d'épaisseur au point de dépasser la lumière du vaisseau. La couche musculaire et l'adventice se transforment en un tissu dur, sclérosé. Dans l'intervalle des vaisseaux choroïdiens on voit de nombreux amas de cellules arrondies et l'infiltration des éléments migrateurs peut être telle que la rétine et la choroïde sont confondues en une masse unique. Les cellules cylindriques qui recouvrent le corps ciliaire dégénèrent et perdent leur contour. Peu à peu le corps ciliaire envahi se transforme en une masse fibreuse traversée par de rares vaisseaux à parois sclérosées et qui peut englober l'iris et même la cornée. Même dans les cas légers, en apparence, l'iris peut être profondément modifié; la surface est dépourvue de plis, l'épaisseur a fortement diminué; les piliers de l'espace de Fontana se sont raccourcis et une masse fibreuse dense occupe l'angle de la chambre antérieure. Le décollement rétinien succède fréquemment à la transsudation inflammatoire venant de la choroïde. Partiel d'abord, il peut se compléter, devenir total. Les enveloppes du nerf optique ainsi que le tissu de soutien s'épaississent, les fibres nerveuses dégénèrent.

Etiologie de la fluxion périodique du cheval. — La fluxion périodique doit être considérée actuellement comme résultant d'une infection générale dont la seule et unique détermination se ferait dans l'œil. Malgré de nombreuses recherches, l'agent de cette infection n'a pas été déterminé avec certitude. Villach, en 1892, incriminait des filaires, des distomes; Potapenkow, la même année, un parasite endoglobulaire semblable à celui de la malaria. Trinchera (1889), Vigezzi, trouvent des microorganismes dont l'inoculation à l'œil du cheval reproduirait la maladie; Blin (1900), un cocco bacille semblable au bacterium coli; Dor (1900), un diplocoque intra-cellulaire, semblable au gonocoque, mais prenant plus tard la forme bacillaire, et il arrive à déterminer par inoculation des irido-cyclites à accès répétés. Pour Roux et Binet, il s'agirait du staphylocoque doré.

Le *milieu* paraît avoir une influence indiscutable sur le développement de la fluxion périodique. De tout temps on a reconnu que dans certaines régions les chevaux étaient plus particulièrement exposés à prendre la maladie. Leblanc, en 1824, signale comme tels les pays boisés et humides.

Dans un travail sur la géographie médicale de la fluxion périodique, Reynal donne, en 1861, pour la France, une proportion de 300 à 700 chevaux pour 1.000, atteints de fluxion, et le chiffre est d'autant plus élevé que l'on considère des régions plus fortement irriguées et humides.

Zündel, en 1882, signale en Alsace la région de Schlestadt où 70 p. 100 des chevaux souffraient de fluxion. A la suite de travaux de rectification du Rhin et de ses affluents, qui eurent pour résultat d'assécher les parties marécageuses, la proportion tomba à 4 p. 100. De même aux environs de Strasbourg, la proportion de 18 p. 100 se réduit à 2 p. 100. Dans des régiments de cavalerie allemande cantonnés en Lorraine et décimés par la fluxion périodique, le changement de garnison a permis de faire la contre-épreuve. Les animaux transportés dans des pays à sol sec cessaient de prendre la maladie.

Don, qui a étudié une épidémie grave de fluxion qui frappa les chevaux de la garnison d'Auxonne, en 1898, conclut également que l'agent de la maladie se trouve dans les fourrages provenant de prairies inondées par la Saône et recouvertes de vase. On a incriminé également en Belgique, comme vecteurs de la maladie, l'avoine avariée.

D'autre part, il a suffi dans quelques cas de faire désinfecter à fond ou d'évacuer des écuries où 1/3 de l'effectif était malade, pour voir la fluxion disparaître, sans que les animaux anciennement touchés eussent été éloignés. Ce dernier fait confirme, en outre, ce que l'on savait depuis longtemps sur l'absence de contagiosité de la maladie.

L'*hérédité* ne semble pas jouer de rôle. La transmission par la mère au fœtus est possible; mais on a vu des mères indemnes de la maladie donner le jour à des produits atteints de fluxion périodique.

L'*âge* et le *sexe* n'offrent également aucune particularité à signaler.

L'influence des *saisons* paraît nulle, d'après les statistiques; mais ce qui ressort surtout de l'étude de ces dernières, c'est que la maladie éclate souvent sous forme épidémique et peut atteindre le tiers des chevaux d'un régiment dans lequel la fluxion jusque-là était presque inconnue.

Autres variétés d'irido-cyclite. — Au cours des infections pulmonaires : fièvre typhoïde, pneumonie infectieuse, et plus rarement dans la gourme, le rhumatisme musculaire, la morve, on observe quelquefois chez le cheval des irido-cyclites en tout semblables à la fluxion périodique. Tout au plus les récidives paraissent-elles se produire plus rarement que dans cette dernière. Faute d'une connaissance exacte de la pathologie oculaire, les vétérinaires ont donné longtemps en France le nom « d'ophtalmie interne » à ces accidents. Le diagnostic entre les deux sortes d'affections ne peut se faire que par l'étiologie, la symptomatologie étant la même.

Chez le bœuf on a observé une affection symptomatologiquement identique à la fluxion du cheval, et on l'a vue évoluer simultanément dans un troupeau composé de ces deux espèces animales. D'après CLERGET, l'uvéite du bœuf serait moins plastique que celle du cheval et laisserait peu de synéchies et d'exsudats organisés à sa suite. Elle s'accompagnerait fréquemment d'hémorragies et le sang mélangé à des exsudats albumineux forme alors dans la chambre antérieure une masse opaque, de couleur chocolat, et qui reste en suspension dans l'humeur aqueuse. Il est probable que beaucoup de cas de kératite épizootique du bœuf ne sont en réalité que des irido-cyclites. Parmi les autres causes, on note le coryza gangreneux, les inflammations suppuratives de la cornée et de la conjonctive. Chez le chien, l'uvéite antérieure se rencontre au cours de la maladie du jeune âge.

Irido-cyclite tuberculeuse. — Primitive, cette affection paraît très rare. Elle est presque toujours la conséquence d'une généralisation, par voie sanguine, de bacilles émanés d'un foyer situé en une autre partie de l'organisme.

La tuberculose isolée du corps ciliaire est rare ; elle a été observée chez le bœuf par FISCHOEDER sous forme de tubercule congloméré, et par MANLEITNER, chez le porc.

Le processus s'étend habituellement soit en arrière, à la choroïde, soit en avant, à l'iris.

Dans l'iris, on a observé les formes noduleuses, avec éruption de tubercules discrets et conglomérés.

Dans la première, l'iris est parsemé de nodules blanc-jaunâtres, de la grosseur d'un grain de millet ; des éléments plus volumineux se trouvent habituellement à la périphérie de la membrane et dans le bord cornéen. Des exsudats fibrineux recouvrent la face postérieure de l'iris.

De même que la précédente, la forme conglomérée a été observée surtout chez le bœuf. Le point de départ est la périphérie de l'iris. De ce foyer, on voit s'étendre, dans la direction de la pupille, de petits nodules qui finissent par se réunir en une masse unique de teinte brunâtre, saillante dans la chambre antérieure.

L'extension peut également se faire vers le corps ciliaire et il en résulte un volumineux tuberculome qui se fera jour au dehors à travers de la sclérotique (HESS, MANLEITNER).

Pronostic des irido-cyclites. — Il est rare qu'un œil atteint de fluxion périodique, même bénigne, échappe à de nouveaux accès, et ceux-ci pourront être graves. Suivant l'intensité des lésions, la vision sera fortement diminuée ou complètement abolie, et bien souvent avec atrophie du globe. Il n'est pas démontré que les accès ultérieurs puissent être conjurés par le déplacement de l'animal dans une contrée réputée saine.

Au point de vue *légal* la fluxion périodique constitue un vice rédhibitoire ; mais l'acheteur d'un animal qui dans les trente jours qui suivent l'achat présente un accès d'irido-cyclite, doit faire la preuve qu'il existait, au moment de l'achat, des symptômes d'accès antérieurs, synéchies, paresse pupillaire, exsudats, etc.

Voici les articles de la loi du 2 août 1884 sur les vices rédhibitoires qui régit la matière.

Art. 2. — Que pour le cheval, l'âne, le mulet, la fluxion périodique des yeux est considérée comme vice rédhibitoire.

Art. 5. — Que le délai pour intenter l'action est exceptionnellement de trente jours francs non compris le jour de la livraison.

Art. 7. — Qu'à peine de nullité, l'acheteur doit provoquer dans les délais de l'article 5, la nomination par le juge du paix du lieu où se trouve l'animal, de un ou trois experts qui doivent opérer dans le plus bref délai.

Ces experts vérifient l'état de l'animal, recueillent tous renseignements utiles et donnent leur avis en affirmant sous serment la sincérité de leurs opérations.

D'après la loi, il faut donc que l'expert constate et l'accès aigu, ou les traces de son passage, et une récidive, ce qui ne se présentera qu'exceptionnellement.

Pour se prémunir contre le danger d'acheter ou de conserver un cheval porteur de lésions oculaires graves, il reste à l'acheteur les moyens suivants :

1° Faire subir à l'animal un examen avant l'achat.

2° Faire *garantir* par le vendeur que l'animal est « indemne de toute affection des yeux » (Nicolas).

Dans l'armée on opère ainsi, et le nombre de chevaux éliminés après examen vétérinaire s'élève, bon an mal an, à 3-4 p. 100 au dépôt de remonte de Caen.

Traitement des irido-cyclites. — Les mesures prophylactiques se déduisent des considérations étiologiques que nous avons exposées plus haut.

Le traitement local des accès comporte essentiellement les instillations de collyre à l'atropine au centième, additionné de cocaïne à 1 ou 2 p. 100. Les instillations sont répétées 5 à 6 fois par jour. Dans les inflammations aiguës on emploiera une pommade à l'atropine à la même dose; on fera des injections sous-conjonctivales de ce mydriatique. On fera bien en même temps de surveiller la tension du globe. Comme adjuvant, on pratiquera des saignées à la veine angulaire, des frictions à l'onguent mercuriel additionné d'un tiers de vésicatoire, au pourtour de l'œil, en prenant soin d'empêcher l'animal de se frotter l'œil. L'organe malade sera garanti contre la lumière par la capote oculistique et l'animal restera au repos.

Les injections sous-conjonctivales de 1 à 3 centimètres cubes de solution de cyanure d'hydrargyre, à quelque distance de la cornée, ont paru avoir une action marquée sur la marche de l'inflammation et favoriser la résorption des exsudats (Nicolas). Mais le titrage à $\frac{1}{200}$ de la solution indiqué par cet auteur me paraît beaucoup trop élevé.

Les paracentèses permettront d'extraire avec des pinces les caillots fibrineux de la chambre antérieure et agiront favorablement La valeur de l'iridectomie pratiquée dans les cas d'iritis prolongée, avec synéchies étendues, est très discutée (Bayer). La narcose générale est indispensable.

Comme traitement interne, Dor a préconisé l'emploi de l'iodure de potassium associé aux iodates alcalins. La commission lyonnaise, qui a suivi les travaux de Dor, conclut à l'efficacité de cette substance administrée par la voie veineuse et la voie stomacale. Par la voie veineuse on injecte chaque jour, pendant une semaine environ, de 10 à 20 grammes d'iodure, en solution à 1 p. 100, en augmentant progressivement. L'administration par la voie digestive s'est montrée plus simple et aussi efficace ; la première dose quotidienne sera de 20 grammes. On augmentera progressivement jusqu'à 40 grammes, donnés en 2 ou 3 doses dans la journée. Il faut dire que les expériences de contrôle effectuées dans l'armée allemande, n'ont pas confirmé les données ci-dessus. On a essayé également, à l'intérieur, les purgatifs drastiques et les diurétiques qui auraient l'avantage de faciliter la résorption des épanchements (Nicolas).

Le traitement des irido-cyclites symptomatiques ou traumatiques ne comporte pas d'indications spéciales. On se rappellera aussi que l'existence de l'ophtalmie sympathique n'étant pas démontrée chez les animaux, l'énucléation d'un œil gravement atteint est au moins inutile pour préserver l'autre.

Inflammations de la choroïde. — Les affections de la partie postérieure de l'uvée sont fort peu connues chez les animaux. Elles ont surtout été observées chez le cheval.

On distingue une forme *diffuse* qui paraît relever de la même cause que les irido-cyclites et une forme *disséminée.*

La choroïdite diffuse débute par une phase d'exsudation pendant laquelle le fond de l'œil apparaît avec une teinte jaune sale, terne. La papille est floue, la rétine soulevée par places. Ultérieurement, à la phase de résorption, apparaissent des désordres dans la répartition du pigment rétinien, des plaques et des traînées blanches. La papille pâlit ; ses vaisseaux se rétrécissent ; elle peut même prendre l'aspect blanc, signe d'atrophie complète.

La choroïdite disséminée se ca-

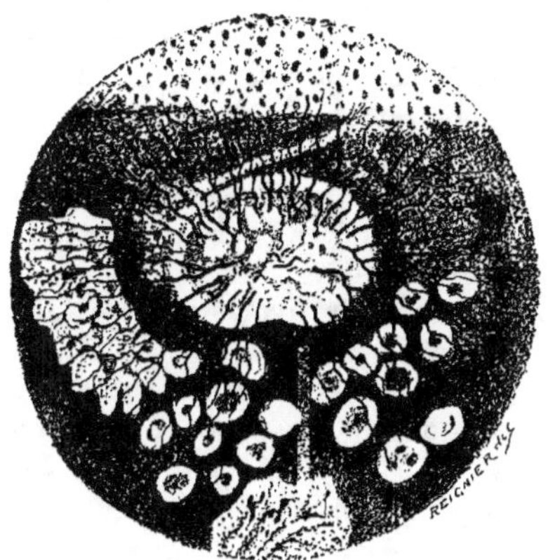

Fig. 297.

Cheval. Choroïdite disséminée, forme atrophique (d'après Nicolas).

ractérise par une éruption de petits foyers qui, à l'image droite, ont la dimension d'une graine de lin ou d'un bouton de chemise. Au début, leur teinte est blanche ou blanc jaunâtre. Plus tard, ils prendront une teinte nacrée avec pigmentation centrale ou périphérique. Leur siège habituel est en bas, dans le tapis sombre, au-dessous et sur les côtés de la papille.

D'autres fois on voit la papille s'encadrer de larges plaques à pourtour irrégulier rappelant la scléro-choroïdite postérieure qui accompagne la myopie forte chez l'homme. Il semble que cette forme péripapillaire résulte de la fusion des boutons exsudatifs primitivement disséminés. Peut-être s'agit-il aussi d'une métastase choroïdienne de l'irido-cyclite, car elle coïncide fréquemment avec des reliquats d'uvéite antérieure (NICOLAS). L'examen histologique montre des altérations analogues à celles qui sont décrites chez l'homme. En dehors de l'infection générale, facteur des uvéites antérieures, les causes des choroïdites sont inconnues.

Le *pronostic* de la choroïdite diffuse est grave ; la choroïdite disséminée, par contre, est une affection bénigne et qui trouble fort peu la vision.

Le traitement ne peut s'adresser qu'à la choroïdite diffuse et il est le même que celui de l'irido-cyclite.

La choroïdite tuberculeuse est signalée seulement comme lésion nécropsique. Elle se présente sous forme de granulations isolées ou de tubercules conglomérés.

Ces derniers représentent la forme la plus habituelle et il est facile de se rendre compte qu'ils résultent de la fusion des tubercules isolés, progressivement développés au pourtour du tubercule primitif. La marche est lente ; la tumeur a tendance à se porter vers le corps vitré.

Chez le porc, on a observé l'envahissement de la sclérotique, qui donne passage à une tumeur jaunâtre de volume variant entre celui d'un pois et celui d'une noisette.

La répartition de la tuberculose sur le tractus uvéal du bœuf et du porc peut se déduire des chiffres suivants : sur 30 cas, 5 fois le tractus uvéal tout entier était envahi ; 13 fois la choroïde seule ; 12 fois le segment antérieur seul, et dans ces derniers cas, l'infection se limitait dans 3 cas à l'iris et dans 2 au corps ciliaire.

Quant à la fréquence de la tuberculose oculaire en général, elle est indiquée dans la statistique de MANLEITNER. Sur 200 bovins atteints de tuberculose généralisée, et considérés comme impropres à l'alimentation, l'œil était atteint dans 5 p. 100 des cas ; sur 250 porcs, dans 1,6 p. 100 des cas seulement ; mais il y a lieu de tenir compte de ce fait que l'âge des porcs examinés ne dépassait guère une année, tandis que chez les bovins, ce dernier atteignait jusqu'à dix ans.

Irido-choroïdite purulente. — On a vu la panophtalmie se développer par voie métastatique au cours d'une broncho-pneumonie du cheval et même chez un fœtus de chèvre, au cours des méningites, etc. ; mais, habituellement, elle succède aux plaies pénétrantes infectées. Le tableau clinique ne présente rien de particulier. La terminaison habituelle est la perforation suivie d'évacuation du pus et de phtisie du globe. La thérapeutique, au début, consistera dans les injections sous-conjonctivales de cyanure de mercure ; on pourra essayer des injections intra-veineuses de collargol. L'abcès collecté, on incisera la cornée; mais on n'énucléra pas, afin de conserver à l'animal un moignon oculaire infiniment moins disgracieux qu'un orbite vide et qui se prêtera, au besoin, à la prothèse.

Irido-choroïdite sympathique. — Cette affection n'a jamais été constatée avec certitude chez les animaux. On a accusé l'irido-cyclite du cheval de se propager de l'œil atteint au congénère par la voie sympathique ; mais la question est loin d'être élucidée.

CHAPITRE VII

AFFECTIONS GLAUCOMATEUSES

Glaucome. — Le glaucome est caractérisé par l'hypertonie ; la teinte verdâtre de la pupille n'est qu'un symptôme accessoire et tardif de cette affection. C'est cependant cette teinte que prend la pupille de l'œil de cheval atteint d'irido-cyclite qui a fait donner à cette dernière affection le nom de glaucome, alors que l'hypertension fait défaut dans la plupart des cas d'iridocyclite, sauf à titre de complication passagère.

Le glaucome vrai n'aurait jamais été observé chez le cheval (Bayer, Möller, Nicolas). Pourtant, Otte signale un cas de glaucome aigu qui amena la rupture du globe. La discission du cristallin, suivie de gonflement exagéré des masses chez un poulain, est suivie d'hypertonie dont la durée ne dépasse pas trois jours (Bayer).

Chez le chien, le glaucome a été constaté deux fois par Everbusch. L'affection se présentait sous l'aspect du glaucome absolu de l'homme : pupille très élargie, amaurose, atrophie optique avec excavation, les artères papillaires très rétrécies, les veines dilatées. Möller signale des faits analogues.

A la suite d'une lésion traumatique du cristallin, Schloesser vit se développer, chez un lapin, un glaucome aigu suivi d'atrophie chorio-rétinienne. La portion du globe comprise entre l'*ora serrata* et l'insertion de l'iris avait subi une forte distension.

Si le glaucome, tel que nous l'observons chez l'homme adulte, est rare, par contre, l'hydrophtalmie, qui est le glaucome de l'enfant, est fréquente chez les animaux.

Sous l'influence de l'élévation du tonus, les enveloppes de l'œil se laissent distendre. Le complexus, connu sous le nom de *buphtalmie* chez l'homme, se trouve réalisé : le globe, agrandi dans tous ses diamètres, fait saillie entre les paupières. La cornée globuleuse s'opacifie, se vascularise et, quelquefois, s'ulcère. L'affection procède par accès et la distension peut devenir très apparente en l'espace de peu de temps, de quelques jours, même de vingt-quatre heures. L'accès est marqué par des phénomènes réactionnels légers et par une augmentation passagère de la tension.

La soudure au niveau de l'angle irido-cornéen s'observe comme chez l'homme. On trouve, en outre, l'amincissement de la coque oculaire, l'atrophie du tractus uvéal et de la rétine plus ou moins décollée, la liquéfaction du vitré, la luxation du cristallin dont la zonule s'est rompue. L'excavation papillaire ne se rencontre que chez le chien et le lapin.

L'hydrophtalmie se développe à tous les âges chez les animaux ; elle peut être congénitale. Elle peut rester stationnaire pendant plusieurs années et l'œil se rompre à la suite d'une poussée nouvelle ou bien s'atrophier.

La *cause* doit être rapportée aux affections inflammatoires du tractus uvéal, aux uvéites qui souvent chez les animaux, comme chez l'homme, préparent le glaucome secondaire. Plus rarement, l'hydrophtalmie succède aux traumatismes cristalliniens.

Le traitement se borne aux instillations de myotiques aux doses employées en thérapeutique humaine. Au moment des poussées hypertoniques, les ponctions cornéennes très étroites seront utiles, à condition d'éviter une détente trop brusque, qui amènerait des hémorrhagies intra-oculaires. Pour la même raison, l'iridectomie est contre-indiquée.

En cas de distension exagérée, on pratiquera l'énucléation ou l'exentération.

Tumeurs du tractus uvéal. — Les observations de néoplasie sont fort rares. Bayer décrit un sarcome de la choroïde, propagé à la base du crâne, chez une jument. Renner cite de même un enchondrome. Bayer et Nicolas ont observé des kystes développés dans l'iris.

Anomalies congénitales du tractus uvéal. — La *membrane pupillaire persistante* a été observée chez la plupart des animaux domestiques. Le plus souvent, elle est réduite à quelques filaments que l'on ne prendra pas pour des exsudats d'iritis.

Le *colobome* atteint isolément ou simultanément l'iris et la choroïde. A signaler une particularité chez le cheval, où le colobome partiel de la choroïde siège fréquemment au-dessus de la papille, dans la région du tapis. Le tissu du tapis faisant défaut à ce niveau, les vaisseaux choroïdiens profonds deviennent visibles et donnent à cette partie du fond de l'œil une teinte rouge. Les colobomes s'associent fréquemment à la *microphtalmie* et Bayer cite une observation de Dochtermann, où quatre truies, couvertes par le même verrat, mirent bas soixante-quatre porcelets. Trente-six de ces derniers avaient du colobome d'un seul côté ou des deux côtés. Chez les autres, les yeux étaient microphtalmes, avec ou sans colobome.

L'*albinisme* est la cause de l'œil vairon, assez fréquent chez le cheval, le chien (danois) et le porc. L'albinisme choroïdien chez le cheval, dans la partie sombre du fond, se traduit par un aspect rouge brique de cette région à l'examen ophtalmoscopique.

CHAPITRE VIII

AFFECTIONS DE LA RÉTINE ET DU NERF OPTIQUE

Rétinites. — L'inflammation de la rétine est une conséquence forcée de la choroïdite diffuse chez le cheval. L'œdème blanchâtre de la membrane masque le tapis et les vaisseaux eux-mêmes disparaissent par places. Les *plaques blanches* s'observent plus rarement ; en outre, on observe quelquefois des hémorrhagies.

Le pigment mis en liberté par l'inflammation, s'accumule par places, d'où l'aspect tigré du fond d'œil.

La rétinite pigmentaire, telle que nous la connaissons chez l'homme, n'existe pas chez les animaux. Sous ce nom, Van Biervliet et Van Rooy ont décrit, en 1863, chez le cheval, une affection qui n'est autre que la choroïde péripapillaire.

Étiologie. — En premier lieu, les maladies infectieuses : influenza, fièvre pétéchiale chez le cheval, leucémie.

La tuberculose pourrait déterminer des rétinites avec hémorrhagies et plaques blanches chez les bovidés (Nicolas).

Les intoxications expérimentales par l'extrait de fougère mâle. — Les traumatismes

On ne sait rien des lésions rétiniennes dans l'albuminurie et le diabète.

Hémorrhagies rétiniennes. — Elles apparaissent à l'examen sous forme de points, de flammèches, de flaques. Quelquefois, elles envahissent le vitré. Comme causes, on a trouvé : chez le chien, le scorbut, l'intoxication par des viandes putréfiées. Schindelka a vu chez deux animaux le fond d'œil se couvrir d'hémorrhagies. La pupille était dilatée, les globes oculaires très saillants et la vision paraissait complètement abolie. Chez le chien qui put être suivi, les taches rouges rétiniennes firent place à des foyers bruns ou jaunâtres. Les vaisseaux étaient très réduits de calibre au voisinage de la papille. La vision resta définitivement abolie.

Comme autres causes d'hémorrhagies, notons la stase papillaire, au cours des infections méningées. On ne sait rien de l'influence des dyscrasies, albuminurie, diabète, ictère, ni des altérations des vaisseaux et du cœur.

Décollement rétinien. — Le décollement partiel de la rétine offre chez les animaux deux types différents.

Chez le cheval, le soulèvement de la rétine se fait habituellement au pourtour de la papille, sous forme de plis disposés en rayons et dont la longueur égale une fois à une fois et demie le diamètre papillaire. La couleur de ces plis est laiteuse ou blanc jaunâtre, le relief de 1 à 2 millimètres, correspondant à une ou deux dioptries de saillie.

Chez le chien, le décollement affecte habituellement la même forme que chez l'homme. Son siège se rapproche de la périphérie. La rétine forme de larges plis de soulèvement dont le relief est accusé par la coudure des vaisseaux. Dans la région du tapis, la teinte sombre de la portion décollée tranche fortement avec le brillant de la membrane avoisinante. A ce signe se joint quelquefois du flottement et la pupille peut prendre à distance un reflet gris verdâtre, comparable à celui de « l'œil de chat amaurotique ».

Le décollement peut être total, en convolvulus. Dans tous les cas de décollement étendu, on peut constater également des troubles du vitré et celui-ci relève de la présence des exsudats inflammatoires. C'est l'irido-cyclite qui est, en effet, la cause

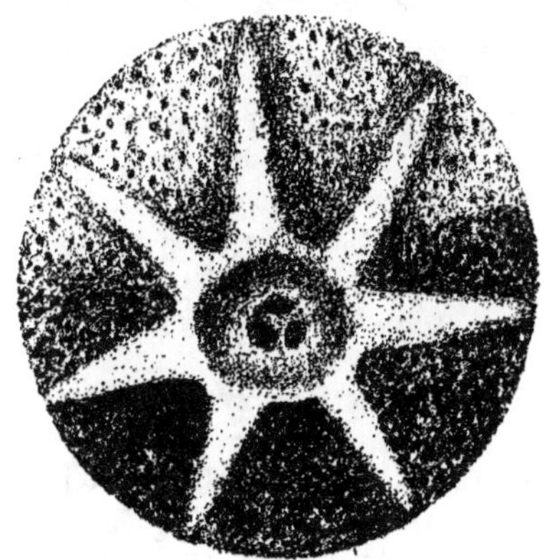

Fig. 298.
Cheval. Décollement rétinien péri-papillaire
(d'après Nicolas).

habituelle de ces décollements. Le processus inflammatoire a pu évoluer pendant la vie intra-utérine ; alors le décollement est dit congénital. L'affection a été observée chez un diabétique (Nicolas), chez le porc et chez le pigeon. Le traumatisme paraît être une cause fréquente de décollement.

Tumeurs de la rétine. — Les tumeurs constituent des affections rares. On a signalé des kystes rétiniens chez le cheval, chez le bœuf, chez le chien. Ce sont des altérations séniles, siégeant au voisinage de l'*ora serrata*.

Le sarcome a été observé une fois dans la rétine du cheval.

Névrite optique, neuro-rétinite. — La névrite *rétro-bulbaire* est inconnue chez les animaux. La congestion simple de la papille est d'un diagnostic délicat et ne peut être affirmée que par comparaison avec l'aspect de l'autre œil.

La stase papillaire avec la saillie du disque papillaire, le trouble diffus qui masque l'émergence des vaisseaux, la gêne circulatoire, les hémorrhagies, est d'un diagnostic simple. Ses causes sont les mêmes que chez l'homme. En première ligne, les inflammations du cerveau et de ses enveloppes, la méningite cérébro-spinale chez le bœuf, l'hydrocéphalie chez le cheval.

Ensuite, les tumeurs : sarcome de l'hypophyse chez un cheval, sarcome chez un chat, cœnurose chez la brebis ; les hémorrhagies cérébrales avec ramollissement du cerveau chez le cheval, chez le chien. On a observé également la neuro-rétinite dans des cas de tumeur orbitaire métastatique ; elle est une lésion fréquemment observée dans les irido-choroïdites du cheval et, enfin, Bayer l'a rencontrée chez un cheval atteint d'une affection cardiaque. Un certain nombre de cas relatés chez le cheval et le chien n'ont pas pu être rapportés à une cause certaine.

L'atrophie optique se caractérise par la blancheur et souvent l'excavation du disque optique et la disparition ou seulement une forte réduction de calibre des vaisseaux. Elle est une conséquence des inflammations du nerf optique ou des lésions en foyer du cerveau : ramollissements, hémorrhagies spontanées ou à la suite de choc, de fracture du crâne.

Parmi les affections générales, on relève les hémorrhagies profuses, les affections du cœur, l'influenza, la maladie des chiens, la polyurie. Everbusch signale l'atrophie double, *familiale*, s'établissant progressivement dans une famille de sept chiens.

Productions kystiques péripapillaires. — Chez le cheval, on rencontre assez rarement au pourtour de la papille de petites productions piriformes, quelquefois bilobées, dont le pédicule est à la papille, tandis que la partie renflée s'avance sous la rétine qu'elle soulève, ainsi que le prouve la déviation des vaisseaux. On pourrait rapprocher ces productions des verrucosités hyalines du nerf optique (Nicolas).

CHAPITRE IX

MALADIES DU CRISTALLIN

La figure 299 permet de se rendre facilement compte de l'épaisseur du cristallin dans les diverses classes d'animaux, la longueur antéro-postérieure du globe étant supposée égale pour tous les yeux S_2 et S_3 marquent les cristalloïdes antérieure et postérieure. On voit combien est relativement mince le cristallin de l'homme (1, à la partie supérieure de la figure) et quelle est

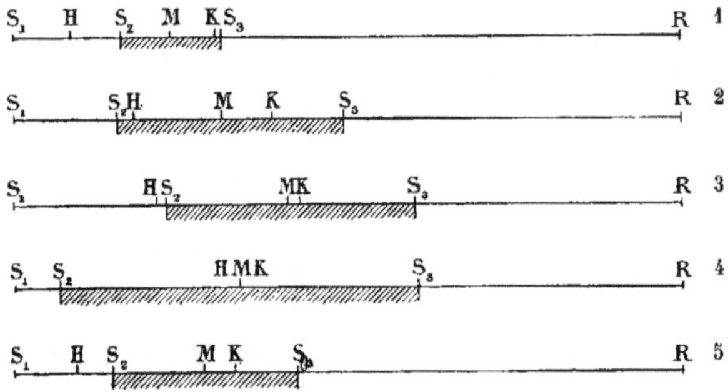

Fig. 299.

Situation des points principaux, des points nodaux et longueur antéro-postérieure des milieux de l'œil de différents vertébrés (chambre antérieure, cristallin, corps vitré). La longueur antéro-postérieure du globe est supposée égale pour tous les yeux.

De haut en bas : 1, homme. — 2, herbivores. — 3, carnivores. — 4, poissons. — 5, oiseaux.

l'épaisseur de ce même organe chez les herbivores et chez les carnivores, animaux chez lesquels s'observe le plus habituellement la cataracte.

Le volume de la lentille, d'après EMMERT, est à celui du globe, comme 1 : 18 chez l'homme ; ce rapport devient 1 : 16 et même 1 : 12, chez le cheval ; 1 : 14 chez le bœuf ; 1 : 12 chez le porc ; 1 : 10 chez le chien ; 1 : 9,8 chez le chat ; 1 : 10 chez le lapin.

Cataractes capsulaires. — La cataracte polaire antérieure, fréquente chez l'homme à la suite des ulcérations ou des perforations de la cornée, est très rare chez les animaux. Elle a été observée chez le cheval comme lésion congénitale (BAYER).

La cataracte polaire postérieure sous forme d'opacité simple ou de masse conique saillante dans le corps vitré paraît devoir être considérée comme une lésion intra-utérine en rapport avec la persistance de l'artère hyaloïde. Elle est souvent double et a été observée chez le cheval, le porc, le lapin.

Cataractes lenticulaires. — Les opacités peuvent être partielles, limitées aux couches sous-capsulaires antérieures ou postérieures, ou atteindre la lentille tout entière.

Parmi les troubles limités aux couches sous-capsulaires antérieures, Bayer signale chez le cheval une opacité en forme d'étoile à trois branches correspondant probablement à la déhiscence des feuillets cristalliniens. La lésion paraît être congénitale. Il en est de même d'une opacité floconneuse au centre de la lentille et des opacités zonulaires observées par le même auteur chez le poulain.

Nicolas signale une opacité d'aspect grillagé, sous-capsulaire postérieure coïncidant avec des dépôts sur la face vitréenne de la lentille et une autre, analogue, siégeant sous la cristalloïde antérieure. Il s'agit habituellement d'yeux qui ont subi des poussées d'irido-cyclite.

La cataracte totale débute par des opacités irrégulièrement disséminées dans les couches de la lentille (cheval) ou sous forme d'opacités rayonnées périphériques (chien). Peu à peu le trouble s'étend et le cristallin prend un aspect opalin ou jaunâtre. Il s'y joint, lorsque la cataracte est ancienne, des dépôts crétacés ou micacés. On observe aussi la phacosclérose ordinaire ou cataracte noire.

Le diagnostic des opacités cristalliniennes se fait comme chez l'homme, en s'aidant de l'éclairage oblique et de la lumière transmise avec le réflecteur ophtalmoscopique.

Toutes les fois que la teinte blanche n'est pas bien manifeste, on se défiera du trouble apparent de la lentille constaté à l'œil nu. Berlin a depuis longtemps attiré l'attention sur les reflets fournis par les cristallins d'animaux vieux. Ces reflets sont dus aux variations d'indice de réfraction des diverses couches en voie de phacosclérose, et l'on peut s'assurer par l'examen à la lumière transmise que le fond d'œil est parfaitement visible. Ce phénomène est d'ailleurs, comme on sait, d'observation courante chez l'homme.

Étiologie. — La cataracte sénile ordinaire est relativement peu répandue chez les animaux dont l'existence est généralement abrégée par la volonté de l'homme. C'est surtout le chien et le chat qui paraissent y être sujets, puis la vache ; plus rarement le cheval et les oiseaux.

Möller signale des cataractes juvéniles qu'il aurait rencontrées fréquemment chez le chien. La lésion se développe pendant les trois premières années et peut rester unilatérale. L'opacification, dont la cause est inconnue, peut devenir totale en l'espace de quelques semaines.

Parmi les maladies générales causes de cataracte, on signale surtout le diabète, chez le chien. L'affection est bilatérale.

Les inflammations du tractus uvéal, l'irido-cyclite, sont de beaucoup la cause la plus fréquente des cataractes observées chez les herbivores, le cheval en particulier. Très souvent limitée aux couches sous-capsulaires, la cataracte peut atteindre la totalité de la lentille même à la suite d'une poussée bénigne de l'affection uvéale. NICOLAS signale le cas d'un cheval atteint d'un côté d'irido-cyclite ayant récidivé plusieurs fois, et qui fut pris subitement d'une cataracte corticale de l'autre œil qui se compléta en l'espace de trois semaines. Les symptômes d'uvéite constatés de ce côté se réduisaient à une légère diminution de la tension et à la fixité de la pupille en demi-dilatation faisant suite à une dilatation atropinique complète obtenue tout d'abord.

Par contre, dans l'autre œil qui avait subi trois accès en l'espace d'un an, le trouble de la lentille se bornait à un léger trouble pointillé des cristalloïdes. La cataracte peut donc apparaître à tous les stades de l'ophtalmie périodique.

L'opacification partielle ou totale peut succéder également à des traumatismes, à l'ouverture de la cristalloïde.

Traitement de la cataracte. — Il se réduit aux trois méthodes opératoires usitées chez l'homme : la discission, la réclinaison, l'extraction. Mais les conditions sont incomparablement plus défavorables chez l'animal. Chez le cheval il faut tenir compte de l'étroitesse de l'ouverture orbitaire qui ne permet que difficilement de découvrir le globe. Chez tous les animaux il existe un muscle rétracteur qui tire violemment le globe en arrière et fait saillir la troisième paupière au-devant de la cornée. L'emploi d'un écarteur appliqué sur cette dernière est donc de peu d'utilité, puisqu'il reste toujours difficile d'aborder le globe enfoncé dans l'orbite. La pression exercée sur ce dernier par les contractions musculaires est telle qu'à la suite d'une simple paracentèse sur un œil de cheval on peut voir un exsudat de la chambre antérieure être lancé à plus d'un demi-mètre de distance (BERLIN).

L'anesthésie cocaïnique étant donc insuffisante, reste la narcose générale ; mais celle-ci peut être dangereuse chez les vieux chiens atteints fréquemment de lésions cardiaques.

Relativement au volume du cristallin à extraire, nous avons montré combien celui-ci est considérable en comparaison de celui de l'homme. L'incision en vue de l'EXTRACTION devra être très grande ; l'iridectomie est de rigueur pour permettre l'évacuation de la lentille et prévenir le prolapsus irien. Même si la plaie ne s'infecte pas et guérit bien, il faudra compter avec l'infiltration blanche de la cornée, de durée souvent indéfinie, ainsi que j'ai pu m'en assurer deux fois chez le chien, et avec les hémorrhagies abondantes dans la chambre antérieure (VALUDE). Dès 1824, LEBLANC avait déjà condamné l'extraction, découragé par les accidents auxquels elle expose l'opérateur : prolapsus irien, cicatrice actatique, issue de corps vitré, déchirures de l'iris, hémorrhagies intra-oculaire, perte de l'œil, et il lui préfère la réclinaison. BERLIN est du même avis, confirmé d'ailleurs par l'expérience des vétérinaires modernes qui ont expérimenté sur le cheval. Sur cet animal l'extraction est suivie à peu près invariablement de l'atrophie du globe. Pourtant chez le chien, les résultats ont été moins mauvais. On cite quelques cas où l'œil opéré recouvra la vision. Personnellement j'ai vu deux yeux de chien opérés sous anesthésie chloroformique, se perdre par irido-cyclite ; l'extraction avait été extraordinairement difficultueuse et le cristallin n'avait pu être extrait que par fragments.

La RÉCLINAISON OU ABAISSEMENT est d'une exécution plus facile, mais la traction exercée par la zonule sur le corps ciliaire expose aux hémorrhagies intra-oculaires, au décollement rétinien, à l'irido-cyclite. Pour BAYER ce serait la seule opération recommandable chez le cheval où il s'agit simplement d'atteindre un but cosmétique sur des yeux détruits par la fluxion périodique. BERLIN la recommande également chez le chien ; les animaux opérés par lui avaient recouvré une vision suffisante pour suivre leur maître. C'est également l'avis de MÖLLER.

La DISCISSION serait l'opération de choix chez les animaux jeunes et dans tous les cas de cataracte molle. On peut la répéter d'ailleurs ou la faire suivre de l'abaissement si le cristallin ne se résorbe pas. Chez le cheval il faut s'attendre cependant à des réactions violentes du côté du tractus uvéal et même à l'atrophie du globe (BAYER).

Après des opérations bien réussies chez le chien, les tentatives de correction optique au moyen de verres ont été faites. SUAREZ DE MENDOZA cite un chien dont la vue fut améliorée par ce moyen, cependant bien peu pratique en apparence. HIRSCHBERG a constaté à l'image droite que l'hypermétropie acquise chez le chien était de 12 dioptries.

Technique opératoire. — Anesthésie. — Le cheval sera chloroformé ; le chien recevra une demi-heure avant l'opération cinq centigrammes de morphine en injection sous-cutanée ; puis inhalations d'éther. On instillera en outre de la cocaïne à 10 p. 100. Au besoin, l'anesthésie locale cocaïnique pourrait suffire.

La désinfection oculaire et l'asepsie instrumentale sont les mêmes que dans la chirurgie de l'homme.

DISCISSION. — L'œil a été atropinisé. On applique un blépharostat et on se sert de la pince à fixer, ou bien on saisit simplement le globe entre les doigts index et médius qui font l'office d'écarteurs. La ponction avec l'aiguille se fait au côté externe, soit au travers de la cornée elle-même, soit en poussant l'aiguille dans la région limbique, à 2 ou 3 millimètres en arrière du bord cornéen (MÖLLER). Dans ce dernier cas l'aiguille reste visible en avant de l'iris. Après déchirure de la cristalloïde, l'aiguille est retirée brusquement pour éviter la perte d'humeur aqueuse.

On n'applique pas de pansement ; instillations d'atropine. L'animal doit être mis dans l'impossibilité de se frotter. Les chiens seront entravés et on pourra appliquer autour de la tête de l'opéré un masque protecteur muni d'ouvertures grillagées à l'endroit correspondant aux yeux.

Abaissement ou reclinaison. — L'œil a été atropinisé. L'aiguille large est enfoncée au côté externe à quelques millimètres en arrière du bord cornéen pour éviter de blesser le corps ciliaire, et un peu au-dessous du méridien horizontal pour ménager l'artère ciliaire longue. L'aiguille passe en arrière de l'iris et sa pointe apparaît dans le champ pupillaire en avant du cristallin que l'on se propose d'abaisser et de faire basculer en arrière pour le luxer dans le corps vitré. On évitera soigneusement de léser le corps ciliaire. Le cristallin ainsi déprimé pourra se fixer définitivement à la partie inférieure de l'œil à la suite d'inflammation adhésive.

Les phénomènes glaucomateux paraissent être exceptionnels.

Extraction. — Le procédé est le même que chez l'homme. On taille un grand lambeau cornéen, en suivant le limbe et en prenant la moitié de la circonférence supérieure de la cornée chez le chien, le tiers chez le cheval. La suture de la cornée telle que je la pratique couramment chez l'homme depuis quinze ans, est tout à fait indiquée ici pour assurer la coaptation du lambeau en cas d'issue de vitré. Les deux points de suture sont placés dans le méridien vertical du globe avant de pratiquer la section, en ne prenant que les couches superficielles de la cornée et de la sclérotique. Sitôt le cristallin sorti, on noue les deux brins du fil et on ferme sûrement la plaie. La suture sera retirée au bout de quatre jours en sectionnant le fil avec des ciseaux pointus et sans faire usage d'une pince pour fixer le globe.

En raison du volume du cristallin, l'iridectomie est nécessaire. Si la lentille tend à se luxer dans le vitré, on la tirera au dehors avec l'anse ou avec un crochet.

Pour protéger l'œil on suturera les paupières sans avivement préalable ; puis on appliquera le masque protecteur.

Déplacements du cristallin. — La déchirure partielle de la zonule s'observe assez fréquemment chez le cheval. L'iris et le corps ciliaire, libérés à ce niveau de la traction des fibres zonulaires, remontent vers leur insertion, d'où une encoche pupillaire. Après dilatation atropinique on trouve dans la région correspondante un croissant très éclairé dont le bord central est formé par le cristallin et le bord excentrique par le corps ciliaire (Nicolas).

Si la zonule se rompt sur une large étendue, il en résulte une subluxation ou une luxation du cristallin dont les symptômes sont connus : approfondissement de la chambre antérieure, iridonosis, hypermétropie forte (de 13 D. chez le cheval), disparition des images de Purkinje. La luxation peut être de cause traumatique ; mais chez les herbivores elle est dans la grande majorité des cas une complication des irido-cyclites.

CHAPITRE X

AFFECTIONS DU CORPS VITRÉ

Les HÉMORRHAGIES spontanées sont fréquentes au cours des irido-choroïdites du cheval. Les opacités ordinaires se présentent sous forme de poussières, de filaments, de membranes. Ce sont habituellement des reliquats inflammatoires ou hémorrhagiques d'uvéites. On les observe chez 10 à 15 p. 100 des chevaux. On ne confondra pas avec les précédents les filaments qui représentent des restes de l'artère hyaloïde. Ceux-ci sont congénitaux et se présentent habituellement comme un cordon d'aspect diaphane inséré soit au niveau du pôle postérieur de la lentille, soit au niveau de la papille par une extrémité élargie.

Le SYNCHISIS ÉTINCELANT dû à des paillettes de cholestérine flottantes dans le vitré s'observe rarement sur l'animal vivant. Ces cristaux sont surtout une trouvaille d'autopsie.

CHAPITRE XI

AFFECTIONS DU GLOBE OCULAIRE

Exophtalmie. — La protrusion anormale du globe en avant peut être produite par un traumatisme, une pression exagérée, surtout chez les animaux qui ont les yeux normalement très saillants, tels que les chiens carlins. On l'observe comme conséquence des hématomes et des inflammations orbitaires, d'une thrombo-phlébite propagée aux sinus intra-craniens après une saignée au cou chez le cheval. Elle est souvent le premier symptôme d'une tumeur orbitaire et même d'une tumeur intra-cranienne. Chez les poissons on voit apparaître des épidémies d'exophtalmie due à une infection générale par un bacille appartenant au groupe des mucogènes. Le point de départ est l'intestin; le système circulatoire est envahi et il se fait une transsudation dans les tissus orbitaires (TENNI).

Chez certains animaux, le lapin par exemple, la circulation veineuse de l'orbite est extrêmement développée et le sang orbitaire, au lieu de s'écouler vers l'arrière, dans la direction du sinus caverneux, et de la jugulaire interne, prend pour la plus grande part la voie antérieure, faciale. L'injection, poussée dans la veine faciale, se dirige facilement vers l'orbite et les sinus veineux que contient cette dernière. En les remplissant, elle détermine la formation d'une tumeur qui peut atteindre presque le volume du globe lui-même. Ce dernier se trouve alors chassé au dehors de l'orbite. Le même phénomène peut se produire chez le vivant à la suite de troubles circulatoires et l'on s'explique ainsi la genèse de l'exophtalmie intermittente observée par ULBRICH et par moi-même chez le lapin.

Les hémorrhagies orbitaires à la suite de traumatismes, de pénétration de grains de plomb, déterminent, tous les chasseurs le savent, une protrusion énorme de l'œil chez les rongeurs, et les cuisinières mettent à profit l'existence des sinus veineux orbitaires pour saigner les lapins « par l'œil ».

La maladie de Basedow avec exophtalmie double a été observée chez le cheval, le chien, la vache. Les symptômes cardinaux sont les mêmes que chez l'homme : goitre, tachycardie, exophtalmie.

Le traitement varie avec la cause. Si la cornée s'ulcère, on pourra pratiquer la tarsoraphie partielle temporaire ou définitive après avivement du bord palpébral.

Enophtalmie. — En dehors des cas où elle est symptomatique d'un amaigrissement excessif, l'enophtalmie peut succéder à un traumatisme périorbitaire. La pathogénie est alors la même que chez l'homme.

Les traumatismes, les corps étrangers dans le globe de l'œil ne donnent pas lieu à des considérations spéciales chez les animaux. Il n'en est pas de même des **parasites** endo- et extra-oculaires. Ce sont généralement des vers appartenant au groupe des nématodes, du type *filaire,* ou à celui des cestodes auquel appartient le *cysticercus cellulosæ.* Les filaires qui vivent sur la conjonctive du cheval, de l'âne, du bœuf, appartiennent aux espèces *filaria palpebralis, lacrymalis.* Dans l'humeur aqueuse, on trouve la *filaria inermis, papillosa,* chez le cheval, l'âne, le bœuf ; dans le corps vitré du chien, la *filaria oculi canini.*

A l'état adulte la *filaria papillosa* vivrait dans le péritoine et les séreuses du cheval. Les formes jeunes pénètrent dans les cavités oculaires. Ce sont des vers de 2 à 4 centimètres ou davantage, de longueur, sur un millimètre d'épaisseur. On les voit s'agiter dans l'humeur aqueuse à la manière « d'un petit serpent d'un blanc éclatant » ; d'autres fois on les rencontre dans le vitré. Généralement on ne trouve qu'un seul individu dans l'œil. Leur présence est décelée par des phénomènes irritatifs, des précipités sur la membrane de Descemet, de la kératite parenchymateuse, de l'iritis. BAYER a vu une filaire traverser la cornée dans laquelle elle resta partiellement engagée. Si le parasite n'est pas retiré à temps, l'œil se désorganise.

Les filaires qui vivent sur la conjonctive se tiennent dans les culs-de-sac conjonctivaux, sous la troisième paupière, dans les conduits des glandes lacrymales et dans les canaux lacrymaux. On les rencontre chez le cheval, l'âne, le bœuf.

La filaire du cheval a été rencontrée dans tous les pays ; mais elle est particulièrement fréquente dans les régions humides de l'Inde, en Italie, dans la vallée du Tessin, à la suite des inondations.

L'ophtalmie vermineuse ou conjonctivite purulente des gallinacés est due au spiroptère Mansoni, petit ver blanc, mince, qui vit sous la nictitante, dans les culs-de-sac conjonctivaux, dans les cavités nasales et les sinus ; il ne pénètre pas dans le globe.

Le traitement des filaires intra-oculaires est l'extraction avec une pince après ponction de la cornée.

SALZER a étudié la cataracte qui survient épidémiquement chez les poissons, la truite en particulier. Les parasites qui sont des larves de distomes ont été trouvés à l'état vivant dans l'intérieur de la lentille et dans le globe où ils provoquent des désordres graves et même la perforation de la cornée.

Les lésions du tractus uvéal, de la cornée, au cours des trypanosomiases ont été étudiées entre autres par STARGARDT et MORAX.

Le *cysticercus cellulosæ* ou parasite de la ladrerie du porc, peut se rencontrer sous forme de grains dans les muscles orbitaires, dans la sclérotique, le vitré, la conjonctive, les paupières. L'affection est alors généralisée aux muscles du cou, de la mâchoire, etc.

Énucléation. Éviscération du globe. Prothèse. — Dans les cas d'irido-choroïdite purulente l'intervention opératoire est indiquée et on aura recours de préférence à l'éviscération qui donne un moignon remplissant partiellement la cavité orbitaire et sur lequel on pourra, au besoin, appliquer une pièce artificielle. Bayer, chez le chien, a imité sur le moignon oculaire la pupille absente par une injection sous-conjonctivale d'encre de Chine.

Les pièces artificielles se font de préférence en gutta-percha, s'il s'agit du cheval (Trasbot). Elles ont une forme ovoïde et mesurent 45 millimètres environ. Des soins de propreté sont indispensables.

Pour le chien on peut se servir de pièces d'émail ordinaires bien adaptées, ou mieux, d'un petit appareil en verre, ayant l'aspect d'un bouton de chemise à col court (Mouquet). L'appareil est enlevé chaque soir et remis en place le lendemain.

Pour masquer la difformité chez les animaux qui ont subi l'énucléation, on peut aussi avoir recours à une tarsoraphie qu'il ne sera pas nécessaire de faire complète.

L'injection intra-orbitaire de paraffine a été recommandée récemment par Ghisleni. Les résultats esthétiques seraient supérieurs à ceux que donne la prothèse.

CHAPITRE XII

AFFECTIONS DE L'ORBITE

Le PHLEGMON de l'orbite peut succéder à un traumatisme, à la pénétration de corps étrangers, épillets, arètes de graminées, venus de la bouche et se frayant un chemin vers la cavité orbitaire, à la rhinite et à l'empyème des sinus, chez le chien. L'origine métastatique a été relevée dans la fièvre pétéchiale. Dans tous les cas l'atrophie du nerf optique est à redouter.

Les TUMEURS orbitaires peuvent avoir comme lieu de départ le crâne, les cavités nasales, sinus maxillaire et frontal, les ganglions rétro-pharyngiens. Les tumeurs suivantes ont été rencontrées : les EXOSTOSES plus fréquentes chez le bœuf que chez les autres animaux ; mais des dents hétérotopiques implantées dans les parois de l'orbite peuvent simuler ces dernières ; des LIPOMES (cheval, vache) ; des SARCOMES, MÉLANOSARCOME, OSTÉO-SARCOME, LYMPHO-SARCOME (chien, vache, cheval) ; des CARCINOMES (cheval, vache, chien) ; des ACTINOMYCOMES (cheval). Des KYSTES à ENTOZOAIRES, *cænurus serialis*, ont été vus chez le lapin, des HYDATIDES chez le cheval.

CHAPITRE XIII

AFFECTIONS DES PAUPIÈRES

La peau des paupières est quelquefois atteinte d'eczéma s'accompagnant chez le cheval, le mouton, de désquamation furfuracée, de pustules et de croûtes, particulièrement chez le bœuf que cette affection atteint surtout au printemps pour disparaître l'hiver. Le chien serait sujet aux dartres farineuses et vives et le chat aux dartres squameuses (LEBLANC).

L'*érythème* de la paupière inférieure, au voisinage du grand angle de l'œil, s'observe chez le cheval atteint de larmoiement chronique consécutif à une affection irritative du globe ou de ses annexes.

Comme traitement topique de l'eczéma on emploiera la pommade à l'oxyde de zinc, au précipité blanc, etc.

Chez le chien on rencontre souvent aux paupières la *gale folliculaire* ou *sarcoptique* qui entraîne la production de croûtes, d'épaississement cutané, d'ectropion.

Parmi les autres parasites, citons l'*ixode ricin* qu'on trouve dans les cils, l'*hypoderma bovis* qui dépose ses œufs dans le tissu conjonctif sous-cutané, le *rouget* ou *mite rouge*, les piqûres de taons.

La *tuberculose* atteint fréquemment les paupières chez le perroquet, sous forme de tumeurs végétantes. On l'a observée sur la face et les paupières, chez le chat; mais elle paraît inconnue chez les grands animaux domestiques.

La *morve* a été observée sous forme d'ulcérations.

La blépharite ciliaire telle que nous la connaissons chez l'homme ne se voit guère que chez le chien; elle peut s'accompagner d'orgelets. Le chalazion a été rencontré chez le cheval.

Entropion. — L'entropion cicatriciel est exceptionnel; mais l'entropion spasmodique est une affection particulièrement commune chez le chien, surtout dans les races qui ont la peau lâche et abondante. Le cheval dont le globe est réduit à la suite d'accès de fluxion périodique y est également sujet.

L'enroulement de la paupière peut se produire à la suite d'une irritation de la conjonctive, ou de la cornée, par un corps étranger, par l'infection folliculaire, une ulcération. Les contractions de l'orbiculaire tendent à renverser en arrière la paupière mal soutenue par son squelette tarsien, fort étroit, et par l'éloignement du globe rétracté par le choanoïde vers le fond de l'orbite. L'irritation déterminée par les cils sur la cornée tend à maintenir indéfiniment le cercle vicieux ainsi établi ; aussi la guérison ne peut-elle être obtenue que par une opération. Les procédés usités comprennent les ligatures superficielles ou profondes, l'excision sanglante, la thermocautérisation.

Procédés par ligature. — On peut appliquer la suture de Gaillard : un fil muni de deux aiguilles est passé sous la peau de la paupière inférieure, parallèlement au bord libre, puis les extrémités sont conduites verticalement en bas pour sortir à un travers de pouce au-dessous. L'écartement des fils est de 2 à 3 millimètres dans le sens transversal. On peut poser deux sutures semblables s'il est nécessaire.

La ligature exécutée suivant Snellen-Stellwag consiste dans le passage d'une anse de fil au fond du cul-de-sac inférieur. Les aiguilles que porte chaque extrémité du fil sont passées directement en avant et ressortent à la peau avec un écartement de 3 à 4 millimètres. Les aiguilles sont ensuite enfoncées à nouveau dans leur trou de sortie et conduites verticalement de bas en haut, entre peau et tarse, jusqu'au voisinage du bord ciliaire où les chefs sont serrés, puis noués sur un petit rouleau de coton. On peut placer deux ligatures semblables. Le point fixe étant trouvé au fond du cul-de-sac conjonctival, les ligatures auront pour effet de faire basculer le bord ciliaire en avant et en bas.

Ces procédés seront préférés dans les cas où le spasme de l'orbiculaire est un symptôme réflexe susceptible de disparaître après guérison de l'affection qui l'a engendré, telle une ulcération cornéenne. L'effet immédiat pourra être notablement augmenté par la section de la commissure externe d'un coup de ciseaux donné dans le sens de l'axe de la fente des paupières ; on sectionne la peau et l'orbiculaire, jusqu'au voisinage du bord orbitaire. La suture est inutile. La canthotomie peut également s'adjoindre aux procédés par incision cutanée.

Procédés par excision cutanée. — Berlin trouve l'effet des sutures de Gaillard insuffisant et préfère le procédé par excision qui a l'avantage de supprimer la peau exubérante.

La grandeur du lambeau à exciser varie évidemment suivant le degré de surabondance de peau que l'on constate. Dans tous les cas on fera bien de se rendre compte avec une pince du redressement obtenu en faisant un pli à la peau ; on déterminera par le même moyen l'endroit le plus favorable et où le redressement s'obtient le plus facilement. Il est prudent de laisser intacte une bande de peau d'un demi-centimètre de largeur au voisinage du fond palpébral.

Berlin, chez le chien, se contentait d'exciser un lambeau cutané en forme de fuseau au-dessous du tiers externe de la paupière inférieure et se prolongeant un peu en arrière. L'incision puis la dissection du lambeau se font au bistouri. L'auteur ne suturait pas et la réunion se faisait par seconde intention en l'espace de quinze jours.

Schleich reproche à ce procédé d'être insuffisant. Il recommande de disséquer un lambeau cutané ayant la forme d'un **V** à jambages d'autant plus larges que l'excédent de peau est plus considérable. Le **V** est placé à cheval sur la commissure externe dont sa concavité reste éloignée d'un demi-centimètre environ.

Le procédé le plus ancien et aussi le plus usité, consiste à saisir entre les mors d'une pince à béquille ou à verrou un pli de peau parallèle au bord libre de la paupière et à l'exciser au bistouri. On réunit la plaie par des sutures. L'opération peut se pratiquer dans la même séance aux deux paupières s'il en est besoin.

Lorsque la peau est mince et se laisse plisser facilement, on étranglera le pli à sa base par une suture de cordonnier qui amènera la nécrose de la portion exubérante.

Thermocautérisation. — Repérer à l'encre le trajet de la ligne de cautérisation ; appliquer ensuite la pince de Desmarres et cautériser le long de la ligne marquée avec une pointe portée faiblement au rouge. On passe cinq ou six fois dans la même raie en allant de l'angle externe vers l'angle interne de l'œil, et on s'arrête quand le cartilage tarse s'est redressé sous l'action du calorique.

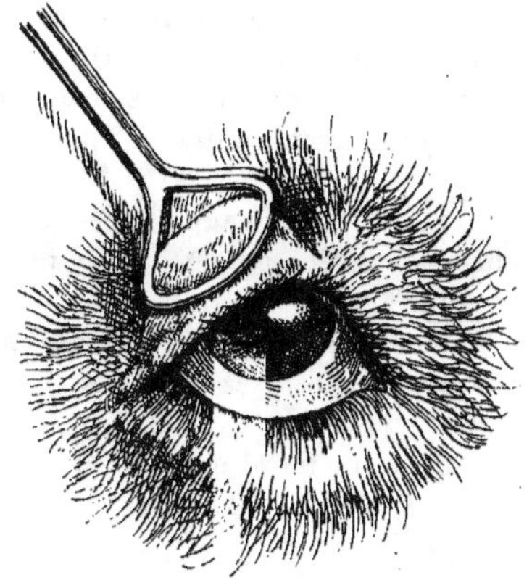

Fig. 300.

Chien. Traitement de l'ectropion. Le lambeau cutané à exciser est saisi avec une pince (Cadiot et Almy).

Ce procédé expose davantage que les autres à une cicatrice apparente.

Avant toutes les opérations sanglantes la peau sera rasée, désinfectée, la plaie suturée sera recouverte de collodion iodoformé et défendue par un appareil protecteur, de préférence celui de Brusasco pour le chien. L'anesthésie cocaïnique locale peut être suffisante.

Ectropion. — Cette difformité est beaucoup plus rare que la précédente. Elle peut succéder à des pertes de substances cutanées, à la parésie de l'orbiculaire d'origine sénile ou dépendant d'une lésion du facial, à de la conjonctivite chronique avec ou sans larmoiement amenant de la sténodermie. On recherchera les corps étrangers, les vers parasites dans le cul-de-sac conjonctival inférieur.

Chez certains chiens un léger ectropion inférieur constitue un signe de race (chiens Saint-Bernard).

En présence d'une large perte de substance cutanée siégeant au-dessous de l'œil, on fera bien de faire de suite une tarsorraphie partielle qui empêchera l'éversion palpébrale.

Contre l'ectropion non cicatriciel, on essayera les sutures de Snellen. Si la paupière est notablement allongée, on pourra combiner celles-ci avec la résection d'un segment triangulaire comprenant toute l'épaisseur de la paupière au voisinage de la commissure externe.

Comme moyen de redressement du tarse éversé et hypertrophié, on peut pratiquer une raie de feu sur ce dernier en conduisant le cautère parallèlement au bord libre. On fera bien de saisir la paupière dans l'anse d'une pince de Desmarres ou de Snellen.

Le procédé de Wharton-Jones est indiqué lorsque la paupière est attirée par une cicatrice cutanée. On y joindra bien entendu la tarsorraphie. Il en serait de même si on se décidait à faire une autoplastie par la méthode indienne en empruntant un lambeau pédiculé à la région temporale.

Tumeurs des paupières. — Sur la face cutanée on a trouvé des verrues, des kystes sébacés ; sur la face profonde le chalazion dont un cas a été observé chez le cheval, d'autres sur les oiseaux ; des dermoïdes pédiculés chez le cheval dans la région du cul-de-sac inférieur ; des tumeurs adipeuses du volume d'un petit pois chez les oiseaux ainsi que des verrucosités de nature tuberculeuse.

Chez le cheval on a observé le botryomycome, du volume d'un œuf de pigeon ; chez le cheval et le chien, des sarcomes.

Troisième paupière et caroncule lacrymale. — L'inflammation chronique du bord libre de la troisième paupière porte le nom d'*onglet* et accompagne la conjonctivite chronique. On l'observe chez le cheval et le chien. Le traitement consiste surtout dans l'excision de la portion tuméfiée.

Parmi les tumeurs on signale le carcinome, l'enchondrome, le lipome, les dermoïdes. Aux dépens de la glande de Harder se développent des KYSTES, des ADÉNOÏDES. Sur la caroncule, le CARCINOME et le SARCOME MÉLANIQUE chez les chevaux gris.

CHAPITRE XIV

MALADIES DE L'APPAREIL LACRYMAL

La glande lacrymale chez le cheval est allongée transversalement et aplatie de haut en bas; ses dimensions sont de 4 à 5 centimètres sur 2 centimètres. La glande est peu apparente chez le chien et presque absente chez les oiseaux.

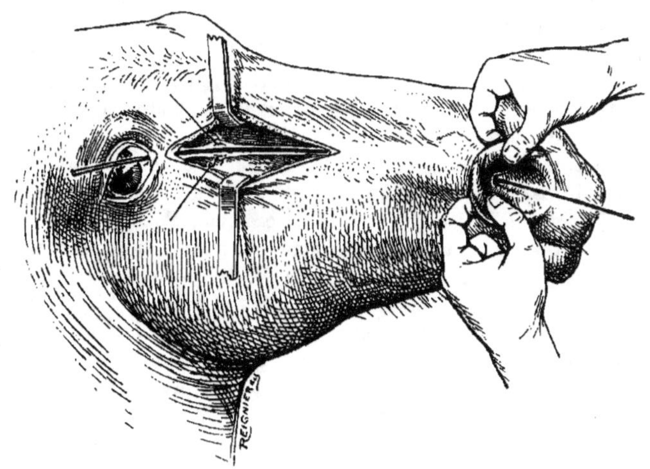

Fig. 301.
Cheval. Canal lacrymal (Cadiot et Almy).

Les points lacrymaux de l'homme sont remplacés par des fentes de 1 à 3 millimètres de longueur. Les canalicules s'ouvrent à la partie supérieure du canal lacrymal légèrement évasée et qui correspond au sac lacrymal de l'homme. Le canal lacrymal du cheval a une longueur de 25 à 30 centimètres et un diamètre de 4 à 5 millimètres. Sur son trajet on rencontre plusieurs dilatations. Le tiers supérieur est creusé dans les os de la face; les deux tiers inférieurs, situés sous la muqueuse, constituent le canal membraneux. On n'y trouve pas de valvules.

L'orifice inférieur ou *égout nasal*, chez le cheval, est placé près de l'ouverture inférieure de la narine. Chez le chien il s'ouvre tantôt en dedans et en bas de l'aile externe de la narine, tantôt dans le méat inférieur de la fosse nasale, sous le cornet inférieur.

Obstruction. — La pathologie des voies d'excrétion des larmes est fort mal connue. On connaît l'obstruction congénitale portant généralement sur l'extrémité inférieure du conduit. Chez le poulain elle se traduit par du larmoiement, de la conjonctivite muco-purulente. Le doigt introduit dans la direction de l'égout nasal perçoit une tumeur dépressible qu'il suffit d'inciser.

L'obstruction acquise succède quelquefois à une conjonctivite due à la pénétration de poussière. Ici encore l'obstruction siège surtout à la partie inférieure du canal et est due à du mucus épais.

L'existence de la dacryocystite paraît assez douteuse chez les mammifères. Chez le dindon on voit parfois au cours d'une maladie épidémique grave, des tumeurs fluctuantes se développer entre le bec et l'œil. En même temps la conjonctive est fortement irritée. La pression fait sortir du mucus qui s'écoule dans le nez et dans le sac conjonctival.

Les fistules qu'on voit s'ouvrir au voisinage de l'angle interne de l'œil ont pour origine une carie osseuse ou dentaire.

Le diagnostic de l'obstruction du canal se fait par l'injection d'un liquide tiède au moyen d'une seringue d'une capacité d'environ 200 centimètres cubes (Nicolas) lorsqu'il s'agit du cheval.

L'injection se fait soit de haut en bas, par le canalicule inférieur, soit de bas en haut par l'égout nasal que l'on débride au besoin avec le couteau de Weber. Ce dernier procédé est le plus commode. Pour l'exécuter, une main écarte l'aile du nez comme pour l'examen du naseau et l'autre tenant fermement la seringue à anneaux, on introduit l'extrémité de la canule dans l'égout nasal, parallèlement au plan de la muqueuse, puis, sans faire pression sur les bords de l'égout, on pousse doucement le liquide que l'on voit sourdre par les fentes lacrymales si le canal est libre. Dans le cas contraire on retire la canule pour laisser écouler le liquide, qui entraîne des parties désagrégées du bouchon muqueux, puis on recommence l'opération jusqu'à rétablissement de la perméabilité du conduit. En place de seringue on pourrait se servir d'un bock laveur, d'une poire en caoutchouc aspirante et foulante (Nicolas).

Le cathétérisme des voies lacrymales ne peut guère se faire chez le cheval qu'avec une sonde flexible, en raison de la direction flexueuse du conduit. On se servira d'une bougie à bout olivaire, longue de 40 centimètres, du n° 7 de la filière Charrière. Le passage de la sonde se fait soit par le canalicule inférieur, soit par l'égout nasal, pour le cathétérisme rétrograde. L'introduction est des plus simples ; mais, après un parcours de 10 centimètres, on rencontre une résistance due à un pli de muqueuse et que l'on franchit après quelques tâtonnements.

CHAPITRE XV

AFFECTIONS DES MUSCLES DE L'ŒIL. STRABISME

Le **strabisme** existe chez les animaux. Il a été observé chez le cheval, le bœuf, le chien, le lapin, la poule.

Le strabisme paralytique suppose une limitation des mouvements du globe dans le sens de l'action d'un ou de plusieurs muscles. Mais, chez les animaux doués de la vision binoculaire (chien), il n'est pas possible de rapporter une déviation non paralytique à un trouble fonctionnel de même nature que celui par lequel on explique le strabisme concomitant de l'homme.

L'appréciation du sens de la déviation est facile chez les animaux à vision binoculaire, chien et chat ; elle est beaucoup plus difficile chez ceux qui fixent monoculairement : herbivores, rongeurs. Il est nécessaire, alors, d'observer la situation de la cornée, par rapport aux paupières et aux commissures palpébrales. A l'examen ophtalmoscopique, on se rendra également compte que la direction de la papille est différente d'un œil à l'autre.

La déviation de la tête, telle que le bout du nez regarde d'un côté pendant que le haut de la tête regarde à l'opposé, comme dans le torticolis, paraît être constante dans le strabisme vertical. Elle s'accuse surtout lorsque l'animal semble fixer. Dans le strabisme inférieur, le nez se dévie du côté opposé (Nicolas). L'oreille correspondant au strabisme se dirige suivant le sens de la déviation oculaire, tandis que l'autre oreille conserve sa direction normale.

Le trouble visuel qui accompagne le strabisme est difficile à apprécier ; néanmoins, les chevaux atteints de paralysie oculaire que l'on a observés étaient considérés comme voyant mal.

Le strabisme peut être congénital, et on l'a relevé chez le cheval, le bœuf, le chien, le lapin. Il peut être double, convergent ou vertical. Dor, chez le lapin, a trouvé, comme lésion anatomique, une atrophie du cervelet. La transmission héréditaire du strabisme a été observée chez la vache.

Le strabisme acquis peut être dû à une lésion orbitaire ou intra-cranienne : fracture de l'apophyse basilaire, hémorrhagies cérébrales chez le cheval ; hémorrhagies, foyers de ramollissement siégeant sur les faces latérales du bulbe et du cervelet, consécutifs à la maladie du jeune âge, sarcome de la région bulbo-protubérantielle, chez le chien ; lésions de méningite, vésicules de tenia cœnure chez le mouton, dans les parties antérieures, latérales et postérieures du cerveau, ainsi que dans le cervelet ; tuberculose du cervelet et dans les parties latérales et inférieures de l'isthme, chez la vache.

Les maladies du système nerveux, l'ataxie locomotrice chez le chien, sont également des causes de strabisme.

Nystagmus. — Le nystagmus s'observe au cours de la narcose chloroformique chez le cheval ; on l'a vu succéder, chez le porc, à l'empoisonnement par la saumure de hareng. Parmi les altérations du système nerveux, notons la méningite cérébro-spinale chez le cheval, l'infection dénommée maladie, chez le jeune chien, l'atrophie cérébelleuse (lapin).

CHAPITRE XVI

TECHNIQUE DES PANSEMENTS ET APPAREILS

Les indications que nous donnons dans ce chapitre permettront à l'oculiste habitué à la chirurgie de l'homme, de s'adresser également aux animaux. Il pourra ainsi faire profiter nos frères inférieurs d'une habileté opératoire que ceux-ci trouveront rarement chez les vétérinaires ; enfin, il se convaincra vite qu'il y a là pour nous des sujets nouveaux à aborder et dont la culture générale du médecin ne peut que tirer profit.

Nous empruntons la plupart des détails qui vont suivre au Traité de thérapeutique chirurgicale des animaux domestiques, de Cadiot et Almy.

Moyens de contention des animaux et anesthésie. — Grands animaux. — Pour les opérations où l'immobilité absolue n'est pas de rigueur, on peut opérer après anesthésie locale. On se sert de la solution de chlorhydrate de cocaïne à 1 p. 100 et l'on procède par infiltration des tissus.

L'assujettissement nécessite des connaissances spéciales et il est de toute nécessité de le confier à un vétérinaire expérimenté.

Pour les opérations délicates sur le globe, sur le cristallin, on essaiera d'abord l'anesthésie locale avec la solution de cocaïne à 5 p. 100 ; mais, en général, il faut en arriver à l'anesthésie générale. Chez le cheval, on peut employer la méthode mixte de Dastre et Morat : inhalation de chloroforme après injection de morphine et d'atropine. A un cheval de taille moyenne, on injecte d'abord 10 à 15 centigrammes de chlorhydrate de morphine et 5 milligrammes de sulfate d'atropine dissous dans 10 grammes d'eau distillée. Une demi-heure après, on couche l'animal et on administre le chloroforme, qu'on verse sur une compresse. Il suffit d'environ 60 grammes pour obtenir la narcose complète.

Pour le bœuf et le mouton, les inhalations de chloroforme et d'éther sont dangereuses. On recommande, pour le premier, l'administration, par la bouche, de 50 à 75 grammes de chloral, ou simplement de un demi-litre à un litre d'eau-de-vie, qui détermine une ivresse comateuse.

Pour le chien, on fait usage de la muselière ou de la bande de toile enroulée d'abord autour de la mâchoire inférieure, croisée ensuite et nouée au-dessus de la mâchoire supérieure et fixée en arrière des oreilles. Les pattes de derrière et celles d'avant sont liées également. La gouttière usitée dans les laboratoires de physiologie est très utile, mais non indispensable si on a calmé au préalable l'animal par une injection sous-cutanée de 5 à 10 centigrammes de morphine. Au moment d'opérer, on administre la cocaïne en collyre (5 p. 100) et en infiltration, s'il y a lieu (solution à 1 p. 100).

L'anesthésie générale s'obtient le mieux par le procédé mixte, atropo-morphine et chloroforme. On emploie la solution :

Chlorhydrate de morphine	10 centigrammes.
Sulfate d'atropine.	5 milligrammes.
Eau distillée.	10 grammes.

dont on injecte un demi-centimètre cube aux chiens de petite taille, 1 à 2 cen-

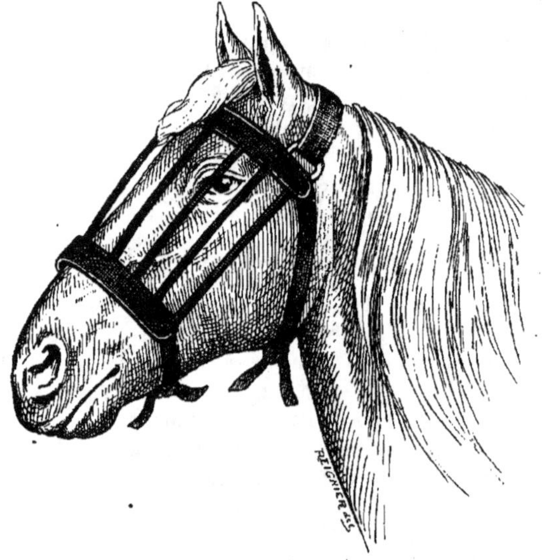

Fig. 302.
Cheval. Appareil protecteur des yeux (CADIOT et ALMY).

timètres cubes aux chiens de taille moyenne, 3 à 4 aux chiens de grandes races. On attend vingt-cinq minutes et on administre le chloroforme.

Le chat est très sensible aux divers anesthésiques. La mort est à craindre lorsqu'on les lui administre à dose un peu forte, ou trop rapidement ou pendant un temps trop long.

Pour une opération de très courte durée, on place l'animal sous une cloche, dans laquelle on introduit un tampon d'ouate imbibé de chloroforme. Pour une narcose de plus longue durée, on injecte tout d'abord sous la peau cinq dixièmes de milligramme de chlorhydrate de morphine par kilo. L'animal montre, sous l'influence de ce narcotique, une vive excitation ; quand celle-ci s'apaise, au bout de vingt minutes, on place le chat sous la cloche avec quelques éponges imprégnées de chloroforme. On prend l'animal dès qu'apparaissent des signes de narcose et l'on continue quelques instants les inhalations. L'excitation morphinique du début reparaît au réveil et persiste longtemps.

Le singe est anesthésié par le même procédé des vapeurs chloroformiques dans une cage étroite recouverte d'une couverture.

Les oiseaux s'endorment très facilement par le chloroforme versé sur du coton placé sous une cloche dans laquelle on a introduit l'animal.

Pansements. — Lorsqu'il s'agit d'exercer une compression douce sur le globe en même temps que la protection efficace d'une plaie de quelque étendue, on aura recours, de préférence, à la suture temporaire des paupières,

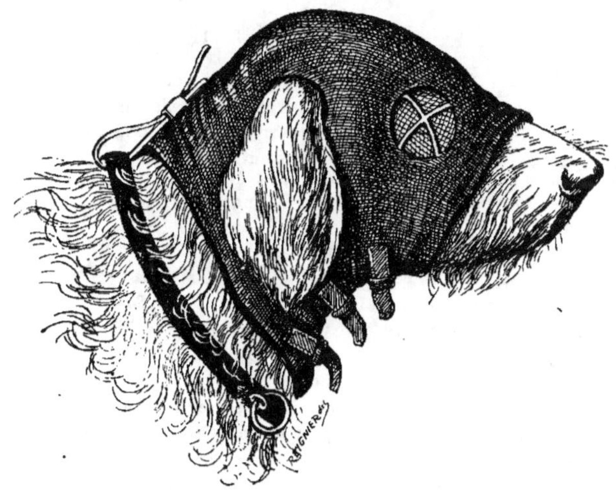

Fig. 303.
Protecteur de Brusasco (Cadiot et Almy).

sans avivement du bord libre, avec du crin de Florence. Les sutures, au nombre de deux chez le chien, de trois ou quatre chez le cheval, resteront en place cinq ou six jours.

Dans les autres cas, on recouvrira l'œil avec des carrés de gaze, ensuite de l'ouate et le tout sera maintenu avec une capote en cuir munie d'œilletons mobiles qu'il suffit de déplacer pour renouveler le pansement.

S'il s'agit du cheval, on peut appliquer un appareil composé d'une série de tiges métalliques courbes qui forment une sorte de grillage au-devant du front et des yeux. Ces tiges sont réunies en haut et en bas par deux demi-cercles reposant, celui du haut, sur la région pariéto-temporale, celui du bas, sur le nez, et terminés par des courroies qui permettent de les fixer à la tête. L'animal sera placé tête en arrière dans une stalle et attaché aux poteaux postérieurs de celle-ci, au moyen de deux longes tendues en sens opposé. La tête se trouvera ainsi maintenue et il sera impossible au cheval de se frotter.

Pour le chien, on appliquera le protecteur en cuir de Brusasco, attaché en avant au-dessus du nez, en arrière autour du cou, et muni de quatre ouvertures, deux pour le passage des oreilles, deux en avant des yeux ; ces dernières garnies d'un grillage métallique disposé en demi-sphère. L'animal sera entravé des pattes de devant si cela est nécessaire.

Préparations pharmaceutiques usitées en ophtalmologie vétérinaire. — Les solutions antiseptiques, les collyres, les pommades, se préparent exactement avec le même titrage et s'emploient dans les mêmes conditions qu'en thérapeutique humaine.

BIBLIOGRAPHIE

Bayer. Handbuch der Tierärztlichen Chirurgie. Vol. V. *Augenheilkunde*, 2ᵒ édit. 1906.

Cadiot et Almy. Traité de thérapeutique chirurgicale des animaux domestiques, *Paris*, 1904.

Delmer. Conjonctivite muco-purulente épizootique des chèvres. *Recueil de Méd. Vétér.* 1905.

Dor. Expériences sur les causes et le traitement de la fluxion périodique. *Recueil des mémoires sur l'Hyg. et la Méd. vét. milit.* 3ᵒ édit. T. III.

Kalt. Anatomie et Physiologie comparée de l'Appareil Oculaire. *Encycl. fr. d'Opht.* T. II.

Leblanc. Traité des maladies des yeux des animaux. 1824.

Manleitner. Augentuberculose bei Rind und Schwein. *Arch. de Graefe*. vol. 71. 1.

Morax. Manifestations au cours des trypanosom. *Ann. Inst. Pasteur.* 1907.

Möller. Lehrbuch der Augenheilkunde f. Tierärzte. 3ᵒ édit. 1898.

Nicolas. Ophtalmologie Vétérinaire et Comparée. 1908.

Omega. Ueber Ophtalmie der Neugeborenen. *Veterinary Record.* Juin 1906.

Otte. Glaucoma inflammatorium beim Pferde, en russe. Analysé in *Nagel, Jahresb.* 1907.

Salzer. Cataract des Forellenauges. *Congrès de Heidelberg* 1906.

Schiel. Conjunctivitis und Keratitis infectiosa beim Rinde. *Berliner tierärztliche Wochenschrf.* 1906.

Stargardt. Ueber Protozoen im Auge. *Congrès de Heidelberg*, 1906.

Terni. Epizootische Exophtalmie der Fische. *Centralbl. f. Bakt, Parasitenk. und Infectionskr.* 1907.

Ulbrich. Die venösen Blutsinus in der Orbita des Kaninchens. *Arch f. Augenheilk.*, 65. 2.

HYGIÈNE OCULAIRE

Par le Dr A. CHEVALLEREAU

CHAPITRE PREMIER
HYGIÈNE PRIVÉE

L'hygiène oculaire est de date récente et, malgré le nombre assez considérable des ouvrages qui lui ont été consacrés autrefois, il faut arriver jusqu'en 1845, jusqu'au livre de Réveillé-Parise, pour trouver un livre traitant réellement et scientifiquement de l'hygiène de la vue.

Depuis, les travaux se sont succédé, de valeur diverse. Nous signalerons surtout l'excellent petit ouvrage de Sous publié en 1883, le *Traité d'hygiène de l'œil* de Trousseau, puis un grand nombre de monographies portant sur des points particuliers,

HYGIÈNE DU NOUVEAU-NÉ

Qu'il existe ou non chez la mère des raisons de faire craindre le développement chez l'enfant d'une ophtalmie purulente, le premier soin après l'accouchement doit être de laver aussi promptement que possible les yeux de l'enfant.

Dans la plupart des cas, il suffit de laver le bord des paupières avec de l'ouate hydrophile imbibée d'eau bouillie, puis, écartant doucement les paupières, de faire couler un filet de cette eau au contact du globe de l'œil, en se servant du tampon d'ouate comme d'une éponge que l'on exprime. En écartant doucement les paupières du globe de l'œil, on arrive ainsi à un nettoyage complet ne laissant au contact du globe ou sur les paupières aucun produit de sécrétion. Cette pratique est généralement suffisante, et l'on peut se borner à cela lorsque l'état des parties génitales de la mère avant l'accouchement ne peut donner aucune inquiétude. Mais certains antiseptiques ne peuvent exercer une action nuisible et leur emploi devient tout à fait indiqué dans tous les cas douteux. Parmi ces derniers on a préconisé l'acide borique, l'acide phénique, le citron, l'iodoforme, le permanganate de potasse, le cyanure ou le bichlorure de mercure.

Une autre pratique beaucoup plus répandue consiste à employer la méthode de Credé, c'est-à-dire à instiller entre les paupières de l'enfant, aussitôt après la naissance, deux gouttes d'une solution de nitrate d'argent à 2 p. 100. Cette pratique est devenue officielle à la suite des vœux émis par l'Académie de médecine de Paris ; les sages-femmes sont autorisées à employer la solution ci-dessus, dite solution préventive de nitrate d'argent. Enfin une circulaire excellente adressée par le ministre de l'Intérieur en mai 1909 à tous les préfets de France appelle l'attention du public sur les dangers de l'ophtalmie des nouveau-nés et recommande la solution de nitrate d'argent comme moyen d'empêcher le développement de cette maladie.

La cause habituelle de l'ophtalmie purulente des nouveau-nés est la vaginite gonococcique de la mère. Il importe donc de s'enquérir, avant l'accouchement, de l'état des voies génitales de la mère et de commencer aussi tôt que possible un traitement convenable. Mais cela ne suffit pas. On peut ne trouver aucun gonocoque dans la sécrétion conjonctivale des nouveau-nés atteints d'ophtalmie purulente. Il faut donc éviter toutes les autres causes de contamination et pour cela il sera nécessaire de faire des lavages fréquents et d'observer une propreté absolue.

C'est surtout chez les sages-femmes, dans les maternités, dans les crèches que ces précautions devront être observées et que l'on devra éviter toute cause de contamination. Il sera nécessaire d'aérer autant que possible, de faire disparaître rapidement les linges souillés et d'avoir pour chaque enfant des objets de toilette strictement séparés de ceux qui doivent servir aux autres enfants.

Il est élémentaire d'éviter que les yeux des enfants ne soient exposés à une trop vive lumière et de les soustraire à l'action du froid.

La croyance que le strabisme est dû à une mauvaise position de l'enfant dans son berceau est extrêmement répandue dans le public, les parents étant toujours très portés à attribuer les infirmités de leurs enfants à des causes extérieures au lieu d'y voir une simple conséquence de l'hérédité. Nous savons bien que le strabisme est habituellement dû à la conformation du globe de l'œil, à un vice de réfraction ; cependant les auteurs les plus dignes de foi ont contribué à maintenir dans le public cette opinion erronée. Citons comme exemple cet extrait de Mackenzie :

« On suppose que le strabisme doit souvent son origine, chez les jeunes enfants, à une mauvaise éducation des yeux. On doit les habituer à n'exécuter que des mouvements réguliers et harmonieux, en les exposant également tous les deux à la lumière et en ne leur présentant que des objets propres à fixer leur attention et que l'on ne placera ni trop près ni trop loin d'eux, et encore moins dans quelque direction vicieuse. La mauvaise habitude qui consiste à placer un enfant dans son berceau de façon qu'il n'aperçoive la lumière ou quelque objet éclatant que d'un seul œil, constamment le même, peut provoquer l'action constante de certains muscles et l'inaction correspondante de leurs antagonistes. On peut faire loucher un enfant en tenant son hochet tout contre ses yeux, ou en lui présentant brusquement et de tout près quelque jouet favori pour l'amuser. On attribue le strabisme divergent à l'habitude d'exciter un enfant à regarder à la fois deux objets qui lui plaisent et qui sont distants l'un de l'autre. » Cette partie du remarquable traité de Mackenzie a sensiblement vieilli.

On peut placer sur le même rang l'opinion qui attribue à la contagion le développement du strabisme. Fano nous paraît être le plus récent des auteurs qui permette d'accuser une nourrice strabique du développement de la même infirmité chez son nourrisson.

Il faut examiner les yeux des nourrices, mais à un tout autre point de vue et seulement pour éliminer celles qui seraient atteintes de conjonctivites avec écoulement contagieux.

HYGIÈNE DE LA SECONDE ENFANCE

La seconde enfance, que l'on peut faire commencer à la fin de la première année et continuer jusqu'à la puberté, est de beaucoup, au point de vue de l'hygiène oculaire, la plus importante de toute la vie. C'est l'époque pendant laquelle on note le plus fréquemment les affections dues à un mauvais état général ou à la contagion, et de même les traumatismes y sont très souvent observés. C'est pendant la seconde enfance que surviennent habituellement les fièvres éruptives et l'on sait combien les complications oculaires sont fréquentes dans ces maladies.

Dans la variole, les complications oculaires ne sont pas fréquentes mais elles sont très graves. Il sera donc utile, même dans les cas où la gravité de la maladie donne des préoccupations plus générales, de surveiller avec grand soin l'état des paupières et, lorsque celles-ci sont le siège de pustules, de veiller à ce que l'écoulement ne pénètre pas dans la fente palpébrale et n'arrive pas au contact du globe oculaire. Dans ce cas il sera bon chaque jour d'écarter les paupières pour s'assurer de l'état de la conjonctive et de la cornée. Une propreté méticuleuse, l'application fréquente de compresses tièdes sont, il est vrai, le seul moyen d'éviter ces complications.

Dans la rougeole, il est très commun d'observer non seulement des conjonctivites, mais des kératites phlycténulaires et des ulcérations de la cornée qui, lorsque l'état général est mauvais, prennent rapidement un développement fâcheux. Ici encore la propreté et l'application de compresses chaudes sont les seuls moyens d'éviter ces complications.

Dans la scarlatine, dans la fièvre typhoïde, on n'observe pas de lésions des membranes externes, mais on peut observer des lésions des membranes profondes, dans la scarlatine de la rétinite albuminurique et dans la fièvre typhoïde de la névrite optique. Il peut donc être utile de s'informer de l'état de la vision pendant ces maladies et au besoin de pratiquer un examen ophtalmoscopique.

La seconde enfance est l'âge de l'impetigo qui joue dans la pathologie oculaire un rôle considérable. Il est très commun de voir évoluer en même temps que des phlyctènes ou certaines ulcérations de la cornée de l'impetigo de la face, du menton, des narines. L'impetigo des narines surtout est particulièrement dangereux : tant qu'il existe, les kératites phlycténulaires ou ulcéreuses ne guérissent pas, ou bien si elles guérissent elles récidivent avec la plus grande facilité. Il est donc nécessaire, chez tous les enfants qui nous sont amenés, de s'assurer de l'intégrité des fosses nasales et de combattre l'impetigo partout où il peut se montrer.

Le mauvais état général des enfants est la cause de la plupart des affections oculaires qui surviennent pendant cette période. Il faut donc songer à l'hygiène générale dans tous les cas d'affections oculaires.

C'est pendant la seconde enfance qu'on apprend à lire ; c'est à cette époque que commence la myopie dont la prophylaxie offre une si grande importance, mais nous reportons au chapitre de l'hygiène scolaire tout ce qui a trait à ce sujet comme tout ce qui touche à l'éducation de l'enfant.

HYGIÈNE ALIMENTAIRE

Nous ne sommes plus à l'époque où les aliments paraissaient exercer sur l'organe de la vision une influence prépondérante. PLINE, dit G. SOUS, conseillait aux femmes enceintes de manger une souris pour que leur enfant naisse avec des yeux noirs. Le cerveau de corneille faisait pousser les cils. Les peintres et les graveurs romains mangeaient de la rue pour se fortifier la vue. Aujourd'hui peu de personnes ajouteraient foi à de pareilles affirmations, peut-être même est-on allé trop loin en sens contraire. Il est bien certain que la nourriture exerce une grande influence sur la santé générale et, comme tout état général mauvais retentit sur les yeux, on comprend que dans certains cas au moins la nourriture puisse avoir sur la marche des affections oculaires une influence très appréciable.

On a signalé en Allemagne des cas de paralysie de l'accommodation ou de paralysie des muscles moteurs de l'œil après l'ingestion de saucisses avariées (Wustvergiftung). Peut-être s'agissait-il là de cas de trichinose et l'on a trouvé en effet dans plusieurs de ces cas des trichines dans les muscles moteurs de l'œil. Les cas de cysticerques intra-oculaires, reconnaissant la même cause, sont extrêmement rares en France ; en Allemagne ils sont plus communs.

Dans une observation de TIBERTI, un jeune homme de dix-neuf ans, après avoir ingéré 60 grammes de saucisse toxique, fut pris de phénomènes auxquels il succomba en quarante heures et parmi lesquels on notait le myosis et la déviation conjuguée des yeux.

VAN ERMENGEN, chez un inspecteur des abattoirs de Gand qui avait mangé trois rondelles de saucisson toxique, a constaté dès le lendemain des phénomènes très graves suivis de mort le cinquième jour et parmi lesquels figurait de la mydriase.

Dans des cas du même genre Drigalski a constaté des douleurs dans les mouvements des yeux, Heller la paralysie des muscles palpébraux.

Sacquépée dit ceci à propos du botulisme (de *botulus*, boudin) : « Les phénomènes les plus typiques intéressent le globe oculaire : la pupille se dilate de manière parfois excessive, en même temps qu'il existe une paralysie de l'accommodation ; les paupières tombent, la diplopie apparaît avec le strabisme, le globe oculaire est immobile (ophtalmoplégie totale). Parallèlement la vue baisse (on voit comme à travers un brouillard), il peut même y avoir amaurose complète. Ces symptômes oculaires, généralement bilatéraux, dirigent souvent les malades vers les cliniques ophtalmologiques. »

Le botulisme peut durer quelques heures seulement ; d'ordinaire il se prolonge pendant plusieurs semaines. Ce sont presque toujours les troubles visuels qui disparaissent en dernier lieu. La mort survient dans 15 à 40 p. 100 des cas.

Tous ces malades ont fait usage d'un même aliment, la viande, non pas fraîche, mais conservée à l'abri de l'air et consommée crue ou tout au moins mal cuite.

Sous le nom d'*ichtyosisme*, on a décrit les accidents consécutifs à l'ingestion de poissons. Ces accidents se répartissent en deux groupes complètement différents, l'ichtyosisme gastro-intestinal et l'ichtyosisme paralytique. Dans ce dernier, très analogue au botulisme, on retrouve la mydriase, les paralysies oculaires, l'amaurose ; ces acccidents, rares en Allemagne, sont au contraire fréquents en Russie et sont toujours causés par l'ingestion de poissons conservés à l'abri de l'air.

La diète peut être prescrite dans toutes les maladies inflammatoires de l'œil, iritis, irido-choroïdite, choroïdite purulente, glaucome aigu, dacryocystite phlegmoneuse. De même après les opérations de cataracte il est utile de donner aux malades une nourriture légère et même liquide, et cela pour trois raisons : pour éviter des mouvements de mastication un peu intense, pour éviter cette turgescence de la face que bien des personnes éprouvent après un repas tant soit peu copieux, surtout les artério-scléreux comme le sont souvent les cataractés, enfin pour retarder le besoin d'aller à la garde-robe qui obligerait souvent les opérés à quitter leur lit plus tôt qu'il ne faudrait.

On a quelquefois attribué, à tort selon nous, à une diète trop sévère et à l'anémie cérébrale qu'elle peut entraîner le délire qu'on observe, bien rarement, chez les opérés de cataracte. Il faut en tous cas surveiller ces malades et ne rien exagérer.

Il faut au contraire donner une alimentation fortifiante chez les scrofuleux atteints d'ophtalmies phlycténulaires ou d'ulcérations de la cornée qui durent et récidivent indéfiniment à cause du mauvais état général du sujet. De même bien des jeunes filles chlorotiques ont une asthénopie accommodative qui ne tient à aucun vice de réfraction et tire simplement sa cause de leur mauvais état général ; une nourriture fortifiante doit figurer dans ces cas parmi les moyens destinés à améliorer leur état.

Le diabète et l'albuminurie, qui sont la cause d'un si grand nombre d'affections oculaires, nécessitent un régime spécial, mais nous ne le développerons pas ici parce qu'il est le même que pour toute autre manifestation de ces affections.

L'emploi du calomel à l'intérieur, si fréquent en ophtalmologie, nécessiterait, au dire de bien des médecins, l'abstention complète de tout aliment salé pour éviter la transformation du calomel en bichlorure de mercure. D'aucuns recommandent même d'éviter l'ingestion dans l'estomac de lait, de fruits crus et de vinaigre. Il a été reconnu que c'était là une précaution inutile et qu'il n'était en rien nécessaire de modifier dans ces cas l'alimentation.

L'influence des boissons alcooliques sur la vision est hors de doute et l'amblyopie par abus de l'alcool est décrite partout. Il est certain que la meilleure des boissons est l'eau pure, mais bien des personnes refuseront toujours de s'enrôler dans les diverses ligues de tempérance. Il faut donc ne pas exagérer et reconnaître que l'abus seul des boissons alcooliques constitue un danger. La question est de savoir où commence l'abus et cette limite est extrêmement variable d'après l'âge, la constitution, le genre d'occupations, le climat habité par le malade.

HYGIÈNE DE L'HABITATION

Il n'est pas donné à chacun de faire bâtir sa maison de la manière qui lui plaît et sur un terrain choisi par lui. Il n'est pas même permis dans la plupart des cas de modifier à son gré l'appartement que l'on occupe en location. Mais, quand on le peut, il faut choisir un endroit sec, sans l'humidité qui favorise certaines maladies, sans émanations marécageuses. Il faut choisir un air pur, un endroit suffisamment exposé aux vents qui purifient l'atmosphère, à l'abri de ceux qui pourraient apporter de mauvaises odeurs et les poussières dangereuses, trop fréquentes aux environs des villes.

Le voisinage de la mer est excellent pour les lymphatiques, les scrofuleux avec kératites phlycténulaires et blépharites chroniques, fâcheux au contraire pour les arthritiques, les congestifs prédisposés aux épisclérites, aux iritis. Le vent, sur les plages de sable fin qu'il soulève, peut amener des conjonctivites et quelquefois des blépharites, mais, lorsque ces affections sont uniquement accidentelles sans être provoquées par l'état général du sujet, elles sont toujours passagères et ont par suite peu d'importance.

Les fenêtres des appartements doivent être placées de telle sorte que la lumière vienne surtout d'en haut. Dans les cas en effet où la fenêtre descend jusqu'au plancher, la lumière venant d'en bas éblouit et fatigue. La lecture et le travail dans de pareilles conditions seraient d'ailleurs très pénibles puisque le livre et le travail seraient presque forcément dans l'ombre.

Nous parlerons plus loin de ce qui a trait à la lumière naturelle et à l'éclairage, mais nous devons placer ici ce qui concerne la coloration des murs et des tapisseries.

La coloration des murs a peu d'importance et doit dépendre un peu des climats. Il faut une coloration assez claire pour que l'appartement soit bien éclairé, il faut éviter une coloration trop foncée qui diminuerait l'éclairage. Cela doit dépendre de la disposition des pièces et plus encore de leur destination et du goût des habitants.

La couleur des papiers de tenture a de l'importance au point de vue de sa composition chimique. Des blépharo-conjonctivites et même des intoxications générales peuvent être dues à des tapisseries contenant comme matières colorantes de l'arsenic et du plomb, à cause de la poussière qui se détache insensiblement de ces papiers.

La couleur des rideaux est justiciable des mêmes observations que celle des papiers de tenture, mais une autre considération plus importante est celle de leur forme. Emile Trélat a justement combattu la disposition des draperies qui ornent habituellement les fenêtres de nos appartements : les draperies se joignent par en haut et s'écartent par en bas ; elles empêchent par suite l'arrivée dans nos pièces de la lumière zénithale, celle qui vient directement du ciel, et ne laissent arriver que la lumière grise et terne qui vient horizontalement renvoyée par le sol et par les maisons d'en face. Cette disposition des rideaux est donc ruineuse pour l'éclairage de nos appartements. Émile Trélat propose une forme de rideaux absolument inverse, largement écartés en haut pour laisser arriver la lumière la plus pure, se fermant en bas pour empêcher l'accès de la lumière grise et frisante.

Dans cette disposition, le bas de la fenêtre est alors complètement masqué, le haut au contraire reste dégagé ; l'éclairement n'est donc en rien atténué, excepté pour les points du parquet voisins de la fenêtre, ce qui a peu d'inconvénients. Cette disposition des rideaux offre en outre l'avantage d'éviter les courants d'air sur les pieds et sur les jambes lorsqu'on est assis près de la fenêtre. Ajoutons que cette disposition des rideaux, très pratique et très ingénieuse, se prête très bien à l'ornementation.

ÉCLAIRAGE

Éclairage naturel. — La lumière est aussi indispensable aux fonctions de la vue que la nourriture aux fonctions de l'estomac, mais dans l'un comme dans l'autre cas il faut éviter également l'excès et l'insuffisance.

Les yeux supportent plus ou moins bien la lumière d'après leur degré de pigmentation. Les personnes brunes la supportent beaucoup mieux que les blondes et que les albinos. Le pigment noir, en effet, absorbe la lumière qui pénètre en excès dans les yeux. L'habitude joue de même un certain rôle : un homme du Nord arrivant dans les régions tropicales sera fortement gêné par la lumière et il le sera surtout pendant les premiers temps.

Les myopes supportent moins bien la lumière que les hypermétropes, parce qu'ils ont généralement la pupille un peu plus dilatée, mais cela est surtout vrai dans les cas où la myopie, d'un degré un peu élevé, s'accompagne d'amincissement et d'atrophie de la choroïde avec disparition du pigment.

En tous les cas, il est nuisible de regarder directement la lumière. Il suffit de se rappeler les cas de cécité causés par la fixation du soleil, les troubles de la vue causés par l'observation des éclipses ou même simplement des éclairs.

La lumière diffuse est au contraire bien supportée par l'œil ; encore faut-il qu'elle soit sagement distribuée.

L'éclairage naturel est fourni par le soleil. C'est assurément de beaucoup le meilleur. Il ne faut cependant pas qu'il tombe directement sur le livre ou sur le cahier, parce qu'alors il est trop éblouissant. Il faut employer autant que possible une lumière diffuse venant par une ouverture placée à gauche et en avant. En effet, placée en avant cette lumière frapperait trop directement les yeux ; si elle était placée en arrière, le corps intercepterait cette lumière et le livre resterait dans l'ombre ; il ne peut donc venir que par les côtés. Comme on est généralement droitier et qu'on écrit de gauche à droite, une lumière placée à droite projetterait sur le papier l'ombre de la main, cette lumière doit donc être placée à gauche.

La lumière réfléchie est habituellement plus fatigante que la lumière directe. Il en est ainsi par exemple de la lumière réfléchie par des maisons blanches, par les routes blanches que l'on trouve dans les pays calcaires ; il en est surtout ainsi de la lumière réfléchie par les neiges. Les Esquimaux qui habitent la baie d'Hudson, dit G. Sous, emploient des conserves formées de deux pièces d'ivoire ou de bois, munies d'une fente étroite. Ces conserves, disposées de façon à recouvrir complètement les yeux et appelées yeux à neige, ont beaucoup d'analogie avec les lunettes sténopéiques. Il y a des explorateurs des régions polaires qui se noircissent le pourtour de l'orbite avec de la poudre dissoute dans de l'eau. On a aussi conseillé l'emploi de conserves bleues, entourées de toiles métallique et garnies de peau de chamois.

Composition de la lumière. — La lumière, comme le son et l'électricité, est due à des vibrations qui, émises par une source lumineuse, forment les radiations et vont impressionner la rétine. Le nombre de ces vibrations par seconde varie pour les rayons visibles de 342 à 684 milliards. Un faisceau lumineux tombant sur un prisme est inégalement réfracté par lui et, recueilli sur un écran, se décompose en une longue bande de couleurs allant du rouge qui est le moins réfracté au violet qui l'est le plus. L'ensemble de ces radiations de la source lumineuse constitue le spectre.

A l'aide d'un thermomètre entouré de noir de fumée, on peut constater que ces rayons sont d'autant plus chauds qu'on s'approche du rouge et que la température s'élève plus encore quand on a dépassé le spectre visible. Ainsi les radiations les plus chaudes sont les radiations infra-rouges qui ont une très grande longueur d'onde et qui ne sont pas éclairantes.

A l'autre extrémité du spectre on n'observe aucune élévation de température ; cependant il existe là aussi des radiations invisibles, les radiations ultra-violettes, que l'on peut déceler par leur action chimique. Contrairement à l'action calorique, l'action chimique des rayons du spectre est d'autant plus prononcée qu'on s'avance du rouge vers le violet.

Les rayons calorifiques sont donc formés de tout l'infra-spectre et surtout du rouge, les rayons chimiques comprennent tout l'ultra-violet et le spectre visible, en particulier les radiations violettes et bleues ; les radiations lumineuses sont toutes les radiations visibles et le maximum d'intensité appartient aux radiations jaunes et vertes.

Les radiations lumineuses émises par un corps dépendent de sa température. C'est aux environs de 525° degrés que l'œil commence à percevoir une sensation lumineuse. Les radiations qui apparaissent sont d'abord les rouges, puis la lumière s'étend vers le violet, et plus un corps est à une haute température, plus il émet de rayons violets et ultra-violets.

La lumière solaire produite par la source lumineuse dont la température, pour notre monde, est certainement la plus élevée, doit donc être très riche en rayons chimiques, mais les radiations chimiques sont absorbées en grande partie par l'atmosphère et ce sont surtout les couches inférieures qui possèdent ce pouvoir absorbant. Le soleil couchant est assez éclairant ; cependant il a perdu toute propriété chimique et impressionne peu la plaque photographique ; c'est d'ailleurs à l'absorption des rayons bleus et violets qu'il doit sa teinte pourpre.

Ainsi la lumière donne trois sortes de rayons :

1° Les rayons *calorifiques* ou infra-rouges ayant de 171 à 342 milliards de vibrations par seconde.

2° Les rayons *lumineux* ayant de 342 à 684 milliards de vibrations par seconde ;

3° Les rayons *chimiques* ou ultra-violets ou invisibles ayant plus de 684 milliards de vibrations par seconde.

Ces derniers, les rayons ultra-violets, sont les plus nuisibles pour l'œil parce qu'ils sont absorbés en grande partie par les milieux et surtout par le cristallin. Ce sont eux qui provoquent l'ophtalmie électrique, l'ophtalmie des éclipses, la cécité par fulguration.

Schanz et Stockhausen publient un tableau montrant l'action nuisible des rayons lumineux suivant leur longueur d'onde.

1° Les rayons de 760 à 400 μμ sont visibles et aboutissent à la rétine.

2° Les rayons de 400 à 350 μμ rendent le cristallin fluorescent ; ils n'aboutissent à la rétine que si on a enlevé le cristallin ou lorsque les rayons plus lumineux sont très affaiblis.

3° Les rayons de 350 à 300 μμ sont tous absorbés par le cristallin.

4° Les rayons de 300 à 0 μμ, ne traversent pas la cornée ; ils font des lésions externes de l'œil.

Sources de lumière artificielle. — Les sources de lumière artificielle sont les hydrocarbures, l'alcool, le magnésium et l'électricité.

La lumière des chandelles, des bougies, des lampes à huile de colza ou de pétrole, de gaz, comparée à la lumière solaire, possède une proportion plus grande de rayons rouges et jaunes, peu de rayons verts, presque pas de rayons bleus et pas de rayons violets. C'est donc une lumière incomplète, d'où son infériorité sur la lumière solaire. Pour remédier à cette pauvreté, qui est une cause de la fatigue oculaire quand on travaille à la lumière artificielle, on a proposé d'entourer ces lumières d'un verre bleu et dans certaines industries le travail est éclairé par la lumière qui traverse un globe rempli d'une solution de sulfate de cuivre ammoniacal, lumière bleue, mais cette addition ne remédie que bien imparfaitement au défaut de cette lumière.

La *chandelle* est un mode d'éclairage qui ne trouve plus guère sa place que dans l'histoire. Son peu d'intensité, la fumée qu'elle entraîne, l'odeur de suif qu'elle dégage, la nécessité de couper la mèche de temps en temps ont fait abandonner ce mode d'éclairage dès que l'on en a trouvé d'autres mieux appropriés à nos besoins.

La *bougie* donne un éclairage relativement propre et constitue un progrès considérable sur la chandelle. L'intensité lumineuse est plus grande, la mèche se consume d'elle-même sans qu'il soit nécessaire de la couper de temps à autre et la lumière est constante quand la flamme n'est pas agitée par le vent, mais il faut un grand nombre de bougies pour donner une lumière suffisante. C'est donc un éclairage de luxe dont les applications seront forcément restreintes.

L'*huile de colza* constitue un excellent mode d'éclairage pour une lampe de cabinet. Une lampe d'assez forte dimension donne un éclairage suffisant. Les meilleures sont les lampes Carcel, lampes modérateurs avec mèches cylindriques, dans lesquelles il arrive constamment sur la mèche une quantité d'huile supérieure à celle qui est consumée. Ces lampes sont munies d'une cheminée en verre coudé, dont le diamètre est plus considérable à la partie inférieure qu'à la partie supérieure, la différence de niveau correspondant à la partie moyenne de la flamme.

Le rétrécissement de la cheminée de verre à sa partie supérieure a pour but d'activer la circulation de l'air et par suite de rendre la combustion de l'huile plus complète et la flamme plus éclairante.

Ces lampes ont un avantage, c'est qu'elles répandent dans l'air peu de vapeurs et ne développent qu'une faible chaleur, mais d'autre part elles ont un gros défaut, c'est qu'actuellement elles sont peu répandues et que par suite il est partout difficile de se procurer de l'huile de bonne qualité. D'autre part, elles exigent toujours un entretien assez pénible et une dépense assez élevée.

L'*huile de pétrole*, l'essence minérale sont d'un emploi infiniment plus répandu parce que leur prix est beaucoup moins élevé.

Le *gaz d'éclairage* donne une lumière plus intense que les lampes à huile ; il est plus propre, beaucoup plus commode, parce qu'il ne demande aucun entretien. C'est donc avec raison qu'il a détrôné l'huile de colza dans toutes les agglomérations où se trouvent des usines à gaz. C'est, pour l'éclairage d'un cabinet de travail, d'une salle d'étude, d'un atelier, d'un magasin, une excellente lumière, ne fatigant pas, à condition qu'on ne la reçoive pas direcment sur les yeux.

Le gaz a d'autre part un gros inconvénient au point de vue de l'hygiène générale : c'est de consommer une énorme quantité d'oxygène et par suite d'élever beaucoup la température en viciant l'atmosphère. Un bec de gaz brûle environ 150 litres de gaz par heure, consomme dans le même temps à peu près 222 litres d'oxygène et élève la température de 150 mètres cubes d'air de 0 à 100°. Il faut joindre à ces inconvénients les risques d'incendie, d'explosion, d'asphyxie.

Lorsque le gaz est muni de becs à incandescence dits becs Auer, la lumière est beaucoup plus blanche et plus éclairante ; d'autre part, elle dégage beaucoup moins de chaleur et développe beaucoup moins de produits de combustion.

Le Dr DARGELOS a fait au lycée Mignet, à Aix-en-Provence, des expériences concluantes à ce sujet : le 29 mars à 6 heures du soir, température extérieure 14°.

Température de la salle avant l'allumage à 5 heures, 17° :

	1re étude. Becs Auer.	5e étude. Becs ordinaires.
Température de la salle à 7 heures du soir.	20°	20°
Température de la salle à 8 heures du soir.	21°8	23°

De même des mesures prises par le même médecin montrent que la quantité d'acide carbonique augmente beaucoup plus vite avec le bec ordinaire qu'avec le bec Auer.

On connaissait depuis longtemps la lumière Drummont produite par l'incandescence d'un crayon de chaux ou de magnésie sur la flamme d'un chalumeau à gaz oxhydrique. Ce n'était qu'un appareil de laboratoire jusqu'en 1882, où CLERMONT imagina de remplacer l'hydrogène du chalumeau par du gaz ordinaire et l'oxygène par de l'air. En même temps, au crayon de chaux ou de magnésie dont la masse intérieure absorbait inutilement de la chaleur, un Français, CLAMOND, substitua une sorte de corbeille tressée de très minces linéaments de magnésie qu'un simple bec de gaz suffisait ainsi à chauffer à blanc. Les becs à incandescence étaient inventés. AUER VON WELSBACH n'eut plus qu'à modifier la corbeille de l'inventeur français et les matériaux qui la composent pour réaliser et répandre en 1885 le manchon connu sous son nom.

Dans le manchon Auer, la magnésie fait place à certains oxydes métalliques appelés *terres rares* (oxydes de lanthane, de thorium, de zircone, de cérium). Parmi ces corps les uns sont indispensables pour assurer l'intensité de l'éclairage (oxydes de cérium et de zircone) ; les autres, en particulier l'oxyde de thorium, servent à donner un peu de solidité à cet édifice si fragile que pour le construire on est obligé de se servir d'un capuchon de tulle qui forme un échafaudage provisoire pour la fabrication et pour le transport et qui flambe dès qu'on veut utiliser le manchon.

Ces terres rares émettent-elles des rayons qui puissent fatiguer la rétine?

On l'a dit, mais nous ne connaissons aucune expérience à l'appui de cette opinion. Cet excellent mode d'éclairage s'applique non seulement au gaz mais à l'alcool et au pétrole. C'est un moyen économique d'avoir une très belle lumière, cela explique suffisamment une vogue qui va progressant.

L'*acétylène* donne une excellente lumière, très vive, mais un peu éblouissante! Assez difficilement maniable, il n'est guère employé dans l'éclairage privé que pour alimenter des lanternes de bicyclette ou d'automobile. L'odeur alliacée désagréable que répand le carbure de calcium, avec lequel on le fabrique, restreint beaucoup son emploi dans les appartements. Cependant son usage paraît se développer à la campagne, dans des régions où l'on ne peut avoir ni gaz ni électricité. Pour éviter les dangers d'explosion, on le fabrique alors en dehors de la maison d'habitation, dans une cabine en planche d'où il est mené par des tuyaux de canalisation dans les diverses pièces à éclairer.

L'éclairage à l'*alcool* ne peut se produire qu'au moyen de becs à incandescence. Cet éclairage est alors absolument comparable à l'éclairage au gaz avec le bec Auer ; on peut donc dire de lui ce que nous avons déjà dit du précédent.

La lumière fournie par la combustion du *magnésium* a beaucoup d'analogie avec la lumière solaire : elle est très brillante et très intense, mais son prix est très élevé et on ne peut maintenir pendant longtemps un éclairage constant. Son emploi se borne donc presque uniquement à éclairer l'intérieur des grottes et à permettre de prendre des photographies.

La *lumière électrique* paraît appelée à se substituer à toutes les autres pour l'éclairage des voies publiques et des grands établissements. Lorsque cette lumière est constante, c'est-à-dire sans scintillations, sans variations dans son intensité, si elle est entourée de globes opalescents en verre d'urane pour atténuer les rayons chimiques, elle constitue pour le moment la lumière. la meilleure et la plus dénuée d'inconvénients.

C'est en 1881 à Paris qu'une première exposition d'électricité révéla pour la première fois les ressources que l'électricité pouvait apporter à l'éclairage public. Ce n'étaient plus seulement les régulateurs à arc, foyers de lumière très puissants, mais très inconstants, très variables et animés d'intermittences très fatigantes pour les yeux. Ici, au contraire, la lumière se divisait à l'infini, très douce, émanant de lampes à incandescence formées d'un filament de platine dans une ampoule de verre où le vide était pratiqué.

L'électricité se prêtait à l'utilisation des grandes forces naturelles, des chutes d'eau jusqu'alors peu utilisées. On trouvait le moyen de transporter cette électricité à de grandes distances, ce qui permettait d'éclairer les villes économiquement en se servant de forces hydrauliques lointaines.

Un bon moyen d'avoir un éclairage uniforme consiste à se servir de sources lumineuses à faible éclat spécifique qu'elles compensent par leur très grande surface ; tel est le tube Moore, qui se répand aux États-Unis et qui a 44 millimètres de diamètre et une longueur de 33 mètres, divisée en deux tronçons de $16^m,50$, écartés de 15 centimètres environ.

La lampe électrique Moore est constituée par un tube à gaz raréfié qui devient lumineux sous l'action de la décharge électrique. C'est un long tube de verre dont la forme générale épouse le contour de la pièce à éclairer. Ce tube est fixé à demeure au voisinage du plafond et ses deux extrémités, rapprochées l'une de l'autre, sont reliées aux électrodes du circuit secondaire d'un transformateur de haute tension alimenté par courant alternatif.

La modification de couleur de la lumière s'obtient en changeant la nature du gaz luminescent : l'air donne une lumière rose, l'azote une lumière jaune d'or, l'acide carbonique une lumière rappelant celle du jour, ce qui a permis d'employer cet éclairage dans des magasins de rubans pour échantillonner des couleurs.

La température du tube reste assez basse, à 40°, en raison de la grande surface de refroidissement; puis aussi parce que dans cette formation de lumière l'énergie électrique est transformée directement en lumière sans passer par l'incandescence.

Ces tubes sont employés au Post Office de New-York où ils donnent un éclairage très intensif. Ils semblent pouvoir être utilisés avec avantages dans les grandes administrations, les vastes locaux, les écoles, dans tous les endroits où sont réunies un grand nombre de personnes.

Ces sources lumineuses à faible éclat intrinsèque doivent être beaucoup moins fatigantes que les autres.

Les lampes Cooper-Hewitt à vapeur de mercure ont un éclat spécifique un peu supérieur au précédent, mais leur rendement est meilleur. Elles présentent maintenant toute sécurité et peuvent s'allumer à distance de plusieurs manières.

D'après Lancien (*Thèse de Lossouarn*, p. 40), le spectre de la lampe Cooper-Hewitt est très simple et ne révèle que quelques raies brillantes et très fines. Cette lampe ne fournit que très peu d'ultra-violets. Le tube de verre de la lampe Cooper-Hewitt absorbe près de 80 p. 100 des ultra-violets, mais si l'on remplace le verre par le quartz, on n'arrête aucunement les ultra-violets.

Radiations nuisibles des sources de lumière. — Toutes les sources lumineuses émettent, comme la lumière solaire, des radiations qui partent du rouge pour progresser vers le violet, et cela sans interruption. Le maximum d'intensité lumineuse se déplace vers le violet à mesure que la température s'accroît. Une lumière à basse température est riche en rayons rouges; au contraire l'arc voltaïque, dont la température est très élevée, possède une grande proportion de rayons jaunes et verts et c'est à ceux-ci qu'elle doit son pouvoir éclairant si intense.

C'est l'acétylène qui se rapproche le plus de la lumière solaire et permet le mieux de se rendre compte des couleurs; après lui vient l'arc électrique; le pétrole et le gaz, au contraire, ne permettent pas d'apprécier le vert et le bleu.

En 1883, DE CHARDONNET, SORET, et GAYET ont étudié l'absorption des rayons ultra-violets par les milieux de l'œil. Pour SORET, c'est le cristallin qui a le pouvoir absorbant le plus considérable ; l'humeur aqueuse et l'humeur vitrée, transparentes pour les radiations moins réfrangibles que la raie S du spectre solaire, interceptent les radiations les plus réfrangibles. La cornée laisse passer les rayons moins réfrangibles que la raie V du spectre. La rétine ne doit pas recevoir de rayons ultra-violets qui sont tous arrêtés par les milieux de l'œil.

Dᴇ Chardonnet, par des recherches sur la diaphanéité pour les radiations du spectre solaire des milieux transparents de quelques mammifères et oiseaux, de la carpe et de la grenouille, a montré que les radiations de longueur d'onde plus courte que l'ultra-violet sont absorbées par les quatre milieux de l'œil, mais que le cristallin seul intercepte les radiations ultra-violettes. C'est pour cette raison que les aphakiques perçoivent l'ultra-violet.

Gayet a repris les expériences de M. ᴅᴇ Chardonnet en étudiant, chez les opérés de cataracte, la perception des rayons ultra-violets obtenus à l'exclusion de tous les autres à l'aide du miroir de Foucaud. Il constata que les opérés de cataracte apercevaient très bien l'arc électrique et la lueur des charbons dans des conditions où lui-même et son collaborateur ne les apercevaient pas.

Gayet a de même étudié sur des yeux normaux la variation avec l'âge du pouvoir absorbant du cristallin. En se servant de trois miroirs de Foucaud faiblement argentés et qui en se superposant ne laissaient passer qu'une très minime quantité de la lumière électrique jaillissant entre deux charbons, Gayet, âgé de cinquante-six ans, ne voyait plus la lumière à travers deux miroirs, un enfant de dix ans le reconnaissait très bien à travers tous les trois et deux jeunes gens de vingt-six ans ne l'apercevaient que très faiblement.

Diverses expériences ont été faites pour montrer que l'arrivée dans l'œil des radiations ultra-violettes pouvait avoir divers inconvénients.

Widmark, en exposant un œil de lapin aux radiations chimiques du spectre, provoque une tache gris bleuâtre ou blanc grisâtre visible à l'ophthalmoscope. En quinze jours en général tout rendre dans l'ordre, il ne reste plus qu'une couleur rouillée avec quelques petites taches blanches ; les lésions n'apparaissent pas toujours immédiatement après l'expérience, mais seulement au bout de deux ou trois jours. Les résultats de l'examen miscroscopique sont variables ; dans les cas les plus prononcés, une ou plusieurs couches de la rétine ont disparu, les fibres de Muller sont altérées et la rétine forme une substance spongieuse avec des amas de pigments. Dans les cas bénins, les bâtonnets seuls sont un peu déformés.

Cassien est arrivé à ces conclusions : l'œil du lapin exposé à tous les rayons de l'arc présente une congestion assez intense du fond de l'œil ; l'œil du lapin soumis à cette même lumière privée de l'ultra-violet présente le même phénomène mais atténué. Les rayons les plus réfrangibles doivent donc être incriminés, mais ils ne sont pas seuls coupables, puisque privé de ces radiations le projecteur électrique cause une congestion analogue ; il faut donc faire entrer en ligne de compte l'intensité lumineuse.

Birch Hirschfeld a exposé des yeux de lapins, les uns sans cristallin, les autres normaux, à la lumière du soleil et de l'arc électrique. Des troubles

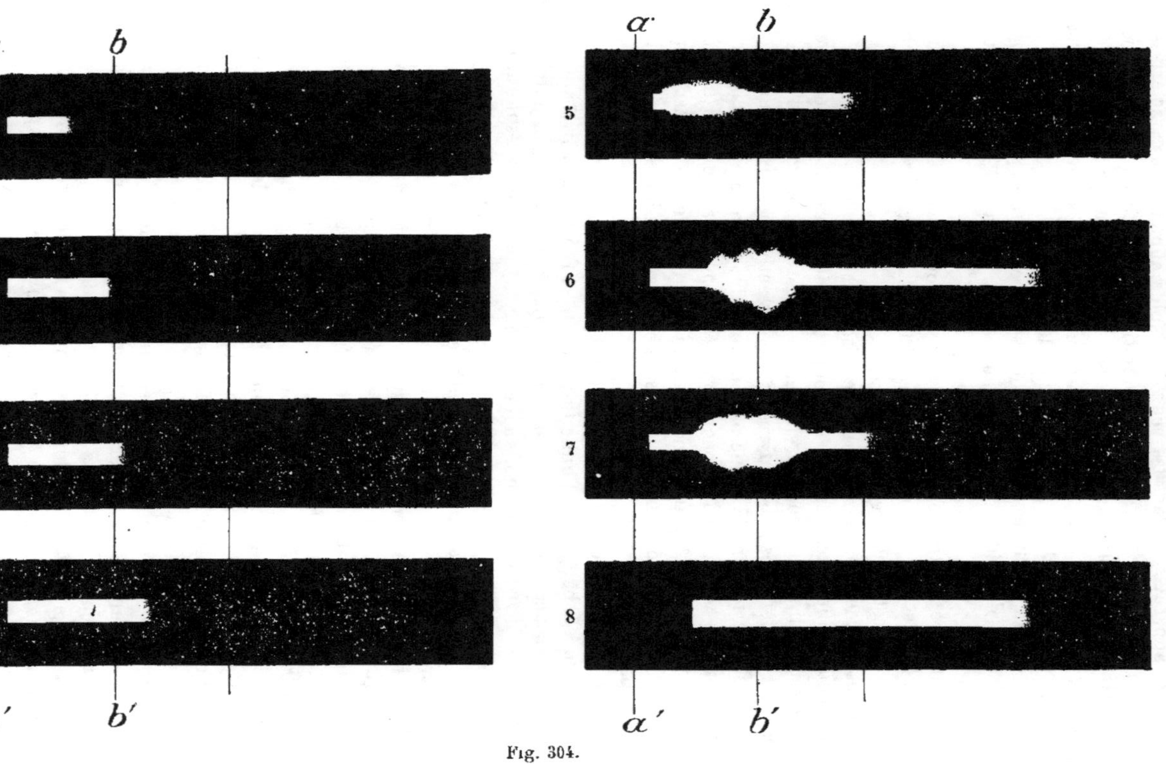

Fig. 304.

rétiniens apparaissent dans les yeux des lapins aphakiques caractérisés par la coloration bleue de la substance interstitielle et la formation de vacuoles. Ces lésions, réparables, diffèrent entièrement des lésions produites par l'exposition à la lumière dépourvue des rayons chimiques. Quand le cristallin existe, on ne constate que peu ou pas de lésions.

LOSSOUARN a repris ces expériences dans le laboratoire du professeur Sigalas à la Faculté de Médecine de Bordeaux, mais il n'a pu constater aucune lésion.

La lumière électrique contient plus de rayons bleus et surtout plus de rayons violets que la lumière solaire. Elle est très riche en rayons chimiques, ce qui est un danger pour l'œil.

Nous reproduisons des figures représentant la teneur en rayons ultra-violets des différentes variétés de lumières artificielles. Les lignes aa' et bb' indiquent la limite du spectre visible. On voit que la bougie et l'huile sont les deux lumières les plus pauvres en rayons actiniques. La flamme donnée par la bougie ne semble même pas en contenir; de même pour la lampe à huile lorsque la flamme n'est pas entourée d'un manchon de verre (fig. 304, 1). Les rayons ultra-violets n'apparaissent qu'avec l'emploi de ce dernier qui en activant le courant d'air produit une meilleure combustion et une élévation de la température (fig. 304, 2).

L'éclairage au pétrole est sensiblement plus riche en rayons actiniques que l'éclairage à la bougie et à l'huile (fig. 304, 3), et l'éclairage par les manchons à incandescence (bec Auer), est encore plus riche en rayons ultra-violets (fig. 304, 4). Tous les manchons à incandescence, que celle-ci résulte de la combustion du gaz, du pétrole, de l'alcool, du benzol, donnent un spectre sensiblement identique, avec prédominance cependant des rayons actiniques dans le spectre obtenu par le manchon à incandescence à gaz.

Dans la lumière électrique le spectre est encore plus riche en rayons actiniques que dans la lumière à incandescence par le gaz. La teneur en rayons ultra-violets est d'ailleurs très différente selon qu'il s'agit de la lampe ordinaire, de la lampe à arc ou de la lampe mercurique.

La lampe à fil de charbon employée habituellement (fig. 304, 5) donne une quantité de rayons actiniques à peine supérieure à celle donnée par la lumière incandescente par le gaz ; puis vient la lampe à arc, très riche en rayons ultra-violets, surtout si les deux pointes de charbon sont libres et non pas, comme cela existe d'ordinaire, enfermées dans un globe de verre (fig. 304, 7); enfin la lampe mercurique constituée par de longs tubes de verre remplis de vapeur mercurique que traverse l'étincelle électrique donne l'éclairage le plus chargé en rayons violets (fig. 304, 8).

L'éclairage artificiel est donc d'autant plus nuisible qu'il contient plus de rayons violets, et la question d'hygiène primordiale est d'empêcher autant que possible ces rayons ultra-violets d'arriver sur la rétine. Une barrière naturelle est constituée par le cristallin, aussi après l'opération de la cataracte la rétine est-elle beaucoup plus désagréablement impressionnée par les rayons chimiques. Il est très probable que c'est là la cause de l'affaiblissement progressif de la vision que l'on observe chez un trop grand nombre d'opérés de cataracte, même lorsque l'opération elle-même a donné les résultats les plus parfaits et lorsqu'il n'existe aucun débris capsulaire, aucune lésion ophtalmoscopique. C'est dans l'emploi des verres colorés que cette question nous paraît devoir trouver sa solution.

L'intensité chimique de ces lumières a été comparée par STAERKLE (de Bâle) en photographiant le spectre de ces différentes lumières et en mesurant l'intensité de la teinte obtenue. STAERKLE mesurait exactement à l'aide d'un photomètre les intensités lumineuses égales pour pouvoir comparer les résultats. Dans ses expériences, l'acétylène a montré sa grande intensité chimique par la teinte très foncée de l'épreuve aux environs du violet et de l'ultra-violet ; en second lieu venait le bec Auer, alimenté par le gaz, le pétrole ou l'alcool ; en troisième lieu la lampe électrique à incandescence, enfin le gaz et le pétrole.

Étalons de lumière. — Comme conséquence du vœu émis par le Congrès des électriciens en 1881 et à la suite des recherches de VIOLLE, une conférence internationale a adopté le 3 mai 1884, comme étalon de lumière, fournissant l'unité de pouvoir éclairant, une surface de 1 centimètre carré de platine à la température de solidification, cette surface étant disposée normalement à la direction du corps éclairé. Cet étalon normal n'étant pas d'un emploi commode dans la pratique, on se sert d'étalons secondaires ayant avec l'étalon normal un rapport connu ; ce sont les sources lumineuses qui autrefois déjà servaient de termes de comparaison, la lampe Carcel et les bougies.

La lampe Carcel adoptée doit être alimentée par de l'huile d'olives épurée ; les dimensions de la mèche et du verre doivent être conformes à celles qui ont été données en 1856 par DUMAS et REGNAULT dans l'instruction pour l'étude du pouvoir éclairant du gaz ; la flamme doit avoir un diamètre de 23^{mm},5 et une hauteur de 40 millimètres, enfin la combustion doit être réglée de manière que la lampe brûle 42 grammes d'huile à l'heure. Dans ces conditions la source lumineuse peut être regardée comme réellement constante.

Les bougies, au contraire, ne donnent pas de résultats identiques. En Angleterre la *candle* (*parliamentary standard*) est en blanc de baleine, sa flamme doit avoir une hauteur de 45 millimètres et elle doit user 8 gr. 26 de matière à l'heure.

En Allemagne la bougie qui sert d'unité (*Vereinskerze*) est en paraffine, elle doit avoir 20 millimètres de diamètre et la flamme doit atteindre 50 millimètres.

En France les bougies n'ont pas été définies avec la même précision et les bougies de l'Étoile, que l'on prend habituellement pour unité, peuvent être plus variables ; cependant au Congrès international des électriciens de 1889, on a décidé d'adopter un étalon secondaire de lumière, la bougie décimale, qui est la vingtième partie de l'étalon Violle et environ la dixième partie du bec Carcel ; pour atteindre ce résultat il faut brûler 8 gr. 5 de bougie par heure.

Voici un tableau qui montre la valeur relative de ces divers étalons :

	Étalon Violle.	Lampe Carcel.	Bougie Étoile.	Candles anglaises.	Bougies allemandes.
Étalon Violle	1	2,08	16,1	18,5	16,4
Carcel	0,481	1	7,75	8,94	7,89
Bougies de l'Étoile	0,062	0,130	1	1,15	1,02
Candles anglaises	0,054	0,112	0,870	1	0,886
Bougies allemandes	0,061	0,127	0,984	1,13	1

Chaleur émise par les sources lumineuses. — La lumière artificielle diffère de la lumière solaire par une plus grande proportion de rayons caloriques, et c'est l'une des raisons pour lesquelles elle est plus fatigante que la lumière naturelle. Aussi est-il toujours nécessaire de munir les lampes d'un abat-jour qui renvoie la lumière sur les objets que l'on veut distinguer et l'empêche de frapper directement les yeux.

Fischer a établi théoriquement la quantité de chaleur produite par la combustion d'une substance déterminée, en se basant sur la quantité qui doit être brûlée pour produire pendant une heure l'éclat de cent bougies.

Lumière électrique à arc	57 à 158	unités de chaleur.
Lumière électrique à incandescence	290 à 536	—
Pétrole	3360	—
Gaz	4860	—
Huile d'œillette	6800	—

De même Erismann, mesurant la température de la chambre dans laquelle il faisait ses expériences sur l'éclairage, a trouvé que, pour un éclairage identique, la température s'élevait beaucoup plus pour l'huile et le gaz que pour le pétrole.

Cohn a répété les mêmes expériences avec la lampe Edison et la lumière du gaz, à l'aide d'un thermomètre de précision placé à 10 centimètres de la source lumineuse, représentant chaque fois la force de 20 bougies, et il a trouvé que le rapport entre la chaleur rayonnante de la lumière électrique et celle du gaz était de 1 à 2. La lumière du gaz produit donc deux fois plus de chaleur que la lampe électrique à incandescence.

C'est donc la lumière du gaz qui produit la plus grande somme de chaleur, puis la lumière du pétrole et enfin la lumière électrique.

A ceux qui trouvent trop intense l'éclairage artificiel de nos voies publiques, il est bon de rappeler ce qu'écrivait Desmonceaux en 1786, à l'époque où Paris commençait à être éclairé par ces réverbères fumeux dont la lumière était cependant bien peu vive. « Les réverbères, en général, donnent un faisceau de lumière qui trouble l'action visuelle de ceux qui vont et viennent. Il serait à désirer que le ministère pût s'occuper d'un règlement qui porterait injonction à tous les maîtres, qui ont équipage, de fournir un chapeau à deux fins, c'est-à-dire qui servirait le jour et la nuit. Il s'agirait seulement que la partie des bords de derrière fût taillée en rond et pût former pour le soir un garde vue. On ne verrait plus autant de malheureux cochers se plaindre de la trop grande vivacité des lumières et venir nous présenter des yeux usés ou fatigués

par le choc lumineux. Je ne puis trop exhorter les personnes qui marchent à
la lueur des réverbères à se garantir du trop grand éclat qui en rejaillit, de le
faire avec ces petits écrans de poche qu'on tient à la main. »

L'histoire ne nous dit pas si la mode préconisée par Desmonceaux a eu
quelque succès. L'effet n'aurait certes pas manqué de pittoresque. Malheureusement, nous ne sommes plus habitués à voir les réverbères produire une
lumière aussi éblouissante.

Les craintes formulées par Desmonceaux, lorsqu'on a installé des réverbères, se sont reproduites lorsque nos rues ont été éclairées au gaz. Les appréhen-
sions ont été encore plus vives quand il s'est agi d'établir la lumière électrique. Nos petits-neveux seront sans doute portés à sourire de nos craintes,
comme nous sourions au souvenir des terreurs que les réverbères inspiraient
à l'abbé Desmonceaux.

AÉRATION ET CHAUFFAGE

Aération. — Les locaux habités doivent être aérés suffisamment, aussi
bien au profit de l'hygiène oculaire que de l'hygiène générale. C'est surtout
dans un air confiné que peuvent se développer les maladies oculaires contagieuses, et l'on sait la fréquence de la conjonctivite granuleuse dans les
familles nombreuses habitant des logements trop petits.

Il est absolument hygiénique de laisser ouverte, ou mieux entr'ouverte,
pendant toute la nuit, une fenêtre de la chambre à coucher. Cette pièce est
celle dans laquelle nous passons la plus longue partie de notre existence ; il
est donc nécessaire d'y respirer un air aussi pur que possible, l'air pur étant
l'élément le plus indispensable. C'est surtout pendant la nuit que les inconvénients, les dangers d'un air confiné peuvent se faire sentir surtout dans les
pièces relativement étroites et dans celles où plusieurs personnes séjournent
à la fois. Dormir la fenêtre entr'ouverte est indispensable par les temps froids
comme par les temps chauds, et c'est seulement par les temps de pluie,
lorsque l'atmosphère est trop humide, qu'il peut être utile de se départir de
cette règle. Les plus grands froids ne sont jamais une contre-indication, avec
cette précaution, en pareil cas, de n'ouvrir les fenêtres que pour se mettre au
lit et de les fermer le matin dès qu'on se lève ; mais la nuit, quand on est suffisamment couvert, bien entendu, et quand la tête seule émerge des couver-
tures, le froid ne peut avoir aucun inconvénient pour la santé générale.
Quant aux yeux, malgré les craintes formulées par beaucoup de malades,
nous n'avons jamais vu d'affection que l'habitude de coucher les fenêtres
ouvertes ait pu provoquer. Les yeux, au contraire, ne peuvent que bénéficier
de l'amélioration de la santé générale, amenée par l'habitude de respirer un
air salubre. Nous ne voyons de raison de nous départir de cette règle que
dans certains quartiers de ville, où certaines industries peuvent vicier l'air
et causer des odeurs nauséabondes, et de même dans certaines campagnes,
particulièrement insalubres, mais ce ne sont là que des exceptions.

Chauffage. — Rien de particulier à dire du chauffage. Nous rappellerons seulement la nécessité d'éviter la fumée, qui peut entretenir ou même provoquer des blépharites ou des conjonctivites.

EXERCICES PHYSIQUES

On sait l'influence, au moins passagère, du repos au lit chez les malades atteints de décollement de la rétine. La vision est généralement meilleure le matin au réveil ; au contraire, après la marche, après une promenade en voiture, principalement sur des routes non pavées, après un voyage en chemin de fer, la vue devient beaucoup plus trouble ; l'examen ophtalmoscopique et la recherche du champ visuel montrent que le décollement a notablement augmenté. Il faut donc s'abstenir soigneusement de tout exercice physique au début du décollement de la rétine, tant qu'on peut conserver quelque espoir de guérison ou simplement d'amélioration.

Les voyages en chemin de fer peuvent être nuisibles aux personnes atteintes d'hémorrhagies intra-oculaires. G. Sous cite le cas d'un de ses malades qui, atteint d'une hémorrhagie de la choroïde à l'œil gauche, voulut aller consulter à Paris. Pendant le cours de son voyage la vision de l'œil droit s'affaiblit et en arrivant il avait une hémorrhagie dans chaque œil. Après avoir séjourné quelque temps à Paris, il partit pouvant lire des caractères assez fins ; de retour à Bordeaux, il pouvait à peine se conduire.

Au contraire, Georges Martin conclut d'un certain nombre de faits observés par lui que dans les écoles la fréquence de la myopie est en raison inverse du temps réservé aux exercices physiques et que la myopie oculaire s'arrête fréquemment chez les jeunes gens qui se livrent à ces exercices. Il pense donc que le meilleur moyen de combattre la myopie est de prescrire des exercices physiques méthodiques.

L'heureuse influence des exercices physiques sur l'hygiène générale et même sur l'hygiène oculaire des gens sans lésion ne peut d'ailleurs faire aucun doute. C'est évident pour les myopes ; c'est évident également pour la classe si nombreuse des amétropes, dont l'asthénopie accommodative se montre d'autant plus rapidement que leur état général est plus défectueux. Une foule de jeunes filles anémiques et nerveuses, qui avec des yeux parfaitement normaux ne peuvent supporter la moindre fatigue oculaire, recouvrent une vision très satisfaisante, dès que des exercices physiques sagement ordonnés améliorent leur état général en même temps que leurs yeux.

Parmi les exercices physiques, la marche n'a aucun inconvénient, tant qu'elle n'amène pas l'épuisement du sujet.

La bicyclette peut avoir des inconvénients pour le cœur ; elle n'en a aucun pour les yeux. Si des routes trop blanches, dans des régions trop calcaires, amènent un certain éblouissement, il est facile d'y remédier en portant des verres jaunes ou des verres fumés. Des routes poudreuses peuvent remplir les yeux de poussière et amener une conjonctivite par corps étranger. Celle-ci ne résiste pas à l'emploi de compresses chaudes et, au besoin, à des bains d'œil tièdes avec de l'eau bouillie. Chibret a signalé des éruptions de chalazion succédant à des promenades à bicyclette, dans certains points des environs des villes, où l'on avait transporté les déchets de la voirie. Il est évidemment préférable de choisir d'autres lieux de promenade, mais nous ne sommes pas convaincus de cette pathogénie du chalazion.

Nous ne parlons ici, bien entendu, que des yeux sains. Les personnes atteintes de blépharites, de conjonctivites, de cyclites, d'iritis, auront tout intérêt à ne pas s'exposer aux poussières des grandes routes.

Il est non seulement très agréable, il est aussi d'une propreté élémentaire et en même temps d'une très bonne hygiène de se laver au moins la figure après avoir été exposé aux poussières de la route ; ce sera le meilleur moyen d'éviter toute complication.

Nous ne voyons pas de prescriptions spéciales à formuler pour l'hygiène des automobilistes, si ce n'est que ces derniers, étant exposés à une poussière beaucoup plus intense que les bicyclistes et les piétons, devront prendre encore plus de soins de propreté en arrivant à l'étape. De plus, et pour la même raison, le port des lunettes est chez eux indispensable. Nous n'insisterons pas sur les divers modèles recommandés, ayant à parler plus loin des lunettes protectrices en général. Les conditions à remplir sont que les lunettes mettent les yeux à l'abri des poussières, sans les entourer par trop et en permettant à l'air de circuler.

VERRES COLORÉS

Depuis Herschell, qui le premier a fait connaître les rayons caloriques du spectre, on sait que le maximum est à l'extrémité rouge et le minimum à l'extrémité violette. Dans les rayons chimiques c'est l'inverse, et c'est dans le violet qu'on les trouve en plus grande quantité.

Les *verres violets,* faits avec du peroxyde de manganèse et une certaine quantité de nitrate de potasse, absorbent les rayons moyens du spectre et ne laissent passer que les rayons extrêmes rouges et violets, ceux qui sont le moins éclairants ; ils seraient donc bons pour mettre l'œil à l'abri de la lumière, mais ils fournissent beaucoup de rayons chimiques et rendent la cornée fluorescente. Ils sont donc essentiellement nuisibles.

Les *verres bleus,* faits avec le bioxyde de cuivre ou le bioxyde de cobalt et de manganèse, laissent passer peu de rayons orangés jaunes et verts, et une assez grande quantité de rayons rouges et violets. Ils donnent des rayons caloriques et des rayons chimiques ; ils sont très réfringents. Ils ont donc pour seul avantage d'atténuer l'intensité de la lumière, et cela au prix d'inconvénients qui font que ces verres, très employés autrefois, sont de plus en plus délaissés aujourd'hui.

Les *verres verts,* obtenus soit avec l'oxyde de chrome, soit avec le verre d'antimoine, mêlé à l'oxyde de cobalt, soit avec le bioxyde de cuivre mêlé à l'oxyde d'uranium, absorbent principalement les rayons extrêmes du spectre et laissent passer beaucoup de rayons jaunes. Les verres à base d'urane, absorbant les rayons chimiques et les rayons caloriques, peuvent être utilisés dans les lieux fortement éclairés par la lumière électrique, qui contient beaucoup de rayons violets. De même les verres d'urane absorbant les rayons caloriques sont indiqués chez les personnes exposées à de fortes chaleurs, comme dans les hauts fourneaux.

Les *verres fumés* ou à *teinte neutre* sont à base d'oxyde de fer, de cuivre et de cobalt. Ils ne changent pas la coloration des objets et ne donnent naissance à aucune couleur complémentaire. Ils sont donc surtout destinés à diminuer l'intensité de la lumière et rendent de grands services sur les routes blanches, dans les pays de neige, dans tous les cas où la lumière est très vive et où il s'agit plutôt de l'atténuer que de modifier sa composition.

Les *verres rouges* sont obtenus dans la fabrication courante par l'addition d'un dix-millième d'or, dans un verre plombeux. La présence d'une très petite quantité d'argent fait virer au rose.

Le cuivre, avec l'oxyde de fer, donne également un rouge très vif. Le verre rouge au cuivre, toujours très chargé en colorant, paraît noir ; pour l'utiliser on plonge rapidement dans sa masse liquéfiée le verre blanc ordinaire, qui se recouvre ainsi d'une pellicule de verre rouge ; celui-ci, sous une faible épaisseur, apparaît avec sa coloration réelle ; ce sont ces verres à deux couches qui sont appelés *verres doublés*.

Les verres rouges ne laissent guère passer que des rayons rouges. Ils améliorent la vision chez les daltoniens en augmentant l'éclat des objets colorés en rouge et en faisant paraître plus sombres les objets colorés en vert ; ils leur permettent donc d'établir une différence entre ces deux couleurs.

Fieuzal a recommandé l'emploi des *verres jaunes* d'oxyde de chrome et gris enfumé (teinte des verres du xiiie siècle), pour affronter la lumière électrique et même la lumière du soleil.

Motais est revenu sur ce sujet dans une communication faite à l'Académie de médecine, en 1906, et il est certain que depuis cette époque ces verres ont repris une vogue beaucoup plus considérable.

On peut avoir un beau verre jaune orangé en ajoutant au verre blanc un peu de soufre.

Le jaune est encore obtenu soit par le sulfate de cadmium, soit par l'uranate de potassium ou l'uranate de sodium (sels improprement appelés, dans les verreries. oxydes d'urane). En combinant un uranate alcalin avec le sélénium, on a un beau ton orangé.

Les verres jaune orangé, à base d'oxyde d'argent, laissent passer la plus grande partie des rayons rouges, orangés et jaunes, avec une notable proportion de rayons verts et quelques rayons bleus. Ils donnent la sensation de la lumière artificielle.

Les verres jaunes ou jaunes verdâtres sont gradués de 0 à 7, les numéros inférieurs représentent les teintes les moins foncées. Des expériences faites par Polack et Chevallereau, avec le spectro-ph otomètre de d'Arsonval, il résulte que le verre jaune n° 0 absorbe 1/5e des rayons violets du spectre solaire, le n° 1 en absorbe 1/2, le n° 2 en absorbe les 3/4, le n° 3 en absorbe 19/20e, enfin le n° 4 absorbe la totalité. Dans la pratique il est donc suffisant de prescrire des verres jaunes teinte n° 1.

Un médecin-major de chasseurs alpins, le Dr J. Clerc, conclut d'un travail sur ce sujet :

1° Que le verre jaune doit remplacer le verre fumé dans les marches d'hiver, en montagne et par la neige ;

2° Que le marcheur, dans une atmosphère très lumineuse, éprouve beaucoup moins de fatigue, lorsqu'il abrite sa rétine derrière un verre jaune ;

3° Que le verre jaune orangé évite le catarrhe de la conjonctive dans les marches alpines.

Ces verres auraient encore, pour J. Clerc, un autre avantage : ils augmentent la vision du rouge. Sortant du milieu militaire, ce médecin a porté ses essais, en 1906, sur la visibilité à grande distance des disques rouges des voies ferrées. Il a acquis ainsi la conviction que les disques rouges frappent la rétine d'une façon plus intense et plus vive, si l'œil les perçoit à travers un verre jaune. Ces verres lui paraissent donc indiqués pour les mécaniciens et les chauffeurs des trains de chemin de fer.

Hallauer a cherché, au moyen de la photographie, l'absorption de la lumière du jour et des différentes lumières artificielles par les différents verres de lunettes. Prenant tous les verres incolores ou colorés utilisables, sous la forme de petits rectangles de 27/34 millimètres de surface et de 1 à 4 millimètres d'épaisseur, et les plaçant sur un papier photographique très sensible, il les a exposés dans une chambre noire, à la lumière diffuse du jour, pendant une minute, à la lumière d'une lampe Nernst (220 v. 32 b.), d'un bec Auer, d'une lampe électrique (220 v., 10 b.), d'une lampe à pétrole pendant trois minutes, et il est arrivé à ces conclusions :

1° Les verres incolores, tels que le crown, le flint, le cristal de roche, sont fortement transparents pour toutes les lumières ;

2° Les verres ne présentent pas de différences d'absorption en rapport avec leur épaisseur, lorsque celle-ci varie de 1 à 4 millimètres ;

3° Les verres bleus et fumés protègent mal contre la lumière solaire, la lampe Nernst et le bec Auer.

4° Les verres fumés, de nuances moyennes et foncées, protègent contre la lumière électrique et la lumière du pétrole ;

5° Les verres verts, rouges, jaunes, gris jaunes et surtout gris vert, protègent contre la lumière solaire, Nernst, Auer, électrique et de pétrole ;

6° Ce sont les verres jaunes, gris jaunes et gris vert surtout, qui protègent contre les fortes intensités lumineuses.

Verres à l'esculine. — Recherchant des substances qui permettent l'absorption des radiations ultra-violettes et qui soient en même temps d'un emploi commode, F. Monpillard s'est arrêté à l'esculine, douée d'un pouvoir absorbant énergique, à très faible dose. En effet, un poids de 0 g. 000125 d'esculine, réparti par centimètre carré de surface, suffit pour constituer un milieu arrêtant les radiations ultra-violettes. Par suite de son assez grande solubilité dans l'eau, cette matière peut être utilisée pour préparer des verres protecteurs remplissant les conditions requises, l'esculine étant sensiblement incolore.

Dans un volume donné de solution aqueuse à 5 p. 100 de gélatine, un poids constant d'esculine est dissous. Sur l'une des faces d'un verre, on étend la solution ainsi préparée, à raison de 5 centimètres cubes par 100 centimètres carrés de surface. Après dessiccation, la couche de gélatine esculinée est recouverte d'un verre protecteur fixé par du baume de Canada. Ce verre protecteur peut d'ailleurs avoir une forme quelconque, selon la correction à réaliser.

Les verres ainsi préparés se présentent avec une teinte jaunâtre très légère quand ils sont examinés par transparence ; par réflexion apparaît une fluorescence bleue, visible surtout à la lumière du jour et à une lumière artificielle émettant des radiations ultra-violettes avec une certaine abondance.

E. Lossouarn a étudié l'absorption des rayons chimiques par les verres colorés, en faisant trois séries d'examens de ces verres ; il a fait d'abord l'étude spectroscopique, puis a étudié l'absorption des rayons chimiques totaux et enfin l'absorption des rayons ultra-violets. Il a constaté ainsi que les verres jaunes et Fieuzal arrêtent les rayons ultra-violets dans de grandes proportions, les verres fumés assez peu et pas du tout les verres bleus ; les verres à l'esculine empêchent toute fluorescence. C'est donc aux verres à l'esculine, jaunes et Fieuzal qu'il faut s'adresser quand on veut diminuer ou éteindre le pouvoir chimique des lumières.

INFLUENCE DES CLIMATS

Les maladies des yeux sont très inégalement réparties d'après les climats. La cécité est plus fréquente dans les climats chauds que dans les climats tempérés ou froids.

De toute antiquité, depuis Hippocrate lui-même, les médecins grecs et arabes ont insisté sur la plus grande fréquence et la plus grande gravité des ophtalmies pendant les chaleurs, mais cela paraît tenir à ce que les conditions hygiéniques sont tout à fait différentes. La malpropreté et la promiscuité sont plus communes dans les régions où la température est plus élevée, et ce sont elles surtout qui favorisent le développement des maladies contagieuses.

La poussière joue de même un grand rôle, moins grand toutefois que celui joué par les mouches, si nombreuses dans les pays chauds et qui transportent si facilement d'une personne à l'autre le produit contagieux de la sécrétion des conjonctives.

Parmi les maladies sur lesquelles l'influence du climat se fait principalement sentir, il faut placer en premier lieu la **conjonctivite granuleuse**.

Cette maladie trouve ses meilleures conditions de développement dans les populations où sévissent surtout l'encombrement et la malpropreté, mais en outre, parmi les populations qui sont dans des conditions d'hygiène sensiblement égales, la maladie sévit très différemment suivant les climats.

En Europe, c'est dans les parties orientales du continent que la maladie a atteint son plus grand développement, en Russie, en Roumanie, en Serbie, en Bulgarie, en Turquie, en Grèce. En Autriche, c'est la Galicie, la Hongrie, la Croatie, la Dalmatie, qui sont le plus ravagées ; la maladie n'existe presque pas dans le Tyrol, pays très montagneux. En Allemagne, ce sont la Prusse, le duché de Posen, la Silésie, qui en souffrent le plus ; la maladie est rare dans le centre et le sud de l'Allemagne. Très rare sur le cours supérieur du Rhin, en Suisse et dans le grand-duché de Bade, elle devient de plus en plus fréquente, au contraire, à mesure qu'on descend le cours du Rhin et elle atteint tout son développement en Belgique et en Hollande.

Assez fréquente en Espagne, plus encore en Italie, la conjonctivite granuleuse est surtout répandue dans les pays du Nord, en Finlande, moins en Norvège et en Danemark, beaucoup moins encore en Suède.

Le trachome est assez répandu dans la Grande-Bretagne et plus encore en Irlande.

En France, la conjonctivite granuleuse, très rare dans tout le plateau central, est surtout commune le long des côtes, sur la mer du Nord, la Manche et beaucoup plus encore sur la Méditerranée. Elle est plus rare sur les bords de l'Océan ; une longue pratique en Vendée m'en a fait découvrir deux cas seulement : chez une dame étrangère au pays et chez un de ses enfants. Partout d'ailleurs en France la conjonctivite granuleuse devient de moins en moins fréquente et de moins en moins grave. Il semble qu'il se passe là ce qui s'est passé à diverses époques pour d'autres maladies épidémiques, sans que l'on puisse invoquer comme seule cause l'amélioration de la propreté et du bien-être des populations.

Dans tout le Nord de l'Afrique, la conjonctivite granuleuse est fréquente et grave, et c'est l'Égypte surtout qui paraît être son siège de prédilection. Elle diminue vers le sud de l'Égypte et paraît exister à peine en Abyssinie et dans le centre de l'Afrique, pour devenir beaucoup plus fréquente sur les côtes de l'Afrique occidentale.

L'Asie est fortement ravagée par la conjonctivite granuleuse. Très fréquente en Arabie, où le cinquième de la population en serait affecté, cette maladie atteint fortement les Indes, la Chine, la Sibérie et le Japon.

Dans l'Amérique du Nord, le trachome atteint plus les États de l'Ouest que ceux de l'Est ; il atteint fortement l'Amérique centrale et toute l'Amérique du Sud, sauf les États de la Plata.

Au Mexique, d'après J. DE GONZALEZ, le trachome n'existe qu'en proportion minime dans l'État de Guanajuato ; la maladie semble y avoir perdu de sa virulence et est à peine contagieuse : sa guérison est facile et ses complications sont rares, ce que l'auteur attribue au climat et à l'altitude qui est en moyenne de 2.000 mètres.

En Océanie, le trachome atteint fortement les îles polynésiennes, tandis que l'Australie est presque épargnée.

Chibret attribue une grande influence à l'altitude dans l'évolution de la conjonctive granuleuse. Il a remarqué qu'à partir d'une certaine altitude, 230 mètres en France, le trachome perdait ses propriétés contagieuses, et avait tendance à guérir. D'autres ont remarqué la rareté de la conjonctivite granuleuse en Suisse, et ont pensé que le séjour sur les montagnes en modifiait formellement la marche ; mais ces vues n'ont pas été admises par d'autres auteurs.

Quelle est la manière dont le climat exerce son influence ? on a invoqué la chaleur, la poussière, les mouches. Cela peut s'appliquer à l'Afrique et à l'Arabie, mais le trachome est également très commun en Irlande, pays d'humidité et de brouillard

On a parlé de l'influence de l'altitude : le plateau central français, la Suisse, le Tyrol en sont indemnes, mais le trachome sévit fortement au Caucase, pays également très montagneux.

Trousseau attribue aux vents une influence notable ; il trouve que les vents du nord et d'est sont surtout mal supportés, qu'ils enflamment la conjonctive et favorisent le larmoiement, tandis que les vents d'ouest et surtout de sud-ouest sont moins irritants. Il est certain que le froid pique les yeux, comme tout le monde le remarque, et que, dans nos pays du moins, les vents de nord et d'est sont toujours les plus froids.

Le froid est défavorable pour toutes les affections externes : conjonctivites, kératites, épisclérites, iritis, tandis que la chaleur est au contraire nuisible aux malades atteints d'affections profondes : choroïde, hémorrhagies de la rétine ou du corps vitré.

En Égypte, d'après Meyerhof, la conjonctivite à bacille de Weeks, l'affection aiguë de la conjonctive la plus fréquente en Égypte, est plus commune et plus grave à l'automne et au printemps.

La conjonctivite à gonocoques est également répandue en Égypte, mais, fait bizarre, l'ophthalmie des nouveau-nés y est très rare.

Le climat égyptien passe pour avoir une influence favorable sur la marche des néphrites. Meyerhof a constaté de même que le pronostic de la neuro-rétinite albuminurique était bien meilleur en Égypte qu'il ne l'est en Europe.

La cataracte est beaucoup plus commune dans les pays tropicaux que dans les pays tempérés ; c'est aux Indes que sa fréquence paraît la plus considérable. En Égypte, au contraire, elle est très rare, ce qui paraît tenir ici beaucoup plus à une question de race qu'à une question de climat.

L'héméralopie se présente au retour de chaque printemps dans la plupart des grandes garnisons de France ; cependant, d'après Boireau, les résidences le plus fréquemment atteintes sont celles de l'Est.

Dans les climats tempérés, l'immense majorité des épidémies d'héméralopie apparaît à la fin de l'hiver ou au commencement du printemps ; dans la plupart des cas également, la maladie décroît à partir du milieu de juin et a complètement cessé aux premiers jours de juillet. Les mois d'avril et de mai en constituent donc la période d'élection.

Nous nous bornons à exposer ces notions rapides de géographie oculaire sans qu'il nous paraisse possible d'en tirer aucune conclusion.

INFLUENCE SAISONNIÈRE

Certaines maladies oculaires sont surtout fréquentes à diverses époques de l'année.

Steindorff, interprétant la statistique du matériel d'Hirschberg, montre que les attaques aiguës de **glaucome** sont en Europe plus fréquentes en hiver qu'en été. Cette observation a été confirmée par Bauer. En Égypte, Meyerhof n'a pas pu faire la même constatation et il lui semble que dans ce pays le glaucome et ses accès sont indépendants du climat.

Maynard, lieutenant-colonel de l'armée anglaise dans les Indes, a été frappé de la fréquence avec laquelle le glaucome apparaissait à certaines époques de l'année à Calcutta. La plupart des cas se montraient au mois de juillet. Or, à cette époque il n'y avait ni coutume particulière, ni fête, ni jeûne qui pût expliquer cette fréquence. Il a cherché alors du côté des conditions atmosphériques, car les saisons où se montre surtout le glaucome étaient si nettement délimitées que cela suggérait l'idée d'une influence météorologique. La pression barométrique était très basse au mois de juillet, moins basse cependant qu'aux mois de décembre et de janvier ; mais juillet dans les Indes est la saison des pluies, des nuages, c'est l'époque où la chaleur humide est à son maximum. Maynard pense que ces conditions peuvent déterminer un état congestif des veines et par suite provoquer des attaques de glaucome.

La conjonctivite végétante à recrudescence printanière est le type parfait des modifications que la saison peut imprimer aux affections oculaires. Ce nom de conjonctivite printanière est absolument mérité.

Nous avons parlé plus haut de l'influence des saisons sur la production de l'héméralopie.

INFLUENCE DES RACES

Collard, à Utrecht, a trouvé chez les étudiants hollandais 27 p. 100 de myopes et 40 p. 100 chez les Allemands.

Loring et Derby, Pflüger, Nicati, Reich ont montré que le nombre des myopes est plus élevé chez les Israélites, les Allemands et les Suisses, moins élevé au contraire chez les Américains.

Cellan, examinant plusieurs centaines d'écoliers noirs, n'a trouvé chez eux que très peu de myopes, à peine 3 p. 100. Macnamara n'en a pas rencontré un seul chez les habitants du Bengale. La myopie serait donc l'apanage des races civilisées.

Sulzer a constaté à Genève et à Lausanne que les enfants de race germanique, bien que dans des conditions identiques d'âge et de scolarité, présentent une proportion de myopes double de celle des enfants de race latine.

On a signalé la fréquence du glaucome chez les Juifs. Rydel a trouvé à la clinique du professeur Arlt à Vienne, 23 p. 100 de Juifs parmi les glaucomateux, tandis que pour les autres maladies les Juifs ne fournissaient que 11 1/2 p. 100. D'après Fuchs, observant à la même clinique, il s'agirait surtout du glaucome inflammatoire.

A Odessa, Wagner, sur 20.000 malades des yeux, moitié chrétiens et moitié juifs, a relevé 255 cas de glaucome chez ces derniers et seulement 155 chez les chrétiens.

Il semble donc bien que les Israélites présentent une prédisposition spéciale au glaucome. De même, en France, les affections des voies lacrymales sont relativement plus fréquentes chez les Israélites que chez les autres individus.

HÉRÉDITÉ

Nous sortirions de notre cadre si nous traitions ici des affections oculaires héréditaires, cependant l'hygiène est la recherche des causes des maladies et l'étude des moyens de prévenir ces maladies. Nous devons donc tout au moins signaler les maladies des parents qui peuvent amener chez les enfants des affections oculaires. En pareil cas, ces dernières sont au plus haut point des maladies évitables et rentrent par suite dans la catégorie de celles dont l'hygiène doit s'occuper.

L'hérédité de la syphilis est une vérité éclatante que personne ne songe à mettre en doute. Nous voyons journellement de nombreux cas d'affections oculaires hérédo-syphilitiques : microphtalmies par irido-choroïdite intra-utérine, kératite interstitielle, neuro-chorio-rétinite. Nous croyons qu'on a fortement exagéré l'influence de la syphilis sur la production du strabisme sans lésions du fond de l'œil, mais cette question doit être réservée.

L'hérédité des affections constitutionnelles ne fait de même aucun doute, et par exemple la fréquence des affections de la cornée chez les enfants scrofuleux montre l'influence de la santé des parents sur ces maladies.

Les malformations congénitales sont souvent héréditaires et cela est surtout vrai en ce qui concerne le cristallin. Il est commun de trouver plusieurs cas de cataracte congénitale dans la même famille ; on connaît même des familles entières de cataractés.

La cataracte est héréditaire même sous la forme sénile. Les malades que nous opérons retrouvent très souvent des cataractés dans leurs antécédents de famille, et nous avons souvent noté ce fait que lorsque la cataracte est héréditaire elle apparaît généralement à un âge moins avancé.

Cette hérédité ne se montre pas seulement pour le cristallin. Nous soignons quatre personnes de la même famille, la mère et trois enfants, atteintes de colobome congénital de l'iris et de la choroïde.

Les vices de réfraction sont également héréditaires ; l'hérédité de la myopie, de l'hypermétropie, de l'astigmatisme nous paraît indiscutable.

Quelques maladies des yeux des parents peuvent se transmettre aux enfants dès la naissance ou plus tard, soit sous la même forme, soit sous une forme différente. Par exemple, Magnus cite le cas d'un homme aveugle par ophthalmie purulente des nouveau-nés et qui eut deux enfants atteints de microphthalmie. Fuchs connaît un médecin atteint à l'œil droit de microphtalmie congénitale, son père avait dès l'enfance perdu l'œil droit par iridocyclite. Deutschmann aurait obtenu chez les lapins des résultats semblables.

Magnus a signalé 14 mariages dans lesquels un des conjoints ou tous les deux étaient aveugles de naissance ou étaient devenus aveugles de bonne heure. Sur 34 enfants issus de ces mariages, 8, c'est-à-dire 23,5 p. 100, étaient aveugles ou faibles de vue.

On trouve dans la littérature un certain nombre de cas d'atrophie héréditaire de la papille, affection transmissible par voie d'hérédité directe et débutant à peu près au même âge chez tous les malades de la même famille. La seule prophylaxie de cette affection consisterait à empêcher le mariage des gens qui en sont atteints, mais il sera toujours impossible de prendre aucune mesure de ce genre.

CONSANGUINITÉ

Comme cause de la rétinite pigmentaire on a signalé avec juste raison non pas l'hérédité, mais la consanguinité des parents. Cette cause est loin de se retrouver dans tous les cas, c'est bien certain, mais par exemple, sur 21 cas relevés par Fieuzal, la consanguinité existait 8 fois. Étant donné la rareté relative des mariages consanguins, cette proportion nous paraît considérable.

Le passage suivant de l'ouvrage de Fuchs nous paraît particulièrement probant : « Parmi tous les mariages relevés en France de 1853 à 1859, la proportion des mariages consanguins fut de 0,9 p. 100 ; de 1861 à 1874, 1,2 p. 100 ; si donc la consanguinité des parents n'avait rien à voir dans la rétinite pigmentaire, on ne pourrait la constater que chez à peu près 1 p. 100 des cas de rétinite pigmentaire ; or, les statistiques de Fieuzal, Mooren, Leber et Soemisch ont démontré que la consanguinité des parents se rencontre dans 25 à 38 p. 100 des cas de rétinite pigmentaire ; celle-ci est donc environ 30 fois plus fréquente chez les enfants issus de mariages consanguins que chez les autres. »

Bruno Fleischer a relevé, à la clinique de Tubingen, 34 cas de troubles nodulaires de la cornée de Greenow ou de kératite en grillage de Haab, affections qu'il considère comme identiques. Ce que son travail renferme de plus nouveau, c'est que presque tous les cas observés à Tubingen provenaient des

Alpes de Souabe et là même de trois centres bien distincts, ce qui est d'autant plus remarquable que cette région est très peu peuplée. Il ne s'agirait cependant pas d'une influence climatérique ou tellurique, mais dans ces pays écartés les gens se marient constamment entre eux. Il y aurait là une affaire de consanguinité. Chez les malades atteints de cette forme de kératite, on trouve d'ailleurs d'autres formes de dégénérescence, l'imbécillité, la surdi-mutité, la myopie, le daltonisme.

L'influence de la consanguinité reste cependant discutable, trop discutable pour que l'on puisse espérer voir passer dans la loi l'interdiction ou même une restriction quelconque des mariages consanguins.

TEINTURES POUR LA BARBE ET LES CHEVEUX

Les teintures pour la barbe et les cheveux ont été la cause d'accidents oculaires qui nous obligent à en dire quelques mots.

Ces teintures peuvent être divisées en quatre groupes : 1° les décolorants (eau oxygénée) ; 2° les teintures végétales (henné, indigo) ; 3° les teintures à base de sels métalliques ; 4° les teintures à base de dérivés de l'aniline.

La plupart des teintures que les coiffeurs qualifient faussement de végétales sont à base de paraphénylène diamine, dérivé de l'aniline traitée par l'acide nitrique. Il suffit d'imprégner les cheveux avec un mélange, préparé au moment de s'en servir, d'un sel de paraphénylène diamine et d'eau oxygénée pour qu'au bout d'un temps assez court il se soit formé sur le cheveu une véritable couleur d'aniline possédant la solidité caractéristique de ces couleurs mais aussi leur toxicité particulière.

Les accidents causés par ces teintures sont souvent légers et demeurent ignorés. Ils sont en général caractérisés par des éruptions cutanées, des démangeaisons intolérables, des maux de tête violents, le boursouflement de la figure et des paupières.

E. BERGER a observé dans un cas un scotome central avec acuité visuelle réduite à 0,2, sans lésion ophtalmoscopique. LAMARQUE a constaté de l'exophtalmie par œdème orbitaire, de l'hypertension, du chémosis et du larmoiement.

Il faut reconnaître que ces accidents sont peu communs, relativement au nombre considérable des personnes qui appliquent ces teintures. Il existe à Paris et dans toutes les grandes villes des salons de coiffure où des personnes viennent en foule se faire teindre à la paraphénylène diamine et où l'on n'observe jamais d'accidents, parce qu'on prend soin, après l'application, de procéder à un lavage soigneux de la chevelure pour enlever l'excès de teinture. Les accidents se produisent chez les coiffeurs non habitués et chez les particuliers qui, appliquant eux-mêmes la teinture, ne prennent aucune précaution.

CHAPITRE II

HYGIÈNE SCOLAIRE

DISPOSITION DES BATIMENTS

Une école doit être suffisamment éloignée des constructions voisines pour que celles-ci ne diminuent ni son éclairage ni son aération. JAVAL demande que les bâtiments voisins soient à une distance double de leur hauteur. FUCHS exige que les immeubles environnant les bâtiments scolaires ne s'élèvent pas à plus de 20 ou 25° au-dessus de l'horizon. Il faut disposer les cours et les jardins de telle sorte que les fenêtres des salles d'écoles soient aussi bien exposées que possible.

L'orientation à donner aux bâtiments scolaires doit varier avec les régions et avec l'ardeur du soleil dans les divers pays. C'est l'exposition au nord qui donne la lumière la plus régulière, mais alors celle-ci n'est pas toujours suffisante. L'exposition au sud donne une lumière moins régulière et expose à trop de chaleur pendant l'été. Quand les classes sont exposées à l'ouest, les rayons horizontaux du soleil couchant donnent une lumière très pénible.

C'est donc l'exposition à l'est, au nord-est ou au sud-est qui doit être préférée dans la plupart des cas.

Une commission d'hygiène scolaire chargée d'étudier les questions relatives soit au mobilier scolaire, soit au matériel d'enseignement, soit aux méthodes et aux procédés d'instruction dans leurs rapports avec l'hygiène, a été nommée par un arrêté du ministre de l'Instruction publique en date du 24 janvier 1882. Le rapporteur général JAVAL a traité de main de maître toutes les questions relatives à l'hygiène de la vue dans les écoles.

L'éclairage des classes est d'autant plus important qu'un éclairage défectueux des locaux scolaires est la cause la plus anciennement signalée de la myopie. On accepte partout aujourd'hui ce principe que l'éclairage d'une classe est résolu quand il fait suffisamment clair à la place la plus sombre. JAVAL demande qu'un œil placé au niveau de la table à la place la moins favorisée puisse voir directement le ciel dans une étendue verticale de 30 centimètres au moins comptée à partir du bord supérieur des fenêtres. Dans l'application de cette règle, il ne faut pas tracer l'épure d'après l'état actuel, mais en admettant que le propriétaire d'en face use de son droit en construisant à la hauteur admise par les règlements dans les villes, ou par l'usage dans les communes rurales.

L'éclairage par un plafond vitré est le meilleur en théorie et en pratique ; mais il n'est pas toujours possible. Il peut être d'ailleurs absolument intolérable en été à cause du soleil et en hiver à cause de la neige.

A défaut d'éclairage par le plafond on peut discuter sur la valeur comparative de l'éclairage unilatéral et de l'éclairage bilatéral. Une chose certaine, c'est qu'il n'y a jamais trop de lumière ; de plus, un éclairage bilatéral peut en cas de besoin se transformer facilement en éclairage unilatéral, tandis que l'inverse ne peut guère avoir lieu. Cependant, quand l'éclairage venant des deux côtés doit être forcément inégal, il faut s'arranger de telle sorte que la lumière la plus abondante vienne de gauche.

Les trumeaux, c'est-à-dire les espaces compris entre deux fenêtres, doivent être assez réduits pour qu'il entre dans la salle beaucoup de lumière ; cependant une trop grande réduction rendrait la salle trop sensible aux variations de la température extérieure, et d'autre part c'est moins la largeur des baies que leur hauteur qui importe pour avoir beaucoup de lumière. On peut sans aucun inconvénient faire monter le mur plein jusqu'à $2^m,50$ ou 3 mètres au-dessus du parquet, l'essentiel est de réduire au minimum la hauteur des linteaux, c'est à-dire l'espace compris entre le bord supérieur des fenêtres et le plafond.

Dans les salles d'école, la lumière doit venir de gauche pour les raisons que nous avons indiquées déjà. La hauteur du bord supérieur de la fenêtre, hauteur mesurée à partir du sol de la classe, doit être, d'après TRÉLAT, égale aux deux tiers de la largeur de la classe ; d'après JAVAL elle doit être la même que la largeur de la classe. Les règlements ministériels ont adopté l'opinion de TRÉLAT comme limite minima. « Si l'éclairage est unilatéral, disent les instructions, cette hauteur devra être au moins égale aux deux tiers de la largeur de la classe, augmentée de l'épaisseur du mur dans lequel les fenêtres sont percées. »

La disposition conseillée par JAVAL doit être préférée parce qu'avec elle l'élève le plus éloigné de la fenêtre reçoit le jour directement.

L'éclairage bilatéral est également excellent à la condition que la lumière provenant du côté gauche soit beaucoup plus intense que la lumière provenant du côté droit.

On a beaucoup discuté sur la préférence qu'il fallait accorder soit à l'éclairage unilatéral, provenant de gauche, soit à l'éclairage bilatéral. Le principal est que l'éclairage soit suffisant et lorsque les fenêtres placées à gauche ne peuvent donner une lumière suffisante, il faut utiliser l'éclairage venant de droite, celui-ci devant néanmoins rester inférieur à l'éclairage provenant de l'autre côté. Il ne faut pas oublier d'ailleurs que les élèves ne sont pas seuls en classe et que le maître placé en face d'eux doit recevoir l'éclairage du côté opposé.

On emploie l'éclairage dit « de secours » en donnant aux fenêtres de droite une superficie égale à la moitié de celles de gauche ; cet éclairage bilatéral avec intensités lumineuses différentes s'appelle encore éclairage bilatéral différentiel, par opposition à l'éclairage bilatéral équivalent.

Les vitres doivent être transparentes et propres pour laisser passer le plus de lumière possible; on ne doit tolérer les vitres dépolies qu'à la partie inférieure des châssis pour empêcher la vue des objets extérieurs.

Les dimensions des fenêtres ont beaucoup d'importance. La surface des fenêtres doit être égale à la moitié ou au moins au tiers de la surface des parquets.

Nous ne revenons pas sur l'éclairage artificiel dont nous avons parlé dans le chapitre consacré à l'hygiène privée.

MOBILIER SCOLAIRE

Le mobilier scolaire a une importance considérable. Il est des formes de bancs et de tables qui obligent presque les enfants à devenir myopes et d'autres qui, au contraire, sont la meilleure prévention contre la myopie. Autrefois, et il en est encore ainsi dans bien des petites communes, les bancs et les tables intimement soudés l'un à l'autre contenaient 5 ou 6 places ou même un plus grand nombre, et étaient destinés à des enfants de tailles très différentes. Les bancs étaient placés à une assez grande distance en arrière de la table, pour que la circulation fût plus facile entre les deux. Le bord antérieur du banc étant à 10, 15 ou 20 centimètres en arrière du bord postérieur de la table, les enfants doivent être fortement inclinés en avant pour que leur poitrine puisse s'appuyer contre la table ; la tête retombe donc en avant et les yeux se trouvent à quelques centimètres seulement du livre ou du cahier. Ce sont donc les meilleures conditions possibles pour réaliser la myopie.

Le mobilier scolaire, table et banc, doit varier suivant la taille de l'enfant. Les tables doivent donc être faites pour un ou deux enfants tout au plus. Ce mobilier doit être disposé de telle sorte que le bord antérieur du banc soit placé sur un plan antérieur à celui du bord postérieur de la table. (*Distance négative*). De cette manière, l'enfant est dans l'impossibilité de s'incliner en avant, à moins d'exercer une flexion exagérée et fatigante de la tête. Il lui est du moins facile de se tenir droit. Si les enfants conservent quand même une attitude fâcheuse, la tête étant trop inclinée en avant, il faut s'assurer que cette attitude n'est pas due à leur seule négligence, qu'elle n'est pas rendue nécessaire par un vice de réfraction qui empêche les enfants de voir à une plus grande distance, ou par un trouble des milieux, taies, cataractes, lésions des membranes profondes.

Trousseau donne des chiffres pour les dimensions du mobilier scolaire. « Les bancs, dit-il, doivent avoir en hauteur les 2/7 de la longueur du corps, en largeur 1/5 de cette longueur. La distance entre la table et le banc doit être, dans la verticale, 1/8 de la la longueur du corps ; horizontalement, le banc doit s'avancer de 5 centimètres sous le bord du pupitre ; il sera muni d'un dossier montant jusqu'aux reins. La table, d'au moins 40 centimètres de large, doit offrir un plan incliné de 15 degrés. La place de chaque élève doit être au moins de 65 centimètres. »

L'instruction ministérielle du 18 janvier 1887 sur le mobilier scolaire dans les écoles maternelles et les écoles primaires élémentaires tient d'ailleurs largement compte des desiderata formulés par les hygiénistes.

Ne pouvant installer dans une école de campagne des appareils plus ou moins compliqués, M. A. Sauzeau, instituteur à Bellefois-Neuville, se sert d'un moyen très ingénieux. Lorsqu'un élève a trop de tendance à se coucher sur la table, convaincu par une longue expérience que les conseils et les remontrances ne serviront à rien, il passe autour du cou de l'enfant une simple corde, qui d'autre part s'attache au dossier du banc ou à la table placée en arrière, laissant à la corde une plus ou moins grande longueur suivant les indications. Ce moyen très simple peut rendre de très grands services lorsqu'un système plus complet n'est pas applicable.

HYGIÈNE DE LA LECTURE

Pour que la lecture se fasse dans des conditions réellement conformes à l'hygiène, trois conditions doivent être remplies : 1° les livres doivent être bien imprimés ; 2° l'éclairage doit être suffisant ; 3° l'attitude du lecteur doit être correcte.

Les *caractères d'imprimerie* doivent être nets, non usés, non cassés et de dimensions suffisantes. Les caractères de 9 points doivent être exigés pour tous les livres destinés à des personnes de tout âge, et ces conditions sont surtout nécessaires pour les livres qui s'adressent à des enfants. Les caractères de 8 points ne peuvent être admis que pour les notes placées en bas des pages ou pour des citations de peu d'étendue placées dans le corps même de l'ouvrage. Des caractères plus fins, comme ceux des éditions dites elzéviriennes, peuvent permettre de faire des éditions peu coûteuses et satisfaire d'autre part les goûts des bibliophiles, mais ils sont certainement moins faciles à distinguer que des caractères de plus grandes dimensions.

Les caractères typographiques doivent être entiers : des caractères usés, cassés, mal venus, sont peu lisibles et demandent une bien plus grande application et par conséquent une bien plus grande fatigue des yeux. On a attribué la plus grande fréquence de la myopie en Allemagne à ce fait que les Allemands emploient encore les caractères gothiques, beaucoup plus difficiles à distinguer les uns des autres que nos caractères romains.

Les *lignes* doivent être peu étendues, de manière que toutes les lettres de chaque ligne soient à une distance des yeux sensiblement égale et qu'il n'y ait point à accommoder d'une façon différente en passant d'une extrémité à l'autre de la même ligne.

L'*interlignage*, c'est-à-dire l'espace blanc qui sépare deux lignes, doit être assez large pour que ces deux lignes se distinguent très nettement l'une de l'autre.

Giraud-Teulon demande que l'impression des livres scolaires soit telle que la lecture en soit facile à 40 centimètres de distance, avec un éclairage relativement faible, par un homme de quarante ans, doué d'une vue moyenne. Javal formule des conditions plus précises ; il veut qu'il y ait au plus sept lettres par centimètre courant. Cohn demande que la hauteur minima des caractères soit de 1^{mm},5 et que les types choisis aient des pleins qui ne mesurent pas moins de un quart de millimètre. La justification ou longueur des lignes doit être de 9 centimètres (Javal) et au plus de 10 (Cohn). L'interlignage ou espace entre deux lignes doit être de 3 millimètres (Cohn). L'approche, c'est-à-dire l'espace entre deux lettres du même mot, doit être plus grand que l'espace entre deux jambages de la même lettre.

La *couleur du papier* a quelque importance. Montaigne écrivait ceci : « Pour amortir la blancheur du papier, au temps que j'avais plus accoustumé de lire, je couchois sur mon livre une pièce de verre et m'en trouvois fort soulagé ».

« Quant à l'impression des livres, dit Reveillé-Parise, nous exprimons le vœu, déjà formé par tant de gens de lettres, de faire en sorte que le papier soit d'un vert tendre ou d'un bleu clair, et jamais d'un blanc éclatant. »

Javal propose d'adopter le papier jaune. « L'œil n'étant pas achromatique, dit-il, la vision doit être plus nette quand on supprime l'une des extrémités du spectre fourni par la couleur du papier. Ne pouvant amortir le rouge, sous peine d'avoir une teinte d'un vert foncé qui serait insupportable, surtout à la lumière du gaz, il faudrait recourir à un papier qui réfléchisse le bleu et le violet plus faiblement que les autres couleurs. Le papier jaune, de la teinte produite par la pâte de bois, remplit bien ces conditions. »

Trousseau dit au contraire : « Le papier doit être d'une pure couleur blanche, préférable aux couleurs grises ou jaunes que certains oculistes ont vantées ».

Couleur de l'encre. — Le bleu, étant plus réfringent que le rouge, est plus facilement accepté par les hypermétropes que par les myopes. Chez les premiers, en effet, la réfringence de l'œil étant au-dessous de la normale, les rayons qui arrivent en convergeant améliorent la vision. Il en va tout autrement chez les myopes, aussi ces derniers lisent plus facilement l'écriture rouge que les hypermétropes, et ces derniers plus facilement les caractères écrits à l'encre bleue.

HYGIÈNE DE L'ÉCRITURE

L'écriture droite paraît beaucoup plus conciliable que l'écriture penchée avec une bonne attitude de l'enfant. Elle a donc été recommandée par la commission d'hygiène scolaire de 1882, qui s'est approprié la formule de George Sand : écriture droite, corps droit, papier droit.

Uribe Troncoso pense que la position vicieuse des enfants, lorsqu'ils écrivent à l'école, dépend plus de la mauvaise disposition du mobilier scolaire que du genre d'écriture adopté. « Lorsque l'éclairage est bon, dit-il, et lorsque l'enfant est bien assis sur un banc spécial en rapport avec sa taille, l'écriture inclinée est la plus commode ; mais lorsque ces conditions ne sont pas remplies, il est préférable d'employer l'écriture droite. Il faut recommander aux maîtres de placer le cahier devant l'élève et non sur sa droite et lui faire former avec le bord de la table un angle très petit.

TROUSSEAU attache une grande importance à cet argument que l'écriture droite est bien plus lente que l'écriture penchée, et croit qu'à notre époque un homme habitué à l'écriture droite est frappé d'une grande infériorité vis-à-vis de concurrents, qu'il s'agisse d'une composition ou d'un travail de bureau. Il trouve cette écriture assez peu pratique, et croit que des remontrances réitérées s'opposant à la mauvaise tenue des élèves et les empêchant de se rapprocher à plus de 25 centimètres de leur cahier seront tout aussi efficaces.

Les personnes habituées aux enfants savent pourtant que les remontrances, même constamment renouvelées, n'ont sur eux aucune prise, et que des moyens mécaniques agissent seuls pour les empêcher de prendre une attitude vicieuse.

PECHIN et DUCROQUET, qui ont consacré un article à combattre l'écriture droite pour faire revenir à l'écriture penchée, disent avec raison que toutes les écritures peuvent faire prendre des attitudes vicieuses. C'est très exact, mais il faut conseiller aux enfants un mode d'écriture qui leur permette avec quelque attention de se tenir droit et ne les oblige pas de prendre au contraire une attitude penchée. Ils disent ceci :

« Que l'attitude dans l'écriture droite, prise au moment où l'écolier va écrire, soit une bonne attitude, une attitude normale et qui assure notamment la rectitude de la colonne vertébrale, c'est tout à fait exact, mais c'est aussi l'*a priori* trompeur de la méthode. En effet, l'avant-bras droit se déplace constamment pendant que la ligne se poursuit et ce déplacement se traduit par un abaissement de l'épaule correspondante. »

Cette critique est très juste, mais on peut parer à cet inconvénient de deux manières : d'abord en faisant tracer aux enfants des lignes assez courtes ; en second lieu, en leur apprenant, chose facile, à déplacer, avec la main gauche, le cahier sur la gauche à mesure que la ligne se poursuit. C'est même là le meilleur moyen de faire avancer les deux avant-bras sur la table de la même quantité, et par suite de maintenir autant que possible la rectitude du corps de l'écolier.

Analysons un peu la position des enfants dans l'écriture droite et dans l'écriture penchée.

Dans l'écriture penchée, le thorax est oblique par rapport au bord de la table, les côtes gauches appuient sur le bord et sont plus ou moins comprimées par lui, l'épaule gauche est relevée, l'épaule droite abaissée, le coude droit mal appuyé sur la table, les jambes obliques, la tête penchée, la colonne vertébrale incurvée, l'axe qui réunit les deux yeux est oblique, l'enfant regarde sur son cahier placé à droite son écriture obliquement.

Dans l'écriture droite, la tête est droite, la colonne vertébrale verticale, le thorax touche la table par sa partie médiane et même ne doit pas la toucher ; les jambes sont droites, les avant-bras reposent complètement sur la table, le cahier est droit en face de l'élève.

Même quand on ne prend pas la précaution de déplacer avec la main gauche le cahier de droite à gauche à mesure qu'on écrit et lorsqu'on laisse le coude droit se déplacer de gauche à droite, les mouvements se passent uniquement dans les articulations de l'épaule et du coude du côté droit, le thorax reste droit et la colonne vertébrale ne subit aucune incurvation.

Les partisans de l'écriture penchée se sont efforcés de prouver que cette forme d'écriture n'était pas absolument incompatible avec une bonne attitude. C'est absolument exact, mais pour en arriver là il faut des efforts et une habitude qu'il est difficile de contracter, tandis qu'au contraire une bonne attitude est la conséquence naturelle presque obligée de l'écriture droite.

Le Dr Courgey écrit à ce sujet : « Voilà quatre ans que nous constatons aux examens du certificat d'études la différence profonde dans la tenue entre les deux méthodes. Des centaines d'élèves, non avertis, les uns écrivant droit, les autres penchés, sont là qui donnent une leçon de choses, frappante et décisive. Les uns penchés, gênés, couchés, tordus, les yeux sur le cahier, les jambes en arrière et augmentant ainsi et considérablement la compression du thorax contre le rebord de la table ; c'est une peine, une gêne, un malaise véritable de voir ces enfants torturés, comme c'est une consolation, un grand soulagement, un réel plaisir de voir les autres si à l'aise dans leur tenue verticale, simple et correcte. »

Nous n'avons pas à tenir compte ici de ces deux reproches faits à l'écriture droite : d'une part, la moins grande rapidité de l'écriture droite, en second lieu ce fait que dans le commerce on veut que les employés aient une écriture anglaise. On fait généralement mal ce que l'on fait trop vite et l'écriture est une des choses auxquelles cette formule peut le mieux s'appliquer. D'autre part, à mesure que le nombre des partisans de l'écriture droite augmente, l'opposition à l'écriture droite dans le commerce semble diminuer de plus en plus.

Les hygiénistes doivent protester contre l'enseignement trop prématuré de l'écriture qui favorise la mauvaise attitude et la déformation des enfants.

L'écriture sur l'ardoise est une mauvaise chose parce qu'elle n'est pas suffisamment visible ; de même il faut proscrire l'emploi des crayons durs parce qu'ils donnent des traits trop fins.

MYOPIE SCOLAIRE

La myopie apparaît pendant l'âge scolaire ; elle augmente peu à peu pendant toute cette période et elle augmente d'autant plus que les études sont plus complètes. Des statistiques nombreuses (Cohn) permettent d'affirmer que les cas de myopie sont d'autant plus nombreux que la classe est plus élevée, qu'ils sont plus nombreux dans les écoles de la ville que dans les écoles rurales et plus prononcés dans les lycées et dans les collèges que dans les écoles communales. La myopie n'augmente donc pas seulement avec l'âge, elle n'est pas seulement fonction de l'âge ; elle augmente surtout avec le travail imposé aux yeux de l'enfant.

La myopie se développe donc surtout par le travail scolaire et, quel que soit le mode pathogénique que l'on adopte, on est forcé d'admettre que la myopie trouve sa cause dans l'application soutenue et longtemps prolongée sur des objets petits et rapprochés. L'hygiène préventive sera donc satisfaite si on peut obliger l'enfant à se tenir à une distance convenable de son livre ou de son cahier. Pour cela, il faut mettre les yeux de l'enfant en état de lire ou de travailler à distance ; il faut donc dans certains cas des verres appropriés, il faut toujours des conditions nécessaires de mobilier, de choix de livres et d'éclairage.

Déjà, en 1844, le gouvernement bavarois, frappé de la fréquence de la myopie dans les écoles, avait prescrit certaines mesures fort intelligentes auxquelles on a peu ajouté depuis : les murs des salles d'études devaient être peints en vert ou en gris pâle, les bancs placés de telle manière que les élèves n'aient jamais les yeux tournés du côté des fenêtres ; les livres employés devaient être imprimés en gros caractères et l'écriture ne devait pas être trop petite, l'encre trop pâle et le papier trop gris. Il était défendu aux élèves de lire ou d'écrire au petit jour le matin ou le soir. Enfin, les élèves devaient tenir le papier à 27 centimètres de leurs yeux.

De Mets a trouvé dans les écoles d'Anvers une proportion de 25 à 30 p. 100 d'enfants présentant une vue inférieure à la normale. De Ridder, dans les écoles de la ville de Bruxelles, a tenu compte non pas seulement de l'acuité visuelle, mais aussi de la réfraction, ajoutant ainsi à ceux dont la vision était mauvaise un certain nombre d'hypermétropes faibles dont la vision à distance était normale. Il est ainsi arrivé au chiffre de 42,8 p. 100 de troubles de la réfraction sur un nombre de 2.820 élèves examinés. Sur les 42,8 p. 100, il y avait 21,5 p. 100 d'hypermétropes, 10 p. 100 de myopes, 9 p. 100 d'astigmates.

De Ridder a trouvé autant d'hypermétropes chez les écoliers de six à huit ans, âge auquel on commence les études, qu'à treize ou quatorze ans, âge auquel on les termine. L'hypermétropie ne lui a donc paru en rien augmentée dans sa fréquence par le travail scolaire, de même pour l'astigmatisme. La myopie, au contraire, augmentait avec l'âge dans de fortes proportions. De six à huit ans, de Ridder trouvait 5,5 p. 100 de myopes ; de neuf à dix ans, il en trouvait 8,5 p. 100 ; de onze à douze ans, 10 p. 100 ; enfin, de treize à quatorze ans, 18 p. 100.

Une bonne prophylaxie de la myopie scolaire doit donc veiller non seulement à éviter la production de la myopie par l'éclairage et une bonne disposition du mobilier scolaire, elle doit en outre empêcher l'accroissement de la myopie ainsi produite ; pour cela il faut faire porter des verres corrigeant aussi exactement que possible la myopie et l'astigmatisme.

LES MALADIES CONTAGIEUSES A L'ÉCOLE

Les maladies qui devront obliger à maintenir l'enfant éloigné de l'école sont toutes les maladies sécrétantes de la conjonctive, particulièrement la conjonctivite granuleuse, et l'impétigo des paupières.

Dans nos écoles communales françaises, le médecin inspecteur de l'école n'est pas chargé de donner des soins aux enfants ; les parents ont le droit bien naturel de conduire leur enfant au médecin de leur choix, mais le médecin inspecteur doit s'assurer que l'enfant reçoit des soins réguliers. A défaut de soins, il aura le devoir de renvoyer l'enfant dans sa famille pour obliger celle-ci à le faire soigner, et l'enfant ne pourra rentrer à l'école qu'avec l'autorisation du médecin.

Dans les pays où la conjonctivite granuleuse est très répandue, il peut devenir nécessaire de cantonner les enfants granuleux dans des écoles spéciales. C'est ce qui a lieu par exemple à Mons, en Belgique, où une école-infirmerie a été créée pour les enfants trachomateux, mais le besoin de cette création se fera rarement sentir.

Dans nos écoles françaises, la conjonctivite granuleuse n'est pas assez répandue pour que l'on puisse réserver aux malades des écoles spéciales. Ce n'est guère qu'à Paris que l'on pourrait trouver un nombre d'enfants suffisant pour alimenter quelques classes d'écoles, et encore pour cela serait-on obligé de faire venir les enfants de quartiers éloignés, ce qui rendrait cette création impraticable. Il faut donc agir autrement.

Lorsque le nombre d'enfants trachomateux est peu considérable, on peut agir de la sorte : laisser à l'école les enfants dont la sécrétion conjonctivale est médiocre ou nulle et renvoyer ceux dont la sécrétion est assez abondante. On peut ainsi empêcher toute propagation de la maladie.

Lorsque les écoles sont accompagnées d'internat, le danger est plus grand à cause de la contamination possible par les objets de toilette.

LES ACCIDENTS A L'ÉCOLE

Les plumes métalliques sont la cause d'accidents assez fréquents mais peu graves, car il est bien rare que la plume traverse la cornée et provoque une cataracte traumatique. Le plus souvent, cela se borne à un tatouage de la cornée ou de la conjonctive par l'encre dont cette plume est chargée. Cependant X. Galezowsky, avait proposé de remplacer les plumes métalliques par les plumes d'oie. Bien des gens à cette époque se sont délectés de l'article très humoristique dans lequel Camuzet exerçait à ce sujet sa verve railleuse. Les plumes métalliques sont restées et ce n'est que par une surveillance étroite que l'on peut éviter leurs méfaits, en surveillant en particulier les enfants turbulents qui peuvent être la cause d'accidents chez leurs camarades.

Les jouets d'enfants sont la cause d'accidents plus fréquents et plus graves que ceux causés par l'emploi des plumes métalliques. Les partisans de mesures coercitives ont proposé d'interdire la vente de tous les jouets dangereux, au même titre qu'on interdit la vente des jouets peints avec des couleurs nuisibles. Il est du moins nécessaire d'attirer l'attention des fabricants et des parents sur les dangers que certains jouets peuvent offrir pour les yeux des enfants, par exemple les capsules, les amorces, les flèches, les arbalètes, les jouets fabriqués avec des lames tranchantes de fer blanc.

Il faut cependant reconnaître que, dans le nombre si considérable des yeux d'enfants perdus par traumatisme, les jouets ne figurent que pour une très petite partie. Le plus habituellement les yeux des enfants sont crevés par des pointes de ciseaux, de couteaux ou par des morceaux de verres cassés ; il faut reconnaître aussi que ces accidents se produisent presque toujours dans la classe ouvrière, où les enfants sont forcément plus livrés à eux-mêmes, moins surveillés que dans les classes plus fortunées.

INSPECTION MÉDICALE DES ÉCOLES

Les statistiques publiées et montrant la fréquence croissante de la myopie dans les écoles, celles relatives à la fréquence des cas de cécité causés par le myopie, rendirent évidente aux yeux de tous la nécessité de créer une inspection médicale des écoles. Cette création cependant ne se fit qu'avec une extrême lenteur. Le service fut institué d'abord en Angleterre en 1872, puis, en Belgique en 1873. En France, le Conseil général de la Seine organisa le premier en 1876 un service d'inspection médicale générale des écoles. Le Havre, Lille, Lyon, suivirent en 1880, Bordeaux en 1883. Dans tous ces cas, les médecins inspecteurs étaient des médecins généraux, habituellement incompétents dans les questions d'oculistique. Si à Paris un certain nombre de médecins inspecteurs sont des oculistes, ils ont cependant été nommés au même titre que leurs confrères ; ils ont comme les autres, dans leur circonscription, trois ou quatre écoles dans lesquelles ils peuvent inspecter et surveiller à leur aise les yeux des élèves, mais en s'occupant aussi comme leurs collègues de toutes les autres maladies, et d'autre part ils n'ont rien à faire dans les circonscriptions voisines à la tête desquelles se trouvent des médecins non spécialisés. Plusieurs oculistes français ont pu, sur leur demande ou à la demande de l'administration, à titre purement occasionnel et gracieux, examiner une fois les yeux des élèves de lycées et d'écoles primaires, mais nulle part en France ce service d'inspection médicale oculaire des écoles ne fonctionne d'une façon permanente et régulière, sauf toutefois à Montpellier où, organisé en 1895 par les professeurs Imbert et Truc, il a fonctionné depuis d'une façon méthodique et ininterrompue.

Truc distribue aux parents des élèves qui lui sont renvoyés à sa clinique un tableau dans lequel les professions pour hommes et pour femmes sont classées d'après leurs exigences visuelles et l'acuité minima de chaque œil.

Nous ne reproduisons pas ce tableau parce que les indications nous paraissent discutables, mais l'idée n'en est pas moins heureuse. Il y a quatre catégories : I vision bonne, acuité minima 1 et 0,5 ; II acuité minima 0,9 et 0,4 (la différence entre ces deux catégories est réellement bien petite) ; III vision mauvaise, acuité minima 0,4 et 0,1 ; IV vision nulle et cécité, acuité minima 0,1.

C'est bien en effet le rôle d'un médecin oculiste inspecteur des écoles de guider les élèves sur le choix d'une profession pouvant convenir à leurs yeux. On éviterait ainsi pour l'avenir bien des déboires et bien des ennuis.

L'inspection des yeux des enfants des écoles doit être exclusive de tout traitement ; les médecins doivent se borner à montrer aux parents la nécessité de faire soigner les yeux de leurs enfants, mais en laissant la liberté absolue de s'adresser au médecin de leur choix, qu'il s'agisse d'indigents ou d'individus aisés.

Faut-il créer des médecins oculistes inspecteurs des écoles ? Un certain nombre d'oculistes ont cherché à montrer la nécessité de cette création ; au contraire, la plupart des médecins inspecteurs des écoles lui sont opposés et cette dernière opinion est celle qui prévaut, par exemple, au sein de la Société des médecins inspecteurs des écoles de la ville de Paris. Qu'un oculiste puisse rendre de grands services en inspectant les enfants des écoles communales primaires, des écoles supérieures, des collèges et des lycées, la chose ne peut faire aucun doute, mais la même chose peut être dite d'autres spécialistes, et par exemple les dentistes, les oto-rhino-laryngologistes pourraient également rendre de grands services dans les mêmes conditions. Puisque le médecin inspecteur des écoles a pour fonction non pas de soigner les enfants mais d'éliminer ceux qui sont atteints de maladies contagieuses et d'indiquer ceux auxquels il est nécessaire de faire suivre un traitement, on doit admettre que le médecin inspecteur, praticien général, aura assez de compétence pour remplir cette fonction. Un médecin même fort instruit sera presque toujours dans l'impossibilité absolue de diagnostiquer la raison pour laquelle un enfant voit mal et d'indiquer les verres qui doivent remédier à son vice de réfraction, mais il lui sera facile de constater que cet enfant voit mal et même de mesurer son acuité visuelle pour chaque œil. Son rôle devra ensuite se borner à avertir la famille que tel organe de l'enfant est défectueux et qu'il est nécessaire de le soigner.

Si l'on finit par créer, pour la nomination au titre de médecin inspecteur des écoles, ce concours dont on parle depuis tant d'années, il sera facile d'y faire entrer des conditions telles que les candidats élus soient largement à la hauteur de leur mission.

CHAPITRE III

HYGIÈNE PROFESSIONNELLE

Les ouvriers de l'industrie et les travailleurs des champs ont leurs yeux exposés à bien des actions nuisibles : trop grande intensité de la lumière, trop grande intensité de la chaleur (brûlures), poussières, traumatismes par éclats de matières, vapeurs, gaz, intoxications.

On pourrait songer à établir une classification d'après ces genres de sévices, mais les ouvriers de divers métiers étant exposés à plusieurs sortes d'accidents, il nous a paru plus simple, après avoir exposé quelques considérations générales, de prendre les professions par ordre alphabétique, en indiquant pour chacune d'elles les principales sources de dangers.

Poussières et corps étrangers. — Les corps étrangers projetés contre les yeux des malades sont très variés. Ils sont habituellement solides et peuvent être pierreux (meulière, grès, cailloux, marbre, ardoise, nacre, etc.), ou métalliques (fer, fonte, acier, bronze, cuivre, zinc, etc.). Ils peuvent aussi être de nature végétale (épines, bois, barbes d'épi de blé, d'avoine, brins de paille, écorce de graines), ou animale (esquilles d'os, fragments de poils, de crins, poils de chenille, etc.).

Plus rarement les corps étrangers sont liquides ou même ce sont des gaz sous une pression considérable.

Ces corps étrangers ont d'ailleurs une action tout à fait différente, suivant qu'ils sont ou non aseptiques et que l'œil sur lequel ils viennent agir ou ses annexes sont eux-mêmes ou non aseptiques.

Les poussières peuvent irriter les yeux de plusieurs façons, soit par action purement mécanique, soit par action chimique, soit en apportant au contact de la conjonctive et de la cornée des éléments d'infection.

Toutes les poussières de l'industrie peuvent produire ces différents effets. Les poussières pierreuses, métalliques, végétales, animales, irritent mécaniquement les tissus par leur quantité, leur volume, leur poids, leurs irrégularités, leurs saillies ; les poussières alcalines, acides, ou salines, comme la chaux, le ciment, le plâtre, le tabac, l'acide arsénieux, le nitrate acide de mercure, le bichlorure de mercure, le chlorure de zinc, le bichromate de potasse, ont une action caustique ; les poussières toxiques des composés du plomb, du mercure et de l'arsenic se dégagent souvent des matières végétales ou animales imprégnées de ces substances ; enfin, il est une quantité considérable de poussières infectieuses pouvant provenir de produits organiques, de chiffons, de lieux encombrés.

Ouvriers les plus exposés aux poussières.

Tailleurs de pierre, de meules, de grès, d'ardoises,
cantonniers, casseurs de cailloux,
marbriers,
ouvriers des mines et verrières,
fondeurs,
mouleurs,
polisseurs,
bronzeurs,
ouvriers du cuivre,
mécaniciens et chauffeurs de chemins de fer et de navires.
chaufourniers,
cimentiers,
plâtriers,
maçons,
ouvriers des produits chimiques,
tritureurs de soufre,
soufreurs de vigne (soufre, sublimé et chaux),
fabricants de couleurs d'aniline.
filateurs de lin et de chanvre (batteurs, peigneurs, cardeurs),
trieurs de chiffons,
compositeurs typographes (poussières des casses),
corroyeurs (poussières des cuirs),
peaussiers (apprêt et lustrage des peaux, craminage),
pelletiers et broyeurs de tan,
tabletiers,
nacriers,
criniers,
brossiers,
plumassiers,
chapeliers (mercure, arsenic, alcool méthylique),
chargeurs de guano et fabricants d'engrais,
ouvriers métallurgistes,
aiguiseurs (surtout à sec),
émouleurs,
affuteurs,
couteliers,
taillandiers,
polisseurs d'acier,

ajusteurs,
limeurs,
surineurs,
ciseleurs,
tourneurs,
raboteurs,
mouleurs,
ébarbeurs,
tailleurs de lime (très peu),
serruriers,
chaudronniers,
tôliers,
forgerons,
cloutiers,
riveurs,
calfats,
moissonneurs, batteurs de blé,
tabletiers (os, ivoire, corne),
boutonniers, nacriers, scieurs d'os,
broyeurs de cornes,
huitreurs,
scieurs à la mécanique,
scieurs de long,
tourneurs sur bois,
charpentiers,
charrons,
menuisiers,
ébénistes,
droguistes,
broyeurs d'écorces médicinales,
ouvriers du tabac (époulardeurs),
batteurs à la mécanique,
vanneurs de grains,
jaugeurs de blé,
meuniers,
amidonniers, féculiers,
déchargeurs de riz (calandre du riz).

Foyers lumineux et caloriques intenses. — Des désordres peuvent être causés dans l'œil par des radiations lumineuses ou caloriques intenses. A 2 mètres des feux de forges, le thermomètre marque 60°. Qu'il y ait prédominance des rayons caloriques ou lumineux ou chimiques, les effets restent semblables.

Les ouvriers les plus éprouvés par ces causes morbides sont les ouvriers des usines métallurgiques (fondeurs et puddleurs, forgerons, cloutiers, serruriers, étameurs, zingueurs et plombiers) ; les chauffeurs, les verriers, les boulangers, pâtissiers et cuisiniers, les électriciens, les bijoutiers, orfèvres, joailliers et sertisseurs de diamants.

Les corps brûlants sont généralement des particules métalliques solides ou demi-liquides, fer, fonte, acier, plomb, étain, cuivre, zinc, métaux et alliages divers. Quelquefois ce sont des matières demi-liquides ou liquides (brai, poix, cire et graisse fondues, eau chaude) ou de la vapeur d'eau.

Certaines professions sont particulièrement exposées aux brûlures : ce sont les fondeurs (martelage, laminage), les puddleurs, les étameurs, les zingueurs, les plombiers, les forgerons, les serruriers, les cloutiers, les aiguiseurs surtout à sec (émeuleurs, affuteurs, couteliers, polisseurs d'acier), les empointeurs d'aiguilles, les mécaniciens et les chauffeurs.

Dangers particuliers aux diverses professions. — Acide osmique. — Les vapeurs d'acide osmique, même quand elles se détachent de solutions très étendues, irritent très fortement la conjonctive. Sainte-Claire-Deville perdit la vue de cette manière.

Cet acide, obtenu dans l'industrie par le grillage de l'osmiure d'iridium ainsi que par l'action de l'acide azotique ou de l'eau régale, a peu d'applications industrielles ; il sert uniquement à préparer l'osmium métallique, mais par contre il est employé dans les laboratoires d'histologie comme durcissant. On l'utilise soit en solutions au millième, soit en vapeurs ; dans les deux cas il est particulièrement dangereux.

Aiguilleurs. — Parmi les ouvriers employés à la fabrication des aiguilles, les *empointeurs*, chargés de préparer la pointe, opèrent sur des meules sèches pour éviter la rouille. Cette opération produit une fine poussière de grès et fait jaillir des particules métalliques incandescentes qui peuvent atteindre les yeux et s'incruster dans la cornée.

Le *marquage*, qui a pour but de percer le trou des aiguilles, nécessite une attention soutenue et amène une presbyopie prématurée.

Ajusteurs mécaniciens. — Les ajusteurs sont certainement les ouvriers chez lesquels il est le plus commun d'observer des accidents causés par la projection sur l'œil de parcelles métalliques. Ce sont là des accidents journaliers dans les grandes industries. Le plus souvent ce sont de petits corps étrangers qui s'incrustent à la surface de la cornée sans former de plaie pénétrante, mais parfois les téguments du globe de l'œil sont traversés et le dommage causé peut aller jusqu'à la perte de l'œil.

Le seul moyen d'éviter ces accidents est de porter des lunettes protectrices, mais ces ouvriers, qui font habituellement des travaux délicats, sont parmi ceux auxquels il est le plus difficile de faire porter ces verres, auxquels ils reprochent de diminuer la vision et de les gêner par conséquent dans leur travail.

Alcool de bois (Accidents causés par l'). — On a signalé depuis une vingtaine d'années de très nombreux cas d'atrophie des nerfs optiques causés par l'alcool de bois qui, à cause de son bon marché, est fréquemment employé à la fabrication de diverses liqueurs et même trop souvent de préparations pharmaceutiques. Presque tous ces cas se rapportent à l'ingestion d'alcool méthylique, mais le poison peut entrer dans l'économie par d'autres voies que l'estomac. Dans certains cas les malades n'avaient rien bu, mais ils étaient exposés aux vapeurs de l'alcool dans des cuves fermées où ils traitaient des substances pour lesquelles l'alcool était employé comme dissolvant. De Schweinitz rapporte le cas d'un vernisseur atteint par les vapeurs d'un vernis fabriqué avec de l'alcool de bois. Cet homme se servait également d'alcool pour enlever le vernis qu'il avait sur les mains et sur ses vêtements ; il niait énergiquement avoir absorbé de l'alcool par l'estomac.

Le directeur de la plus importante des usines qui fabriquent aux États-Unis l'alcool de bois (elle fabrique 90 p. 100 de la quantité totale et emploie chaque jour 1.000 cordes de bois) racontait à Burnett que, dans certaines grandes manufactures de chapeaux où l'alcool de bois est employé, l'atmosphère dans laquelle travaillent les ouvriers est fortement imprégnée de ces vapeurs d'alcool. C'est au point que cet air est drainé et que les vapeurs d'alcool qu'il contient sont condensées et recueillies pour servir de nouveau. Les ouvriers qui travaillent dans cet air ainsi saturé d'alcool, aussi bien que ceux qui sont employés à fabriquer l'alcool lui-même, sont souvent atteints d'une sorte d'intoxication, mais on n'a pas encore signalé parmi eux de cas de cécité.

De Schweinitz a publié l'histoire d'un peintre en bâtiments âgé de trente-neuf ans, employé depuis deux mois à vernir à l'aide d'une dissolution de gomme-laque dans de l'alcool méthylique. Ce malade, exposé toute la journée aux vapeurs méthyliques, contracta une amblyopie qui ne différait en rien de l'amblyopie toxique commune.

Herbert rapporte le cas d'un homme de trente-huit ans qui était occupé à enlever le vernis des cuves dans une brasserie et à le remettre. Il respirait alors des vapeurs d'alcool méthylique. Après avoir travaillé cinq jours, il fut pris de vertiges et de nausées, rentra chez lui et dormit pendant trois jours après lesquels il se réveilla complètement aveugle. Les papilles étaient d'un blanc opaque et les vaisseaux étaient contractés. On lui donna des bains turcs trois fois par semaine et à chaque bain la vue s'améliora considérablement. La vision redevint normale par la suite.

Les cas d'amblyopie causée par l'alcool de bois ont un aspect spécial et ne ressemblent en rien aux autres formes d'amblyopie toxique. Les renseignements cliniques et l'examen du fond de l'œil permettent dans chaque cas d'affirmer avec une quasi certitude que la cause de l'intoxication est l'alcool de bois, tellement ses manifestations sont constantes.

Quelques heures, jamais moins de douze et rarement plus de quarante-huit, après l'ingestion du poison, le malade se plaint d'une diminution de la vue qui en quelques heures peut devenir une véritable cécité. Les pupilles sont largement dilatées et insensibles à la lumière, bien qu'elles puissent réagir à la convergence. Il n'y a pas de douleur, mais parfois de la sensibilité dans l'orbite et de la gêne dans les mouvements du globe. Si la dose d'alcool méthylique ingérée a été considérable, il y. a des symptômes généraux, des nausées, des vomissements, du vertige, de la perte de connaissance, et il n'est pas très rare de voir la mort succéder à cette intoxication. Si l'on examine à ce moment le fond de l'œil, on n'y voit ordinairement pas grand changement. On a parfois constaté un trouble plus ou moins marqué des bords papillaires, quelque altération dans les vaisseaux rétiniens, mais dans aucun cas ces lésions n'étaient très prononcées et elles n'avaient rien d'essentiel. Le trouble de la vue est plus ou moins intense, mais généralement il va jusqu'à la cécité complète ou a peu près. Dans une ou deux observations, la vision est redevenue intacte. Dans quelques-uns des cas où les malades ont pu être examinés dès le début, le premier symptôme observé fut un scotome central qui rapidement envahit toute l'étendue du champ visuel. Un point très caractéristique, c'est le retour de la vision dans une partie du champ visuel, avant la période d'atrophie, même quand la cécité absolue devra être l'aboutissant final. Peu à peu on voit se produire la décoloration de la papille allant jusqu'à la blancheur complète. Cette blancheur de la papille ressemble à celle qu'on voit habituellement dans la névrite rétro-bulbaire et non à celle qui suit la papillite ; les bords de la papille sont nets et les vaisseaux rétiniens sont à peu près normaux. Le temps au bout duquel l'atrophie commence à se manifester varie d'après les observations. Dans un cas c'était dès le quatrième jour, mais habituellement il faut plus d'une semaine.

Il est assurément curieux qu'une maladie aussi grave et ayant des caractères cliniques aussi marqués ait échappé à l'observation jusqu'à ces dernières années ; cela peut tenir à un usage beaucoup plus répandu de l'alcool ou bien à un changement dans la nature du produit.

Ces phénomènes sont d'autant plus graves que l'on ne connaît rien jusqu'ici qui puisse arrêter ou même ralentir la marche de l'intoxication. Chez un malade qui a absorbé de l'alcool de bois, on peut s'attendre à une cécité plus ou moins complète. Le seul moyen de prévenir une pareille calamité est donc d'empêcher l'absorption du poison.

L'alcool de bois est très répandu dans le commerce, très employé sans que rien n'indique à ceux qui s'en servent que c'est un poison violent. On s'en sert beaucoup dans l'industrie comme dissolvant des vernis et des shellacs ; on le met à tous les usages auxquels servait autrefois l'alcool éthylique. On s'en sert pour les lampes à alcool, en applications externes et même dans la fabrication des liqueurs qui sont si largement consommées dans les ménages. Son bon marché et le fait que la rectification lui enlève son goût désagréable et son odeur le rendent encore plus dangereux, parce qu'il est à la portée de bien des gens qui ne peuvent se payer d'autre alcool. En somme, le pays est inondé d'un poison répandu sous les formes les plus variées et dangereux pour la vue et même pour la vie. Peut-être ne serait-il pas inutile de n'autoriser la vente de ce produit qu'avec l'étiquette de poison.

AMIDONNIERS. — Les yeux des amidonniers sont soumis à l'action des poussières produites par le tamisage et par le blutage de la fécule ; ces poussières produisent des blépharites.et des conjonctivites que l'on peut prévenir par des lotions fréquentes et par une bonne ventilation des ateliers.

Ammoniaque (Accidents causés par les vapeurs d'). — Trantas a signalé un cas de kératite superficielle occupant la partie découverte de la cornée, chez un ouvrier occupé depuis un an et demi dans une usine à gaz où il est presque constamment exposé à ces vapeurs. La figure de cet homme est surpigmentée comme s'il avait subi un fort coup de soleil ; les parties du corps exposées aux vapeurs sont surcolorées.

Les seuls moyens d'éviter ces accidents seraient d'assurer une bonne ventilation des ateliers dans les fabriques de ce genre, d'éviter un séjour trop prolongé des mêmes ouvriers dans ce milieu et de leur faire porter non pas seulement des lunettes, mais un masque empêchant l'arrivée des vapeurs sur les yeux.

Aniline (Couleurs d'). — Les ouvriers employés dans l'industrie des couleurs d'aniline sont exposés à des brûlures oculaires produites par ces couleurs. Ces accidents ne causent habituellement que des brûlures plus ou moins graves, mais ils se compliquent parfois de lésions cornéennes qui mettent la vue en danger.

On a signalé de même des accidents causés par des objets d'un usage journalier renfermant des couleurs d'aniline, surtout par des crayons.

Les matières colorantes organiques sont des hydrocarbones auxquels sont joints deux sortes de chaînes latérales : 1° le groupement chromophore, 2° le groupement auxochrome, mais au point de vue qui nous occupe ce sont surtout les sels qu'il faut considérer. A cet égard on distingue :

1° Des couleurs basiques, colorant les fibres animales de même que le mordant de tannin en bain neutre.

2° Des couleurs acides, colorant les fibres animales en bain acide ;

3° Des mordants, colorant comme le fer et l'oxyde de chrome ;

4° Des couleurs neutres ou salines (acides qui, sous forme de sels alcalins, colorent les fibres végétales et animales).

Les couleurs basiques qui se trouvent dans le commerce sont des sels d'acides minéraux, d'habitude des chlorhydrates ou des sels doubles, par exemple avec du chlorure de zinc dont la réaction n'est pas basique.

Les couleurs acides sont également des sels ; elles sont des combinaisons neutres d'un acide de couleur et d'un alcali (de soude la plupart du temps).

Les expériences faites par Alfred Vogt sur des yeux de lapins montrent que toutes les couleurs basiques d'aniline ont une action nuisible sur la conjonctive, tandis que les couleurs acides ne produisent aucune réaction ou tout au plus une réaction simplement mécanique et peu intense.

Des éclats de crayons à copier, certaines encres produisent de très fortes inflammations en pénétrant dans l'œil de l'homme, ces objets d'usage journalier contenant souvent des couleurs d'aniline. Plusieurs expériences ont montré à Vogt que les encres et crayons qui ne contiennent pas de couleurs basiques ne nuisent pas à l'œil du lapin, tandis que les couleurs basiques (c'est avant tout du violet de méthyle qu'il s'agit) produisent sous cette forme de fortes inflammations qui aboutissent à la panophtalmie (Vogt).

Graeflin a publié 77 cas de lésions oculaires produites par des couleurs d'aniline et traitées à la clinique de Bâle de 1890 à 1902. Ces lésions avaient été produites par :

le bleu Victoria dans.	19 cas.
la safranine	16 —
le cristallviolet.	9 —
l'auramine.	2 —
la rhodamine	1 —
le vert malachite	1 —
et diverses autres couleurs de la même espèce	29 —

Dans 36 de ces cas il y eut une kératite et dans 41 cas une conjonctivite.

Depuis lors, Vogt a observé à la même clinique 17 cas dont 7 de kératite et 10 de conjonctivite.

Les couleurs basiques diffèrent des couleurs acides en ce qu'elles pénètrent beaucoup plus facilement dans les cellules ; de plus, les couleurs basiques ont, contrairement aux couleurs acides, une grande affinité pour le noyau.

Tous les composés basiques, et non les composés acides, forment avec le tannin des composés insolubles. Vogt se base sur ce fait pour conseiller de tenir prête, dans toutes les fabriques de couleurs d'aniline, une solution de tannin à 5 p. 100, bouillie, filtrée, et additionnée d'acide borique jusqu'à ce que la solution soit saturée. Cette solution devrait être faite depuis moins d'un mois. On se servirait d'un compte-goutte ou d'un petit irrigateur pour faire pénétrer le liquide sous les paupières et balayer la couleur.

C'est la solution de tannin à 5 p. 100 qui offre le plus d'avantages. Les solutions contenant au delà de 10 p. 100 de tannin irritent la conjonctive et forment facilement des précipités.

Il résulte des expériences de Vogt que le tannin employé à temps neutralise l'action nuisible des couleurs toxiques. Il faut continuer l'irrigation jusqu'à ce que les culs-de-sac conjonctivaux ne contiennent plus de traces de couleur libre. Une irrigation énergique avec une solution de tannin de 5 à 10 p. 100 détruit presque complètement, même après trois ou quatre minutes, l'action caustique des couleurs qui sont les plus toxiques et qui se dissolvent le plus facilement.

Artificiers. — Les artificiers sont exposés à la déflagration de la poudre produisant des brûlures et des incrustations de grains de poudre sur la face et dans les yeux.

La préparation du fulmicoton produit des vapeurs azotiques qui irritent la conjonctive.

Bijoutiers. — Cohn a trouvé 12 p. 100 de myopes parmi les bijoutiers.

Blanchisseuses. — Le blanchissage du linge n'exige aucun travail spécial pouvant porter atteinte à l'organe de la vue, mais des femmes triant le linge sale ont présenté deux sortes d'accident : des ophthalmies purulentes et des chancres des paupières chez des blanchisseuses qui avaient commis l'imprudence de porter la main à leurs yeux après avoir touché du linge contaminé.

Boulangers. — Les boulangers peuvent contracter des blépharites et des conjonctivites à cause de l'action irritante des poussières. Les sueurs abondantes provoquées par la chaleur intense à laquelle ils sont soumis peuvent favoriser la production de la cataracte.

L'emploi des pétrins mécaniques est le seul moyen d'éviter ces inconvénients.

Boyaudiers. — Les boyaudiers qui préparent les cordes harmoniques sont exposés aux vapeurs produites par le soufre employé au blanchiment des boyaux desséchés.

Bronzeurs. — Les bronzeurs employés au damasquinage des canons de fusil, des lames d'épées, emploient les acides azotique, chlorhydrique et sulfurique, dont les vapeurs produisent des conjonctivites chroniques, accidents surtout fréquents lorsque les ouvriers travaillent dans des endroits clos.

On prévient ces conjonctivites en donnant aux ouvriers des masques et en aérant les ateliers aussi complètement que possible.

Caoutchouc. — Les ouvriers employés à la vulcanisation du caoutchouc emploient le sulfure de carbone pour ramollir le caoutchonc et lui donner les formes convenables. Les émanations de vapeur peuvent donner lieu à des accidents toxiques : céphalalgie, vertiges, changement du caractère qui devient plus irascible ; douleurs dans les articulations, crampes, fourmillements, anesthésie de la peau. La cornée de même devient insensible, mais surtout les malades font des affections plus profondes et plus graves.

Les troubles causés par l'intoxication par le sulfure de carbone présentent quelque analogie avec ceux que l'on observe dans les amblyopies toxiques par abus d'alcool et de tabac. Ils en diffèrent cependant d'une manière radicale par le champ visuel. Dans deux cas observés chez des ouvriers qui travaillaient dans une fabrique de pièces invisibles pour chaussures et dont le métier consistait à coller sur les chaussures, à l'aide d'un mélange de caoutchouc ou de gutta-percha et de sulfure de carbone, les pièces ainsi apprêtées, Duboys de Lavigerie n'a pas trouvé de scotome central pour les couleurs et au contraire il a constaté un rétrécissement du champ visuel pour le vert et le rouge.

La vision dans ces cas tombe à 1/10e et même moins. La papille pâlit notabement.

L'affaiblissement de la vision oblige les malades à cesser leur travail, par conséquent à se soustraire à toute cause d'intoxication, aussi la vue remonte-t-elle assez rapidement pour cette seule cause, et il est rare de voir ces phénomènes aller jusqu'à l'atrophie de la papille.

Delpech a signalé, il y a longtemps, les troubles nerveux causés par l'inhalation du sulfure de carbone dans plusieurs industries. Marandon de Montyel montre que la plupart des intoxiqués sont des prédisposés, des dégénérés, fils ou parents d'aliénés. Il croit qu'il n'y a pas de folie sulfo-carbonée et que l'intoxication par le sulfure ne provoque l'éclosion de la folie que chez ceux qui y sont prédisposés.

Heath rapporte un cas d'empoisonnement par le bisulfure de carbone avec céphalalgie, vertiges, caractère irritable, nausées, bourdonnements d'oreilles, insomnie, abattement et faiblesse. La vue était tellement diminuée que le malade ne pouvait compter les doigts ; la papille était pâle du côté temporal, le fond de l'œil était normal.

Litten a rapporté l'observation d'une jeune fille de vingt ans, employée depuis dix-huit mois à la vulcanisation du caoutchouc, qui fut prise d'une ophtalmoplégie totale double, avec parésie des muscles de la mâchoire, des membres inférieurs, de l'abdomen et du tronc, sans réaction de dégénérescence. Seule, dans ce cas, l'intoxication par le sulfure de carbone paraissait pouvoir être mise en avant.

Le seul moyen d'éviter ces dangers est d'opérer une ventilation de l'atelier aussi complète que possible et de laisser le moins longtemps possible l'ouvrier en présence du sulfure. Il aura pour son travail des vêtements spéciaux qu'on exposera à l'air à la fin de la journée. La parfaite propreté du corps est tout à fait indispensable.

Carriers. — Les carriers travaillant à l'extraction de la pierre sont exposés à des traumatismes résultant des éclats, à des coups de mine amenant parfois un tatouage intense de la peau des paupières, de nombreuses incrustations de grains de poudre sur la conjonctive et la cornée et quelquefois une rupture des enveloppes de l'œil pouvant amener la perte complète de cet organe, à des blépharites chroniques occasionnées par les poussières.

Une aération aussi complète que possible, des lavages fréquents des paupières et des mains remédieront à la blépharite. Quant aux coups de mine qui produisent souvent de si graves accidents, ils ne doivent pas exister lorsqu'il n'y a pas d'imprudences commises et lorsqu'on ne met le feu aux mines que lorsque les ouvriers sont à une distance suffisante et placés bien à l'abri.

Chapeliers. — Les ouvriers employés à la fabrication des chapeaux de feutre emploient l'acide méthylique pour l'apprêt de ces chapeaux. Les vapeurs de cet acide peuvent provoquer une conjonctivite aiguë.

Charbonniers. — Les charbonniers n'ont pas, en apparence au moins, un souci exagéré de la propreté du corps et la poussière noire qui orne constamment leur visage est une cause de conjonctivite chronique. Le meilleur moyen d'éviter ces conjonctivites serait de se tenir propre, de se laver fréquemment, mais un pareil conseil courrait le risque d'être mal reçu.

CHAUDRONNIERS. — Les yeux des chaudronniers sont exposés à des éclats provenant des métaux qu'ils travaillent.

CHAUFFEURS. — On applique ce nom de chauffeurs aux ouvriers chargés d'allumer et d'entretenir le feu des machines, que celles-ci soient fixes et employées à un usage quelconque de l'industrie ou qu'elles soient mobiles, et le type de ces dernières est la locomotive de chemin de fer. Les inconvénients et les dangers courus par les ouvriers sont d'ailleurs les mêmes dans tous ces cas et se bornent à trois : l'exposition des yeux à une lumière trop vive, la chaleur trop intense et la possibilité de recevoir sur l'œil des corps étrangers. On peut, théoriquement plutôt que par suite de faits publiés, les considérer comme exposés à contracter une névrite rétro-bulbaire par suite de refroidissement qui peut succéder brusquement à une chaleur trop intense.

Des verres destinés à diminuer l'intensité de la lumière, à absorber la chaleur et à les garantir contre les corps étrangers sont le seul remède à proposer.

CHAUX (BRULURES PAR LA). — Les brûlures de l'œil par la chaux sont toujours graves. Les sels de chaux sont d'autant plus dangereux qu'ils sont plus solubles ; seul le gypse ou sulfate de chaux, peu soluble, est sans action sur l'œil.

Les sels de chaux agissent sur l'œil comme corps étrangers, par leur action hygroscopique, par leur action chimique, enfin par leur action thermique.

Les lésions sont produites soit par l'hydrate de calcium au moment où l'on éteint la chaux, soit par le mortier, c'est-à-dire un mélange de chaux avec de l'eau et du sable.

Ce sont les maçons qui sont habituellement exposés à des accidents de ce genre, c'est-à-dire des hommes dans la force de l'âge et dans un état général habituellement très satisfaisant.

La gravité des accidents dépend un peu de la quantité de matière introduite dans l'œil et du temps pendant lequel elle séjourne au contact de la conjonctive et de la cornée.

Les lésions peuvent offrir tous les degrés, depuis de simples taches superficielles de la cornée jusqu'à des ulcérations profondes, laissant comme traces des leucomes épais. La vascularisation de la cornée, qui est la conséquence de ces accidents, n'est généralement pas très durable.

Les lésions de la conjonctive sont aussi graves que celles de la cornée; il en résulte en effet des rétractions cicatricielles qui peuvent aller jusqu'à la disparition d'une partie des culs-de-sac avec accollement du bord libre de la paupière à la cornée.

La sclérotique est rarement atteinte, mais il peut se produire de l'iritis, quelquefois de l'hypopyon; on a même signalé la choroïdite séreuse avec phtisie oculaire consécutive (SCHMIDT-RIMPLER).

Le meilleur traitement aussitôt après un accident de ce genre est de faire, avec de l'eau simple, des lavages aussi abondants que possible pour diluer les sels autant que faire se pourra et débarrasser l'œil de tous les fragments qui y seraient restés. Les craintes manifestées de voir la température s'élever par suite du mélange de l'eau avec de la chaux déjà éteinte sont tout à fait illusoires.

L'eau sucrée, très vantée par GOSSELIN dans le but de faire du saccharate de chaux, sel insoluble, n'a pas en réalité d'efficacité réelle. Il en est de même des liquides légèrement acidulés.

Les collyres huileux peuvent être très utiles dans ces cas, parce qu'ils empruntent à l'huile une action calmante.

ANDREAE conseille d'avoir dans chaque chantier de construction une bouteille renfermant environ 500 grammes d'huile et un irrigateur. Une seringue dans le genre de la seringue d'Anel ou un peu plus grande serait plus utile, parce que le jet serait moins violent que celui d'un irrigateur et plus facile à diriger.

Des lunettes protectrices constituent la meilleure prophylaxie de ces accidents.

HOPPE recommande d'avoir, dans tous les endroits où l'on manie la chaux, de petits tubes en gélatine renfermant une dizaine de grammes de lanoline molle avec 2 p. 100 d'holocaïne. On introduit le goulot sous la paupière supérieure de l'œil brûlé, par l'angle externe, et on exprime lentement la lanoline, de manière à remplir le cul-de-sac supérieur. On agit ensuite de même pour le cul-de-sac inférieur. On déplisse ainsi la muqueuse et on empêche la chaux d'adhérer et de produire ces lésions profondes qui amènent à leur suite tant de cicatrices redoutables.

CHEMINS DE FER. — Les employés de chemins de fer appartiennent à un grand nombre de professions différentes. On trouve parmi eux des chauffeurs, des mécaniciens, des ajusteurs, des menuisiers, des selliers, des terrassiers, etc., etc. Il faut donc se reporter à chacun de ces noms pour trouver ce qui les concerne.

DE LANTSHEERE considère le ptérygion comme une maladie professionnelle, survenant en général chez des personnes exposées par leurs occupations aux poussières, aux vives variations atmosphériques, en particulier chez les serre-freins au service des chemins de fer. NUEL, de même, a remarqué l'extrême fréquence des ptérygions chez les employés de la voie, les serre-freins, les piocheurs, etc. Toutefois, lors de l'admission au service des chemins de fer, il convient de signaler l'existence d'une pinguicula très développée, cause prédisposante à la formation d'un ptérygion.

COCHERS. — Les cochers, d'après quelques auteurs, seraient exposés à l'encanthis, à la conjonctivite catarrhale, à la blépharite, au ptérygion. Nous n'avons jamais trouvé que ces maladies fussent plus fréquentes dans cette profession que dans les autres. Au contraire, nous avons très souvent observé l'alcoolisme et les maladies qui en sont la suite chez les cochers livreurs, chez les camionneurs travaillant soit pour des particuliers, soit pour des administrations quelconques.

Les cochers de fiacre ne sont pas aussi fréquemment alcooliques, mais le peu d'exercice qu'ils prennent et leur habitude d'absorber une nourriture souvent copieuse les prédispose au rhumatisme, à la goutte et aux maladies oculaires qui peuvent en résulter.

CORDONNIERS. — On a noté chez les cordonniers la fréquence des choroïdites et de la cataracte. Sous confirme ces données et il attribue la production des choroïdites, des hyperhémies de la rétine et du nerf optique, aux veillées et à la gêne de la circulation produite par la compression abdominale et par la pression de la forme sur le sternum.

COUTURIÈRES. — L'asthénopie accommodative des couturières est bien connue. Le matin, le travail est facile à cause du repos de la nuit; il est surtout facile le lundi à cause du repos de la veille, mais la fatigue augmente à mesure que la journée s'avance; elle augmente surtout à mesure que s'approche la fin de la semaine.

Cette asthénopie est surtout due à un vice de réfraction, hypermétropie, astigmatisme, mais elle est de beaucoup aggravée par un état général défectueux, anémie, leucorrhée, constipation, froid aux pieds. Elle peut d'ailleurs se montrer chez des personnes absolument emmétropes et trouver uniquement sa cause dans l'état général. Il faut donc soigner celui-ci en même temps que l'on prescrit des verres appropriés.

CUEILLEURS DE HOUBLON. — Le D' PAREY ADAM, médecin de l'Institut ophtalmique du comté de Kent, a décrit une affection qui ne nous paraît pas avoir été observée en France.

A la fin d'août et durant le mois de septembre, il observe parmi les manipulateurs de houblon des ophtalmies aiguës, quelquefois suivies de kératites, d'hypopyon et d'autres lésions de la cornée et de l'œil en général.

Les caractères de l'affection sont ceux de la conjonctivite aiguë : œdème plus ou moins considérable des paupières, larmoiement ou écoulement mucopurulent, injection rouge brique des conjonctives oculaires et palpébrales, souvent accompagnée de petites extravasations sanguines dues à la rupture de vaisseaux superficiels.

Dans quelques cas, l'engorgement des vaisseaux superficiels est tel que le réseau profond se prend et que la nutrition de la cornée en souffre au point que son tissu se nécrose. La kératite aiguë et l'hypopyon se rencontrent souvent dans les cas les plus sévères.

Quelques substances irritantes sont employées dans la culture du houblon. Les fleurs de soufre et le soufre noir s'emploient contre certains parasites du houblon, tel que le spoerotheca castagnée. Mais l'irritation que ces substances produisent sur l'œil diffère essentiellement de celle constatée chez les cueilleurs à l'époque de la moisson. Si elle avait le soufre pour cause, on la verrait surtout chez les ouvriers occupés au soufrage durant tout l'été.

Pour chasser et détruire les aphides, on se sert d'infusion de quassia et de savon doux. Les expériences faites sur l'œil avec ces substances ont donné des résultats négatifs.

Les constituants chimiques de la plante sont connus depuis longtemps. La solution de lupuline, le résidu de l'extrait alcoolique de houblon évaporé à siccité, introduits dans l'œil, n'ont produit que des effets passagers. A l'examen des bractées, des feuilles et des tiges, on découvre des poils épineux, plus grands et rudes sur la tige. Ces poils acérés sont semés sur toute la surface des bractées, la pointe dirigée vers l'extrémité de l'organe. Les feuilles les ont confinés en plus grand nombre à leur bord et ils paraissent moins rudes et aigus que ceux des bractées.

Ces poils épineux sont plus durs et plus acérés sur les cônes mûrs. Dans ce fait se trouve sans doute l'explication de l'ophtalmie des cueilleurs et une des raisons pour lesquelles elle prévaut à la moisson du houblon.

Le houblon appartenant à la famille des urticacées qui comprend des espèces urticantes, possédant lui-même des appendices acérés, il est probable que cette affection douloureuse, qui se produit tout d'un coup et souvent persiste en s'aggravant, est due à la pénétration dans la conjonctive ou la cornée de ces poils voltigeant dans l'air ou attachés aux mains des cueilleurs. Il est tout aussi probable qu'à cela s'ajoute l'introduction de matières résineuses et volatiles du cône, même de micro-organismes, qui peuvent modifier le caractère primitif de l'affection.

En procédant des cas légers aux sérieux, on a :

Une Injection locale ou conjonctivite ;

La Kératite ou nécrose ;

L'Hypopyon.

L'emploi chez les travailleurs de lunettes protectrices, l'usage des gants pour la cueillette, une grande propreté personnelle sont à recommander, quoique difficiles à obtenir.

Cuivre en fusion (Brulure par le). — Le Dr Guiot, de Caen, a observé un cas de brûlure de l'œil par du cuivre en fusion. L'œil n'a présenté que des signes d'hyperhémie sans altération érosive de la conjonctive ou de la cornée. Le métal en s'épandant s'est rapidement refroidi au contact des larmes et c'est dans la forme perlée qu'il s'est spontanément échappé dès que les paupières ont été entr'ouvertes le lendemain de l'accident seulement. Dans un cas de brûlure par l'étain, observé par le même auteur, il y avait eu non pas division sphéroïdale, mais refroidissement en plaque, comme cela se passe pour le plomb.

C'est cet état sphéroïdal qu'il faut invoquer pour expliquer l'absence de lésions proprement dites : division plus grande de l'agent vulnérant et, par suite, refroidissement plus rapide, production d'une couche de vapeurs isolantes.

La température de fusion du cuivre est de 1.150° ; il est donc curieux qu'un œil puisse être même extemporanément soumis à une pareille température sans éprouver de dommage appréciable.

Cultivateurs. — L'affection dite kératite des moissonneurs n'est pas absolument spéciale aux travailleurs des champs, mais elle est beaucoup plus fréquente et beaucoup plus grave dans cette profession que dans toutes les autres, et elle est surtout fréquente à l'époque des moissons. Elle mérite donc bien son nom. Elle est souvent causée par une légère éraflure de la cornée due aux barbes d'un épi de blé, à un fétu de paille, à la projection d'un fragment de pierre, à une escarbille lancée par la machine à battre. Elle tire sa gravité d'un larmoiement antérieur, souvent avec infection des voies lacrymales. Cette gravité augmente aussi par le fait du surmenage que les cultivateurs éprouvent au moment des moissons et du battage des blés. Il y a encore une autre raison, ce sont les libations abondantes auxquelles ces malades se livrent à cette époque qui est habituellement la plus chaude de l'année, aux mois de juin, de juillet et d'août.

La cataracte n'offre aucune forme particulière chez les hommes des champs, mais elle subit une évolution beaucoup plus rapide à l'époque des moissons. Il est commun de voir des cataractes qui jusque-là subissaient une évolution assez lente se compléter rapidement pendant les chaleurs de l'été et cela à cause des transpirations abondantes que provoquent à cette époque les travaux des champs. Malgré cela, les opérations de cataractes chez les paysans sont plutôt moins communes aux mois de juin, de juillet et d'août qu'elles ne le sont un peu plus tard, mais cela tient surtout à ce fait que les paysans ne quittent les travaux des champs que lorsqu'ils sont complètement terminés.

Augstein a publié l'observation d'un malade qui s'est présenté à lui avec une tuméfaction des paupières, un trouble complet des deux cornées et une cécité absolue. Il attribue ces accidents à la projection dans l'œil d'engrais artificiels dits superphosphates. Il a d'ailleurs retrouvé trois cas semblables et il a pu reproduire des lésions analogues avec les superphostates introduits entre les paupières de lapins.

D'après les observations de Soemisch, de Teutschlaender et de Wagenmann, le travail de l'échenillage expose les ouvriers agricoles à la conjonctivite et à la formation de nodules pseudo-tuberculeux de l'iris. Ces lésions seraient dues à l'action particulièrement irritante du poil de certaines chenilles.

Les poils pénètrent d'emblée dans la profondeur de la cornée, puis envahissent l'iris par une migration lente et ininterrompue. Logés dans les tissus, ils donnent lieu à des réactions inflammatoires violentes et répétées. Ces poils, percés d'un canal central, sont les conduits sécréteurs de glandes situées à leur base et dont la sécrétion constitue l'agent pathogène. Les poils libres et les poils de chenilles mortes sont peu irritants.

Dentellières. — Les dentellières occupées à la confection de volants à fleurs d'application de Bruxelles et qu'on désigne sous le nom de *triqueuses*, emploient le blanc de plomb pulvérisé. Il en résulterait des intoxications saturnines, de l'amaurose saturnine (?); nous n'avons rien observé de ce genre.

Le meilleur moyen d'empêcher ces accidents serait de supprimer le blanc de céruse; on a proposé, mais sans succès, pour remplacer celui-ci, le sulfate de plomb qui est moins soluble et moins toxique. Il faut recommander de même l'emploi de masques et de gants pour éviter l'absorption du plomb.

Électriciens. — Crzellitzer a rapporté une série d'accidents survenus chez des ouvriers qui passaient à une certaine distance d'un fort courant électrique. On procédait, dans une usine de Berlin, à des travaux de fusion de rails d'acier à l'aide d'un courant électrique de 450 ampères et de 65 volts. Trente-deux ouvriers passant sur un chemin situé à 5 ou 6 mètres du trajet de ce courant électrique ressentirent plus ou moins fortement son influence et dès le lendemain matin douze d'entre eux présentaient les symptômes classiques de l'ophtalmie électrique : photophobie, larmoiement, tuméfaction des paupières, élancements douloureux dans les deux yeux, injection des conjonctives au niveau des régions découvertes, avec cornée intacte chez onze, mais légèrement trouble chez le douzième ; aucune lésion de l'iris et du fond de l'œil, sauf chez quelques-uns un peu de turgescence des veines et de congestion des papilles. Ces accidents disparurent du reste rapidement.

Le point le plus intéressant de cette histoire, c'est que les ouvriers électriciens occupés à la fusion des rails ne ressentirent eux-mêmes aucun dommage, protégés qu'ils étaient par des masques spéciaux, démonstration péremptoire de la valeur de ces appareils protecteurs.

Il est probable que les accidents dans ce cas ont été causés par les rayons ultra-violets qui n'agissent que superficiellement sur la conjonctive et la cornée, et sont absorbés par la substance cristallinienne.

Les verres jaunes, absorbant les rayons chimiques du spectre, sont donc la meilleure précaution à prendre contre ces accidents.

Tous les ouvriers qui manient la lumière électrique, les soudeurs de métaux à l'arc électrique, les marins qui manient les projecteurs électriques à bord des navires sont astreints à porter des verres colorés.

Les verres employés sont ou bien le noir électrique, qui ne laisse passer aucune radiation et permet seulement d'apercevoir la lueur des charbons, ou le verre rouge-jaune dû à l'accollement de verres de ces couleurs. Les lunettes rouges-bleues sont aussi employées ; le rouge arrête les radiations que laisse passer le bleu, et réciproquement, si bien que l'ensemble arrête tout rayon lumineux. Ces verres sont excellents pour protéger les yeux, mais les ouvriers les trouvent trop obscurs et les délaissent souvent.

Dans la marine, on fait usage de verres bleus très foncés, portés sur une monture en bois. Cet appareil est assez mal commode puisqu'il inutilise une main ; de plus, l'effet absorbant de ces verres pour les rayons chimiques est assez faible.

Les verres à conseiller dans ces divers cas sont ou le jaune orangé foncé ou le Fieuzal très foncé qui laisse encore une acuité visuelle très suffisante (5/6 faible). Ces verres, dans la marine, devraient être portés non seulement par les hommes qui manient le projecteur de bord, mais encore par les marins des torpilleurs qui s'en approchent et surtout par celui qui conduit la manœuvre.

Les cas de cataractes causés par des décharges électriques industrielles sont rares. Nous n'en avons relevé dans la littérature ophtalmologique que cinq cas publiés par Brixa, Desbrières et Bargy, Bistis, Terrien et H. Le Roux (de Caen). Dans ces divers cas, la cataracte s'est produite dans des conditions identiques, le sujet étant traversé par un courant d'une très grande intensité. Le malade perd connaissance pendant vingt minutes ou une demie-heure. Quand il revient à lui, on trouve des brûlures sur divers points du corps ; puis à l'ophtalmoscope, on constate des opacités fines et nombreuse du cristallin, les unes punctiformes, les autres linéaires, opacités généralement sous-capsulaires qui au début permettent l'examen du fond de l'œil mais augmentent par la suite sans que la cataracte devienne toujours complète. Dans tous ces cas, la cataracte a été unilatérale et le début a été généralement tardif.

La malade de Brixa était une jeune télégraphiste qui, en manipulant un appareil, avait reçu une violente secousse. Le malade de Desbrières et Bargy était un ouvrier électricien de vingt-six ans qui, en nettoyant un transformateur électrique, avait reçu la décharge d'un courant alternatif d'une intensité de 20.000 volts. Le malade de Bistis était un homme de cinquante-cinq ans qui reçut un courant de 500 volts, le contact se produisant dans la région sourcilière droite. Le malade de Terrien était un homme de vingt-six ans, employé au Métropolitain, qui reçut un courant de 550 volts. Ce dernier ne se plaignit de troubles visuels du côté droit que trois mois environ après l'accident. Enfin, le malade de Le Roux est un homme de trente-huit ans qui fut traversé par un courant de 2.800 volts.

Émailleurs.— Les émaux sont à base de plomb. En les broyant, en les pulvérisant et en les tamisant, on produit des poussières dont l'introduction dans l'économie par les voies respiratoires est une cause d'intoxication saturnine.

On trouve en outre chez les émailleurs des cas de blépharites provoquées par la chaleur des fourneaux, chaleur très élevée pour amener une fusion rapide de l'émail en poudre dont on fait usage.

Employés de la régie. — Manouvriez, de Valenciennes, a signalé l'amblyopie des employés de la régie préposés à la surveillance des sucreries et distilleries et il attribue cette amblyopie à la lecture des fines divisions de l'aréomètre effacées par le temps et des chiffres de la table de Gay-Lussac, lecture faite au milieu d'une température élevée, dans une atmosphère chargée de vapeurs d'eau ammoniacale et à une lumière vacillante. Il est très probable que l'alcoolisme est la cause principale de cette amblyopie; mais celle-ci n'est pas décrite avec assez de détails pour que l'on puisse se faire une opinion nette à ce sujet.

Étameurs. — Les étameurs emploient des vapeurs de chlore et d'ammoniaque qui peuvent provoquer des conjonctivites. Le meilleur moyen prophylactique consiste dans une bonne ventilation des ateliers.

Fondeurs. — Le travail du fondeur comprend plusieurs phases. Pendant la fusion du métal, à une température très élevée, provoquant une vive lumière, la matière est pressée par le puddleur au moyen d'un crochet de fer. Le martelage, accompli par le marteau-pilon, produit une véritable pluie d'éclaboussures incandescentes. Enfin, le tamisage et la pulvérisation des matières destinées à préparer le moule, terre réfractaire, charbon, sable, donnent naissance à une poussière noire qui emplit l'atelier.

La chaleur et la lumière intense produisent une diminution de l'acuité visuelle; les éclaboussures incandescentes produisent des traumatismes oculaires, des brûlures des paupières, de la conjonctive, de la cornée; les poussières provoquent des blépharites et des conjonctivites. Les ouvriers doivent donc porter des conserves fumées, se laver fréquemment le visage et, pour éviter le séjour de corps étrangers sur la conjonctive, prendre plusieurs fois par jour des bains d'œil dans une œillère avec la solution physiologique de chlorure de sodium à 7 p. 1.000.

Forgerons. — Les forgerons sont exposés à la cataracte à cause de la température élevée à laquelle ils sont fréquemment soumis. Ils sont surtout exposés aux traumatismes très fréquents dans ce métier.

G. Sous a observé chez beaucoup de forgerons la canitie partielle des cils, occupant seulement l'extrémité libre et due probablement à l'action incessante de la chaleur et de la lumière des forges.

Graveurs. — Les graveurs ont une vie sédentaire et se servent constamment de la loupe. Ils n'ont pas à accommoder, et G. Sous attribue à cette habitude une grande faiblesse de l'accommodation et une baisse rapide de l'acuité de la vision.

Graveurs sur verre. — L'acide fluorhydrique peut amener chez les graveurs sur verre une irritation intense de la peau des paupières, du globe de l'œil lui-même, et même des ulcérations.

Horlogers. — A cause du travail à la loupe, les horlogers se trouvent placés dans les mêmes conditions que les graveurs.

Cohn a trouvé 9, 7 p. 100 de myopes parmi les horlogers. Emmert a trouvé un chiffre plus élevé : dans quatre écoles d'horlogerie de Suisse, il y avait 14 p. 100 de myopes.

Imprimeurs. — Les compositeurs typographes sont constamment obligés de regarder à une petite distance pour déchiffrer des écritures souvent peu lisibles. On a signalé chez eux la fréquence de la myopie; cependant, comme ils ne se livrent à ce travail qu'à partir d'un certain âge, la myopie doit être beaucoup moins fréquente qu'elle ne serait si ce travail était commencé plus tôt.

Aux efforts d'accommodation, il faut ajouter les poussières, provenant en partie de l'usure des caractères et par conséquent de nature métallique, qui déterminent parfois des blépharites. On a signalé des cas d'intoxication saturnine, mais peu nombreux.

Ici encore, le meilleur moyen d'éviter les accidents est la propreté et le bon entretien des casses contenant les caractères. Il faut en outre avoir soin de corriger l'amétropie quand il y a lieu.

Cohn a trouvé 45 p. 100 de myopes parmi les lithographes et 51 p. 100 parmi les typographes.

Motais, sur 97 compositeurs typographes, a trouvé 51 myopes.

Marbriers. — Trantas a décrit au Congrès international d'ophthalmologie de Naples, 1909, les lésions provoquées chez les marbriers par l'incrustation de la poussière du marbre dans les couches superficielles de la cornée (marmaro-koniasis) amenant une sensible diminution de l'acuité visuelle.

Marins. — Le marin doit avoir une très bonne vision pour voir nettement les cordages qu'il doit mettre en jeu et les suivre sur les différents points de la mâture. Placé en vigie, il doit distinguer d'assez loin les autres navires, voir les corps flottants assez à temps pour que le bateau puisse les éviter ; reconnaître assez loin les lièges indiquant les filets de pêche, pour prévenir des avaries. Aussi les règlements exigent-ils une acuité minima de 1/2. Barthélemy voudrait que les pilotes eussent une acuité visuelle égale à 13/10, les timoniers à 12/10. Une acuité normale nous paraît devoir suffire dans tous les cas.

La détermination de l'acuité visuelle pour les marins doit être faite sans verres, et en effet, avec les brouillards et les embruns, les verres ne peuvent rendre les services qu'ils rendent sur terre.

Le daltonisme est incompatible avec le service de la marine et toutes les couleurs doivent être nettement distinguées. En effet, les pavillons sont composés de couleurs blanche, rouge, bleue, jaune et verte. Les feux de position sont rouges, verts et blancs. Les balises sont rouges, noires et blanches. Le marin doit donc pouvoir apprécier exactement toutes les couleurs.

L'héméralopie s'observe chez les marins qui voyagent dans les régions tropicales. On l'a attribuée à la vive lumière réfléchie par la surface de la mer et en effet elle est surtout commune chez les hommes qui sont constamment occupés sur le pont. On la préviendra donc surtout en installant des tentes sur le pont, en donnant aux hommes des verres fumés et en diminuant la durée du temps pendant lequel ils sont exposés à la vive lumière.

Les matelots placés en vigie pendant la nuit sont exposés à une fatigue rapide de l'accommodation avec amblyopie, photophobie et douleurs circumorbitaires. Le seul moyen d'éviter ces accidents est d'abréger la durée du quart de nuit.

Les chauffeurs des bateaux à vapeur passent souvent d'une vive lumière à une obscurité plus ou moins complète ; ils passent d'une température très élevée à une température très différente, ce qui peut amener des conjonctivites et des kératites. La propreté sera le meilleur moyen d'éviter ces accidents qui, dès qu'ils seront produits, nécessiteront la cessation du travail.

Meuniers. — Le nettoyage des blés, le blutage, dégagent des poussières qui peuvent être une cause de conjonctivite. Le rhabillage des meules peut dégager des fragments de pierre ou des éclats d'acier et par suite amener la présence de corps étrangers sur la conjonctive, la cornée, ou même des corps étrangers intra-oculaires. La propreté et le port de lunettes pendant le travail sont le seul moyen d'éviter de pareils accidents.

MINEURS. — Les ouvriers employés dans les mines de sel sont plus exposés que d'autres à avoir la cataracte, à cause de l'absorption du sel. KURDE a montré qu'en introduisant dans le tube digestif ou sous la peau d'une grenouille une certaine quantité de sel gemme, on produisait une cataracte double, et qu'on faisait ensuite disparaître cette cataracte en plongeant l'animal dans l'eau. Cela constitue une indication à faire prendre fréquemment des bains aux ouvriers employés dans les mines de sel.

Un mineur observé par G.-H. HOGG eut un affaiblissement de la vue après avoir été exposé aux vapeurs de nitroglycérine dues à la mauvaise ventilation d'une mine dans laquelle il travaillait. Un certain nombre de ses camarades souffrirent de maux de tête ; chez lui-même on observait de la dilatation et de la paresse des pupilles. L'acuité était réduite à 0,5/60 pour chaque œil. La cécité pour les couleurs était complète, le champ visuel était normal sans scotome. La papille était hyperémiée dans sa moitié temporale ; les artères et les veines étaient dilatées et les deux sortes de vaisseaux avaient une couleur foncée. Le malade ne buvait pas du tout, mais il fumait deux ou trois onces de tabac par semaine. Sous l'influence de la strychnine, l'acuité visuelle remonte à 1/12 pour chaque œil ; le malade peut distinguer le bleu et le rouge, mais non le jaune et le vert.

HOGG cite les cas de SNELL dans lesquels, après un empoisonnement par le binitrobenzol, les vaisseaux rétiniens étaient très dilatés.

Le travail dans les mines de charbon expose à la cécité par coup de mine, mais la maladie la plus fréquente est le nystagmus.

Le nystagmus dit des mineurs ne se rencontre dans aucune autre espèce de mines que celles de houille ; le nom de nystagmus des houilleurs proposé par ROMIÉE (de Liège), et après lui par NUEL, serait donc sans doute mieux approprié ; néanmoins, il est probable que l'usage prévaudra de conserver à cette affection le nom de nystagmus des mineurs sous lequel elle est déjà connue.

L'histoire de cette affection est très récente, car c'est en 1861 qu'un spécialiste liégeois, DECOUDÉ, médecin principal de l'armée belge, en publia le premier cas. Quelque temps après DRANSART, se basant sur douze observations, fit paraître le premier travail d'ensemble sur ce sujet.

Le nystagmus des mineurs se montre sous deux formes principales : 1° la forme légère ou nystagmus embryonnaire ; 2° la forme grave ou nystagmus classique.

La forme légère ou nystagmus embryonnaire ne donne lieu à aucun autre trouble fonctionnel qu'une légère parésie de l'accommodation ; l'oscillation nystagmique ne se produit que dans le regard élevé soit directement, soit à droite ou à gauche, et cela pendant un certain temps après la sortie du puits. Quand le mineur est reposé, l'oscillation nystagmique ne se reproduit pas, même en dirigeant fortement le regard dans la direction déterminante (DRANsart). Romiée le premier a signalé cette forme légère en 1878 dans le bassin houiller de Liège, dans la proportion de 30 p. 100.

Cette forme légère existe dans tous les puits du nord de la France dont Dransart a examiné les mineurs. Sa fréquence varie entre 5 p. 100 et 30 p. 100; c'est dans les puits éclairés par la lampe de sûreté qu'existe le maximum de fréquence. Les haveurs, les boiseurs, les rouleurs et les surveillants sont atteints du nystagmus léger dans des proportions égales.

La forme grave ou nystagmus classique s'accompagne de troubles fonctionnels dont les principaux sont : la parésie de l'accommodation, la danse des objets, les maux de tête, les vertiges, la diplopie, la marche difficile dans les galeries, l'héméralopie, l'amblyopie, l'attitude spéciale, le larmoiement et les photopsies. L'oscillation nystagmique se produit exclusivement dans le regard élevé obliquement ou directement au-dessus de la position de repos des yeux ou position primaire ; elle se produit constamment, même après le repos, quand la condition déterminante du regard est réalisée. D'autre part, l'oscillation nystagmique s'arrête, même au fond des mines, quand le sujet dirige le regard en bas. Le nystagmus augmente d'intensité à la suite des affections locales ou générales, qui déterminent une diminution de la puissance musculaire ou nerveuse. Cette opinion de Dransart est complètement en désaccord avec celle de Romiée qui pense, au contraire, que le nystagmus dans le regard au-dessous de l'horizontale est très commun. « Le chiffre proportionnel, dit-il, des cas de nystagmus où les mouvements oculaires dépassent au-dessous l'horizontale de 10, 20, 30 et 60 degrés, est de 12 à 14 p. 100. »

La fréquence du nystagmus grave est d'au moins 1,50 p. 100 dans les bassins du Nord et du Pas-de-Calais. Ce nystagmus se rencontre presque exclusivement chez les haveurs (97 p. 100) et chez les boiseurs (3 p. 100); il ne se voit jamais chez les surveillants et presque jamais chez les rouleurs. Il se voit dans tous les puits dont les couches sont inférieures à 1ᵐ,50 de hauteur, surtout dans les puits à couches basses et inclinées, éclairés par des lampes de sûreté. D'autre part, ce nystagmus n'existe que rarement dans les puits éclairés par des lampes de sûreté quand les couches de charbon ont une hauteur de 2 mètres.

90 p. 100 des mineurs atteints de nystagmus observés par Dransart travaillaient dans des couches inférieures à 1 mètre de hauteur et dont l'inclinaison allait de 20 à 55 degrés ; pendant le travail le mineur est couché soit sur le côté droit, soit sur le côté gauche, avec l'attitude élevée du regard, durant les trois quarts de la journée et quelquefois toute la journée de travail. Romiée nie le fait et prétend que dans le travail à la veine l'ouvrier ne porte le regard en haut qu'exceptionnellement. Dans les couches de 2 mètres le mineur travaille debout; l'attitude élevée du regard n'a lieu que durant le quart de la durée du travail.

Sur 179 cas de nystagmus grave où Dransart a noté le mode d'éclairage, il a trouvé pour la lampe de sûreté 92, pour la lampe nue 87 cas, tandis que d'une façon générale, sur la totalité des lampes d'éclairage dans cette région de la France, les lampes de sûreté entrent pour deux tiers, les lampes nues pour un tiers seulement.

A Commentry (Allier), d'après le Dr FABRE, le nystagmus est extrêmement rare ; or, dans les mines les couches ont une hauteur de 2 mètres et l'éclairage est fait par des lampes nues.

A Montceau-les-Mines, le nystagmus est inconnu. Le charbon existe par couches de 20 à 30 mètres, qu'on exploite par tranches d'au moins 2 mètres ; le mineur travaille toujours debout. Les carrefours des veines sont éclairés à la lumière électrique et chaque ouvrier, au siège même de son travail, s'éclaire avec une lampe de sûreté perfectionnée.

Le nystagmus des mineurs paraît donc être une névro-myopathie due principalement au surmenage des muscles élévateurs et des muscles latéraux d'une part, au mauvais éclairage d'autre part.

Le surmenage des muscles joue un rôle prépondérant; il agit en produisant un défaut d'équilibre entre les différents groupes musculaires de l'œil et il est d'autant plus efficace que la galerie de travail est moins élevée. Le défaut d'éclairage agit en rendant plus pénible le travail de fixation et en augmentant la fatigue des muscles oculaires. En résumé, la fréquence et l'intensité du nystagmus chez les mineurs sont en raison inverse de la hauteur des galeries et de l'éclairage, en raison directe de leur inclinaison (DRANSART).

L'anémie, les vices de réfraction, les lésions nerveuses et les affections générales ne sont que des causes prédisposantes, de même pour la parésie de l'accommodation qui d'ailleurs est plutôt un effet qu'une cause du nystagmus.

ROMIÉE n'admet en rien la théorie de DRANSART, il nie que la direction du regard ait quelque influence sur la production du nystagmus. D'ailleurs, dit-il, il n'y a pas que le haveur ou ouvrier à la veine qui soit atteint mais les bosseyeurs, ouvriers des galeries, et les traîneurs-biercheurs fournissent un certain contingent de nystagmiques. Selon lui, la cause de la production du nystagmus réside dans l'éclairage très défectueux des mines de charbon.

PECHDO, de Villefranche, pense que le nystagmus est dû à une véritable intoxication produite par le grisou, mais il ne peut expliquer par quel mécanisme les gaz hydrocarburés agiraient spécialement sur la motilité de l'œil.

TROMBETTA attribue le nystagmus à une irritation du labyrinthe, provoquée par les changements rapides et fréquents de la pression atmosphérique subis par l'ouvrier et aussi par le bruit incessant des coups de pioche et de l'explosion des mines dans les galeries. DRANSART n'a jamais remarqué que les troubles de l'audition fussent plus fréquents chez les nystagmiques que chez les autres mineurs.

Le nystagmus des mineurs est une affection essentiellement curable ; la guérison se fait rapidement par la cessation du travail professionnel. Ce serait donc une erreur doublement regrettable de réformer au conseil de revision un homme qui n'aurait pas d'autre infirmité, car cette réforme le priverait de son meilleur moyen de traitement.

Toutefois, dans quelques cas exceptionnels, même après la cessation du travail, cette affection peut se prolonger de longs mois, parfois un ou deux ans.

Les principaux moyens de traitement employés par DRANSART et souverains contre le nystagmus des mineurs sont les suivants : 1° le repos ; 2° le changement de fosse ou de couche ; 3° la strychnine, l'électricité, les douches, les toniques ; 4° la suspension.

Au point de vue de la prophylaxie, le meilleur moyen d'éviter le nystagmus des mineurs c'est d'améliorer le plus possible l'éclairage des houillères.

L'éclairage des mines de houille demande des précautions toutes particulières pour éviter les explosions. L'emploi des lampes de sûreté n'est pas une garantie absolue. Le treillis métallique qui entoure la flamme peut rougir à la longue, alors il peut suffire d'un courant d'air pour que la flamme passe au travers du treillis et occasionne une explosion.

Dans les mines l'éclairage électrique serait certainement le meilleur. Cette lumière, pouvant se produire sans renouvellement d'air et même dans le vide, peut être placée dans des globes hermétiquement fermés.

La crainte de voir introduire dans les mines des substances inflammables ou explosibles a considérablement ralenti l'amélioration de l'éclairage. On ne se servait d'abord que d'huile végétale pure ; après 1883, quand on a vu que ce mélange n'offrait aucun danger, on a ajouté à l'huile des essences minérales en proportions modérées. L'éclairage y a beaucoup gagné, mais on n'a obtenu des résultats réellement satisfaisants qu'avec les lampes à benzine. Cette substance éminemment volatile n'a été autorisée en Allemagne qu'en 1883, en France que le 21 janvier 1899, en Belgique qu'en 1904. Avec cette substance les mèches ne charbonnent pas comme avec l'huile et les poussières de charbon s'y attachent moins vite.

Des essais photométriques comparatifs effectués par M. CATRICE, d'Arras, sur différentes lampes employées dans les fosses à charbon, alimentées respectivement à l'huile végétale et à la benzine, ont donné le tableau suivant pour les divers types de lampes employées dans les bassins du Nord et du Pas-de-Calais. La bougie de l'Étoile est prise pour type :

Bougie de l'Étoile	100
Lampe à feu nu	100
— Boty à simple tamis	0,67
— — à double tamis	0,65
— Marsaut	0,62
— Mueseler	0,44
— Davy	0,28
— Westphalienne	0,69
— anglaise Williamson	0,50
— — Themos	0,48
— — Clauny	0,47
— — Lambridge	0,35

Ces pouvoirs éclairants sont ceux de lampes fraîchement garnies et mouchées ; après quelque temps de fonctionnement, l'intensité du pouvoir éclairant peut être abaissée de 4 à 5 p. 100. La lampe Wolf non cuirassée, à benzine, donne 1,15; la lampe Wolf cuirassée à benzine 1,01. Cette lampe a donc un pouvoir éclairant beaucoup plus considérable que la lampe à huile; d'autre part, la lampe à huile diminue progressivement d'intensité, tandis que la lampe à benzine possède un pouvoir éclairant beaucoup plus constant.

NACRIERS. — Les nacriers sont en contact permanent avec la poussière provenant de la coquille et produite par la scie. La ventilation des ateliers et les soins de propreté individuelle suffiront à prévenir les conjonctivites et les kératites que l'on observerait sans cela.

NITROBENZOL (ACCIDENTS PAR LE). — Le nitrobenzol est employé dans les manufactures de couleurs d'aniline et dans divers autres établissements. Le dinitrobenzol est largement employé à la fabrication des explosifs comme la roburite. On admet que le nitrobenzol n'est pas très nuisible pour ceux qui le travaillent, tandis qu'ingéré à l'intérieur il est certainement toxique. Le benzol et le toluol, traités par l'acide nitrique et l'acide sulfurique à une température modérée, donnent le nitrobenzol et le nitrotoluol; traités de nouveau par les mêmes acides à haute température, ils donnent du dinitrobenzol et du dinitrotoluol et cristallisent à une température de 158 à 176° F. La substance que l'on trouve habituellement dans le commerce contient des impuretés plus volatiles que le dinitrobenzol qui est au contraire un liquide à la température ordinaire. Ce sont ces impuretés qui augmentent surtout le danger du produit à cause des vapeurs qu'elles dégagent, mais surtout encore parce qu'elles sont grasses, adhèrent facilement aux mains et sont par suite absorbées en plus grande quantité.

Le dinitrobenzol agit comme un poison et il est absorbé soit par la peau, soit par les poumons, sous la forme de vapeurs ou de poussières. Les vapeurs de nitrobenzol et surtout de dinitrobenzol qui est encore plus toxique, peuvent amener une coloration bleue grisâtre des téguments et en particulier de la peau, avec nausées, vomissements, perte de connaissance et myosis, coma et mydriase et parfois crampes des muscles de l'œil. On a même observé de l'œdème et des hémorrhagies de la rétine, de l'affaiblissement de la vision centrale avec rétrécissement du champ visuel pour le bleu et le blanc.

Les établissements dans lesquels on fabrique le dinitrobenzol doivent donc figurer au premier chef parmi les industries insalubres que l'on ne saurait entourer de trop de précautions.

NITRONAPHTALINE (FABRICANTS DE). — HAUKE a observé à la clinique du professeur FUCHS un ouvrier qui depuis plusieurs mois vivait dans une atmosphère saturée de vapeurs de nitronaphtaline et chez lequel la diminution de l'acuité visuelle aboutit à la nyctalopie. Il n'y avait rien du côté des paupières, des organes lacrymaux ou de la conjonctive; l'iris et le fond de l'œil étaient normaux; mais les cornées présentaient des troubles gris verdâtre de forme ovale, des vésicules transparentes disposées en groupes. Le traitement consista en massages avec de la vaseline boriquée et amena une guérison complète.

Frank a décrit un cas absolument identique.

Silex a rapporté l'observation d'un ouvrier qui, à plusieurs reprises, avait reçu dans les yeux des vapeurs d'un mélange de benzine et de nitronaphtaline. Sans réaction ni douleur, il s'était formé une tache cornéenne centrale qui rappelait la kératite interstitielle. En examinant les yeux avec une forte loupe, on constatait l'existence de petites vésicules sous-épithéliales et dans le tissu interstitiel de la cornée une striation grisâtre d'infiltration intra-cornéenne. L'auteur pense que cette lésion est due à une altération chimique causée par les vapeurs du mélange employé par l'ouvrier.

Peintres. — A.-T. Hawes a rapporté un cas d'intoxication par les vapeurs de l'alcool de bois chez un peintre de cinquante-trois ans, qui travailla pendant trois jours à enlever des vieilles peintures de vieux meubles et à en appliquer les écailles sur le parquet de trois chambres. C'était un homme vigoureux, d'habitudes sobres, quoique fumant pas mal, et jouissant d'une bonne vue. Il versait l'alcool sur les meubles et frottait ceux-ci avec un morceau de drap. Les chambres dans lesquelles il travaillait n'avaient pas plus de dix à douze pieds. Comme il y avait du vent, il ferma les portes et les fenêtres pour diminuer l'évaporation de l'alcool. Dès le premier jour, il commença à souffrir de maux de tête, de nausées, de faiblesse, de picotements dans les yeux; il alla alors prendre l'air pendant quelque temps, puis se sentant bien il revint à son travail. Le lendemain, il travailla toute la journée dans une chambre fermée et ressentit les mêmes symptômes. En rentrant chez lui le soir, il remarqua qu'il avait une tache devant les yeux, comme si un rideau avait été tendu devant lui. Le troisième jour, il recommença à travailler, mais bientôt il fut forcé de s'arrêter. Le voile qu'il avait devant les yeux augmentait et il avait des maux de tête, des nausées et une grande faiblesse. Son esprit était confus et il ne se rappelait plus bien ce qui lui était arrivé. Le quatrième jour, lorsqu'il fut examiné par le Dr Hawes, il n'avait qu'à moitié conscience de lui-même et sa parole était inintelligible. Sa température était de 100° F. ; ses pupilles étaient largement dilatées et insensibles à la lumière. Après quelques heures il reprit connaissance, mais il n'arrivait pas à se rappeler ce qui lui était arrivé la veille. Il se plaignait en même temps de maux de tête et de perte de la vue. Il pouvait seulement compter les personnes placées devant lui et voir passer la main. A l'ophtalmoscope on trouvait quelques taches de la papille droite et un rétrécissement des artères du côté gauche. Pendant cinq jours la température oscilla entre 100° le matin et 102° le soir. Tous les symptômes disparurent, sauf toutefois l'amblyopie. Quinze jours après, la vision était complètement éteinte et les pupilles largement dilatées ne se contractaient nullement à la lumière.

L'Union des peintres américains a pris en 1905 cette résolution que ses membres refuseraient de se servir d'alcool de bois dans leurs travaux et qu'il serait demandé le vote d'une loi interdisant son emploi.

A la réunion de 1904 de la American medical association, le Dr Frank Buller, de Montréal, et le Dr Casey Wood, de Chicago, ont fait à la section d'Ophtalmologie une communication dans laquelle ils rapportaient les cas connus de cécité due à l'alcool de bois. Ils pensent que son usage externe en liniments, cosmétiques et pour laver la tête, est dangereux pour la vue.

Quant aux accidents oculaires provoqués chez les peintres par l'intoxication saturnine, il faut bien reconnaître qu'ils ont été fortement exagérés. Depuis une dizaine d'années surtout, la question des dangers occasionnés par l'emploi industriel du plomb a été vivement agitée devant les Chambres et dans la presse, et il n'est pas possible de ne pas avoir l'attention éveillée sur ce fait; or, sur le nombre considérable de malades qui passent journellement à la Clinique nationale des Quinze-Vingts, je n'ai jamais manqué d'examiner spécialement tous ceux que leur profession pouvait exposer à l'empoisonnement plombique; je n'ai pu constater dans aucun fait des troubles ou des lésions qu'il fût possible de rapporter au saturnisme. Cela n'autorise pas à dire qu'il n'y a pas d'accidents oculaires d'origine saturnine, mais cela permet au moins d'affirmer que ces accident sont excessivement rares.

Platriers. — Les ouvriers qui fabriquent le plâtre en faisant cuire la pierre calcaire sont exposés à des conjonctivites produites par la fumée et l'acide sulfureux qui se dégagent pendant l'opération.

Les ouvriers plâtriers qui utilisent le plâtre dans les habitations sont également exposés à des conjonctivites causées par la poussière. De fréquents lavages seront le meilleur moyen d'éviter ces inflammations.

Postes (Employés des). — Nous extrayons ce passage du t. IV du *Traité complet d'ophtalmologie* de de Wecker et Landolt, p. 455, au sujet des causes de la névrite rétro-bulbaire : « M. Samelsohn cite les employés des postes qui, séjournant dans les wagons-poste surchauffés dans le courant de l'hiver, sont forcés, pendant la marche des trains, de tenir assez longtemps la tête penchée au dehors, pour ne pas manquer de jeter le sac de lettres aux stations où le rapide ne s'arrête pas. »

Saturnisme. — De Lapersonne a observé à Lille, chez des ouvriers cérusiers, âgés de vingt-quatre et vingt-six ans, une neuro-rétinite assez intense qui a cédé au traitement et surtout au changement de profession.

Il est douteux que la forme aiguë de la névrite rétro-bulbaire — avec douleur violente au fond de l'orbite, diminution brusque de la vision, puis ultérieurement lésions papillaires — ait jamais été observée dans le saturnisme; de Lapersonne admet au contraire l'existence de la forme chronique mais n'en cite pas d'exemples.

De Lapersonne a observé chez un saturnin un glaucome hémorrhagique s'étant terminé par une rupture des vaisseaux choroïdiens avec inondation intra-oculaire; de pareils accidents se rencontrent rarement, même en dehors du saturnisme.

On a observé chez les saturnins la rétinite albuminique typique, mais, dans ce cas, il existe toujours une néphrite dont la rétinite n'est qu'une complication.

L'amaurose saturnine que l'on a attribuée soit à l'hypertension brusque du liquide céphalo-rachidien produite par l'action de la glande surrénale (Vaquez, Ménétrier, Bernard), soit à une véritable méningo-encéphalite saturnine aiguë (Mosny, Œttinger), est une affection bizarre qui ne se manifeste par aucun phénomène ophtalmoscopique et persiste alors que les autres symptômes de l'encéphalopathie ont disparu. Cette amaurose a donc de nombreux rapports avec l'hystérie saturnine, dont il est bien difficile de la distinguer.

Scieurs de long. — Les scieurs de long disparaissent à mesure que l'on remplace le bois par le fer dans beaucoup de constructions, mais on en voit encore. On sait comment ils procèdent. La pièce à scier est placée horizontalement sur des chevalets élevés et les scieurs sont l'un monté sur le madrier, l'autre placé au-dessous. Ce dernier, obligé de regarder constamment en haut pour suivre le trait, fatigue les muscles droits supérieur et releveur de la paupière en même temps qu'il reçoit de la poussière dans les yeux.

Les scieries mécaniques ont placé les ouvriers dans de meilleures conditions hygiéniques, cependant les scies circulaires dégagent encore beaucoup de poussière ; on peut du moins en garantir les yeux des ouvriers en plaçant les poutres dans des guérites ouvertes aux deux extrémités.

Sodium métallique (Accidents par le). — Deschamps (de Grenoble) a décrit pour la première fois les brûlures de l'œil par le sodium métallique, d'après des cas observés par lui sur des ouvriers employés à l'usine des Clavaux, dans la vallée de la Romanche, où l'on produit en grande quantité du sodium métallique et où l'on fabrique industriellement de l'oxylithe, composé du sodium d'où s'extrait l'oxygène. Le sodium métallique se présente sous forme d'une pâte d'un aspect analogue à celui du sucre fondu. Mis en présence de l'eau, il amène un bouillonnement très intense accompagné de décomposition des deux corps en présence.

Deschamps a observé deux accidents de ce genre : deux ouvriers, allant à la fontaine laver une gamelle métallique dans laquelle on avait recueilli du sodium et contenant encore du métal, ont reçu sur la figure un jet de vapeurs complexes qui les brûla. La peau du visage était le siège de brûlures très superficielles ; il n'y avait pas de phlyctènes, mais une destruction de l'épiderme qui était remplacé par une surface vernissée, laquelle se recouvrit d'ailleurs très rapidement d'un revêtement nouveau. Sur l'œil le plus atteint, la conjonctive bulbaire était absolument mortifiée dans toute son étendue, jusque dans les culs-de-sac, et la sclérotique était à nu. Au bout de peu de jours, des symptômes de mortification de toute la cornée apparurent, l'œil se vida et les paupières se soudèrent sans qu'il subsistât aucune trace du sac conjonctival. Dans les trois autres yeux atteints, il y eut des leucomes et des rétrécissements des culs-de-sac conjonctivaux avec limitation du mouvement des yeux.

Tabacs (Ouvriers des). — Alberto-B. Hale décrit une forme d'hyperhémie conjonctivale produite par l'irritation mécanique de la poudre de tabac dans les manufactures mal aérées. Les symptômes sont l'hyperhémie de la conjonctive tarsienne, le changement de la coloration de la conjonctive bulbaire qui devient sale et l'hypertrophie du cul-de-sac inférieur. Les mêmes altérations se reproduisent d'ailleurs sur les muqueuses du nez, de la gorge et quelquefois de l'estomac, sous la forme d'un léger catarrhe gastrique.

Tailleurs de limes. — Siméon Snell (de Sheffield) a rapporté un cas d'atrophie primitive des nerfs optiques, sans aucun signe de névrite antérieure, chez un garçon de seize ans, sans aucun antécédent personnel ou héréditaire, mais qui exerçait depuis deux ou trois ans le métier de tailleur de limes et qui présentait d'autres symptômes d'intoxication saturnine. Snell a déjà observé plusieurs fois des atrophies des nerfs optiques survenant chez des tailleurs de limes avec ou sans autre phénomènes du côté des reins ou du cerveau.

Tailleurs de pierre. — Les tailleurs de pierre sont exposés à recevoir de la poussière et des éclats dans les yeux; on peut donc trouver chez eux des blépharites et des ptérygions. Le meilleur moyen de les éviter est de porter des verres et de travailler le dos tourné au vent.

Tanneurs. — Les tanneurs travaillent continuellement dans l'humidité, couchés sur un chevalet, le tronc fortement incliné en avant, les membres inférieurs immobiles tandis que les supérieurs sont constamment en mouvement. Il en résulte une gêne circulatoire qui les prédispose à la choroïdite.

Télégraphistes. — Ernouf a observé chez les télégraphistes de la diplopie causée par la contemplation continuelle de la rotation de l'aiguille des courants électriques.

Verriers. — Les verriers, placés constamment dans un milieu où la température est très élevée, ont des sueurs abondantes et cette perte de liquide paraît être la cause de leur cataracte, incontestablement fréquente chez eux.

Vidangeurs. — La mitte des vidangeurs, blépharite spéciale, causée par les émanations ammoniacales des fosses d'aisances, disparaît complètement, le travail se faisant dans des conditions très différentes de ce qu'il était autrefois et les fosses d'aisances étant de plus en plus remplacées dans les villes par le tout à l'égout.

Vignerons. — Le traitement des maladies de la vigne expose les travailleurs à une conjonctivite spéciale que Bouisson a décrite le premier sous le nom d'ophtalmie des soufreurs, et qui est due à l'action chimique du soufre déposé sur la conjonctive oculaire. Cette conjonctivite est plus particulièrement limitée à la caroncule lacrymale, au repli semi-lunaire, et se complique parfois d'ecchymoses sous-conjonctivales. Le soufre sublimé a une action plus nuisible que le soufre trituré, parce qu'il est en poussière plus fine; le soufre plâtré est mieux supporté.

Actuellement, dans la plupart des pays viticoles, on ne se borne pas à pulvériser du soufre, on emploie des mélanges connus sous le nom de *bouillie bordelaise* et de composition variable, mais dans lesquels se trouvent habituellement comme parties constituantes du soufre, du sulfate de fer, du sulfate de cuivre, de la chaux.

Ces mélanges, projetés sur les yeux par le vent ou par toute autre cause, produisent de véritables brûlures de la cornée et de la conjonctive avec leurs conséquences habituelles : leucomes indélébiles, ankyloblépharons, symblépharons, entropions, trichiasis.

Le seul moyen de les éviter est de prendre des précautions pour que ces bouillies ne soient pas projetées sur les yeux, de bien diriger les soufflets destinés à cet usage, de tourner le dos au vent et au besoin de prendre des lunettes de chauffeur.

Villard (de Montpellier) a rapporté un cas unique de conjonctivite aiguë, apparaissant exclusivement sous l'influence du travail aux vendanges. Il s'agit d'un homme robuste de quarante-cinq ans qui peut vaquer à ses occupations par tous les temps et en pleine saison, même au moment de la fenaison, sans qu'il en résulte pour lui le moindre inconvénient. Il peut même entrer dans les vignes, les travailler, les soufrer, les sulfater, sans que ses yeux lui fassent le moindre mal ; mais dès que les raisins mûrissent, dès qu'arrive l'époque des vendanges, il lui est impossible d'entrer dans une vigne sans qu'immédiament ses narines se mettent à couler abondamment ; il éternue, il tousse et il crache ; en même temps il éprouve du côté des yeux une sensation de picotement et de prurit absolument insupportable et qui l'oblige à se frotter vigoureusement ; enfin, les paupières se tuméfient, deviennent très rouges et les larmes coulent en grande abondance. Ces phénomènes sont d'autant plus marqués que la vigne dans laquelle il travaille est mieux garnie de fruits. De retour chez lui, ce malade continue à éprouver les mêmes symptômes qui ne s'atténuent que lentement. La nuit, il ressent souvent une assez grande gêne pour respirer ; parfois même, il a des efforts de toux qui l'obligent à vomir les aliment qu'il a pris au repas du soir ; aussi lui arrive-t-il de se coucher sans avoir osé manger.

Il s'agit donc d'une maladie analogue à l'asthme des foins. « Peut-être, dit Villard, ces troubles sont-ils produits par le duvet spécial qui recouvre la pellicule des raisins quand ils sont bien mûrs, duvet qui est connu sous le nom de pruine et qui contient les éléments vivants de la fermentation alcoolique englobés dans une matière résineuse ; peut-être aussi sont ils sous la dépendance des petits poils des feuilles de la vigne, à moitié desséchées au moment des vendanges, ce qui favorise beaucoup leur dissémination dans l'air ambiant. »

Delacroix (de Reims) a signalé en 1880, la fréquence des blessures des yeux par éclatement des bouteilles de champagne. Bourgeois est revenu en 1907 sur le même sujet. L'épaisseur des parois des bouteilles de champagne est telle que leur éclatement donne lieu à de gros fragments de verre ; il y a rarement de petits morceaux ; aussi les blessures sont-elles étendues et sérieuses, et d'autre part il ne reste pas de morceaux de verre dans la plaie.

Prédispositions. — Quel est, de l'œil droit ou de l'œil gauche, celui qui est le plus souvent atteint de traumatismes et de corps étrangers? Yvert prétend que c'est l'œil droit et il en donne les raisons suivantes : La plupart des ouvriers sont droitiers : « Si, dit-il, on veut bien se représenter pour un instant la position dans laquelle travaille l'ouvrier droitier, on comprend facilement que les particules métalliques projetées à chaque instant par les coups de ciseaux qu'il donne sont lancées presque toujours à droite. D'ailleurs, dans cette position, la saillie du dos du nez forme comme un écran qui protège l'œil gauche, et la plus grande partie des éclats qui, par leur direction, pourraient aller atteindre cet organe sont arrêtés en chemin par la racine du nez; aussi les cas où la cornée gauche est frappée s'expliquent par nous de deux façons : d'abord, parce que les ouvriers sont gauchers, ce que leur dire a assez souvent confirmé, et ensuite par ce fait que les particules métalliques qui les ont frappés provenaient de la pièce travaillée à côté par un de leurs camarades. »

Sous pense, au contraire, que les corps étrangers atteignent le plus fréquemment l'œil gauche parce qu'un ouvrier droitier tient le ciseau de la main gauche et le marteau de la main droite; les éclats de matière produits par le travail se dirigent toujours à gauche parce que c'est dans ce sens qu'ils sont poussés par le choc; l'œil gauche doit donc être le plus souvent atteint.

Les affections des voies lacrymales augmentent infiniment la gravité des lésions traumatiques de la cornée. D'autre part, dans certaines professions : ajusteurs, meuleurs, casseurs de pierre, etc., les traumatismes cornéens ont une telle fréquence qu'un ouvrier de ces professions déjà atteint d'une infection des voies lacrymales est presque fatalement voué à la cécité de l'œil atteint. Ces ouvriers constituent donc un danger sérieux au point de vue de la responsabilité patronale. Aussi Axenfeld a émis cette opinion qu'on devrait écarter de ces professions dangereuses tous les ouvriers atteints d'une affection des voies lacrymales, à moins qu'ils ne soient préalablement soumis à l'ablation du sac malade. Nuel est revenu sur ce sujet et propose de procéder à l'exérèse du sac lacrymal chez ces ouvriers toutes les fois qu'un larmoiement n'a pas guéri par un sondage-lavage, lorsque le sac est dilaté et que la sécrétion est franchement purulente, et il opère immédiatement en cas d'ulcère cornéen.

On éviterait certes bien des accidents si les ouvriers étaient guidés d'après leurs aptitudes dans le choix d'une profession et s'ils étaient prévenus des inconvénients possibles de cette profession. Jusqu'ici il n'existe rien de semblable dans l'industrie privée. Cependant quelques grandes compagnies, comme les compagnies de chemins de fer, font procéder par leur médecin à l'examen de tous les agents qui désirent entrer dans ces compagnies et cet examen porte en particulier sur la recherche de l'acuité visuelle, mais il est très sommaire et lorsque l'acuité visuelle est satisfaisante on n'en cherche pas davantage.

La loi du 2 novembre 1892 prévoit cependant la nécessité d'examiner les ouvriers; mais il ne s'agit que de certains établissements et des enfants âgés de moins de treize ans. D'ailleurs, le paragraphe 3 de l'article 2 de la loi du 2 novembre 1892 est ainsi conçu :

« Aucun enfant âgé de moins de treize ans ne pourra être admis au travail dans les établissements ci-dessus visés, s'il n'est muni d'un certificat d'aptitude physique délivré, à titre gratuit, par l'un des médecins chargés de la surveillance du premier âge ou l'un des médecins inspecteurs des écoles, ou tout autre médecin chargé d'un service public désigné par le préfet. »

Il serait utile de demander à la loi de faire plus et mieux.

Lunettes protectrices. — Les appareils destinés à garantir les yeux contre les diverses causes extérieures qui peuvent en compromettre le fonctionnement sont de deux sortes. Les uns sont exclusivement destinés à la protection des yeux : ce sont les lunettes proprement dites. Les autres sont appelés à couvrir simultanément les yeux; le front, la face et quelquefois le cou lui-même : ce sont des masques protecteurs.

Il existe une grande variété de lunettes. L'Association des industriels de France contre les accidents du travail, présidée par l'ingénieur H. Mamy, a établi en 1892 un concours auquel ont été envoyés de nombreux modèles que M. Mamy et le Dr Détourbe divisent en quatre catégories : 1° lunettes simplement formées de toile métallique; 2° lunettes constituées par des verres enchâssés dans une monture de cuir, ou 3° de toile métallique, ou 4° dans une lame métallique.

Pour être absolument efficace, le bouclier doit envelopper en tous sens et complètement, les organes de la vue et faire suffisamment obstacle aux causes mécaniques, physiques, chimiques ou biologiques qui les menacent. Il doit donc se prolonger du pourtour des verres à la peau des régions voisines sur laquelle il s'appliquera exactement, sans permettre à un corps vulnérant quelconque, à aucun élément nuisible de pénétrer par le pourtour, de quelque direction qu'il provienne. Le contact doit donc être intime partout.

Cependant il faut éviter que la base d'application de l'appareil ne provoque une pression même légère sur le globe de l'œil ou sur les paupières. La conformation de cette base d'application doit être exactement calquée sur celle du pourtour de l'orbite, afin de ne pas gêner la circulation et de n'amener aucune congestion des yeux. Il faut éviter l'échauffement de l'œil et par conséquent laisser au-devant de lui une chambre assez vaste et assez facilement aérée pour qu'elle subisse peu d'élévation de température et que la sueur et les sécrétions de la région puissent s'évaporer facilement.

Les lunettes, d'autre part, doivent offrir un champ visuel suffisamment étendu dans toutes les directions pour que le travail n'en soit pas gêné.

L'Association des industriels de France demandait aux lunettes présentées de réaliser les conditions suivantes :

1° Être à la fois légères et solides, d'un port facile et commode;

2° Être d'un prix peu élevé;

3° Garantir efficacement les yeux contre les projections directes ou latérales des particules métalliques ou pierreuses ou de gouttelettes en fusion;

4° Ne pas produire l'échauffement des yeux ;

5° Ne pas gêner la vision des ouvriers.

Les dangers auxquels sont exposés les ouvriers dans les diverses industries sont très variables, un seul type de lunettes ne saurait donc répondre à tous les besoins.

Les cantonniers, les tailleurs de pierre, les paysans qui, faisant leurs prestations en nature, cassent des pierres sur le bord des routes, sont exposés à recevoir dans les yeux des corps étrangers d'assez grande dimension, plus rarement de fines lamelles de silex très aiguës et très tranchantes, quelquefois des fragments métalliques provenant de leur masse ou de leur marteau. Comme, d'autre part, ces travaux n'exigent pas une vision parfaite, on peut leur faire porter des lunettes entièrement métalliques constituées par un grillage qui n'est pas extrêmement serré, garnies de cuir sur tout leur pourtour et se fixant au moyen de deux petits cordonnets.

Les meuleurs, les ébarbeurs, les burineurs se livrent au contraire à des travaux qui demandent une application assez sérieuse. La vue doit être nette pour suivre facilement les détails du travail. Les lunettes métalliques ne sont plus à recommander dans ce cas. Les particules projetées étant très fines, les lunettes devraient être faites d'un treillis à mailles très serrées qui rendrait la vue absolument imparfaite.

M. Simmelbauer, de Montigny-les-Metz, a fabriqué pour cet usage des lunettes dont la monture est en fer-blanc ou en aluminium et qui portent un peu en saillie de larges verres trapézoïdaux dont l'épaisseur dépend du travail à effectuer et peut varier de 2 à 6 millimètres. Les verres, plans, sont placés dans un plan à peu près vertical et transversal à environ 12 millimètres au-devant de la cornée. Les parties latérales sont garnies d'un fin treillage métallique qui protège l'œil de ce côté. Les verres sont logés dans des rainures de la monture et maintenus par un petit crochet en tôle qu'il suffit de redresser pour qu'on puisse enlever les verres et les remplacer à volonté. Le pont des lunettes porte un cuir doux qui repose sur le nez sans le blesser. Les lunettes sont maintenues par une anse de coton caoutchouté qui fait le tour de la tête. Des ouvertures pratiquées dans la monture, en haut et en bas, les treillages métalliques sur le côté servent à assurer la circulation de l'air. Le poids est malheureusement assez considérable : en fer blanc il est de 57 grammes avec des verres de 2 millimètres d'épaisseur, de 64 grammes avec des verres de 3 millimètres. Ces poids seraient moindres avec une monture en aluminium.

Ces lunettes sont bonnes, mais loin de la perfection : la saillie assez considérable des verres au-devant de l'œil oblige à placer sur tout le pourtour une garniture métallique allant perpendiculairement du verre à la face et qui diminue considérablement le champ visuel. L'ouvrier voit bien devant lui quand les verres sont propres, il ne voit pas suffisamment à la périphérie, et cela peut avoir de gros inconvénients dans les ateliers où les ouvriers sont nombreux, comme c'est le cas habituel. De plus, malgré la toile métallique qui garnit les parties latérales, malgré les trous percés dans la monture en haut et en bas, la circulation d'air n'est pas suffisante, la face se couvre facilement de sueurs, les verres se couvrent de buée et l'ouvrier rejette des lunettes qui deviennent trop gênantes. Enfin, la ganse caoutchoutée qui maintient les lunettes en place se relâche rapidement et les lunettes ne tiennent plus, à moins qu'on ne la remplace ; l'inconvénient est minime sans doute, mais dès qu'elles ne tiennent plus seules l'ouvrier en profite pour quitter ses lunettes et cesser des précautions qu'il ne prenait qu'à regret.

La Société des lunettiers de Paris a construit pour le même but un modèle dans lequel le verre est entouré de toutes parts par un grillage métallique. Les verres, d'une épaisseur de 2 millimètres, sont grands et situés à une distance de l'œil suffisante pour que l'on puisse placer en arrière un autre verre destiné à corriger l'amétropie ou la presbyopie de l'ouvrier.

Ces lunettes pèsent 64 grammes.

On a fabriqué des lunettes pour poussières, vapeurs et gaz irritants ; les yeux doivent alors être enfermés dans une capacité hermétiquement close, sans qu'on puise songer à établir une circulation d'air autour d'eux. Ce sont des lunettes en verre avec monture en cuir emboîtant bien le pourtour des yeux. C'est une modification du type déjà décrit de M. Simmelbauer dans lequel les trous, la toile métallique latérale sont supprimés, et dans lequel la monture en fer-blanc est remplacée par une monture en cuir qui s'applique bien sur le visage.

Dans certains travaux les ouvriers sont exposés à une lumière extrêmement vive provenant de flammes ou de masses incandescentes ou en fusion (verreries, cristalleries, industries métallurgiques, etc.) ; il faut protéger les yeux contre l'action trop vive de ce rayonnement. Il faut alors tenir compte de la monture qui a certainement de l'importance, mais surtout de la couleur et de la composition du verre.

Les masques protecteurs, de leur côté, doivent être disposés à une certaine distance de la face et des yeux et être suffisamment efficaces sans gêner le fonctionnement de l'organe.

Les lunettes imaginées par le Dr Détourbe sont celles qui nous paraissent le mieux répondre aux divers desiderata formulés.

Les lunettes ont, quelle que soit leur destination particulière, une forme commune, celle pour chacune de leurs moitiés d'un tronc de cône irrégulier, à grande base dirigée en arrière et appliquée sur la région périorbitaire, à petite base antérieure et répondant au verre, à surface largement ajourée et garnie d'une façon variable, selon le but à remplir.

Les lunettes contre les éclats et les projections, celles qui sont le plus fréquemment employées, sont constituées par deux pièces latérales semblables et symétriques, en laiton ou mieux en aluminium, réunies par une pièce médiane en argentan.

La base d'application a la forme d'une ellipse irrégulière dont le grand axe est dirigé en dehors, en arrière et un peu en haut vers l'extrémité supérieure de l'oreille. Elle est constituée par une lame de 0^{mm},5 d'épaisseur, de 7 millimètres de largeur en arrière de la partie ajourée, appliquée sur la partie inférieure du front, au-dessus du sourcil, sur la région antérieure de la tempe, les pommettes et le haut de la joue, à 2 ou 3 centimètres de la circonférence du pourtour de l'orbite. Concave en arrière et en dedans, elle s'adapte aux régions convexes en avant et en dehors, sur lesquelles elle repose et se trouve pour ainsi dire moulée. Son bord libre est déjeté en haut au niveau du front, en dehors au niveau de la tempe, en bas sur la pommette et sur la joue. La partie interne, repoussée en avant, forme avec celle du côté opposé et le bord inférieur de la pièce médiane une échancrure destinée à loger la saillie nasale dont les dimensions sont si variables. La partie tout à fait externe et postérieure présente un petit prolongement rectangulaire percé de trous auquel s'attache la bande élastique qui soutient l'appareil. Le bord adhérent se continue avec le bord postérieur de l'enchâssure des verres par l'intermédiaire de petites bandelettes métalliques qui limitent les ouvertures de la partie ajourée. Cette lame est bordée presque partout avec un ruban de cuir destiné à adoucir le contact et cousu au travers d'une série de trous de 1 millimètre un quart de diamètre, séparés par des intervalles pleins de 5 millimètres et percés sur tout le pourtour à 2 millimètres du bord libre.

Cette lame, très malléable, peut être déjetée sous l'influence de pressions méthodiques et progressives exercées avec les doigts, tantôt en arrière et en dedans, tantôt en avant et en dehors, de manière à la mettre exactement en rapport avec le volume et la convexité des parties correspondantes.

L'échancrure nasale, triangulaire, à sommet supérieur et arrondi, est garnie d'une pièce de cuir souple que l'on coud sur les bords, dans une série de trous semblables aux précédents, et que l'on peut toujours tailler selon le volume du nez auquel elle s'adapte exactement.

La chambre à air comprend l'espace situé entre les deux bases du tronc de cône, diminué de la saillie des régions périorbitaires. La face postérieure des verres se trouve à une distance d'environ 18 millimètres du centre de la cornée.

La surface qui limite de tous côtés cette chambre à air est surtout développée en haut, en bas et en dehors. Elle est très largement ajourée, divisée en six grandes ouvertures fermées par une toile métallique résistante, en fer nu ou galvanisé de préférence pour en prévenir l'oxydation et la perforation, noire ou azurée afin d'empêcher à sa surface les jeux de lumière, aussi légère que possible et d'un numéro variable d'après la grosseur des éclats dans chaque industrie. Les numéros 40 et 70, avec des mailles de $0^{mm},5$ à $0^{mm},25$ et un fil de $0^{mm},15$ et $0^{mm},10$ conviennent à la généralité des cas. Cette toile est solidement cousue à l'aide d'un fil de chanvre tanné, très résistant, dans les trous qui entourent les parties ajourées, ainsi qu'autour des bandelettes métalliques intermédiaires. En arrière, au niveau de la base d'application, elle est fixée au-dessous du ruban de cuir dont la densité et l'épaisseur font obstacle à la pénétration et à la sortie accidentelle des fils qui la constituent.

En dedans, cette surface est pleine et considérablement réduite ; elle donne attache en haut à la partie latérale de la pièce médiane qui y est fixée à l'aide de trois rivets ; elle forme en bas une gouttière située entre le bord de l'échancrure nasale et l'enchâssure des verres ; au fond se voient les trous, au travers desquels la pièce de cuir nasale est cousue ; sa face postérieure est recouverte en dedans et en bas d'un vernis noir et mat pour garantir l'œil contre les réflexions de la lumière à l'intérieur des lunettes.

Les verres elliptiques qui garnissent la petite base des pièces latérales ont de grandes dimensions, 5 centimètres dans le grand axe, 4 millimètres dans le petit ; leur épaisseur varie de 4 à 5 centimètres et demi ; leur poids est d'environ 15 grammes. Ces verres plans peuvent être remplacés par des verres sphériques ou sphéro-cylindriques destinés à corriger l'amétropie du sujet.

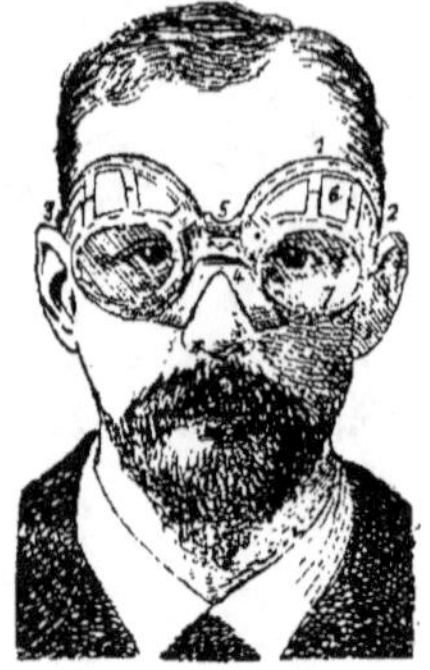

Fig. 305.

Lunettes contre les éclats et les projections, vues de face.

1, base d'application et bordure de cuir. — 2, son prolongement rectangulaire gauche et bande élastique. — 3, son prolongement rectangulaire droit et agrafe à long crochet. — 4, pièce de cuir nasal. — 5, son extrémité supérieure. — 6, surface ajourée et toile métallique. — 7, Verre et monture.

La monture dans laquelle ces verres sont enchâssés est composée de huit segments indépendants, susceptibles d'être déjetés en dehors ou en dedans et d'être toujours mis en contact parfait avec le verre. De son bord postérieur se dégagent huit petites lamelles (*crochets postérieurs*), qui correspondent aux intervalles des segments et offrent un appui solide à la face postérieure du verre ; son bord antérieur donne naissance à quatre petits prolongements (*crochets antérieurs*), placés à l'extrémité du grand et du petit axe et repliés sur la face antérieure pour maintenir le verre en avant. Le bord postérieur se continue avec la surface pleine ou ajourée des lunettes. La monture et le verre n'ont pas une direction parfaitement transversale : l'extrémité externe du grand axe est inclinée en bas et le petit axe est porté en arrière par son extrémité inférieure. Il en résulte une inclinaison notable en bas de la face antérieure du verre, dans une position de la tête intermédiaire à l'extension et à la flexion, dans le but de faciliter le travail de l'ouvrier. L'intervalle qui sépare les verres entre leurs points les plus rapprochés est de 0,025 millimètres. Le champ visuel est pour chaque œil de 78° dans le sens horizontal, de 67° dans le sens vertical. Le champ visuel binoculaire est de 90° dans le sens horizontal. La partie commune aux deux champs visuels monoculaires est de 65° dans la plus grande dimension horizontale.

La pièce médiane est formée d'une lame d'argentan de 0^{mm},8 d'épaisseur, résistante et suffisamment malléable, composée de deux parties latérales réunies par une partie moyenne. Celle-ci, inclinée à 45°, fortement concave en arrière et en bas, circonscrit par son bord inférieur le sommet arrondi de l'échancrure nasale.

Les lunettes sont maintenues au-devant des yeux par une bande élastique de 0,015 millimètres de largeur passant au-dessus des oreilles et d'une longueur calculée de manière à ne produire aucune pression tout en conservant une application exacte.

Les lunettes de Détourbe, fabriquées surtout en aluminium rigide, faiblement allié au cuivre, sont légères et pèsent avec tous leurs accessoires environ 65 grammes, le poids des verres seuls étant supérieur à 30 grammes.

Les lunettes du Dr Détourbe contre la poussière diffèrent des lunettes contre les éclats et les projections par la garniture de la surface ajourée et la couleur noire des verres.

La garniture de la surface ajourée peut être formée par la toile métallique n° 70 (70 mailles par pouce et 0^{mm},25 de largeur pour ces mailles), suffisante pour intercepter la majeure partie des rayons lumineux obliques dirigés sur l'œil, ou même par une toile de lin de couleur noire, à mailles modérément serrées, presque imperméable aux rayons lumineux, mais perméable à l'air et à la vapeur d'eau, bonne conductrice de la chaleur, forte et beaucoup plus légère.

Les verres sont des fumés de teinte pure, neutre, c'est-à-dire sans nuance violette, bleue, verte, jaune ou rouge, sous une notable épaisseur, et plus ou moins fumés selon l'intensité des foyers lumineux dont ils doivent préserver.

Ces verres fumés ne conviennent pas contre les foyers de chaleur lumineux de grande intensité, comme les fours de serrureries, de fonderies, les feux de forges, les masses incandescentes de grand volume. Les verres fumés, en effet, absorbant presque tous les rayons caloriques, obscurs et lumineux, incidents, s'échauffent rapidement et émettent vers les yeux une chaleur de plus en plus élevée et bientôt intolérable. D'autre part, la monture de ces lunettes, de nature métallique, devient rapidement brûlante sur les deux faces et enserre l'œil dans une véritable étuve. Leurs tissus, s'ils sont combustibles, grillent rapidement ; enfin, la ventilation est toujours insuffisante ; les parties sous-jacentes se couvrent de sueurs dont l'évaporation suffit à ternir d'une façon permanente la face postérieure des verres.

Bourgeois (de Reims) a proposé une forme de lunettes d'atelier qui se compose de deux parties : 1° une partie fixe, exactement semblable à des lunettes ordinaires et munie de deux verres ronds ; 2° une partie mobile, constituée par un grillage métallique analogue à celui de la lunette des cantonniers et bordé par une garniture en cuir. L'ensemble du grillage est fixé à la partie supérieure de la lunette au moyen de petites charnières à ressort et peut être relevé ou rabaissé avec la plus grande rapidité. Les mailles du grillage sont variables selon les dangers de la profession. Le poids total n'est que de 32 grammes.

Quelle que soit la valeur des modèles qu'on leur propose, il est certain que les ouvriers de tous les métiers se refusent presque toujours à porter des lunettes protectrices et qu'il faut autant que possible les y obliger. Des mesures gouvernementales ne seraient sans doute pas très efficaces et seraient vite considérées comme vexatoires, mais on aurait plus de chance de succès du côté des compagnies d'assurances. Celles-ci pourraient, dans leurs contrats, refuser d'accorder des indemnités aux ouvriers atteints de blessures oculaires lorsqu'il serait bien établi que ces ouvriers ont refusé de porter les lunettes qui étaient mises à leur disposition et qui auraient suffi à les protéger contre l'accident dont ils ont été victimes.

CHAPITRE IV

HYGIÈNE PUBLIQUE

STATISTIQUE DES AVEUGLES

Une statistique exacte ou même simplement tant soit peu complète du nombre des aveugles n'existe pas en France. Les instructions ministérielles envoyées dans ce but dans toutes les préfectures en 1878 sont restées à peu près lettre morte. Les tentatives faites à la même époque par la Société internationale pour l'amélioration du sort des aveugles n'eurent pas plus de succès. Seule, la préfecture de la Seine répondit en 1879 : son relevé, encore incomplet, donnait 1.977 aveugles adultes ; les enfants n'étaient pas compris. Un relevé complet serait pourtant fort désirable ; pour donner partout des résultats comparables, il faudrait que dans chaque commune de France il fût établi sur un plan commun. Voici celui que nous proposons :

DÉPARTEMENT :   ARRONDISSEMENT :   CANTON :

COMMUNE :   POPULATION TOTALE :   NOMBRE DES AVEUGLES :

Aveugles des deux sexes et de tout âge domiciliés dans la commune.

NUMÉRO d'ordre	NOMS ET prénoms	AGE	LIEU DE naissance	AVEUGLE d'un seul œil et du quel	AVEUGLE des deux yeux	CAUSES de la cécité	DEGRÉ d'instruction	MOYENS d'existence

Ce tableau, s'il était bien rempli, donnerait, en même temps que la statistique des aveugles, celle des borgnes ; assurément, les résultats pour les borgnes seraient incomplets : un aveugle, un homme qui ne peut pas se conduire, est facilement connu dans la commune ; les personnes aveugles d'un seul œil ne se signalent en rien à l'attention de leurs contemporains, et même bien des borgnes s'ignorent eux-mêmes ; on aurait donc là très certainement des résultats incomplets mais qui pourraient néanmoins être utiles.

En 1884, au cinquième Congrès international d'hygiène réuni à La Haye, Carreras Arago présentait une table générale de la cécité dans le monde. Il donnait, en regard de la population de chaque pays, le nombre des aveugles dans ces pays et par suite la proportion d'aveugles pour 10.000 habitants. On conçoit la difficulté d'une telle statistique et les erreurs qu'elle doit forcément contenir. Rappelons cependant les chiffres trouvés pour quelques pays par Carreras Arago. La proportion des aveugles pour 10.000 s'élevait d'après cet auteur :

En Allemagne	à 8,79
En Angleterre	à 9,85
En Danemark	à 7,86
En Norwège	à 13,63
En Suède	à 8,06
En Autriche	à 5,55
En Hongrie	à 12,01
En Suisse	à 7,61
En Hollande	à 4,46
En Belgique	à 8,11
En France	à 9,48
En Espagne	à 11,26

A la même époque, en 1883, une statistique avait été faite en France par les soins du ministère de l'Intérieur, statistique très imparfaite d'ailleurs. Cette statistique donnait pour la France et l'Algérie un chiffre total de 38.632 aveugles, dont 3.794 de zéro à vingt et un ans et 34.838 aveugles adultes, et cela pour une population de 40.803.395 habitants. Cela faisait donc près d'un aveugle par 1.000 habitants.

Widmark, dans un travail basé sur la statistique de 1890 et sur l'étude de 1.206 aveugles, montre que la cécité, qui est de 5.3 sur 10.000 habitants pour le Danemark, 8,3 pour la Suède, 12,8 pour la Norvège et 15,5 pour la Finlande, a sensiblement diminué de fréquence dans les vingt ou trente dernières années. Widmark attribue cette diminution à l'amélioration des conditions hygiéniques et du bien-être, et aussi aux oculistes, car le nombre des aveugles est plus élevé à la campagne qu'à la ville. Le trachome, qui est la cause de la cécité dans 31 p. 100 des cas en Finlande, ne donne que 0,80 p. 100 en Suède et 8 p. 100 en Danemark et en Norvège.

CAUSES DE LA CÉCITÉ

Dans sa statistique générale des causes de cécité binoculaire portant sur 3.763 aveugles, dont 2.291 du sexe masculin et 1.472 du sexe féminin, Trousseau a trouvé par ordre de fréquence :

Maladies du nerf optique 795   21 p. 100
Glaucome   722   10 —
Maladies de l'iris et de la choroïde 514   13 —
    —   de la conjonctive   441   11 —
    —   de la cornée   334   8 —
    —   congénitales   232   6 —
    —   de la rétine   231   6 —
Traumatismes   193   3 —
Maladies générales   118   2 —
    —   du globe   106   2 —
Ophtalmie sympathique   50   1 —
Maladies du cristallin   27   0,7 —

Ce relevé montre quel est l'organe oculaire le plus fréquemment atteint, il n'indique pas la cause de la maladie. Mais TROUSSEAU, extrayant des principaux groupes les affections les plus caractéristiques, est arrivé à classer ainsi celles qui font le plus d'aveugles :

Glaucome   722   19 p. 100
Atrophie du nerf optique   720   19 —
Conjonctivite purulente   350   9 —
Maladies de la cornée   334   8 —
Myopie   324   8 —
Traumatisme et ophtalmie sympathique   243   6 —
Maladies congénitales   232   6 —

Ce relevé n'indique pas le rôle joué par la syphilis qui est la cause d'un grand nombre de cas de glaucome et d'un nombre bien plus considérable d'atrophies du nerf optique, atrophies par tabes ou par neuro-rétinite. Il n'indique pas le rôle joué par la goutte et l'arthritisme, par la scrofule, par les troubles utérins qui sont la cause d'un si grand nombre de cas d'iridochoroïdites, par l'alcoolisme. Le rôle de la myopie est probablement plus marqué qu'il ne semblerait résulter des chiffres ci-dessus; mais TROUSSEAU n'a pu qu'utiliser le mieux possible les documents qui lui étaient fournis et ceux qu'il a pu se procurer par lui-même. Beaucoup d'éléments manquent pour une statistique réellement complète qu'il est encore impossible d'établir à l'époque actuelle.

La statistique générale des causes de cécité monoculaire donne naturellement des résultats différents. Un relevé fait sur 2.200 sujets, dont 1.361 du sexe masculin et 839 du sexe féminin, a permis à TROUSSEAU de classer ainsi, par ordre de fréquence, les causes de cécité monoculaire :

Traumatismes   448   20 p. 100
Maladies de l'iris et de la choroïde   343   15 —
    —   de la rétine   331   15 —
    —   de la conjonctive   294   13 —
Glaucome   193   8 —
Maladies de la cornée   185   8 —
    —   du nerf optique   184   8 —
    —   congénitales   95   4 —
    —   générales   63   2 —
    —   du globe oculaire   46   2 —
    —   du cristallin   12   0,5 —
Ophtalmie sympathique   4   0,1 —

En classant les affections les plus caractéristiques extraites du groupe ci-dessus, TROUSSEAU arrive à l'ordre suivant :

Traumatismes.	448	20 p. 100
Ophtalmie purulente.	286	13
Myopie	260	11 —
Décollements de la rétine	253	11 —
Irido-choroïdites.	230	10 —
Maladies de la cornée	185	8 —
Glaucome.	183	8 —
Atrophie du nerf optique	150	6 —

Le chiffre attribué à la myopie seule est certainement beaucoup trop faible, puisque la plupart des décollements de la rétine sont eux-mêmes d'origine myopique.

On comprend facilement les grandes différences qui séparent ces deux statistiques des cas de cécité binoculaire et de cécité monoculaire, certaines affections portant généralement sur les deux yeux, comme le glaucome et l'atrophie des nerfs optiques, tandis que d'autres affections, comme les traumatismes, ne frappent habituellement qu'un seul œil.

DÉCLARATION DES MALADIES CONTAGIEUSES

La loi du 15 février 1902, art. 4, relative à la protection de la santé publique, comprend parmi les maladies pour lesquelles la déclaration et la désinfection sont obligatoires l'ophtalmie des nouveau-nés, à condition que le secret de l'accouchement n'ait pas été réclamé, puis, parmi les maladies dont la déclaration est facultative, la conjonctivite purulente des adultes et l'ophtalmie granuleuse (Décret du 10 février 1903). La conjonctivite diphté-rique n'a pas reçu de mention spéciale, mais sa déclaration obligatoire est sous-entendue dans celle de la diphtérie.

Aucun texte de loi et même, croyons-nous, aucune prescription administra-tive en France ne demande aux médecins de déclarer les cas d'intoxication professionnelle dont ils ont eu connaissance. Et cependant cette déclaration serait assurément le meilleur moyen de se rendre compte de l'importance du mal.

Cette méthode a fait ses preuves. Elle est appliquée en Angleterre, en vertu de la loi sur les fabriques et ateliers, qui dit : « Les médecins qui soignent ou qui sont appelés auprès d'un malade qu'ils présument atteint d'empoisonnement par le plomb, le phosphore, l'arsenic ou d'anthrax con-tractés dans une fabrique ou un atelier devront faire parvenir à l'inspecteur en chef des fabriques au Home Office, à Londres, une déclaration contenant le nom et l'adresse postale complète du malade, ainsi que la maladie dont ce dernier est atteint, de l'avis du médecin ; ils auront droit pour chaque décla-ration envoyée en vertu de la présente disposition, à une rémunération de 7 shillings 6 pence qui sera payée, comme partie des dépenses encourues par le secrétaire d'État, dans l'application de la présente loi. »

Suivent les *sanctions auxquelles s'exposent les médecins* qui négligeraient de satisfaire à la loi et les obligations des chefs d'industrie au cas où survient dans la fabrique ou dans l'atelier un empoisonnement par le plomb, le phosphore, l'arsenic ou le mercure, ou toute autre maladie prévue dans les ordonnances du secrétaire d'État.

C'est de ce principe de la déclaration obligatoire des intoxications industrielles, appliqué en Grande-Bretagne, que s'est inspiré le Dr Dubief dans le projet de loi qu'en qualité de ministre du Commerce, de l'Industrie, des Postes et des Télégraphes, il a déposé sur le bureau de la Chambre le 16 mai 1905. C'est à l'obligation que conclut l'Association internationale pour la protection des travailleurs.

PROPHYLAXIE DE L'OPHTALMIE PURULENTE DES NOUVEAU-NÉS

Il y a quelques années encore, c'était une croyance générale que l'ophtalmie purulente des nouveau-nés est toujours causée par le gonocoque.

En 1881, par exemple, Hirschberg et Krause, Crédé, Zweifel trouvent dans tous les cas le gonocoque, c'est le véritable spécifique de l'ophtalmie purulente des nouveau-nés. Depuis, le gonocoque a été détrôné de cette sorte de souveraineté à laquelle il n'avait pas entièrement droit ; Weecks a décrit le bacille de la conjonctivite catarrhale ; Chartres (de Bordeaux) a trouvé que les cas les plus graves étaient ceux dans lesquels on trouvait des streptocoques purs ou associés au gonocoque et à certains bacilles, comme le bacille de Lœfler, alors que les cas à gonocoque pur seraient relativement bénins ; Thiry a démontré la présence du pneumocoque de Talamon-Fraenkel dans un cas d'ophtalmie purulente de nouveau-né communiqué par le Dr Schuhl à la Société de médecine de Nancy (octobre 1897) ; d'autres ont trouvé des staphylocoques, d'autres des pneumocoques, d'autres le méningococcus intracellularis, presque tous un certain nombre de ces microbes associés.

Quoi qu'il en soit, l'ophtalmie purulente des nouveau-nés est essentiellement une maladie évitable ; c'est une de celles sur lesquelles l'hygiène publique peut avoir prise et dont on peut espérer la diminution dans des proportions considérables et même théoriquement la disparition.

Cohn a publié en 1896 des statistiques montrant que, sur un total de 3.033 aveugles trouvés par lui dans les asiles d'Allemagne, 593, soit 19 p. 100, avaient perdu la vue par le fait de l'ophtalmie purulente des nouveau-nés. Pour d'autres auteurs cette proportion s'élèverait à 33 ou 35 p. 100.

Les causes de l'ophtalmie purulente des nouveau-nés sont de deux sortes: des causes générales : pauvreté, malpropreté, mauvaise hygiène des habitations, manque d'instruction des parents, et des causes locales : contamination directe des yeux de l'enfant par le produit de l'écoulement du vagin de la mère pendant et après l'accouchement, par des linges et autres objets, éponges, etc., souillés par le produit de l'écoulement des yeux ou du vagin d'autres personnes, autres enfants dans les maternités, nourrices, gardes, sages-femmes. C'est donc avant que la maladie ne soit produite que l'hygiène publique doit agir pour en empêcher l'apparition.

Si les écoulements des yeux des nouveau-nés peuvent être dus à des microbes très variables, il n'en est pas moins certain qu'au point de vue clinique on distinguera toujours facilement l'écoulement provenant d'une simple conjonctivite catarrhale, l'écoulement dû à une dacryocystite congénitale et la véritable ophtalmie purulente des nouveau-nés. Celle-ci ne peut réellement être confondue avec aucune autre affection. C'est en somme au gonocoque que doivent s'appliquer toutes les mesures de prophylaxie concernant l'ophtalmie purulente des nouveau-nés. Les conditions hygiéniques peuvent certainement avoir une grande influence sur la dissémination de la maladie, mais il y a une seule cause réelle, efficiente, c'est la présence du gonocoque ou d'autres microbes produisant les mêmes accidents.

Les mesures prises doivent être de divers ordres : des mesures générales prises par les pouvoirs publics et des mesures locales que les médecins et les fonctionnaires attachés à l'assistance publique peuvent faire parvenir jusqu'aux particuliers.

Il rentre dans les attributions des pouvoirs publics de faire connaître aux populations les dangers qui les menacent. Pour l'ophtalmie purulente des nouveau-nés, un moyen fort simple et qui serait certainement très efficace consisterait à insérer dans les carnets de mariage, que toutes les mairies distribuent à tous les nouveaux époux, une note leur apprenant que l'ophtalmie purulente est une affection fort grave et non un simple coup d'air que l'on puisse traiter à la légère, que cette affection est la cause de la cécité chez environ le tiers des aveugles, qu'on peut l'éviter par des précautions prises pendant la grossesse, pendant l'accouchement et aussitôt après la naissance de l'enfant, que si elle se déclare malgré tout il est indispensable de s'adresser immédiatement à un médecin.

Il est certain que cette simple mention sur le livret de mariage serait immédiatement d'une très grande efficacité, mais ce ne serait peut-être pas suffisant. Il ne serait sans doute pas inutile de répandre davantage parmi les sages-femmes et peut-être aussi parmi quelques médecins cette notion que l'ophtalmie purulente des nouveau-nés est une affection très grave, qu'elle peut être évitée et que pour cela, dès qu'un enfant vient au monde, il faut s'occuper immédiatement de ses yeux.

Le 12 mars 1885, la Société d'Ophtalmologie de Grande-Bretagne et d'Irlande demandait l'impression dans tous les documents publiés par le bureau des naissances de la note suivante :

« Si les paupières sont rouges et tuméfiées et sont le siège d'une sécrétion quelques jours après la naissance, l'enfant doit être conduit à un médecin sans attendre un jour. La maladie est très dangereuse ; si elle n'est pas soignée à temps, elle peut faire perdre la vue des deux yeux. »

Crédé eut le grand mérite de montrer le premier la nécessité absolue d'un traitement prophylactique de l'ophtalmie purulente des nouveau-nés. Dès qu'en 1879 Neisser eut montré que le pus de l'ophtalmie purulente des nouveau-nés contenait les mêmes micro-organismes que les sécrétions vaginales de la mère, CRÉDÉ visa ce double but : désinfecter les organes génitaux de la mère avant l'accouchement, désinfecter les yeux de l'enfant dès sa naissance.

Pour que ce traitement prophylactique fût réellement efficace, il fallait qu'il fût appliqué indistinctement à toutes les mères et à tous les enfants. Aussi dès le 1ᵉʳ juin 1880, CRÉDÉ installa dans son service de la maternité de Leipzig le traitement suivant : chez toute femme enceinte ou en travail, injections vaginales répétées avec une solution phéniquée ; chez tout nouveau-né, après le premier soin donné, instillation entre les paupières d'une goutte de solution de nitrate d'argent à 2 p. 100. Le nombre des cas d'ophtalmie purulente, qui de 1875 à 1880 était de 8 ou 9 p. 100, tomba à 1/2 p. 100.

Que la méthode de Crédé soit utile, les chiffres ci-dessus ne permettent pas d'en douter, mais on peut se demander si elle est indispensable et si elle agit réellement comme le croit CRÉDÉ. Dans les expériences de laboratoire une solution de nitrate d'argent à dose inférieure à 2 p. 100 tue rapidement les gonocoques avec lesquels elle est en contact. Il n'en est peut-être pas de même en clinique où ce contact est bien peu intime et où l'abondance de la sécrétion des larmes, chargées de chlorure de sodium, atténue beaucoup le degré de concentration de la solution.

La méthode de Crédé a l'inconvénient de produire une irritation trop intense et de provoquer de véritables conjonctivites. On a remplacé les instillations de nitrate d'argent par des instillations d'une solution phéniquée à 1 p. 100 (OLSHAUSEN, 1881), par des instillations de sublimé à 1 p. 1000 ou à 1 p. 5000 (SCHROEDER), par des instillations avec de l'eau pure (KALTENBACH, 1885, AHLFELD, 1887), par des insufflations de poudre d'iodoforme (VALUDE, 1891), par des instillations de solutions de biiodure de mercure à 1 p. 4000, de jus de citron, d'acide citrique à 5 p. 100, de solutions de permanganate de potasse, d'aniodol (PINARD).

Tous ces modes de traitement prophylactique, même l'eau pure, ont donné d'excellents résultats, et des résultats à peu près analogues, mais tous de même ont laissé passer quelques cas d'infection, ce qui peut bien tenir à la manière dont ces procédés ont été mis en pratique. Comme le dit très justement PINARD (Rapport à l'Académie de médecine, séance du 16 juillet 1901) : « Le *modus faciendi* a une telle importance que telle personne employant de l'eau pure aura, au point de vue de la prophylaxie des accidents oculaires, des résultats supérieurs à telle autre qui emploiera la solution de nitrate d'argent ou la solution de nitrate de potasse. »

L'Académie de médecine a adopté dans sa séance du 16 juillet 1901 les conclusions ainsi conçues du rapport de M. PINARD :

« L'Académie de médecine propose au gouvernement :

« 1° De faire distribuer dans toutes les mairies, avec l'acte de naissance, une courte notice indiquant les causes, les symptômes et les dangers des ophtalmies des nouveau-nés ;

« 2° De prendre des mesures pour que la déclaration immédiate des ophtalmies purulentes soit faite dans tous les cas et partout en France ;

« 3° D'attacher à toutes les maisons d'accouchements (cliniques et maternités) des médecins ophtalmologistes, chargés de diriger le traitement curatif de l'ophtalmie purulente et de l'enseigner aux élèves médecins et sages-femmes. »

Ces conclusions ont été renvoyées aux ministres de l'Intérieur, de l'Instruction publique et de la Justice; leur mise en pratique serait fort utile. On aura quelque peine à secouer la torpeur des populations; cependant, les sages mesures prises récemment par le ministre de l'Intérieur, en mai 19 9, à l'instigation du Comité permanent d'Assistance aux aveugles et de Prévention de la cécité, permettent d'espérer une amélioration notable.

La première de ces conclusions pourrait être avantageusement modifiée. La notion dont il s'agit viendrait bien tard si on ne la remettait aux intéressés qu'avec l'acte de naissance de l'enfant déjà contaminé peut-être. Pour qu'elle produise ses pleins effets il faut qu'elle arrive à destination avant la naissance de l'enfant; il faut donc la remettre aux parents avec le livret de mariage, et même mieux en faire une partie intégrante de ce livret de mariage pour qu'elle ne s'égare pas.

La seconde conclusion est inutile, la déclaration immédiate des cas d'ophtalmie purulente ne peut servir à quelque chose que si elle permet d'assurer des soins aux nouveau-nés malades. Or, on ne connaît que les cas d'ophtalmie purulente des enfants qui viennent se faire soigner. Quant aux autres, que personne ne soigne et ne peut déclarer, les parents inconscients devant un danger existant seront bien plus indifférents encore devant un danger problématique et rien les obligera à déclarer ces cas. Cette seconde conclusion pourrait cependant être fort utile si elle visait spécialement les sages-femmes et si elle les obligeait réellement à déclarer et à faire soigner les ophtalmies purulentes des nouveau-nés. Il est certain, en effet, que tout le mal ou presque tout le mal vient encore des sages-femmes, et pour s'en assurer il suffit d'interroger les mères ou les parents qui apportent les petits malades : « La sage-femme a dit que ce n'était rien, que ce n'était qu'un coup d'air, que ce n'était pas la peine de porter l'enfant au médecin, qu'on verrait », tel est le résumé des histoires peu variées que racontent les parents des malades. Souvent les sages-femmes empêchent les parents de faire soigner les enfants, et elles-mêmes ne font rien. Les moins ignorantes recommandent des lavages à l'eau boriquée, mais jamais aucun traitement réellement efficace.

Il y a donc là un danger social des plus sérieux. Il n'est pas admissible que dans les maternités, dans les écoles d'accouchements, les professeurs négligent d'apprendre aux élèves sages-femmes la gravité de l'ophtalmie purulente et la nécessité de prévenir cette maladie ou du moins de donner des soins immédiats lorsqu'elle est déclarée, mais alors il faut croire que les sages-femmes, dès qu'elles sortent de l'école, oublient tout ce qu'elles y ont appris. Le danger est d'autant plus grand que dans nos pays les sages-femmes font encore le plus grand nombre des accouchements, surtout les accouchements de la classe de la population qui est la plus pauvre où les soins d'hygiène et de propreté sont les plus difficiles à prendre et où par suite l'ophtalmie purulente se déclare le plus souvent. C'est donc à la sage-femme que l'on doit s'adresser surtout pour la prophylaxie de l'ophtalmie purulente des nouveau-nés.

PINARD est revenu, à l'Académie de médecine, dans la séance du 31 mars 1908, sur le rapport qu'il avait présenté à la même Académie sept ans auparavant, et il a présenté un tableau résumant ses statistiques concernant les ophthal-mies purulentes des nouveau-nés.

De 1889 à 1903 inclus, il a eu, sur 28.804 enfants, 304 cas d'ophthalmie, soit 1,05 p. 100.

De 1904 à 1907 inclus, sur 10.907 enfants, 23 cas d'ophtalmie, soit 0,21 p. 100.

Pendant cette période des quatre dernières années, le nombre des cas d'ophtalmie purulente a donc diminué dans la proportion des quatre cinquièmes, ce que PINARD attribue à l'emploi rigoureux de la méthode de CRÉDÉ aussitôt après la naissance et même avant la section du cordon. PINARD ajoute que dans ces quatre ans, sur plus de 10.000 enfants, il n'a jamais constaté aucun accident dû à ce moyen, l'injection conjonctivale qui se produit quelquefois disparaissant toujours spontanément dans les quarante-huit heures.

Mais faut-il rendre obligatoire la déclaration de l'ophtalmie purulente des nouveau-nés? Nous venons de voir que cette déclaration serait habituellement trop tardive, qu'elle serait inutile puisqu'elle ne remplacerait pas les soins manquant aux nouveau-nés et que jusqu'à maintenant du moins elle n'aurait aucune sanction. Une autre considération qui a son prix, c'est que cette déclaration serait une nouvelle et inutile atteinte à la liberté. Ce serait de plus une violation d'un secret qui doit rester dans les familles, car déclarer qu'un enfant est atteint d'ophtalmie purulente des nouveau-nés, c'est en somme déclarer que la mère est atteinte de blennorrhagie; cela aboutit à la déclaration des maladies vénériennes.

À Breslau, une ordonnance de police de 1884 prescrit : « Tout cas d'inflammation purulente des yeux des nouveau-nés doit sans retard être déclaré, par écrit ou verbalement, par les sages-femmes au chef de la police, sous peine d'une amende de 30 marks. » L'Allemagne est certainement un des pays où l'on se plie le mieux aux obligations administratives ; or, H. COHN s'est enquis auprès des oculistes et des médecins du nombre des cas d'ophtalmie purulente des nouveau-nés qu'ils ont observés, à Breslau, dans le cours d'une année et il est arrivé au nombre de 333 cas sur lesquels 11 seulement ont été officiellement signalés.

En Autriche, en Saxe, en Silésie, dans le Mecklembourg, aux État-Unis d'Amérique, est obligatoire la déclaration de tous les cas d'ophtalmie purulente des nouveau-nés survenus dans les deux premières semaines de la vie. L'infraction à ces règlements est punie de l'amende et même de la prison.

La désinfection en cas d'ophtalmie purulente ne saurait avoir aucune valeur pratique. On sait, en effet, que le gonocoque ne vit pas plus de trente-six heures loin de la muqueuse sur laquelle il a végété (PIRINGER). Il suffira donc d'attendre trente-six heures après la fin de toute sécrétion pour obtenir une désinfection complète sans qu'il en ait rien coûté.

PROPHYLAXIE DE LA CONJONCTIVITE GRANULEUSE

On donne encore à la conjonctivite granuleuse le nom d'ophtalmie d'Égypte parce qu'on a pensé que cette affection avait été introduite en Europe par les armées françaises revenant de conquérir l'Égypte, mais cette maladie est beaucoup plus ancienne et un passage de Celse, cité par Arlt, montre qu'elle était déjà connue des Romains. De nombreuses épidémies d'yeux paraissent avoir été causées par le trachome et par exemple celui-ci paraît bien être la maladie qui frappa les armées en Westphalie en 1761.

Maladie probablement fort ancienne, le trachome a trouvé dans les temps modernes de nombreuses conditions favorisant beaucoup son développement, par exemple les armées permanentes et l'encombrement des écoles.

L'encombrement et la malpropreté sont en effet les causes principales du trachome. On le rencontre rarement chez des individus isolés. Il sévit surtout dans les agglomérations, sur les familles nombreuses et peu fortunées habitant des logements étroits et mal aérés. On le rencontre rarement dans la clientèle riche, souvent au contraire dans les cliniques fréquentées par la population pauvre.

Ce sont probablement ces conditions de misère et de malpropreté, bien plus que l'influence de la race, qui rendent le trachome si fréquent dans certaines populations. A Paris, tandis que dans la population autochtone la conjonctivite granuleuse est certainement moins fréquente et moins grave qu'il y a une vingtaine d'années, on en observe au contraire des cas fort nombreux chez les Israélites qui ne font que traverser Paris, venant du Levant pour se rendre en Amérique. Généralement misérables, ces pauvres Juifs remplissent bien toutes les conditions d'encombrement et de malpropreté qui favorisent le développement du trachome.

Les seules causes qui paraissent influer très nettement sur le développement de la conjonctivite granuleuse sont la misère et ses conséquences habituelles, l'encombrement et la malpropreté. C'est donc contre ces trois éléments que la prophylaxie devra surtout s'exercer.

Il est facile de réaliser la prophylaxie de la conjonctivite granuleuse dans l'armée et dans les établissements publics. Dans la population, la chose sera beaucoup moins facile.

Dans les casernes, il faut éviter l'encombrement, donner à chaque homme un cube d'air convenable et veiller à une parfaite propreté de l'homme lui-même et de l'habitation. L'inspection des yeux des soldats, avec retournement des paupières, doit être faite d'une façon périodique et, pour éviter la dissémination de la maladie, on ne doit accorder de congé qu'à ceux qui ne sont pas atteints.

Dans les établissements publics où le personnel est logé, il faut veiller à ce que l'aération soit suffisante, à ce que chaque individu ait les moyens de se tenir propre, en évitant le mélange des serviettes et des objets de toilette.

Dans les pays où le trachome existe à l'état endémique, une inspection médicale périodique doit porter sur tous les habitants de l'établissement de manière à pouvoir séparer autant que possible les granuleux de ceux qui sont indemnes.

La prophylaxie de la conjonctivite granuleuse dans la population civile est chose peu aisée. On a proposé de rendre obligatoire pour le médecin la déclaration des cas de trachome. Cette déclaration répugne complètement à nos mœurs et on trouverait peu de médecins qui voulussent s'y prêter ; puis cette déclaration comporterait la nécessité de soigner les malades même malgré eux, et de les isoler pour éviter toute contagion. Ce sont des mesures d'une exécution difficile et qui n'auraient en France aucune chance de succès.

Dans les pays comme la Belgique, où le nombre des granuleux est très considérable, il est impossible de les exempter tous du service militaire ; on se borne donc à réformer ceux qui sont atteints de formes graves.

Pendant le cours du siècle dernier, les armées européennes payèrent à la conjonctivite granuleuse un lourd tribut. D'après Fuchs, dans l'armée anglaise il y eut en 1818 plus de 5.000 aveugles par suite de cette maladie. Dans l'armée prussienne, de 1813 à 1817, vingt à vingt-cinq mille hommes furent frappés, parmi lesquels 150 devinrent aveugles des deux yeux et 250 d'un seul. Dans l'armée russe, de 1816 à 1839, 76.811 hommes furent atteints ; parmi eux 878 perdirent un seul œil, 654 les deux yeux. En Italie, sur 1.500 soldats, 97 furent privés de la vue d'un seul œil et 49 des deux yeux. Dans l'armée belge en 1840 on comptait un trachomateux sur 5 soldats ; jusqu'en 1834, 4.000 soldats étaient devenus entièrement aveugles et 10.000 l'étaient d'un seul côté. En Portugal, la maladie se propagea seulement en 1849 ; en l'espace de huit ans, 10.000 soldats furent frappés et parmi eux il y eut seulement 55 aveugles. En Danemark la maladie apparut en 1849 et, parmi 6.171 hommes à Copenhague, 1.156 furent atteints.

La France a toujours été moins éprouvée à ce point de vue que les autres pays ; aujourd'hui, avec les progrès de l'hygiène, avec l'amélioration considérable du bien-être du soldat, dans ces dernières années surtout, le nombre des granuleux devient encore de moins en moins grand ; il en est de même dans les autres pays. Cependant, la conjonctivite granuleuse reste une maladie contre laquelle l'attention des pouvoirs publics doit rester constamment en éveil.

En Normandie, la fréquence de la conjonctivite granuleuse paraît diminuer beaucoup. A Caen, Mengin n'en a pas vu depuis fort longtemps ; Guiot en a vu cinq cas en dix-sept ans. Au Havre, Dubarry en voit quatre ou cinq cas par an, et Brunschwig en 1904 n'en a pas observé un seul. A Cherbourg, Lefrançois en voit un peu plus d'un pour cent. A Rouen, Lainey ne rencontre plus de granuleux et Rocher, chargé du service ophtalmique départemental, trouve de même que la conjonctivite granuleuse se raréfie de plus en plus.

Guiot attribue la rareté des granulations en Normandie à des raisons d'ordre climatérique, au climat tempéré et pluvieux, à l'état hygrométrique généralement élevé de l'atmosphère de ce pays. La granulation a besoin pour se développer d'un air sec, c'est pour cela que le climat africain lui convient si bien et que cette maladie fait surtout des ravages dans l'Afrique du Nord.

L'Égypte a été considérée comme la terre classique de la conjonctivite granuleuse parce qu'elle y est très répandue. La contagion paraît se faire surtout par l'intermédiaire des mouches qui, après avoir pompé la sécrétion sur l'œil d'un granuleux, peuvent la transporter sur l'œil d'une personne saine. Les mouches étant sacrées en Égypte, les indigènes se gardent bien de les tuer ou même de les chasser.

En Italie, la conjonctivite granuleuse est très répandue dans la région calabraise, une des plus pauvres et des plus mal défendues au point de vue hygiénique. C'est une population d'agriculteurs et de pêcheurs dans laquelle la dévotion à sainte Lucie produit de véritables désastres. Lorsque la dévotion à cette sainte ne les guérit pas, ils ne croient pas qu'un simple médecin puisse faire grand'chose et qu'il soit utile de le consulter. Ces pauvres gens se contentent donc de se laver dans les bénitiers et on comprend quelle source d'infection doit constituer cette pratique. La meilleure prophylaxie consisterait donc à combattre dans ces populations la superstition, ce qui n'est pas facile. Si au moins on pouvait obtenir des prêtres qu'ils interdisent à leurs fidèles de s'infecter les yeux dans leurs églises, on aurait fait un grand pas.

Le Congrès pour la lutte contre le trachome tenu à Palerme en avril 1906 a voté les ordres du jour suivants qui ont été communiqués au ministre de l'Intérieur :

« Le Congrès...

« Considérant qu'il a été reconnu par tous les oculistes d'Italie que le trachome est répandu dans tout le royaume avec plus ou moins d'intensité et que dans quelques régions (Sicile et Sardaigne) il a une forme spéciale et épidémique ;

« Considérant que tous ceux qui se sont intéressés à ce grave problème sont d'avis que si, dans l'état actuel, il n'est pas possible de prétendre mettre en œuvre tout le vaste programme de réformes sanitaires exposé, on se trouve d'accord toutefois pour suggérer au gouvernement et aux pouvoirs locaux des moyens pratiques destinés à arrêter la marche désastreuse du mal ;

« Émet les vœux suivants :

« 1° Qu'il soit institué au ministère de l'Intérieur un oculiste inspecteur général dans le but exclusif de s'occuper de la prophylaxie des maladies oculaires et du trachome en particulier ;

« 2° Que dans les communes déclarées atteintes de trachome il soit établi, aux frais des communes ou des provinces, des cliniques spéciales pour les soins exclusifs des trachomateux, dont la direction serait confiée à un médecin spécialiste nommé après concours ;

« 3° Que dans les provinces déclarées atteintes par le trachome il soit nommé des commissaires ou oculistes inspecteurs provinciaux, qui auront la charge de veiller à la scrupuleuse exécution de toutes les mesures prophylactiques émanant des autorités gouvernementales ;

« 4° Que du moins, dans les provinces plus atteintes et plus populeuses, il soit établi des sanatoria provinciaux pour trachomateux, où seraient recueillis et soignés jusqu'à guérison ou amélioration satisfaisante les individus atteints de trachome grave ou susceptibles d'un acte opératoire ;

« 5° Qu'il soit prévu au budget de l'Intérieur une somme adéquate pour récompenser les communes qui se distingueraient dans l'établissement des mesures prophylactiques indiquées ;

« 6° En ce qui concerne la prophylaxie scolaire, qu'on favorise, là où on le pourra, l'établissement d'écoles spéciales ;

« 7° Que les pouvoirs publics et locaux favorisent la propagande en établissant des prix pour la publication de brochures populaires destinées à vulgariser les lois les plus élémentaires de l'hygiène. »

Le Congrès vota de même un ordre du jour du Dʳ Leone, relatif à la prophylaxie du trachome dans la marine marchande, et dont voici les principaux articles :

« 1° Les marins, avant d'embarquer, devront présenter aux autorités du port un certificat constatant le bon état de leurs yeux ;

« 2° En cas de trachome constaté, le commandant du navire veillera à ce que les marins aient les médicaments nécessaires, dont le prix sera à la charge de l'armateur, et veillera à l'hygiène du bord en établissant, dans la limite du possible et selon les dimensions de la basse proue, un local spécial aux trachomateux ;

« 3° Le bureau du port notera dans le rôle de l'équipage l'état sanitaire du personnel et empêchera à l'occasion l'embarquement de ceux que l'autorité sanitaire jugera dangereux pour la santé de leurs compagnons. »

L'ordre du jour de Trombetta, relatif au trachome dans l'armée, fut également adopté.

« Dans le but d'empêcher que les cas de trachome développés dans l'armée constituent une source d'infection pour des populatione indemnes, à l'occasion de l'envoi en congé de convalescence ou en congé définitif de militaires, le Congrès émet le vœu suivant :

« 1° Les directeurs des hôpitaux militaires ou des infirmeries devront avertir les préfets ou les sous-préfets de l'arrivée à telle date, dans leur province, d'individus atteints de trachome à tel degré, envoyés en congé de convalescence ou en congé définitif ;

« 2° Il appartiendra aux médecins provinciaux ou même à ceux de l'office sanitaire de chaque commune de dire dans chaque cas si le militaire ou l'ex-militaire trachomateux doit encore être placé sous des règles d'hygiène et de traitement spéciales, afin d'empêcher qu'il devienne le centre et le véhicule de l'infection primitive dans sa famille et ensuite dans la population. »

En Russie, d'après Botschkovski, à peu près le quart des cas de cécité complète et incurable est dû au trachome ; cette cécité se rencontre à tous les âges à partir de l'enfance, mais elle est surtout fréquente dans l'âge mûr. Elle est plus commune chez les femmes que chez les hommes. Les Russes sont moins frappés par la cécité due au trachome que les représentants des autres nationalités habitant l'empire.

La loi prussienne du 28 août 1905 sur les épidémies permet d'obliger au traitement médical les malades atteints de certaines affections, entre autres les granuleux. Les émigrants, les personnes venant de régions contaminées, peuvent être mises en observation ou signalées à la police.

PROPHYLAXIE DES ACCIDENTS PAR TRANSPORTS PUBLICS

Employés des chemins de fer. — On s'est préoccupé depuis longtemps d'exiger des mécaniciens et chauffeurs préposés à la conduite des trains de chemin de fer un minimum d'acuité visuelle et de sens chromatique suffisant pour prévenir les accidents qui pourraient être dus à une imperfection de la vision. Cependant, il n'y a que très peu de temps que des mesures réellement efficaces ont été prises.

D'ailleurs, il faut bien reconnaître que les accidents de chemin de fer tiennent habituellement à toute autre cause et que ceux que l'on peut attribuer à la mauvaise vision des employés sont d'une extrême rareté. Lorsqu'on parcourt nos voies ferrées sur une locomotive, à côté du mécanicien et du chauffeur, on se rend compte du très grand nombre et de la parfaite visibilité des signaux et l'on comprend la rareté de ces accidents. Il n'en est pas moins indiqué de prendre toutes les précautions nécessaires.

Un grave accident survenu en 1875 sur les chemins de fer de Suède est à peu près le seul que l'on ait été fondé à attribuer au daltonisme; néanmoins, cette question a beaucoup préoccupé depuis cette époque les gouvernements et les compagnies. Dès 1876, la Suède et le Danemark organisaient un service spécial pour l'examen des yeux des employés de chemins de fer. La Norvège entrait dans la même voie en 1877, suivie de la Hollande, en 1879.

En Allemagne, le ministre des Travaux publics adressait, le 1er mars 1877, la circulaire suivante aux administrations des chemins de fer : « En raison de la fréquence des cas de cécité pour les couleurs et des dangers qui peuvent en résulter sur les chemins de fer, il est prescrit : 1° que tous les candidats aux places de mécaniciens, chauffeurs, aiguilleurs, etc., soient examinés avant leur admission ; 2° qu'ils soient examinés au point de vue de la cécité pour les couleurs, dans le but d'éliminer les aveugles pour le rouge ou le vert des postes qui exigent la connaissance des signaux colorés ; 3° des examens doivent être faits à la suite de la fièvre typhoïde, des blessures de tête, des commotions graves. Ils doivent être répétés tous les cinq ans. »

En France, les mesures prises actuellement sont suffisamment rigoureuses, mais il n'y a pas longtemps qu'on est entré dans cette voie, et c'est en 1880, pour la première fois, qu'un oculiste a été attaché à une compagnie française de chemins de fer, le Dr Chevallereau, à la Compagnie Paris-Lyon-Méditerranée.

Actuellement, l'administration des chemins de fer de l'État, la Compagnie P.-L.-M., la Compagnie d'Orléans ont des oculistes en quantité suffisante. La Compagnie du Nord et la Compagnie de l'Est n'ont encore aucun oculiste attitré.

Voici les conditions d'aptitude visuelle exigées dans chaque Compagnie :

A la Compagnie Paris-Lyon-Méditerranée, la somme des acuités visuelles de chaque œil doit être égale à 14 dixièmes, à cette condition que l'acuité visuelle du moins bon œil ne soit pas inférieure à 0,5. L'acuité visuelle doit être prise sans verres correcteurs.

Ce n'est que dans des conditions déterminées que l'on peut faire fléchir la rigueur de cette mesure, par exemple lorsqu'il s'agit de candidats atteints d'un faible degré de myopie, sans aucune lésion ophtalmoscopique, et dont toutes les fonctions doivent se passer dans l'intérieur de leur bureau, sans qu'ils aient jamais à être employés sur la voie. Dans tous ces cas, d'ailleurs, il faut une autorisation spéciale du médecin en chef, prise après avis de l'un des oculistes de la Compagnie.

Cet examen doit être fait avec l'échelle de Monoyer, pour chaque œil isolément, bien entendu, le médecin s'assurant que l'autre œil est hermétiquement fermé. Des mesures sont évidemment prises pour déjouer la supercherie des candidats qui apprendraient par cœur cette échelle très répandue.

On procède également à la recherche du champ visuel, qui doit être normal.

L'examen du sens des couleurs est pratiqué dans une chambre noire, à une distance de 5 mètres, avec une lanterne possédant des verres de toutes les couleurs usitées comme signaux, en faisant varier l'ordre du passage de ces verres.

La revision de la vue doit être pratiquée tous les cinq ans. Elle est pratiquée, en outre : 1° après toute affection oculaire sérieuse ; 2° après tout traumatisme de la tête ; 3° dans toute maladie constitutionnelle grave, affections cérébrales ou rénales, diabète, alcoolisme, syphilis ; 4° chaque fois qu'un agent est changé de service.

L'administration des chemins de fer de l'État exige, pour les agents auxquels incombe la responsabilité de la sûreté publique, une acuité visuelle normale pour chaque œil et un sens chromatique normal. Le port des lunettes n'est pas admis. Pour les autres agents, les conditions exigées sont moins sévères et varient selon les cas.

La Compagnie d'Orléans exige de même une acuité normale, sans correction par des verres, pour les agents du service de la voie ; une acuité visuelle de 1/2 pour les autres services.

A la Compagnie des chemins de fer de l'Est, on accepte pour les services actifs les candidats ayant une acuité visuelle de 0,5 de chaque œil, sans correction. Pour les services de bureau, on accepte à peu près tous les candidats qui seraient admis au service auxiliaire de l'armée. La limite inférieure n'est pas exactement tracée. (Communication du Dr Leflaive, médecin en chef adjoint de la Compagnie.)

En Allemagne, comme en France, les conditions exigibles des candidats varient avec les Compagnies. Sur les chemins de fer royaux de l'État prussien, les agents sont divisés en trois classes, d'après la nature de leurs occupations : on exige au moins une acuité visuelle de 2/3 pour chaque œil pour les agents de la classe A, au moins 2/3 et 1/3 pour les agents de la classe B, 1/2 et 1/6 pour les agents de la classe C.

C'est en Angleterre qu'on exige des candidats la plus faible acuité visuelle. Un homme qui a un quart de force visuelle de son meilleur œil est considéré comme apte à faire un service de mécanicien ou de conducteur.

En Autriche-Hongrie, les candidats sont soumis à des règles beaucoup plus sévères. En Hongrie, tout particulièrement, on exige, pour les mécaniciens et les chauffeurs, une acuité visuelle de 5/5 pour un œil, d'au moins 5/7 pour l'autre, et un sens chromatique normal. Pour les autres employés du service de la voie, on exige une acuité visuelle, sans correction, de 5/5 pour un œil, de 5/10 pour l'autre. Pour le travail dans les bureaux, il suffit de 5/10 pour un œil, de 5/20 pour l'autre, avec ou sans verres.

Pour les agents déjà en fonction et soumis à la revision, on exige, pour les mécaniciens, une acuité visuelle de 5/7 sur un œil, de 5/10 sur l'autre ; pour les autres employés du service de la voie, 5/10 sur un œil, 5/20 sur l'autre.

En Belgique, les agents ayant à percevoir ou à transmettre les signaux pour le service public doivent avoir une acuité visuelle normale pour l'un des yeux, de 2/3 pour l'autre, sans correction ; les agents qui n'ont qu'à percevoir les signaux pour leur propre sécurité doivent avoir une acuité normale pour un œil, 1/2 pour l'autre.

Dans les deux catégories le champ visuel doit être complet et le sens chromatique correct.

L'emploi de lunettes n'est autorisé que pour les ouvriers occupés dans les ateliers ou dans d'autres locaux où les obligations du service ne peuvent en aucun cas les exposer à des dangers. Après correction par des verres, l'acuité visuelle doit être normale pour un œil, égale à un demi pour l'autre.

La myopie dans ces conditions est tolérée jusqu'à un maximum de 6 dioptries, l'hypermétropie jusqu'à 3 dioptries.

Les anciens agents peuvent subir une contre-épreuve à 200 mètres, ou une épreuve pratique sur la voie, à 700 mètres, pour les machinistes-chauffeurs et serre-freins en service.

Les sujets atteints de maladies externes de l'œil ou de ses annexes, blépharites, tumeur ou fistule lacrymale, strabisme, cataracte opérée, sont rejetés ou ajournés.

En Danemark, les agents sont, comme en Allemagne, divisés en trois classes. Dans la première, l'acuité visuelle et le sens chromatique doivent être normaux pour les deux yeux ; dans la deuxième, l'acuité visuelle doit être normale pour les deux yeux, le sens chromatique normal pour le rouge et le vert ; dans la troisième, l'acuité doit être de 1/2 au moins pour les deux yeux, avec faculté de percevoir le rouge et le vert.

Les agents déjà en service peuvent être maintenus à leur poste, dans la première classe quand V = au moins 2/3 à l'un des yeux et 1/3 à l'autre ; dans la deuxième quand V = au moins 1/2 à l'un des yeux et 1/3 à l'autre ; dans la troisième quand V = au moins 1/2 à l'un des yeux et 1/6 à l'autre.

En Italie, les agents chargés du service des trains doivent posséder une acuité visuelle normale et le sens chromatique du rouge et du vert, sans correction par des verres. Le reste du personnel doit, comme à notre Compagnie P.-L.-M., posséder une vision d'ensemble de 14/10, l'acuité visuelle du moins bon œil étant d'au moins 0,5, et cela sans correction. Les verres sont tolérés pour les chefs et sous-chefs de gare, à condition que l'amétropie ne dépasse pas 3 dioptries, s'il s'agit de myopie ou d'astigmatisme régulier myopique, et 2 dioptries, s'il s'agit d'hypermétropie ou d'astigmatisme régulier hypermétropique.

En Suisse, pour les mécaniciens et les chauffeurs la vue doit être normale, le sens chromatique normal ; le port des lunettes n'est pas admis.

Dans le personnel du service extérieur dans les gares, le personnel des trains, les visiteurs, le personnel de surveillance et d'entretien du service de la voie, le sens chromatique doit être normal ; l'acuité visuelle doit être égale aux 2/3 de la normale pour les deux yeux, ou de 1/2 pour l'un des yeux si l'autre œil est normal, le port des lunettes n'étant pas toléré.

Des exceptions à cette règle ne sont admises qu'en faveur des personnes qui ont fréquenté les écoles supérieures (polytechnicum, université), lorsqu'elles n'ont qu'un emploi temporaire dans un service.

Un nouvel examen doit avoir lieu tous les cinq ans, au moins, pour les employés de l'exploitation. Il doit avoir lieu en outre : a) si un employé a été gravement malade ou s'il a été blessé à la tête; b) si, dans l'exercice de ses fonctions, un employé laisse supposer que sa vision a diminué; c) si l'examen antérieur n'a pas donné un résultat satisfaisant.

Chose bizarre, les examens périodiques du personnel des locomotives, au point de vue des facultés visuelles, sont faits, dans la règle, par les fonctionnaires du service de la traction. Ce n'est que dans les cas douteux qu'on appelle le médecin attitré du chemin de fer et éventuellement un médecin spécialiste. Le port des lunettes est autorisé à l'examen, mais devient dans ce cas obligatoire pour l'agent en service, et tout mécanicien et chauffeur se servant de lunettes en service doit toujours en avoir une paire de réserve sur lui.

D'après une communication qu'a bien voulu nous faire le Dr Eperon, oculiste des chemins de fer fédéraux, ce règlement quelque peu suranné est actuellement en voie de modification.

Conducteurs d'automobile. — La Société d'Ophtalmologie de Paris, dans sa séance de mars 1908, a émis, sur la demande de M. Roche (de Marseille), le vœu suivant :

La Société d'Ophtalmologie de Paris estime que l'on doit tenir compte des risques créés par la mauvaise vision des chauffeurs d'automobile. Ces risques sont d'autant plus grands que le champ visuel est plus limité. Pour réduire ces risques le plus possible, on exigera des conducteurs d'automobile : la vision des deux yeux, le champ visuel intact des deux côtés et la mobilité oculaire normale. En cas de diminution de l'acuité visuelle, les chauffeurs devront porter des verres correcteurs donnant une vision minima de 1/2 pour un œil et de 1/4 pour l'autre œil.

Van Lint (de Bruxelles) estime de même que l'on doit adopter comme acuité visuelle minima, chez les chauffeurs d'automobile, 1/2 à un œil et 1/4 à l'autre œil, après correction de l'amétropie. Ces conclusions ont été adoptées par la Société belge d'Ophtalmologie.

BIBLIOGRAPHIE

Arlt. Hygiène oculaire, 1846.

Armaignac. Le mobilier scolaire dans ses rapports avec l'hygiène de l'œil myope. *Revue clin. d'oculistique*, n° 8, p. 177, 1902.

Augstein. Sur la cécité produite dans le travail des engrais artificiels par pénétration accidentelle dans les yeux. *Klin. Monatsbl. f. Augenh.*, déc, 1907, p. 563.

Baudry (S.). L'hygiène oculaire à l'école. *Le Nord Médical*, 1ᵉʳ oct. 1906.

Bauer. Inaugural *Dissertation. Tubingen*, 1903.

Beauvois (A.). Le trachome et l'émigration. *Recueil d'Ophtalmologie*, mai 1909, p. 129.

— Écriture droite et écriture penchée. *Bull. de la Soc. fr. d'Ophth.*, 1909, p. 409.

Belliard. Rapport à la Société d'Opht. de Paris, 1892.

Berger. Amblyopie toxique par une teinture capillaire à base d'aniline. *Berliner Klin. Wochens*, p. 50, 1904.

Best. Sur la valeur pratique des altérations de l'œil par les rayons lumineux et ultra-violets. *Klin. Monatsbl. f. Augenkeilk.*, mai 1909, p. 520.

Birch-Hirschfeld. Influence des rayons ultra-violets sur la rétine de l'œil normal et de l'œil aphakique. *Soc. d'Opht. de Heidelberg*. 1904.

Bishop Harman (N.). The prevention of blindness due to ophtalmia of the New-Born. *The Medical Press*, 14 avril 1909, p. 374.

Bistis. *Zeitschrift für Augenheilkunde*, 1906, p. 225.

Boginsky. Manuel de l'hygiène des écoles. *Berlin*, 1877.

Bonneff (Léon et Maurice). Les métiers qui tuent. *Paris*, 1906.

Botschkovski. Du trachome comme cause de cécité en Russie. *Wiestnik Ophtalmologuii*, juillet-août 1908, p. 459-479.

Bourgeois (A.), de Reims. L'éclairage rationnel de travail. *Paris*, 1908.

— Les blessures de l'œil par les éclats de verre de bouteilles de champagne. *Archives d'Opht.*, décembre 1907, p 758.

Bourguet (de Graissessac). Troubles de la vision et modification du fond de l'œil chez les mineurs. *Gaz. des Hôp.*, 1ᵉʳ, 3, 5, 8 et 12 déc. 1896.

Brixa. *Klinische Monatsblatter für Augenheilkunde*, novembre 1900.

Buller (Frank) et Casey-H. Wood. 55ᵉ session annuelle de l'Association médicale américaine, section d'Ophtalmologie.

Callan. The influence of school life on vision. *New-York Med. Journ.*, 1900. LXXI, 92, 93.

Casey A. Wood. A case of temporary amblyopia from chocolate. *Medical Record*, 14 déc. 1895.

Cassien. Accidents produits sur l'appareil de la vision par l'électricité à bord des navires de guerre. *Thèse de Bordeaux*, 1902.

Chevalier. Le conservateur de la vue, 1815.

— Hygiène de la vue, 1862.

Chantemesse et Valude. Les émigrants et l'ophtalmie granuleuse à Paris. *Bull. de l'Acad. de Médecine*, 27 avril 1909, p. 478.

Chevallereau (A.). Minimum d'acuité visuelle et de chromatopsie admissible dans les services des chemins de fer et de la marine. *Rapport au X° Congrès international d'hygiène et de démographie.* Paris, 1900.

— La myopie scolaire. *Manuel général de l'Instruction primaire*, 22 février 1908.

— De l'examen des yeux des enfants dans les écoles. *Manuel général de l'Instruction primaire*, 18 janvier 1908.

CLERC (J.). De l'utilisation pratique des « verres jaune-orange » pour les yeux sains. *Le Caducée*, 1ᵉʳ fév. 1908, p. 34.

COHN (de Breslau). Prophylaxie de l'ophtalmie purulente des nouveau-nés. *Wochensch. für Therapie und Hygiene des Auges.* 16 avril 1903.

CORNELL (Walter-S.). The prevalence of eye-strain in school children. *Monthly Cyclopedia and Medical Bulletin*, Philadelphie, vol. I, 1908, p. 114.

COULLAUD. Huit cas d'ophtalmie électrique. *Arch. d'Opht.*, janvier 1909, p. 26.

COURGEY. Rôle de la tenue dans l'écriture. *L'Hygiène scolaire*, n° 24, octobre 1908, p. 236.

CRZELLITZER. Plusieurs cas d'ophtalmie électrique survenus successivement dans les mêmes circonstances sur un groupe d'ouvriers. *Société de médecine berlinoise*, 7 novembre 1906.

CURE. Contribution à la photométrie solaire. *Thèse de Montpellier*, 1888.

DARGELOS. Éclairage artificiel des salles d'étude à l'aide de la lumière diffuse. *Ann. d'hygiène publique*, XXXVI. 1896.

DASTOT. De l'ophtalmie granuleuse dans les écoles. *Mons*, 1878.

DE CHARDONNET. Pénétration des rayons actiniques dans l'œil des hommes et des animaux vertébrés. *Bull. de l'Acad. des Sc.*, séance du 12 fév. 1883.

— Vision des radiations ultra-violettes. *Bull. de l'Acad. des Sc.*, séance du 19 février 1883.

DÉCOUDÉ. Le nystagmus des mineurs. *Ann. d'Ocul.*, 1861.

DELPECH. *Annales d'hygiène*, 1863, T. XIX, p. 65.

DE GONZALES (J.). Le trachome dans l'État de Guanajuato (Mexique). *Anales de Oft.* Mexico, janvier 1908.

DELACROIX (de Reims). Un millier de traumatismes de l'œil ; principaux traumatismes industriels propres à la région rémoise. *Congrès de l'Ass. fr. pour l'av. des sciences*, Reims. 1880.

DE LANTSHEERE. Intoxication saturnine et affections oculaires. *Bull. de la Soc. belge d'Ophtalm.*, déc. 1899, n° 7. p. 65.

— *Bull. de la Soc. belge d'Ophtalm.*, 27 avril 1901.

— De l'examen de la vision chez le personnel des chemins de fer. *Annales de la Société médico-chirurgicale du Brabant*, 1895, p. 91.

— De l'examen périodique de la vision chez les agents en service dans les chemins de fer. *Bruxelles*, 1905.

DE LAPERSONNE. L'œil saturnin. *La Presse Méd.*, 24 nov. 1906.

DELORD. Le péril myopique. *Nimes*, 1907.

DE METS. L'hygiène de la vue et l'acuité visuelle à l'école. *Anvers*, 1898.

DE RIDDER (Paul). L'inspection oculaire dans les écoles de la ville de Bruxelles. *Ann. d'Ocul*, juillet 1908, p. 27.

DESCHAMPS (de Grenoble). Sur les brûlures de l'œil par le sodium. *Ann. d'Ocul.*, déc. 1907, p. 408.

DESBRIÈRES et BARGY. *Annales d'Oculistique*, février 1905, p. 118.

DE SCHWEINITZ. *Soc. Méd. de Philadelphie*, 19 mars 1901.

DÉTOURBE. Étude sur le masque respirateur normal contre les poussières. *Paris*, 1895.

— Des lunettes d'atelier. *Revue d'hygiène et de police sanitaire*, 20 juillet 1898, p. 627.

DOODS (Hiram). *The ophtalmic Record*, fév. 1899.

DOR (Louis). Les rayons ultra-violets sont-ils nuisibles ? Doit-on conseiller des verres jaunes ou des verres bleus ? *La Clinique Ophtalm.*, 10 sept. 1909, p. 452.

DRANSARD. La myopie scolaire, *Ann. d'Ocul.*, T. XCIII, p. 136.

DRANSARD et FAMECHON. Contribution à l'étude du nystagmus des mineurs. *Bulletin de l'Académie royale de médecine de Belgique*, mai-juin 1908.

— Le nystagmus des mineurs. *Bulletin de la Soc. fr. d'Opht.*, 1891, p. 154.

EMMERT. *Nagel's Jahresberitch*, 1877, p. 368.

FIEUZAL. Clinique ophtalmologique de l'hospice des Quinze-Vingts, 1876.

FLEISCHER (Bruno). Sur la dégénérescence cornéenne héréditaire. *Archiv. für Augenheilkunde*, vol. LIII.

FONTAINE-ATGIER. Le mobilier scolaire ; la table chaise hygiénique. *Paris*, 1884.

FOUCHER (Prof.). Un cas d'atrophie papillaire complète, causée par l'ingestion d'une forte dose d'alcool méthylique. *Société médicale de Montréal*, séance du 8 mars 1904.

FRANK. *Beitrage zur Augenheilkunde*, 31e cahier.

FUCHS. Causes et prévention de la cécité. Trad. Fieuzal. *Paris*, 1885.

GAYET. Sur le pouvoir absorbant du cristallin par les rayons ultra-violets. *Bull. de la Soc. fr. d'Opht.*, 1884.

GRAZIANI (A.), de Padouc. La stampa quotidiana e periodica italia del punto di vista dell. igiene dell' occhio. *Annali d'igiene sperimentale*, 1907, p. 215.

GALEZOWSKI (X.). De l'hygiène de la vue dans les écoles. *Recueil d'Ophtalmologie*, 1886.

GARIEL. *Annales d'Hygiène*, 1882, T. VII, p. 67.

— Rapport à la Société d'Ophtalmologie de Paris, 1881.

— Éclairage des villes. In *Encyclopédie d'Hygiène*, p. 299 à 319, 1892.

GACTIER (Armand). Sur les teintures capillaires nocives, teintures dites végétales : le phénylènediamine, ses composés ou dérivés, etc. ; teintures à bases de sels métalliques. *Rapport au Conseil supérieur d'hygiène*, 1904.

GRAEFLIN (H.). Experimentelle Untersuchungen über den schaedlichen Einfluss von pulverförmigen Anilinfarben auf die Schleimhaut des kaninchenauges. *Zeitschrift f. Augenheilkunde*, vol. X, 3.

GRUNER. *Soc. d'Opht. de Heidelberg*, sept. 1903.

GUIBERT. Bull. munic. offic. de la ville de Paris. Séance du Conseil municipal du 7 juillet 1909.

GUIOT. Considérations sur la conjonctivite granuleuse en Normandie. *L'Année médicale de Caen*, p. 75, 1905.

— *Année méd. de Caen*, fév. 1901.

HALE (Alberto-B.). *Anales de Oftalmologia de Mexico*, T. IV.

HALLAUER (de Bàle). Du choix des substances pour les verres de lunettes. *Société d'Oph talmologie de Heidelberg*, août 1907.

HARTMANN et VILLARET. Les lunettes de sûreté pour ouvriers. *Rapport au Congrès international des accidents du travail et des assurances sociales*. Paris, 1900.

HAUKE. *Wiener Klinische Wochenschrift*, 1899, n° 27.

HAWES (A.-T.). Amblyopia due to the fumes of wood alcohol. *Boston medical and surgical journal*, 9 nov. 1905.

HEATH. *Annals of Ophtalmologie*. janvier 1902.

HOGG (G.-H.). One case of amblyopia due to nitroglycerine. *Australasian Med. Gaz.*, oct. 1901.

HOPPE. *Centralblatt für Augenheilkunde*, 1er trim., 1902.

JAVAL (E.). Remarques sur les lunettes en verres de couleurs. *Comptes rendus de la Société de biologie*, 1877.

— Sur les conserves en verres colorés. *Comptes rendus de la Société de Médecine pratique*, 1878.

— L'éclairage public et privé au point de vue de l'hygiène des yeux. *Revue scientifique*, 18 octobre 1879.

— Physiologie de la lecture et de l'écriture. In-8° avec 96 figures, 2e éd., *Paris*, 1905.

— Rapport à la Soc. d'Opht. de Paris, 1882.

— Sur les mesures à prendre pour enrayer l'envahissement de la myopie. *Paris*, 1878.

Javal (E.).Sur l'éclairage électrique au point de vue de l'hygiène de la vue. *Revue d'hygiène*. III, 1887.

— Hygiène des écoles primaires. *Paris*, 1884.

Katz (R.-A.). Sur l'éclairage de réserve des tables de travail au point de vue de l'hygiène oculaire dans les écoles et les ateliers. *Wiestnik Ophtalmologuii*, février 1909 T. XXVI, p. 101.

Kuwahara (Y.). Esperimentelle und Klinische Beitrage über Linwerkung von anilinfarben auf das auge. *Archiv. für Augenheilk.*, vol. XLIX. 2.

Lamarque. Accidents dus aux teintures capillaires. *Soc. de méd. et de chir. de Bordeaux*, 17 juillet 1903.

Leclerc de Pulligny, etc. Hygiène industrielle. *Paris*, J.-B. Baillère, in-8°.

Léopold (W.). *Berlin. Klin. Wochens.*, n° 33, 1892.

Le Roux (H.). Cataracte par décharge électrique. *Journ. de Méd. de Paris*, 1909, p. 237.

Lemaître (Fernand) et E. Halphen. Nystagmus et oreille interne, *Annales des maladies de l'oreille et du larynx.* T. XXXIV, 1908, p. 673.

Lewis (F.-P.). Practical legislation for the prevention of blindness from ophtalmia neonanatorum. *New-York state journal of medicine*, New-York 1907, VII, 134, 136.

Litten. Ophtalmoplégie totale double consécutive à une intoxication par le sulfure de carbone. *Soc. de Méd. interne de Berlin.* 17 déc. 1906.

Lossouarn (Emile). Des verres colorés. *Thèse de Bordeaux*, 1909.

Mac Burnett (Swan). *The therapeutic Gazette*, 15 déc. 1901.

Magne. Hygiène de la vue, 1854.

Maitland Ramsay (A.). On the influence of diathesis on the causation and treatment of diseases of the eye. *Medical Press*, 18 et 25 nov. 1908, p. 546.

Mamy (H.). Comment on défend les ouvriers contre les éclats et les poussières de l'atelier. *Paris*.

Marandon de Montyels. *Annales d'Hygiène*, mars 1901.

Martial (René). Hygiène individuelle du travailleur, étude hygiéniqne, sociale et juridique. In-12, xvii-351 p., *Paris*, 1907.

Martin (G.). Étiologie et prophylaxie de la myopie scolaire. *Journ. de Méd. de Bordeaux*, 26 nov. et 3 déc. 1893.

Maynard (Lieutenant-colonel). Seasonal influence of glaucome. *The British Medical Association*, 30 juillet 1908.

Menjeaud. Des lampes électriques à incandescence dans leurs rapports avec l'hygiène de la vue. *Nice médical*, juillet 1883.

Méry. Rôle de la tenue dans l'écriture. Paris. *L'Hygiène scolaire*, octobre 1908, n° 24.

Morax. Sur le minimum d'acuité visuelle des conducteurs d'automobile. *Bull. de la Soc. d'Ophth. de Paris*, 1908, p. 72.

Motais. Hygiène de la vue chez les typographes. *Paris*, 1883.

— Les verres jaune orangé. *Bull. de l'Acad. de méd.*, 27 mars 1906, p. 465.

— De l'inspection ophtalmologique du travail. *Paris*, 1909.

Meyerhof (du Caire). Des rapports du climat avec quelques affections oculaires en Egypte. *Ann. d'Ocul.*, avril 1909, p. 247.

Narjoux. Rapport sur l'éclairage des écoles. *Congrès international de l'enseignement*, Bruxelles, 1880.

Narbel. Recherches sur l'éclairage naturel dans les écoles de Neufchâtel. *Thèse de Berne*, 1894.

Nicati. Recherches d'hygiène scolaire faites à Marseille. Les bancs d'école. *Marseille médical*, 1879.

Nordenson. Recherches ophtalmométriques sur l'astigmatisme de la cornée des écoliers de sept à vingt ans. *Ann. d'Ocul.*, 1884, T. LXXXIX, p. 110.

Nuel (J.-P.). Rapport sur le travail de MM. Dransart et Famechon intitulé : Contribution à l'étude du nystagmus des mineurs.

Nuel (J.-P.). Du nystagmus des houilleurs. *Bull. de l'Académie de Méd. de Belgique*, 27 juillet 1907.

— De l'extirpation du sac lacrymal, notamment au point de vue des accidents du travail. *Le Scalpel*, 10 janv. 1909.

Parey-Adam. L'ophtalmie des cueilleurs de houblon. *British medical journal*, 13 mai 1903.

Péchin et Ducroquet. Rôle de l'écriture au point de vue ophtalmologique et orthopédique. *Archiv. d'Opht.*, octobre 1908, p. 629.

Pflüger. La myopie scolaire, *Paris*, 1887.

Pinard. Prophylaxie de l'ophtalmie purulente des nouveau-nés. *Bulletin de l'Acad. de méd.*, 19 juillet 1901 et 31 mars 1908.

Raymond (F.) et Kœnig. Atrophie héréditaire de la papille. *Bulletin de l'Acad. de méd.*, séance du 2 mars 1909, p. 277.

Reveillé-Parise. Hygiène oculaire, 1845.

Rolland. Myopie des liseurs. *Paris*, 1899.

Rosenthal. *Zeitschrift für Augenheilkunde*, vol. VII, 1909.

Sacquépée (E.). Les empoisonnements alimentaires, *Paris* 1909.

Romiée. *Le Scalpel*, 2 fév. 1896.

— Du nystagmus des houilleurs. *Bulletin de la Société belge d'Ophtalmologie*, n° 25 29 nov. 1908. p. 68.

Rutten (de Liège). Du nystagmus des mineurs. *Bull. de la Soc. belge d'Opht.*, n° 25, 29 nov. 1908, p. 87.

Sydney Stephenson. Ophtalmia neonatorum ; its etiologie and prevention. *The medical Press and circular*, 30 sept. 1903. p. 360 et 7 oct. 1903, p. 391.

Van der Bergh. *Presse méd. belge*, 13 oct. 1895.

Sauvineau (Ch.). Echelle centésimale pour la mensuration du sens chromatique. *Bull. de la Soc. franç. d'Opht.*, mai 1908.

Schanz (F.), de Dresde. Demonstration des durch ultravioletten Strahlen zu erzeugenden Lidschlussreflexes und der durch diese Strahlen veranlassten Fluorescenz der Linse. *Bericht über die 35° Versammlung der Opht. Gesellschaft.*, Heidelberg, 1908, p. 353.

Schanz (Fritz) und Carl Stockhausen. Die schädidung des Auges durch Einwirkung des ultra-violetten Lichtes. *Eleckrotecnischen Zeitschrift*, 1908.

— Ueber die Wirkung der ultravioletten Strahlen auf das Auge. *Archiv. f. Ophtalm.*, LXIX, 452-463. 1908.

Stilo d'Ascola. Il tracoma nella citta e provincio di Reggio Calabria. *Clinica Oculistica*, octobre 1905.

Schreiber. Résultats des examens des yeux des enfants des écoles de Magdebourg. *Soc. de méd. de Magdebourg*, 19 avril 1906; *Münch. Mediz. Wochenschrift*, 1906, n° 30.

Steiger. Enquête sur l'état de la vision dans les écoles primaires de Zurich. *Correspondenz-Blatt für Schw. Aertze*, 1901.

Sous (G.). Hygiène de la vue, *Paris*, 1883.

Schmidt-Rimpler. *Berliner Klinische Wochenschrift*, n° 36, 1900.

Silex. *Zeitschrift für Augenheilkunde*, mars 1901, p. 178.

Snell (Siméon). La vision et l'école, *Bristol*, 1895.

— Remarks on amblyopia from dinitrobenzol. *British Medical journal*, 3 mars 1894, p. 449.

— Primary optic atrophy due to lead. *Ophtalmological Society. The Lancet*, 18 juin 1904, p. 1724.

Soret. Recherches sur l'absorption des rayons ultra-violets par diverses substances, 1883.

Stackler. Les médecins spécialistes dans les écoles primaires. *La Médecine scolaire*, 1er janv. 1909.

Staerkle (Arn.). Sur les effets nuisibles des éclairages modernes et de la manière de les prévenir. *Archiv für Augenheilkunde*, T. L.

STANCULEANO. Les méthodes d'examen du sens des couleurs pour les employés des chemins de fer et de la marine. *Paris*, 1905.

STEINDORFF. *Centralblatt für Augenheilk.*, 1903.

SULZER. La prophylaxie du trachome. *Ann. d'ocul.*, septembre 1909, p. 157.

TEUTSCHLAENDER. Affections oculaires par poils de chenilles. *Archiv. für Augenheilkunde*, sept. 1908, p. 117 à 184.

TRANTAS. Kératite superficielle due aux vapeurs ammoniacales. *Recueil d'Ophtalmologie*, janvier 1909, p. 16.

TANGEMAN (C.-W.). Effect of alcohol on the eye. *The Cincinnati Lancet Clinic.*, 19 avril 1890, p. 433.

TERLINK. La prophylaxie de la myopie scolaire. *Rev. d'hygiène et de thérap. oculaires*, juin 1909, p. 81.

TERRIEN (F.). Du meilleur éclairage artificiel de travail. *Journal de médecine interne* 30 janv. 1909, p. 21.

— Des troubles visuels d'origine électrique. *Archiv. d'Ophtalmologie*. 1902, p. 693.

— *Archiv. d'Ophtalmologie*, nov. 1908, p. 679.

TIBERTI. *Zeitschrift. f. Hygiene*, 1908, p. 60.

TOURNEUX (F.). Contribution à l'étude des affections oculaires causées par la variole. *Thèse de Paris*, 1884.

TROUSSEAU (A.). Hygiène de l'œil, *Paris*.

— et TRUC. Rapport sur la cécité et les aveugles en France. *Soc. fr. d'Ophtalmologie*, 1902.

TRUC. Nos aveugles régionaux. *Nouveau Montpellier médical*, 1892.

— et CHAVERNAC. Hygiène oculaire et inspection oculistique des écoles, vol. in-16. *Paris* 1908.

TRÉLAT (Emile). Questions de salubrité. 1 vol. in-16, *Paris*, 1905.

TURNER (John B.). *Annales d'oculistique*, avril 1903, p. 280.

URIBE TRONCOSO. Influence des diverses variétés d'écriture chez les enfants des écoles. *Anales de Oft.*, 1905.

VALUDE. Les ophthalmies du nouveau-né, *Paris*, 1895.

VAN DEN BERGH. L'inspection oculistique des écoles à Anderlecht. *Bull. de la Soc. belge d'Opht.*, séance du 25 avril 1909, p. 52.

VAN ERMENGEN. Sur des cas d'accidents alimentaires. *Revue d'hygiène*, 1897.

VAN FLEET (Frank). Alcoholic amaurosis. *Medical Record*, 18 janv. 1902, p. 91.

VAN LINT. A propos de l'acuité visuelle exigée des chauffeurs d'automobile. *Soc. belge d'Opht.*, 29 nov. 1908.

— Accidents oculaires provoqués par l'électricité. Rapport à la *Société belge d'Ophthalmologie*, 28 nov. 1909.

VILLARD (H.). Un cas de conjonctivite aiguë apparaissant exclusivement sous l'influence du travail aux vendanges. *La Clinique Ophtalmologique*, 10 mars 1909, p. 149.

VIRON (L.). Les teintures pour les cheveux. *Union pharmaceutique*, 1907, p. 167.

VOGT (Alfred). Recherches cliniques et expérimentales sur l'action des couleurs artificielles d'aniline sur la conjonctive. *Archives d'Opht.*, avril 1906, p. 202.

VERGNE (Jules). De l'inspection oculistique des écoles. *Thèse de Paris*, 1909.

WIDMARK. *Beitrage zur Ophtalmologie*. Leipzig, 1891.

— Om förekomsten of blindhet i de Skandinaviska landerna och Finland. *Nordiskt med. Archiv,*, 1899, fasc. 4.

ZEHENDER. Sur l'influence de l'enseignement dans les écoles au point de vue de la myopie. *Stuttgard*, 1880.

LA SIMULATION

Par A. CHEVALLEREAU

La simulation est l'action de chercher à faire croire à une maladie, à une infirmité qui n'existent pas en réalité. Mais il y a aussi le fait de dissimuler une maladie réelle, et enfin l'action d'exagérer beaucoup, soit par de simples déclarations, soit par des manœuvres, une maladie beaucoup plus bénigne qu'on ne cherche à le faire croire.

Nous aurons donc à traiter de la simulation, de l'exagération et de la dissimulation. Nous aurons également à parler des maladies provoquées.

FRÉQUENCE DE LA SIMULATION

Les cas de simulation ou d'exagération des maladies ont pris un développement excessif depuis les lois qui, dans les divers pays, ont été promulguées pour venir en aide aux victimes des accidents du travail.

On a établi des statistiques du pourcentage des accidentés du travail qui simulent ou exagèrent les conséquences de leur accident.

JACQUEAU, de Lyon, écrit que le chiffre de 80 p. 100 ne lui paraît pas trop élevé pour les exagérations, mais celui de 4 à 5 p. 100 lui paraît suffisant pour les purs simulateurs.

BILLOT, de Valenciennes, pense que 75 p. 100 des blessés du travail sont des simulateurs.

BAUDRY a constaté une augmentation sensible du nombre des simulateurs depuis la mise en vigueur de la loi du 9 avril 1898.

5.407 accidentés du travail de 1880 à 1898, 1.742 de 1899 à 1905 ont reçu ses soins pour des blessures de l'appareil visuel. Dans la première période il a relevé 12 p. 100 de simulateurs, dans la deuxième la proportion s'est élevée à 34 p. 100.

La proportion des cas de simulation d'amaurose totale a diminué parce que cette simulation est réellement difficile et que le public commence à savoir qu'il est trop facile de la déjouer, mais le nombre de ceux qui exagèrent les conséquences d'un traumatisme oculaire est beaucoup plus élevé qu'autrefois.

En Allemagne, Schmidt-Rimpler (communication écrite au professeur Baudry) évalue de 80 à 85 p. 100 le nombre de ceux qui exagèrent.

Niedem a établi par des chiffres que, depuis l'application de la loi sur les accidents, le nombre des cas de diminution de la vision survenus par ce fait et comme conséquences de traumatismes avait plus que doublé.

En Autriche, Schmeichler donne comme proportion du nombre des simulateurs le chiffre de 29 p. 100.

Pour notre part, il nous paraît tout à fait impossible d'établir sur des bases certaines une statistique de ce genre. Toute victime d'un accident, lorsqu'elle saura que cet accident se paie, cherchera à en tirer parti ; le fait est absolument général, qu'il s'agisse d'accidents du travail, d'accidents de chemin de fer, d'accidents tout à fait quelconques. Tous les blessés s'interrogent, s'examinent avec soin et sont tout naturellement portés à rattacher à l'accident tout ce qu'ils ont pu observer de nouveau depuis cet accident. On sait trop la tendance générale du public à rapporter à des accidents, à des coups, toutes les maladies que nous observons. Même en lui supposant la meilleure foi du monde, le blessé mettra donc sur le compte de l'accident tout ce qu'il est possible d'y mettre et souvent il y ajoutera de façon plus ou moins inconsciente toutes les autres défectuosités qu'il constatera alors sur l'organe blessé. C'est ainsi que nous verrons attribuer à des traumatismes de la veille des vieilles taies de la cornée ou des astigmatismes de plusieurs dioptries. Avec la plus parfaite bonne foi, les blessés peuvent donc être des simulateurs, des exagérateurs.

A côté des gens de bonne foi, il y a la foule de ceux qui veulent réellement tirer parti de leur accident et qui chercheront à en exagérer les conséquences ; mais nous croyons que ces deux catégories d'individus forment le total du nombre des blessés et qu'il suffit de réfléchir un peu à la nature humaine pour admettre que le nombre total des simulateurs et des exagérateurs est de 100 p. 100.

Nous ne ferons qu'une petite réserve : il faut éliminer de ce chiffre ceux qui de toute évidence ont l'œil totalement et définitivement perdu par le fait du traumatisme. Ceux-là seuls ne peuvent rien exagérer.

On peut diviser les simulateurs en trois groupes : 1° ceux qui inventent de toutes pièces un accident ou trompent sur l'origine ou la nature de la blessure ; 2° ceux qui mettent sur le compte d'un accident une maladie survenue spontanément ; 3° ceux qui simulent ou exagèrent des troubles fonctionnels.

Schmeichler, sur 390 blessés, compte 28 simulateurs du premier groupe, soit 24,8 p. 100 ; 43 simulateurs du deuxième groupe, soit 11 p. 100, et 72 simulateurs du troisième groupe, soit 63 p. 100.

Premier groupe. — Pour qu'un blessé puisse intenter une action judiciaire, pour qu'il soit renvoyé devant un expert, il faut qu'il y ait un certificat d'origine d'accident ; il faut deux témoins ; il faut qu'il y ait un traumatisme. Il est donc nécessaire qu'il y ait là un ensemble de circonstances qu'il n'est pas très facile de fausser d'une façon complète. Ce qui est très possible cependant c'est que, l'accident étant réel, mais dû à la faute de l'ouvrier ou survenu en dehors du travail, de telle sorte que la loi du 9 avril 1898 ne puisse être invoquée en faveur du blessé, celui-ci modifie les circonstances de l'accident de manière à pouvoir bénéficier de la loi. Ce n'est généralement pas au médecin qu'il appartiendra en pareil cas de dévoiler la supercherie ; nous avons à montrer les conséquences d'un accident réel beaucoup plus qu'à élucider les conditions dans lesquelles cet accident s'est produit.

Cependant si la forme de la plaie, la nature des lésions montrent qu'il est impossible que cette plaie ait été produite dans les conditions invoquées par le blessé, nous avons le droit d'en tenir compte et de montrer le désaccord qui existe entre les faits et la manière dont ils sont interprétés.

Deuxième groupe. — Il est généralement facile de montrer que la lésion certainement ancienne dont se plaint le malade n'a aucun rapport avec le traumatisme qu'il vient de subir, mais certains cas sont fort difficiles. L'hémorrhagie rétinienne que l'on observe est-elle la conséquence du traumatisme subi par le malade (chute, contusion du globe de l'œil ou d'une région voisine), ou bien est-elle survenue spontanément sous l'influence d'un mauvais état général : diabète, albuminurie, syphilis, alcoolisme?

La même difficulté se présentera quelquefois pour savoir si la cataracte que l'on observe sur un seul œil est d'origine diathésique ou si elle est la conséquence d'un traumatisme. Dans ce dernier cas même il y aura lieu de discuter la question de savoir si le traumatisme qui a causé l'accident est récent ou ancien.

Une subluxation du cristallin peut être attribuée par le malade à un traumatisme portant sur le globe de l'œil ou sur son voisinage immédiat. S'il existe également de l'autre côté une ectopie du cristallin et s'il ne reste aucune trace de traumatisme, on sera très porté à considérer cette subluxation comme ancienne et d'origine spontanée.

Dans le cas de luxation complète du cristallin, il y aura lieu de même de rechercher s'il s'agit uniquement d'un traumatisme, s'il n'y avait pas de cause prédisposante, s'il n'existe pas dans l'œil malade et du côté opposé des lésions choroïdiennes indiquant l'existence d'une forte myopie qui pourrait être à elle seule la cause de la luxation. On a le droit de conclure en pareil cas que, s'il existe un traumatisme, il n'a été que la cause occasionnelle d'une lésion préparée depuis longtemps par un état pathologique de l'œil.

Le décollement de la rétine, lorsqu'il est spontané, s'accompagne le plus souvent des signes de la myopie ; s'il existe des traces d'un traumatisme portant sur les régions superficielles, peau, os, conjonctive, et sur les membranes profondes, hémorrhagies de la rétine et du corps vitré, on sera au contraire en droit d'attribuer ce décollement à un traumatisme.

S'il existe de la diplopie, celle-ci pourra être due à un violent traumatisme ayant intéressé la 3e, la 4e ou la 6e paire, mais elle pourra également être due à la syphilis, au diabète ou à toute autre cause ; la découverte de la syphilis en particulier pourra nécessiter des recherches minutieuses qui ne seront pas toujours suivies de succès.

Un cas fort embarrassant pour le médecin est celui d'un malade qui vient consulter pour une ulcération de la cornée avec hypopyon et qui invoque comme étiologie un traumatisme dont on ne retrouve aucune trace. Il existe en même temps une dacryocystite, du pus sort par les points lacrymaux lorsqu'on comprime le sac lacrymal. On sait que sur un terrain ainsi infecté le moindre traumatisme, la moindre érosion épithéliale de la cornée peut amener une ulcération à laquelle succédera un leucome large et épais diminuant beaucoup et même souvent supprimant complètement la vision. Il est juste en pareil cas de tenir compte du traumatisme, même lorsqu'on n'est pas sûr qu'il se soit réellement produit, mais il est légitime aussi de tenir compte de l'infection antérieure sans laquelle le traumatisme n'aurait certainement pas eu les mêmes conséquences.

Dans les cas où l'amblyopie est certaine, il faut penser aux amblyopies toxiques par l'alcool, par le tabac, par le plomb, par le diabète ; il faut même penser à l'amblyopie des hystériques. Ces amblyopies présentent des signes particuliers qui permettent d'éviter toute erreur.

Troisième groupe. — Les affections oculaires le plus souvent simulées sont l'amaurose et l'amblyopie unilatérales et les troubles fonctionnels qui relèvent de l'hystéro-traumatisme et de l'irritation sympathique (Baudry).

Les malades sont amenés à simuler l'amaurose ou l'amblyopie lorsqu'il y a eu réellement un traumatisme même très léger ou bien lorsqu'il y avait antérieurement à l'accident une diminution de l'acuité visuelle. Il y a donc deux questions à résoudre : d'abord, savoir s'il y a réellement amaurose ou amblyopie, et alors le degré de cette amblyopie ; en second lieu, savoir si cette amaurose ou cette amblyopie sont d'origine traumatique.

Il est certain que bien des troubles visuels qui duraient depuis de longs mois ont disparu comme par enchantement aussitôt après l'allocation au blessé d'une indemnité fixe ou d'une rente viagère.

Il est vrai qu'il faut compter dans ces cas avec l'hystéro-traumatisme, avec les troubles nerveux que les accidents, les procès peuvent causer chez bien des malades ; mais ces troubles nerveux n'en sont pas moins la conséquence immédiate de l'accident et il est juste d'en tenir compte dans l'indemnité à accorder au blessé.

On peut simuler de la faiblesse de l'accommodation, des névroses traumatiques, des névroses de la cornée (kératalgie traumatique), des névroses du corps ciliaire, de l'hyperesthésie rétinienne.

On peut simuler l'amblyopie ou bien l'amaurose avec cécité complète, et dans les deux cas on peut simuler l'affection portant sur un seul œil ou sur les deux yeux à la fois.

Simuler l'amaurose bilatérale complète, c'est-à-dire s'astreindre à jouer le rôle d'un aveugle, serait au-dessus des forces humaines ; il faudrait pour cela à la fois trop d'habileté et trop d'énergie ; c'est donc soit l'amaurose d'un seul côté, soit l'amblyopie qu'on simule habituellement.

Les simulateurs peuvent être divisés en deux catégories : la première, de beaucoup la plus nombreuse, est celle des naïfs, des ignorants, qui pensent qu'il leur suffit d'affirmer le fait et qu'on ne pourra pas le contrôler ; la seconde est celle des gens intelligents et instruits sur ce sujet spécial et contre lesquels on est quelquefois obligé d'employer toutes ses ressources. Il y a la catégorie intermédiaire des gens qui font quelque résistance, mais qui succombent rapidement à un examen attentif.

Habituellement la question est claire : nous sommes d'emblée prévenus que le sujet est ou peut être un simulateur. Il vient nous voir après un accident et nous demande un certificat pour obtenir une indemnité de la compagnie ou du patron responsable de cet accident ; il est évident que cet homme ne cherchera pas à atténuer l'affaiblissement de sa vue, bien au contraire. Une femme un peu âgée demande à être inscrite parmi les indigents secourus par les bureaux de bienfaisance et passe en revue toutes ses infirmités pour les faire valoir à l'appui de cette demande ; elle donnera donc une importance considérable à une simple presbyopie. Un conscrit peu chauvin préfère rester avec les siens au lieu d'aller faire son service militaire ; l'affaiblissement considérable de la vue d'un de ses yeux lui paraîtra un excellent moyen à faire valoir pour rester chez lui. Un enfant, pour rester dans sa famille et ne pas aller à l'école, ne peut simuler une fièvre quelconque, mais dira facilement qu'il n'y voit plus. Dans tous ces cas notre attention est facilement éveillée sur ce point que le sujet peut être un simulateur ; nous sommes prévenus.

Il ne suffit pas de soupçonner, il faut démontrer la simulation. On peut soit prouver simplement que le malade simule, soit déterminer en même temps le degré d'acuité visuelle de l'œil incriminé. Il y a pour cela un très grand nombre de procédés et leur grand nombre suffit à montrer qu'aucun d'eux n'est absolument parfait. Ces procédés doivent d'ailleurs varier avec le degré de l'amblyopie simulée, avec l'intelligence et l'instruction du sujet. Nous allons passer en revue les principaux au moins de ces procédés.

SIMULATION DE L'AMAUROSE UNILATÉRALE

Examen objectif. — Il faut toujours, en présence d'un sujet qui simule, ou peut simuler, commencer par un examen très complet ; il faut faire un examen purement objectif, sans interroger, et comme pour persuader au malade qu'on est suffisamment outillé pour connaître complètement son œil sans avoir besoin de ses renseignements ; on pourra après cela lui parler avec autorité sans qu'il ose apporter une dénégation.

L'examen des milieux, des membranes profondes, la recherche de la réfraction par la kératoscopie, la détermination de l'astigmatisme par l'ophthalmomètre de Javal, doivent être faits posément et pendant tout le temps nécessaire. Il faut se méfier, au point de vue de la papille, des variations si fréquentes de l'état normal et comparer l'œil amaurotique à l'œil sain avant de tirer une conclusion. Une personne blonde et anémique peut avoir une papille très pâle qui sera cependant aussi normale que la papille rouge et congestionnée d'une femme constipée ou d'un individu pléthorique.

Dans certains cas, il sera impossible de donner une réponse immédiate si l'on est appelé peu de temps après l'accident qui serait la cause de la cécité. Un violent traumatisme cranien ou périorbitaire peut en effet amener une cécité vraie qui ne sera révélée par aucun caractère ophthalmoscopique immédiatement après l'accident ; mais si on attend trois mois au plus on voit la papille pâlir et prendre tous les caractères de l'atrophie.

On peut donc conclure que lorsqu'une cécité a duré plus de trois mois elle doit toujours entraîner des phénomènes ophthalmoscopiques et lorsqu'on ne trouve rien on peut en conclure que la cécité est simulée.

L'examen objectif portera sur la pupille et sur la direction des axes visuels.

Examen de la pupille. — Dans la chambre noire et au moyen d'une loupe concentrant sur l'œil les rayons d'une lampe, on s'assurera que la pupille est parfaitement normale comme dimensions, comme mouvements et qu'elle ne présente aucune adhérence. On recherchera non seulement les contractions directes, mais aussi les réactions consensuelles.

Supposons que l'œil gauche soit déclaré amaurotique ; plaçons le malade dans la chambre noire et faisons-lui mettre la paume de la main sur son œil droit de façon qu'aucune lumière n'arrive de ce côté, puis projetons sur l'œil gauche avec la loupe un faisceau lumineux. Si la pupille se contracte bien, c'est que cet œil est sensible à la lumière et alors il y au moins exagération du trouble accusé par le sujet. L'intensité de la réaction pupillaire est en rapport avec la sensibilité lumineuse de l'œil examiné. Il faut en excepter le cas tout spécial des hystériques chez lesquels une réaction pupillaire normale peut coexister avec une amaurose déclarée de bonne foi ; nous aurons à revenir sur ce point. Mais habituellement des contractions pupillaires indiquent une sensibilité lumineuse normale, des contractions faibles indiquent une amblyopie plus ou moins prononcée ; l'absence totale de contraction, sauf chez les tabétiques, indique une amaurose absolue.

Il faut donc chercher les réactions pupillaires directes et les réactions pupillaires consensuelles, celles-ci devant se produire non seulement sous l'influence de la lumière, mais aussi sous l'influence de la convergence et de l'accommodation.

Ces réactions consensuelles peuvent servir à montrer l'existence d'une mydriase purement artificielle. L'œil gauche par exemple étant supposé amaurotique et en mydriase, cette pupille ne se contracte pas sous l'influence de la lumière, mais si, quand la pupille gauche est éclairée la pupille droite se contracte, cela prouve que l'œil gauche n'est pas amaurotique et qu'il n'y a de ce côté que de la mydriase.

Il faut songer d'autre part au cas dans lequel il y aurait interruption sur le parcours suivi par le réflexe lumineux. Celui-ci prend son origine dans la rétine, se dirige vers le corps genouillé externe, passe par la substance grise du 3e ventricule et pénètre dans le ganglion du moteur oculaire commun ; d'après d'autres, les fibres pupillaires passeraient par le ganglion de l'habenula et la commissure postérieure pour gagner le noyau de la 3e paire. Dans le cas où une lésion siège sur cet arc, il peut y avoir absence de réflexe lumineux, quoique l'œil reste sensible à la lumière, et alors la pupille continuera à réagir sous l'influence de la convergence et de l'accommodation ; mais il est bien douteux qu'un sujet atteint d'une lésion cérébrale amenant des désordres de ce genre soit d'autre part en mesure de profiter de cette particularité pour tenter des manœuvres de simulation.

Il peut arriver au contraire que la pupille réagisse à la lumière sans que le sujet n'ait aucune perception lumineuse, dans le cas où une lésion anéantit les centres corticaux de la vision ou bien lorsqu'il existe une lésion sur le trajet du nerf optique au delà du point d'où s'en détachent les fibres pupillo-motrices et dans les cas de cécité psychique. Il serait injuste dans ces cas d'accuser les malades de simulation, mais ces cas sont rares et ici encore les sujets sont suffisamment malades par ailleurs pour qu'il ne leur soit ni utile, ni possible de simuler une amaurose.

EXAMEN DES AXES VISUELS. — C'est une règle générale que, dans les cas où l'acuité visuelle des deux yeux est satisfaisante, les deux axes visuels convergent sur le point fixé ; au contraire lorsqu'un des yeux est amblyope, tandis que l'œil bon regarde le point fixé, l'autre, qui n'est plus sollicité, tend à reprendre sa position de repos anatomique, c'est-à-dire à dévier en dehors. Un œil atteint d'une lésion ancienne, choroïdite atrophique, atrophie papillaire, etc., ou même simplement atteint depuis quelque temps de cataracte sénile, diverge. Cette divergence est habituellement évidente, mais il peut y avoir strabisme divergent latent. Pour le déceler, il suffit de faire fixer au sujet un objet rapproché et placé devant lui ; cela suffira souvent pour amener la divergence. Si on ne l'obtient pas de cette manière, on place une carte opaque devant l'œil amblyope pour lui masquer complètement la vue de l'objet ; on voit alors cet œil se dévier, cette déviation se continuera même si l'on retire la carte, tandis qu'un œil doué d'une bonne acuité visuelle, mais simplement atteint d'insuffisance de la convergence, par exemple un œil myope, se redresserait alors pour recommencer à fixer l'objet.

Les axes visuels peuvent ne pas se rencontrer sur le point examiné, soit à cause d'une paralysie musculaire, soit par le fait d'un strabisme concomitant. Le diagnostic de la paralysie musculaire dans ces cas est facile, les mouvements de l'œil étant limités dans le sens du muscle paralysé, tandis que l'autre œil a conservé tous ses mouvements. On ne peut simuler une paralysie musculaire et limiter de soi-même les mouvements d'un seul œil ; on ne peut d'autre part masquer cette paralysie quand elle existe.

De même s'il y a strabisme divergent concomitant, l'œil dévié suivra les mouvements de l'œil sain, les axes optiques conservant le même écart. L'affection ne peut être simulée.

Lorsque le strabisme paralytique est de date récente, l'œil dévié a conservé son acuité visuelle, mais lorsque la déviation est ancienne l'œil dévié devient amblyope et d'autant plus que la déviation remonte à un temps plus éloigné.

Le procédé de Von Welz consiste à faire lire le sujet en lui plaçant devant l'œil supposé amaurotique un prisme de 20 à 25°, base en dehors. Si l'acuité visuelle est conservée l'œil se déviera en dedans, puis il se redressera lorsqu'on retirera le prisme, et au contraire l'œil restera fixe s'il ne voit réellement pas.

Examen subjectif. — Les méthodes subjectives ont toutes pour but de faire croire au sujet qu'il voit avec l'œil qu'il déclare bon les objets qu'il voit en réalité avec l'œil supposé amaurotique. Il faut convaincre le sujet de mauvaise foi, et, lorsqu'on le peut, s'assurer en même temps du degré de vision de l'œil qu'il déclare mauvais. Dans toutes ces expériences, il faut bien s'assurer que le malade ne voit pas successivement avec l'un ou l'autre œil ; il faut qu'il regarde constamment avec les deux yeux.

Nous savons toujours, les yeux fermés, où se trouve notre main droite par exemple. Un amaurotique vrai indiquera toujours immédiatement la position de sa propre main. Au contraire, un simulateur naïf auquel on dira de regarder sa main droite regardera d'un autre côté.

De même un simulateur placé dans une chambre noire suivra du regard la bougie placée devant lui, même lorsque l'ombre portée par le nez recouvrira l'œil sain.

Dans une chambre noire, si l'on projette successivement sur les deux yeux l'image d'une lumière réfléchie par le miroir plan de l'ophthalmoscope, une personne ayant des yeux normaux ne saura pas toujours dire avec quel œil elle perçoit cette image ; au contraire s'il y a amaurose d'un œil la lumière ne sera perçue que lorsqu'elle éclairera l'œil sain.

Procédé de Javal. — Le procédé de Javal est des plus simples. On fait lire au malade une page d'un livre puis, sous prétexte de suivre sa lecture, on interpose entre les yeux et le papier un crayon qui rend invisible dans chaque champ visuel un certain nombre de lettres. Si malgré cela le sujet lit toute la ligne, cela prouve la simulation ; la dimension des caractères qu'il aura pu lire ainsi montrera à peu près le degré de son acuité visuelle.

Procédé de Roche. — Voici un moyen simple et ingénieux indiqué par Roche, de Marseille, pour s'assurer de l'existence de la vision binoculaire. Prenant une planchette dont l'une des dimensions soit au moins égale à 30 centimètres, ou simplement le buvard qui figure sur toutes les tables de travail, on le place horizontalement à la hauteur des yeux, un de ses bords touchant la racine du nez, de façon à voir sa face supérieure sous un très fort raccourci. On place sur ce buvard à une distance d'environ 25 centimètres des yeux un petit objet grossièrement sphérique, une boulette de mie de pain par exemple ; si l'on ferme un œil, en fixant attentivement la petite boule avec l'autre œil et en cherchant à la toucher avec la pointe d'un crayon abaissé verticalement sur le plan, on la manquera fatalement ; si au contraire on ouvre les deux yeux, piquer la boule ne présente aucune difficulté.

La réussite de cette petite expérience prouve l'existence de la vision bino-

culaire et si un borgne la réussit ce ne sera que par hasard. On peut d'ailleurs
la répéter plusieurs fois en plaçant la petite boule en des points différents.
D'autre part, un borgne abaissera toujours la pointe de son crayon sur une
ligne droite allant de l'œil sain à la boule. Au contraire, un simulateur méfiant
abaisserait sa pointe au hasard et montrerait ainsi sa supercherie.

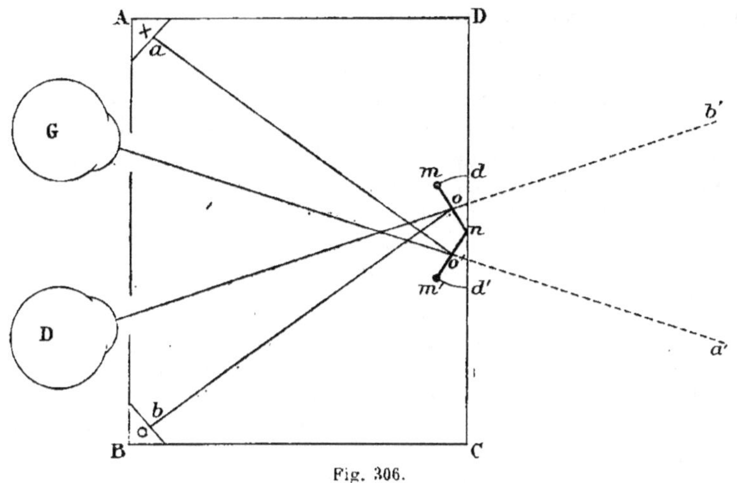

Fig. 306.
Boîte de Flees et d'Armaignac.

BOITE DE FLEES. — Les appareils pseudoscopiques ont pour but de faire
croire au sujet que l'objet placé à sa gauche est vu par son œil gauche, que
l'objet placé à droite est vu par son œil droit, tandis que c'est le contraire
qui se produit. Le type de tous ces appareils est la boîte de Flees décrite en
1860 par l'auteur de ce nom. Cet appareil se compose d'une petite caisse carrée
ou rectangulaire de 12 centimètres de largeur sur 3 d'épaisseur dont nous
donnons ci-dessus une coupe horizontale. La paroi antérieure est percée de
deux ouvertures éloignées de 6 centimètres l'une de l'autre et par lesquelles
regarde le sujet en expérience. La paroi postérieure porte à sa partie médiane
deux petits miroirs formant entre eux un angle de 120° et sur lesquels viennent
se réfléchir l'image d'une petite croix a et d'un petit cercle b dessinés en blanc
sur un carré noir placé verticalement dans les angles rentrants de la boîte dont
l'intérieur est peint également en noir et le couvercle muni d'un verre dépoli.
Si l'on applique les yeux aux deux ouvertures, l'image de la croix a se réfléchit
sur le miroir m' n et revient dans l'œil gauche suivant O' G, l'image virtuelle
de a se produira donc en a'; de même l'image virtuelle de b se produira
en b'. Le sujet se figure donc voir la croix qui est à droite avec son œil droit,
le cercle qui est à gauche avec son œil gauche. S'il veut faire croire qu'il ne
voit pas de son œil droit, il dira qu'il ne voit pas l'image placée à droite, prouvant ainsi sa simulation.

Boîte d'Armaignac. — Pour obvier aux cas dans lesquels le sujet pourrait connaître cette disposition de l'appareil, Armaignac a fait modifier l'instrument de la manière suivante :

Les miroirs sont placés dans une monture en cuivre en forme de charnière mobile autour du point n, c'est-à-dire perpendiculairement à l'épaisseur de la boîte et suivant la direction de l'arête de l'angle dièdre $m\,n\,m'$. Les miroirs peuvent se mouvoir de m en d et de m' en d', au moyen de petits boutons fixés à leurs angles externes et dont le collet passe dans les rainures $m\,d\,m'\,d'$, pratiquées sur le couvercle et le fond de la boîte. Si le miroir $m\,n$ restant incliné de 30° sur le fond $C\,D$ on fait mouvoir le second de manière à le rapprocher de d', l'image du cercle b viendra toujours se peindre dans l'œil droit, mais l'image de a ne sera plus perçue par l'œil gauche et viendra également se peindre dans l'œil droit qui percevra les deux images s'il voit et aucune s'il est amaurotique. On peut répéter la même expérience pour l'autre œil. On peut ainsi modifier les conditions de l'expérience de manière à mettre à coup sûr le simulateur en défaut ; encore faut-il s'assurer que celui-ci regarde bien avec les deux yeux à la fois.

Emploi des verres sphériques. — C'est dans l'emploi des verres prismatiques ou sphériques, incolores ou colorés, que nous trouverons les moyens les plus simples et les plus pratiques de mettre les sujets en défaut. Nous supposons toujours qu'avant cette recherche on a fait un examen très complet du sujet et que l'on connaît très bien l'état de sa réfraction.

Si l'œil droit par exemple, supposé amaurotique, est emmétrope, si l'œil gauche est de même emmétrope, plaçons le malade à 5 mètres des échelles typographiques et mettons sur son nez la monture d'essai dans laquelle le verre gauche sera un verre sphérique de 5 ou 6 dioptries et le verre droit sera plan. L'œil gauche ainsi couvert ne peut rien voir nettement ; si le sujet lit cependant quelques lignes des échelles ce ne peut être qu'avec son œil droit dont le degré de vision sera ainsi déterminé. Si l'œil dit amaurotique est atteint d'un vice de réfraction, il est bon de mettre dans la monture d'essai un verre qui le corrige exactement.

Autre système : au lieu de faire lire à distance le malade muni de ces verres, on le fait lire à une très courte distance, 15 ou 16 centimètres ; l'œil gauche avec son verre lit facilement à cette distance les plus fins caractères ; on éloigne peu à peu le livre de ses yeux ; s'il continue à lire à une distance de 30 ou 40 centimètres, ce ne peut être avec le verre muni du verre convexe fort, ce ne peut donc être qu'avec l'œil dit amaurotique.

Voici un autre moyen ingénieux recommandé par Jackson (de Philadelphie). On place devant l'œil prétendu mauvais un verre de 4 dioptries qui met son punctum remotum à 25 centimètres ; devant l'œil bon un verre de 2 dioptries qui met son punctum remotum à 50 centimètres. Si pour lire des fins caractères, le malade préfère se mettre à 25 qu'à 50 centimètres, c'est qu'il lit avec l'œil prétendu mauvais.

Emploi des verres cylindriques. — On a proposé un certain nombre d'expériences à faire avec les verres cylindriques, mais ces moyens ne donnent que des résultats peu démonstratifs.

Emploi du prisme. — Le prisme au contraire occupe un rang très important parmi les moyens qui servent à simuler l'amblyopie.

Le prisme a la propriété de dévier vers sa base les rayons lumineux qui le traversent, de sorte que le même objet peut être vu deux fois avec un seul œil, une fois parce que les rayons lumineux qui en émanent arrivent directement dans l'œil de l'observateur, une seconde fois parce que les rayons arrivant dans l'œil après avoir traversé le prisme, cette seconde image paraîtra

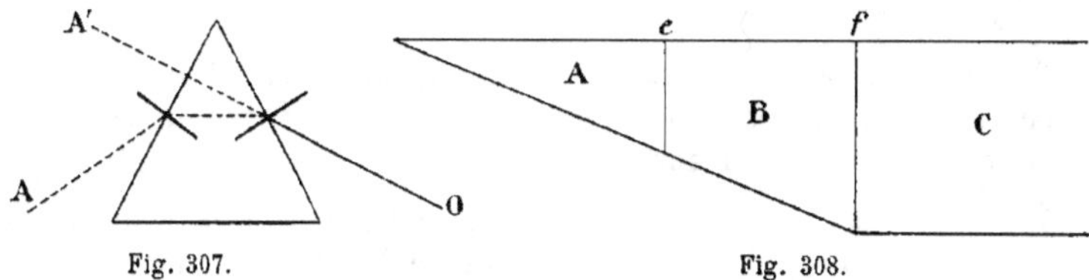

Fig. 307.   Fig. 308.

transportée vers le sommet du prisme. Comme l'a recommandé Alfred Graefe, il est bon de montrer d'abord au simulateur qu'on peut voir double avec un seul œil, en fermant l'œil prétendu amaurotique et en plaçant devant l'œil sain la base du prisme, de façon à ne couvrir qu'une partie de la pupille et à provoquer ainsi une diplopie monoculaire, puis on découvre l'œil en même temps qu'on déplace le prisme, de telle sorte qu'il recouvre complètement la pupille; si la double image persiste, c'est bien que le simulateur voit avec ses deux yeux.

Dans l'emploi du prisme il y a une cause d'erreur que voici : l'image réelle et l'image virtuelle vue au travers du prisme n'ont pas la même intensité. L'image virtuelle a des bords irisés ; de plus elle, est beaucoup moins brillante que l'image réelle, puisque la lumière incidente s'est divisée en deux faisceaux réfractés.

Baudry, de Lille, a proposé un moyen ingénieux d'empêcher ces inconvénients. Pour cela il place devant la flamme de la bougie située à 2 ou 3 mètres un verre rouge bien homogène. La coloration des images virtuelles produite par la décomposition de la lumière blanche au travers du prisme ne se produira plus si on emploie de la lumière rouge, les images réelle et virtuelle seront donc identiques. Il se sert d'un prisme triangulaire, à section de triangle rectangle, partagé en deux parties par un trait de section horizontale et accollé par sa base à un milieu à faces parallèles de même épaisseur que celle-ci (fig. 308).

Ce verre est dissimulé dans une boîte métallique de forme ronde percée sur chacune de ses faces d'une ouverture centrale dont l'une a 6 millimètres de diamètre et l'autre 3 millimètres seulement. Un mécanisme très simple permet d'amener devant la pupille de l'œil sain tantôt l'une, tantôt l'autre des lignes de séparation e, f, des trois parties de ce verre en même temps qu'une

petite portion (3 millimètres) des parties contiguës du verre, c'est-à-dire
tantôt la base du prisme, tantôt le prisme lui-même. On provoquera facilement
ainsi tantôt la diplopie monoculaire, tantôt la diplopie binoculaire, à l'insu du
simulateur.

L'appareil de Gratama comprend deux tubes parallèles réunis et à chaque
extrémité deux coulisses mobiles munies de fentes disposées de telle sorte
que lorsqu'on regarde avec les deux yeux à travers l'appareil, deux tableaux
d'optotypes de Snellen, le tableau de gauche soit visible dans le champ visuel
de l'œil droit et le tableau de droite dans le champ visuel de l'œil gauche. Les
optotypes sont disposés à 0ᵐ,75 et leurs dimensions sont réduites. A ces
tubes sont annexés des prismes de 3°.

W. Nicati propose, pour déceler la simulation de cécité et d'amblyopie
unilatérales, deux procédés qu'il appelle l'épreuve du prisme mouvant et
l'épreuve du masque mouvant.

Épreuve du prisme mouvant. — C'est une application de la méthode classique qui reconnaît la simulation dans un aveu de diplopie binoculaire introduite à la dérobée dans un jeu de diplopie monoculaire. Cette épreuve a deux
applications, incolore et rouge.

A. Plaçant le sujet en face de la bougie, on use d'un prisme ordinaire de
5 ou 6° pour le faire osciller rapidement devant le bon œil suivant le plan de
la face, tantôt en découvrant et tantôt en ne découvrant pas à chaque oscillation la pupille. Une diplopie identique apparaît dans l'un et l'autre cas :
elle est monoculaire autant que binoculaire, quand le mouvement découvre la
pupille ; elle est uniquement binoculaire dans le cas contraire.

Les mouvements peuvent être exécutés en tous sens. Il est commode
d'employer le sens vertical pour l'œil gauche et le sens horizontal pour l'œil
droit, en se tenant soi-même à la gauche du sujet assis. On place l'arête du
prisme tantôt en direction horizontale, qui superpose les images, et tantôt en
direction verticale, qui les écarte latéralement. On appelle l'attention du sujet
non sur la diplopie, mais sur le sens de la déviation, qu'on l'invite à désigner
par les mots *dessus, dessous* et *à côté*.

Le sujet étant ainsi occupé et distrait, il devient aisé de limiter sans qu'il
s'en aperçoive l'extension du mouvement, pour constater si la diplopie subsiste en toutes circonstances (ce qui prouve la simulation), ou disparaît quand
on ne démasque plus la pupille (ce qui prouve au contraire la vérité de son
dire).

B. On agit de même avec un prisme rouge que l'on peut remplacer par
un verre rouge superposé au prisme ordinaire. Il y a ici deux images diversement colorées dont l'une, la rouge, mobile, est transportée à droite, à gauche
en haut ou en bas par les déplacements correspondants de l'arête du prisme.
Après divers exercices variés, le médecin limite le mouvement au champ
pupillaire pour constater la persistance de la diplopie qui prouve la simulation ou sa suppression qui prouve la cécité.

Si le simulateur est seulement amblyope de l'œil qu'il prétend aveugle, l'épreuve peut être rendue vaine s'il reconnaît à une apparence différente l'image reçue par son mauvais œil et s'il se refuse à en accuser la présence. On peut alors affaiblir le bon œil par le port d'un verre convexe tendant à établir l'égalité de vue entre les deux yeux, ce qui, en cas de réussite, permet de déterminer à peu près le degré de l'amblyopie.

ÉPREUVE DU MASQUE MOUVANT. — Pour cette épreuve, un verre dépoli remplace le prisme.

1° On place le sujet devant une bougie ; la vision abolie quand on masque la pupille prouve la cécité du second œil ; non abolie, elle affirme le contraire.

2° On place le sujet devant l'échelle typographique, dans le but apparent de mesurer l'acuité visuelle du bon œil et en réalité pour mesurer celle de l'œil prétendu mauvais. On fait nommer successivement les différentes lettres en commençant par les plus grosses ; le verre dépoli ne cesse d'aller et de venir en cessant seulement par instants de démasquer la pupille. La lecture continuant jusqu'au bout affirme l'acuité visuelle entière des deux yeux. Une hésitation montre l'inégalité de la vision et par suite l'amblyopie de l'œil incriminé.

3° Pour mesurer le degré de cette amblyopie, il faut tendre à égaliser la vue des deux yeux. À cet effet on affaiblit le bon œil au moyen d'un verre convexe monté sur la lunette d'essai. cette lentille doit réduire l'acuité visuelle du bon œil au point où l'hésitation est apparue. On diminue ensuite progressivement jusqu'au moment où sous le masque une hésitation nouvelle survient, indice de différence en sens inverse. Jointe à la première cette seconde hésitation fait connaître la limite où s'arrête l'acuité visuelle de l'œil amblyope.

4° L'œil suspecté de simulation étant reconnu amétrope, on corrigera cette amétropie en utilisant à cet effet la lunette d'essai qui sert à affaiblir l'œil sain.

Exposant les avantages de son procédé, NICATI ajoute : « Cette épreuve semble avoir un inconvénient qui naît de son avantage même, celui d'être de conception enfantine saisie à première vue par le simulateur. Mais cela est-il réellement un inconvénient ? L'expérience semble affirmer le contraire, en enseignant que le médecin même à qui l'on vient d'exposer le procédé peut être encore convaincu de tromperie. »

STÉRÉOSCOPE. — L'emploi du stéréoscope, très utile pour déceler la simulation, a l'inconvénient de réclamer l'intégrité de la vision binoculaire ; de plus, il est difficile d'empêcher le simulateur de fermer momentanément l'un des yeux.

Quelle que soit la forme du stéréoscope, il se compose toujours essentiellement de deux prismes adossés par leur sommet et dont la base est dirigée en dehors.

Un rayon lumineux traversant un prisme est deux fois réfracté et chaque fois dévié vers la base du prisme. Un rayon lumineux qui arrive à la rétine après avoir traversé un prisme paraît donc provenir d'un point placé beaucoup plus près du sommet qu'il ne l'est en réalité. Si donc nous plaçons devant chaque œil un prisme, ces deux prismes étant accolés par leur sommet, l'objet vu par l'œil droit paraîtra plus à gauche qu'il ne l'est en réalité, l'objet vu par l'œil gauche paraîtra plus à droite ; il sera donc facile de faire ainsi se superposer deux objets différents vus isolément par chaque œil. C'est tout ce qu'il faut savoir pour rechercher au moyen de prismes la simulation. Une cloison verticale, dont le prolongement passerait par l'arête qui sépare les deux prismes, empêche que l'objet placé devant l'œil droit ne soit vu par l'œil gauche, et inversement. Si donc nous mettons de chaque côté la moitié d'une image, les deux yeux voyant simultanément verront l'image toute entière; s'il y a amaurose d'un côté, le sujet ne doit distinguer que la moitié de l'image correspondante à l'œil sain.

Supposons une ligne horizontale placée devant l'œil gauche; une ligne verticale placée devant l'œil droit. Ces deux images vues ensemble dans le stéréoscope formeront une croix. Si la personne que l'on soumet à cette épreuve est véritablement amblyope d'un côté, elle ne verra que l'une des deux lignes. Si elle disait voir une croix, ce serait l'aveu de sa supercherie.

Pratiquement, l'emploi du stéréoscope pour déceler la simulation ne vaut pas grand'chose, parce qu'il y a trop de causes d'erreur; puis bien des sujets, même avec deux yeux parfaitement normaux, n'arrivent pas à fusionner immédiatement les deux images; il y a des sujets anisométropes et amblyopes qui voient toujours les images doubles.

Miroir de Coronat. — G. Coronat (de Lyon) a proposé un procédé qui repose sur les propriétés des miroirs concaves.

Sur un montant vertical est placé un miroir concave dont l'axe est incliné d'un certain angle sur l'horizon.

En face de ce premier montant, et à une distance convenable, s'en trouve un autre percé d'une large ouverture destinée à recevoir la tête du sujet en expérience. Au-dessous de cette ouverture est un disque rotatif portant des segments colorés de différentes façons. Ce disque est masqué par une plaque peinte en noir et percée de deux ouvertures situées sur une ligne horizontale. Le disque rotatif amène successivement ses différents segments colorés en regard des ouvertures. Jamais ces dernières ne sont colorées toutes deux à la fois. Le plan de symétrie de cet appareil passe, bien entendu, par le centre du miroir concave et par le milieu de la distance des deux yeux du sujet en expérience.

Quant au miroir, il est orienté de telle façon que son axe passe par un certain point situé entre les yeux du sujet et le disque rotatif.

Si on amène alors une couleur en regard de l'ouverture droite, le sujet en expérience verra (et l'appareil est réglé pour cela) se projeter, au centre du miroir l'image aérienne de l'ouverture colorée. Cette image (il serait facile de le constater) se forme à gauche du sujet et son œil gauche est seul placé pour la voir, mais il est incapable de discerner avec lequel de ses deux yeux il voit cette image.

Ce que nous venons de dire pour l'ouverture colorée droite peut se répéter pour l'ouverture gauche.

Ainsi, supposons un individu simulant une amaurose de l'œil gauche.

Le disque rotatif ayant coloré l'ouverture droite, le sujet accusera la présence d'une image dans le miroir et sera, par suite, convaincu de mensonge. On pourra même le lui faire constater en lui bouchant l'œil gauche. Il se rendra compte que l'œil droit ne lui donne aucune sensation lumineuse particulière.

Admettons maintenant que l'on ait coloré l'ouverture gauche. C'est l'œil droit du sujet qui recevra l'impression lumineuse et il devra forcément accuser cette impression sans quoi il indiquera par ce fait une intention manifeste de tromper le médecin qui l'examine.

On répétera un certain nombre de fois et avec des couleurs différentes les deux expériences précédentes, ce qui amènera rapidement à la solution cherchée.

Les avantages de cet appareil sont : en premier lieu, de permettre au médecin une surveillance facile du sujet qu'il examine, ce dernier pouvant cligner impunément avec les divers procédés jusqu'ici connus ; en second lieu de pouvoir être installé immédiatement, et sans frais, avec un simple miroir d'ophtalmoscope et un disque en carton sur lequel on colle des pains à cacheter.

Procédé de Fridenberg. — Percy Fridenberg propose de déceler la cécité monoculaire au moyen d'une expérience qui a le multiple avantage de ne réclamer aucun appareil spécial, de ne pas donner prise au simulateur et de fournir en même temps la mesure de l'acuité visuelle. On n'a besoin que d'une petite échelle typographique à lettres renversées ou visibles dans les deux sens, comme O, T, V, et d'un miroir concave, par exemple le miroir laryngoscopique ordinaire. Ce miroir produit une image virtuelle plus grande d'un objet tenu dans le plan focal ; on peut faire tomber cette image sur l'une ou l'autre rétine et sur les deux ensemble. Il est impossible de dire avec quel œil l'image est vue, si l'on n'exclut pas alternativement l'un ou l'autre œil de la vision. En fait, c'est l'œil qui paraît exclu de la vision qui sert en réalité. On se tient en face du sujet, un peu du côté de l'œil reconnu sain, en plaçant le miroir comme pour l'examen laryngoscopique. Le sujet verra alors l'image réfléchie de cet œil seulement et l'image de l'échelle placée à quelques pouces de sa tempe du même côté, mais si l'échelle tenue dans cette position est vue, c'est parce que l'autre œil que le simulateur ne voit même pas dans le miroir, entre en jeu ; et en effet si le simulateur ferme le second œil il ne voit plus rien. Comme épreuve de contrôle on tient d'abord le miroir et l'échelle du côté de l'œil qui simule, puis on incline légèrement le miroir sur son axe vertical de telle sorte que l'échelle et cet œil seulement sont vus par le sujet ; celui-ci pense que l'œil qu'il voit dans le miroir est celui qui reçoit l'impression visuelle tandis qu'en réalité le sujet voit avec l'œil sain qui n'est pas visible. Si le sujet affirme que l'image n'est pas visible, la simulation est évidente.

On peut varier l'épreuve en modifiant légèrement l'inclinaison du miroir de manière à produire les conditions inverses, l'œil sain ne voyant l'échelle et sa propre image que lorsqu'ils sont de son côté, et vice versa. L'échelle ne doit pas être plus grande que le miroir et l'on doit acquérir d'abord une certaine habitude pour faire l'expérience rapidement et exactement. L'observateur s'aidera au moyen de la position de l'image réfléchie de l'échelle sur la cornée du sujet. Pour obtenir une exactitude absolue, il sera utile d'ajuster ensemble le miroir et l'échelle dans une monture.

Diploscope de Rémy. — Les personnes qui ont des deux côtés une vision un peu différente reconnaissent rapidement les objets qu'elles doivent voir soit avec l'œil droit, soit avec l'œil gauche. Un simulateur sachant faire la distinction entre ses deux yeux ne craindra pas de dire qu'il voit très peu ou même qu'il ne voit plus de l'œil blessé. Ce malade aura trouvé d'emblée la clef des divers appareils destinés à montrer la simulation. Pour montrer la supercherie de ces malades, il faut donc pouvoir changer à volonté la place des lettres qu'on leur donne à lire. C'est ici que triomphe le diploscope de Rémy.

Le disploscope permet dix sortes de changements, c'est-à-dire qu'il permet de donner dix places différentes à la lettre qui ne peut être vue que par un seul œil. On a ici toute facilité de diminuer peu à peu au moyen de verres l'acuité de l'œil sain pour égaliser autant que possible les deux yeux, ou même pour donner à l'œil sain une vision moins bonne que celle de l'autre œil, en plaçant au contraire devant l'œil malade le verre qui doit corriger le mieux possible sa réfraction. En utilisant le test mensurateur ajouté par Bourdeaux au diploscope de Rémy, il est facile de faire passer devant le malade des lettres nouvelles et progressivement décroissantes et de donner exactement ainsi la vision de l'œil incriminé.

Épreuves par les verres et les caractères colorés. — Les meilleurs moyens de déceler la simulation sont basés sur ce fait qu'une lame de verre d'une couleur déterminée laisse passer les rayons similaires et arrête les rayons de la couleur complémentaire; par exemple un verre rouge permettra de voir des lettres imprimées en rouge, tandis que des lettres imprimées de la couleur complémentaire, le vert, paraîtraient noires. Si les lettres rouges ou vertes sont imprimées sur fond noir, l'œil étant muni d'un verre rouge, les lettres rouges continueront à paraître rouges et seront vues nettement, les lettres vertes paraissant noires se confondront avec le fond noir et ne seront pas perçues. Si les lettres sont imprimées sur fond blanc, au contraire, le fond vu avec le verre rouge paraîtra rouge, les lettres rouges ne trancheront plus sur lui, tandis que les lettres vertes paraissant noires seront vues nettement.

La méthode de Stilling consiste dans l'emploi de tableaux disposés comme des échelles optométriques, mais dans lesquels les lettres sont vertes ou rouges sur fond noir.

Si le sujet déclare ne pas voir de l'œil droit, par exemple, alors que la vision est conservée du côté gauche, on le place devant le tableau dont les lettres sont rouges sur fond noir, puis sous prétexte de mesurer la vision de son œil gauche considéré comme sain, on lui place sur le nez une monture de lunettes dans laquelle on met à gauche un verre vert et à droite un verre rouge. Le verre vert supprime totalement pour l'œil gauche la vision des caractères rouges ; si donc le sujet peut lire les caractères du tableau de Stilling, c'est avec son œil droit, et le numéro des caractères qu'il peut lire à la distance de 5 mètres indique en même temps l'acuité visuelle de l'œil prétendu amaurotique.

Chaque verre ne laisse voir que les lettres de sa propre couleur, en supprimant les lettres de la couleur complémentaire qui paraissent noires et par suite ne tranchent plus sur le fond noir du tableau sur lequel elles sont collées. Encore faut-il que ces lettres ne fassent pas de saillie et ne présentent pas un vernis, un brillant qui permette de les reconnaître sur le fond mat. Il faut de même s'assurer que la teinte des caractères est bien appropriée à celle du verre coloré.

APPAREIL DE BOUCHARD. — L'appareil à éclipses et à rotation de verres de couleurs complémentaires construit par CORNET sur les indications de BOUCHARD est une application de la méthode de Stilling. Cet appareil donne un nombre assez considérable d'épreuves différentes et il permet de passer de l'une à l'autre sans que les sujets puissent trouver aucun point de repère dans les épreuves précédentes.

La boîte se compose de deux disques de verre mi partie rouge et vert, tournant derrière des lettres découpées : devant les ouvertures un volet mobile s'élève et retombe, cachant ainsi les optotypes pendant le temps du changement des couleurs.

On prépare d'abord deux montures de lunettes ordinaires portant un verre rouge et un verre vert ; dans l'une on les place à droite et à gauche et dans l'autre inversement. Les verres étant placés, on relève brusquement le volet en tirant sur la ficelle ; on sollicite une réponse rapidement et on laisse retomber le volet.

Dès que le volet est retombé, on peut changer la situation des verres à l'aide des taquets en saillie, on fait tourner le ou les disques jusqu'à venir buter contre la saillie située en bas des courbures latérales de la boîte. A chaque moment on sait, sans relever le volet, quelle est la couleur en service, par la peinture qui recouvre le bord apparent du segment de cercle correspondant.

L'appareil permet ainsi quinze épreuves différentes, et en interchangeant les verres rouge et vert placés sur les lunettes, on obtient trente dispositions successives.

Les verres colorés suppriment la perception de l'optotype de couleur complémentaire, le sujet ne doit lire que de l'œil déclaré bon. La phrase : JE NE LIS PAS devient ainsi, suivant les positions des couleurs, JE LIS, NE PAS, JE NE LIS, etc.

Quand on est assuré que le sujet tient les deux yeux ouvert, la simulation devient impossible. On pourrait également se servir de cet appareil pour mesurer l'acuité visuelle, en faisant varier sa distance du sujet.

Méthode de Bravais. — Bravais (de Lyon), dans une communication faite à la Société française d'ophtalmologie en 1884, a donné un moyen très simple de déjouer la simulation avec des verres colorés, mais sans se servir de tableaux de Stilling. Le procédé de Bravais est basé sur ce fait d'observation facile : si sur le papier blanc ordinaire on trace des caractères avec un crayon rouge, ces caractères ne seront pas vus par un œil muni d'un verre de même couleur, tandis qu'ils seront très bien vus par un œil couvert d'un verre bleu.

On place sur le nez du sujet une monture de lunette garnie d'un verre rouge devant l'œil déclaré bon, d'un verre bleu devant l'œil déclaré mauvais, puis on trace sur du papier blanc un mot comme celui-ci :

noir

dans lequel les lettres *n* et *i* sont écrites au crayon rouge, les lettres *o* et *r* au crayon bleu. Si l'œil au verre rouge voit seul il ne verra que *or*; si l'œil au verre bleu voit également, il distinguera le mot tout entier. La simulation de la cécité de l'œil couvert du verre bleu sera donc facilement décelée.

Ce procédé très simple offre le grand avantage de pouvoir être composé et modifié au moment du besoin ; de plus il ne demande aucun autre appareil qu'un verre bleu et un verre rouge qui sont dans toutes les boîtes de verres. Dans le procédé de Stilling, il faut d'abord avoir les tableaux de lettres colorées sur fond noir ; on les a bien rarement dans son cabinet et il serait peu commode de les transporter chez le sujet dans les cas rares d'ailleurs où l'on a à se déplacer pour faire une expertise médico-légale. Ce serait plus qu'il n'en faudrait pour exciter la défiance du sujet à examiner.

Le procédé de Bravais se prête, d'autre part, à de nombreuses modifications basées toujours sur ce fait que l'œil couvert d'un verre rouge ne voit pas les caractères tracés au crayon rouge, tandis que le verre bleu permet de voir nettement les caractères tracés au crayon rouge ou au crayon bleu.

Voici les principales combinaisons que l'on peut obtenir sur le procédé de Bravais.

On écrit un mot en deux couleurs comme :

noir

Le verre bleu étant placé devant l'œil réputé amaurotique, si cet œil est réellement amaurotique, le sujet ne verra que *or*; si les deux yeux voient, le sujet lira noir.

On écrit deux mots isolés et chacun d'une couleur différente comme.

oui   **non**

L'œil sain couvert du verre rouge ne verra que non ; l'œil dit amaurotique, couvert du verre bleu, verra oui et non si la cécité est simulée, et le sujet les deux yeux ouverts dira voir ces deux mots.

On peut écrire une phrase entière comme

Je *ne* **vois** *pas* **bien** *clair*

dont le sens change totalement selon que l'œil réputé amaurotique, couvert du verre bleu, voit ou ne voit pas.

Un autre moyen consiste à écrire deux fois le même mot en deux lignes superposées ; mais dans la première ligne les lettres tracées en bleu seront tracées en rouge dans la seconde ligne et inversement :

noir
noir

Le malade, se doutant bien qu'on veut le tromper, n'avouera pas qu'il voit deux mots ; il dira qu'il n'en voit qu'un seul, mais il suffira qu'il avoue en voir un entier pour que cela décèle sa simulation.

Un procédé également simple consiste à écrire avec un crayon noir sur des cartons mi-partie rouge et mi-partie bleue. Chaque œil ne peut ainsi voir que certaines lettres, l'écriture sur fond bleu n'étant pas visible à travers le verre rouge, non plus que l'écriture sur fond rouge à travers le verre bleu.

Un autre procédé ingénieux est celui proposé par Michaud. On trace au pinceau sur du papier d'architecte, quadrillé par millimètre en rouge brun, des lettres qui auront des dimensions semblables à celles des échelles ordinaires. A la lettre I, peinte en noir sur papier blanc, on ajoute des traits rouges de manière à former un F, ou un E, ou un P ; on peut ainsi faire des mots dont le sens varie beaucoup suivant que les lettres paraissent complètes ou formées uniquement d'un jambage noir. L'œil sain étant armé d'un verre rouge, on engage le sujet à lire vivement les caractères du tableau. Si le simulateur lit les lettres bicolorées, la dimension de ces lettres donne la mesure de son acuité visuelle.

SIMULATION DE L'AMBLYOPIE UNILATÉRALE

La simulation de l'amblyopie est bien plus fréquente et bien plus facile que celle de l'amaurose ; bien souvent d'ailleurs, cette déclaration d'amblyopie est faite de bonne foi. On sait combien il est fréquent de voir des sujets ignorer la valeur respective de leurs deux yeux, et de voir de même ces sujets apprendre à un âge quelconque qu'ils ont une amblyopie congénitale d'un œil. Le fait se passe journellement, et c'est en fermant un œil par hasard que le sujet s'aperçoit qu'il ne voit pas de l'autre côté. Or, une personne qui vient d'être victime d'un accident quelconque s'observe et s'aperçoit ainsi de choses parfois fort anciennes, mais dont elle n'avait pas conscience auparavant. Il est vrai que la déclaration faite alors à une personne de quarante ans que l'accident n'est pour rien dans le mauvais état de sa vue et que celui-ci remonte à sa naissance rencontre souvent beaucoup d'incrédulité.

Les cas dans lesquels le sujet simule l'amblyopie dans un but intéressé sont néanmoins communs et demandent toute notre attention. C'est ici encore un examen complet de l'œil malade qui permettra de dire s'il peut réellement y avoir amblyopie, quel peut être le degré de cette amblyopie et à quelle époque elle peut remonter. Quand il y a traumatisme, il faut rechercher avec grand soin les conditions dans lesquelles s'est fait ce traumatisme, étudier les lésions et voir quelle atteinte elles peuvent porter à l'acuité visuelle.

L'état moral dans lequel se présentera le malade, les circonstances dans lesquelles se sera produite son amblyopie nous montreront suffisamment quel peut être son but et quelle créance nous pouvons apporter à ses affirmations.

EMPLOI DES VERRES. — Un amblyope, sauf dans les cas où son amblyopie approche de l'amaurose, est toujours amélioré par un verre qui corrige sa réfraction et le rend emmétrope. S'il est emmétrope, un verre convexe améliorera toujours sa vision de près. S'il avoue une amélioration pour la lecture avec un verre convexe de quatre dioptries, on lui dit qu'il va voir encore bien mieux si l'on double la force du verre et, au lieu d'agir ainsi, on place devant le verre convexe un verre concave de même force, de manière à neutraliser le précédent ; si le sujet continue à lire, il avoue par cela même sa supercherie.

EMPLOI DES ÉCHELLES. — On cherchera à surprendre le sujet en lui faisant lire à diverses distances les caractères de nos échelles optométriques. Ces échelles sont disposées de telle sorte qu'il faut la même acuité visuelle pour lire le n° 5 à 5 mètres, le n° 20 à 20 mètres et le n° 50 à 50 mètres. Si, placé à une certaine distance, le sujet accuse une acuité visuelle de 1/2 et si, placé à une autre distance, il n'accuse plus qu'une acuité de 1/4 ou 1/8, nous sommes en droit de conclure à la simulation. Cette recherche doit toujours être faite après correction de la réfraction. Il faut de même faire en sorte que dans ces expériences successives l'éclairage soit toujours le même, car on sait combien varie l'acuité visuelle quand l'éclairage varie d'intensité.

Pour apprécier le degré d'amblyopie, il faut se rappeler que, même après correction parfaite, les amétropes d'un certain degré n'acquièrent pas une acuité visuelle normale. Les astigmates et les myopes au-dessus de 5 ou 6 dioptries n'arrivent pas toujours à acquiérir l'acuité 1, sans qu'il y ait cependant aucune lésion ophthalmoscopique, sans autre raison que leur amétropie. Il faut bien se rappeler ce point pour ne pas accuser de vouloir simuler l'amblyopie des gens qui ne sont que des astigmates méconnus.

ÉCHELLE DE TERSON. — Albert TERSON use du moyen suivant. Il découpe les caractères d'une échelle typographique et les présente sans ordre au sujet examiné. Un simulateur d'amblyopie tombera facilement dans le piège et lit ou lira inopinément à une autre séance les lettres les plus disparates.

Réunissant ces caractères et les collant sans ordre sur un carton, TERSON a constitué ainsi une échelle décimale qu'il a fait graver et éditer (fig. 309) et dans laquelle chaque caractère porte un petit chiffre donnant l'acuité visuelle qui lui est attachée. Cette échelle contient en plus des lettres des chiffres, et aussi des signes pour les illettrés.

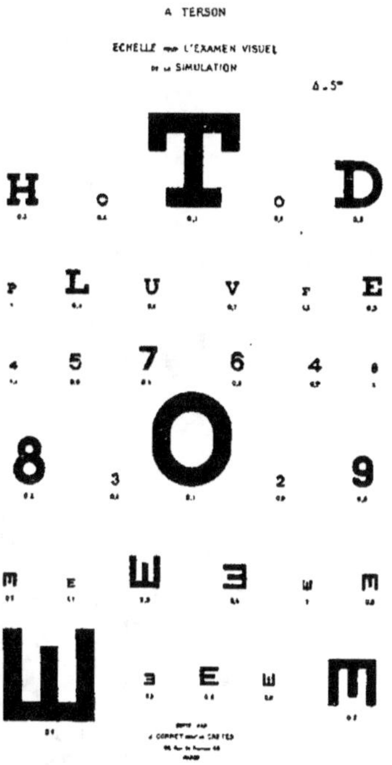

ÉCHELLE D'ARMAIGNAC. — ARMAIGNAC a présenté à l'Académie de Médecine de Paris une échelle optométrique composée de deux cartons rectangulaires réunis par une charnière en toile et glissant dans un châssis mobile percé de six fenêtres. Chaque carton porte, soit douze lignes de lettres disposées par paires de même grandeur, mais avec des lettres différentes, soit douze lignes de signes présentant la même disposition par paires, mais formées par la seule lettre E dont les pointes regardent en haut, en bas, à droite ou à gauche.

En soulevant ou abaissant le carton, on met dans les ouvertures du châssis les rangées de lettres impaires (1, 3, 5, 7, 9, 11) ou les rangées paires (2, 4, 6, 8, 10, 12) faisant ainsi varier les optotypes présentés. Le carton muni du signe E permet de contrôler par une manœuvre analogue les résultats de l'exploration précédente, si cela paraît utile.

Sur les faces postérieures de ses cartons, ARMAIGNAC a placé des lignes de lettres et de signes disposées absolument comme les précédentes, mais alternativement rouges et vertes sur fond noir. En se servant successivement de verres rouges et de verres verts pour faire lire ces tableaux, on détermine l'acuité visuelle de l'œil examiné avec toute la précision désirable.

Fig. 309.

BOITE DE BOUCHART. — La boîte de Bouchart (fig. 310) a une forme rectangulaire de 50 centimètres sur 20 et une épaisseur de 7 centimètres seulement, de façon à être tenue facilement dans les doigts. L'œilleton est constitué par un tube fermé par un verre plan pour éviter toute introduction de poussière et porte une gorge pour recevoir les verres correcteurs nécessaires. Les optotypes sont situés comme l'indique le plan ci-joint. Les miroirs au nombre de 4, dont 3 mobiles et 1 fixe, sont montés sur des axes, commandés par des clefs extérieures.

L'appareil permet quatre épreuves. Grâce au mécanisme intérieur des trois miroirs, on obtient dans cette boîte, qui mesure 50 centimètres, des images distantes de l'œil de 40, 60, 100 et 150 centimètres. Les grandeurs des

caractères sont telles que, aux distances des quatre épreuves, l'acuité correspond à des chiffres variant successivement de 1 à 1/15 en passant successivement par 2/3, 1/2, 1/3, 1/4, 1/5, 1/6, 1/10, etc.

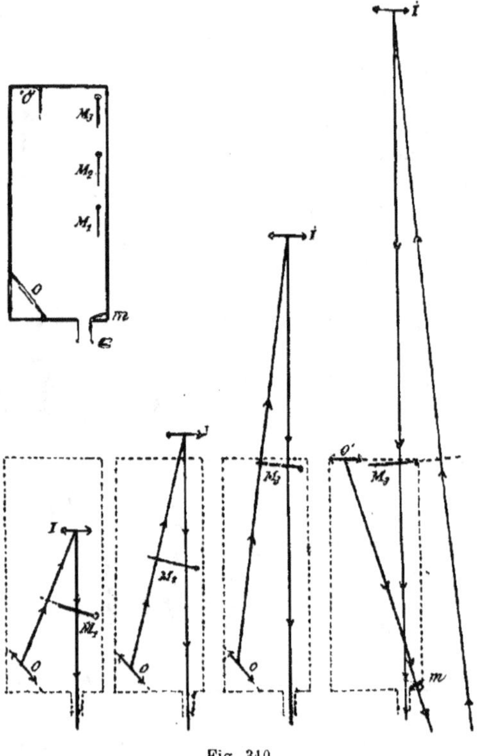

Fig. 310.

Cet appareil a pour but de faire croire à une distance apparente de l'objet
vu bien inférieure à la distance réelle de l'image.

SIMULATION DE L'AMBLYOPIE BILATÉRALE

Il n'est pas facile de simuler longtemps l'amaurose des deux yeux, à cause
de la démarche caractéristique des aveugles, qu'on ne saurait imiter longtemps et à cause du genre de vie très pénible auquel on serait astreint ; en
revanche, il n'est pas très rare de voir simuler l'amblyopie double, et cette
forme de simulation peut être très difficile à dévoiler. Nous aurons alors à
appliquer à chaque œil ce que nous avons dit de la simulation de l'amblyopie unilatérale.

MALADIES PROVOQUÉES

On peut provoquer de la blépharite, de la mydriase, de la conjonctivite, des ulcérations de la conjonctive, parfois même des ulcérations de la cornée.

On provoque et plus souvent on entretient une conjonctivite en mettant au contact de la conjonctive des irritants chimiques ou mécaniques divers. Les corps les plus employés sont naturellement ceux que les simulateurs ont le plus facilement à leur disposition : du tabac, du sable, du sel marin, du plâtre.

Certains de ces irritants ne donnent lieu qu'à une hyperhémie plus ou moins marquée, sans hypersécrétion ; d'autres produisent des lésions inflammatoires ou desquamatives, surtout localisées au niveau de la moitié inférieure de la conjonctive bulbaire. D'après le Dr PIERRE, cité par BAUDRY, les transportés des îles du Salut simulent fréquemment la diphtérie oculaire au moyen du jequirity qu'ils se procurent facilement ; l'un d'eux perdit l'œil à la suite d'une tentative de cette nature. MARSHALL rapporte qu'un certain nombre de soldats anglais s'inoculaient volontairement du pus blennorragique dans l'œil en vue de la réforme et d'une pension de retraite à obtenir.

En présence d'une conjonctivite monoculaire rebelle à tout traitement, s'aggravant sans raison et brusquement chez une personne qui peut avoir intérêt à simuler, il faut faire un examen minutieux de toute la conjonctive et en particulier des culs-de-sac, et faire l'examen bactériologique des sécrétions conjonctivales ; puis on applique un bandage occlusif au collodion et on surveille aussi rigoureusement que possible pour déjouer toute manœuvre.

La blépharite peut être provoquée par l'arrachement des cils et la cautérisation du bord libre des paupières ; mais, dans ces cas, les glandes de Meïbomius ne présentent aucune trace d'inflammation, et l'on peut obtenir rapidement la guérison en appliquant un pansement occlusif et en surveillant le sujet.

MALADIES DISSIMULÉES

En outre des personnes qui sollicitent un emploi dans une administration, les dissimulateurs peuvent être des personnes désirant prendre un engagement dans l'armée, faire un mariage avantageux, contracter une assurance sur la vie, entrer dans une société qui assure, soit une indemnité en cas d'accident ou de maladie, soit une retraite aux personnes qui remplissent lors de leur admission dans cette société certaines conditions de bonne santé. Ces faits de dissimulation de maladies existantes deviendront sans doute de plus en plus communs. Il est, en effet, naturel qu'un patron, avant d'engager un ouvrier qui peut lui coûter très cher s'il est victime d'un accident diminuant son acuité visuelle, s'assure d'abord que cette acuité est normale et que cet ouvrier n'a pas déjà quelque lésion dont il pourrait le rendre responsable par la suite. Nous avons déjà vu souvent ces temps derniers des apprentis, des ouvriers, venant nous demander des certificats constatant qu'ils avaient une bonne vue. Ces faits deviendront certainement plus communs par la suite.

L'examen ne doit pas se borner à placer le sujet à 5 mètres de l'échelle optométrique et à s'assurer qu'il voit de chaque œil isolément les plus fins caractères de cette échelle. Cela prouve seulement qu'il a actuellement une acuité normale. Il faut, en outre, le soumettre à un examen ophtalmoscopique complet. Là, on découvre peut-être qu'il a de la mydriase d'un côté ou que ses pupilles réagissent à l'accommodation sans réagir à la lumière, c'est-à-dire que c'est un tabétique. Peut-être trouve-t-on une opacification des parties périphériques du cristallin, de la chorio-rétinite, ou même une de ces neuro-rétinites qui, malgré les symptômes ophtalmoscopiques qu'elles entraînent, malgré la gravité de leur pronostic, n'ont pas encore diminué sensiblement l'acuité visuelle. Il faudra donc dans tous les cas un examen complet.

BIBLIOGRAPHIE

Armaignac (Henry). Traité élémentaire d'ophtalmoscopie, d'optométrie et de réfraction oculaire. *Paris*, 1878, p. 444.

— Une échelle optométrique polyoptotypique. Rapport de Chauvel. *Bull. de l'Acad. de Méd. de Paris*, 26 février 1907.

— Autosynoptomètre à miroir. Rapport de Chauvel. *Bulletin de l'Acad. de médecine de Paris*, 16 janvier 1906, p. 74.

Bargy (M.). Un cas rare de conjonctivite provoquée. *Le Caducée*, 15 avril 1905, p. 109.

Baudry (S.). Simulation de l'amaurose et de l'amblyopie. Des principaux moyens de la dévoiler. *Lille*, 1898.

Bichelonne. Considérations sur la simulation du rétrécissement concentrique du corps visuel. *Annales d'Oculistique*, avril 1903, p. 252.

Bouchart (A.). Boîte pour déterminer l'acuité visuelle vraie d'un simulateur. *Bull. de la Soc. d'Opht. de Paris*, 1905, p. 61.

Bravais. Simulation de l'amaurose unilatérale. *Bulletins et mémoires de la Société française d'Ophtalmologie.* Paris, 1884, p. 166.

Chevallereau (A.). Pseudo-conjonctivite tuberculeuse simulée. *Bull. de la Soc. d'Opht. de Paris*, 1908, p. 8.

Coppez (Henri). La conjonctivite simulée. *Journal méd. de Bruxelles*, 1900, p. 439.

Coronat (G.). Procédé destiné à découvrir la simulation de l'amaurose unilatérale. *La Province médicale* de Lyon, 12 novembre 1892.

Delord (de Nîmes). Simulation d'une amblyopie élevée dans un cas de strabisme alternant. *Bull. de la Soc. franç. d'Opht.*, 1906, p. 354.

Fridenberg (Percy). *The Ophtalmic Record*, 1899.

Giraud-Teulon. La vision et ses anomalies, Paris, 1881, p. 906.

Houdart (de Brest). Sur l'utilité de connaître de bonne heure l'acuité visuelle restant après les accidents du travail intéressant les yeux ; manière de l'obtenir. *Recueil d'Ophtalmologie*, décembre 1906, p. 713-721.

Jackson. College of physicians of Philadelphia. Ophtalmological section, January 18, 1898.

Koster Gzn (W.). Tubes de Gratama pour découvrir la simulation de l'amaurose ou de l'amblyopie d'un œil et perfectionnement de cet appareil. *Von Graefe's Archiv. für Opht.*, vol. LXIV, fasc. 3, 16 octobre 1906, p. 502-510.

Michaud. Procédé pour reconnaître la simulation de l'amaurose et de l'amblyopie mono-culaires devant les conseils de revision. *Archives de méd. et de pharmacie militaires.* n° 4, p. 264, 1888.

Michel Modification et simplification du campimétre. Mode d'emploi chez les gens suspects de dissimulation. *Conférence internationale concernant les services sanitaires des chemins de fer et de la navigation.* 2º session, Bruxelles, 1897, p. 291.

Nicati. *Archives d'Ophtalmologie*, février 1904.

Roche (Charles), de Marseille. Moyen simple et rapide permettant de s'assurer de l'existence de la vision binoculaire. *Ann. d'Ocul.*, t. CXXXIX, p. 43.

Santa Maria (A.). — Un nouvel appareil pour découvrir la simulation de l'amblyopie et de l'amaurose monoculaires. *La Clin. Ophtalm.*, 10 septembre 1909, p. 425-434.

Schmeichler. Simulation von Augenleiden. *Wiener Med. Wochens.*, nᵒˢ 16, 17, 18, 19, 20, 21, 22 et 23, 1904.

Stoeber. *Archives d'Ophtalmologie*, 1883.

Terrien (F.). De la simulation dans la pratique ophtalmologique. *Gaz. des Hôp.*, 20 mars 1906.

Truson (A.). Échelle pour l'examen visuel. Recherche de la simulation. *Le Caducée*, 19 juin 1909, p. 162.

Wick (K.). Ueber simulation von Blindheit und Schwachsichtigkeit und deren Entlarvung, 2ᵉ édit. *Berlin*, 1907.

MÉDECINE LÉGALE

Par A. CHEVALLEREAU

Nous divisons l'étude de la médecine légale en sept chapitres. Dans le premier, nous étudierons les renseignements fournis par l'examen de l'œil à la médecine légale générale, en dehors de toute lésion oculaire directe.

Dans le second, nous examinerons les traumatismes portant sur les différentes membranes oculaires et déduirons les conséquences médico-légales que l'on peut tirer de leurs lésions.

Notre troisième chapitre aura trait aux accidents causés par les brûlures, la foudre, l'électricité.

Le quatrième traitera de l'influence du traumatisme sur l'évolution de diverses maladies, et réciproquement de l'influence de l'état général sur les suites du traumatisme.

Le cinquième sera relatif à la législation des accidents du travail ; le sixième, à l'évaluation du dommage causé ; le septième enfin est consacré à la jurisprudence médicale.

CHAPITRE PREMIER

RENSEIGNEMENTS FOURNIS PAR L'ŒIL A LA MÉDECINE LÉGALE GÉNÉRALE

SIGNES OCULAIRES DE LA MORT

Paupières. — Hippocrate indiquait déjà ce signe de la mort : « yeux caves, poils des cils parsemés d'une sorte de poussière d'un blanc terne ». Au moment de la mort, les paupières s'entr'ouvrent ; les cadavres ont les yeux ouverts, d'où cette habitude de fermer les yeux des défunts. Ce phénomène n'est cependant pas constant et n'a d'autre part rien de caractéristique.

Les yeux s'entr'ouvrent généralement au moment de la mort, parce que le sphincter palpébral, comme tous les autres sphincters, se relâche à ce moment. Quelques auteurs ont même constaté au moment du dernier soupir l'expulsion d'une larme, ce qui tiendrait au relâchement des fibrilles musculaires de l'appareil lacrymal.

La mort peut survenir de trois manières différentes, soit à la suite d'une maladie accompagnée d'une agonie plus ou moins longue, soit dans un état apparent de bonne santé, soit à la suite d'une violence extérieure.

Les signes révélateurs sont fournis par l'état des paupières après la mort. On a cru longtemps que l'on mourait toujours les yeux et la bouche entr'ouverts ; mais, en réalité, les paupières offrent quatre modes particuliers : le mode des yeux ouverts, le mode des yeux mi-clos, le mode des yeux fermés, enfin le mode d'ouverture inégale. Ces divers états, observés immédiatement après la mort, peuvent se transformer pendant les trois jours qui suivent le décès.

VALUDE, sur 100 cadavres examinés après vingt-quatre heures, a trouvé : 7 yeux fermés ; 12 fois un œil fermé, l'autre ouvert ; 15 yeux grand ouverts ; 60 yeux mi-clos. A une deuxième inspection, parmi les yeux ouverts ou mi-clos, 42 p. 100 n'avaient pas bougé, 45 p. 100 s'étaient légèrement fermés. Le mouvement de fermeture est très lent, de 1 à 2 millimètres par jour : il n'y a donc que les yeux mi-clos qui puissent se fermer complètement.

Dans les cas de mort succédant à une maladie accompagnée d'une agonie plus ou moins longue, dans la tuberculose, la pneumonie, la pleurésie, les cadavres ont habituellement les yeux mi-clos ; cependant on trouve 25 p. 100 d'yeux ouverts et 5 p. 100 d'yeux fermés.

Dans la pneumonie, les cadavres ont presque toujours les yeux fermés ou à peine entr'ouverts.

Les personnes ayant succombé à une maladie de cœur ont souvent de l'asystolie, de l'anasarque avec œdème des paupières ; aussi beaucoup de cardiaques meurent-ils les yeux fermés. Cependant, lorsque les mourants sont pris d'une oppression très forte ou de syncope, on observe le mode des yeux ouverts. Dans les cas d'endocardite infectieuse ou de péricardite purulente, on retrouve l'état commun aux infections, les yeux mi-clos.

Les maladies des reins amènent souvent de l'insuffisance rénale, avec état d'intoxication ; aussi les cadavres ont-ils généralement les yeux mi-clos ; mais, s'il existe de l'œdème des paupières, les yeux sont fermés.

Dans la fièvre typhoïde, si l'agonie est lente, les yeux sont mi-clos ; quand la mort est survenue par collapsus ou par syncope, les yeux sont ouverts.

Les cancéreux ont les yeux ouverts dans 80 p. 100 des cas et la cornée est recouverte d'un enduit glaireux.

Dans les maladies du système nerveux, les yeux sont mi-clos ou complètement fermés. On observe parfois la fermeture inégale des paupières.

C'est dans la mort brusque, dans des conditions apparentes de bonne santé, que les expertises sont le plus fréquentes. Il s'agit généralement de gens âgés, porteurs de lésions anciennes des poumons, du cœur ou des reins.

De l'ensemble des faits, il paraît ressortir que les gens bien portants avant leur mort gardent les yeux fermés, tandis que ceux qui avaient de vieilles lésions ou des maladies chroniques meurent les yeux mi-clos.

Les suicidés meurent ordinairement les yeux fermés ; les victimes d'un assassinat meurent, au contraire, les yeux ouverts. Dans la pendaison, les yeux sont fermés dans 52 p. 100 des cas, mi-clos dans 32 p. 100, ouverts dans 16 p. 100. Les noyés retirés de l'eau peu après leur mort ont le plus souvent les yeux fermés et quelquefois les yeux mi-clos.

L'asphyxie par le charbon amène la mort lentement et les yeux sont mi-clos ou peu ouverts. De même dans les cas de mort par suffocation.

Les empoisonnements ont sur les yeux des effets variables et peu décrits.

Cornée. — La perte de transparence de la cornée, la flaccidité, la diminution de la tension intra-oculaire se produisent successivement et conduisent à la certitude de la mort. « Dans certains cas, la cornée perd son éclat quelques instants après la mort, devient rugueuse, sans transparence. L'épithélium se soulève, se ramollit ; la cornée se couvre d'une toile glaireuse constituée par les débris d'épithélium, par une matière albumineuse transsudée et par les grains de poussière déposés sur l'œil » (De Micas). La cornée des noyés conserve assez longtemps son éclat.

Peu d'heures après la mort, la sclérotique devient jaune, puis bleuâtre. La putréfaction fait au contraire disparaître cette teinte.

Legrand a recherché les images de Purkinje qui disparaissent dans l'ordre suivant : d'abord la troisième, puis la seconde, enfin la première. Les deux images postérieures s'éteignent souvent pendant l'agonie ; la première cesse d'être réfléchie par la cornée six ou douze heures après la mort.

Tension. — La tension intra-oculaire diminue aussitôt après la mort. Cette diminution de tension permet de modifier par une simple pression du doigt la forme de la pupille, et cette modification est tout à fait caractéristique.

Pupille. — Au moment de la mort, la pupille se dilate et peut atteindre 5 ou 6 millimètres. Quelquesheures après la mort, elle se rétrécit de nouveau, et plus tard son contour devient souvent irrégulier.

La dilatation pupillaire est un signe important, mais des adhérences iriennes peuvent l'empêcher de se produire. D'autre part, cette dilatation peut exister avant la mort dans bien des cas. D'ailleurs cette dilatation n'existe que pendant quelques heures et on ne la constate que lorsque la mort est récente.

Un très bon signe de la mort, c'est que la pupille ne réagit plus à la lumière. Nysten prétend que les fibres iriennes restent pendant une heure sensibles au galvanisme. Bouchut considérait la mort comme certaine lorsqu'au bout d'une heure on ne pouvait observer ni l'action mydriatique de l'atropine, ni l'action myotique de l'ésérine. Encore faut-il que l'action myotique de l'ésérine par exemple ne soit pas annihilée par l'existence d'un glaucome.

Les signes fournis par la pupille dans la mort par asphyxie sont à peu près identiques, que la mort ait été provoquée par suffocation, par submersion, par strangulation, par pendaison, ou par la respiration de gaz méphitiques. Dans tous ces cas la pupille est dilatée.

Chez les décapités, d'après deux observations d'Holmgren, les pupilles se contractent neuf secondes après la décollation ; vingt secondes après, elles se dilatent et restent dilatées deux minutes pour se contracter ensuite légèrement et rester définitivement dans cet état.

Sensibilité. — D'après Tourdes, la sensibilité commence à disparaître soit par la cornée, soit par la conjonctive, d'après le genre de mort. Dans la mort par le froid, par la strychnine, c'est la sensibilité cornéenne qui disparaît la première ; l'insensibilité conjonctivale commence dans l'anesthésie par l'éther. Cette insensibilité de la conjonctive et de la cornée n'a d'ailleurs pas une grande valeur ; elle est loin de donner une certitude absolue, puisqu'elle existe dans l'anesthésie générale et qu'on la trouve même chez certains sujets à l'état physiologique.

Quand on constate sur un cadavre un ulcère de la cornée et que les personnes de l'entourage apprennent au médecin que cette affection s'est produite sans cause apparente quelques jours avant la mort, on peut conclure que l'agonie a été assez longue (De Micas).

Examen ophtalmoscopique. — Après la mort l'œil humain reste sensible à l'examen ophtalmoscopique pendant douze à dix-huit heures.

Dans l'œil cadavérique, les artères ont complètement disparu, tandis que les veines, plutôt étroites, présentent leur aspect ordinaire. La région maculaire apparaît comme une tache brunâtre ; la papille est pâle ; la rétine donne un reflet grisâtre, sauf dans la région maculaire et dans la région ciliaire, à cause de sa moins grande épaisseur dans ces régions.

Un préjugé assez répandu consiste à croire que l'œil du cadavre, comme une plaque photographique, conserve l'image du dernier objet vu pendant la vie. Il est inutile d'insister pour montrer que ce préjugé, comme beaucoup d'autres, ne repose sur absolument rien.

Pour faire un diagnostic immédiat de la mort, D'Halluin a conseillé d'instiller quelques gouttes d'éther. Celui-ci produit immédiatement, quand on n'a pas affaire à un cadavre, une rubéfaction assez considérable de la conjonctive ; cette rubéfaction se renouvelle à chaque instillation. Ce procédé a en outre l'avantage de constituer un mode de traitement efficace. D'après les recherches de Chevrotier, en effet, l'éther, par son contact avec la muqueuse conjonctivale, provoque le retour de la respiration si le cœur n'est pas encore arrêté.

SIGNES OCULAIRES DANS LES EMPOISONNEMENTS
ET ATTENTATS CRIMINELS

Dans les attentats à la vie par empoisonnement, par des gaz toxiques ou méphitiques, par violences mécaniques exercées sur l'appareil respiratoire, telles que suffocation, strangulation, pendaison, c'est surtout au niveau des viscères que siègent les lésions caractéristiques ; néanmoins il peut exister du côté de l'œil ou de ses annexes un retentissement amenant des phénomènes spéciaux. Ces derniers, sans être caractéristiques par eux-mêmes, peuvent contribuer pour une bonne part à éclairer l'expert sur les causes et les conséquences de l'accident ou de l'attentat.

Empoisonnements accidentels ou criminels. — Les ASPHYXIES PAR LES GAZ dans lesquelles on a observé des phénomènes du côté de l'organe de la vision ont été provoquées par l'oxyde de carbone, par les gaz méphitiques des fosses d'aisance, par le sulfure de carbone, par le gaz d'éclairage.

Les émanations ammoniacales qui se dégagent des fosses d'aisance déterminent de l'irritation de la conjonctive, à la longue de l'ophtalmie des vidangeurs ; mais ce n'est pas là pour le médecin expert un symptôme bien précieux.

Dans l'empoisonnement par le gaz d'éclairage, on observe de l'exophtalmie, des paralysies des muscles extrinsèques et intrinsèques de l'œil, une diminution de l'acuité visuelle, un rétrécissement du champ visuel et une dilatation des veines rétiniennes avec atrésie des artères. PURTSCHER a observé un cas dans lequel la vision centrale, d'abord réduite à 3/12, redevint ensuite normale, mais il persista une hémianopsie bilatérale. Sans doute dans ce cas il se produisit une hémorragie ou un ramollissement sur le trajet du nerf optique ou sur un point de la couche corticale du cerveau.

ILLING rapporte un cas d'hémiopie par intoxication par l'oxyde de carbone.

POISONS. — Les empoisonnements par des *poisons irritants ou corrosifs* n'amènent habituellement pas de phénomènes oculaires. Cependant TAYLOR cite le cas d'une jeune fille qui, empoisonnée par le bioxalate de potasse, présenta entre autres symptômes, à la période de dépression, une conjonctivite intense, de la dilatation pupillaire et de l'obscurcissement de la vision.

Les poisons *hyposthénisants*, comme l'*arsenic* et les sels arsenicaux, produisent de l'irritation de la muqueuse nasale et de la muqueuse oculaire, mais seulement dans les usages industriels ; par exemple l'arsénite de cuivre (vert d'émeraude), employé dans la confiserie, la pâtisserie, les papiers peints, les fleurs·artificielles, provoque de la conjonctivite avec épaississement et gonflement des paupières.

Dans le cours des expériences qu'il a faites pour comparer les effets du plomb et du thallium, Ch. Richet a constaté que le thallium comme le plomb produit des kératites non inflammatoires, caractérisées par l'opacité progressive de la cornée. Cette kératite, qu'on n'avait pas signalée jusqu'ici, n'est pas accompagnée d'une conjonctivite inflammatoire. Elle commence insidieusement, par une sorte de léger voile blanchâtre ou bleuâtre, qui tend à rendre la cornée moins transparente. Le début de l'opalescence s'est toujours fait par le bord supérieur de la cornée. Il est permis de rapprocher cette kératite des autres kératites toxiques (avec la naphtaline par exemple, ou avec le menthol) mentionnées par divers auteurs. ·

Dans le commerce, dans l'industrie, les employés, les ouvriers sont souvent exposés à des poussières, à des gaz irritants qui provoquent de la blépharite ou de la conjonctivite ; mais ce sont là non des accidents du travail, mais des maladies de métier qui ne donnent droit à aucune indemnité. Quelquefois cependant il peut y avoir là de véritables accidents.

Par exemple des émanations de *nitrobenzol*, par suite du bris des récipients dans les fabriques d'aniline et dans les fabriques de roburite, peuvent amener une coloration en gris bleu de la peau du visage avec douleur, vomissements, évanouissements, coma, mais en outre de la mydriase, des crampes des muscles de l'œil, de l'œdème de la rétine, des hémorragies rétiniennes, un scotome central et une confusion dans la perception du bleu et du blanc.

Empoisonnements thérapeutiques. — Les *poisons stupéfiants*, comme la *belladone* et l'*atropine*, exercent sur l'organe de la vision une influence tout à fait directe. L'empoisonnement par la belladone amène du gonflement des paupières, de la mydriase et la paralysie de l'accommodation.

L'empoisonnement par la *jusquiame* et l'*hyoscyamine*, par le *datura stramonium* et la *daturine* amène des phénomènes de même genre que la belladone et l'atropine.

La *ciguë* (œnanthe crocata) produit de l'exophtalmie.

Le *curare* produit une exophtalmie double, de l'injection des conjonctives, une hypersécrétion des larmes.

L'*alcool*, dans les cas d'ivresse alcoolique très prononcée, amène de la tuméfaction et de l'injection des conjonctives.

L'*hydrate de chloral* provoque l'hyperhémie des conjonctives et l'occlusion des paupières.

Tardieu cite parmi les symptômes de l'empoisonnement par la digitale les yeux injectés, saillants et fixes, l'exophtalmie, puis divers troubles de la vision qu'il ne spécifie pas.

La *nicotine* amène un relâchement général des muscles du corps, de l'exophtalmie. Les yeux deviennent brillants et les paupières sont bouffies.

Les *agents anesthésiques* comme le chloroforme et l'éther produisent pendant la première période de leur administration, pendant la période d'excitation, la dilatation de la pupille ; après cette période, la pupille se contracte progressivement ; pendant l'anesthésie complète, elle reste contractée et immobile. S'il se produit de l'asphyxie, les pupilles se dilatent très largement.

Le protoxyde d'azote et le nitrite d'amyle, qui agissent en provoquant l'asphyxie, amènent également de la dilatation pupillaire.

Les poisons *tétaniques* les plus connus sont la strychnine, l'acide prussique, les cantharides.

Dans l'empoisonnement par la *strychnine*, les yeux sont saillants et fixes et souvent convulsés dans un sens ou dans l'autre.

L'*acide prussique* exerce une action sur les nerfs moteurs de l'œil et des paupières ; les cadavres ont les yeux grand ouverts, fixes et proéminents. Tardieu signale chez les vivants de l'exophtalmie et parfois de la diplopie.

Les sujets empoisonnés par la *cantharide* ont les yeux saillants et brillants.

La fève de Calabar et son alcaloïde l'*ésérine* ou physostigmine, le *jaborandi* et la pilocarpine, l'*amanita muscaria* et la muscarine ont sur l'œil une action à peu près analogue, mais d'une intensité différente. L'ésérine surtout a une action toxique même à dose peu élevée. Un milligramme suffit pour provoquer des phénomènes d'empoisonnement. L'instillation de deux gouttes d'un collyre à 1 p. 200 provoque la contraction de la pupille et le spasme de l'accommodation ; les mêmes effets se produisent sous l'influence d'un empoisonnement général, mais il faut alors une dose beaucoup plus élevée.

La pilocarpine produit les mêmes effets, mais avec beaucoup moins d'intensité.

Il en est de même de la muscarine. Cependant il existe entre l'action de cette dernière substance et celle de l'ésérine des différences notables. L'ésérine agit d'abord sur le sphincter pupillaire et ne trouble qu'ultérieurement l'accommodation.

Au contraire, la muscarine agit d'abord sur l'accommodation et provoque peu de rétrécissement pupillaire. D'autre part, l'action de la muscarine sur l'accommodation et l'action sur le sphincter pupillaire, quand celle-ci se produit, sont l'une et l'autre également prolongées.

Il faut se rappeler que la nicotine provoque également le rétrécissement de la pupille, que la strychnine, alcaloïde de la noix vomique, et la brucine, alcaloïde de la fève de Saint-Ignace, le curare, la thébaïne produisent sur l'iris des effets à peu près identiques.

Le plus employé et le plus intense de ces poisons, la strychnine, peut tuer à la dose de 3 centigrammes un homme de taille moyenne ; il ne faut pas oublier la grande tolérance des alcooliques pour la strychnine et ses composés. Cette substance, en outre de la contraction de la pupille, amène une augmentation de l'acuité visuelle et du champ visuel.

Les nombreux *alcaloïdes de l'opium*, la morphine, la narcéine, font contracter la pupille et provoquent quelquefois un spasme de l'accommodation.

Les poisons *narcotiques* sont surtout représentés par l'opium qui, pris à dose toxique, suspend toutes les sécrétions et amène de la sécheresse du globe de l'œil.

G. Valenti, de Rome, a publié un cas d'amaurose de l'œil droit, puis de

l'œil gauche, chez un homme de vingt-six ans, empoisonné par des cham-
pignons du genre *amanita*. Les symptômes commencèrent dans la nuit du
lendemain. Amené à l'hôpital, le malade avait à peine la perception lumineuse ; le facies était égaré et les pupilles très larges.

A l'ophtalmoscope on trouvait les papilles pâles, des artères rétrécies,
des veines relativement dilatées. Au bout de huit jours, l'amélioration commença à se manifester ; au bout de quinze jours, le malade commençait à lire
les gros caractères de l'échelle de Snellen. Après un mois, l'état reste stationnaire avec $V = 0,3$.

Cet empoisonnement par la muscarine ou amanitine a dû provoquer une
névrite rétrobulbaire à forme subaiguë analogue à celle des buveurs et des
fumeurs, à celle provoquée par le sulfure de carbone (fabriques de caoutchouc, par le plomb, par le dinitrobenzol (fabriques de roburite).

Meyer a rapporté l'histoire d'un jeune homme de vingt-huit ans qui, à la
suite de l'absorption comme ténifuge d'une dose moyenne d'extrait de *fougère mâle*, fut pris d'accidents d'intoxication excessivement graves. Il resta
un jour et demi dans le coma et, lorsqu'il sortit de cet état, il se trouva frappé
d'une cécité complète de l'œil droit et d'une diminution considérable de la
vision de l'œil gauche.

L'examen ophtalmoscopique, pratiqué quelque temps après, montra à
gauche une papille pâle, à droite un aspect encore légèrement névritique de
la papille avec léger rétrécissement des artères rétiniennes. Le traitement
resta sans effet et la maladie se termina par une atrophie optique très prononcée des deux côtés. La vision de l'œil droit est limitée au quart inférieur
nasal du champ visuel et, dans ce champ restreint le malade peut à peine
compter ses doigts et distinguer les couleurs ; à gauche, le champ visuel est
un peu plus étendu et l'acuité visuelle est de $1/6$.

Cette atrophie des nerfs optiques paraît bien due à l'ischémie de la rétine
résultant de la contracture des artères sous l'influence de l'extrait de fougère
absorbé, car on sait que cet extrait est un poison musculaire des plus actifs.
Uhthoff pense au contraire que l'on peut faire intervenir une action spécifique du poison sur la substance nerveuse. Quant à savoir si ces propriétés
toxiques doivent être attribuées à l'acide filicique ou aux autres substances
constitutives du médicament, aspidine ou aspidinine, la question ne paraît
nullement élucidée.

Chez un jeune homme robuste, observé par Schœnig, l'amaurose apparut
vingt-quatre heures après l'absorption de la fougère mâle. Sept heures après
il put être examiné à l'ophthalmoscope. On trouva des artères amincies et
des veines dilatées et de plus un plissement de la rétine provenant d'un
œdème de cette membrane (?). Après quatre semaines, l'œil droit était encore
aveugle, tandis que l'œil gauche avait une acuité de $1/200$.

Un malade de trente-quatre ans, cité par Stuelp, prend le 2 janvier 1904
30 centigrammes de calomel et le lendemain 4 grammes d'extrait éthéré
de fougère mâle ; le surlendemain il prend 8 grammes du même extrait. Il
tombe dans le coma et, le lendemain 5 janvier, Stuelp le trouve complètement

aveugle : pupilles complètement dilatées et ne réagissant pas, ne donnant qu'un reflet blanchâtre et laissant apercevoir des artères filiformes et des veines tortueuses. Les jours suivants, l'œdème des rétines diminue, les vaisseaux centraux se remplissent mieux et le nerf optique devient visible en même temps que surviennent de nombreuses hémorragies rétiniennes. Amaurose absolue.

Siméon Snell a rapporté à la Société ophtalmologique du Royaume-Uni, le 5 juillet 1901, l'histoire d'une jeune fille à laquelle on avait prescrit du *salicylate de soude* pour un rhumatisme articulaire aigu. Elle se réveilla le matin à sept heures et demie avec un épais brouillard devant les yeux. Au moment de la visite du médecin, entre onze heures et midi, elle n'avait aucune perception lumineuse. Le lendemain, Snell la vit et la trouva complètement aveugle. L'ophtalmoscope ne montrait rien d'anormal. Le jour suivant, elle était atteinte d'une endopéricardite; il n'y avait encore rien d'anormal au fond de l'œil. La malade mourut le même jour sans qu'il y ait eu aucun retour de la vision. La quantité totale de salicylate de soude absorbée avait été de 140 à 160 grains (9 à 10 grammes) en soixante heures.

Le *sulfate de quinine*, pris à forte dose, amène un rétrécissement considérable des artères de la rétine. La papille devient décolorée et l'amaurose peut être complète; mais, si le médicament n'est pas prolongé, les phénomènes cessent et l'acuité visuelle peut redevenir normale.

L'emploi prolongé du *naphtol-β*, même en pommade, par exemple pour une maladie du cuir chevelu, peut provoquer des altérations oculaires. Il peut survenir des plaques rétiniennes, de la cataracte, des altérations choroïdiennes. Van der Hœve a vu survenir le début de ces accidents chez deux personnes se servant d'une pommade au naphtol pour le cuir chevelu et chez une autre qui prenait du naphtol à l'intérieur pour une affection intestinale. Il a d'autre part provoqué ces accidents chez l'animal. Le naphtol serait donc à ce point de vue beaucoup plus dangereux que la naphtaline.

Lezenius signale l'apparition d'une cataracte double chez un homme de trente-six ans, après l'absorption de 5 grammes de *naphtaline*. Huit à neuf heures après l'ingestion de cette dose, la vision avait diminué au point que le malade comptait à peine les doigts à 1 m. 50. L'examen ophtalmoscopique révéla l'existence d'un trouble diffus du cristallin avec points grisâtres disséminés dans la masse.

Helborn a observé comme premier signe de l'action de la naphtaline une forte hyperhémie des vaisseaux de la choroïde, du corps ciliaire et de la rétine, une hyperhémie moindre de l'iris. Cette hyperhémie paraît être causée par l'action de la naphtaline et de ses produits d'oxydation sur le sang.

Le premier résultat de cette hyperhémie est la formation d'un exsudat typique entre la choroïde et la rétine, puis entre celle-ci et le corps vitré; exsudat séreux au début, puis séro-fibrineux et contenant ordinairement des produits d'oxydation de la naphtaline. Pendant la dégénérescence ultérieure de la paroi des vaisseaux, il peut se former des hémorragies. Helborn croit avec Klingmann qu'à côté des troubles de vascularisation il se produit un processus inflammatoire local qui peut être considéré comme la cause directe de la cataracte ; néanmoins, dans la plupart de ses expériences faites sur des animaux, il ne put déceler l'existence d'une inflammation du corps ciliaire ou de l'iris, malgré la présence d'une cataracte. Helborn a trouvé dans tous les yeux soumis à l'expérience une matière amorphe fortement colorée, sur la nature de laquelle il ne peut encore donner aucun éclaircissement, mais qui lui parait avoir un rapport certain avec la naphtaline.

D'autres exemples d'empoisonnement thérapeutique sont fournis par l'absorption de *glande thyroïde* qui dans plusieurs cas a provoqué de la névrite optique et l'atrophie des nerfs optiques, on connaît de même des cas d'atrophie des nerfs optiques produits par des pansements à l'*iodoforme*.

Suffocation. — Dans certains cas de suffocation, les conjonctives présentent des ecchymoses, un pointillé rouge que l'on rencontre également dans la strangulation, dans les affections convulsives et dans certaines morts subites ; ces taches sont d'ailleurs loin d'être constantes.

Strangulation. — Des petites taches ecchymotiques sous-conjonctivales sont constantes au contraire et presque caractéristiques dans la strangulation. Ces ecchymoses peuvent aussi se rencontrer à la face.

Il ne faut pas oublier que l'on rencontre des taches ecchymotiques analogues dans les fractures de la base du crâne.

Pendaison. — Les pendus ont un gonflement et une coloration bleuâtre des paupières, de l'injection de la conjonctive et de l'exophtalmie quand la pendaison a été de longue durée. Les ecchymoses des conjonctives et des paupières que l'on rencontre en pareil cas ont été désignées par le professeur Lacassagne, de Lyon, sous le nom de piqueté scarlatin. Ce phénomène indique une forte stase sanguine dans les vaisseaux superficiels de la face.

Brûlures. — Les lésions oculaires consécutives à des brûlures éloignées de l'œil sont encore peu nombreuses et la pathogénie en est peu connue. Ce sont principalement des hémorragies rétiniennes, des rétinites, des chorio-rétinites, des névrites optiques et des névrites rétro-bulbaires. Ces lésions apparaissent surtout à la suite de brûlures vastes et peu profondes. Elles peuvent n'entraîner aucun symptôme appréciable aux malades, d'où l'indication de pratiquer l'examen ophtalmoscopique chez toute personne atteinte de brûlures assez étendues. Les hémorragies et les lésions choroïdiennes rétrocèdent habituellement, mais les lésions du nerf optique résistent souvent au traitement.

DE L'IDENTITÉ

La recherche de l'identité consiste dans la détermination de l'individualité d'une personne. Les signes fournis par l'œil et ses annexes peuvent conduire à cinq catégories d'identité : 1° l'identité ethnique ; 2° l'identité physiologique ; 3° l'identité pathologique ; 4° l'identité professionnelle ; 5° l'identité thanatologique.

1. **Signes d'identité ethnique.** — En prenant comme terme de comparaison le type européen ou caucasique, on peut dire que dans l'échelle humaine plus les orbites perdent leur forme de pyramide quadrangulaire, la direction presque parallèle de leurs axes, plus elles sont déjetées latéralement, élargissant ainsi l'espace interorbitaire, plus on se rapproche des races non civilisées.

L'indice orbitaire est constitué par le rapport du diamètre vertical de la base de l'orbite à son diamètre horizontal. On obtient cet indice orbitaire en multipliant par 100 le diamètre vertical de l'orbite et en divisant le produit par le diamètre horizontal.

Considérées à ce point de vue, les races se partagent en trois groupes :

1° Les mégasèmes, dont l'indice moyen s'élève à 89 et au delà ;

2° Les mésosèmes, dont l'indice varie de 83 à 89 ;

3° Les microsèmes, dont l'indice reste au-dessous de 83.

Les moyennes de séries de races varient de 90 à 77 dans les races blanches, de 95,4 à 88,2 dans les races jaunes, de 85,4 à 79,3 dans les races noires (de QUATREFAGES). Les Européens sont mésosèmes ; la mégasémie règne dans les races jaunes, sauf chez les Esquimaux.

Les *Arabes* ont les yeux fendus en amandes et bordés de longs cils noirs ; les sourcils sont un peu saillants. Chez les *Kabyles*, on découvre souvent de petits points blanchâtres cicatriciels disséminés sur les régions sourcilière et palpébrale, résultant de pointes de feu dont les rebouteurs arabes sont assez prodigues.

Les *Finnois* ont les sourcils épais, les yeux enfoncés et légèrement obliques, l'ouverture palpébrale étroite.

Les *Lapons* ont les yeux grands, bruns et profonds, les paupières obliques, l'indice orbitaire mésosème.

Dans le *type mongol*, les arcades sourcilières et la glabelle sont peu marquées, l'intervalle orbitaire est considérable ; la fente palpébrale est obliquement dirigée en haut et en dehors ; il existe un repli vertical falciforme à l'angle interne de l'œil. Les yeux sont bridés, c'est-à-dire que vers l'angle externe il existe un repli de la paupière supérieure qui recouvre un peu l'œil et fait paraître celui-ci plus petit. Les grands axes des orbites forment un angle obtus ouvert en bas. L'indice orbitaire est, d'après BROCA, de 93,8 chez les Chinois.

Le *type esquimau* se rapproche beaucoup de celui des races jaunes. L'ouverture palpébrale est très petite ; les yeux sont enfoncés dans les orbites dont la forme est ronde ; l'angle interne est couvert par un pli cutané en forme de croissant qui masque la caroncule lacrymale et forme comme une troisième paupière.

L'œil oblique des Chinois et des Esquimaux se rencontre également parmi les Indiens de l'Amérique et parmi les Hottentots.

Dans le *type samoyède*, l'ouverture palpébrale est allongée transversalement, petite, à direction un peu oblique. Les axes orbitaires sont presque
horizontaux.

Dans le *type malais*, l'intervalle orbitaire est aplati et large; les arcades
sourcilières sont unies et presque nulles; l'indice orbitaire est mégasème.

Dans le *type polynésien*, les arcades sourcilières sont peu saillantes; les
yeux sont bien fendus, plus ou moins ouverts, non obliques: l'indice orbitaire est mégasème.

Dans le *type américain*, les yeux sont petits, enfoncés, les paupières tantôt bridées et obliques, tantôt horizontales, comme dans la race caucasique;
les sourcils et les cils sont épais; les arcades sourcilières plus développées
que dans le type mongol; les orbites sont quadrangulaires et mégasèmes.

Le *type nègre* a les arcades sourcilières peu saillantes et lisses, les orbites
peu profondes et microsèmes, les globes oculaires à fleur de tête, l'intervalle
interorbitaire moins aplati et moins large que dans le type mongol, mais
plus que dans le type européen. Les nègres ont des conjonctives jaunes avec
des taches noires disséminées.

Le *type australien* a des arcades sourcilières très saillantes; le rebord
supérieur de l'orbite surplombe au-dessus de l'inférieur; les yeux sont profonds; l'indice orbitaire microsème, 80,4.

L'iris offre une grande importance dans la détermination de l'identité
d'une personne. Toutes les fois qu'on donne un signalement, on indique la
couleur des yeux; or celle-ci est en réalité la couleur de l'iris; c'est à cette
mention que se rapportent les expressions yeux bleus, yeux bruns, yeux
verts ou yeux gris.

La nuance des yeux n'est d'ailleurs pas toujours facile à définir. L'iris est
formé de deux zones concentriques de couleur différente semées et striées
parfois d'autres nuances.

Broca a établi une échelle chromatique comprenant vingt colorations
différentes, mais il est plus simple de s'en tenir aux quatre tons primordiaux
de l'iris : gris, bleu, vert et brun.

Ces quatre couleurs primordiales de l'iris ont peut-être appartenu au
début à quatre races très différentes, mais actuellement les croisements ont
donné lieu à une gamme chromatique indéfinie. Les Danois sont peut-être le
seul peuple qui ait conservé presque intacte la couleur bleue primitive de
l'iris.

Les iris clairs concordent généralement avec des cheveux et la barbe de
même couleur et caractérisent le type blond; les yeux foncés représentent le
type brun; mais il y a de nombreuses exceptions.

En général, les iris foncés sont d'autant plus abondants qu'on se rapproche
de l'équateur, tandis que les yeux gris et bleus dominent à mesure qu'on se
rapproche des pôles.

En Islande et en Danemark, les yeux bleus sont très répandus; ils le sont
moins en Hollande. en Belgique, en Allemagne, dans les Iles Britanniques.
En France, une ligne oblique allant de Granville à Lyon sépare la partie

nord où les yeux clairs dominent de la partie sud où les yeux sont plus foncés. D'après Lagneau, la plupart des provinces du nord et du centre de la France présentent des cheveux chatains et des yeux plus ou moins gris, caractères qui paraissent propres à la race celtique ; mais les yeux bruns n'y sont pas rares et témoignent peut-être de l'existence dans ces provinces de descendants soit d'Ibères aquitains, soit de Ligures. Quelques blonds aux yeux bleus se font remarquer principalement dans les régions du nord-est, anciennement envahies par les conquérants venus soit de Germanie, soit de Scandinavie. On peut cependant rencontrer des iris clairs plus au sud, dans le pays basque et jusque dans le midi de l'Espagne.

Chez les Tartares mandchous, les iris bleu clair sont très répandus. Les yeux bleus sont assez communs dans l'Inde, chez les Afghans et chez d'autres habitants de l'Asie.

En Afrique, dans les pays nègres, on ne trouve jamais de blonds, sauf les cas rares d'albinisme.

En Amérique, quelques peuplades ont encore des représentants du type blond.

Le type brun, caractérisé par des yeux foncés, est beaucoup plus commun que le type blond. En Europe, les types bruns les plus remarquables sont les Circassiens, les Albanais, les Ligures, les Basques, les Berbères.

Les Esquimaux, les Malais, les Polynésiens sont bruns.

Les Arabes ont les yeux bruns. Les Kabyles ont l'iris foncé, mais moins que les Arabes. Chez les nègres, les yeux sont souvent d'un brun tellement foncé qu'il est difficile de distinguer la pupille de l'iris.

La race rouge a l'œil noir. Les Calédoniens ont l'iris d'une teinte orangée sombre.

C'est donc en Europe que les yeux clairs sont le plus répandus. En France, la plupart des habitants ont les yeux bleus ou gris.

2. **Signes d'identité physiologique.** — Les *sourcils* ne présentent guère de particularités physiologiques, si ce n'est la plus ou moins grande abondance des poils, leur coloration et leur forme.

Les blonds ont des sourcils moins marqués que les bruns. On ne serait pas longtemps arrêté par des tentatives faites pour simuler la calvitie sourcilière en rasant, en épilant, ou pour faire paraître cette région plus fournie par des teintures ou des tatouages. Un examen tant soit peu minutieux aurait vite raison de cette supercherie.

La calvitie sourcilière peut être causée par la syphilis, elle est alors passagère. Certains malades présentent une alopécie généralisée, mais alors la région sourcilière subit le sort commun à toutes les régions du corps.

D'autres personnes ont au contraire la région sourcilière couverte de poils qui donnent un caractère spécial à la physionomie.

La coloration des sourcils est généralement la même que celle des cheveux et de la barbe, mais elle subit moins vite les atteintes de l'âge ; par exemple, les sourcils peuvent être encore noirs alors que les cheveux sont déjà gris ou blancs. Les sourcils peuvent être teints ; nous renvoyons aux traités classiques de médecine légale pour les moyens de déceler cette supercherie.

Certaines personnes ont les sourcils épais et hérissés, en broussailles, d'autres les ont fins et soyeux. Les uns ont des sourcils formant une arcade à concavité inférieure, d'autres les ont rectilignes et horizontaux, d'autres en accents circonflexes.

Les *paupières* offrent de très grandes variétés ; nous nous bornerons à signaler l'influence de l'âge qui fait sentir là ses premières atteintes : les plis transversaux habituels deviennent de plus en plus marqués et nombreux ; la commissure externe est le point de départ de rides nombreuses qui divergent en éventail vers la tempe, formant ce que l'on appelle vulgairement la « patte d'oie » qui désole tellement les femmes que certaines n'hésitent pas à demander contre ces rides une opération ; enfin, chose peut-être plus désagréable encore, le tissu cellulaire sous-cutané de la paupière inférieure s'infiltre de graisse ; la paupière inférieure épaissie forme une sorte de poche nettement arrêtée en bas par un pli transversal assez profond, le tout donnant à cette partie du visage un aspect peu gracieux.

Les *cils* offrent la même coloration que les sourcils ; on les teint de la même manière : cette région est plus particulièrement le lieu où s'exerce l'habileté des femmes qui veulent faire paraître leurs yeux plus grands et plus brillants. Il serait d'ailleurs injuste de voir là l'indice de mœurs professionnelles spéciales, car un très grand nombre de femmes du monde se livrent aux mêmes pratiques que les femmes avec lesquelles elles n'ont de commun que les apparences.

La coloration de l'*iris* se modifie pendant la vie. A la naissance, l'iris est ordinairement assez clair et peu à peu il prend la teinte qu'il conservera pendant l'âge adulte. Au contraire, le rebord pupillaire, qui est ordinairement d'une couleur sombre chez l'enfant, devient de plus en plus pâle, comme les cheveux qui sont habituellement plus foncés chez le nouveau-né qu'ils le seront à l'âge adulte.

Dans la vieillesse, les yeux tendent à prendre une teinte plus pâle, ce qui tient en partie à l'arc sénile qui ne laisse voir l'iris qu'à travers une cornée opaline à la périphérie.

Les anomalies congénitales de l'iris constituent des signes d'identité excellents, car il est impossible de les simuler ou de les masquer. Le colobome congénital est le vice de conformation le plus fréquent. Dirigé presque toujours en bas et en dedans et terminé par une extrémité arrondie qui donne à la pupille un aspect piriforme, il ressemble à certains cas de colobome traumatique provoqués par des plaies situées exactement au niveau du limbe scléro-cornéen ; mais, dans ce cas, il y a presque toujours d'autres lésions traumatiques, puis la pupille n'est plus terminée par un sommet arrondi, mais présente une extrémité aiguë généralement cachée sous le limbe. Enfin il est bien rare que le colobome congénital de l'iris ne s'accompagne pas d'autres vices de conformation, comme le colobome des paupières, le colobome de la choroïde, une cataracte congénitale.

Un autre genre d'anomalie congénitale beaucoup plus commun consiste dans l'irrégularité de la forme de la pupille et dans son ectopie.

L'iris peut faire complètement défaut (aniridie).

La polycorie ou multiplicité des pupilles est assez rare. La persistance de la membrane pupillaire est plus fréquente; elle est généralement caractérisée par une bande de tissu irien, brunâtre, qui traverse le champ pupillaire.

Les anomalies de coloration présentent également des caractères précieux pour la recherche de l'identité. Rappelons enfin l'hétérochromie, c'est-à-dire la différence de coloration des deux iris.

La couleur des cheveux ne concorde pas toujours avec celle des yeux; ainsi le type bien connu des Arlésiennes doit en partie sa beauté au contraste des cheveux noirs et des yeux bleus. On rencontrerait à Alicante (CUSTINE, *Voyage en Espagne*, 1837) deux races bien distinctes : l'une ayant les cheveux bruns, le teint coloré et les yeux bleus; l'autre présentant une peau fort blanche, des cheveux blonds et des iris d'un brun foncé.

3. **Signes d'identité pathologique.** — Les signes d'identité pathologique sont: pour les paupières, les cicatrices chirurgicales ou accidentelles, les traces de blépharite avec chute des cils, le rétrécissement du canal nasal, le débridement d'un canalicule lacrymal; pour l'appareil moteur, la paralysie, le strabisme ; pour le globe de l'œil lui-même, les taies des cornées, les traces d'iritis, synéchies, exsudats, les opacités du cristallin, les troubles du corps vitré, les lésions des membranes profondes, la réfraction. Ces signes sont très nombreux et très démonstratifs; on peut dire qu'une observation bien prise suffit pour déterminer un sujet d'une façon très nette et de telle sorte qu'aucun autre sujet ne pourrait rentrer exactement dans le même moule. En tenant compte des quelques modifications amenées par l'âge, la détermination précise de la réfraction suffirait à elle seule, dans bien des cas, à spécifier un sujet de telle sorte qu'on ne puisse plus le confondre avec aucun autre.

Sourcils. — En outre des kystes sébacés, des tumeurs dermoïdes ou des cicatrices laissées par les opérations nécessitées par ces tumeurs, nous devons mentionner une particularité signalée par MERICAMP chez les épileptiques. C'est une déformation acquise de la partie externe de l'arcade orbitaire : les chutes répétées des épileptiques se produisant habituellement sur cette région, il en résulte une inflammation du périoste.

Paupières. — Sur la peau des paupières les cicatrices sont peu visibles, et des malades ayant subi des opérations relativement considérables, surtout au niveau de l'angle interne, destruction du sac lacrymal, ablation d'un épithéliome, peuvent n'en conserver que des traces difficiles à retrouver. Cela existe surtout lorsque la plaie linéaire et transversale est complètement masquée par des plis cutanés physiologiques ayant la même direction.

Sur la face conjonctivale et dans la portion tarsienne, on peut rencontrer de la lithiase palpébrale, sous la forme de concrétions blanchâtres ou jaunâtres de la grosseur d'une tête d'épingle ou plus, résultant de la dégénérescence calcaire des produits sécrétés par les glandes de Meïbomius.

Conjonctive. — Les cicatrices de la conjonctive peuvent être dues à une déchirure de cette membrane, à une plaie pénétrante ayant déterminé une adhérence de la muqueuse avec la sclérotique, à une opération faite sur les muscles pour corriger le strabisme, ténotomie ou avancement musculaire, à des injections sous-conjonctivales.

La pinguecula, petite tumeur d'apparence jaunâtre située à 1 ou 2 millimètres du limbe au niveau du méridien transversal, ne survient guère avant l'âge de trente-cinq à quarante ans; elle peut servir à montrer que le sujet a au moins cet âge.

Les malades ayant eu des granulations de quelque durée en conservent toujours des traces sous la forme de cicatrices au niveau de la portion tarsienne de la conjonctive.

Le ptérygion de même peut constituer un excellent signe d'identité.

Sclérotique. — On trouve parfois sur la sclérotique au pourtour du limbe et jusqu'à une certaine distance des taches pigmentaires de coloration ardoisée, d'origine congénitale, et qui ne s'accompagnent d'aucune anomalie de la vision. Ces taches pigmentaires offrent un signe d'identité absolument caractéristique et permanent.

Pour l'*iris*, l'iridectomie, les lésions d'origine traumatique (colobome traumatique, déchirure, iridodyalise, hernie ou enclavement de l'iris), les synéchies sont autant de signes pathologiques précieux pour la détermination de l'identité.

4 **Signes d'identité professionnelle.** — Les ouvriers travaillant dans des métiers qui développent de la poussière portent dans leurs sourcils des traces de leurs occupations, traces parfois assez anciennes et assez tenaces pour céder difficilement au lavage.

Les chauffeurs de locomotives ou de machines fixes, les charbonniers ont les sourcils poussiéreux et colorés par le charbon de terre; les fumistes ont de la suie en poudre; les armuriers, une substance noire composée de corps gras, d'oxyde de fer et de poudre de chasse; les artificiers, une poussière noire composée de salpêtre, de soufre, de charbon; les casseurs de pierre, les aiguiseurs, les marbriers, une poussière siliceuse; les chaudronniers, une poussière noire d'oxyde de cuivre et d'oxyde de fer; les tourneurs sur métaux, les limeurs de fer ou de cuivre ont une teinte verdâtre des sourcils qui leur vaut entre eux le nom de vert-de-gris; les mineurs ont des poussières de diverses natures suivant les minéraux extraits; les serruriers, de la limaille de fer ou de cuivre; les plâtriers, les maçons, du plâtre en poussière ou desséché; les meuniers, les boulangers, de la farine; les ouvriers en feuillages artificiels, des poussières vertes d'arsénite de cuivre. Quant aux femmes qui ont les sourcils et les cils teints et chargés de cosmétiques de toutes sortes, il serait exagéré de leur attribuer des occupations professionnelles spéciales;

ici encore bien des femmes honnêtes ont copié les habitudes des femmes de mauvaise vie.

La chute des cils, l'inflammation chronique du bord des paupières se voient chez les ouvriers exposés à des émanations de gaz irritants, par exemple chez les vidangeurs.

Les conjonctivites professionnelles se voient parfois chez les chimistes.

CHAPITRE II

LES TRAUMATISMES OCULAIRES AU POINT DE VUE MÉDICO-LÉGAL

Sans traiter en rien la question des plaies de l'œil, nous allons passer en revue dans ce chapitre les diverses membranes oculaires et déduire de leurs lésions les conséquences que celles-ci pourront comporter au point de vue de la médecine légale.

D'après les statistiques allemandes, autrichiennes et suisses, qui jusqu'à présent peuvent seules être prises comme termes de comparaison, la loi n'étant appliquée chez nous que depuis 1899, les blessures de l'œil représentent le cinquième et même le quart de tous les accidents du travail.

Nous n'avons habituellement à nous occuper que du pronostic local, des conséquences du traumatisme pour l'œil lui-même et pour son congénère, et ils sont tout à fait exceptionnels les cas dans lesquels une blessure de l'œil peut compromettre l'existence et même amener la mort. Dans un cas rapporté par POLLAK, une rupture de la cornée par un coup de fouet fut suivie de tétanos et de mort.

TRAUMATISMES DE LA CONJONCTIVE

La cicatrice de la plaie conjonctivale est habituellement invisible. C'est seulement dans les cas de plaie relativement considérable et de perte de substance qu'on voit des cicatrices froncées adhérentes à la sclérotique, une rétraction cicatricielle qui gêne la motilité du globe et peut amener du larmoiement par déviation du point lacrymal.

Ce sont là les seuls éléments de gravité dans le pronostic. Le plus habituellement ces plaies guérissent seules et sans laisser de traces. Nous ne parlons pas ici des brûlures, bien entendu.

TRAUMATISMES DE LA CORNÉE

La contusion de la cornée peut amener un véritable œdème de cette membrane, sous la forme d'une infiltration laiteuse occupant une étendue plus ou moins considérable de la cornée et paraissant envahir toute son épaisseur. On pourrait confondre cet œdème avec une kératite interstitielle au début, sans vascularisation. Mais l'erreur de diagnostic ne peut être de longue durée ; cet œdème se montre presque immédiatement après le traumatisme et il diminue rapidement, si bien qu'au bout d'une dizaine de jours il n'en reste plus trace, mais il faut s'assurer que le traumatisme n'a provoqué par ailleurs aucune autre complication.

CASPAR appelle l'attention sur certaines formes d'opacités cornéennes consécutives à des traumatismes oculaires graves. On voit alors se former dans les parties centrales de la cornée des opacités plus ou moins linéaires, de longueur variable et dont le nombre est compris entre 4 et 10. Ces opacités sont parallèles ou se croisent à angles droits ou aigus, ce qui donne un aspect grillagé. Ces opacités, grisâtres à l'éclairage oblique, opaques à la lumière réfléchie, siègent immédiatement au-dessous de l'épithélium qui ne présente à leur niveau aucune irrégularité, sauf en certains points où les opacités forment un renflement.

Les blessures qui donnent lieu à ces opacités sont en général graves, accompagnées de contusion et de perforation, ou de solution de continuité des tissus. Ces opacités n'apparaissent jamais immédiatement et on ne les observe guère qu'une semaine au moins après le traumatisme. Elles disparaissent après six à huit semaines ; mais des stries peuvent persister pendant des mois à l'état de cicatrices filiformes.

Les plaies contuses de la cornée sont très fréquentes et d'un pronostic très variable, d'après l'état général du sujet et surtout d'après l'état local antérieur.

Ces plaies contuses sont habituellement provoquées par des fétus de paille, des épis de blé, des morceaux de bois, et surtout par des grains de meule à émeri et des corps étrangers métalliques qui viennent s'implanter sur la cornée.

Le cas est très rare chez les enfants ; ce sont des adultes, des ouvriers, qui chaque jour et en grand nombre présentent des corps métalliques implantés dans leur cornée ; ce sont des individus plus âgés et surtout des habitants de la campagne qui se présentent à l'examen avec des cornées qui prennent si rapidement un aspect lamentable, infiltrées de pus sur le pourtour d'une lésion d'abord minime, accompagnées d'hypopyon et qui sont destinées à se détruire en grande partie si un traitement énergique n'y met rapidement bon ordre.

On a répété bien souvent les causes de cette différence si radicale dans le pronostic : l'ouvrier auquel nous enlevons un corps étranger de la cornée pourra immédiatement retourner à son travail et il ne conservera d'autre trace de son accident qu'une taie peu profonde, insignifiante si elle siège en dehors du champ pupillaire, plus ou moins gênante pour la vision si elle siège dans les parties centrales de la cornée. En tout cas, les complications sont absolument rares, parce que l'œil et ses annexes étaient sains antérieurement.

Au contraire, un paysan un peu âgé, surmené à l'époque des moissons, se couchant tard, se levant très tôt pendant deux ou trois semaines, a la cornée légèrement contusionnée par un brin de paille ou l'extrémité d'un épi de blé. Il y a une simple érosion n'enlevant que l'épiderme. Néanmoins la cornée va rapidement s'infiltrer de pus dans le voisinage de ce léger traumatisme, et cette infiltration purulente va croître rapidement en même temps que la cornée s'ulcère à la surface, se déforme, et que la chambre antérieure se remplit de pus. Si ces malades refusent d'entrer dans une clinique pour y être soumis à un traitement assidu, s'ils veulent absolument retourner chez eux où ils se soigneront d'une façon très irrégulière, ils reviendront quelques jours plus tard avec la cornée entièrement détruite, formant avec l'iris une seule membrane tomenteuse, très irrégulière, rougeâtre, et qui plus tard donnera lieu soit à un leucome tout à fait opaque, soit à un staphylome plus ou moins prononcé, en tout cas à la perte complète de la vision de ce côté.

La différence si radicale entre le pronostic des mêmes lésions chez l'ouvrier des villes et chez les travailleurs des campagnes tient, dit-on, à la fréquence des affections des voies lacrymales, à une infection antérieure chez les paysans. Cette opinion nous paraît absolument erronée. Les affections des voies lacrymales sont aussi communes à la ville qu'à la campagne, et très souvent il n'existe aucun larmoiement, aucun antécédent du côté des voies lacrymales, chez les paysans qui se présentent avec un ulcère à hypopyon. Chez eux l'infection, toujours grave et rapide, se fait d'emblée. Chez les laboureurs, chez les cantonniers, chez les gens qui cassent des pierres sur les routes, tous les éclats de pierre, de cailloux, tous les corps ayant touché la terre et venant blesser l'œil offrent une gravité beaucoup plus grande que celle des éclats métalliques. Quelle que soit l'explication, le fait est certain et au-dessus de toute discussion.

Le pronostic de ces plaies contuses de la cornée est donc très variable d'après l'état antérieur du sujet et en particulier de ses voies lacrymales, très variable aussi d'après la profession du blessé, mais il est toujours grave dans les cas d'ulcère à hypopyon. Un ulcère de la cornée laisse toujours après lui une cicatrice incurable, une taie indélébile, qui gênera plus ou moins la vue d'après son épaisseur, son étendue et sa situation. Une taie située en dehors du champ pupillaire peut n'avoir aucune influence sur l'acuité visuelle ; une taie, d'une épaisseur et d'une étendue quelconque, placée devant la pupille diminuera toujours cette acuité. S'il s'agit d'un leucome opaque couvrant toute la pupille, le malade ne pourra recouvrer un peu de vision qu'au moyen d'une iridectomie, d'une pupille artificielle ; celle-ci ne sera indiquée que si l'on trouve sur le pourtour de la cornée une région suffisamment transparente, et même, lorsqu'on est placé dans les meilleures conditions, on sait combien sont maigres les résultats donnés par les iridectomies les mieux faites, lorsqu'elles substituent à la vision par la partie centrale de la cornée, la seule bonne, la vision par une partie plus ou moins périphérique.

Lorsque nous avons un large leucome central couvrant toute la région

pupillaire, mais sans adhérence de l'iris, il existe encore quelque espoir de
rétablir une partie de la vision ; mais, lorsqu'il y a un leucome adhérent, lorsqu'il y a adhérence de l'iris avec la partie opaque de la cornée, les conditions
deviennent tout de suite beaucoup plus défectueuses. La partie de la cornée
restée transparente, tiraillée par la cicatrice, est toujours plus ou moins déformée et présente un astigmatisme irrégulier que les verres cylindriques ne cor-
rigent que rarement. Lorsqu'il existe un leucome avec adhérence de tout le
bord pupillaire, l'iridectomie devient difficile et ne donne plus que des résultats très hasardés, d'autant plus qu'il n'est pas rare de trouver par derrière
un cristallin opacifié.

Le pronostic peut être bien plus fâcheux encore. Dans un grand nombre de
ces cas d'ulcère à hypopyon, quels que soient les soins donnés au malade,
la cornée se détruit d'une façon complète ou devient plus tard staphylomateuse et plus ou moins saillante. Dans ces deux cas, c'est la cécité absolue et
définitive.

Il est habituel de voir des malades qui ont été le sujet d'un traumatisme
attribuer à ce traumatisme des lésions très anciennes et qui n'ont aucun rapport avec lui. En ce qui concerne les taies de la cornée, le diagnostic est facile
quand les malades se présentent peu après le traumatisme ; la chose peut
être fort douteuse quand le traumatisme est déjà un peu ancien.

Pour diagnostiquer des leucomes d'origine traumatique de leucomes consécutifs à des ulcérations de la cornée, remontant à l'enfance ou de leucomes
de toute autre origine, on se basera sur divers caractères habituellement assez
tranchés : la forme du leucome, la régularité de ses bords, les autres troubles
qui l'accompagnent, la myopie quand elle est limitée à l'œil atteint de leucome et qu'elle tend à faire croire que ce leucome est très ancien.

Les plaies de la cornée même plus profondes guérissent toujours facilement lorsqu'elles ne sont pas pénétrantes, à condition qu'elles ne soient pas
d'emblée infectées, soit par l'état des voies lacrymales, soit par l'instrument
ou le corps étranger qui a provoqué le traumatisme.

Contrairement aux plaies purement épithéliales qui guérissent sans laisser aucune trace, toutes celles qui intéressent les autres couches de la cornée
laissent des cicatrices indélébiles.

Il y a une région de la cornée où les plaies pénétrantes sont particulièrement dangereuses ; c'est le limbe scléro-cornéen. Le pronostic dans ces cas
doit toujours être absolument réservé.

Ces plaies donnent souvent lieu à une cicatrice cystoïde dont la paroi est
formée par l'iris recouvert de la conjonctive. L'humeur aqueuse, pénétrant
dans la plaie et soulevant l'iris, empêche la cicatrisation des deux bords. Si
on laisse les choses en l'état, la dilatation cystoïde peut augmenter, la pupille
est de plus en plus attirée du côté de la plaie, elle devient de plus en plus
excentrique ; l'iris du côté diamétralement opposé devenant de plus en plus
large, on comprend que la vision devienne défectueuse en pareil cas. Cette
lésion entraîne une irritation permanente du corps ciliaire avec augmentation
possible de la pression intra-oculaire et irido-choroïdite sympathique de

l'autre œil. Dans d'autres cas, il se produit une irido-choroïdite purulente ; ce qui se produit plus souvent encore, c'est que la vision de cet œil baisse peu à peu, la tension intra-oculaire diminue et l'œil finit par s'atrophier.

Dans les cas de plaie de la périphérie de la cornée par un instrument piquant ou tranchant, on peut observer assez longtemps après l'accident la formation d'un kyste de l'iris dû à la pénétration dans le tissu de l'iris de cellules épithéliales provenant de la surface de la cornée. Les malades ne viennent habituellement consulter que lorsque le kyste a déjà pris un grand développement et qu'il provoque des douleurs, de l'injection périkératique et de la photophobie.

Ces kystes ont un contenu très limpide et une paroi très mince, surtout la paroi extérieure. La paroi postérieure, au contraire, où se trouve accumulé le pigment de l'iris, conserve une teinte sombre et une épaisseur plus grande. Un étranglement bien marqué sépare le kyste de l'iris du tissu normal environnant.

Les plaies pénétrantes de cette région, comme toutes celles de la cornée, peuvent amener la production d'une cataracte traumatique. Nous aurons à revenir sur ce sujet, mais ce que ces plaies ont de très spécial, ce qui leur donne une gravité toute particulière, c'est la blessure du corps ciliaire qui rend immédiatement le pronostic très sombre. Il se produit alors une cyclite aiguë ou chronique qui peut amener une exsudation purulente dans la chambre antérieure ou dans le corps vitré. L'œil se perd alors d'une façon complète et devient bientôt un moignon informe, disgracieux et qui reste une menace pour l'autre œil : en effet, à une époque quelconque parfois fort éloignée de l'accident, ce moignon, jusque-là indolore, peut devenir rouge, amener des douleurs persistantes et même provoquer sur l'autre œil de l'ophtalmie sympathique, dont l'énucléation rapide de l'œil blessé ne suffira pas toujours à arrêter les progrès.

Morax et Duverger ont appelé l'attention sur certaines complications éloignées des plaies pénétrantes de la cornée, complications sans caractère infectieux et constituées par l'invasion épithéliale des parois de la chambre antérieure ; une période de calme succède à l'irritation traumatique, et c'est après un temps très prolongé, variant entre dix mois et dix ans, qu'apparaissent les premiers symptômes de la complication : kystes de l'iris ou symptômes réactionnels pouvant aller jusqu'à la perte complète de l'œil.

Un traumatisme de la cornée peut donner lieu à des altérations parenchymateuses de cette membrane, et il est parfois difficile, lorsqu'on examine le blessé longtemps après l'accident, de distinguer ces altérations parenchymateuses d'une kératite interstitielle idiopathique mal résorbée. Mais lorsqu'on assiste à l'évolution de la maladie, le doute n'est guère possible : un examen complet et tant soit peu prolongé permettra toujours de distinguer une kératite purement traumatique d'une kératite interstitielle d'origine syphilitique héréditaire ou acquise.

Un grand nombre d'observations de ce genre ont été publiées récemment, mais tous les faits rapportés par Darier, Groenow, Terrien, Perlia,

TERLINCK et GALLEMAERTS, LEPLAT, sont venus montrer que le traumatisme agissait comme cause occasionnelle pour favoriser l'éclosion de la kératite interstitielle chez des sujets prédisposés.

Dans tous les cas publiés, il semble bien que le traumatisme se soit borné à réveiller une diathèse latente, ou bien que l'infiltration de la cornée produite par le traumatisme n'ait dans son aspect et dans sa marche que des rapports éloignés avec la kératite interstitielle hérédo-spécifique, et nous croyons que, dans les cas de ce genre, il suffira d'observer le blessé pendant quelque temps pour ne conserver aucun doute.

Ce point de médecine légale reste très délicat, d'autant plus que la jurisprudence française n'admet guère l'état antérieur comme l'un des éléments d'appréciation d'un dommage ayant causé une incapacité permanente. C'est cependant ici que l'état antérieur joue le rôle le plus considérable et le plus facile à déterminer. Dans un rapport sur un cas de ce genre, il faudra donc s'entourer de tous les renseignements possibles, de manière à apprécier très exactement l'influence que le traumatisme aura pu exercer sur l'évolution de la maladie.

Le *kératocone*, dont l'étiologie est mal déterminée, peut être quelquefois d'origine traumatique. DE LANSTHEERE (de Bruxelles) a le premier attiré l'attention sur la possibilité du développement du kératocone sous l'influence d'un traumatisme, et il a communiqué à la Société belge d'ophthalmologie le cas d'un ouvrier machiniste au chemin de fer de l'État belge qui, ayant fait par imprudence une chute grave de sa locomotive en cours de route, reçut des contusions sur la tête avec blessure de la cornée droite par de fins éclats de ballast et taie consécutive. Des symptômes généraux graves de névrose traumatique apparurent successivement, ainsi qu'une diminution progressive de l'acuité visuelle qui descendit au-dessous de 0,1, pour chaque œil, sans que cette diminution pût s'expliquer par des phénomènes ophtalmoscopiques. La réfraction variait constamment au cours de la maladie et l'auteur constata peu à peu le développement d'un kératocone bien marqué. Le développement du kératocone en pareil cas peut être dû, soit à des lésions de la cornée, soit à un affaiblissement général dans le cours de cette névrose traumatique, soit à une altération locale, nerveuse ou vasculaire, sous l'influence du choc qui a frappé tout l'organisme.

KOPFF a présenté à la Société de médecine légale, dans sa séance du 7 juillet 1902, un cas bien plus intéressant encore parce qu'il a pu le suivre dans tout son développement.

« Il s'agit, dit-il, d'un jeune homme âgé aujourd'hui de vingt et un ans et que j'ai vu il y a neuf ans pour la première fois. A cette époque, en mai 1893, il vint me consulter pour des troubles de réfraction de peu d'importance : l'œil droit (celui qui actuellement est atteint de la déformation conique) était légèrement hypermétrope ($+$ 0,50 D) et l'œil gauche légèrement myope ($-$ 0,75). En 1894, en jouant, il reçoit sur l'œil droit un violent coup de poing qui occasionne de larges ecchymoses sous-conjonctivale et palpébrale inférieure et supérieure, résorbées normalement en quinze à vingt jours. Quelques mois après cet accident, l'œil droit, qui était d'abord hypermétrope, était devenu myope de — 0,75, et la myopie de l'œil gauche était de — 1,50. Un an après, la vision de l'œil droit avait encore diminué et la myopie paraissait augmenter progressivement, sans qu'on pût la corriger exactement. En réalité, c'était le processus qui commençait à se manifester sans encore être bien apparent. Je restai alors jusqu'en 1898 sans voir le jeune homme. Il revint en me disant que la vue avait continué à baisser peu à peu à l'œil droit, sans que sa famille, ni lui, par insouciance, ne s'en fussent inquiétés, ni même occupés.

« La déformation de la cornée s'était accentuée depuis mon dernier examen, et le kératocone central était manifeste avec tous les signes ophtalmoscopiques, kératoscopiques, déformation des images cornéennes, astigmatisme irrégulier, myopie d'environ — 8 au sommet du cône, amblyopie avec acuité visuelle réduite à 1/25e. La situation resta stationnaire un certain temps, ou du moins elle parut telle au jeune homme et aux siens, peu disposés à se préoccuper et à s'occuper un peu régulièrement d'une chose qui leur paraissait secondaire et presque négligeable. Il a fallu que la diminution de la vue s'accentuât considérablement pour qu'on revint me voir, au commencement de 1902.

« L'ectasie de la cornée avait encore augmenté et pouvait facilement se constater à l'œil nu. L'acuité de 1/25 qui, il y a trois ans, était obtenue avec un verre de — 8, l'était seulement avec un verre de — 13. J'ai eu l'occasion de revoir le malade il y a quelques jours, et j'ai constaté que l'état était resté stationnaire depuis le mois de janvier. »

Le fait de Kopff paraît bien démonstratif. Avant l'accident, l'œil droit de ce jeune homme n'était pas myope et présentait tous les caractères d'un œil sain. La myopie et le kératocone ont commencé après le traumatisme oculaire et ont ainsi progressé pendant huit années, sans que pendant toute la durée de cette observation l'œil gauche non traumatisé se modifiât, ni dans sa forme ni dans sa myopie, restée toujours à — 1,50, alors que le kératocone est habituellement binoculaire.

Il sera donc légitime de faire entrer en ligne de compte le traumatisme parmi les causes possibles du kératocone.

TRAUMATISMES DE LA SCLÉROTIQUE

Les plaies pénétrantes de la sclérotique peuvent être divisées en deux groupes, suivant qu'elles portent sur la région ciliaire ou en dehors de celle-ci.

Lorsque la plaie est récente, le diagnostic est facile, la section de la sclérotique se voit nettement lorsqu'elle n'est pas masquée par la tuméfaction de la conjonctive ; on peut, quand la blessure est étendue ou quand les lèvres en sont écartées, voir se présenter dans la plaie de l'humeur vitrée ou même des éléments du tractus uvéal. Des plaies linéaires et petites peuvent échapper à la vue, mais elles entraînent néanmoins une diminution notable dans la tension intra-oculaire.

Les plaies de la sclérotique peuvent être graves immédiatement par l'abondance de la perte du corps vitré ou par l'abondance de l'hémorragie intra-oculaire ; elles peuvent être graves par leurs conséquences ultérieures. Les plaies de la région ciliaire, particulièrement graves, sont suivies d'atrophie du globe ; ce sont ces plaies qui amènent le plus habituellement l'ophtalmie sympathique sur l'autre œil. Lorsque les plaies siègent sur l'hémisphère postérieur, il peut se produire une rétraction plus ou moins prononcée de la sclérotique avec dépression infundibuliforme à ce niveau, puis un rétrécissement du champ visuel, et enfin une cécité complète par le fait de décollement de la rétine et d'une dégénérescence fibreuse du corps vitré.

Il faudra donc attendre plusieurs mois dans les cas les plus favorables avant de porter définitivement le pronostic. Le pronostic ne peut être porté rapidement que dans les cas les plus graves, alors que la désorganisation du globe de l'œil ne peut faire aucun doute.

Un œil atteint de rupture de la sclérotique peut conserver pendant quelque temps une certaine perception lumineuse, cette perception finit habituellement par disparaître en totalité. L'issue d'une plus ou moins grande quantité de corps vitré, les hémorragies de la choroïde amènent un décollement de la rétine qui peut commencer quelque temps après l'accident. Le cristallin s'opacifie. On a publié cependant un certain nombre d'observations de rupture de la sclérotique avec issue du cristallin, dans lesquelles les blessés pouvaient lire avec des verres comme des opérés de cataracte. C'est l'exception, mais cela montre que pour porter un pronostic exact, quand l'œil n'est pas détruit d'emblée, il est indispensable d'attendre au moins deux mois.

TRAUMATISMES DE L'IRIS

On aura souvent à discuter la question de savoir si l'iritis que l'on observe sur un œil récemment traumatisé est entièrement due au traumatisme lui-même, ou s'il s'agit d'une iritis diathésique, le traumatisme ayant eu surtout pour effet de réveiller brusquement la diathèse. La question sera tranchée par un examen consciencieux de l'état général du sujet, mais on devra chercher dans l'œil lui-même, dans l'examen des phénomènes locaux, des raisons d'apprécier le degré d'influence du traumatisme.

Mais d'abord le traumatisme à lui seul, le traumatisme non pénétrant, peut-il être une cause d'iritis ? Il est tout au moins certain que des traumatismes violents avec irido-dyalise très étendue peuvent ne s'accompagner d'aucune inflammation de l'iris lorsqu'il n'y a pas perforation. La pupille est fortement déformée par l'irido-dialyse, mais l'iris ne change pas de couleur, le sphincter pupillaire se contracte normalement et il n'y a aucun exsudat. Pour YVERT, cette question ne fait pas de doute, et il divise les iritis traumatiques en deux classes principales, suivant qu'elles procèdent de contusions

directes du globe de l'œil ou de contusions à distance portant plus particulièrement au niveau des régions temporales et péri-orbitaires ; mais ce même
auteur est obligé de reconnaître que les symptômes de l'iritis traumatique
n'ont rien de pathognomonique et qu'en réalité le diagnostic ne peut se faire
que par exclusion.

La déchirure de l'iris n'amène généralement pas de complications inflammatoires ; il n'y a pas d'iritis quand il n'y a pas de plaie pénétrante, mais il en
résulte une difformité plus ou moins choquante et la vue est obscurcie surtout lorsqu'il y a deux pupilles : les malades peuvent avoir de la diplopie et
ils sont très gênés par les rayons lumineux qui pénètrent dans l'œil en traversant la partie périphérique de la cornée et de l'iris.

La mydriase, avec paralysie de l'accommodation, mais sans aucun autre
phénomène oculaire, sans aucune lésion appréciable de l'iris, est une complication assez fréquente de traumatismes portant sur le globe de l'œil. Cette
mydriase traumatique dure des temps indéfinis, des mois et des années. Elle
peut guérir à la longue, dit-on ; nous croyons surtout que les malades, quand
ils n'ont pas autre chose, finissent par s'habituer à cette gêne et par être perdus de vue.

Dans la mydriase, le point principal est de rechercher l'étiologie et de
s'assurer qu'il s'agit bien d'un traumatisme, qu'il n'y a pas eu instillation
d'un collyre mydriatique et que, d'autre part, il n'existe pas, soit dans l'état
antérieur de cet œil, soit dans l'état général du sujet, des raisons suffisantes
pour expliquer cette dilatation pupillaire.

S'il s'agit d'un mauvais état du fond de l'œil, la question sera facile à
trancher avec l'ophtalmoscope qui de même permettra de se rendre rapidement compte de l'état des lésions.

Dans les cas où la mydriase est due à une maladie générale, cette maladie
porte ses effets à peu près également sur les deux côtés. Dans les maladies
amenant de l'inégalité pupillaire comme le tabes, il existe à peu près toujours d'autres symptômes qui mettront sur la voie du diagnostic. Il y a un cas
cependant dans lequel le diagnostic nous paraît impossible : c'est celui dans
lequel un malade atteint de mydriase essentielle d'origine syphilitique ou
tabétique, mais sans aucun autre phénomène, mydriase portant sur un seul
œil comme à l'habitude, subirait un traumatisme du même côté. La mydriase,
due à l'une ou l'autre de ces deux origines, essentielle ou traumatique, suit exactement la même marche : elle est indéfiniment stationnaire. Lorsqu'on examine
le malade un certain temps après l'accident et lorsqu'on n'a aucun renseignement sur ses antécédents, il nous paraît impossible de trancher la question.

Reste le cas où l'on aurait affaire à un simulateur entretenant par un
collyre la dilatation de sa pupille. On peut n'avoir d'autre ressource pour
déceler la simulation que de surveiller le malade, de l'empêcher par un
moyen quelconque de recourir de nouveau à son collyre. Cependant, tandis
que la mydriase traumatique est toujours la même, une mydriase causée par
l'instillation d'un collyre subirait des oscillations qui mettraient facilement
sur la voie de la tromperie.

Dupuy-Dutemps a décrit une forme spéciale d'atrophie de l'iris, occupant un secteur plus ou moins considérable de la membrane et s'accompagnant toujours de déformations pupillaires et d'un affaiblissement plus ou moins marqué des réflexes pupillaires, réflexe lumineux, réflexe accommodateur, réflexe pupillo-palpébral. Cette atrophie de l'iris n'aurait jamais été observée en dehors du tabes, de la paralysie générale, de la syphilis. Une iridoplégie par lésion isolée tronculaire ou nucléaire, totale ou partielle de la IIIᵉ paire, en dehors des causes ci-dessus, n'amènerait jamais l'atrophie de l'iris, quelle qu'ait été la durée de la paralysie. Ce signe prend donc une grande importance en médecine légale : une atrophie de l'iris s'accompagnant d'affaiblissement des réflexes pupillaires entraînera forcément l'idée de tabes, de paralysie générale ou de syphilis, quel qu'ait été le traumatisme subi par le malade.

TRAUMATISMES DU CRISTALLIN

La *commotion du cristallin* s'observe à la suite d'un coup porté directement sur l'œil, gifle, coup de poing, coup de fouet ; elle s'observe également à la suite d'un coup porté dans le voisinage, sur le front, sur la tempe, sur le crâne ; enfin, on peut l'observer à la suite d'un ébranlement violent portant sur le corps tout entier, chute ou secousse très intense.

Cette commotion se produit d'habitude sans aucune déchirure de la capsule du cristallin, mais on peut observer la déchirure partielle ou totale du ligament suspenseur. La simple commotion du cristallin sans déchirure de la zonule ni de la cristalloïde peut amener un trouble de transparence. Nous en avons observé un certain nombre de cas.

Ce trouble peut être passager, disparaître au bout de quelques jours ou de quelques semaines, mais il peut augmenter et former une cataracte complète.

La simple commotion du cristallin peut amener aussi des opacités partielles siégeant dans une partie quelconque de la lentille, mais de préférence au voisinage du pôle postérieur. Souvent ces cataractes n'ont qu'un caractère transitoire et par conséquent un pronostic bénin.

Dans six cas de contusion de l'œil sans rupture du globe, Vossius a observé un anneau visible seulement à l'éclairage direct au miroir plan et après dilatation de la pupille par l'atropine, anneau situé dans la capsule antérieure du cristallin au niveau du point où se trouvait le bord pupillaire au moment de la contusion. Dans deux cas, l'opacité avait une couleur brune et était perceptible à l'éclairage oblique. Dans les quatre autres cas, elle était incolore et visible seulement à l'éclairage direct.

Cette opacité disparut dans l'espace d'un mois environ et l'acuité reprit sa valeur normale, sauf dans les cas où il y avait des complications plus profondes.

La subluxation du cristallin est habituellement d'origine traumatique et amène toujours, même dans les cas les plus favorables, une diminution persistante de la vision : la vue est tout à fait indistincte, les malades ne peuvent lire, travailler, ce sont de véritables amblyopes. Les choses ne restent d'ailleurs pas en l'état : ou bien le cristallin s'opacifie, après un temps plus ou moins long, ce qui est le cas habituel, ou bien la subluxation se transforme peu à peu en une luxation complète.

Il n'est d'ailleurs pas probable qu'un cristallin ayant subi ce déplacement puisse jamais reprendre sa position première et ses fonctions. Il faut considérer cet œil comme définitivement mauvais et les opérations faites pour l'améliorer, iridectomie, extraction du cristallin, échouent souvent et ne donnent en tout cas qu'un résultat très incomplet.

La luxation du cristallin offre un pronostic encore plus mauvais. Le cristallin, luxé dans la chambre antérieure, finit par s'opacifier et par diminuer de volume, mais jamais il ne se résorbe entièrement. S'il est adhérent à la cornée, la partie correspondante de cette membrane se trouble peu à peu et reste toujours trouble, même lorsque plus tard la cataracte est enlevée avec succès. Le trouble de nutrition de la cornée peut d'ailleurs aller jusqu'au ramollissement et à l'ulcération.

Le cristallin peut séjourner très longtemps dans la chambre antérieure sans causer d'accidents, mais le plus souvent il amène de l'irido-cyclite avec des douleurs vives et des phénomènes inflammatoires très intenses, du glaucome causé par l'obstruction du canal de Schlemm et l'affaissement de l'angle irido-cornéen.

Un malade atteint de luxation du cristallin dans le corps vitré pourra conserver une bonne perception lumineuse et voir avec un verre convexe comme un homme opéré de cataracte dans les meilleures conditions. Mais il est beaucoup plus habituel de voir le cristallin toujours mobile amener par ses frottements une irritation continuelle de l'iris et du corps ciliaire, des troubles du corps vitré, des poussées d'irido-cyclite avec tension glaucomateuse et cécité complète. Les choses ne se bornent pas toujours là et il arrive que des douleurs très vives finissent par nécessiter l'énucléation.

La cataracte traumatique est la complication habituelle des traumatismes du cristallin. Pour qu'il y ait cataracte traumatique, il faut non seulement qu'il y ait contact entre l'instrument vulnérant et le cristallin, il faut de plus que l'humeur aqueuse soit, par le fait de la déchirure de la capsule, mise au contact du cristallin qu'elle infiltre et dont elle trouble la transparence. La preuve en est dans ce fait rapporté par Warlomont d'un cristallin ayant conservé toute sa transparence, bien qu'il ait été traversé de part en part par une aiguille ; sans doute parce que la blessure de la capsule, trop étroite, n'avait pas permis l'introduction de l'humeur aqueuse. La preuve en est encore dans ces faits, nombreux, de cataracte traumatique restant indéfiniment partielle et limitée au voisinage de la plaie de la capsule, lorsque celle-ci a été très étroite et s'est cicatrisée peu après.

Il est souvent difficile de déterminer l'influence d'un traumatisme dans la production d'une cataracte. Cela est surtout vrai dans le cas d'une cataracte molle, complète, occupant un seul œil, alors que l'autre est complètement indemne. Du moins, dans les cas de cataracte zonulaire, il semblait qu'il ne pût y avoir aucun doute et que ces cas étaient toujours d'origine congénitale, ou du moins remontaient à l'enfance. Un cas rapporté par Merz Weigandt tend à faire croire que peut-être il n'en est pas toujours ainsi.

Qu'il y ait des cataractes traumatiques partielles, restant indéfiniment localisées, la chose est tout à fait certaine, mais ces cataractes siègent à la périphérie, au point où a porté le traumatisme, instrument piquant ou corps étranger. Ici, l'opacité centrale aurait été produite par la commotion du cristallin, la chose est assurément possible, mais elle est douteuse. Pour nier la nature congénitale de cette cataracte, il ne suffit pas de constater que le malade, comme celui de Merz Weigandt, avait pu obtenir un titre de tireur de première classe. Cette bonne vision pouvait, en somme, être due à son œil gauche, bien des gens tirant les deux yeux ouverts, et nous voyons journelle- ment des malades d'un âge quelconque venant se plaindre de l'apparition toute récente d'une amblyopie qui est certainement due à une malformation congénitale, à de l'astigmatisme hypermétropique par exemple.

La porte d'entrée de l'agent qui a produit la cataracte se trouve habituellement sur la cornée. Quelquefois elle est très visible, mais quelquefois il faut la chercher avec grand soin en se servant de l'éclairage oblique. Assez souvent le corps vulnérant a traversé également l'iris ; on trouve alors dans cette dernière membrane, soit un trou dans son étendue, soit une simple section du bord pupillaire. Une ligne droite joignant l'orifice de pénétration dans la cornée et l'orifice de pénétration dans l'iris donne à peu près la direction suivie par l'agent vulnérant, à peu près seulement, parce que l'agent vulnérant, lorsqu'il est peu volumineux et lorsque sa force de projection n'était pas très grande, a pu être dévié par la résistance de la cornée. D'autre part, il est souvent fort important de pouvoir déterminer aussi exactement que possible la direction suivie par l'agent vulnérant. Au point de vue médico-légal, cela permet de fixer les responsabilités et de dire si, par exemple, dans un atelier où travaillent plusieurs personnes, l'ouvrier a été blessé par un corps étranger projeté par lui-même ou par un de ses voisins. Au point de vue du traitement, de la direction suivie par le corps étranger pour pénétrer dans l'œil, on pourra déduire la direction suivie dans le globe lui-même et par suite le point où il faut chercher pour en tenter l'extraction.

Lorsque la porte d'entrée est à l'union de la cornée et de la sclérotique ou dans la sclérotique elle-même, le point de pénétration se reconnaîtra facilement lorsque la lésion sera toute récente ; mais, lorsque la cicatrisation sera complète, on ne reconnaîtra la plaie de la sclérotique que lorsqu'elle aura une certaine étendue.

La cataracte peut ne pas succéder immédiatement à la plaie de la capsule cristallinienne et mettre un temps plus ou moins long à se former. Heuls en a relevé un certain nombre d'observations à la clinique du professeur Gayet à Lyon. Dans 12 cas cette cataracte est apparue de un à six mois, dans 14 cas de six mois à un an, dans 6 cas de un an et demi à deux ans, dans 3 cas trois ans, dans 2 cas cinq ans, dans 1 cas cinq ans et demi, dans 1 cas sept ans, enfin dans 1 cas huit ans après la blessure. De pareilles notions rendent particulièrement difficile d'établir le pronostic d'une plaie pénétrante de l'œil. Un jugement établissant une indemnité pour accident du travail ne pouvant être revisé après une période de trois ans, un ouvrier chez lequel une cataracte traumatique surviendrait quatre ou cinq ans après le traumatisme qui l'aurait provoqué n'aurait plus aucun recours contre le patron responsable de l'accident. Il est vrai que des cas de ce genre doivent être analysés avec un très grand soin et qu'il faut pouvoir éliminer la possibilité de tout accident plus récent.

Dans certains cas, l'opacification traumatique du cristallin reste incomplète et finit par s'éclaircir partiellement ou entièrement. La forme des opacités dans ces cas est très variable, points, stries, grillages, étoiles, anneaux, etc., et n'a aucun rapport avec la disposition des fibres du cristallin. A. Terson attribue ces opacités à un simple œdème de la lentille.

Nous avons observé plusieurs fois une forme bizarre de cataracte d'origine nettement traumatique et limitée au voisinage de la capsule postérieure. Nous l'avons observée récemment encore chez un blessé chez lequel nous avons retiré avec l'électro-aimant un corps étranger métallique fixé dans la partie inféro-interne du cristallin.

Ces opacités passagères peuvent succéder à une simple contusion de l'œil ou même à une piqûre du cristallin.

Dans ces cas d'opacités partielles, il faudra donc être très réservé au point de vue du pronostic et dans la rédaction du certificat. Il suffira d'ailleurs d'attendre quelques semaines pour voir l'opacité diminuer ou la cataracte devenir au contraire de plus en plus complète. C'est d'ailleurs presque toujours chez des sujets jeunes que ces faits sont observés.

Le diagnostic doit porter, non seulement sur l'existence de la cataracte et sur le degré de dilacération de la capsule, mais encore sur l'existence des complications qui sont si fréquentes en pareils cas. Il faut se demander si le corps étranger qui a produit la cataracte traumatique est encore dans l'œil, dans le cristallin lui-même ou dans les membranes profondes, s'il y a rupture de la zone de Zinn, altération du corps vitré, de la choroïde ou de la rétine et si, comme cela se voit quelquefois, le corps étranger a complètement traversé le globe de l'œil pour pénétrer dans la cavité orbitaire ou même plus loin.

Si le corps étranger est un éclat de fer, de cuivre ou d'acier, on constate parfois sa présence dans le cristallin par le fait de la coloration brune que prennent les masses cristalliniennes dans son voisinage. Si le corps étranger n'a fait que traverser le cristallin pour pénétrer dans le corps vitré, on observe parfois, lorsque l'examen ophtalmoscopique est encore possible, des hémorragies du corps vitré; enfin, ce corps étranger peut être fixé dans la choroïde ou dans la rétine, et on le retrouve parfois avec l'ophtalmoscope. Il peut même avoir traversé complètement le globe de l'œil et on constate au niveau de l'orifice de sortie une sorte de plaque de choroïdite atrophique. Cet orifice de sortie peut être très périphérique et il n'est pas toujours facile à voir, même quand le cristallin est encore transparent.

TRAUMATISMES DE LA CHOROÏDE ET DU CORPS VITRÉ

Des contusions en apparence légères du globe de l'œil peuvent amener des complications graves du côté des membranes profondes et tout particulièrement du côté du corps vitré. On peut observer ainsi des hémorragies plus ou moins abondantes qui parfois rendent impossible dans les débuts l'examen du fond de l'œil, qui parfois se limitent à un raptus sanguin circonscrit à une petite partie du vitré dans le voisinage immédiat de la rétine et sont un simple prolongement d'une hémorragie rétinienne.

Quelle que soit l'abondance de ces hémorragies, la résorption en est d'habitude extrêmement lente ; il s'agit là de mois et d'année, et il est rare d'observer une guérison complète sans lésions ophtalmoscopiques et avec retour de la vision à son état antérieur.

Le pronostic des hémorragies du corps vitré est variable d'après l'abondance des hémorragies et d'après les complications qui peuvent survenir.

La vision est plus ou moins diminuée. Quelquefois, c'est un simple nuage passant devant le malade qui voit au travers les objets sous un aspect rougeâtre ; ou bien c'est un gros flocon noir, opaque, qui passe brusquement et lui masque une partie des objets ; quand il lit, des mots ou des parties de mots disparaissent ainsi brusquement. Lorsque l'hémorragie est abondante, c'est la cécité qui peut aller jusqu'à l'absence de toute perception lumineuse.

La résorption de ces hémorragies est très lente, bien plus lente que celle du sang épanché dans la chambre antérieure. Il faut au moins cinq ou six semaines pour que le corps vitré s'éclaircisse, et il restera pendant longtemps, même parfois pendant toute la vie, des traces de l'épanchement sous la forme de scotomes mobiles.

Il faut d'ailleurs réserver le pronostic jusqu'à ce qu'on puisse éclairer très nettement le fond de l'œil ; il est possible que l'on trouve alors soit une *rupture de la choroïde*, soit un décollement de la rétine trop circonscrit pour avoir donné lieu d'abord à une échancrure facilement appréciable dans le champ visuel.

Ces ruptures de la choroïde sont évidemment indélébiles et amènent des troubles visuels variables d'après leur siège. Quand elles passent par la macula, où elles se présentent sous la forme d'une ligne grisâtre habituellement verticale, la vision centrale reste définitivement abolie.

La *chorio-rétinite traumatique* se montre plusieurs semaines après l'accident. Pendant cette période, d'ailleurs, le fond de l'œil est habituellement masqué par des hémorragies de la chambre antérieure ou du corps vitré. Lorsque les milieux se sont éclaircis et lorsqu'on peut voir nettement les membranes profondes, on constate dans la région de la choroïde qui correspond au traumatisme une plaque jaune dont l'aspect deviendra tout à fait blanc par la suite. La coloration jaune du début paraît due à l'épanchement sanguin. Cette tache est irrégulièrement circulaire, à bords festonnés ; elle s'entourera plus tard d'un liséré pigmentaire. D'une partie de son pourtour part le voile grisâtre, à plicatures variables, qui caractérise la rétinite proliférante et qui est consécutif à des hémorragies de la rétine et du corps vitré ; habituellement aussi on voit flotter dans le corps vitré des masses d'un noir rougeâtre qui sont des hémorragies.

Ces flocons du corps vitré diminuent peu à peu en général ; il n'en est pas de même de la rétinite proliférante qui tend à augmenter, à s'étendre de plus en plus loin, à devenir de plus en plus saillante dans le corps vitré et à désorganiser l'œil peu à peu. Aussi est-il sage de faire toutes les réserves quant au pronostic dans les lésions de ce genre.

Les plaies pénétrantes du globe de l'œil peuvent déterminer du côté de la choroïde des altérations de deux sortes : ou bien des plaques blanches entourées de pigment, rappelant absolument les lésions de la choroïdite exsudative passée à l'atrophie, ou bien des phénomènes de suppuration localisée, de véritables abcès choroïdiens à évolution très lente qui ne fusent jamais à l'extérieur et qui ressemblent absolument à une tumeur jaunâtre couverte çà et là de petites plaques rougeâtres.

Dans la chorio-rétinite traumatique, les troubles fonctionnels n'ont rien de caractéristique : ils consistent simplement dans une diminution plus ou moins grande de la vision avec scotomes absolus dans les points qui correspondent aux plaques de chorio-rétinite.

TRAUMATISMES DU NERF OPTIQUE

Blessures du nerf optique. — Le nerf optique peut être blessé isolément par un corps étranger pénétrant dans l'orbite sur le pourtour du globe de l'œil et sans toucher celui-ci. La blessure peut être produite par l'extrémité d'un fleuret démoucheté, la pointe d'un sabre, l'extrémité d'un bâton pointu, la pointe d'un couteau, l'extrémité d'un clou, la chute sur la pointe d'une fourche.

Les malades accusent la perception d'impressions lumineuses en général pénibles et la vue diminue d'une façon variable : le plus souvent, elle disparaît brusquement et complètement ; quelquefois il y a seulement disparition d'une partie plus ou moins grande du champ visuel. Larrey père, Emmert, Yvert ont rapporté des observations de ce genre, la première avec autopsie.

On pourra conclure à l'existence d'une blessure du nerf optique si l'on constate sur la peau ou dans les culs-de-sac de la conjonctive les traces d'une blessure d'étendue et de forme en rapport avec l'instrument vulnérant. L'étendue et la forme de cette blessure indiqueront souvent à quelle profondeur le corps vulnérant a pu pénétrer. Les hémorragies ou les ecchymoses concomitantes viendront à l'appui des données précédentes. Il peut s'y joindre la paralysie d'un ou de plusieurs des muscles moteurs de l'œil, parfois une ophtalmoplégie complète lorsque la plaie a provoqué une hémorragie au fond de la cavité orbitaire avec exophtalmie.

Les phénomènes ophtalmoscopiques ne commencent à se montrer qu'un certain temps après l'accident : c'est une atrophie plus ou moins marquée sur les divers points du nerf optique. Dans deux faits publiés par PAGENSTECHER et par JUST, le fond de l'œil était immédiatement après le traumatisme d'un blanc brillant, la papille ne paraissait plus distincte et, son pourtour se confondant avec la rétine, les vaisseaux avaient presque complètement disparu. Il est probable qu'il y avait dans ces cas une section complète des vaisseaux du nerf optique, opinion confirmée d'ailleurs par des expériences faites sur des grenouilles et sur des lapins par BERLIN et par WALDEMAN KRENCHEL.

Dans certains cas, les phénomènes ophtalmoscopiques rappellent ceux de l'embolie de l'artère centrale de la rétine, et cette dernière hypothèse devrait être sérieusement envisagée si l'on ne constatait pas en même temps des signes extérieurs prouvant l'existence d'une blessure de l'orbite.

Le pronostic est toujours très grave ; c'est la cécité absolue ou à peu près.

La question la plus importante pour nous est celle de savoir si une atrophie papillaire unilatérale déjà constituée, dont nous n'avons pas suivi l'évolution, est bien réellement le fait d'un traumatisme comme le prétend le sujet, ou si elle est due à toute autre cause.

Avant de conclure à une cause traumatique, il est indispensable de procéder à un examen complet du sujet. Il faut un examen de son état général pour voir s'il n'est pas atteint de l'une des maladies qui amènent le plus fréquemment l'atrophie de la papille : syphilis, ataxie locomotrice, alcoolisme, tout en se rappelant que dans ces cas les deux yeux sont plus ou moins atteints. Il faut s'assurer qu'il n'a pas eu de fièvre typhoïde ou de fièvre éruptive, puisque des cas d'atrophie ont pu être justement attribués à ces causes ; il faut examiner son cœur, dont l'état pourrait expliquer une atrophie consécutive à une embolie de l'artère centrale de la rétine ; il est important en somme de faire un examen aussi complet que possible de l'état général. Il est non moins utile d'examiner l'état local, une tumeur du nerf optique par exemple pouvant expliquer une atrophie unilatérale.

Il sera prudent, en somme, de n'admettre une origine traumatique que lorsque toutes les autres causes possibles auront été éliminées. Encore faut-il que le traumatisme ait eu des témoins ou qu'il ait laissé des traces sensibles.

Reste l'atrophie papillaire par simple commotion, sans aucune lésion cérébrale, sans que d'autre part il soit possible d'attribuer la lésion à une fracture ou à une fissure de l'orbite allant jusqu'au trou optique et comprimant ou dilacérant le nerf optique, soit immédiatement, soit peu à peu par la production d'un cal osseux.

Certains cas de cécité soudaine s'expliquent par une hémorragie survenue brusquement dans la gaine vaginale du nerf optique, après des traumatismes plus ou moins violents portant sur la tête et en particulier sur la région sourcilière, ou même après une simple contusion du nerf optique.

Pendant un certain temps, cette cécité subite n'est confirmée par aucun phénomène ophtalmoscopique; puis, après un intervalle plus ou moins long, on commence à constater la blancheur de la papille et un dépôt pigmentaire se forme sur le pourtour de la papille sous la forme d'un croissant ou d'un anneau complet, d'une teinte ardoisée. La constatation tardive de cette pigmentation péripapillaire est ici le phénomène caractéristique.

TRAUMATISMES DE LA RÉTINE

La *commotion rétinienne* peut être causée par des traumatismes portant sur le globe de l'œil lui-même ou bien sur le pourtour de l'orbite. Dans certains cas mal élucidés encore, le traumatisme se serait opéré à distance, par exemple dans la commotion par la foudre ou par le passage d'un projectile au voisinage de l'œil, dans ce qu'on a appelé le vent du boulet.

La commotion de la rétine, avec œdème laiteux ressemblant un peu à un décollement, disparaît habituellement en quelques jours, laissant l'acuité visuelle égale à ce qu'elle était auparavant ; le pronostic est donc favorable, mais parfois cette commotion rétinienne s'accompagne de complications graves qui rendent le pronostic beaucoup plus facheux, par exemple la rétinite traumatique de HAAB avec lésions de la macula et le décollement rétinien.

Le *décollement traumatique de la rétine* peut se produire de différentes manières, mais nous n'envisageons ici que le décollement produit sans aucune plaie.

Le pronostic du décollement traumatique de la rétine est beaucoup moins sombre que celui du décollement spontané. Il est même assez commun de voir ces décollements guérir d'une façon complète et assez rapidement pour que la rétine puisse conserver toute son intégrité et reprendre toutes ses fonctions.

Le traumatisme est une cause banale de décollement de la rétine, mais il peut y avoir quelque difficulté à montrer la relation entre la cause et l'effet, en particulier dans les cas où le décollement est tardif; or, ce décollement peut se montrer quelques semaines après la contusion qui en est la cause réelle (PFLALZ, AMMAN, CRAMER, WEILL).

TERSON père et TRUC ont publié, le premier deux faits, le second un fait dans lesquels, en l'absence de toute autre cause, les auteurs ont rattaché le décollement de la rétine au paludisme. Cette origine serait difficile à démontrer. On peut l'admettre par exclusion dans des cas où la vue paraissait normale avant tout accès de paludisme, et où le décollement de la rétine paraît avoir suivi des accidents paludéens intenses et répétés. Dans le cas de TRUC, il s'agissait d'un jeune soldat qui avait contracté le paludisme au Tonkin; dans ce cas, la responsabilité de l'état était par suite engagée.

Le décollement traumatique de la rétine s'accompagne souvent d'une *rupture* isolée de cette membrane, mais on peut également observer cette rupture sans décollement.

La rupture isolée de la rétine a toujours été observée après une contusion du globe de l'œil lui-même par un corps mousse.

Les troubles fonctionnels accusés par le malade n'ont rien de caractéristique ; on ne peut s'attacher qu'aux phénomènes objectifs : or, ces ruptures se montrent sous la forme de lignes cicatricielles assez longues et étroites, situées constamment au voisinage du pôle postérieur de l'œil. Ce sont des traînées crayeuses, grisâtres, bordées dans la plupart des cas de dépôts pigmentaires noirâtres. Les vaisseaux rétiniens, arrivés au bord de la solution de continuité, disparaissent au milieu de ce tissu fibreux de nouvelle formation, leur trajet cesse brusquement en ce point pour redevenir distinct de l'autre côté de la rupture ou bien leur extrémité périphérique s'atrophie.

Ces ruptures de la rétine sont habituellement suivies de l'abolition à peu près complète de la vision.

Existe-t-il une *neuro-rétinite d'origine traumatique* ? GALEZOWSKI, Maurice PERRIN l'admettent. BADAL a publié deux observations de neuro-rétinite par action réflexe : dans le premier cas, la neuro-rétinite paraissait consécutive à la présence d'un corps étranger sous la paupière supérieure depuis quatre mois ; dans le second cas, la neuro-rétinite était consécutive à l'irritation du nerf sus-orbitaire par un morceau de bois placé à cheval sur ce tronc nerveux. YVERT a publié une observation de neuro-rétinite traumatique consécutive à la contusion du globe de l'œil par un morceau de fer ; dans ce cas, d'ailleurs, la vision redevint normale.

W. HULKE a également observé une neuro-rétinite consécutive à la contusion du globe de l'œil par un morceau de fer, mais ici la maladie aboutit assez rapidement à l'atrophie.

L'existence d'une neuro-rétinite consécutive à des traumatismes purement périphériques paraît donc bien pouvoir être admise, mais elle est du moins très rare, et des oculistes très occupés, pourvus d'un service d'hôpital très actif, peuvent passer de longues années sans en voir aucun cas.

Une autre forme de neuro-rétinite traumatique, assurément plus fréquente, est celle qui succède à de violents traumatismes cérébraux ; elle n'est qu'un épiphénomène de graves accidents encéphaliques. Dans ces cas elle peut être primitive, se montrer d'emblée par le fait de l'accident lui-même, mais habituellement elle est tardive et constitue un symptôme de complications méningées.

Dans ces cas la neuro-rétinite est habituellement unilatérale, mais dans certains cas elle affecte les deux côtés, et la chose est d'autant plus grave que, le plus souvent, cette neuro-rétinite se termine par une atrophie complète.

CORPS ÉTRANGERS

Les corps étrangers forment les plus fréquents de tous les traumatismes oculaires, puisqu'on évalue leur nombre à 55 ou 60 p. 100.

Ils sont le plus souvent superficiels et sont habituellement constitués par des fragments de meule à émeri ou par des particules métalliques qui se fixent, soit sur la conjonctive, soit sur la cornée.

Ceux de la conjonctive n'ont guère d'importance ; ceux de la cornée ont un pronostic très variable d'après leur siège au centre ou à la périphérie de la membrane, d'après leur profondeur et d'après l'état des parties voisines (infection des voies lacrymales, blépharite, impétigo des fosses nasales, ozène).

Les corps étrangers métalliques sont généralement aseptiques et ne produisent d'autre complication que la petite cicatrice qui en résulte, cicatrice d'importance nulle quand elle siège à la périphérie de la cornée, plus ou moins gênante au contraire quand elle siège dans la région pupillaire. Il est donc important d'enlever ces corps étrangers le plus délicatement possible, sans toucher aux autres parties de la cornée pour ne pas augmenter la taie, d'enlever le corps étranger tout entier sans laisser de parcelle de rouille et de faire ensuite un traitement antiseptique suffisant pour éviter toute infection.

Les éclats de pierre ne se fixent habituellement pas à la cornée, mais il faut se rappeler la grande facilité avec laquelle s'infectent toutes les lésions de la cornée provoquées par des fragments de pierre, par tout ce qui provient du sol, même lorsque l'état local antérieur n'était le siège d'aucune infection et lorsque l'état général du sujet ne laissait rien à désirer.

Les corps étrangers intra-oculaires sont habituellement des fragments de métal : fer, acier, cuivre, des grains de plomb de chasse, des morceaux de porcelaine, de pierre, de verre, de bois, des épines, des cils.

Ces corps étrangers peuvent séjourner dans la chambre antérieure pendant un temps indéfini sans provoquer aucune réaction inflammatoire. PAGENSTECHER a vu un cil séjourner pendant dix ans ; le professeur de JÆGER, de Vienne, a trouvé un morceau de capsule de cuivre qui était là depuis cinq ans ; JACOBS (de Dublin) a trouvé un fragment de pierre qui n'a occasionné d'irritation notable qu'après un séjour de quatre ans.

On a signalé d'autre part des cas (LAWRENCE, WARDROP, COOPER) dans lesquels de petits fragments d'acier ou de fer (pointes d'aiguilles ou de couteaux à cataracte brisés) disparaissaient de la chambre antérieure par oxydation et résorption.

Le corps étranger peut s'enkyster et rester indéfiniment inoffensif, puis un jour, après un nouveau traumatisme très léger, ou même sans cause appréciable, il se développe une inflammation qui amène la perte de l'œil et même par ophtalmie sympathique celle de son congénère.

C'est là, d'ailleurs, l'aboutissant final, après une période plus ou moins longue, de tout corps étranger séjournant dans la chambre antérieure et non enlevé assez tôt. La marche des accidents est d'ailleurs variable ; il peut se produire d'emblée une iritis purulente intense, et les accidents vont facilement jusqu'à la panophtalmie ; ou bien il arrive que la cornée seule suppure, s'ulcère à ce niveau, se perfore ; le corps étranger s'élimine par là et le malade peut en être quitte pour un leucome plus ou moins étendu avec ou sans adhérence de l'iris.

Cette terminaison est relativement favorable. D'autre part, la panophtalmie de l'œil blessé n'est pas la terminaison la plus fâcheuse, car on sait qu'un œil perdu par suppuration totale ne provoque pas d'ophtalmie sympathique.

Les corps étrangers en cuivre donnent lieu à un pronostic tout particulier. Ils sont généralement petits et ne pèsent que quelques milligrammes. Ils peuvent provenir de l'industrie, mais plus généralement de l'explosion de cartouches ou de capsules. La réaction inflammatoire de l'œil est plus intense que par le fer ou par l'acier, et en particulier quand ces corps siègent dans le corps vitré ou dans le tractus uvéal, ils déterminent toujours après un temps plus ou moins long une inflammation très violente.

Le pronostic est donc très grave et, dans tous les cas où l'on aura à constater la présence dans l'œil d'un fragment de cuivre, on devra faire toutes réserves sur l'avenir de cet œil qui généralement pourra être considéré comme perdu.

Dans les traumatismes de l'œil par grain de plomb, il est utile de se faire exposer les commémoratifs aussi exactement que possible. Cet accident, en effet, donne fréquemment lieu à des procès, et il est bon d'établir nettement le trajet du grain de plomb et par conséquent les responsabilités. C'est toujours à la chasse que ces accidents se produisent et sous l'une des deux formes suivantes : la victime est un paysan occupé dans le voisinage, un garde chasse, un rabatteur, ou bien un autre chasseur du même monde que l'auteur du traumatisme et ayant avec lui des relations plus ou moins étroites. D'abord tout se passe de la façon la plus courtoise ; le chasseur maladroit amène lui-même à l'oculiste le blessé qu'il entoure de la plus tendre sollicitude ; il prendra à sa charge tous les frais et demande que les soins soient aussi assidus que possible ; le blessé se montre habituellement touché de ces attentions et il semble que tout doit continuer à se passer à l'amiable, mais plus tard la scène change. Si le blessé est dans une situation de fortune inférieure à celle du chasseur maladroit, il ne se laissera pas longtemps prendre aux belles paroles de celui-ci et demandera bientôt de forts dommages-intérêts. Les procès ne sont pas rares, même quand les deux chasseurs occupent des situations sociales analogues ; il est donc bon de pouvoir répondre plus tard nettement aux questions posées par le juge relativement à la direction suivie par le grain de plomb. D'autre part, on comprend à quel point les commémoratifs peuvent être utiles pour connaître la force de pénétration du projectile, et la direction qu'il avait quand il est venu frapper l'œil. Ces renseignements favoriseront la solution d'une question souvent difficile, celle

de savoir si le plomb s'est borné à contusionner l'œil, ou s'il a pénétré, ou s'il
a traversé l'œil de part en part pour s'enfoncer dans la cavité orbitaire ou
même dans le cerveau.

La responsabilité du chasseur est, en effet, différente suivant que le coup
a été tiré dans la direction du blessé, ou que le grain de plomb n'est arrivé
dans l'œil de celui-ci qu'après un ricochet sur une pierre, sur un mur, sur
un tronc d'arbre. Pour évaluer cette responsabilité, il faudra donc connaître
la position respective du chasseur et du blessé, puis, si l'œil est perdu, si l'on
est forcé de l'énucléer, déterminer la direction du grain de plomb dans cet
organe.

Le pronostic de ces accidents est toujours grave ; c'est la perte absolue de
la vision d'un œil que l'on cherche néanmoins à conserver pour la forme,
mais qu'il peut devenir nécessaire d'énucléer pour mettre fin à des douleurs
vives et interminables.

MYOPIE TRAUMATIQUE

On a publié 43 observations de myopie d'origine traumatique. Le mécanisme est variable : il y a myopie par spasme de l'accommodation, ou par
relâchement de la zonule, ou par subluxation du cristallin, ou par allongement de l'axe antéro-postérieur de l'œil. Cette myopie s'accompagne le plus
souvent de diverses lésions oculaires et la guérison est rare.

GLAUCOME TRAUMATIQUE

Le glaucome peut être une complication de divers accidents oculaires :
iritis, luxation ou subluxation du cristallin, corps étrangers, leucomes adhérents, cataracte traumatique, mais le glaucome peut être également une complication directe d'un traumatisme portant sur un œil antérieurement sain.
Le fait a été nié par DE GRAEFE, mais le glaucome traumatique tend à être
admis depuis les travaux de ROHMER, de VILLAR, de PETERS, de LISLE. Cependant les observations sont encore rares, surtout celles concernant des cas
dans lesquels le traumatisme a porté directement sur le globe de l'œil.

MAZZA rapporte l'observation d'un capitaine de navire, âgé de cinquante
ans, qui avait reçu un coup violent sur le crâne. Deux jours après l'accident,
on constata un glaucome double pour lequel on pratiqua une double iridectomie, avec un résultat d'ailleurs peu brillant. En l'absence de toute autre
cause nette, l'auteur pense que le traumatisme cranien a été le point de
départ de la crise de glaucome.

BEAUVOIS a observé un homme de trente-trois ans, bien portant, qui le
7 septembre 1908 reçut le choc violent d'un morceau de fer sur l'œil droit.
Dès la nuit suivante, des douleurs se manifestèrent dans cet œil et dans la
région périorbitaire ; le lendemain matin, la vision était troublée, et le jour

même Beauvois constatait des phénomènes d'hyperhémie de l'iris, puis cinq jours exactement après l'accident un glaucome très net avec hypertonie et excavation de la papille. On constatait, en outre, une légère déchirure périphérique de l'iris. Une iridectomie fut pratiquée le 23 septembre, mais malgré des suites opératoires tout à fait normales, à la fin d'octobre, la vision se bornait à compter les doigts à 1 mètre, la papille était complètement excavée et atrophique, et le champ visuel n'était conservé que dans la partie externe.

Thilliez (de Lille) a publié l'observation d'un homme de cinquante-quatre ans qui, à la suite d'une fracture de cuisse, fut pris, le jour même, d'un glaucome aigu sur les deux yeux. Le glaucome dans ce cas pourrait être attribué soit à une émotion vive, soit à une action réflexe, partant des filets nerveux avoisinant la fracture du fémur.

J'ai personnellement observé une jeune femme de trente-quatre ans, atteinte de glaucome chronique, qui, renversée par une voiture devant la gare du Nord et sans éprouver d'autre mal qu'une émotion assez vive, eut immédiatement après cet accident un accès de glaucome aigu.

Dans sa thèse récente, P. Lisle a pu rassembler 45 observations typiques ; les malades avaient l'œil sain avant le traumatisme, et on ne découvrait chez eux aucun antécédent héréditaire ou personnel, aucune diathèse que l'on pût accuser d'avoir engendré l'attaque de glaucome.

Ce glaucome peut survenir à un âge quelconque, mais contrairement à l'autre il est plus fréquent chez les jeunes sujets.

La nature du traumatisme est variable, mais il s'agit habituellement d'un corps contondant d'un assez grand volume et animé d'une certaine vitesse frappant violemment le globe oculaire.

Le glaucome peut apparaître immédiatement après le traumatisme (Agnew, Landesberg), mais d'ordinaire il survient de quelques heures à quelques jours après l'accident. Dans un cas de Landesberg, il s'est montré quatre semaines après.

PARALYSIES MUSCULAIRES

Les paralysies oculo-motrices traumatiques peuvent porter sur tous les nerfs et sur tous les muscles de l'orbite. Elles sont causées soit par une lésion du nerf moteur au niveau de la fente sphénoïdale, du sinus caverneux, du sommet du rocher, ou bien par une lésion du muscle moteur lui-même dans sa gaine.

La paralysie du nerf moteur oculaire commun, complète ou partielle, peut être précoce ; elle relève alors d'une fracture de la fente sphénoïdale ; elle peut être tardive et consécutive à une infection méningée, à un abcès cérébral, à un ramollissement bulbo-protubérantiel. Elle peut être due à une lésion du sinus caverneux et coexister avec une ophtalmie pulsatile. La paralysie isolée et totale du moteur oculaire commun peut être due à la compres-

sion par un épanchement sanguin englobant le nerf ; la fracture de la fente
sphénoïdale amènera de préférence la paralysie de ce nerf associée à d'autres
paralysies.

BETTREMIEUX a observé un blessé par accident du travail, atteint de ptosis
pseudo-paralytique à la suite d'une contusion fronto-pariétale droite par une
lourde pièce de bois. L'affaire a été conciliée par l'attribution d'une rente
correspondant à une réduction de 8 p. 100 de la capacité professionnelle,
rente convertie en capital. Il y avait occlusion complète de l'œil droit avec
abaissement du sourcil correspondant, anesthésie du pharynx, hémianesthésie
droite presque complète. Le traitement médical ne donna aucun résultat,
mais l'œil commença à s'ouvrir un mois et demi après la solution du litige et
l'ouvrier reprenait son travail peu de temps après.

La paralysie de la VI⁰ paire observée après des traumatismes du crâne est
due à une fracture du sommet du rocher, et la compression du nerf résulte
du déplacement des fragments ou du sang épanché. Cependant NUEL a communiqué à la Société belge d'ophtalmologie la relation d'un cas de paralysie
post-traumatique de la VI⁰ paire sans fracture du rocher et sans exophtalmie
pulsatile, à l'autopsie duquel on avait trouvé le nerf atrophié englobé dans
la paroi du sinus caverneux distendu par un anévrysme.

Il existe dans la littérature 11 cas de paralysie isolée du muscle grand
oblique par traumatisme orbitaire. Il est nécessaire que le traumatisme porte
sur la région de la poulie de ce muscle. Si la poulie est arrachée ou si le
muscle est détaché au niveau de son insertion sclérale, la paralysie est définitive, mais la paralysie peut être due à une simple contusion avec ecchymose
et tuméfaction. Dans ce dernier cas, le pronostic est bénin.

La section traumatique de l'un des muscles droits partielle ou totale
entraîne une diminution de la motilité du globe et une déviation secondaire
avec diplopie.

CHAPITRE III

ACCIDENTS CAUSÉS PAR LES BRULURES, LA FOUDRE, L'ÉLECTRICITÉ

BRULURES

Les brûlures peuvent être déterminées, soit par des agents portés à une haute température, soit par des agents chimiques. Le pronostic est d'ailleurs absolument différent dans ces deux cas.

Les corps qui peuvent agir par leur haute température sont l'eau bouillante, les graisses (cuisinières), les métaux en fusion (plomb, étain, cuivre), le fer chauffé à rouge ou à blanc, un cigare incandescent.

Les agents chimiques qui peuvent être mis accidentellement en contact avec les yeux sont des acides (acétique, sulfurique, nitrique), des alcalis (potasse, lessive, chaux fraîchement éteinte, mortier), de l'ammoniaque.

Il n'est pas rare d'observer des brûlures par du vinaigre chez des personnes tombées en syncope et sur la figure desquelles on projette trop généreusement du vinaigre pour les faire revenir à elles ; on observe des brûlures par l'eau sédative, par l'ammoniaque, dans les mêmes conditions.

Nous devons signaler deux sortes de brûlure dans lesquelles la responsabilité médicale peut être mise en jeu : la cautérisation intempestive de la muqueuse palpébrale au crayon de nitrate d'argent chez les nouveau-nés atteints d'ophtalmie purulente, cautérisation amenant parfois des déformations auxquelles il est bien difficile de remédier par la suite, et les brûlures de la cornée et de la conjonctive dans le cul-de-sac inférieur par insufflation de poudre de calomel chez les malades qui prennent de l'iodure de potassium ou de sodium à l'intérieur.

Les brûlures par la chaleur produisent d'emblée tous les dégâts qu'elles doivent commettre ; en général les accidents vont ensuite en s'atténuant de plus en plus. Au contraire, les accidents causés par des agents chimiques paraissent d'abord légers, et cette apparence de bénignité peut persister pendant des jours et même des semaines, pour faire place ensuite à des complications de plus en plus graves.

En outre de cette grande classification des brûlures par agents physiques ou par agents chimiques, nous devons les classer d'après l'organe intéressé.

Les brûlures de la peau, lorsqu'elles sont superficielles, lorsqu'elles n'intéressent pas le derme, ont peu d'importance et ne laissent pas de traces. Si elles embrassent une partie de l'épaisseur du derme, si surtout elles intéressent le cartilage tarse, le ligament suspenseur de la paupière supérieure, il peut en résulter des complications très fâcheuses : ectropion, déviation ou oblitération des points lacrymaux, déviation et destruction des cils et des bulbes pileux, ankyloblépharon, lagophtalmos avec toutes ses conséquences possibles (destruction de la cornée).

Lorsque la brûlure atteint à la fois la conjonctive palpébrale et la conjonctive bulbaire et produit une adhérence entre les deux, un fait domine entièrement le pronostic : il faut savoir si le sillon oculo-palpébral est intéressé. Lorsque le fond du sillon oculo-palpébral est conservé, lorsqu'on peut passer une sonde de Bowman par exemple sous le repli qui réunit les deux conjonctives, le pronostic est relativement favorable et d'autant plus que le pont ainsi trouvé est plus étroit ; au contraire, lorsque les adhérences sont larges, lorsqu'après la section de cette bride, il n'est pas possible de suturer isolément la conjonctive palpébrale et la conjonctive bulbaire, surtout lorsque l'adhérence se propage jusqu'au fond du sillon oculo-palpébral, toutes les tentatives faites pour détruire ce symblépharon seront vaines ; l'infirmité sera définitive.

La même chose peut se dire des adhérences entre la conjonctive palpébrale et la cornée, avec cette aggravation qu'ici il y aura en outre à tenir compte des lésions de la cornée elle-même.

Dans presque tous les cas de symblépharon, il y aura à tenir compte, non seulement de la diminution de la vision elle-même, mais de la gêne des mouvements, du larmoiement, enfin de la difformité qui nuit plus ou moins à la physionomie du malade.

ACCIDENTS CAUSÉS PAR LA FOUDRE

Les cataractes traumatiques produites par la *foudre* sont rares ; on en cite cependant plusieurs exemples déjà anciens : un de Brisseau, relatif à une jeune fille frappée ainsi de cataracte double ; un second, de Rivaud-Landreau, publié en 1850 et relatif à une jeune fille atteinte de cataracte gauche ; un troisième, observé par Servier. Il s'agit ici d'un soldat de vingt-neuf ans, sans aucun antécédent de famille, qui, se trouvant la nuit de faction sur les remparts de Perpignan, pendant un orage violent, se vit tout à coup entouré d'un globe de flamme et reçut une légère commotion générale qui l'étourdit un peu. C'est seulement une heure après, lorsqu'on vint le relever de faction et qu'il fut rentré au corps de garde, qu'il s'aperçut qu'il distinguait mal la lumière ainsi que les objets éclairés et qu'il fit part de cette observation au sergent du poste, en lui racontant ce qui lui était arrivé. Au jour, il constata de nouveau l'affaiblissement de la vue de l'œil droit, mais sans s'en préoccuper, et il n'alla même pas consulter le médecin.

L'accident était arrivé dans la nuit du 22 au 23 avril 1882 et c'est seulement au mois d'août que le Dr Servier vit cet homme pour la première fois.

L'œil droit était alors affecté d'une cataracte lenticulaire demi-dure avec bonne perception lumineuse et sans aucune trace d'inflammation.

Le Dr SERVIER, n'ayant trouvé chez ce soldat aucun antécédent, aucune cause à laquelle on put rapporter le développement de cette cataracte, n'hésita pas à l'attribuer à l'accident du 23 avril.

GONIN a publié l'observation de lésions oculaires chez des individus directement atteints par la foudre.

Le 23 août 1903, pendant les exercices d'une société de tir au fusil, la foudre tomba sur les fils de la sonnerie électrique qui reliait les cibles au stand. Vingt-six personnes qui se trouvaient dans le stand subirent une commotion plus ou moins violente, mais il n'y eut de gravement blessés que deux des secrétaires. L'un d'eux, un jeune homme de vingt-six ans, qui en écrivant avait le cordon de la sonnerie électrique suspendu au-dessus de sa tête, resta sans connaissance pendant un quart d'heure environ, et lorsqu'il reprit ses sens, toute sensation de lumière était abolie à son œil gauche, tandis que l'œil droit percevait encore la différence du jour et de la nuit. Le visage était fortement bouffi et les paupières enflées au point qu'on avait peine à découvrir la cornée. Le 27 août, jour où GONIN vit le malade pour la première fois, l'enflure du visage avait presque entièrement disparu ; il ne subsistait qu'un léger chémosis aux deux yeux. La vision s'était aussi graduellement améliorée depuis le jour de l'accident, VOD = 0,1, VOG = 0,05 ; les limites du champ visuel paraissent normales. Les pupilles, très étroites, ne réagissent que d'une façon presque imperceptible. Bien que la tension intra-oculaire fût normale, les cornées présentaient un trouble diffus, empêchant de voir les détails de la profondeur. Le 30, le trouble de la cornée droite s'est dissipé et le fond de l'œil devient perceptible à l'ophtalmoscope : la papille optique se montre bien délimitée dans ses contours, mais peu colorée, avec des artères remarquablement étroites. A l'œil gauche, il persiste un léger trouble superficiel de la cornée et de plus une opacité en étoile occupant la corticale postérieure. Le 5 octobre, après une série d'injections de strychnine, VOD = 1/2, VOG = 1/3; les troubles radiés, voisins du pôle postérieur du cristallin, sont en voie de se dissiper. L'ophtalmoscope permet même de distinguer de ce côté la papille optique dont la coloration blanchâtre est tout à fait semblable à celle du nerf optique droit. Le 18 novembre, on trouve pour la première fois un trouble prononcé de la face antérieure du cristallin droit. Ce trouble, très légèrement grisâtre lorsqu'on l'observe à l'éclairage oblique, prend au miroir plan la forme d'une figure irrégulière et déchirée. Cette opacité siège dans un seul plan immédiatement au-dessous de la cristalloïde antérieure, c'est-à-dire selon toute apparence dans la couche de l'épithélium antérieur du cristallin.

A l'œil gauche, on trouve des stries radiées, principalement dans les parties périphériques du cristallin, puis dans la corticale antérieure un semis d'opacités ponctuées qui semblent être de même nature que les opacités antérieures du cristallin droit.

Le 29 décembre, c'est-à-dire plus de quatre mois après l'accident,

VOD = 1/3, VOG = 1/6 ; il n'y a pas de modification notable dans l'apparence des deux cristallins. Les nerfs optiques sont toujours pâles, avec artères rétrécies. Enfin, le 18 janvier 1904, l'acuité visuelle de l'œil gauche est descendue à 0,1 avec champ visuel un peu rétréci du côté externe pour le rouge et le vert.

Widmark à lui seul a observé trois cas de cataracte causée par la foudre.

Verhaeghe a rapporté une observation de cataracte causée par la fulguration et dans laquelle les symptômes ne sont apparus que six à huit mois après le moment de l'accident. D'un côté, la lésion du cristallin reste stationnaire et n'exige aucune intervention active ; de l'autre côté, la cataracte fut opérée avec succès après trois ans et demi.

Dans une observation de Wernicke, il s'agissait d'un enfant de trois ans opéré en mars 1905, par le professeur Uhthoff, d'une double cataracte survenue à la suite d'un coup de foudre ressenti en juillet 1904. Vers la fin de décembre de la même année commencèrent à apparaître des troubles de la vue et une opacité des deux cristallins, déterminant une cécité presque complète. A l'ophtalmoscope on voyait des lésions cristalliniennes très différentes de la cataracte congénitale ordinaire et rappelant par leur striation la cause pathogénique. L'extraction linéaire fut pratiquée en mars 1905 ; l'issue des masses lenticulaires épaissies fut assez difficile ; néanmoins celles-ci se résorbèrent complètement par la suite.

H. Le Roux et Renaud ont observé un gendarme de quarante ans qui était de service sur la voie ferrée pour le passage du roi d'Espagne, dans la nuit du 4 au 5 juin 1905, quand éclata un violent orage. Vers deux heures, à la suite d'un très vif éclair, il ressentit un violent picotement dans les yeux avec sensation de corps étrangers dans les culs-de-sac conjonctivaux, puis une érythropsie qui dura environ deux heures. Le lendemain, double conjonctivite aiguë très intense, chémosis, photophobie, mais aucune sécrétion conjonctivale. Le malade, aveugle, se plaint de douleurs violentes, presque continues, avec des exacerbations. Les jours suivants, cécité toujours complète, photophobie énorme, céphalée très violente jusqu'au 18 juin.

Les deux cornées présentent un léger trouble interstitiel diffus et généralisé ; les iris ont perdu leur teinte bleue et pris une coloration verdâtre très accusée. Pendant quinze jours, l'œil est complètement inéclairable à l'ophtalmoscope, mais à l'éclairage oblique on constate sur la cristalloïde antérieure un piqueté grisâtre tout particulier.

Les semaines suivantes, le piqueté sur la cristalloïde diminuait, ainsi que le trouble des cornées, mais l'ophthalmoscope révélait dans le corps vitré un trouble diffus très intense et qui n'a pas disparu. Depuis lors, l'état ne s'est pas amélioré ; après trois ans, il reste du trouble du vitré, de la photophobie, et l'acuité visuelle est de 1/3 pour l'œil droit et 1/2 pour l'œil gauche.

Dans un certain nombre d'observations publiées, les opacités ont suivi une marche tout à fait spéciale, ces opacités disparaissant quelques jours après s'être montrées.

Chavaz a présenté un jeune homme de vingt-trois ans qui, à la suite d'une fulguration ayant entraîné une perte de connaissance, présenta sur les deux yeux des troubles constitués par un pointillé occupant les couches corticales postérieures et qui rétrocédèrent complètement en l'espace de trois ans.

Dans un certain nombre de cas de cataracte causée par la foudre, rapportés par les auteurs, il existait en même temps une atrophie plus ou moins complète du nerf optique.

Dans un cas, il y eut une atrophie du nerf optique, sans que le cristallin fût également lésé. Ce cas appartient à ROHMER.

Les altérations de la *papille* et de la *rétine* se traduisent par des lésions ophtalmoscopiques qui peuvent faire défaut, par de la photophobie, du blépharospasme et par des troubles fonctionnels qui ne manquent jamais (diminution de l'acuité visuelle et rétrécissement du champ visuel).

L'aspect du fond de l'œil rappelle celui d'une chorio-rétinite spécifique de moyenne intensité. La rétine a perdu sa transparence et un léger nuage couvre la papille et les gros vaisseaux; ce trouble est plus marqué du côté nasal que du côté temporal. Les vaisseaux ont leur calibre normal et il n'y a aucun trouble du vitré. Ce trouble disparaît à la longue sans laisser de trace; il est rare que l'affection se termine par l'atrophie du nerf optique.

Les paralysies motrices ont porté sur les IIIe, IVe, V[e] et VIe paires; en général ces troubles de la motilité ont guéri en l'espace de quelques jours ou de quelques semaines.

HESS a provoqué expérimentalement des cataractes du même genre chez des animaux exposés à l'action de fortes décharges électriques. Il existe dans la littérature médicale trente-six observations de lésions oculaires ressortissant à la foudre, dont dix-sept cas seulement de cataracte, douze bilatérales et cinq unilatérales. Dans ce nombre, deux fois on a observé la résorption spontanée des grumeaux cristalliniens.

TROUBLES VISUELS D'ORIGINE ÉLECTRIQUE

Les troubles visuels d'origine électrique sont devenus assez communs depuis quelques années, et leur fréquence ne peut que s'accroître avec le développement de plus en plus considérable des usines électriques pour les chemins de fer, les tramways, l'automobilisme, l'éclairage, etc.

Un fait domine au point de vue médico-légal toute l'histoire de ces troubles visuels, c'est qu'habituellement il n'existe aucune lésion appréciable.

L'accident se produit toujours dans des conditions sensiblement identiques; il s'agit de courts-circuits, c'est-à-dire de courants de haute tension qui éclatent accidentellement entre deux points situés plus ou moins près de l'individu; celui-ci n'est que rarement traversé par le courant.

Les accidents d'origine électrique peuvent être divisés en trois catégories (TERRIEN) : troubles vasculaires ou inflammatoires, troubles fonctionnels, troubles nerveux. Il faut y ajouter les symptômes généraux (fièvre, etc.) qu'on observe quelquefois.

A. Les phénomènes inflammatoires sont la rougeur, le gonflement de la peau, limités à la surface des téguments et durant quelques jours seulement, puis les brûlures de la peau, des cils et des sourcils. Ce sont des brûlures au premier degré, analogues à celles déterminées par le coup de soleil électrique; elles guérissent en quelques jours sans laisser de traces.

L'hyperhémie de la conjonctive est constante au niveau des parties découvertes; elle s'accompagne de douleurs cuisantes, de démangeaisons, de sensation de corps étranger. Il peut exister en même temps une légère injection périkératique, plus rarement du chémosis et de l'œdème des paupières.

Après quelques jours, la sécrétion apparaît et on a une véritable conjonctivite; l'aspect clinique est celui d'une conjonctivite catarrhale de moyenne intensité; le matin, les paupières sont agglutinées, mais dans la journée la sécrétion disparaît. L'examen microscopique peut être négatif et ne montrer qu'un réseau de fibrine, avec leucocytes polynucléés et quelques cellules épithéliales; ailleurs on trouve quelques cocci associés ou non au bacille de Weeks. Il s'agit là d'une injection surajoutée. Cette conjonctivite est tenace; elle diminue par instants d'intensité pour reparaître ensuite avec une plus grande acuité et résiste aux traitements habituels.

On a noté exceptionnellement des troubles de la cornée : des opacités laiteuses, ponctuées, au centre de la cornée, disparaissant rapidement (Silex); une desquamation épithéliale de la cornée droite avec injection périkératique (Vossius); une opacité centrale des deux cornées rappelant l'aspect de la kératite interstitielle et qui disparaît le onzième jour (Rivers); un trouble passager de la cornée avec injection périkératique (Dantar-Roy). Ce sont les seuls cas rapportés. Terrien ne les a pas notés une seule fois dans ses 45 observations. Dans les cas où ces troubles cornéens ont été observés, il existait en même temps des brûlures superficielles de la peau, des cils, de la conjonctive, et probablement une altération de l'épithélium cornéen.

L'*injection périkératique* accompagne toujours les troubles de la cornée, mais en outre elle existe fréquemment sans eux; Terrien l'a rencontrée dans un tiers des cas environ. Elle est due sans doute à l'hyperhémie de l'iris qu'on observe fréquemment et qui peut expliquer dans une certaine mesure la réaction paresseuse de la pupille à la lumière. Kiribuchi, qui a fait des expériences sur les lapins, a trouvé que cette hyperhémie chez eux s'étendait à tout le tractus uvéal; les vaisseaux de la choroïde et du corps ciliaire sont dilatés, gorgés de globules sanguins; des leucocytes apparaissent en quantité assez considérable dans le stroma choroïdien, et l'on peut trouver des altérations de l'endothélium vasculaire. On a, en effet, noté dans quelques observations une irido-cyclite.

H. Le Roux (de Caen) rapporte le cas d'un ouvrier électricien de trente-cinq ans, qui dut fixer pendant environ quatre minutes un arc lumineux intense de 8 centimètres de longueur et de 6 à 7 centimètres de largeur. Cet ouvrier n'éprouva pas d'éblouissement, ne ressentit même aucune gêne appréciable et continua à travailler sans difficulté pendant trois heures. C'est au bout de ce temps qu'il ressentit les phénomènes habituels : picotements, conjonctivite, blépharospasme énorme, photophobie intense et larmoiement abondant, puis paupières rouges et gonflées et douleurs très violentes ; mais au bout de quatre ou cinq jours, tout était rentré dans l'ordre.

Cataracte. — DESBRIÈRES (de Limoges) et BARGY ont publié l'observation d'un ouvrier électricien de vingt-six ans qui, nettoyant un transformateur électrique, reçut la décharge d'un courant d'une intensité de 20.000 volts. Après une perte de connaissance d'une demi-heure, il revint à lui, présentant des brûlures plus ou moins profondes, localisées au côté droit du corps, notamment au membre supérieur et à la face. La vive réaction inflammatoire des brûlures du visage ne permit pas au médecin qui le soignait de se rendre compte dès ce moment des troubles oculaires possibles. Lorsque nos confrères purent examiner le malade, plus d'un an après l'accident, l'œil droit était dans l'état suivant :

La conjonctive présentait quelques traces de brûlures légères qui se seraient traduites dans les premiers jours de l'accident par un chémosis violent. Le cristallin présentait des points d'opacification caractérisés par un semis abondant d'opacités, les unes ponctiformes, les autres linéaires, répandues sur toute la surface cristallinienne, mais prédominantes surtout à l'équateur de la lentille. Ces opacités étaient sous-capsulaires. Rien de semblable n'existait dans la partie postérieure du cristallin. L'examen du fond de l'œil, encore possible, ne révélait aucune lésion. L'acuité visuelle de cet œil était presque normale (0,8), quoique le malade prétendît voir les objets comme à travers un brouillard.

BRIXA a rapporté l'observation d'un jeune télégraphiste qui, en manipulant l'un de ses appareils, reçut une violente secousse qui le laissa vingt minutes sans connaissance. Ramené à la vie, il présenta, outre des brûlures du nez, de la main et du pied, des troubles visuels caractérisés par de la photophobie, de la rougeur palpébrale, conjonctivale et ciliaire, de la mydriase, enfin des troubles cristalliniens constitués par des opacités fines et nombreuses qui s'accentuèrent dans la suite et ne permirent plus à cet œil qu'une acuité visuelle de 1/20.

Dans le cas de BISTIS, un homme reçoit un courant de 500 volts et le contact se produit dans la région sourcilière droite ; un mois après, le cristallin présente une altération d'aspect poussiéreux avec opacités plus profondes. La cataracte se complète en quatre mois.

Le malade de TERRIEN est un électricien du chemin de fer métropolitain, âgé de vingt-six ans, qui, le 2 mai 1908, en travaillant à la réparation d'une machine, toucha par mégarde, avec la main, une barre de connexion dans laquelle passait un courant de 550 volts. Le 9 mai, au moment du premier examen par TERRIEN, le malade présentait à la région frontale droite et aux deux tempes des brûlures en voie de réparation et recouvertes de larges plaques noirâtres de sphacèle, une injection diffuse de la conjonctive des deux yeux, de la photophobie et un fond d'œil normal.

Le malade revient le 31 juillet, se plaignant de troubles visuels du côté droit, dont il s'était aperçu la veille par hasard, en travaillant. Il présente, en effet, de la cataracte qui se complète peu à peu. Cette cataracte apparut donc plus de deux mois après l'accident, resta unilatérale et se compléta rapidement.

Les troubles cristalliniens après les décharges électriques industrielles sont donc tout à fait comparables aux troubles attribués à la foudre. On retrouve dans les deux cas les fines opacités lenticulaires, radiées et ponctiformes, leur état stationnaire longtemps après l'accident, l'acuité visuelle restant bonne. Cependant, ici, il ne saurait être question de l'action des rayons ultra-violets de l'éclair, ni de l'action de la chaleur allant opacifier un cristallin à travers une cornée restée intacte.

Il est possible que l'hyperhémie irido-ciliaire très intense au début aboutisse à des lésions de l'épithélium cristallinien et des couches sous-jacentes. Il est possible de même que le courant produise, comme l'a pu observer expérimentalement KIRIBUCHI, une coagulation albumineuse sous-épithéliale suivie de dégénérescences de l'épithélium et des fibres voisines, d'où pénétration ultérieure de l'humeur aqueuse qui augmenterait encore l'opacification de la lentille. Il est également possible que, sans coaguler l'albumine par action catalytique, le courant altère chimiquement l'humeur aqueuse et la rende inapte aux phénomènes osmotiques et exosmotiques nourriciers du cristallin.

Dans les six cas actuellement publiés, la cataracte n'a commencé à paraître que plusieurs semaines après l'accident. En revanche, la marche en est toujours rapide.

Dans les deux cas qui ont été opérés, on a constaté que le cristallin n'avait perdu sa transparence que secondairement et que c'était surtout la capsule qui était opaque par prolifération des cellules épithéliales situées sous la cristalloïde antérieure.

B. TROUBLES FONCTIONNELS. — L'*éblouissement* suit immédiatement l'accident; sa durée varie suivant l'intensité de l'étincelle, suivant que les yeux ont été plus ou moins exposés et suivant la tolérance plus ou moins grande du sujet pour les rayons électriques. L'éblouissement dure quelques minutes et davantage, puis la vision revient peu à peu, mais elle demeure très trouble et il est rare que le sujet puisse terminer son travail.

Aussitôt après l'éblouissement apparaît l'érythropsie qui dure également quelques minutes. Le sujet voit tous les objets colorés en rouge et particulièrement les lumières et les feux qui sont plus facilement perçus ; puis la vision demeure troublée et l'examen fonctionnel révèle une diminution de l'acuité et du champ visuel.

La diminution de l'acuité visuelle apparaît aussitôt après l'accident, puis l'acuité remonte peu à peu et redevient normale environ trois ou quatre semaines après ; mais la guérison peut être retardée ou même il peut rester des troubles définitifs. Environ 7 p. 100 des cas (TERRIEN) sont très graves, la vision restant presque nulle ou inférieure à 0,1 ; dans 14 p. 100 des cas, la gravité est moindre, mais la guérison n'est pas complète, le sujet ne pouvant fixer longtemps et l'acuité visuelle restant diminuée.

Il est difficile de se rendre compte dans les premiers jours de la durée et de la gravité probables des troubles visuels. Une très grande diminution de l'acuité assombrit le pronostic, mais il faut surtout considérer la rapidité avec laquelle survient l'amélioration. Une diminution de l'acuité visuelle même légère, mais qui ne se modifie pas, devra toujours faire réserver le pronostic. Quelquefois l'acuité diminue sans cause appréciable un long temps après l'accident.

La difficulté éprouvée par le sujet à fixer les objets entre pour une large part dans le trouble de la vision centrale. Quelquefois l'acuité visuelle est à peine diminuée ; mais, dès que le blessé cherche à lire les caractères des échelles, ceux-ci se mettent à danser, puis la vision se trouble, le clignement répété des paupières apparaît et la fixation devient impossible. Souvent le sujet se plaint de voir comme à travers un brouillard et le trouble peut aller jusqu'au scotome central. Cette difficulté de fixation, due à l'asthénopie et à la photophobie rétiniennes, s'atténue peu à peu, mais elle persiste longtemps et c'est généralement, avec le rétrécissement du champ visuel, l'un des derniers phénomènes observés.

Le rétrécissement du champ visuel accompagne presque toujours la diminution de la vision centrale. Il porte à la fois sur le blanc et sur les couleurs, et il est sensiblement concentrique. Le degré du rétrécissement est le plus souvent en rapport avec la diminution de l'acuité visuelle ; mais quelquefois la vision centrale est diminuée alors que le champ visuel est presque normal, tout au moins pour le blanc ; on ne note pas d'inversion dans le rapport normal de la vision des couleurs et c'est toujours le vert qui a le plus petit champ visuel.

Comme pour l'acuité visuelle, la rapidité avec laquelle le champ visuel s'agrandit constitue un important élément du pronostic, et un rétrécissement qui demeure longtemps stationnaire comporte un pronostic réservé. Un rétrécissement léger persiste un certain temps après que l'acuité visuelle est redevenue normale ; il est alors surtout marqué pour le vert, mais existe aussi pour le blanc.

L'acuité lumineuse est presque toujours diminuée et il n'est pas rare d'observer l'*héméralopie* ; on a noté l'absence de phosphènes lors de pression sur le globe oculaire.

Le *sens chromatique* est conservé, mais la couleur a perdu son intensité et le sujet ne la voit qu'avec peine.

C. Troubles nerveux. — Ceux-ci peuvent se traduire par des troubles sensitifs, moteurs et sécrétoires.

Les *troubles sensitifs* sont d'abord la *photophobie*, dont l'intensité est variable et généralement en rapport avec la gravité des lésions ; elle gêne l'examen du fond de l'œil qui provoque souvent un blépharospasme intense.

Aussitôt après l'accident, le sujet ressent des douleurs au niveau des paupières et de la conjonctive, avec sensation de corps étranger de la muqueuse, de cuisson, de picotement, de démangeaison. Peu à peu ces phénomènes s'atténuent, mais bientôt apparaissent une *céphalée* plus ou moins intense et des douleurs revêtant le caractère névralgique. Cette céphalée est presque constante dans les premiers jours, mais elle est d'intensité variable.

Les *douleurs névralgiques* se montrent rarement aussitôt après l'accident, en général dans la nuit suivante, quelquefois beaucoup plus tard. Ces douleurs, quelquefois très intenses, siègent dans le globe de l'œil et dans toute la région péri-orbitaire. Elles existent aussi au niveau de la région frontale, à l'occiput, formant alors par leur ensemble une sorte de couronne comprimant la tête comme dans un étau ; elles peuvent également siéger au sommet du vertex.

Ces douleurs ne sont pas continues ; elles apparaissent sous forme de crises, généralement beaucoup plus fortes pendant la nuit. Leur intensité est variable ; dans les cas bénins, elles font généralement défaut et sont d'ordinaire d'autant plus marquées que le sujet est plus gravement atteint ; elles fournissent donc un bon élément de pronostic (Terrien).

La pression exercée sur le globe d'avant en arrière, à travers les paupières fermées, éveille une douleur sourde ; de même, la palpation du corps ciliaire comme pour la recherche du tonus est douloureuse ; la pression au niveau de l'émergence des nerfs sus et sous-orbitaires provoque de même une douleur d'intensité variable.

Ces douleurs à la pression ne se rencontrent jamais dans les cas légers et leur intensité est le plus souvent en rapport avec la gravité de l'affection. Elles persistent pendant toute la durée des troubles fonctionnels et s'atténuent peu à peu lorsque les autres symptômes s'améliorent.

L'*hyperesthésie* cutanée et l'hyperesthésie de la conjonctive se rencontrent quelquefois.

Valois (de Moulins) a publié l'observation d'un contremaître électricien de trente-trois ans qui, après avoir passé une demi-heure à régler des lampes à arc sans être muni de verres protecteurs, n'éprouva d'abord aucun inconvénient, mais fut ensuite réveillé dans la nuit par des douleurs très vives accompagnées d'un larmoiement abondant. Deux jours après le contremaître reprenait son travail.

Parmi les *troubles moteurs*, le plus fréquent est le *blépharospasme*, conséquence de la photophobie. Il existe quelquefois une véritable contracture persistante de l'orbiculaire.

La *pupille* est généralement contractée aussitôt après l'accident ; le myosis est de peu de durée et généralement dès le lendemain la pupille a ses réactions normales. Quelquefois cependant la pupille se contracte mal et elle se dilate de nouveau lors même que le faisceau lumineux reste dirigé sur l'ouverture pupillaire. Le pronostic est fâcheux lorsque les pupilles sont dilatées et ne réagissent pas.

On a signalé d'autres troubles moteurs, spasme ou paralysie de l'accommodation (Vossius), parésie passagère du droit interne coïncidant avec une paralysie faciale (Vossius), ptosis, contracture du muscle frontal ; mais ces faits sont exceptionnels.

Les *troubles sécrétoires* sont uniquement constitués par le *larmoiement*. Ce larmoiement, d'intensité variable, apparaît surtout dans les premières heures de l'accident et s'atténue les jours suivants. La lumière vive l'exagère, de même que le fait de fixer quelques instants un objet.

Les symptomes généraux, fièvre, accélération du pouls, sont la conséquence de l'insomnie causée par les douleurs névralgiques.

La seule difficulté du diagnostic est d'écarter la simulation ou plutôt l'exagération. On se basera sur l'ensemble des symptômes observés et sur l'aspect ophtalmoscopique, sur des examens répétés de l'acuité visuelle et du champ visuel. Il faut penser de même à l'hystéro-traumatisme ; mais, comme le fait justement observer Terrien, au point de vue médico-légal, nous devons envisager quelle est l'incapacité de travail résultant de la blessure, sans nous inquiéter de savoir si cette incapacité est une conséquence directe de l'accident ou des troubles nerveux occasionnés par lui.

Le pronostic sera basé sur la plus ou moins grande rapidité d'amélioration de l'acuité visuelle et du champ visuel, l'intensité et la persistance des douleurs névralgiques, les douleurs à la pression.

Les discussions relatives à la pathogénie de ces accidents présentent un vif intérêt, mais elles sortent de notre sujet et nous devons les passer.

Coup de soleil. — Schmidt-Rimpler rapporte au coup de soleil une choroïdite exsudative qui se serait compliquée de décollement de la rétine.

Maschke aurait de même observé la névrite optique et l'atrophie des nerfs optiques.

Dans le *coup de chaleur*, on a observé, par le fait de l'hypertension vasculaire, des hémorragies cérébrales provenant des ophtalmoplégies.

CHAPITRE IV

INFLUENCE DU TRAUMATISME SUR L'ÉVOLUTION DE DIVERSES MALADIES. — INFLUENCE RÉCIPROQUE DE QUELQUES ÉTATS GÉNÉRAUX SUR LES CONSÉQUENCES DU TRAUMATISME.

L'un des points les plus difficiles et les plus intéressants de la médecine légale est d'évaluer l'influence exercée par un traumatisme sur l'évolution de diverses maladies, tumeurs, tabes, et réciproquement d'estimer l'influence fâcheuse exercée sur les conséquences d'un traumatisme par une maladie préexistante, syphilis, alcoolisme, diabète.

INFLUENCE DU TRAUMATISME SUR LA MARCHE DES TUMEURS

LOWENTHAL rapporte 11 cas de gliome d'origine traumatique, dont 2 affectaient l'œil. L'un concerne un jeune homme de seize ans qui, à la suite d'une forte contusion, peut-être compliquée de rupture de l'œil, et après avoir été opéré avec succès, mourut d'une généralisation des tumeurs dans le cerveau. Le second cas concerne un enfant qui reçut un livre sur l'œil; l'œil devint rouge et photophobe; trois mois après, survenaient des douleurs épouvantables et la cécité.

KNAPP publie l'observation d'un homme qui, cinq semaines après avoir reçu un coup de queue de billard sur l'œil et l'orbite, présente des symptômes qui font admettre la possibilité d'un sarcome traumatique, puis une thrombose non infectieuse du sinus caverneux. Sur la demande de KNAPP, le chirurgien Frank HARTLEY pratiqua l'ouverture du sinus et enleva le thrombus. Le malade guérit de cette opération et succomba deux mois et demi plus tard, par suite de la propagation du sarcome dans le cerveau.

TERRIEN a publié, en 1899, un cas de sarcome de la choroïde, survenu après un traumatisme.

A. DE GRAEFE rapporte l'histoire d'un jeune homme de vingt-quatre ans qui reçoit dans l'œil droit un morceau de bois provoquant une blessure sérieuse : lésion de la sclérotique, déchirure du nerf optique et de nombreuses fibres musculaires, cyclite aboutissant à l'atrophie du globe. Trois ans après, le malade revient porteur d'une volumineuse tumeur mélanique qui se serait développée depuis un an.

Knies rapporte le cas d'une femme qui reçoit sur l'œil droit un coup de fléau ; deux ans après, cet œil fut enlevé pour un mélanosarcome.

Un malade de G. Lawson a l'œil gauche violemment frappé par une branche d'arbre ; depuis lors, cet œil ne distingue plus que très imparfaitement les objets ; il est le siège de plusieurs poussées inflammatoires qui font complètement disparaître ce qui lui restait de vision, puis surviennent des crises douloureuses très fréquentes obligeant ce malade à subir l'énucléation. On tombe sur une tumeur qui remplissait une grande partie de l'orbite. L'examen histologique montre l'existence d'un sarcome mélanique.

Dans un cas de Costaldi, un tailleur de soixante-quatre ans vient consulter pour des douleurs intolérables de la région sus-orbitaire droite ; depuis longtemps, l'œil droit est atrophié à la suite d'un traumatisme ; en même temps que ces douleurs, s'est développé un petit nodule faisant saillie à la surface du globe et s'étendant avec une grande rapidité. L'énucléation est pratiquée, mais il y a récidive deux mois après. Évolution rapide, phénomènes cérébraux suivis de mort. L'autopsie montre l'existence simultanée d'un carcinome et d'un sarcome encéphaloïde ayant envahi la substance cérébrale.

Cosmettato a rapporté une observation de leuco-sarcome développé sur la région limbaire chez un enfant de quatorze ans à la suite d'une blessure du globe en ce point. D'ailleurs, le traumatisme lui paraît être la cause la plus fréquente du développement du sarcome épibulbaire, surtout du mélano-sarcome.

En somme, il a été publié un certain nombre de faits dans lesquels, après un traumatisme, pénétrant ou non, portant sur le globe de l'œil, un sarcome s'est développé dans cet organe. Le temps écoulé entre le traumatisme et l'apparition de la tumeur a été très variable. Néanmoins, la relation de cause à effet dans la plupart de ces cas paraît assez nette pour que, en médecine légale, on puisse attribuer au traumatisme une certaine influence sur la marche des sarcomes, soit sur leur apparition même, soit au moins sur la rapidité de leur évolution.

Cette notion est d'ailleurs nettement admise en Allemagne.

Pour P. Segond, l'étude clinique du traumatisme, envisagé dans ses rapports avec la genèse ou l'évolution des affections cancéreuses, établit qu'il n'a pas d'autre rôle possible que de les révéler, de les aggraver ou de servir de prétexte à leur éclosion.

Un traumatisme quelconque ne peut jamais à lui seul créer de toutes pièces une tumeur maligne sur un sujet sain et non prédisposé, mais un grand nombre de faits bien observés montrent qu'il peut exister entre le traumatisme et le néoplasme qui le suit des rapports de succession qui en impliquent la connexité. Le traumatisme est le prétexte qui n'est effectif que si le blessé est en puissance d'une prédisposition générale ou locale.

Ces réflexions sont applicables à toutes les tumeurs malignes ; cependant la possibilité d'une origine traumatique est beaucoup mieux prouvée pour les sarcomes et les ostéo-sarcomes que pour les cancers épithéliaux.

Il est donc juste, en médecine légale, d'admettre le rôle du traumatisme chez les accidentés du travail lorsque ce traumatisme est certain et lorsqu'il a porté sur une région indemne avant la blessure, lorsqu'il y a eu continuité de manifestations pathologiques au niveau de la région blessée dans la période qui sépare le traumatisme de l'apparition du néoplasme, et lorsque celui-ci se montre dans un délai qui ne dépasse pas deux ou trois ans.

ROLE DU TRAUMATISME DANS LE TABES

Leyden admet la production du tabes par lésion contuse du système nerveux et il cite un certain nombre d'auteurs et de faits à l'appui de cette origine. Il cite de même un certain nombre de faits dans lesquels le tabes pouvait être attribué au surmenage. Il admet aussi le tabes par refroidissement.

D'après Thiem, l'existence d'un tabes purement traumatique n'est pas scientifiquement démontrée, mais on peut admettre qu'un traumatisme, le surmenage ou un refroidissement, peut accélérer singulièrement ou rendre évident un tabes qui jusque-là évoluait d'une façon très insidieuse. Cela suffit pour mettre en cause la responsabilité des patrons ou des sociétés d'assurances. Il n'est pas nécessaire que le traumatisme porte sur la moelle elle-même.

Pierre Brissot, de Nancy, a rapporté au Congrès des aliénistes et neurologistes (Limoges, août 1901) trois observations de tabes d'origine traumatique. Le seul fait clinique réellement important dans les cas de ce genre est l'apparition habituelle du premier symptôme tabétique dans la région traumatisée. Le tabes se développe habituellement dans les trois années qui suivent l'accident, et, comme l'article 19 de la loi de 1898 permet d'introduire pendant trois ans une demande en revision de l'indemnité fondée sur une aggravation de l'infirmité de la victime, cette disposition est ici particulièrement favorable. Mais la question de l'étiologie vraie reste entière : le traumatisme peut-il être à lui seul une cause de tabes chez un individu non prédisposé ? Ne fait-il que hâter ou provoquer l'éclosion du tabes chez un individu déjà prédisposé par des antécédents syphilitiques ? Le traumatisme ne joue-t-il absolument aucun rôle et, dans les cas où l'on a attribué le tabes à un accident, n'a-t-on fait que méconnaître des antécédents dont un examen plus complet aurait peut-être permis de se rendre compte ? La question restera longtemps discutable et dans les cas de ce genre, comme dans beaucoup d'autres, le médecin expert n'aura pas trop de toute sa science et de tout son tact.

Von Raitz rapporte une observation de tabes survenu chez un syphilitique, mais immédiatement après un traumatisme.

Un plombier de vingt-neuf ans, travaillant dans une maison en construction, tomba d'une hauteur de 20 pieds sur un amas de décombres qui se trouvait dans la cave. Il resta étourdi et son épaule gauche fut un peu contusionnée; mais après s'être reposé un instant, il se trouva mieux et voulut reprendre son travail. Cependant il fut incapable de rien faire parce qu'il se trouvait faible, abattu, et qu'il pouvait à peine marcher. On le fit monter dans un fiacre et on le ramena. Le lendemain était un samedi et, comme il se sentait encore faible et énervé, il ne retourna pas à son travail avant le lundi. Pendant quelques jours, il fut aussi bien en apparence qu'il l'avait toujours été; toutefois il ne se sentait pas bien; il continua néanmoins son travail, croyant qu'il finirait par surmonter cette faiblesse. Au bout d'une quinzaine de jours, il commença à se trouver peu solide sur ses jambes; puis il alla de plus en plus mal, présentant de l'ataxie locomotrice et l'abolition des réflexes. Au bout de six semaines, tous les réflexes au-dessous de la ceinture étaient abolis, mais les yeux restaient intacts. Le malade, sur l'avis de son médecin, fit une réclamation pour dommages; la compagnie d'assurances se mettant à la place du patron envoya un médecin qui diagnostiqua un tabes complètement indépendant de l'accident et dû à la syphilis que le malade reconnut avoir eue huit ans auparavant. Le médecin du blessé ne voulait d'abord pas considérer l'affection comme un tabes, mais comme une lésion de la moelle épinière. Le médecin de l'assurance toutefois finit par le convaincre qu'il s'agissait d'un tabes dû à la syphilis. Aussi le malade dut accepter une légère indemnité pour un accident qui le rendait infirme pour le reste de ses jours.

En résumé, quelques auteurs, avec Leyden, pensent que le traumatisme peut créer d'emblée le tabes, mais ils n'apportent pas de ce fait une démonstration suffisante. D'autres, avec Charcot et Vulpian, Raymond, admettent l'influence du traumatisme sur l'évolution du tabes, mais sans affirmer que le traumatisme puisse suffire pour provoquer d'emblée la maladie. D'autres, enfin, avec Freund, ne voient aucune relation à établir entre le traumatisme et le tabes. Le rôle du médecin expert devra donc consister surtout à rechercher si le traumatisme n'a pas eu uniquement pour effet de démasquer un tabes préexistant.

SYPHILIS

La syphilis, dans certains cas, peut être considérée comme un accident du travail, mais il faut pour cela que la contamination au cours du travail puisse être démontrée. La contamination peut être directe, comme dans les épidémies de chancres buccaux chez les souffleurs de verre, lorsqu'ils se passent de l'un à l'autre une canne contaminée par l'un d'eux.

On pourrait objecter, il est vrai, que, même contractée dans ces conditions, la syphilis doit être considérée, non comme un accident du travail, mais comme une maladie professionnelle, et que la loi du 9 avril 1898 n'est point applicable à ces maladies; mais il suffit de rappeler que la Cour de cassation considère comme des accidents « les affections pathologiques accidentelles contractées dans l'accomplissement d'un travail industriel qui prennent leur origine et

leur cause dans un fait déterminé ne rentrant pas dans les conditions normales de l'exercice de ce travail ».

D'ailleurs, l'accident du travail a été également défini dans une circulaire
du garde des Sceaux commentant la loi du 9 avril 1898 : « une lésion corporelle provenant de l'action soudaine d'une cause extérieure ».

Nous signalerons à ce sujet un jugement très fortement motivé du tribunal
de Saint-Étienne, dans une affaire Crotte contre les verreries Richarme, jugement rendu le 28 mai 1906.

D'autres cas sont beaucoup plus discutables : ce sont ceux dans lesquels
une plaie accident du travail sert de porte d'entrée à une contamination vénérienne ultérieure. Il semble logique d'admettre que le patron doit une indemnité dans le premier cas, mais non dans le second.

L'indemnité, dans ces cas, variera d'après la nature des lésions oculaires;
il pourra y avoir incapacité temporaire ou incapacité partielle permanente,
ou même incapacité totale si, par exemple, un glaucome compliquant une
irido-choroïdite syphilitique entraîne une cécité complète des deux yeux.

Deux autres cas peuvent être considérés : celui d'un traumatisme se produisant sur l'œil d'un syphilitique qui n'avait pas encore eu de manifestations oculaires; puis celui d'un traumatisme portant sur un œil déjà atteint
de manifestations syphilitiques. Il est certain qu'avec la tendance des tribunaux à ne pas tenir compte de l'état antérieur, les désordres ainsi produits
entraîneront des indemnités en rapport avec leur importance.

ALCOOLISME

L'ivresse manifeste, chez un ouvrier victime d'un accident, constitue la
faute inexcusable prévue par l'article 20 de la loi du 9 avril 1898 et qui jus-
tifie la réduction du chiffre de l'indemnité; mais l'influence de l'alcoolisme
chronique peut être plus difficile à déterminer. Cependant, chez un blessé
atteint d'atrophie du nerf optique après un traumatisme, il y aurait lieu de
chercher s'il n'existait pas, antérieurement au traumatisme, de symptômes
d'amblyopie toxique avec scotome central, comme cela est si commun dans
ces cas. Contrairement à ce que tout le monde admettait il y a une tren-
taine d'années, où la guérison complète de l'amblyopie toxique était la règle
lorsque les malades s'abstenaient complètement d'alcool et de tabac, il est
trop commun aujourd'hui de voir cette amblyopie évoluer malgré l'abstinence
tardive des malades. Il peut être difficile dans ces cas de faire la part de l'alcoolisme et du traumatisme.

DIABÈTE

La glycosurie et le diabète peuvent être d'origine traumatique, et ce sont
surtout les traumatismes de la tête qui peuvent amener ces complications.

En présence de certaines lésions oculaires d'origine diabétique, nous pourrons donc nous demander si le traumatisme n'est pas la cause originelle de tout le mal.

La glycosurie traumatique offre des caractères spéciaux : elle apparaît de bonne heure, quelques heures ou quelques jours après l'accident ; elle est toujours peu abondante et disparaît rapidement. C'est un symptôme isolé, sans complications oculaires. Il est donc très douteux que nous ayons à le rencontrer.

Le diabète traumatique est plus important. Comme l'ont, en effet, montré P. Brouardel et Richardière, il existe un diabète traumatique pouvant apparaître chez des individus non prédisposés ; les chocs sur la tête en sont la cause la plus fréquente. Au point de vue clinique, ce diabète est identique au diabète spontané.

Chez un blessé diabétique, il y aura donc lieu de préciser si le traumatisme a réellement créé le diabète ou s'il n'a fait que révéler un diabète antérieur. Il y aura lieu de rechercher, en outre, si le traumatisme a aggravé le diabète ou si les lésions traumatiques ont été aggravées par un diabète préexistant. Ces divers renseignements ne pourront évidemment être obtenus qu'au prix d'une enquête minutieuse.

NYSTAGMUS DES MINEURS

Un mauvais état général est une cause prédisposante au développement du nystagmus des mineurs ; de même une dépression, même passagère, de l'état général amène une recrudescence des oscillations et par suite une augmentation des troubles de la vue.

Les traumatismes, et c'est là un fait sur lequel Dransart a eu le mérite d'appeler l'attention, aggravent le nystagmus professionnel, soit qu'ils révèlent un nystagmus latent, soit qu'ils exagèrent une affection déjà caractérisée.

Dans une autre catégorie de faits, le nystagmus montre une prédilection évidente pour l'œil traumatisé, soit qu'il soit plus accentué de ce côté, soit que l'autre œil soit complètement indemne d'oscillations. Le nystagmus professionnel peut, en effet, quelquefois être monolatéral, comme peut l'être également le nystagmus symptomatique.

Inversement, un nystagmus préexistant peut-il augmenter la gravité d'un traumatisme oculaire ? Le frottement incessant du globe sur des paupières malades ne peut que favoriser des inoculations microbiennes. Quant à la réparation des lésions de la cornée, elle est d'une lenteur désespérante.

Des ulcérations bien nettes, dit Dransart, parfaitement détergées, restent torpides pendant de longues semaines, sans présenter aucune tendance à se combler. Il faut donc prévoir une incapacité temporaire plus longue chez les nystagmiques atteints d'accidents oculaires du travail. Dans un cas cité par Dransart, quatre mois après le traumatisme, l'altération de la cornée n'était pas encore cicatrisée.

Il existe un blépharospasme d'origine nystagmique, et c'est un fait qu'il est important de connaître parce qu'il peut entraîner des déductions cliniques et médico-légales très importantes. Dransart pense que, loin d'être très rare, ce blépharospasme accompagne plus ou moins le nystagmus, quand celui-ci est accentué. Cette notion permet, chez les malades de cette catégorie, d'éviter l'erreur consistant à attribuer à un traumatisme des spasmes palpébraux qui sont dus au nystagmus lui-même. Le blépharospasme nystagmique revêt toujours la forme clonique ; il est constitué et par des contractions fibrillaires de l'orbiculaire et par des crampes du releveur. Les spasmes palpébraux sont synchrones avec les oscillations nystagmiques ; comme ces dernières, ils s'exagèrent dans le regard en haut et disparaissent dans le regard en bas. Ils sont augmentés par la fatigue, les mouvements, la lumière, l'occlusion des paupières.

Le blépharospasme nystagmique s'accompagne, dans la grande majorité des cas, d'un certain degré de blépharoptose, ce qui permet de le distinguer des autres variétés de la même affection.

Decondé a signalé depuis longtemps l'amblyopie des nystagmiques. D'après Dransart, dans la moitié des cas, l'acuité est normale ; dans un quart des cas, elle égale deux tiers ; dans l'autre quart, elle varie entre un demi et un sixième. C'est un fait important à connaître quand on a à examiner des nystagmiques victimes de traumatismes oculaires. Chez presque tous ces malades, il s'y joint de la photophobie, dans quelques cas de la photopsie et de l'héméralopie.

Le travail du mineur nystagmique est donc diminué de valeur, et il expose davantage aux divers accidents. D'accord avec Rutten (de Liège), Dransart pense que le nystagmus est le grand fournisseur des accidents du travail et qu'il peut être la cause directe de grandes catastrophes.

TROUBLES NERVEUX POST-TRAUMATIQUES

Le chapitre des troubles nerveux post-traumatiques est entièrement à refaire et sur des bases très différentes de celles sur lesquelles on s'appuyait encore il y a quelques années. Le démembrement de l'hystérie par Babinski, les travaux si judicieux de Brissaud nous ont donné des notions toutes nouvelles, et c'est sur les travaux de ces deux auteurs que l'on devra se fonder désormais pour apprécier à leur juste valeur les troubles purement subjectifs accusés par les malades après un traumatisme quelconque.

Dans une communication au Congrès des accidents du travail de Milan, Charles Périer disait ceci : « Trop souvent, à date variable, plus ou moins proche de celle de l'accident, on voit poindre, croître ou proliférer certains phénomènes purement subjectifs qu'on ne tarde pas à qualifier d'hystérie traumatique, de neurasthénie traumatique, d'hystéro-neurasthénie traumatique et qu'on englobe sous le vocable unique : névrose traumatique, terme plus compréhensif. Ces troubles ont ceci de particulier, qu'il suffit de les chercher minutieusement pour les faire naître et grandir, que plus on les étudie sur un même sujet, plus on les entretient, plus on les développe ; et ce qui frappe davantage, c'est leur disparition presque magique, lorsque toutes les incertitudes sur le *quantum* compensateur sont définitivement levées. »

D'après Brissaud, ni l'hystérie traumatique, ni la neurasthénie traumatique, ni l'hystéro-neurasthénie traumatique ne sont la névrose traumatique. Nous passerons avec lui en revue les éléments diagnostiques de ces prétendues névroses.

Hystérie traumatique. — Charcot avait déjà bien montré l'influence toute-puissante de la suggestion sur les symptômes de l'hystérie ; l'hystérie était pour lui la grande simulatrice. Un de ses plus actifs collaborateurs, Babinski, a en quelque sorte supprimé l'hystérie du cadre nosologique. Le mot *pithiatisme*, en effet, n'est pas seulement un mot nouveau destiné à désigner tous les phénomènes de l'hystérie nouvelle ; il signifie que tous les phénomènes pithiatiques sont des phénomènes simulés. Le diagnostic différentiel de l'hystérie et de la simulation est impossible et, d'après Babinski, un symptôme qui ne pourrait pas être simulé n'est pas un symptôme d'hystérie.

Neurasthénie traumatique. — La neurasthénie existe au contraire et comprend deux groupes de troubles : les uns, exclusivement psychiques, échappent totalement au contrôle médical et peuvent procéder de la suggestion ou de l'auto-suggestion : ce sont l'amyosthénie, la céphalée, les topo-algies, les vertiges, l'insomnie ; mais les autres, d'ordre fonctionnel, sont matériellement constatables : dénutrition, état gastro-intestinal, ptoses viscérales, symptômes cardio-vasculaires, tachycardie permanente, abaissement de la tension artérielle, etc.

Or, dans ce qu'on a appelé la neurasthénie traumatique, on ne trouve que les phénomènes pithiatiques qui appartiennent à l'hystérie autant qu'à elle, et on ne trouve pas, au contraire, les phénomènes fonctionnels qui caractérisent la neurasthénie. La neurasthénie traumatique, comme l'hystérie traumatique, n'existe donc pas.

Hystéro-neurasthénie traumatique. — Dans ce qu'on a appelé l'hystéro-neurasthénie traumatique, le pithiatisme se montre sous des aspects cliniques plus nombreux et plus variés, mais voilà tout. Cela ne crée nullement une maladie nouvelle et l'hystéro-neurasthénie traumatique n'a pas plus droit d'existence que ses deux éléments séparés.

Névrose traumatique. — Il faut, au contraire, admettre avec Brissaud l'existence de la névrose traumatique ; mais ici, en outre de l'apathie des malades, de leur torpeur, de leur mutisme, on observe habituellement un état somatique qui rend le diagnostic plus certain : tachycardie permanente, dyspepsie atone, fétidité de l'haleine, enduit saburral de la langue, phosphaturie, alternatives de pâleur et de rougeur du visage. Nous voilà bien loin des phénomènes pithiatiques et de l'hystérie.

Quelle est la pathogénie de ces phénomènes ? « L'étude attentive d'un grand nombre de cas de névrose traumatique, dit Brissaud, m'a convaincu que, si les grandes violences extérieures que l'organisme peut subir ne déterminent pas fatalement une attrition, une hémorragie, un ramollissement, elles sont néanmoins capables de donner lieu à des modifications histologiques des centres nerveux.

« Je ne me représente pas la commotion cérébrale ou la commotion spinale autrement que comme une disjonction subite et plus ou moins durable des articulations des neurones. Une fois disjoints, les neurones, comme rétractés sur eux-mêmes, cherchent, dans le vague, à renouer leurs relations rompues. Leur pouvoir amiboïde est comprimé, mais non perdu. De là la confusion mentale, la torpeur, l'amnésie. La névrose traumatique, ainsi matérialisée, ne serait donc qu'une espèce de commotion cérébrale prolongée. Lorsque les idées s'associent de nouveau, il semble qu'on assiste aux efforts victorieux des neurones reprenant contact les uns avec les autres. Sous l'influence des stimulations de toute nature qui peuvent réveiller leur activité, la continuité du réseau se rétablit. Mais il n'y a jamais de signe permettant d'escompter avec confiance la reconstitution intégrale du système. C'est pour cela que le pronostic de la névrose traumatique doit toujours être réservé. Trop souvent l'incapacité reste permanente et totale. Il n'y a donc pas à espérer la disparition presque magique de la névrose traumatique lorsque toutes les incertitudes sur le *quantum* compensateur seront définitivement levées. »

Sous le nom de *sinistrose*, Brissaud a désigné un état psychopathique spécial, qui n'est jamais une conséquence nécessaire et inéluctable de l'accident, car il procède exclusivement d'une interprétation erronée de la loi et consiste en une sorte de délire raisonnant, fondé sur une idée fausse de revendication. La sinistrose, à l'état de pureté, est loin d'être rare, mais il est encore plus fréquent de la voir agrémenter toutes les formes de *psychonévrose émotive* à caractère pithiatique. Si elle relève d'une circonstance étiologique où le traumatisme initial n'est ni le fait, ni l'occasion, si ce traumatisme n'est qu'un prétexte abusif honnêtement exploité, la maladie n'en a pas moins sa physionomie personnelle et sincère. Elle ne fait. donc que compliquer les psychonévroses dont les phénomènes pithiatiques lui sont, à tort, imputés. Le pronostic semble ainsi s'aggraver du fait de l'adjonction de symptômes étrangers à la sinistrose. Le problème consiste alors à éliminer de cette combinaison bâtarde les phénomènes pithiatiques, antérieurs en date ou créés après coup. Il s'en faut que la difficulté soit insurmontable.

Il faut donc, avec Babinski, nier l'existence de l'amblyopie hystérique, du rétrécissement du champ visuel, des paralysies oculaires, de l'inégalité pupillaire, de la mydriase avec abolition des réflexes, ou du moins considérer ces phénomènes comme le produit de l'auto-suggestion ou plutôt de la suggestion inconsciente du médecin.

Il en résulte que, si dans une expertise nous ne rencontrons qu'un trouble hystérique, nous ne devons logiquement trouver aucune incapacité permanente. Il reste néanmoins à résoudre cette question extrêmement difficile de savoir quelle indemnité doivent accorder les tribunaux pour des troubles purement nerveux, mais dont le traumatisme a été au moins l'occasion.

Quoique nous ayons ainsi fait table rase des accidents hystéro-traumatiques, rappelons avec Borel les phénomènes oculaires qui ont été rangés dans cette catégorie.

Borel distingue les conséquences des hystéro-traumatismes oculaires en quatre classes : phénomènes moteurs, phénomènes visuels, phénomènes sensibles et phénomènes psychiques.

Phénomènes moteurs. — Jusqu'ici on pensait que le *nystagmus* ne se montrait ni dans l'hystérie ni dans le tabes, et que la présence de ce symptôme établissait le diagnostic entre la sclérose en plaques et l'hystérie. Mais Borel a observé un hystérique mâle chez lequel le nystagmus apparut à la suite de l'implantation d'un corps étranger dans la cornée. Il cite également une observation de Hirt et retrouve dans la littérature des cas de nystagmus d'origine hystérique attribués à d'autres causes.

Borel a observé l'*insuffisance de convergence*, soit isolée, soit accompagnée d'autres affections, goitre exophtalmique, sclérose en plaques, ataxie locomotrice, neurasthénie, alcoolisme. Cette insuffisance peut rester le seul symptôme de la névrose, ou s'allier au blépharospasme et précéder de longtemps les autres signes.

Le *blépharospasme* peut se rencontrer à la suite des traumatismes chez les hystériques, sous la forme clonique ou tonique; il peut être intense et amener un entropioh spasmodique ou rester très léger.

Le *strabisme* hystéro-traumatique ressemble absolument au strabisme artificiel provoqué par l'hypnotisation de sujets hystériques. Chez une jeune fille examinée par Borel, l'œil strabique était comme rivé en adduction forcée, tandis que l'autre exécutait librement les mouvements; tout à coup l'œil strabique se détendait comme un ressort et reprenait sa motilité.

Borel a publié la première observation d'un *astigmatisme* dû à l'hystérie. Il s'agit d'une religieuse qui n'accusait plus qu'une vision de 2/10 que des verres cylindriques faisaient remonter à 6/10. La malade présentait des stigmates d'hystérie (rétrécissement du champ visuel et contractures); l'amblyopie augmenta, le champ visuel se rétrécit plus encore et il survint de l'hémianesthésie. Borel envoya sa malade à Lourdes d'où elle revint guérie; l'œil était emmétrope et les cylindres troublaient la vue. Il s'agissait donc d'une contracture partielle du muscle ciliaire produisant l'astigmatisme.

Il peut survenir, soit de la *paralysie de l'accommodation*, soit du *spasme de l'accommodation*, l'un ou l'autre prenant tour à tour le dessus.

La *mydriase* peut persister comme phénomène isolé.

Le *spasme de l'accommodation* peut accompagner l'hémispasme facial ou le blépharospasme, mais il peut être isolé. Il simule une vraie myopie avec cette différence que les verres correcteurs ne sont pas supportés.

PHÉNOMÈNES VISUELS. — BOREL cite l'*érythropsie* parmi les phénomènes hystériques : « Quand on rencontre l'érythropsie, dit-il, surtout lorsque des causes physiques d'éblouissement n'existent pas comme facteur causal, il faut toujours penser à l'hystérie ; l'érythropsie pourrait être le seul symptôme de l'hystérie fruste ou monosymptomatique. »

La *diplopie monoculaire* a été signalée pour la première fois par PARINAUD qui l'attribuait à un trouble de réfraction. BOREL la croit d'origine cérébrale. Il rapporte deux observations de diplopie monoculaire bicolore, où une image était jaune et l'autre rouge, ou bien les deux images étaient verte et rouge ou blanche et rouge.

La *micropsie* n'est pas très rare; l'image de l'œil atteint d'hystérotraumatisme est plus petite que celle vue par l'autre œil. Cette micropsie peut se rencontrer aussi bien avec la parésie qu'avec le spasme de l'accommodation.

La *photophobie* de même est assez souvent observée. Enfin le *rétrécissement du champ visuel*, l'*amblyopie*, le *scotome*, l'*hémianopsie*, la *cécité hystéro-traumatique* sont très marqués dans l'hystéro-traumatisme.

Les PHÉNOMÈNES SENSIBLES décrits par BOREL sont les *névralgies sus-orbitaires*, la *perte du sens musculaire des muscles oculaires*, l'*anesthésie de la cornée et des paupières*.

Restent les PHÉNOMÈNES PSYCHIQUES qui ne se manifestent pas sur le sens de la vision.

CHAPITRE V

LÉGISLATION DES ACCIDENTS DU TRAVAIL

LA LOI DU 9 AVRIL 1898

La loi du 9 avril 1898 sur les accidents du travail a eu sur la médecine légale oculaire une telle influence qu'il est indispensable d'en parler ici avec quelques détails.

Cette loi a pour objet d'introduire le système dit du risque professionnel ; tout salarié travailleur manuel, blessé dans l'exercice de son travail, a droit à une indemnité payée par le patron. Ce principe est écrit dans le premier paragraphe de la loi nouvelle ; les trente-trois autres articles de cette loi ont pour but d'en assurer l'application.

Pour compléter cette première loi, le Parlement a voté quatre lois nouvelles, celles des 24 mai, 29 et 30 juin et 30 décembre 1899, puis du 31 mars 1905. Pour éclairer ces dispositions et régler les détails de leur exécution, le gouvernement a rendu en outre, pendant les années 1899 et 1900, seize décrets, vingt-quatre arrêtés ministériels ou lettres ministérielles et dix circulaires, sans compter un grand nombre d'avis du Comité consultatif créé exprès au ministère du Commerce.

Avant la loi de 1898, un ouvrier blessé ne pouvait demander une indemnité au patron, s'il ne prouvait la faute de celui-ci. La preuve à faire exigeait souvent un procès ; on pouvait croire que les procès allaient cesser avec la loi actuelle ; au contraire, ils n'ont jamais été si nombreux, jamais on n'a eu plus souvent recours aux expertises médico-légales, et notre rôle à ce point de vue ne peut que devenir de plus en plus considérable.

Les procès sont de plus en plus nombreux parce qu'il est un point qui reste très vague : à quels ouvriers, à quelles professions, la loi de 1898 est-elle applicable? La précision apparente de la loi ne va pas sans laisser place à de nombreuses exceptions, et comme d'autre part un ouvrier qui se prétend victime d'un accident du travail obtient de droit l'assistance judiciaire, il n'est pas un ouvrier blessé qui ne soit porté à tenter de tirer de son patron quelque indemnité.

Une autre considération que nous sommes obligés de ne pas perdre de vue, c'est celle de nos intérêts. La loi donne au médecin certaines armes qui lui permettent d'être un peu moins exploité qu'il ne l'était jusqu'ici. Il nous faut donc en connaître les grands traits. Aussi nous allons prendre dans la loi du 9 avril 1898, modifiée par les lois ultérieures, les parties qui nous intéressent spécialement.

L'*article premier* spécifie les ouvriers auxquels cette loi s'applique et chez lesquels les accidents survenus par le fait du travail ou à l'occasion du travail donnent droit, au profit de la victime ou de ses représentants, à une indemnité à la charge du chef d'entreprise, à la condition que l'interruption de travail ait duré plus de quatre jours.

Dans ces cas (*art.* 3), l'ouvrier a droit à une indemnité variable selon qu'il s'agit d'une incapacité absolue et permanente (rente égale aux deux tiers de son salaire annuel), d'une incapacité partielle et permanente (rente égale à la moitié de la réduction que l'accident aura fait subir au salaire), ou d'une incapacité temporaire (indemnité journalière égale à la moitié du salaire touché au moment de l'accident, si l'incapacité de travail a duré plus de quatre jours et à partir du cinquième jour). Lorsque l'accident est suivi de mort, une pension est servie aux ayants-droit ; mais c'est une complication à laquelle, en oculistique, nous n'avons guère à penser.

Art. 4. Le chef d'entreprise supporte en outre les frais médicaux et pharmaceutiques ; mais, si la victime a fait choix elle-même de son médecin, le chef d'entreprise ne peut être tenu que jusqu'à concurrence de la somme fixée par le juge de paix du canton, conformément à un tarif qui sera établi par arrêté du ministre du Commerce, après avis d'une commission spéciale comprenant des représentants de syndicats de médecins et de pharmaciens, de syndicats professionnels ouvriers et patronaux, de sociétés d'assurances contre les accidents du travail et de syndicats de garantie, et qui ne pourra être modifié qu'à intervalles de deux ans.

Le chef d'entreprise est seul tenu dans tous les cas, en outre des obligations contenues en l'article 3, des frais d'hospitalisation qui, tout compris, ne pourront dépasser le tarif établi par l'application de l'article 24 de la loi du 15 juillet 1893 majoré de 50 p. 100, ni excéder jamais 4 francs par jour pour Paris, ou 3 fr. 50 partout ailleurs.

Les médecins et pharmaciens ou les établissements hospitaliers peuvent actionner directement le chef d'entreprise.

Au cours du traitement, le chef d'entreprise pourra désigner au juge de paix un médecin chargé de le renseigner sur l'état de la victime. Cette désignation, dûment visée par le juge de paix, donnera audit médecin accès hebdomadaire auprès de la victime, en présence du médecin traitant prévenu deux jours à l'avance par lettre recommandée.

Faute par la victime de se prêter à cette visite, le payement de l'indemnité journalière sera suspendu par décision du juge de paix qui convoquera la victime par simple lettre recommandée.

Si le médecin certifie que la victime est en état de reprendre son travail et que celle-ci le conteste, le chef d'entreprise peut requérir du juge de paix une expertise médicale qui devra avoir lieu dans les cinq jours.

(Le tarif visé à l'article 4 de la loi du 9 avril 1898, ci-dessus modifié, devra être établi dans un délai de six mois à compter de la promulgation de la présente loi et publié au *Journal officiel*. Il sera appliqué un mois après cette publication, et jusque-là les tarifs d'assistance médicale gratuite resteront transitoirement applicables.)

Lorsque (*art.* 5) les ouvriers sont affiliés à des sociétés de secours mutuels et que les patrons paient une partie déterminée de leur cotisation à ces sociétés, lorsque ces sociétés assurent à leurs membres, en cas de blessures, pendant un temps fixé, les soins médicaux et pharmaceutiques et une indemnité journalière, ces sociétés endossent pendant le temps convenu les obligations des chefs d'entreprise.

Les chefs d'industrie peuvent se décharger de ces frais et indemnités (*art.* 6) moyennant une subvention annuelle versée aux caisses de ces sociétés de secours constituées dans ces entreprises en vertu de la loi du 29 juin 1894 ; mais le montant et les conditions de cette subvention devront être acceptés par la société et approuvés par le ministre des Travaux publics, ou bien par le ministre du Commerce et de l'Industrie.

Indépendamment de l'action résultant de la présente loi (*art.* 7), la victime ou ses représentants conservent contre les auteurs de l'accident, autres que le patron ou ses ouvriers et préposés, le droit de réclamer la réparation du préjudice causé, conformément aux règles du droit commun ; l'indemnité qui leur sera allouée exonérera à due concurrence le chef de l'entreprise des obligations mises à sa charge. Cette action contre les tiers responsables peut être engagée par le chef d'entreprise, qui y a d'ailleurs tout intérêt, si la victime ou ses ayants droit négligent d'en faire usage.

Les ouvriers âgés de moins de seize ans et les apprentis victimes d'accident reçoivent une indemnité calculée d'après un salaire qui ne peut être inférieur au salaire le plus bas des ouvriers valides de la même catégorie occupés dans l'entreprise (*art.* 8). Toutefois, dans le cas d'incapacité temporaire, l'indemnité de l'ouvrier âgé de moins de seize ans ne pourra dépasser le montant de son salaire.

L'*article* 11 de cette loi est celui qui intéresse le plus directement le médecin. Tout accident ayant occasionné une incapacité de travail doit être déclaré dans les quarante-huit heures, non compris les dimanches et jours fériés, par le chef d'entreprise ou ses préposés, au maire de la commune qui en dresse procès-verbal et en délivre immédiatement récépissé. La déclaration et le procès-verbal doivent indiquer, dans la forme réglée par décret, les nom, qualité et adresse du chef d'entreprise, le lieu, l'heure et la nature de l'accident, les circonstances dans lesquelles il s'est produit, la nature des blessures, les noms et adresses des témoins. Dans les quatre jours qui suivent l'accident, si la victime n'a pas repris son travail, le chef d'entreprise doit déposer à la mairie, qui lui en délivrera immédiatement récépissé, un certificat du médecin indiquant l'état de la victime, les suites probables de l'accident et l'époque à laquelle il sera possible d'en connaître le résultat définitif. La déclaration d'accident pourra être faite dans les même conditions par la victime ou ses représentants, jusqu'à l'expiration de l'année qui suit l'accident.

Art. 12. La déclaration et le certificat médical doivent être transmis par le maire au juge de paix du canton.

Art. 13. Lorsque le certificat médical ne lui paraîtra pas suffisant, le juge de paix pourra désigner un médecin pour examiner le blessé. Il peut aussi commettre un expert pour l'assister dans l'enquête.

Art. 15. Les contestations entre les victimes d'accidents et les chefs d'entreprises, relatives aux frais de maladies ou aux indemnités temporaires, sont jugées en dernier ressort par le juge de paix du canton où l'accident s'est produit, à quelque chiffre que la demande puisse s'élever.

Art. 16. En ce qui touche les autres indemnités prévues par la présente loi, le président du tribunal de l'arrondissement convoque, dans les cinq jours à partir de la transmission du dossier, la victime ou ses ayants droit et le chef d'entreprise qui peut se faire représenter. S'il y a accord des parties intéressées, l'indemnité est définitivement fixée par l'ordonnance du président, qui donne acte de cet accord. Si l'accord n'a pas lieu, l'affaire est renvoyée devant le tribunal. Si la cause n'est pas en état, le tribunal surseoit à statuer et l'indemnité temporaire continuera à être servie jusqu'à la décision définitive.

Art. 17. Toutes les fois qu'une expertise médicale sera ordonnée, soit par le juge de paix, soit par le tribunal ou par la cour d'appel, l'expert ne pourra être le médecin qui a soigné le blessé, ni un médecin attaché à l'entreprise ou à la société d'assurances à laquelle le chef d'entreprise est affilié.

Cette disposition, ajoutée par la loi du 22 mars 1902 à la loi du 9 avril 1898, n'a pas toujours été respectée. Aussi le garde des Sceaux s'est-il vu obligé de la rappeler dans une circulaire adressée aux procureurs généraux.

Art. 19. La demande en revision de l'indemnité, fondée sur une aggravation ou une atténuation de l'infirmité de la victime, ou son décès par suite des conséquences de l'accident, est ouverte pendant trois ans à dater de l'accord intervenu entre les parties ou de la décision définitive. Le titre de pension n'est remis à la victime qu'à l'expiration des trois ans.

Au cours des trois années pendant lesquelles peut s'exercer l'action en revision, le chef d'entreprise pourra désigner au président du tribunal un médecin chargé de le renseigner sur l'état de la victime.

Cette désignation, dûment visée par le président, donnera audit médecin accès trimestriel auprès de la victime. Faute par la victime de se prêter à cette visite, tout payement d'arrérages sera suspendu par décision du président, qui convoquera la victime par simple lettre recommandée.

Art. 20. Aucune des indemnités déterminées par la présente loi ne peut être attribuée à la victime qui a intentionnellement provoqué l'accident.

Art. 30. Est passible d'une amende de 16 à 300 francs et, en cas de récidive dans l'année de la condamnation, d'une amende de 500 francs à 2.000 francs, sous réserve de l'application de l'article 463 du Code pénal : 1° toute personne qui, soit par menace de renvoi, soit par refus ou menace de refus des indemnités dues en vertu de la présente loi, aura porté atteinte ou tenté de porter atteinte au droit de la victime de choisir son médecin ; 2° tout médecin ayant, dans des certificats délivrés pour l'application de la présente loi, sciemment dénaturé les conséquences des accidents.

De l'énumération très sèche de ces articles de loi résultent surtout plusieurs points qu'il est bon de faire ressortir. C'est d'abord que le patron doit déclarer à la mairie dans les quarante-huit heures tout accident ayant entraîné une interruption de travail et que, si l'ouvrier n'a pas repris son travail le quatrième jour, le patron doit envoyer à la mairie un certificat de médecin.

La loi oblige très justement à déclarer à la mairie tous les accidents, même les plus légers en apparence, pourvu qu'ils aient nécessité une interruption de travail, même momentanée. On sait, en effet, combien des lésions très légères, d'apparence très bénigne, peuvent entraîner des conséquences graves. Une simple éraflure de la cornée, entamant à peine la couche épithéliale, peut amener un ulcère à hypopyon, la perforation de la cornée, la perte totale de l'organe, lorsqu'il y avait antérieurement de la dacryocystite, de l'infection des voies lacrymales, et même dans certains cas où les voies lacrymales étaient antérieurement saines mais où le corps vulnérant infecte d'emblée la plaie.

Il n'est même pas nécessaire qu'il y ait de lésion évidente des tissus pour qu'un traumatisme d'apparence bénigne entraîne les plus graves conséquences. Une contusion du pourtour de l'orbite, même légère, a pu dans certains cas bien observés amener consécutivement une atrophie complète du nerf optique. Il n'est même pas nécessaire qu'il y ait interruption de travail pour qu'un traumatisme entraîne des conséquences funestes ; il serait donc utile de déclarer d'une façon générale tous les accidents.

Lorsque l'ouvrier n'a pas repris ou ne doit pas reprendre son travail le quatrième jour après l'accident, le patron doit envoyer à la mairie un certificat du médecin. C'est là le premier acte médical et ce n'est pas le moins important. Nous allons constituer l'acte de naissance de la blessure et indiquer ses conséquences probables. Ce certificat doit donc être très mesuré et très circonspect ; il doit faire toutes réserves au sujet des conséquences ultérieures de l'accident sur l'œil blessé et même sur son congénère lorsqu'il y a lieu, lorsqu'il s'agit par exemple de ces plaies pénétrantes au niveau du limbe que nous voyons trop souvent amener, soit l'atrophie de l'œil blessé, soit de l'ophtalmie sympathique.

Comme considération plus terre à terre, rappelons que, d'après l'article 11 de la loi, ce certificat est à la charge du patron ou de la compagnie d'assurance et qu'il doit être payé. La Société d'ophtalmologie de Paris, qui dans sa séance du 14 octobre 1902 a établi un tarif minimum d'honoraires médicaux et chirurgicaux en cas d'accident de travail, a fixé à 10 francs la valeur de ce certificat. C'est également la valeur attribuée à ce certificat par diverses autres sociétés, par exemple le Syndicat des médecins girondins.

Le certificat d'origine de la blessure n'est obligatoire que dans les cas entraînant une incapacité de travail de plus de quatre jours. Ce certificat doit être déposé à la mairie dans les quatre jours qui suivent l'accident, non compris les dimanches et jours fériés. Il doit être rédigé sur papier libre. Tous les certificats délivrés à des ouvriers auxquels s'applique la loi de 1898 sont d'ailleurs exempts du timbre, mais il est prudent de mettre en tête cette mention : « Loi du 9 avril 1898 relative aux accidents du travail ».

Dans la rédaction de ce certificat, nous aurons à mettre tout notre savoir, tout notre sens clinique, à peser tous nos termes en pensant à toutes les conséquences possibles d'une affirmation erronée. Nous devons rédiger en termes clairs et aussi simples que possible, en nous rappelant que notre certificat s'adresse surtout au juge de paix qui a le droit de ne pas être très au courant des termes scientifiques, à l'ouvrier lui-même, au patron, à des hommes de loi auxquels nous devons éviter de grands efforts pour comprendre le sens des mots. Décrivons la plaie le mieux possible : elle intéresse les paupières ou le globe lui-même, l'œil droit ou l'œil gauche, la sclérotique ou la cornée, elle est ou non pénétrante. Disons sa situation exacte : elle commence à telle distance du bord de la cornée, à tant de millimètres au-dessus ou au-dessous du méridien transversal, à tant de millimètres en dedans ou en dehors du méridien vertical, elle s'étend dans telle direction et offre telle forme et telle longueur. Cette plaie est ou non pénétrante, et dans certains cas portant sur la sclérotique avec tuméfaction des parties molles, épanchements sanguins dans les paupières ou sous la conjonctive, la recherche de la tension intra-oculaire est souvent le seul moyen de savoir si la coque oculaire a été ou non rompue. Si la plaie porte sur la cornée ou son pourtour et si elle est pénétrante, indiquons l'état de l'iris, lésé ou non, hernié ou non, adhérent ou non à la plaie de la cornée, la forme et la direction du colobome traumatique s'il existe, l'arrachement possible de l'iris à son insertion périphérique, les épanchements qui peuvent exister dans la chambre antérieure, l'état du cristallin, l'état du corps vitré, l'aspect des membranes profondes quand il est possible de pratiquer l'examen ophtalmoscopique.

Dans bien des cas, le diagnostic ne peut être complet de prime abord : l'épanchement du sang dans la chambre antérieure masque le cristallin et rend impossible de dire s'il existe ou non une cataracte. Dans d'autres cas, c'est le corps vitré qui est plein de sang et il est impossible d'indiquer l'état des membranes profondes, de dire s'il existe ou non un décollement de la rétine, une rupture de la choroïde ou toute autre lésion. Dans ces cas, nous tirerons quelques renseignements de l'étude de la perception lumineuse et de la recherche du champ visuel que l'on ne peut faire que *grosso modo*, mais d'une façon suffisante toutefois pour en obtenir des renseignements précieux sur l'intégrité des membranes profondes.

Dans ces cas de traumatisme grave, il est d'ailleurs indiqué de faire toutes les réserves sur l'avenir de l'œil du sujet. Quand il s'agit d'une plaie pénétrante intéressant le limbe scléro-cornéen, la région des procès ciliaires, il faut dire la gravité toute spéciale de ces plaies, la facilité avec laquelle l'œil ainsi lésé s'atrophie et la fréquence relative dans ces cas de l'ophtalmie sympathique.

Il est un autre cas dans lequel on ne saurait faire trop de réserves : c'est celui dans lequel on peut supposer la présence dans l'œil d'un corps étranger. La pénétration d'un corps étranger s'accompagne habituellement d'un désordre tel que l'examen ophtalmoscopique est complètement impossible ; si ce corps étranger est dans le segment postérieur, il est rare qu'on puisse le voir d'une façon directe, à cause de l'hémorragie vitréenne qui l'accompagne habituellement ; on peut seulement conclure à sa présence, d'après les commémoratifs rapportés par le malade, d'après l'aspect des parties sur lesquelles, d'après le sidéroscope, peut porter l'examen, et d'après le résultat des tentatives faites avec le grand électro-aimant. On n'est même pas toujours fixé sur la nature du corps étranger qui a pu pénétrer dans l'œil. Un terrassier frappe avec une pioche de fer sur de la pierre dure ; est-ce un fragment de fer ou un fragment de la pierre qui s'est détaché pour pénétrer dans l'œil ? On est obligé de s'en tenir aux suppositions. Il en est de même pour le cas où l'accident résulte du choc d'un outil d'acier contre un morceau de cuivre. Un instrument très délicat et dont le fonctionnement est souvent loin de donner toute satisfaction, le sidéroscope, permettra de diagnostiquer la présence dans l'œil de fragments de fer ou d'acier, à cause des déviations imprimées à l'aiguille aimantée par le voisinage de ces deux métaux. Encore faut-il soigneusement tenir écartée de l'instrument toute autre parcelle métallique, la moindre épingle de cravate en métal pouvant être la cause de la même déviation.

Lorsque le métal ayant pu pénétrer dans l'œil est du cuivre par exemple ou un grain de plomb, le sidéroscope ne peut, bien entendu, donner aucun renseignement. On peut alors recourir à la radiographie. Deux radiographies prises l'une de face, l'autre de côté, permettront alors de voir s'il existe un corps étranger métallique et de déterminer exactement sa situation, soit dans l'œil même, soit en arrière lorsque l'organe a été complètement traversé. Comme dans les épreuves la coque oculaire n'est pas toujours vue d'une façon très précise, il est bon de faire porter au blessé des lunettes dont les branches seront très nettement visibles dans la radiographie et permettront de mieux juger de la situation du corps étranger métallique.

Le certificat ne sera jamais trop précis et trop complet, mais on ne nous demande pas des choses impossibles ; disons ce que nous considérons comme le plus probable et les raisons de notre opinion, mais remettons à plus tard pour affirmer d'une façon plus complète toutes les fois que nous aurons besoin d'un nouvel examen.

Nous ne devons pas, comme diagnostic, aller au delà de ce que nous pouvons réellement affirmer, mais c'est surtout comme pronostic que nous aurons souvent besoin de faire des réserves. C'est toujours au point de vue du pronostic que la rédaction du certificat est le plus délicate ; n'oublions pas que nous ne sommes jamais obligés de prédire l'avenir, que l'on nous demande simplement des probabilités. Gardons-nous bien d'affirmer trop facilement

une guérison rapide, et rappelons-nous ces cas dans lesquels une simple érosion superficielle de la cornée, d'apparence d'abord très bénigne, est bientôt
suivie d'un ulcère à hypopyon, dont les conséquences peuvent aller jusqu'à
la perte totale de l'œil lorsque la petite plaie s'infecte au contact d'une dacryocystite qui a pu passer d'abord inaperçue.

Pour ce premier certificat, rédigé presque immédiatement après l'accident, on n'a guère à compter avec les tentatives de simulation du malade ; il
est habituellement très facile de distinguer une lésion toute récente d'une
lésion déjà ancienne ; il y faut cependant songer. Le désir de se faire des
rentes est assez répandu pour qu'un blessé puisse inventer bien des choses ;
mais, si un ouvrier attribue à un traumatisme reçu la veille un leucome
évidemment ancien ou une cataracte déjà régressive, nous aurons le droit
de le poliment éconduire.

Dans la rédaction de ces certificats, nous aurons parfois à tenir compte de
considérations délicates : le blessé qui vient de lui-même ou qui nous est
envoyé par son patron est déjà connu de nous ; nous l'avons soigné pour des
accidents syphilitiques, ou bien nous savons qu'il est albuminurique, ou
c'est un alcoolique avéré, toutes choses de nature à rendre plus grave le pronostic de son affection, et qui cependant sont indépendantes de l'accident en
lui-même, toutes choses dont la responsabilité ne peut incomber au patron.

Nous aurons bien le droit en formulant un pronostic de tenir compte, pour
nous-mêmes, de ces notions, mais sans y faire la moindre allusion. Le secret
médical devra toujours être absolument respecté, et cela assurément aussi
bien lorsqu'il s'agit d'un malade vu à la clinique que lorsqu'il s'agit d'un
malade de notre clientèle privée.

J'ai vu dans un hôpital de province un ouvrier qui, étant en état d'ivresse,
déchargeait d'un camion des bonbonnes d'acide sulfurique ; l'une de ces
bonbonnes tomba, le liquide rejaillit abondamment sur la figure du malade,
lui faisant des brûlures étendues de la moitié droite de la face, de telle sorte
qu'il a été nécessaire de lui refaire les deux paupières de ce côté. Or, les tribunaux ont jugé que l'ivresse manifeste de l'ouvrier dans le travail constitue
la faute inexcusable qui, d'après l'article 20 de la loi de 1898, permet aux
juges de diminuer l'indemnité pécuniaire. Le médecin, dans le service duquel
fut immédiatement conduit le malade dont je parle, constata fort bien cet état
d'ivresse, mais il n'avait assurément pas à en faire mention. C'est au patron
responsable qu'il appartient de faire la preuve en pareil cas.

En outre du certificat d'origine que nous délivrons dans les premiers
jours qui suivent l'accident, nous aurons à rédiger à la fin du traitement un
certificat de *consolidation* de la blessure. Ce mot assez impropre est employé
par les juges pour dire que l'état du blessé est devenu définitif, qu'il ne peut
être amélioré. Le jour même de la consolidation de la blessure, l'ouvrier peut
reprendre son travail avec une capacité professionnelle réduite par le fait de
son infirmité, s'il s'agit d'une incapacité partielle permanente, ou bien il est
déclaré définitivement impropre à tout travail s'il s'agit d'une incapacité
totale permanente. A partir du jour de la guérison ou bien de la consolida-

tion de la blessure, l'ouvrier n'a plus droit ni au demi-salaire, ni aux frais médicaux et pharmaceutiques : il n'a droit qu'à la rente viagère dont le chiffre sera fixé par le tribunal et correspondra à la moitié de la réduction de salaire entraînée par l'incapacité permanente. Si le blessé est complètement guéri, il n'a donc droit qu'au demi-salaire jusqu'au jour de la reprise du travail ; si, au contraire, il y a incapacité totale permanente, par exemple dans le cas de perte des deux yeux, la rente part du jour même de l'accident ; il n'y a pas à préciser de date de consolidation. Dans le cas cependant où la cécité complète et incurable est une conséquence tardive de l'accident, comme dans les cas de panophtalmie ou d'ophtalmie sympathique, la date de la consolidation est celle du jour où les deux yeux ont pu être considérés comme irrémédiablement perdus.

Ce certificat de consolidation devra être rédigé après un examen très méthodique et très complet du blessé ; il devra être très clair et très précis, en évitant autant que possible les termes scientifiques trop spéciaux. Ce certificat, en effet, aura souvent la valeur d'une véritable expertise. S'il est bien fait, c'est sur lui que se basera la compagnie d'assurances pour faire des offres au sinistré ; de même, c'est sur lui que se basera le président du tribunal civil en audience de conciliation ; c'est sur lui, de même, que s'appuieront les experts judiciaires lorsque les tentatives de conciliation n'auront pas abouti.

Le rôle du médecin expert nommé par le tribunal pour examiner le blessé est cependant plus étendu que le rôle du médecin traitant qui rédige le certificat de consolidation de la blessure. L'expert doit s'éclairer sur toutes les circonstances de l'accident, rechercher toutes les prédispositions qui ont pu aggraver singulièrement le traumatisme et faire qu'une lésion qui aurait pu rester bénigne entraîne au contraire des conséquences fatales. L'expert n'a pas à s'occuper du secret professionnel ; il doit, au contraire, mettre en évidence tout ce qui peut éclairer l'esprit du juge et le renseigner sur le dommage que le traumatisme a réellement fait subir à l'ouvrier. Le blessé est-il syphilitique, alcoolique, a-t-il de l'artério-sclérose et doit-on rapporter à cette dernière surtout les hémorragies abondantes qui sont apparues, après un léger traumatisme, dans la rétine et dans le corps vitré ? Est-il diabétique ? Est-il myope et le décollement de la rétine que l'on observe est-il surtout d'origine myopique, un traumatisme de même intensité ne pouvant réellement amener un décollement dans un œil sain ? Doit-on admettre une ataxie locomotrice d'origine traumatique ? Nous aurons de même à apprécier le rôle de l'hystérie et de la neurasthénie traumatiques. Une très intéressante question est celle de l'influence des traumatismes sur les tumeurs, et particulièrement sur les sarcomes.

LES LOIS SUR LES ACCIDENTS DU TRAVAIL A L'ÉTRANGER

ALLEMAGNE. — En Allemagne, un premier projet de loi sur l'assurance des ouvriers contre les accidents fut présenté au Reichstag le 8 mars 1881. C'était au moment où le gouvernement de l'Empire venait de faire adopter la loi du 21 octobre 1878 contre les démocrates socialistes et où il était en quelque sorte obligé de donner à cette loi une contre-partie par des institutions sociales favorables à la classe ouvrière. Le Reichstag admit le principe de l'assurance obligatoire, mais il repoussa toute contribution de la part de l'Empire. Le Conseil fédéral refusa d'ailleurs le 25 juin 1881 d'approuver le projet voté par le Reichstag.

Un autre projet, présenté au Reichstag le 6 mars 1884, fut discuté en quarante-trois séances et finalement adopté à une forte majorité. En voici les traits essentiels pour ce qui nous intéresse spécialement :

1° L'assurance obligatoire des ouvriers contre les accidents est entièrement à la charge des entrepreneurs industriels; ni l'Empire ni les ouvriers eux-mêmes n'y contribuent, mais la responsabilité civile des industriels est sensiblement atténuée ; ils ne sont responsables du dommage intégral causé par l'accident que s'il est établi par une sentence pénale qu'ils l'ont occasionné à dessein (art. 95); il en est de même pour leurs préposés, surveillants ou ouvriers.

2° Les organes de l'assurance contre les accidents sont des associations professionnelles établies entre les entrepreneurs industriels et réalisant l'assurance mutuelle. Ces associations sont en principe librement et spontanément formées par les intéressés, moyennant l'approbation du Conseil fédéral, laquelle ne peut être refusée que dans un petit nombre de cas déterminés. L'association peut être aussi restreinte qu'il plaira aux intéressés, pourvu que l'association soit en état de se suffire à elle-même; d'autre part, une même industrie peut former une association unique pour tout le territoire de l'Empire.

Ces associations, minutieusement réglées par la loi, jouissent de droits importants et même ont reçu en quelque sorte une délégation limitée de la puissance publique. Elles peuvent édicter des règlements destinés à prévenir les accidents dans l'industrie et dont la violation entraîne l'application d'une amende ; elles peuvent dans le même but exercer une surveillance effective sur les établissements industriels qui relèvent d'elles.

3° Au-dessus est l'*administration impériale des assurances* qui constitue un service de l'Empire pour contrôler et diriger les associations. Elle se compose de trois membres permanents nommés par l'empereur sur la présentation du Conseil fédéral et de huit membres élus pour un certain temps, savoir quatre par le Conseil fédéral, deux par les directeurs des associations professionnelles, et deux par les représentants des ouvriers. Les décisions de l'administration impériale des assurances peuvent faire l'objet d'un pourvoi devant le Conseil fédéral.

Les divers États qui composent l'Empire peuvent établir sur leur territoire et à leurs frais des *administrations nationales des assurances* composées de la même manière que l'administration impériale, sauf qu'elles comprennent seulement quatre membres élus au lieu de huit, le Conseil fédéral n'ayant pas ici à en élire. Ces administrations nationales exercent en principe tous les droits attribués à l'administration impériale par rapport aux associations professionnelles qui ne s'étendent pas au delà des frontières de l'État.

4° Pour le règlement des contestations auxquelles peut donner lieu le droit aux indemnités, la loi organise des juridictions arbitrales, une au moins pour la circonscription de chaque association professionnelle. Elles se composent d'un président nommé par l'autorité centrale de l'État auquel elles appartiennent et de quatre assesseurs élus deux par les membres de l'association professionnelle et deux par les représentants des ouvriers assurés.

Les sentences de ces juridictions arbitrales peuvent être frappées d'appel devant l'administration impériale des assurances. Le payement des pensions, qui constituent la partie la plus importante des indemnités, se fait par l'intermédiaire de la poste.

Pour bien comprendre le mécanisme de cette loi sur l'assurance contre les accidents, il faut la rapprocher de la loi sur l'assurance des ouvriers contre les maladies, ces deux lois n'étant au fond que les pièces d'un même organisme.

5° En effet, l'assurance contre les maladies supporte une part assez considérable des dépenses et indemnités auxquelles donnent lieu les accidents du travail. Lorsque l'accident n'a causé que des blessures, les frais de traitement durant les treize premières semaines, ainsi que les secours pécuniaires fournis pendant ce temps à l'ouvrier et à ses proches, sont supportés par l'assurance contre les maladies et celle ci est principalement alimentée par les cotisations des ouvriers. Ce qui est vraiment à la charge de l'assurance contre les accidents, ce sont les frais de traitement des blessés à partir de la quatorzième semaine ; encore peut-elle, sauf remboursement, les faire avancer par les caisses des malades ; ce sont surtout les pensions qui, en cas d'incapacité de travail causée par les blessures, doivent être servies au blessé ou à ses proches, les pensions qui, en cas de mort par accident, doivent être servies à la veuve, aux enfants ou aux ascendants du défunt.

Pour que cette combinaison pût fonctionner il fallait que les personnes comprises dans l'assurance contre les accidents fussent aussi assurées contre les maladies ; cependant quelques personnes échappent à l'assurance contre les maladies et pour celles-là les patrons supportent les frais de traitement et d'assurance pendant les treize premières semaines.

Les deux lois des 15 juin 1883 et 6 juillet 1884 constituent en Allemagne une organisation générale et corporative des ouvriers et surtout des chefs d'industrie discutant leurs intérêts communs et opposés. Il serait difficile de prévoir l'influence politique et sociale que peuvent exercer dans l'avenir ces puissantes associations.

La loi sur les assurances contre les accidents du 6 juillet 1884, avec les développements et les additions qu'elle a reçus plus tard, se rapporte à tous les ouvriers et employés occupés dans l'industrie, en tant que leurs appointements annuels ne dépassent pas 2.000 marks. Elle comprend en outre depuis 1885 les administrations des postes et des chemins de fer, les entreprises de dragage, de roulage, de navigation fluviale, de transport, les expéditions, les entrepôts, plus tard (1886) les travaux agricoles et forestiers, enfin en 1887 les personnes employées dans les constructions et la navigation maritime. Sont exclus du bénéfice de cette loi les industries qui n'utilisent pas la vapeur et qui emploient moins de 10 ouvriers.

L'indemnité à fournir en cas de mort consiste dans les frais funéraires et une rente à payer aux ayants droit.

En cas de blessure, l'indemnité consiste en : 1° les frais de traitement pendant les quatorze premières semaines ;

2° En une rente à fournir au blessé pendant la durée de l'incapacité de travail, laquelle rente, en cas d'incapacité complète de travail, doit être des deux tiers du salaire annuel et, en cas d'incapacité partielle, doit être une fraction de ces deux tiers calculée d'après le degré d'incapacité définitive.

Ces rentes sont payables mensuellement et d'avance.

Pour les personnes qui, n'ayant pas terminé leur apprentissage, n'ont aucun salaire ou bien ont un salaire inférieur à celui qui est en usage dans la localité, l'indemnité est établie en multipliant par 300 le salaire journalier usité ; la même chose a lieu pour les ouvriers des champs et des forêts.

Les agents exécuteurs de la loi sont, en tant que représentants des patrons qui paient les indemnités, des associations organisées entre professions similaires.

Les tribunaux d'appel sont : une sorte de conseil de prud'hommes composé d'un employé de l'État président, assisté de deux patrons et de deux ouvriers, qui ont pour mission de se rendre compte de la partie du travail dans laquelle l'accident est survenu et d'entendre les témoins et les experts (médecins) au besoin sous la foi du serment.

Le conseil supérieur d'assurances de l'État se compose d'au moins trois membres de droit, y compris le président, et de huit membres nommés. Les membres de droit sont nommés à vie par l'empereur sur la présentation du Conseil fédéral. Pour les membres non officiellement nommés, quatre sont élus par le Conseil fédéral et choisis dans son sein, deux sont choisis dans leur sein par les présidents des associations d'assurances et deux par les représentants des ouvriers assurés ; tous sont nommés pour quatre ans. Le conseil supérieur d'assurances surveille les affaires des associations d'assurances et constitue l'instance suprême pour toutes les questions pendantes ; il a le droit de diminuer la rente, droit que n'a pas le conseil des prud'hommes.

A côté du conseil supérieur d'assurances, existent dans les divers États fédéraux des conseils d'assurances territoriaux ; à ces conseils ne sont soumises que les affaires des associations d'assurances qui ne s'étendent pas au delà du territoire de ces états.

BELGIQUE. — La loi belge relative aux indemnités à accorder aux ouvriers victimes d'accidents du travail est du 24 décembre 1903. Son article 4 est ainsi conclu :

Art. 4. — Lorsque l'accident a été la cause d'une incapacité temporaire et totale du travail de plus d'une semaine, la victime a droit, à partir du jour qui suit l'accident, à une indemnité journalière égale à 50 p. 100 du salaire quotidien moyen.

Si l'incapacité temporaire est ou devient partielle, cette indemnité doit être équivalente à 50 p. 100 de la différence entre le salaire de la victime antérieurement à l'accident et celui qu'elle peut gagner avant d'être complètement rétablie.

Si l'incapacité est ou devient permanente, une allocation de 50 p. 100 déterminée d'après le degré d'incapacité, comme il vient d'être dit, remplace l'indemnité temporaire à compter du jour où, soit par l'accord des parties, soit par un jugement définitif, il est constaté que l'incapacité présente le caractère de la permanence. À l'expiration de ce délai de revision prévu à l'article 30, l'allocation annuelle est remplacée par une rente viagère.

Art. 30. L'action en paiement des indemnités prévues par la présente loi se prescrit par trois ans.

La demande en revision des indemnités fondée sur une aggravation ou une atténuation de l'indemnité de la victime, ou sur le décès de celle-ci par suite des conséquences de l'accident, est ouverte pendant trois ans à dater de l'accord intervenu entre parties ou du jugement définitif.

En somme, la législation de Belgique est à peu près exactement la même qu'en France.

En RUSSIE il existe un règlement applicable depuis le 1er janvier 1904 sur l'indemnisation des ouvriers et employés des mines et usines ayant subi des accidents, ainsi que sur l'indemnisation des membres de leurs familles.

CHAPITRE VI

ÉVALUATION DU DOMMAGE CAUSÉ

Aptitude professionnelle. — La loi du 9 avril 1898 est d'une application extrêmement délicate ; elle a soulevé des difficultés sans nombre et on peut dire que les conditions dans lesquelles s'exerçait la médecine légale oculaire ont été complètement modifiées depuis cette époque.

On s'est imaginé tout d'abord que la chose irait toute seule et qu'il suffirait de mesurer l'acuité visuelle de l'ouvrier après l'accident pour en déduire la diminution de sa capacité fonctionnelle et par suite le dommage subi par le blessé. On s'est cependant aperçu bien vite que la vision, telle que nous la considérons au point de vue scientifique, ne correspond pas exactement à la vision professionnelle. On a cherché alors à établir au moyen de formules mathématiques les proportions de l'incapacité visuelle professionnelle, mais, l'expérience aidant, on s'est aperçu de plus en plus qu'il est impossible de rester dans les limites de ces formules, qu'il y avait surtout des cas individuels et que ce qu'il fallait avant tout mettre en jeu, c'était le sens clinique, le tact et l'expérience de l'expert.

Il faut déterminer ce que l'on doit entendre par aptitude professionnelle de l'ouvrier, puisque le but de toutes les expertises en pareil cas est d'apprécier le dommage causé à cette aptitude professionnelle.

Magnus, le premier, a bien exposé les trois valeurs sur lesquelles on peut taxer l'aptitude professionnelle :

1° L'intégrité des aptitudes fonctionnelles des divers organes corporels ;

2° L'habileté et les connaissances techniques nécessaires à l'exercice d'un métier et que l'individu doit acquérir ;

3° L'activité de concurrence de l'individu sur le marché économique.

Von Amman résume ainsi les conditions dont dépend l'aptitude professionnelle :

La meilleure aptitude professionnelle correspond :

1° Au pouvoir de faire le mieux dans sa profession :
   a) Intégrité des fonctions corporelles nécessaires à l'exercice de la profession ;
   b) La meilleure connaissance technique de la profession.

2° A la possibilité d'écouler son travail ou ses produits contre salaire.

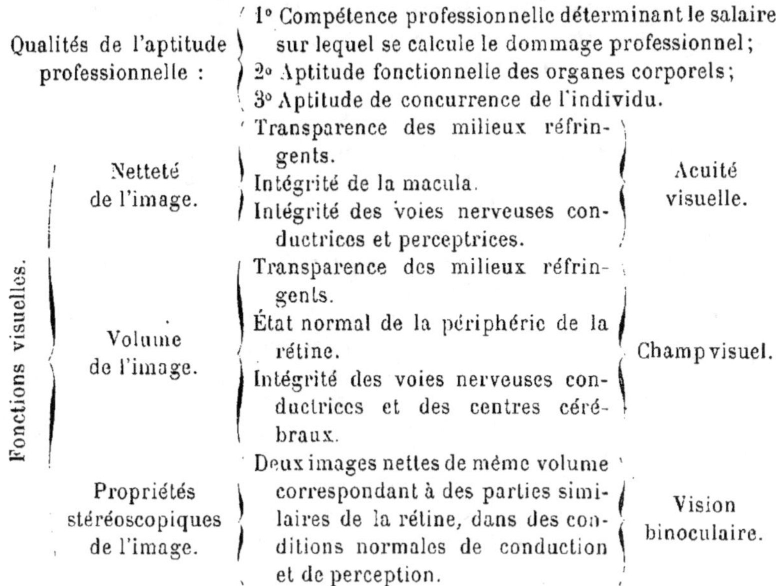

Qualités de l'aptitude professionnelle :
1° Compétence professionnelle déterminant le salaire sur lequel se calcule le dommage professionnel ;
2° Aptitude fonctionnelle des organes corporels ;
3° Aptitude de concurrence de l'individu.

Fonctions visuelles.

Netteté de l'image.
Transparence des milieux réfringents.
Intégrité de la macula.
Intégrité des voies nerveuses conductrices et perceptrices.
→ Acuité visuelle.

Volume de l'image.
Transparence des milieux réfringents.
État normal de la périphérie de la rétine.
Intégrité des voies nerveuses conductrices et des centres cérébraux.
→ Champ visuel.

Propriétés stéréoscopiques de l'image.
Deux images nettes de même volume correspondant à des parties similaires de la rétine, dans des conditions normales de conduction et de perception.
→ Vision binoculaire.

L'aptitude professionnelle résulte donc de l'ensemble des qualités physiques et intellectuelles de l'intéressé, de ses connaissances théoriques et pratiques et de son esprit commercial. L'aptitude professionnelle diminue dès que l'un des éléments normaux qui la composent est lui-même diminué. Si les facultés visuelles sont lésées par des troubles dans l'acuité visuelle, dans le champ visuel ou dans la vision binoculaire, il en résulte un certain dommage puisque les impressions extérieures ne sont plus transmises qu'incomplètement.

Dans certains cas cependant, les trois éléments ci-dessus : acuité visuelle, champ visuel et vision binoculaire, restant tout à fait normaux, le blessé peut cependant avoir subi un dommage réel, soit qu'il existe par exemple du larmoiement, soit qu'il existe une cicatrice disgracieuse diminuant la capacité de l'ouvrier à trouver un emploi. Il y a là divers points pour lesquels on ne peut formuler des règles fixes et à propos desquels le tact de l'expert trouvera à s'appliquer.

De Lantsheere et Noël ont très justement appelé l'attention sur la *capacité de concurrence* sur le marché du travail, qui peut être très différente de l'aptitude au travail. Ainsi un ouvrier ayant un leucome très apparent sur la périphérie d'une cornée peut n'avoir aucune diminution de l'acuité visuelle de cet œil, et par conséquent sa capacité de travail ne sera pas en cause. Cependant il trouvera plus difficilement du travail que s'il n'avait pas sa taie cornéenne. Il se trouve vis-à-vis de ses camarades en état d'infériorité pour gagner sa vie par le travail.

Un ouvrier dont un œil est déformé ou énucléé trouvera plus difficilement du travail qu'un autre ouvrier également borgne, mais par le fait d'une maladie non visible, décollement de la rétine, choroïdite ou atrophie du nerf optique.

Diminution de l'acuité visuelle. — Au point de vue scientifique on n'est aveugle que lorsqu'on ne perçoit plus aucune sensation lumineuse, mais au point de vue professionnel la cécité commence beaucoup plus tôt. La vision professionnelle complète correspond au degré de vision qui permet de satisfaire à toutes les exigences d'un métier; cette vision reste toujours bien au-dessous de la vision scientifique normale.

Diverses tentatives ont été faites pour fixer les limites de la vision économique, limites très variables d'après les professions.

Von Amman établit ainsi les diverses propositions qu'il a formulées dans le cas de réduction de l'acuité visuelle centrale d'un seul œil :

1° La réduction de l'acuité visuelle d'un œil à 0,5 n'entraine pas la diminution de la capacité professionnelle ;

2° La réduction de l'acuité visuelle d'un œil au-dessous de 0,5 peut avoir comme conséquence la perte de la vision stéréoscopique ; il faudra s'en assurer dans chaque cas particulier et autant que possible après la reprise du travail ;

3° La perte de la vision stéréoscopique nuisible au travail permet une évaluation de l'altération de la capacité professionnelle de 5 à 10 p. 100, exceptionnellement de 15 à 20 p. 100 ;

4° Lorsque la vision stéréoscopique n'est pas nécessaire dans le travail professionnel, il ne faut admettre de réduction de l'aptitude professionnelle que lorsque l'acuité visuelle de l'œil blessé descend au-dessous de 0,1 ou de 0,05 ;

5° Lorsque l'acuité visuelle descend au-dessous de cette limite, le dommage peut être évalué à 15 ou 20 p. 100 ;

6° Dans certaines circonstances, il y a lieu de tenir compte à la fois des troubles occasionnés par la perte de la vision stéréoscopique et de la nécessité de changer de métier ;

7° L'aptitude de concurrence n'est presque jamais lésée. On peut évaluer à 3 ou 4 p. 100 l'indemnité due pour la difformité.

Il est naturel que les indemnités varient selon le dommage réellement subi; tous les métiers n'ont pas les mêmes exigences visuelles et il est en somme légitime de considérer l'indemnité comme devant être d'autant plus élevée que ces exigences visuelles sont elles-mêmes plus considérables.

Josten trouve qu'il n'y a pas de réduction de l'aptitude professionnelle, lorsque la vision scientifique est encore de 1/2 pour les deux yeux. Magnus pense que dans certaines professions cette vision sera insuffisante, et il admet que l'altération de la vision professionnelle commence à 3/4 et au plus tard à 1/2 de la vision scientifique normale. Quant à la limite inférieure, Magnus propose 0,05 ou 1/20 et se rallie pour la limite extrême à celle proposée par Silex, soit 0,15 ou 1/6 à 1/7.

Magnus se base sur ces quatre chiffres pour établir deux catégories d'emplois dans lesquelles se meut la vision économique. La première va de 0,75 ou 3/4 à 0,15 ou 1/7, l'autre de 0,5 ou 1/2 à 0,05 ou 1/20 de l'acuité normale, et il propose un classement des professions qui est beaucoup trop peu explicite et qu'il nous paraît inutile de reproduire ici. Silex donne un tableau plus complet, Radjijewski, un tableau plus complet encore, mais, avec l'extrême division du travail à l'heure actuelle, ces tableaux nous paraissent encore tout à fait insuffisants.

Magnus et Grœnow ont dressé un tableau des différentes valeurs optiques économiques qui correspondent aux diverses fractions de l'acuité visuelle scientifique. Ce tableau est certainement très utile, car il faut toujours se baser sur la valeur de la vision économique pour évaluer les dommagés professionnels, et il permet de transformer immédiatement l'acuité visuelle scientifique en acuité visuelle économique.

Dans le tableau ci-dessous on trouve en regard d'une acuité visuelle scientifique déterminée l'acuité économique correspondante :

ACUITÉ VISUELLE SCIENTIFIQUE	VISION PROFESSIONNELLE DANS LES EMPLOIS A EXIGENCES OPTIQUES			
	supérieures		inférieures	
	Grœnow.	Magnus.	Grœnow (en chiffres ronds exactement).	Magnus.
1 — 0,75	1,0	1		
0,70	1,0	0,96166		
0,60	1,0 — 0,9	0,750	1,0	1,0	1,0
0,50	0,8	0,5833		
0,40	0,6	0,4166	0,8	0,79	0,7777
0,30	0,4	0,250	0,6	0,58	0,5555
0,20	0,2	0,0833	0,4	0,38	0,3333
0,15	0,1	0.000	0,3	0 27	0.2222
0,10	0	0	0,2	0,17	0,1111
0,05	0	0	0,1	0,06	0.0000
0.02 — 0,00	0	0	0	0	0

Grœnow trouve que la limite inférieure de 0,05 fixée par Magnus pour la première catégorie permet encore à beaucoup de personnes de travailler, et il pense qu'il faut la descendre à 0,02. Il trouve de même les chiffres de Magnus trop élevés pour les limites supérieure et inférieure de la deuxième classe. Il propose 0,6 pour la limite supérieure et 0,1 pour la limite inférieure.

Sulzer admet les calculs de Grœnow et écrit : « Nous pouvons dire d'une façon générale que, pour tous les métiers qui n'exigent pas une acuité visuelle spéciale, l'acuité visuelle professionnelle, la seule qui doive entrer en ligne de compte pour l'évaluation des indemnités en cas d'accident, est égale au double de l'acuité visuelle physiologique, aussi longtemps que l'acuité visuelle physiologique n'est pas descendue au-dessous de 0,15.

« Connaissant la limite supérieure h et la limite inférieure i de l'acuité visuelle physiologique V pour un métier donné, on trouve l'acuité visuelle professionnelle Vp correspondant à l'acuité physiologique V par la formule suivante :

$$Vp = \frac{V - i}{h - i}. \text{ »}$$

C'est-à-dire que la vision professionnelle est égale à la différence entre l'acuité visuelle scientifique et sa valeur minima divisée par la différence entre ses limites supérieure et inférieure.

Comme le dit Sulzer, s'il y a incapacité visuelle de s'orienter, de travailler et de se suffire, on dit qu'il y a cécité; il n'y a pas de cécité dans le cas contraire. Le minimum de vision sociale peut être fixé à 0,1; au-dessus de 0,1, on est clairvoyant; au-dessous de 0,1, on doit être considéré comme aveugle. Il faut, bien entendu, que cette limite approximative comporte un champ visuel correspondant, l'absence d'infirmités pouvant aggraver cet état, une intelligence moyenne.

Menacho divise en trois groupes les cas qui peuvent se présenter :

1° Les deux yeux sont normaux; en ce cas les jurisprudences en vigueur accordent une indemnité de 25 à 40 p. 100 dans la majorité des cas pour la perte d'un œil.

2° Un œil est normal, l'autre est défectueux.

Dans ce cas, l'auteur propose le schéma suivant :

			DIMINUTION d'aptitude au travail par la perte de chaque œil.	VALEUR industrielle de l'ouvrier.
Travaux délicats . .	a	un œil normal	75 p. 100	80 p. 100.
		l'autre avec V = 0,05 à 0,20	5 »	
	b	un œil normal	75 »	90 »
		l'autre V = 0,20 à 0,50	15 »	
	c	un œil normal	60 »	100 »
		l'autre V = 0,50 à 0,90	40 »	
Travaux grossiers . .	a	un œil V = 0,70 à 1	65 »	85 »
		l'autre V = 0,05 à 0,10	2) »	
	b	un œil V = 0,70 à 1	60 »	95 »
		l'autre V = 0,10 à 0,50	35 »	
	c	un œil V = 0,70 à 1	50 »	100 »
		l'autre V = 0,50 à 1	50 »	

3° Vision défectueuse et approximativement égale dans les deux yeux; ce cas est analogue au premier.

Cataracte opérée. — Quelle est la valeur professionnelle d'un œil atteint de cataracte traumatique lorsque tous les soins possibles lui ont été donnés? Dans certains cas, la vision est nulle ou à peu près. L'œil peut donc être considéré comme totalement perdu, mais on arrive souvent à donner à l'œil opéré une acuité de quelques dixièmes, rarement une acuité tout à fait normale après correction. Même dans ce dernier cas, le blessé ne peut jouir de la vision binoculaire, à cause de la différence par trop forte de la grandeur des images dans les deux cas. Cet œil cependant ne peut être considéré comme nul; même sans verre, il servira beaucoup en augmentant l'étendue du champ visuel et en permettant au blessé de se garantir des obstacles et des accidents qui peuvent lui venir de ce côté.

Il faut d'autre part songer au cas où l'autre œil lui-même pourrait être atteint ultérieurement de traumatisme et où le malade n'aurait pas d'autre ressource visuelle que l'œil déjà opéré.

L'absence de vision binoculaire qu'amène l'aphakie produit des conséquences variables d'après l'âge. Les jeunes gens arrivent à s'y habituer, tandis que les personnes âgées ne peuvent plus corriger ce défaut. Dans ce dernier cas, Von Amman propose d'admettre une réduction dans la capacité de travail de 10, 15 ou 20 p. 100; tandis que chez des personnes jeunes il n'évalue pas la réduction du travail causé par l'aphakie à plus de 7 p. 100. Dans la plupart des cas d'aphakie cependant, on évalue la réduction de la capacité de travail à un chiffre allant de 20 à 33 p. 100 d'après la profession du sujet et d'après le degré de vision conservé par l'œil aphaque.

Dans un rapport de médecine légale, nous devons donc exposer nettement l'état de la question. Nos conclusions varieront forcément d'après le degré de vision de l'œil opéré, d'après l'état de l'autre œil, d'après l'âge du sujet et d'après les exigences visuelles de sa profession.

Paralysie de l'accommodation. — La mydriase traumatique avec paralysie de l'accommodation est guérissable, d'après Venneman et Morax, mais après être restée des mois et des années sans aucune amélioration. Nous n'avons jamais observé cette guérison; en tout cas, le fait certain, c'est que cette mydriase peut durer pendant un temps considérable et diminuer notablement pendant ce temps la capacité professionnelle de certains ouvriers. S'il s'agit d'un terrassier dont les besoins visuels sont peu intenses, on pourra considérer la gêne fonctionnelle comme nulle; au contraire, pour une profession nécessitant une bonne vision binoculaire, il nous paraît légitime d'évaluer le dommage à 10 ou 15 p. 100.

Champ visuel. — On peut distinguer à ce sujet le rétrécissement du champ visuel portant sur une étendue commune aux deux yeux et les rétrécissements portant sur les zones périphériques, indépendants pour chaque œil.

Lorsqu'on superpose les champs visuels de chaque œil, on obtient une zone centrale commune allant de 0 à 60° et deux zones périphériques allant de 60 à 70°. Ce champ peut être ainsi partagé en six parties correspondant chacune à 30°; les parties médianes, c'est-à-dire 4/6, occupent un terrain commun aux deux yeux, et il existe de chaque côté une partie externe correspondant à 1/6.

Les absences des parties du champ visuel situées dans la zone centrale, lorsqu'elles sont produites par des lésions portant d'un seul côté, ne diminuent pas sensiblement la capacité professionnelle, parce que dans ce cas le champ visuel d'un œil supplée à l'absence d'une portion commune dans le champ visuel de l'autre. Lorsqu'il existe dans la zone centrale des pertes du champ visuel des deux yeux, ces pertes sont généralement accompagnées d'une perte de la vision centrale, et c'est cette dernière considération qui doit tout dominer.

Les rétrécissements du champ visuel, même lorsqu'ils ne diminuent pas la capacité de travail, peuvent cependant diminuer la capacité professionnelle, parce qu'ils font courir aux ouvriers, dans les ateliers où ils travaillent en commun, de bien plus grands dangers.

Lorsque la diminution du champ visuel n'est que de 10 à 15° à la périphérie d'un œil ou des deux yeux, on peut la considérer comme n'ayant aucune influence sur la capacité de travail. ·

Les examens du champ visuel sont habituellement nécessités par des troubles du système nerveux survenus à la suite d'accidents; dans ces cas, ce sont les lésions du système nerveux qui dominent toute la scène et les renseignements fournis par l'oculiste ne seront qu'un appoint donné au neurologiste auquel sera laissé le soin de déterminer le dommage subi par le blessé.

Paralysie des muscles moteurs. — Un phénomène domine toute la symptomatologie des paralysies et des parésies des muscles moteurs du globe de l'œil, c'est la diplopie, qui gêne considérablement les sujets.

Lorsque la paralysie musculaire siège d'un seul côté, ce qui est la règle, le sujet n'a pas d'autre ressource que d'exclure cet œil de la vision pour ne pas éprouver de diplopie et de vertiges. Il se met donc de lui-même dans la situation d'un malade qui n'aurait qu'un œil. Ainsi, lorsque les deux yeux sont normaux, lorsque la vision binoculaire existait antérieurement, la paralysie musculaire, pour le temps qu'elle dure, doit être assimilée à la perte d'un œil.

Il semble cependant que MAGNUS et GROENOW sont allés trop loin dans ce sens, car il existe de grosses différences entre une paralysie musculaire et la perte complète d'un œil. Ces paralysies musculaires sont habituellement temporaires et se terminent par la guérison. Lorsqu'elles sont permanentes, le sujet arrive souvent par une inclinaison spéciale de la tête, tout particulièrement dans le cas de paralysie de la VIᵉ paire, à corriger sa diplopie. Il est certainement gêné dans son travail, il est hésitant, il ne peut avancer aussi vite, il faut lui tenir compte d'une réduction certaine dans sa capacité professionnelle; mais ce n'est pas là la perte d'un œil avec tous ses ennuis pour le présent et toutes ses craintes pour l'avenir. Aussi, au lieu d'évaluer de 20 à 33 p. 100 la réduction de la valeur professionnelle, paraît-il légitime de l'évaluer à un chiffre allant de 5 à 15 p. 100.

Le dommage est très différent d'après le muscle atteint et d'après la profession de l'ouvrier. Les muscles droits externes servent surtout pour la vision de loin, les droits internes pour la vision de près, les droits supérieurs et les droits inférieurs dans certaines professions spéciales. Il paraît donc difficile d'établir par avance des règles fixes; ce sont surtout des questions d'espèces qui dans chaque cas particulier doivent être laissées à l'appréciation de l'expert.

Max MILLER donne un bon résumé des situations qui peuvent se présenter dans les paralysies musculaires :

1° Strabisme paralytique à un œil, lorsque les deux yeux ont une bonne vision, avec diplopie nécessitant l'exclusion d'un œil de la vision ;

2° Strabisme paralytique d'un œil, lorsque les deux yeux ont une bonne vision, mais que cependant il est fait abstraction des images doubles ;

3° Strabisme paralytique portant sur un œil faible antérieurement, l'autre étant normal ; il n'y a pas de diplopie ;

4° Strabisme paralytique d'un œil bon, alors que l'autre est défectueux. Les images doubles peuvent faire défaut dans ce cas, mais la gêne réside dans le mouvement incomplet du seul œil servant à l'exercice de la profession.

Voici l'évaluation de la réduction de la capacité professionnelle dans ces différents cas :

1° Il y a exclusion d'un œil de la vision, par conséquent cécité unilatérale, donc réduction de 25 à 33 p. 100 ;

2° Il y a abstraction des images doubles, il doit donc y avoir une réduction moindre, soit de 15 à 25 p. 100 ;

3° Pas de réduction de la capacité professionnelle.

4° Dans les divers cas rangés sous le n° 4, l'incapacité professionnelle est variable. Il n'est pas possible de donner d'avance une formule mathématique fixant exactement le dommage subi. Ce sont des questions d'espèces, et dans chaque cas il faudra tenir compte du nombre des muscles paralysés sur un ou sur les deux yeux, du degré de la paralysie, de l'acuité visuelle de chaque œil et de la profession du blessé.

Une autre maladie portant sur les muscles moteurs de l'œil, le *nystagmus*, est, comme le dit NUEL, le prototype des maladies professionnelles ; l'origine et la nature du mal ne sont pas discutables. Aussi, en Hollande et en Allemagne, cette affection peut être considérée comme accident du travail. En Belgique, si le nystagmus complique un traumatisme oculaire, la diminution de capacité produite par la maladie professionnelle doit entrer en ligne de compte dans l'appréciation du dommage.

Perte d'un œil. — La perte d'un œil ne modifie pas d'une façon appréciable la vision centrale; on voit presque aussi nettement avec un seul œil qu'avec les deux. Le champ visuel subit une perte beaucoup plus considérable, qui est d'environ 1/6; mais c'est surtout la vision binoculaire, la vision stéréoscopique, qui est altérée. Un seul œil ne donne pas les impressions de relief, l'appréciation des dimensions et de la situation des corps, la notion des distances. Toutefois, chez les individus jeunes, ces inconvénients diminuent avec les années et finissent même par disparaître entièrement, tandis que les personnes âgées qui perdent brusquement l'usage d'un œil n'arrivent plus à percevoir nettement les formes, les dimensions et les distances.

L'intelligence et l'habileté des sujets entre évidemment pour une grosse part dans la correction de ce défaut.

Les diverses professions comportent des exigences variables par rapport à la vision binoculaire, et ces exigences ne sont pas du tout les mêmes que pour la vision centrale. Telle profession nécessite une excellente vision binoculaire, tandis que l'acuité de la vision centrale est beaucoup moins importante; dans telle autre au contraire, qui exige une excellente vision centrale, la vision binoculaire ne jouera aucun rôle. Aussi est-ce entre 20 et 33 p. 100 que l'on a l'habitude de laisser osciller la fixation de la réduction de la capacité professionnelle en cas de perte d'un œil.

On a cherché à déterminer pratiquement les diminutions professionnelles subies par les ouvriers ayant perdu un œil, en se basant sur le tableau de la statistique des salaires.

La quatrième section de la corporation minière établie à Halle a procédé, en 1887, à une enquête de ce genre. Elle a trouvé que, sur 171 borgnes, 154, soit 90 p. 100, avaient le même salaire que les autres ouvriers employés dans le métier et que 17, soit 10 p. 100, gagnaient 5 à 20 p. 100 en moins.

En 1894, sur l'initiative de l'Office impérial des assurances, la même corporation établit de nouvelles recherches et arriva au résultat suivant :

Sur 111 borgnes, 65, soit 60 p. 100, gagnaient le même salaire qu'avant leur blessure, 62 dans le même emploi, 3 dans d'autres emplois payés de la même manière; 42, soit 40 p. 100, gagnaient moins, 10 ouvriers gagnaient de 25 à 33 p. 100 en moins, 32 gagnaient de 6 à 20 p. 100 en moins, et la réduction de ces 42 hommes était en moyenne de 16 p. 100.

Ce calcul établi sur 107 hommes donnait une réduction moyenne de salaire de 6,28 p. 100.

Magnus publia en 1895 une statistique obtenue dans la corporation silésienne du fer et de l'acier et donnant une diminution de salaire de 17,50 p. 100 dans le cas de perte d'un œil.

Von Amman a trouvé des résultats bien différents. Sur 6.400 ouvriers employés dans certaines industries du fer, il a trouvé environ 100 blessés à l'œil. Particulièrement parmi les borgnes, aussitôt après la reprise du travail, 58 p. 100 n'avaient subi aucune réduction de salaire, les 42 p. 100 autres n'avaient subi qu'une réduction modérée; longtemps après le traumatisme, les résultats étaient encore plus favorables : 42 p. 100 de la totalité des borgnes avaient un salaire plus élevé qu'avant l'accident, 33 p. 100 avaient un salaire aussi élevé qu'avant l'accident, 25 p. 100 avaient un salaire moindre qu'avant l'accident et cette diminution variait entre 4 et 12,6 p. 100.

Toutes les statistiques de ce genre donneront forcément des résultats différents, parce qu'il y a un grand nombre de raisons personnelles qui peuvent les faire varier. Si un grand nombre d'ouvriers borgnes gagnent encore après l'accident un salaire égal ou même un salaire plus élevé que celui qu'ils gagnaient autrefois, il serait ridicule d'en conclure que l'accident leur a été indifférent ou même avantageux. C'est quoique borgnes que ces ouvriers arrivent à gagner un pareil salaire, et il est au moins probable que sans leur infirmité ils auraient gagné un salaire plus élevé encore.

Dans l'évaluation du dommage causé, il est bien permis de tenir compte de l'état d'âme particulier de l'ouvrier qui a perdu un œil par le fait de son travail et qui se dit qu'un autre accident du même genre le rendrait complètement aveugle. Souvent inquiet, craignant que l'œil qui lui reste et qui doit supporter à lui seul tout le poids du travail se fatigue beaucoup plus vite, craignant avec raison de trouver difficilement une autre place s'il vient à perdre la sienne, cet ouvrier perd beaucoup de sa confiance en lui-même et se trouve fortement amoindri.

Aussi ce chiffre de 30 p. 100, autour duquel on a l'habitude de faire osciller l'estimation de la réduction de capacité de travail après la perte complète d'un œil, nous paraît-il en rapport avec la réalité des faits.

On peut observer après l'énucléation un trouble très gênant qui consiste dans une fausse projection des objets vus par l'œil indemne ; la même chose peut se produire chez les opérés de cataracte et d'une façon générale chez tous les malades qui ont perdu la vision binoculaire. Ces troubles visuels peuvent persister pendant un temps indéfini et être assez prononcés pour rendre impossible l'exercice de certaines professions.

Un jugement curieux a été rendu par le juge de paix de Hollogne-aux-Pierres en Belgique. Un ouvrier mineur était borgne de l'œil droit, mais son infirmité n'était pas apparente. Un accident rendit nécessaire l'énucléation de cet œil. Le charbonnage refusa toute indemnité en disant que, l'œil étant perdu antérieurement à l'accident, cet accident ne pouvait avoir aucune influence sur la capacité de travail. Le juge de paix nomma deux experts qui déposèrent un rapport concluant à une diminution de capacité professionnelle de 12 p. 100. L'ouvrier demanda au juge de porter cette diminution à 25 p. 100. Le juge ne se borna pas à prendre cette demande en considération ; il estima à 40 p. 100 la diminution de capacité de travail du demandeur et il lui accorda une indemnité de 20 p. 100 de son salaire.

Cécité bilatérale. — Dans l'armée, la cécité bilatérale donne droit au maximum d'indemnité. La cécité monolatérale donne droit à une pension de 5e classe quand il y a désorganisation de l'œil, à une pension de 6e classe dans le cas contraire ; de même quand il s'agit de lésions des membranes profondes qui entraînent un affaiblissement progressif de la vision.

La jurisprudence allemande évalue la cécité complète à 125 p. 100 de la perte de la vision professionnelle et les acuités visuelles voisines de la cécité complète à des taux variant entre 105 et 125 p. 100. C'est qu'en effet si l'ouvrier est complètement aveugle, non seulement il devient tout à fait inutile, mais encore il a besoin pour vivre de l'assistance d'une autre personne.

Jugements divers. — Dans l'évaluation du dommage subi, lorsque l'ouvrier blessé est obligé de changer de profession, il peut être utile d'appré-

cier ses qualités physiques en dehors de la vision elle-même. Un homme
habitué à des travaux délicats peut ne pas avoir la force physique suffisante
pour entreprendre des travaux grossiers, Il peut lui être impossible de travailler dans une profession l'exposant à des variations brusques de température, ou à la chaleur, ou à la poussière.

Le tribunal civil de Lyon, dans un jugement rendu le 10 février 1909, a
décidé que l'estimation d'un expert, admettant une réduction de capacité professionnelle de 3 à 4 p. 100 ne saurait justifier l'allocation d'une rente viagère. On ne saurait tenir compte d'une incapacité aussi minime et qui ne
peut avoir d'influence sur le salaire que la victime peut gagner par son travail.

Le tribunal civil de Lille, le 16 janvier 1906, a de même rejeté la demande
d'un ouvrier forgeron, chez lequel l'expert, le professeur Baudry, avait évalué à 2 p. 100 la réduction de la valeur productive. L'ouvrier a même été
condamné aux dépens.

D'autres jugements ont de même établi qu'une réduction d'acuité visuelle
inférieure à 0,5 devait entrainer le rejet de la demande de rente. Voici par
exemple quelques attendus d'un jugement rendu le 26 novembre 1908 par le
tribunal civil de Dunkerque, après une expertise du professeur Baudry, de
Lille :

« Attendu qu'il résulte de ce rapport que la seule conséquence définitive
de l'accident est un leucome central de la cornée gauche entraînant une
diminution d'environ 2/10 de l'acuité visuelle centrale, mais que, la vision de
l'œil gauche restant de beaucoup supérieure à un demi ou 5/10, ce fait n'entraîne pour le métier de mateur, qu'exerce le blessé, aucune réduction de
capacité ouvrière ;

« Or, attendu qu'au point de vue de l'application de la loi sur les accidents du travail, le juge n'a pas à tenir compte d'une diminution d'acuité
visuelle purement médicale et scientifique ;

« Que, seule, la diminution de nature à atteindre les facultés de travail
de l'ouvrier et à entraîner par voie de conséquence un abaissement de son
salaire normal peut motiver l'attribution des indemnités forfaitaires prévues
par la loi en faveur de l'ouvrier blessé ;

« Attendu, il est vrai, que Boistuaud produit un certificat du Dr Leblond,
en date du 1er octobre 1908, aux termes duquel l'incapacité visuelle de 2/10
correspondrait à une incapacité professionnelle de 6 p. 100 ;

« Mais, attendu que cette affirmation n'est basée que sur la seule considération que Boistuaud pouvait éventuellement exercer d'autres professions
pour lesquelles la perfection absolue de l'acuité visuelle est nécessaire ;

« Attendu que, pour évaluer une incapacité professionnelle au sens de la
loi du 9 avril 1898, on ne peut faire état d'éventualités hypothétiques ; que
l'appréciation contenue au certificat dont se prévaut Boistuaud n'infirme
donc en quoi que ce soit les conclusions de l'expert Baudry ;

Que, par suite, l'action en attribution de rente viagère intentée par Boistuaud contre la Société des Chantiers de France n'est pas fondée ;

« Par ces motifs,

« Déclare, en conséquence, Boistuaud mal fondé en sa demande, l'en déboute et le condamne en tous les dépens. »

D'après la jurisprudence allemande, ce qu'il faut évaluer surtout, ce qui doit servir de base à l'indemnité, c'est non l'accident professionnel en lui-même, ni l'imperfection des facultés physiques ou intellectuelles qui peut en résulter, mais l'incapacité professionnelle, la gène dans l'exercice du métier qui résulte de cette imperfection (MOOREN). Lorsqu'on a à prendre une décision sur la capacité de travail d'un blessé, on doit rechercher avec soin si le blessé peut utiliser ses facultés physiques et intellectuelles aussi bien qu'auparavant dans toutes les parties de son métier.

Il faut tenir compte de l'âge des blessés, d'abord parce que, chez les gens âgés, les tissus se réparent moins facilement et moins vite, les accidents ont des conséquences plus graves; puis, si le blessé est dans l'obligation de changer de métier, il trouvera d'autant plus difficilement du travail qu'il sera plus âgé.

MASCHKE résume dans un tableau 130 observations de blessés ayant obtenu une rente variable d'après la nature de leur accident. Nous ne reproduirons ici que les faits les plus typiques.

MÉTIER DU BLESSÉ	NATURE DE LA BLESSURE	RENTE accordée par l'Assurance de l'Empire.
Perceur.	Opacité de la cornée par copeau de fer	10 p. 100
Forgeron.	Taie non centrale de la cornée par copeau de fer; astigmatisme paraissant causé par l'accident $V = \frac{1}{2}$.	15 »
Repousseur.	Perte de l'œil droit. Peut continuer son travail.	$22\frac{2}{3}$ »
Scieur	Perte de l'œil gauche; n'emploie maintenant effectivement que sa force musculaire.	25 »
Ouvrier.	Perte de l'œil droit.	25 »
Verrier.	Voit de l'œil droit les doigts à 2 mètres; ouvrier spécialiste.	25 »
Serrurier.	Perte de l'œil gauche; droit intact	30 »
Tailleur de pierres	Lésion de la cornée gauche par des débris d'ardoise. La rente de 25 p. 100 a été dépassée, parce que d'après le certificat médical les travaux qui s'accompagnent de fumée et de poussière et qui doivent être exécutés dans une position courbée doivent être évités avec un jour insuffisant	30 »
Forgeron de 19 ans	La vision de l'œil gauche est tellement affaiblie que c'est à peine s'il peut lire les plus gros caractères imprimés et que l'estimation des dimensions et la vision stéréoscopique sont devenues presque aussi difficiles que chez un borgne	$33\frac{1}{3}$ »
Forgeron.	Vision de l'œil gauche $= \frac{1}{6}$, plus tard $\frac{1}{16}$. Vis. avant l'accident $= \frac{1}{2}$ à $\frac{1}{3}$	$33\frac{1}{3}$ »
Ingénieur mécanicien.	Perte de l'œil gauche. Particulièrement lésé dans l'exécution des travaux fins et délicats des machines.	$33\frac{1}{3}$ ».

MÉTIER DU BLESSÉ	NATURE DE LA BLESSURE	RENTE accordée par l'Assurance de l'Empire.
Serrurier	Perte de l'œil droit. Ne peut continuer son métier	$33\frac{1}{3}$ »
Chaudronnier	Perte de l'œil gauche. Gagne autant qu'avant l'accident	$33\frac{1}{3}$ »
Journalier	Perte de l'œil droit. Amblyopie par hypermétropie de l'œil gauche	$33\frac{1}{3}$ »
Conducteur de travaux	Perte de l'œil droit. Ne peut plus continuer ses travaux de nivellement	$33\frac{1}{3}$ »
Chauffeur	Perte de l'œil gauche. Obligé d'abandonner son métier	35 »
Journalier, 39 ans	Perte de l'œil gauche; impropre à l'avenir au tissage du velours	40 »
Verrier	Perte d'un œil; incapacité de travailler comme verrier	40 »
Tonnelier	Perte de l'œil gauche	40 »
Serrurier	Perte de l'œil gauche	40 »
Menuisier	Perte de l'œil droit	45 »
Serrurier	Perte de l'œil droit. État d'irritabilité de l'autre et accès de vertige pendant le travail	50 »
Couvreur	Symblépharon inférieur, maux de tête	50 »
Forgeron	Perte de l'œil gauche. Ne peut plus travailler comme frappeur	50 »
Fondeur	Perte de l'œil droit par brûlure; symblépharon; larmoiement. Ne peut continuer son métier; défiguration	50 »
Apprenti	Perte de l'œil gauche avec forte myopie du droit	50 »
Ouvrier de fabrique	Perte d'un œil par éclat de verre	50 »
Forgeron chef	Perte de l'œil gauche et faiblesse du droit	50 »
Mineur	Perte de l'œil droit, sourd-muet	50 »
Forgeron	Perte de l'œil gauche déjà affaibli auparavant et affaiblissement de l'œil droit qui était probablement bon auparavant	50 »
Frotteur	Perte de l'œil droit avec affaiblissement de l'autre et infirmités anciennes des doigts	55 »
Ouvrier	Perte de l'œil droit avec affaiblissement du gauche; $V = \frac{1}{2}$	60 »
Batteur	Cécité de l'œil gauche et affaiblissement du droit, $V = \frac{1}{2}$	$66\frac{2}{3}$ »
Forgeron	Perte d'un œil. L'autre a subi l'opération de la cataracte avec $V = \frac{1}{2}$	70 »
Maçon	Perte de l'œil gauche et névrose traumatique de l'autre œil	70 »
Fabricant de chaux	Perte de l'œil gauche; myopie du droit; $V = \frac{2}{3}$, âgé. Le patron refuse de continuer à l'occuper avec des lunettes	75 »
Ouvrier	Perte de l'œil gauche, avec faiblesse antérieure de l'œil droit par taie de la cornée	75 »
Ouvrier	Affaiblissement considérable d'un œil. Cécité antérieure de l'autre	75 »

MÉTIER DU BLESSÉ	NATURE DE LA BLESSURE	RENTE accordée par l'Assurance de l'Empire.	
Mineur.	Perte d'un œil avec forte myopie de l'autre	80	francs
Ouvrier.	Perte complète de la vue	100	»
Cocher	Cécité presque complète V œil droit $= \dfrac{3}{1000}$; V œil gauche $= \dfrac{1}{14}$	100	»
Ouvrier.	Perte de l'œil gauche; V œil dr. $= 0,1$	100	»
Ouvrier de fabrique. .	Lésion de l'œil arrivée par chute de la figure sur un poêle dans une crise épileptique	0	»
Mineur.	V œil g. $= 0$. Lésion par corps étrangers, mais antérieurement dacryocystite purulente	0	»

CHAPITRE VII

JURISPRUDENCE MÉDICALE

ESTIMATION DE L'ÉTAT ANTÉRIEUR

En bonne justice et pour évaluer exactement, scientifiquement, le dommage causé par un accident, il est nécessaire de tenir compte de l'état du blessé avant cet accident.

Toutes les fois que l'on a à examiner les conséquences d'un traumatisme portant sur le pourtour de l'orbite ou sur l'œil lui-même, il faut bien se demander si cet œil était antérieurement dans des conditions normales, s'il ne présentait pas, soit par lui-même, soit par l'état général du sujet, une fragilité particulière, une prédisposition à ressentir des conséquences exagérées d'un traumatisme qui dans d'autres circonstances aurait été bénin.

Par exemple un homme de cinquante-deux ans, arthritique, qui trouvait dans sa profession l'occasion de faire des libations fréquentes et qui avait de l'artério-sclérose, traversait un jour en voiture un passage à niveau au moment ou un train s'approchait. Le mécanicien du chemin de fer put arrêter sa locomotive assez à temps pour qu'elle vienne seulement heurter l'arrière de la voiture. Celle-ci n'est même pas renversée et notre voyageur croit d'abord en être quitte pour un choc assez brusque, mais le lendemain il s'aperçoit qu'il voit moins bien de l'œil gauche que de l'œil droit et il vient aux Quinze-Vingts où on lui trouve une petite hémorragie dans le voisinage de la macula. Il s'empresse évidemment de demander des dommages et intérêts à la compagnie. Celle-ci est certainement dans son tort puisque le passage à niveau aurait dû être fermé par son garde-barrière, mais elle entend savoir jusqu'où va sa responsabilité dans les conséquences de cet accident. Il n'est pas douteux que l'hémorragie toute récente observée à la clinique ne puisse être la conséquence du traumatisme subi la veille, mais il n'est pas douteux également que si les artères du voyageur avaient été moins scléreuses, moins fragiles, l'accident n'aurait eu aucune conséquence. Il est bon que l'expert expose nettement la question tout entière pour permettre à la justice d'apprécier sainement le dommage subi par le blessé.

Les yeux myopes sont des yeux dont l'axe antéro-postérieur est trop long, dont tous les diamètres peuvent être supérieurs à ceux des yeux emmétropes et surtout des yeux hypermétropes. Ces yeux sont donc beaucoup plus exposés à des traumatismes que les yeux emmétropes ou hypermétropes plus enfoncés et mieux protégés par le pourtour osseux de l'orbite. De même ils ont souvent une tension supérieure à la normale, le corps vitré est chez eux plus liquide, la choroïde plus amincie, souvent même atrophiée par places, la zone de Zinn est plus fragile, la rétine moins solidement accolée à la choroïde sous-jacente. Il est des yeux de ce genre sur lesquels la moindre chiquenaude peut amener un décollement de la rétine ou une luxation du cristallin. On comprend de même qu'une rupture de la choroïde dans ces cas puisse se produire par le fait d'un traumatisme qui sur un œil normal n'aurait aucun inconvénient.

Il est souvent impossible de se rendre exactement compte du degré de la vision avant l'accident pour lequel nous avons à examiner un blessé. Lorsqu'il n'existe aucune lésion certainement ancienne, taies de la cornée, cataracte sénile en voie d'évolution, lorsqu'il n'y a pas de vice de réfraction, hypermétropie, myopie, astigmatisme, ayant eu pour effet certain de diminuer notablement l'acuité visuelle, on peut admettre que cette acuité était antérieurement normale. La loi du 9 avril 1898 a un but humanitaire que nous ne devons pas oublier; c'est une loi de protection pour les travailleurs et c'est se mettre dans l'esprit de la loi que de l'interpréter d'une façon favorable aux ouvriers. D'autre part, il ne faut pas oublier que la loi nous demande d'apprécier la diminution de vision subie par l'ouvrier du fait de l'accident lui-même. Nous avons à apprécier la valeur de l'œil blessé par rapport à sa valeur antérieure et si nous avons des raisons certaines, indiscutables, de croire que, avant l'accident déjà cet œil n'avait qu'une valeur médiocre, il nous paraît injuste de faire payer au patron ou à la compagnie d'assurance qui le représente une perte qu'en réalité l'ouvrier n'a pas subie. Nous avons en somme à apprécier l'étendue réelle du dommage causé par l'accident et c'est ce dommage seul que nous devons évaluer avec autant de rigueur que possible.

Et cependant ces considérations, qui peuvent paraître très justes, sont tout à fait en contradiction avec la jurisprudence actuelle.

Par un arrêt du 23 juillet 1902, la Cour de cassation a déclaré que « l'état d'infériorité dans lequel se trouvait la victime avant l'accident importe peu au point de vue de la détermination de son état actuel et par suite de l'indemnité à laquelle elle a droit ».

Comment considérer un individu borgne antérieurement et rendu aveugle par un accident?

Un homme employé depuis dix-sept ans dans la verrerie Feller et Barton, ayant en 1896 perdu un œil par éclat de verre, se heurte contre une barre de fer dans la nuit du 17 octobre 1899 en faisant une ronde; il tombe la tête en avant sur une plaque de tôle qui fait une blessure profonde au seul œil qui lui restait : cet œil est perdu. Le tribunal civil de la Seine, dans son audience du 2 juin 1900, a jugé ainsi :

« Attendu que, pour apprécier les droits de l'ouvrier, il y a lieu de faire

état de la situation dans laquelle il se trouve après l'accident et en conséquence de celui-ci ; que si le demandeur était devenu borgne par suite d'un
accident d'enfance ou par tout autre événement fortuit arrivé avant qu'il
n'entrât chez les défendeurs, ceux-ci ne pourraient en argumenter, ayant
consenti à le prendre dans l'état où il se trouvait ; que ce n'est pas parce que
l'infirmité lui serait survenue au service de ceux-ci qu'ils seraient en droit de
prétendre que leur responsabilité et les droits de leur ouvrier sont diminués ;

« Attendu que D... gagne 1.400 francs par an, par ces motifs condamne
F... et B... »

Voici un autre jugement rendu par la 4° chambre du tribunal civil de la
Seine et qui décide de mettre entièrement à la charge de l'accident, sans tenir
compte de l'état antérieur, le dommage subi par le blessé :

« Le Tribunal,

« Attendu que la dame Porte a été atteinte à l'œil gauche par le choc violent d'une clef anglaise qui lui a échappé des mains ;

« Attendu qu'elle a dû subir l'énucléation de l'œil blessé qu'elle avait
bon ;

« Attendu que l'œil droit n'a que le quart de la vision normale ; qu'il
importe peu que cette infirmité soit causée par une myopie congénitale ou par
le traumatisme lui-même ;

« Attendu que, dans un certain nombre d'accidents, les effets du traumatisme, venant se greffer sur des tares congénitales ou acquises, déterminent
des infirmités beaucoup plus graves que si le sujet avait été parfaitement
sain ;

« Attendu qu'en matière de responsabilité il a toujours été admis que
l'accident, cause déterminante d'une infirmité, soumet l'agent responsable à
la réparation intégrale du préjudice, sans qu'il y ait lieu d'en déduire la
part imputable à la nature ou aux antécédents de la victime ;

« Attendu qu'il en est de même sous le régime de la loi du 9 avril 1898
qui comprend dans les risques de l'industrie, sur un ensemble d'ouvriers de
santés et de tempéraments les plus divers, toutes les incapacités résultant de
l'accident du travail, sans qu'il soit nécessaire que l'accident ait été la *cause
exclusive* de l'infirmité totale, pourvu qu'il en ait été la cause efficiente ; que,
notamment, l'ouvrier borgne qui devient aveugle a droit à l'indemnité forfaitaire afférente à la cécité ;

« Attendu que, dans l'espèce, la dame Porte ayant été privée de l'œil
gauche et étant réduite au quart de la vision de l'œil droit est presque aveugle ; qu'elle éprouve une incapacité de travail considérable, sinon absolue,
qu'il échet de fixer aux quatre cinquièmes la réduction virtuelle de son
salaire qui était de 750 francs par an ; qu'ainsi elle a droit à une rente
annuelle et viagère de 300 francs équivalente à la moitié de cette réduction ;

« Attendu que le principe de l'indemnité n'étant pas discutable, il échet d'allouer à la dame Porte une provision de 300 francs, laquelle sera payable nonobstant appel et devra s'imputer sur les premiers arrérages de ladite rente. »

Et le Tribunal alloue en conséquence une rente viagère de 300 francs avec provision d'égale somme.

La cour de Cassation a confirmé cette opinion le 18 novembre 1902 et le 7 janvier 1903 ; enfin tout récemment, le 1er décembre 1909, la même Cour rendait un jugement absolument conforme aux précédents et dans lequel elle s'exprimait ainsi :

« La réduction de capacité doit être appréciée uniquement en cherchant quel est l'état actuel de l'ouvrier au point de vue de ses capacités de travail et en rapprochant le salaire antérieur de la victime du salaire normal qu'elle pourrait gagner dans l'avenir.

« Il importe peu que l'état d'infirmité dans lequel se trouvait la victime ait aggravé les suites de l'accident ; dans l'application de la loi du 9 avril 1898, le juge n'a pas, en principe, à rechercher si le chef d'entreprise a commis une faute ou à déterminer les conséquences de la faute commise ; son rôle se borne à constater le préjudice souffert et à en assurer la réparation forfaitaire à l'aide des calculs dont les données lui sont imposées. »

RESPONSABILITÉ MÉDICALE

Le principe de la responsabilité médicale est admis de toute antiquité. Chez les Égyptiens, les Grecs, les Romains, quelques exemples montrent que cette responsabilité fut parfois mise en jeu de la façon la plus cruelle.

En France, le Parlement de Paris (25 avril 1427, 1696) et surtout le Parlement de Bordeaux (1596, 1602, 1710, 1760) n'ont pas craint d'infliger de très fortes amendes aux médecins pour les imprudences qu'ils avaient pu commettre.

A l'étranger, la législation est d'une sévérité très variable, mais partout les médecins sont considérés comme responsables des accidents dont ils ont pu être la cause.

A l'époque actuelle, il semble bien que cette responsabilité soit plus sévèrement jugée par les tribunaux et par le public qu'elle ne l'a été à aucune autre époque. En diverses circonstances, depuis quelques années, le corps médical tout entier a été vivement ému des condamnations prononcées contre plusieurs de nos confrères dont la conduite ne semblait pas mériter une pareille rigueur. L'opinion publique est plutôt moins favorable aux médecins qu'elle ne l'était il y a cinquante ans. Les causes en sont diverses et ce n'est pas ici le lieu de s'étendre sur ce sujet, mais c'est une raison pour chacun de nous d'être prudent et de toujours réfléchir aux conséquences des divers actes de notre profession.

Le principe qui constitue la base de la responsabilité médicale se trouve dans les articles 1382 et 1383 du Code civil :

Art. 1382. — Tout fait quelconque de l'homme qui cause à autrui un dommage, oblige celui par la faute duquel il est arrivé à le réparer.

Art. 1383. — Chacun est responsable du dommage qu'il a causé, non seulement par son fait, mais encore par sa négligence ou son imprudence.

La responsabilité pénale est réglée par les articles 319 et 320 du Code pénal :

Art. 319. — Quiconque, par maladresse, imprudence, inattention, négligence ou inobservation des règlements, aura commis involontairement un homicide, ou en aura involontairement été la cause, sera puni d'un emprisonnement de trois mois à deux ans et d'une amende de 50 à 600 francs.

Art. 320. — S'il n'est résulté du défaut d'adresse ou de précaution que des blessures ou coups, l'emprisonnement sera de dix jours à deux mois et l'amende de 16 à 100 francs.

Nous n'avons pas enregistré de jugement frappant des oculistes, mais il est un grand nombre de jugements frappant des praticiens généraux et dont nous pouvons tirer profit. Voici par exemple l'un des derniers, rendu le 7 juin 1905 par le tribunal de Château-Thierry, présidé par M. Magnaud. Il s'agit d'un cas de mort par le chloroforme, comme on le verra ci-dessous :

« Attendu qu'il résulte du rapport que le médecin B..., ainsi qu'il l'a déclaré à l'expert, connaissait parfaitement l'extrême prédisposition de P... à la syncope et ses tendances à l'alcoolisme ;

« Qu'il s'agissait, dans l'espèce, d'une simple luxation, supposée mal réduite, de l'épaule ;

« Que la plus grave conséquence qui pouvait résulter pour P... de cette situation, en la tenant pour exacte, c'était l'impotence partielle ou totale de cette épaule et du bras ;

« Que si pendant tout le reste de son existence P... était susceptible de se trouver considérablement gêné par cet état, sa vie n'aurait jamais été mise en péril ;

« Qu'avant de pratiquer la dangereuse anesthésie de P... par le chloroforme, surtout pour procéder à un simple examen, B... a négligé de le prévenir des chances de mort qu'il pouvait courir ;

« Qu'il le devait d'autant plus qu'il savait P... teinté d'alcoolisme et que les syncopes fatales étaient par conséquent plus à redouter.

« Attendu qu'en administrant le chloroforme à P... sans avoir obtenu de lui un acquiescement donné en pleine connaissance d'un dénouement fatal possible, alors que l'existence de l'intéressé n'était pas menacée par le *statu quo*, B... a commis une faute lourde engageant complètement sa responsabilité ;

« Sur la réparation du préjudice causé :

« Attendu que si le fils de P..., âgé de dix-neuf ans, a pu se créer déjà par lui-même quelques modestes moyens d'existence, la disparition du chef de famille lui cause, ainsi qu'à sa mère, une profonde et irréparable douleur ;

« Que cette disparition a même eu comme conséquence très pénible pour la famille de livrer au public par les débats le défaut du bon ouvrier qu'était P... de se laisser aller parfois à quelques intempérances ;

« Que, s'appuyant sur ces données, le tribunal a les éléments nécessaires pour évaluer le préjudice matériel et moral causé par B... à la famille de P... ;

« Par ces motifs,

« Entérine le rapport du Dr Saint-Cène, en ce qui concerne l'absence de toute faute dans l'administration par B... du chloroforme ;

« Déclare toutefois B... responsable d'avoir pratiqué, sans y être autorisé en connaissance de cause par l'intéressé, cette anesthésie alors qu'elle n'était pas nécessaire, puisque l'existence de P... n'était pas en danger ;

« En conséquence, condamne B... à payer aux demandeurs une somme de 8.000 francs à titre de dommages-intérêts, avec intérêts de droit ;

« Le condamne en outre en tous les dépens. »

RESPONSABILITÉ DU BLESSÉ

Divers jugements ont été rendus contre des victimes d'accidents pour refus par celles-ci de se laisser soigner ou opérer alors que l'opération devait améliorer leur acuité visuelle.

C'est ainsi que le tribunal de Lyon a diminué la rente d'un paveur blessé à l'œil par un éclat de pierre. « Attendu, dit le tribunal, qu'il n'appartient pas à l'ouvrier, en se faisant juge du traitement à suivre et en refusant de se soumettre aux moyens de guérison prescrits par la science, d'aggraver volontairement le dommage résultant de l'accident » (décision du 2 août 1901).

Des décisions dans le même sens ont été prises par le tribunal civil de Draguignan (18 juin 1901), par la cour de Besançon (27 novembre 1901), par la cour de Rennes (10 décembre 1901), par la cour d'Amiens (19 février 1902), par le tribunal civil de Lille (20 mars 1902), par le tribunal civil de Dieppe (16 avril 1902).

D'autre part, les Cours de Rennes (10 décembre 1901), d'Aix (21 décembre 1901), affirment le droit pour l'ouvrier de se refuser à une opération même bénigne, mais en même temps le droit du patron de ne pas souffrir de ce refus, à la condition de prouver que la non guérison n'est pas la conséquence de l'accident, mais qu'elle est imputable au fait ou à la fraude de l'ouvrier.

Les juges peuvent retenir la négligence de la victime à se conformer aux prescriptions médicales et réduire pour cette raison la rente attribuée (Cour de Douai, 10 juin 1903. *Rec. acc. trav.* 1903, III).

L'aggravation qui s'est produite dans l'état de la victime d'un accident du travail ne peut être considérée comme une conséquence normale de l'accident lorsqu'elle est due à des conséquences étrangères à l'accident et tient surtout à la façon défectueuse dont le blessé a cru devoir se traiter lui-même. (Cour d'Aix, 17 janvier 1903. *La Loi*, 10 février 1903.)

Si l'état dans lequel se trouve l'ouvrier est pour partie la conséquence de son incurie, le chef d'industrie ne peut être tenu de payer qu'une rente réduite. (Cour de Toulouse, 4 août 1903. *Rec. acc. trav.*, 1903, 218.)

Il ne doit pas être tenu compte des douleurs ou infirmités qu'aucun phénomène extérieur ne revèle et qui paraissent n'être accusées par le blessé que dans l'intention frauduleuse d'exagérer les conséquences réelles de l'accident. (Cour de Douai, 22 juillet 1903. *Rec. acc. trav.*, 1903, 223.)

Lorsque l'ouvrier retarde sa guérison en s'abstenant volontairement de suivre les prescriptions du médecin, l'indemnité journalière peut être réduite ou même supprimée. (Trib. paix, Saint-Étienne, 29 janvier 1904. *Rec. acc. trav.*, 1904, 450).

Le tribunal civil de la Seine (4e chambre) a conclu dans un sens différent dans un cas de traumatisme oculaire suivi d'ophtalmie sympathique : voici le libellé de ce jugement rendu le 25 mai 1903 :

« Le Tribunal,

« Attendu que le Dr Galezowski, qui avait été commis par jugement de la chambre des vacations du 10 octobre 1902, à l'effet de procéder à l'examen de Guiberteau au point de vue de la recevabilité de sa demande en revision, a conclu en ce sens : M. Guiberteau, depuis le jugement du 14 mai 1900 qui lui allouait une pension en raison de la perte de la vue de l'œil gauche survenue par accident du travail, le 8 juillet 1899, a éprouvé des troubles sympathiques dans l'œil droit, troubles qui ont eu pour conséquence de rendre pour Guiberteau tout travail de mécanicien à peu près impossible. L'énucléation de l'œil gauche est obligatoire; une fois cette opération faite, Guiberteau pourra reprendre normalement le travail auquel il se livrait depuis le jugement du 14 mai 1900;

« Attendu que la Compagnie des Tramways de Paris et du département de la Seine s'empare de ces conclusions pour demander le rejet de la demande; mais attendu qu'un jugement avant faire droit ne lie point le juge au point de vue de la décision à rendre au fond; qu'il a été dans l'intention manifeste du législateur de 1898 d'astreindre les chefs d'entreprise à répondre des accidents survenus à leurs ouvriers, y compris les conséquences pouvant être rattachées ultérieurement à ces accidents; que les patrons ne peuvent se soustraire à la responsabilité ainsi organisée sous le prétexte que les victimes se seraient refusées à subir une opération même susceptible de réussir;

« Attendu qu'il convient donc de retenir du rapport de l'expert qu'il y a dans l'état actuel de Guiberteau une modification incontestable depuis le premier jugement; qu'à l'œil droit, qui n'était pas alors atteint, on constate aujourd'hui des troubles sympathiques qui mettent le demandeur dans l'impossibilité de se livrer à son travail de mécanicien;

« Attendu qu'il y a donc lieu d'évaluer à 66 p. 100 la réduction de capacité professionnelle actuelle, que Guiberteau a donc droit, aux lieu et place de la rente dont il était bénéficiaire en vertu d'un jugement du 14 mai 1900, à une rente de 600 francs à dater du jour de la demande ;

« Par ces motifs,

« Dit qu'il y a eu, depuis le 14 mai 1900, une aggravation manifeste dans l'état de Guiberteau ;

« Dit que la réduction de capacité professionnelle doit être évaluée aujourd'hui à 66 p. 100 ;

« Condamne en conséquence la Compagnie des Tramways de Paris et du département de la Seine à payer à Guiberteau une rente de 600 francs à dater du 9 juin 1902, celle-ci ne pouvant pas faire double emploi avec la rente qui lui avait été précédemment allouée ;

« Dit par suite n'y avoir lieu à donner acte à la Compagnie défenderesse de son offre de payer les frais de l'énucléation de l'œil gauche, ainsi que l'indemnité de demi-salaire pendant une durée déterminée ;

« Et condamne la Compagnie des Tramways de Paris et du département de la Seine aux dépens, etc. »

Un jugement du tribunal civil de Chambéry en date du 6 avril 1901 décide qu'il y a faute inexcusable lorsque l'ouvrier refuse de porter les lunettes protectrices qui lui sont données pour son travail :

« Attendu que lesdites lunettes ne gênaient en rien son travail de casseur de pierres et qu'on ne voit pas que ce fût pour la commodité, la facilité de ce travail que C... les avait enlevées au moment où l'accident lui est arrivé ;

« Attendu que, des éléments du procès, il résulte que la rente devrait être fixée en principe à la somme de 200 francs, mais en raison de la faute inexcusable de l'ouvrier, il y a lieu de réduire cette rente à la somme de 100 francs ;

« Attendu, dès lors, qu'il y a lieu d'user de la faculté que l'article 20, paragraphe 2, confère aux tribunaux et de diminuer, dans une certaine mesure, la pension dont la quotité va être fixée dans les développements qui suivent.....

« Par ces motifs,

« Dit la demande recevable, la dit également fondée en principe, mais tenant compte de la faute inexcusable de l'ouvrier, fixe à 100 francs seulement la rente due par S... à C... à raison de l'accident du 27 novembre 1910 ;

« Condamne en conséquence le défendeur à servir au demandeur, sa vie durant, cette rente de 100 francs par trimestres échus. »

CERTIFICATS

Dans la période qui précède l'époque où se passent les conseils de revision, l'oculiste est fréquemment sollicité par des jeunes gens qui viennent demander

des certificats pour se faire exempter du service militaire. Notre rôle est alors
très simple : nous devons donner une note dans laquelle nous exposerons les
lésions que les yeux peuvent offrir, l'état de la réfraction et le degré de
l'acuité visuelle, mais sans jamais en tirer aucune conclusion. Nous dirons,
par exemple :

« M. X..., âgé de vingt ans, présente à l'œil droit une taie centrale, une
myopie de 3 dioptries avec astigmatisme direct de 1,50 dioptrie; l'acuité
visuelle de cet œil sans correction est de tant; après correction par un verre
approprié, elle s'élève à tant.

« L'œil gauche est atteint d'hypermétropie d'une dioptrie avec astigmatisme inverse de 2 dioptries; l'acuité visuelle de cet œil est de tant, après
correction elle s'élève à tant. »

Le conscrit ne devra pas remettre lui-même cette note au médecin militaire, mais la faire parvenir à la mairie de son arrondissement ou de sa commune. Dans ces conditions, le médecin militaire acceptera très volontiers les
renseignements précis qu'on lui apporte et que le plus souvent il ne pourrait
se procurer immédiatement par lui-même; si le nom du signataire lui est
connu, il acceptera immédiatement les conclusions qui en découlent. Au contraire, le médecin militaire serait justement froissé si l'oculiste paraissait
vouloir lui dicter sa conduite et le conscrit serait la première victime de cette
maladresse.

Les certificats médicaux jouent un grand rôle dans la loi sur les accidents
du travail.

Le certificat le plus demandé est le certificat d'origine ou de premier
constat. La loi du 22 mars 1902 a modifié celle du 9 avril 1898 au point de
vue du délai dans lequel le certificat médical doit être produit. Sous le régime
de la loi de 1898, il fallait joindre dans les quarante-huit heures un certificat
médical à la déclaration. Actuellement, il ne sera plus établi de certificat
pour les accidents entraînant une incapacité de travail de moins de cinq
jours et la production du certificat ne sera exigée que si, dans les quatre
jours qui ont suivi l'accident, l'ouvrier n'a pu reprendre son travail. Cette
innovation tient à ce que le nouvel article 3 ne donne droit à aucune indemnité pour les accidents ayant duré moins de quatre jours. En pratique, le
certificat médical est toujours établi, même pour une blessure légère.

Le droit de délivrer le certificat initial appartient à toute personne pouvant exercer la médecine. Les étudiants en médecine autorisés à remplacer
un médecin, les internes des hôpitaux, pour un blessé admis à l'hôpital,
peuvent signer le certificat initial.

Ce certificat a donné lieu à des commentaires contenus dans les circulaires
ministérielles dont la première en date, celle du 21 août 1899, émane du
ministre du Commerce et s'exprime ainsi :

« La formule du certificat médical est si simple qu'il a paru superflu
d'en faire l'objet d'un modèle réglementaire. Les médecins appelés à établir

ces certificats prendront vite l'habitude de les rédiger dans l'ordre logique que la loi indique elle-même, c'est-à-dire en attestant successivement :

« 1° L'état de la victime au moment de la délivrance du certificat et le caractère de la blessure reçue ;

« 2° Les suites probables de l'accident (mort, incapacité permanente, incapacité temporaire de telle ou telle durée) ;

« 3° L'époque à laquelle il sera possible d'en connaître le résultat définitif. »

Le ministre rappelle, d'autre part, que ces certificats sont exempts de timbre.

La circulaire rappelle en outre que le patron est tenu de se procurer à ses frais le certificat médical : « Il en est de même, ajoute la circulaire, de la victime de l'accident ou de ses représentants si, usant de la faculté réservée par la loi, ils prennent l'initiative de la déclaration d'accident. »

Et la circulaire rappelle en outre aux médecins des hôpitaux qu'ils doivent, sur ce point, l'exemple à leurs confrères et qu'ils ne sauraient refuser les certificats de l'espèce aux blessés admis dans leur service, quand les chefs d'entreprise intéressés ne se trouvent point à même d'en provoquer directement l'établissement par les médecins de leur choix.

Dans une circulaire postérieure, en date du 23 mars 1902, le ministre du Commerce est encore revenu sur la question :

« J'avais présumé, dit-il, en 1899, que les médecins appelés à établir ces certificats prendraient vite l'habitude de les rédiger dans l'ordre indiqué par la loi et avec des précisions suffisantes.

« Je dois constater que cet espoir n'a pas été partout rempli et qu'un trop grand nombre de certificats se bornent à des constatations trop vagues ou à des prévisions sans portée. »

La circulaire rappelle aux patrons qu'ils sont responsables de la régularité des certificats médicaux exigibles à l'appui de leurs déclarations et sont susceptibles d'une amende si ces certificats ne répondent pas aux prescriptions légales.

La circulaire rappelle encore que, au cas de refus du certificat médical par les médecins voisins du théâtre de l'accident, le patron doit demander au juge de paix la désignation d'un médecin pour l'établissement du certificat légal.

À côté du certificat d'origine, le médecin peut avoir à rédiger d'autres certificats.

Lorsque le blessé a été atteint d'une incapacité temporaire et qu'il se trouve guéri, le médecin le constate sur un certificat de guérison sur lequel le juge de paix se fonde pour fixer l'époque à laquelle doit cesser le paiement du demi-salaire.

Lorsqu'il reste une incapacité partielle permanente de travail et que la blessure ne doit plus se modifier, le médecin établit un certificat de consolidation qui marque le terme de l'indemnité temporaire et fixe le point de départ de la rente à laquelle a droit le blessé.

Ce certificat de consolidation doit indiquer : 1° la nature de la blessure ; 2° la date de la consolidation ; 3° les conséquences de la blessure (incapacité permanente partielle ou absolue); 4° la réduction de capacité professionnelle.

L'article 15 de la loi définit la consolidation : « Le jour où la victime se trouve soit complètement guérie, soit définitivement atteinte d'une incapacité permanente ». Ce mot, assez mal choisi, s'applique à toutes les espèces de blessures. En pratique, on dit qu'il y a consolidation lorsque le blessé est en état de reprendre son travail et sa vie normale.

Nous reproduisons les deux articles du Code indiquant les pénalités encourues pour faux certificats :

Code Pénal. Art. 159. (L. 12 mai 1863.) — « Toute personne qui, pour se rédimer elle-même ou affranchir une autre d'un service public quelconque, fabriquera, sous le nom d'un médecin, chirurgien, ou autre officier de santé, un certificat de maladie ou d'infirmité, sera puni d'un emprisonnement d'une année au moins et de trois ans au plus. (Pén. : 9-24-162-163.) »

Code Pénal. Art. 160. (L. 13 mai 1863.) — « Tout médecin, chirurgien ou autre officier de santé qui, pour favoriser quelqu'un, certifiera faussement des maladies ou infirmités propres à dispenser d'un service public, sera puni d'un emprisonnement d'une année au moins et de trois ans au plus.

« S'il y a été mû par des dons ou promesses, la peine de l'emprisonnement sera d'une année au moins et de quatre ans au plus.

« Dans les deux cas, le coupable pourra, en outre, être privé des droits mentionnés en l'article 42 du présent Code pendant cinq ans au moins et dix ans au plus, à compter du jour où il aura subi sa peine.

« Dans le deuxième cas, les corrupteurs seront punis des mêmes peines que le médecin, chirurgien ou officier de santé qui aura délivré le faux certificat. (Pén. : 9-40-163-177-179.) »

Un jugement récent a établi une nouvelle peine, l'interdiction d'exercer la profession médicale. Un ouvrier blessé touchait, grâce à un certificat médical, son demi-salaire chez un patron et était embauché chez un autre. Le médecin signataire du certificat a été déféré aux tribunaux et condamné pour complicité d'escroquerie par certificat médical de complaisance à trois mois de prison, 100 francs d'amende et un an d'interdiction de la profession de médecin. Il a d'ailleurs fait appel de ce jugement et a été acquitté.

EXPERTISES

Dans les accidents du travail, dix jours après la clôture de l'enquête du juge de paix, a lieu la tentative de conciliation. Le patron et l'ouvrier comparaissent devant un juge conciliateur, habituellement le président du tribunal civil, qui essaye d'éviter le procès. Ce magistrat nomme un médecin expert par une ordonnance d'expertise qui est ainsi conçue :

« *Tribunal civil de première instance de P...*

« L'an dix-neuf cent..., le...,

« Devant Nous,

« Président du tribunal civil de première instance de P..., assisté du greffier, étant en notre cabinet, au palais de justice, à P..., pour la tentative de conciliation prescrite par l'article seize de la loi du neuf avril mil huit cent quatre-vingt-dix-huit, dans l'affaire en responsabilité de l'accident dont le sieur ..., ouvrier, âgé de ... ans, a été victime le ... dix-neuf cent ..., en travaillant pour le compte de ..., demeurant à ..., sur notre convocation ont comparu : *Primo*, Monsieur ..., ouvrier, demeurant à ...; *secundo*, Monsieur ..., agent de la Compagnie d'assurances ..., demeurant à ..., mandataire du patron suivant pouvoir ci-joint.

« Attendu que l'ouvrier susnommé ne nous offre pas d'éléments suffisants d'appréciation pour discuter les bases d'un procès-verbal de conciliation, que d'autre part les parties sont d'accord pour recourir à une expertise, commettons Monsieur le docteur ..., demeurant à ..., expert dispensé du serment du consentement des parties, à l'effet de : examiner l'état actuel de l'ouvrier blessé; dire s'il est remis ou non de sa blessure, s'il est ou sera atteint d'une incapacité temporaire ou permanente et, dans ce dernier cas, évaluer la réduction fonctionnelle et fixer la date de la consolidation de la blessure.

« Dresser du tout un rapport qu'il déposera au greffe de ce tribunal. La Compagnie d'assurances accepte de payer les frais. Et de tout ce que dessus nous avons dressé le présent procès-verbal que les parties ont signé avec nous et le greffier, après lecture faite. »

Le procès est ainsi en état de recevoir une solution définitive lorsque l'affaire vient devant le tribunal civil. Le blessé a dans les mains un procès-verbal d'expertise qui constate son état et il peut obtenir immédiatement la rente à laquelle il a droit. Le plus souvent, en effet, le tribunal adopte les conclusions du médecin expert et l'affaire est ainsi rapidement terminée.

Quelquefois, cependant, l'ouvrier, mal conseillé, prétend à l'audience que son état s'est aggravé depuis l'époque de la non-conciliation; il trouve même des médecins trop complaisants pour faire des certificats en sa faveur, et le tribunal, en présence de ces certificats, nomme une seconde fois un médecin expert pour constater à nouveau l'état de la victime.

RAPPORTS. — Les rapports sont en général composés de quatre parties essentielles : 1° préambule ou intitulé (noms de l'expert ou des experts, rappel de l'ordonnance ou du jugement qui les a commis avec mention de leur mission, prestation du serment ou indication de la dispense, date des opérations de l'expertise); 2° exposition des faits ; 3° discussion ; 4° conclusions.

Le rapport est toujours une chose très délicate et qui demande à la fois beaucoup de science et beaucoup de tact de la part du médecin. Il faut faire un diagnostic exact, tenir compte de l'état général du malade, baser son pronostic sur des considérations précises, puis enfin déterminer le chiffre de la réduction professionnelle du blessé, et c'est là le point le plus important.

Le rôle du médecin expert ne se termine pas toujours avec le procès. En effet, le procès une fois fini peut être revisé dans un délai de trois ans, soit que l'ouvrier prétende que son état s'est aggravé et qu'il demande une augmentation de la rente, soit que le patron prétende que l'état de la victime s'est amélioré et qu'il demande une diminution de la rente.

La loi du 31 mars 1905 donne à cet égard au chef d'entreprise un droit de contrôle. L'article 9 est ainsi conçu :

« Au cours des trois années pendant lesquelles peut s'exercer l'action en revision, le chef d'entreprise pourra désigner au président du tribunal un médecin chargé de le renseigner sur l'état de la victime. Cette désignation, dûment visée par le président, donnera au médecin accès trimestriel auprès de la victime. Faute par la victime de se prêter à cette visite, tout paiement d'arrérages sera suspendu par décision du président, qui convoquera la victime par simple lettre recommandée. »

En matière de revision, l'expert se borne à comparer l'état ancien de la victime et son état actuel. Il motive ses conclusions en conséquence.

Le rôle du médecin devant les tribunaux, déjà considérable depuis la loi du 9 avril 1898, ne peut que grandir encore à mesure que cette loi elle-même s'appliquera à un plus grand nombre d'individus. Or, une loi du 12 avril 1906 a étendu à toutes les exploitations commerciales les dispositions de la loi de 1898. Son article 1er dit, en effet : « La législation sur les responsabilités des accidents du travail est étendue à toutes les entreprises commerciales. »

En outre, des décrets du 12 juin 1906, du 10 novembre 1906 et du 13 juin 1907 ont étendu aux sujets belges, luxembourgeois et italiens la loi qui, jusque-là, n'était applicable qu'aux citoyens français.

Enfin, l'étendue de la loi de 1898 est pour ainsi dire sans limites, grâce à la nouvelle loi du 18 juillet 1907 qui a créé le système de l'adhésion facultative. Tout commerçant peut s'assujettir lui-même à la loi. « Tout employeur, dit l'article 1er, non assujetti à la législation concernant les responsabilités des accidents du travail, peut se placer sous le régime de ladite législation pour tous les accidents qui surviendraient à ses ouvriers, employés ou domestiques par le fait du travail ou à l'occasion du travail. »

Il suffit pour cela d'une déclaration à la mairie de son exploitation ou de son domicile.

Nous reproduisons ci-après la procédure relative aux expertises médico-légales.

Conditions suivant lesquelles est conféré aux médecins le titre d'expert. — Aux termes de l'article 14, § 1er, de la loi du 30 novembre 1892, les fonctions de médecins experts près les tribunaux ne peuvent être remplies que par des docteurs en médecine français.

Au commencement de chaque année judiciaire et dans les trois mois qui suivent la rentrée, les Cours d'appel, en chambre du Conseil, le procureur général entendu, désignent, sur les listes de propositions des tribunaux de première instance du ressort, les docteurs en médecine à qui elles confèrent le titre d'expert devant les tribunaux (décret du 21 nov. 1893, art. 1er, modifié par le décret du 23 déc. 1899). A la Cour d'appel de Paris, cette désignation est faite par une assemblée composée des quatre premières chambres de la Cour (décret du 23 juin 1900).

Les propositions du tribunal et les désignations de la Cour ne peuvent porter que sur les docteurs en médecine français ayant au moins cinq ans d'exercice de la profession médicale, et demeurant soit dans l'arrondissement du tribunal, soit dans le ressort de la Cour d'appel (décret du 21 nov. 1893, art. 2).

En dehors des cas prévus aux articles 43, 44, 235 et 268 du Code d'instruction criminelle, les opérations d'expertise ne peuvent être confiées à un docteur en médecine qui n'aurait pas le titre d'expert. Toutefois, suivant les besoins particuliers de l'instruction de chaque affaire, les magistrats peuvent désigner un expert près un tribunal autre que celui auquel ils appartiennent. En cas d'empêchement des médecins experts résidant dans l'arrondissement, et s'il y a urgence, les magistrats peuvent, par ordonnance motivée, commettre un docteur en médecine français de leur choix (même décret, art. 3).

Formes des expertises en matière civile. — La procédure à suivre est réglée devant les tribunaux civils de première instance et les tribunaux de commerce par les articles 302 à 323 et 429 à 431 du Code de procédure civile, devant les justices de paix par les articles 42 et 43 du même Code et devant les Conseils de préfecture, où il y aura, d'ailleurs, bien rarement lieu à une expertise médicale, par les articles 13 à 24 de la loi du 22 juillet 1889.

Toutes ces règles, qu'il est inutile d'exposer ici en détail, se résument à ceci :

1° L'expert ou les experts, nommés directement par le tribunal ou choisis par les parties, ne sont pas tenus d'accepter la mission qui leur est confiée; mais, cette mission une fois acceptée, ils doivent la remplir à peine de supporter les frais frustratoires, et même de dommages-intérêts;

2° Les experts peuvent être récusés pour les mêmes causes que les témoins : parenté, alliance, délivrance de certificats sur les faits relatifs au procès, etc. ;

3° Les experts doivent prêter serment, à moins qu'ils n'en aient été dispensés par les parties ;

4° Les opérations de l'expertise doivent se faire en présence des parties ou elles dûment appelées ; il faut qu'elles puissent, en effet, présenter « tous dires et réquisitions qu'elles jugent convenables». (Code de procédure civile, art. 317.) Pour des raisons de convenance et de pudeur, la présence des deux parties ne sera cependant pas toujours possible, lorsqu'il s'agira d'une expertise médicale, et qu'il sera nécessaire de procéder à une visite corporelle. En pareil cas, il n'y aurait pas nullité de l'expertise.

Nous croyons qu'en pareil cas, pour sauvegarder les droits de la défense, les experts devraient permettre aux parties de se faire représenter par un médecin qui, en cette qualité, pourrait, lui, assister à l'examen ;

5° Les experts doivent dresser un seul rapport et donner un seul avis à la pluralité des voix ; en cas d'avis différents, ils doivent indiquer néanmoins les divers avis, sans faire connaître quel a été l'avis personnel de chacun d'eux.

FORMES DES EXPERTISES EN MATIÈRE CRIMINELLE. — Quant aux expertises ordonnées en matière criminelle, nous ferons les remarques suivantes :

1° Les médecins experts, toujours directement nommés soit par le magistrat ou la juridiction chargée de l'instruction, soit par la juridiction de jugement (tribunal correctionnel ou cour d'appel) ne sont pas toujours libres d'accepter ou de refuser la mission à eux confiée ; ils sont tenus de l'accepter, aux termes de l'article 23 de la loi du 30 novembre 1892, et sans qu'il soit besoin qu'il y ait flagrant délit, quand il y a eu « réquisition » valablement faite, c'est-à-dire ayant pour objet la recherche ou la constatation d'un crime ou d'un délit, et émanant d'un magistrat ou d'une juridiction chargée de l'instruction, y compris le président d'une cour d'assises.

2° Les experts ne peuvent être dispensés du serment, ni par les magistrats, ni par les parties ; ce serment de « faire leur rapport et de donner leur avis en leur honneur et conscience » doit, à peine de nullité de l'expertise, être prêté avant le commencement de celle-ci.

3° Il n'est pas nécessaire que les opérations de l'expertise soient faites en présence des parties ou elles dûment appelées.

Peut être valablement désigné comme expert par le tribunal le médecin d'hôpital qui a soigné dans son service le blessé. Telle est la conclusion d'un jugement rendu par le tribunal de la Seine, le 8 mai 1907, jugement confirmé par la cour d'appel de Paris.

A la suite de la création du nouveau diplôme de médecin légiste de l'Université, un décret en date du 10 avril 1906 a modifié les conditions dans lesquelles peut être conféré le titre de médecin expert devant les tribunaux. Voici ce décret :

« Le Président de la République française,

« Sur le rapport du président du Conseil, garde des Sceaux, ministre de la Justice,

« Vu la loi du 30 novembre 1892 sur l'exercice de la médecine, et notamment l'article 14 ;

« Vu le décret du 21 novembre 1893, portant règlement d'administration publique en exécution de la loi précitée, et notamment l'article 2 dudit règlement relatif aux conditions dans lesquelles peut être conféré le titre de médecin expert devant les tribunaux ;

« Vu les décrets du 23 décembre 1899 et 23 juin 1900 ;

« Le Conseil d'État entendu,

« Décrète :

« Art. 1er. — L'article 2 du décret du 21 novembre 1893 est modifié ainsi qu'il suit :

« Les propositions du tribunal et les désignations de la cour ne peuvent « porter que sur des docteurs en médecine français, demeurant soit dans « l'arrondissement du tribunal, soit dans le ressort de la cour d'appel. *Ils* « *doivent avoir au moins cinq ans d'exercice de la profession médicale ou* « *être munis soit d'un diplôme de l'Université de Paris portant la men-* « *tion « médecine légale et psychiatrie »*, soit d'un diplôme analogue créé « par d'autres universités, par application des dispositions de l'article 15 « du décret du 21 juillet 1897, portant règlement pour les conseils des uni- « versités. »

HONORAIRES MÉDICAUX

Les médecins et chirurgiens des hôpitaux ont-ils le droit de percevoir des honoraires pour les soins donnés aux blessés du travail reçus dans leurs services ?

Le Dr Combes, alors ministre de l'Intérieur, adressait aux préfets, le 22 novembre 1902, une circulaire qui tranchait nettement la question en faveur des chirurgiens des hôpitaux. Malheureusement, cette circulaire a été recouverte par la loi du 31 mars 1905, qui décide la question contre les médecins chargés d'un service hospitalier.

En effet, l'article 4, paragraphe 3 de cette loi, dit ceci :

« Le chef d'entreprise est seul tenu, dans tous les cas, en outre des obligations contenues en l'article 3 (rentes, indemnité journalière), des frais d'hospitalisation qui, *tout compris*, ne pourront dépasser le taux établi pour l'application de l'article 24 de la loi du 15 juillet 1893, majoré de 50 p. 100, ni excéder jamais 4 francs par jour à Paris, ou 3 fr. 50 partout ailleurs. »

Pour donner aux chirurgiens des hôpitaux un droit à des honoraires particuliers à raison des soins donnés, ou opérations pratiquées par eux *dans leur service hospitalier*, il faudrait donc une modification de cet article par une loi nouvelle.

En tout cas, le « tout compris » de l'article 4 de la loi du 31 mars 1905 s'applique aux hôpitaux, mais non aux cliniques privées ; c'est ce qu'a décidé le juge de paix d'Autun dans un jugement du 22 mai 1908. Il nous paraît même intéressant de reproduire, malgré leur étendue, les considérants qui accompagnent ce jugement :

« 1° Qu'il n'a jamais été question des cliniques dans la discussion du paragraphe 3 de l'article 4 de la loi du 31 mars 1905 concernant les frais d'hospitalisation, mais seulement des hôpitaux; que cette disposition étant une dérogation au droit commun doit être interprétée *stricto sensu*, qu'il ne suffit donc pas que les cliniques n'aient pasété exceptées de son application ; qu'il faudrait encore qu'elles eussent été nommément soumises à cette application ;

« Qu'au surplus la loi pouvait d'autant moins viser les cliniques qu'elles ne sont pas toutes organisées pour l'hospitalisation des malades ou blessés ;

« 2° Qu'il n'y a pas analogie complète entre un hôpital et une clinique privée, mais au contraire de grandes différences, qu'en effet : 1° l'admission à l'hôpital est obligatoire quand le malade ou la victime d'un accident se trouve dans les conditions prévues par le règlement de cet établissement. Au contraire, le propriétaire d'une clinique privée n'est jamais tenu de recevoir malgré lui un malade ou un blessé ; 2° un hôpital est un établissement public qui, comme tel, est soumis à des réglementations légales ou administratives et auquel on peut imposer un tarif;

« Une clinique privée n'est pas publique et n'est réglementée et tarifiée que par son propriétaire;

« 3° Un hôpital est une personne morale qui peut posséder des biens, recevoir des dons et legs, et qui généralement a des revenus lui permettant de soigner les malades tantôt gratuitement, tantôt à des prix modérés ;

« Une clinique privée n'est pas dans ce cas, et par suite son propriétaire non seulement n'y reçoit pas habituellement d'indigents, mais encore se trouve obligé d'exiger des personnes qui y sont traitées un prix plus élevé que celui d'un hôpital, et cela est d'autant plus juste que ces personnes y sont mieux installées et mieux nourries que dans un hôpital, soit dit sans aucune intention de critique ;

« 4° Le but de la commission administrative d'un hôpital n'est pas de réaliser des bénéfices, et le prix de la journée y est établi de façon seulement à ce que cet établissement ne soit pas constitué en perte;

« Le but du propriétaire d'une clinique privée est au contraire d'en tirer un profit personnel plus ou moins important;

« 5° Un hôpital est un établissement d'assistance publique, c'est-à-dire où, d'après la loi du 15 juillet 1893 sur l'assistance médicale gratuite, les malades privés de ressources doivent être admis et recevoir, moyennant des prix modérés fixés par le Préfet et payés par les communes, le département ou l'État, les soins qui leur sont nécessaires quand il y a impossibilité reconnue de les soigner utilement à domicile;

« Les cliniques privées ne sont pas obligées par cette loi de recevoir et soigner les indigents ;

« 6° Le prix de la journée dans un hôpital ne dépasse généralement pas

2 fr. 50 à 3 francs, frais médicaux, chirurgicaux et pharmaceutiques compris. Le même tarif non seulement ne laisserait rien au propriétaire d'une clinique pour l'opération et les soins ultérieurs, mais encore le constituerait en perte sur les frais de séjour;

« Que par suite il n'est pas admissible que le législateur ait entendu, malgré ces différences, assimiler les cliniques privées aux hôpitaux, et leur imposer contre tout droit et toute équité un tarif acceptable pour ceux-ci, mais absolument insuffisant pour celles-là, d'autant plus qu'il a annoncé l'intention de prendre en égale considération l'intérêt des établissements hospitaliers, qui ne sauraient souffrir de l'application de la législation sur les accidents du travail, et celui des industriels qui ne sauraient être mis à la merci des prétentions de ces établissements ou de celles de leurs médecins ;

« 7° Qu'à la vérité, il existe à Paris et dans d'autres grandes villes des cliniques gratuites ou quasi-gratuites créées et entretenues par des fondateurs philanthropiques ou par des associations de médecins qui veulent se faire connaître, mais il en existe aussi beaucoup d'autres qui ont été créées dans un but intéressé, et il est rare que ce ne soit pas le cas des cliniques fondées en province ; que du reste, même à Paris ou dans les grandes villes, si les fondateurs ou administrateurs de cliniques hospitalisent des accidentés du travail, c'est de leur plein gré et parce que cela rentre dans le but qu'ils poursuivent et non parce qu'ils y sont obligés par l'article précité de la loi du 31 mars 1905 ;

« Qu'il résulte très clairement de la discussion de la loi du 31 mars 1905 que le tarif des frais d'hospitalisation ne s'applique qu'aux établissements d'assistance publique et par suite qu'aux hôpitaux proprement dits, le rapporteur de la commission sénatoriale ayant déclaré dans la séance du 17 juin 1904, pour repousser un amendement formulé par M. STRAUSS contre le texte actuel concernant les frais, « que l'assistance publique pouvait bien accepter pour les accidentés du travail un tarif transactionnel et forfaitaire puisqu'elle recevait des communes, des départements et de l'État, depuis la loi du 15 juillet 1893 sur l'assistance médicale gratuite, une indemnité pour soigner la population parmi laquelle se recrutent ces accidentés, alors que, sans y être obligée, elle la soignait gratuitement avant cette loi. »

TARIFS D'HONORAIRES

Voici le tarif minimum d'honoraires médicaux et chirurgicaux en cas d'accidents du travail adopté par la Société d'ophtalmologie de Paris, dans sa séance du 14 octobre 1902.

1. Examen d'un blessé. Constat pour la compagnie et certificat pour le maire . . . . Fr. 10 »
   Tout nouveau certificat. . . . . 10 »
2. Extraction d'un corps étranger superficiel simple n'exigeant pas plus de deux consultations . . . . 10 »
3. Rapport médico-légal . . . . 100 »

4. Extraction d'un corps étranger de la cornée avec kératite légèrement infectieuse, nécessitant des soins spéciaux et n'entraînant pas plus de cinq consultations . . . . Fr.   20 »

Lorsque ces blessures exigent des soins demandant plus de cinq consultations consécutives, chaque consultation sera payée . . . .   3 »

à la condition que le total, pour la même maladie, ne dépasse pas 100 fr. de consultations.

5. Opérations de moyenne importance sur la cornée, la sclérotique, l'iris (*suture cornéenne, autoplasties conjonctivales, ulcères infectieux, excision de prolapsus iridiens, opérations sur les voies lacrymales et les paupières, discision de cataractes secondaires, etc.*) . . . .   50 »

6. Opérations sérieuses (*cataractes traumatiques, extraction de corps étrangers du corps vitré, du cristallin, énucléation, éviscération, iridectomie*). . . .   100 »

7. Toutes ces opérations comprennent cinq consultations ou pansements consécutifs. Au delà de cinq pansements, chaque pansement supplémentaire sera coté . . . .   3 »

mais sans que le total des pansements supplémentaires puisse dépasser 100 francs.

8. Anesthésie chloroformique . . . .   40 »

9. Consultations entre confrères. Honoraires variables à fixer avec les intéressés (Compagnies d'assurances, patrons, etc.).

10. Assistance à une opération. Pour l'assistant nécessaire, le quart du tarif de l'opération.

11. Si plusieurs opérations sérieuses sont nécessitées par le même accident, la plus importante est cotée à un des prix ci-dessus.

La deuxième est diminuée de. . . . .   20 p. 100

La troisième est diminuée de . . . .   40 —

12. Les frais d'hospitalisation, fournitures d'objets de pansements et de médicaments varieront suivant le tarif des hôpitaux de la région.

Voici, d'autre part, le tarif minimum du syndicat général des oculistes français, adopté par l'assemblée générale du Syndicat le 8 mai 1906.

I

1. Examen d'un blessé. Constat pour la Compagnie et certificat pour le maire . . . . Fr.   10 »

2. Tout nouveau certificat . . . .   10 »

3. Certificat descriptif et détaillé . . . .   50 »

4. Le même certificat, si le malade est soigné par un autre confrère . . . . . .   100 »

II

1. Extraction d'un corps étranger superficiel . . . .   10 »

2. Pour les affections n'exigeant pas d'intervention chirurgicale, toute consultation ou pansement . . . .   3 »

III

1. Opérations de moyenne importance sur la cornée, la sclérotique, l'iris (*suture cornéenne, autoplasties conjonctivales, ulcères infectieux, excision de prolapsus iridiens, opérations sur les voies lacrymales et les paupières, discisions de cataractes secondaires, etc.*). Pour l'opération et les soins ou pansements consécutifs . . . .   100 »

2. Opérations sérieuses (*cataractes traumatiques, extraction de corps étrangers du corps vitré, du cristallin, énucléation, éviscération, iridectomie*). Pour l'opération et les soins ou pansements consécutifs . . . .   150 »

3. Si plusieurs opérations sont nécessitées par le même accident, la plus importante est cotée à un des prix ci-dessus.

La deuxième est diminuée de . . . .   20 p. 100

La troisième est diminuée de. . . . .   40 —

IV

Anesthésie générale . . . . Fr.   40 »

V

Assistance à une opération. Pour l'assistant nécessaire, le quart du tarif de l'opé-
    ration.

VI

Consultations entre confrères. Pour chacun d'eux . . . .   20 »

VII

Les frais d'hospitalisation, fournitures d'objets de pansements et de médicaments varieront
    suivant la coutume de la région.
En aucun cas, les honoraires médicaux ne pourront se confondre avec les frais d'hospi-
    talisation.

Nous donnons ci-après le tarif des honoraires médicaux en cas d'accidents
accepté par les médecins oculistes de Bordeaux.

Constatation d'accident avec certificat de déclaration à la mairie et son duplicata pour la
    Compagnie . . . .   5 francs.
Certificat de guérison   5   »
Note sur l'état d'un blessé pendant la durée d'un traitement   5   »
Rapport détaillé sur un cas traité 10   »
Examen d'un sujet bien portant et rapport 10   »
Examen et rapport détaillé sur un blessé non traité 20   »
Extraction d'un corps étranger des paupières, de la conjonctive, de la cornée.   5   »
Suture des paupières, de la conjonctive 30   »
Opération sur les voies lacrymales (sans cathétérisme consécutif) 50   »
Opérations sur la cornée et la sclérotique 50   »
Opérations sur l'iris 100   »
Extraction des corps étrangers intra-oculaires (chambre antérieure, iris, corps
    vitré) 100   »
Opération sur le cristallin 200   »
Amputation partielle ou énucléation du globe 200   »
Blessures exigeant des soins médicaux fréquents : 10 francs par semaine ;   de 10
    dans aucun cas, le traitement ne dépassera 100 francs ; cathétérisme des   à
    voies lacrymales : même prix et mêmes réserves . . . .   100 francs.
Anesthésie générale 20   »
Consultations entre oculistes ou autres médecins ; pour chaque consultant . . 10   »
Assistance à une opération, pour chacun des aides :
    a) Opération jusqu'à 40 francs 10   »
    b) Opération au-dessus de 40 francs, le quart du tarif de l'opération.

La Société belge d'Ophtalmologie, dans sa séance du 25 avril 1906, a adopté
le tarif suivant des honoraires médicaux dans les cas d'accidents du travail en
vue de l'application de la loi belge du 24 décembre 1903.

1. Examen d'un blessé, consultation, pansement éventuel, avec ou sans certificat (décla-
    ration par le patron ou son assureur) . . . .   5 francs.
    Les consultations suivantes   3   »
2. Tout court certificat ultérieur . . . . , . .   3   »
3. Examen d'un malade avec certificat détaillé 15   »
4. a) Rapport médico-légal : non coté, — à traiter par vacations notamment.
    b) Rapport contradictoire 25   »

5. Extraction d'un corps étranger de la cornée ou de la conjonctive, ne nécessitant pas une deuxième consultation . . . . 5 francs
Chaque consultation en plus . . . . '. . 3 »
6. Opération de moyenne importance (cautérisation de la cornée, suture conjonctivo-cornéenne, excision de prolapsus de l'iris, opérations sur les voies lacrymales autres que l'extirpation du sac, y compris les soins consécutifs pendant cinq jours). . . . . 35 »
Chaque consultation en plus . . . . 3 »
7. Opérations sérieuses (extraction de cataracte, discision de cataractes secondaires, iridectomie, extraction de corps étranger de l'intérieur de l'œil, énucléation, extirpation du sac lacrymal, blépharoplastie), y compris les soins consécutifs pendant dix jours . . . . 75 »
Chaque consultation en plus . . . . 3 »
Lorsque plusieurs opérations sont nécessaires à la suite du même accident, la plus importante est taxée comme ci-dessus ; la ou les suivantes le sont à raison de 50 p. 100 des taxes précitées, le même opérateur les effectuant.
8. Anesthésie chloroformique, y compris un assistant . . . . 25 »

En conformité de l'article 2 de la loi du 31 mars 1905, aux termes duquel le tarif visé à l'article 4 de la loi du 9 avril 1898 modifié doit être établi dans un délai de six mois à compter de la promulgation de ladite loi et publié au *Journal officiel* pour devenir applicable un mois après cette publication, M. DUBIEF, ministre du Commerce, de l'Industrie, des Postes et des Télégraphes, a pris un arrêté fixant ce qu'on appelle le tarif Dubief, et dont nous n'extrairons que la très courte partie concernant les oculistes.

ART. 14. — Lorsque sur l'avis écrit du médecin traitant le blessé doit s'adresser à un médecin spécialiste, il y a lieu à attribution des honoraires ci-après :

A. — *Médecins oculistes.*

1. Examen du blessé, y compris un pansement simple. . . . . 3 francs.
2. Extraction d'un corps étranger superficiel, y compris un autre pansement . 5 »
3. Extraction d'un corps étranger de la cornée avec kératite, y compris quatre autres pansements . . . . 15 »
4. Opération de moyenne importance sur la cornée, la sclérotique, l'iris (sutures cornéennes, autoplastie conjonctivale, ulcères infectieux, excision de prolapsus iridiens, opérations sur les voies lacrymales et les paupières, discision de cataractes secondaires, etc.), y compris quatre autres pansements . . . . 35 »
5. Opérations sérieuses (cataractes traumatiques, extraction de corps étrangers du corps vitré, du cristallin, énucléation, éviscération iridectomie, etc.), y compris quatre autres pansements . . . . 75 »
(Au delà de cinq pansements, chacun est compté pour 3 francs, sans que le nombre des pansements supplémentaires puisse dépasser vingt.)

Ce tarif, publié au *Journal officiel* du 8 octobre 1905, est applicable depuis le 8 novembre de la même année. C'est une cote mal taillée qui est le résultat des discussions qui ont dû s'élever, dans la commission du tarif accidents du travail, entre les représentants des syndicats médicaux, les Dr BROUARDEL, DUBUISSON et H. JEANNE, et les représentants d'intérêts nettement divergents des nôtres, les délégués des compagnies d'assurances ou des syndicats ouvriers. Nos délégués ont dû céder devant une majorité irréductible parce qu'elle était mal éclairée. Mais, comme le dit la circulaire ministérielle DUBIEF en date du 6 novembre 1905, il importe, tout d'abord, de marquer que, pas plus que le tarif d'assistance médicale gratuite sous le régime initial de l'article 4 de la loi du 9 avril 1898, le nouveau tarif officiel ne s'impose, comme on a pu parfois s'y méprendre, aux médecins et aux pharmaciens. Ils restent, en droit, comme auparavant, entièrement libres de débattre la rémunération de leurs soins ou de leurs fournitures. Le tarif a seulement pour but et pour effet, dans le cas où la victime d'accident a fait elle-même choix de son médecin et de son pharmacien et où des contestations s'élèvent sur la quotité des prestations du chef d'entreprise à cet égard, de fournir une base préfixe aux décisions des juges de paix appelés à arbitrer ces prestations.

CESSIONS DE CLIENTÈLE

Par un acte sous seing privé en date du 18 juillet 1903, le Dr X... cédait au Dr Y... la clinique ophtalmologique qu'il avait créée rue Dauphine ainsi que le mobilier, les instruments et tout ce qui garnissait la maison, la clientèle et le droit au bail. Il s'engageait à aider Y... de ses conseils et connaissances techniques et à lui prêter son concours pendant au moins deux ans. X... s'interdisait en outre, lorsqu'il se retirerait de l'association, de fonder ou d'exercer, soit directement, soit indirectement, dans une maison de santé similaire, dans le département de la Seine ou dans un département limitrophe. Cette cession était consentie moyennant un prix de 20.000 francs, la moitié payée comptant, le surplus exigible le 1er juillet 1905.

Au mois de novembre 1904, Y... manifeste l'intention de renoncer à l'exercice de la médecine et demande à X... d'accueillir à sa place le Dr Z... et de lui continuer sa collaboration. A cette même date, Y... s'engage à payer au 1er avril 1905 la somme de 10.000 francs restant due sur le prix de cession, déduction faite de six mois d'intérêt à 4 p. 100.

Dans cet état de faits, X... assigne Y... en paiement du solde du prix de cession. Y..., de son côté, demande au tribunal de prononcer la nullité de la vente comme ayant pour objet une clientèle médicale, laquelle n'est pas dans le commerce ; en outre, il soutient que la convention du 10 juillet 1903 serait annulable comme entachée de dol.

La 5e chambre du tribunal civil de la Seine, dans son audience du 22 février 1906, a rendu le jugement suivant :

« *Sur la nullité de la cession*. — Attendu que si en droit on peut soutenir dans une certaine mesure qu'une clientèle n'est pas une chose qui soit dans le commerce, c'est uniquement parce que cette clientèle, résultat de la confiance toute personnelle accordée au médecin, n'est pas une chose qui soit à sa disposition et qu'il puisse être assuré de transmettre intégralement : mais, attendu que telle n'est pas la portée de la convention intervenue entre les parties, que l'acte du 10 juillet 1903 ne constitue pas une cession de clientèle ; qu'il a eu pour objet principal la vente de la maison de santé et accessoirement la cession du mobilier, des instruments qui se trouvaient dans la maison et du droit au bail ; qu'en outre X... s'est interdit d'exercer la médecine dans un établissement similaire dans le département de la Seine et dans les départements limitrophes ; que cette obligation de ne pas faire pouvait ne contenir rien qui soit contraire à la loi ou qui blesse l'ordre public et les bonnes mœurs et pouvait être l'objet d'un contrat aux termes de l'article 1126 du Code civil ; qu'elle présentait des avantages réels pour Y... en lui permettant de conserver la clientèle de X... ; qu'il était naturel que ce dernier ne prenne cet engagement qu'en échange d'une obligation corrélative d'un prix à payer ;

« Attendu qu'il importe peu que, dans la rédaction de l'acte, les parties se soient servies du terme, impropre en droit, mais usuel, de *cession de clientèle* ; que si l'on considère l'ensemble de la convention, aucun doute n'est possible sur le sens précis de ce terme ; qu'il s'agit non pas de la cession de clientèle proprement dite, mais de l'obligation prise par X... de faire en sorte que Y... fût accepté par ses clients : que c'est en effet pour atteindre ce but que X... s'est engagé à aider son successeur de ses conseils et connaissances techniques et à lui prêter son concours pendant plusieurs années ;

« Attendu, au surplus, qu'on ne peut séparer la maison de santé, laquelle est incontestablement dans le commerce, de la clientèle à laquelle elle se rattache étroitement ; qu'en ayant égard à cette considération, il n'est pas possible d'opérer une ventilation du prix ainsi que le demande Y... dans ses dernières conclusions ; qu'ainsi, à tous égards la cession doit être maintenue dans son intégralité ;

« *Sur les conclusions subsidiaires de Y... tendant à la nullité de la convention comme entachée de dol.* — Attendu que Y... prétend qu'en cours des pourparlers qui ont précédé la vente, X... aurait accumulé fictivement dans la clinique des lits et des malades et aurait ainsi usé envers lui de manœuvres de nature à le tromper sur la valeur réelle de l'établissement ; attendu qu'à la demande formulée par Y... de ce chef, X... oppose une fin de non-recevoir tirée de la confirmation tacite qui aurait eu lieu de la convention, par suite de la substitution du Dr Z... consentie à la suite de sollicitations de Y... ;

« Attendu que l'exécution volontaire d'un acte n'emporte renonciation à se prévaloir des vices qui peuvent l'affecter qu'en tant qu'il est prouvé que l'exécution a eu lieu en connaissance de ces vices et dans la pensée de les couvrir ;

Attendu qu'il n'est pas justifié qu'Y... ait connu le vice sur lequel il fonde son action en nullité, lorsqu'il a demandé à X.. d'accueillir le Dr Z... à sa place et de lui continuer sa collaboration ; que d'ailleurs, eût-il eu connaissance de ce vice, aucune des circonstances de la cause n'autorise à admettre qu'Y... ait entendu renoncer au moyen dont il pouvait se prévaloir à l'encontre du contrat ; qu'il s'ensuit qu'il n'y a lieu de s'arrêter à la fin de non-recevoir invoquée par X... ;

« Attendu qu'Y... n'apporte pas quant à présent de justification suffisante à l'appui de sa prétention ; qu'il échet de l'autoriser à faire la preuve du fait qu'il articule, lequel est pertinent et admissible ;

« Attendu qu'il convient de surseoir à statuer sur les autres demandes dont le Tribunal est saisi, jusqu'à ce qu'il ait été procédé à l'enquête qui va être ordonnée ;

« Par ces motifs,

« Déclare Y... mal fondé en sa demande en nullité de la cession comme portant sur la clientèle médicale ;

« Et avant faire droit, sur les conclusions subsidiaires,

« Autorise Y... à prouver dans la forme ordinaire des enquêtes devant M. Gatine, juge, lequel, en cas d'empêchement, sera remplacé par simple ordonnance rendue par le Président de section de cette Chambre, le fait suivant ;

« X... a accumulé fictivement dans la clinique au moment de ses pourparlers avec Y..., des lits et des malades, en vue d'attribuer faussement à la clinique qu'il voulait lui vendre une valeur supérieure à celle qu'elle avait réellement. »

« Réserve à X... la preuve contraire ;

« Surseoit à statuer en ce qui concerne les autres demandes, tous droits, moyens des parties et dépens réservés. »

Le docteur Y.., n'ayant pu ultérieurement faire la preuve des manœuvres dolosives qu'il attribuait au Dr X... le jugement ci-dessus a été purement et simplement confirmé.

Ce jugement est d'ailleurs la confirmation d'un certain nombre d'autres rendus par divers tribunaux. Nous n'avons vu citer que deux décisions en sens contraire du tribunal de la Seine qui, décomposant l'acte de cession, annulent la vente de la clientèle en maintenant le surplus et font ventilation du prix en conséquence.

BIBLIOGRAPHIE

Agnest and Webster. A case of painful glaucoma absolutum of traumatic origin. *N. 1. Med. Journal*, 1886, p. 100.

Albrand (W.). Sur les altérations cadavériques de l'œil humain. *Archiv. für Augenheilkunde*, t. L.

Arlt. Des blessures de l'œil. *Paris*, 1877.

Arloing. Traumatisme de l'orbite gauche suivi de méningite. Mort. *Société chirurgicale de Lyon*, séance du 22 mars 1900.

Armaignac. Paralysie du muscle droit externe à la suite d'une contusion de l'apophyse mastoïde du même côté. *Journal de Méd. de Bordeaux*, 1895.

Aubineau (E.). Les accidents oculaires du travail. *Etude médico-légale*. Angers, 1905.

Antonelli. Quelques remarques sur les hémorragies intra-vitréennes traumatiques. *La Clin. ophthalm*, 10 juin 1909, p. 278.

Badal. *Société de Biologie*, janvier 1877.

Balthazard. L'état antérieur dans les accidents du travail. *Société de Médecine légale*, février 1908.

Baudry (S.). Etude médico-légale sur les traumatismes de l'œil et de ses annexes. 2e édit., *Paris*, 1904.

BAUDRY (S.). Du leucome cornéen central et paracentral et de quelques autres lésions oculaires dans leurs rapports avec l'acuité visuelle et l'aptitude au travail. *Arch. d'Opht.*, mai 1909, p. 273-288.

BADAL. Paralysie traumatique des muscles de l'œil; amaurose. *Gaz. hebd. des Sc. méd. de Bordeaux*, 1880.

BABINSKI. Ma conception de l'hystérie et de l'hypnotisme. Conférence faite à la *Société de l'Internat de Paris*, 28 juin 1906.

BÉAL (Raymond). Hémorragie rétinienne, œdème rétinien et atrophie optique par compression du thorax et du cou. *Ann. d'Ocul.*, août 1909, p. 89.

BEAUVOIS (A.). Considérations sur le traitement des kératites infectieuses consécutives aux accidents du travail. *Bull. de la Soc. fr. d'Opht.*, 1908.

— Un cas de glaucome traumatique. *Recueil d'Opht.*, décembre 1908, p. 525.

BETTREMIEUX. Un cas de ptosis pseudo-paralytique, suite d'accident du travail. *Bull. de la Soc. belge d'Opht.*, n° 22, 1907, p. 33.

BISTIS (J.). Sur l'apparition de la cataracte après des décharges électriques. *Zeitschrift f. Augenheilkunde*, vol. XVI, 1906, p. 525.

BONNAUX (Louis). Du traumatisme dans la kératite interstitielle. *Thèse de Paris*, juin 1908.

BOUCHART (A.). La contusion oculaire et les troubles qu'elle apporte dans la réfraction. *Recueil d'Ophtalmologie*, janvier 1901.

BOUCHERON. Glaucome traumatique chez un jeune homme. *Bull. de la Soc. méd. de l'Yonne*, 1889.

BOURGEOIS (A.). Myopie traumatique par propulsion du cristallin en avant. *Ann. d'Ocul.*, octobre 1904.

— L'opération des cataractes traumatiques, spécialement dans les accidents du travail. *Bull. de la Soc. franç. d'ophth.*, 1909, p. 200.

BLUM (Albert). De l'hystéro-neurasthénie traumatique (railway-spine). *Paris*, 1893.

BRIONNE. Brûlures de la cornée. *Th. de Paris*, 1880.

BRISSAUD (Prof.). Les troubles nerveux post-traumatiques. *Revue clinique médico-chirurgicale*, « *Accidents du travail* », 1er juin 1909, p. 121.

BRICA. *Klin. Monatsbl. f. Augenheilk.*, nov. 1900, p. 759.

BROUARDEL (Paul). La responsabilité médicale. *Paris*, 1898.

— Les blessures et les accidents du travail. *Paris*, 1905.

— et RICHARDIÈRE. Le diabète traumatique. *Annales d'Hygiène et de Médecine légale*, 1888.

BROUARDEL (Georges). De quelques considérations sur l'application de la loi sur les accidents du travail. *Société de Médecine légale*, séance du 1er juin 1908.

BULLER. *Archiv. für Augenheilk*, 1890, XXI, p. 390.

CAPDEVIELLE. L'œil, base d'un système d'identification anthropométrique. *Thèse de Bordeaux*, 1903.

CANQUE. Recherches sur la commotion de l'œil. *Thèse de Paris*, 1907.

CASPAR. *Klinische Monatsblätter f. Augenkeilk*, oct. 1903.

CAILLAUD. Guide du médecin oculiste dans les accidents du travail. *Paris*, 1908.

CASTALDI. *Riforma medica*, sept. 1887.

CAUVIN (Ch.). De la névralgie cornéenne traumatique récidivante, kératalgie traumatique. *Archives d'Opht.*, mars 1909, p. 163-177.

CHANCE (Burton). On coma and the value of the ocular signs observed therein. *New-York Medical Record*, 14 déc. 1907, p. 979.

CHAPELLE (Félix). De l'influence du traumatisme sur la pathogénie et l'évolution des tumeurs oculaires. *Thèse de Paris*, 1906.

CHASSEVANT (A.). La responsabilité des médecins en cas de mort pendant la chloroformisation. Rapport à la Société de médecine légale. *Bulletin médical*, 10 janvier 1906, p. 22.

CHAUVEL. Quelques cas de perte immédiate de la vue à la suite de traumatisme du crâne et de la face. *Bull. de la Soc. de Chir.*, 1881.

Chauvel. Des amblyopies traumatiques. *Gaz. hebd.*, Paris, 1882.

Chavez. Cataracta puntuada producida por el rayo. Reabsorcion al cabo de 3 anos. *Soc. Oft. mexic.*, 1906.

Chevallereau (A.). Recherches sur les paralysies oculaires consécutives à des traumatismes cérébraux. *Thèse de Paris*, 1879.

Chevrier (L.). Fracture de Rocher. *Gazette des Hôp.*, 1904, p. 1491.

Cochy de Moncan. L'œil et la vision chez les criminels. *Thèse de Paris*, 1904.

Combaudon. Sur les lésions inflammatoires du fond de l'œil consécutives aux contusions en apparence légères du globe oculaire. *Thèse de Bordeaux*, 1908.

Coppez (Henri). Sur les symptômes oculaires de la névrose traumatique. *Bull. de la Soc. belge d'Ophtalm.*, n° 18, 1905, p. 9-36.

Cosmettatos. Sur le leuco-sarcome épibulbaire. *Klin. Monatsbl. f. Augenheilk.*, sept. et oct. 1905.

Coursserant. Zona ophtalmique traumatique. *France méd.*, 19 déc. 1877, p. 803.

Damond. Des amauroses traumatiques. *Th. de Lyon*, 1895.

Darier. La myopie traumatique par distension ou déchirure de la zonule. *Clinique opht.*, avril 1899, p. 87.

Dehenne et Bailliart. Evaluation de la diminution de capacité professionnelle après les accidents oculaires du travail. *Soc. fr. d'Opht.*, mai 1908.

— A propos de l'état antérieur en matière d'accidents du travail. *Bull. de la Soc. fr. d'ophth.*, 1909, p. 218.

Dehenne. La mesure de l'acuité visuelle au point de vue des accidents du travail. *Paris*, 1909.

De Lantsheere (J.). Kératocone d'origine traumatique. *La Presse médicale belge*, mai 1902.

— Evaluation du dommage causé par les accidents oculaires du travail. Rapport à la *Société belge d'Ophtalmologie*, 24 avril 1904.

— De la nécessité de l'examen complet des yeux dans les traumatismes oculaires. *Recueil d'Opht.*, sept. 1907, p. 522-536.

— Un cas de blépharospasme traumatique. *Soc. méd. chir. du Brabant*, 1901.

De Lapersonne. Paralysie traumatique de l'oblique inférieur gauche. *Echo méd. du Nord*, 1897.

— Les fractures indirectes de l'orbite et leurs conséquences. *Gaz. des Hôp.*, 1902.

— Cinq cas de paralysie traumatique des muscles de l'œil d'origine orbitaire. *Acad. de Méd.*, 1903.

— Examen des yeux au point de vue médico-légal; accidents du travail. *La Presse méd.*, 6 déc. 1902.

— et Lefort. Fracture grave des os de la face et de la base du crâne. Amaurose et paralysie du moteur oculaire externe et du maxillaire supérieur droits. *Presse méd.*, 1900.

— De la consolidation dans les traumatismes oculaires. *Presse méd.*, 24 juillet 1909.

De Micas. L'œil dans la mort. *Recueil d'Ophtalmologie*, août 1906, p. 467.

— Des conditions de l'aptitude au travail après les traumatismes oculaires. *Recueil d'Ophtalmologie*, avril 1907, p. 243-257, et mai 1907, p. 294-317.

De Ridder (Paul). Considérations sur les corps étrangers intra-oculaires en cuivre. *Journ. méd. de Bruxelles*, 1900, n° 18, p. 212.

Desbrières et Bargy. Cataracte par électricité. *Le Limousin médical*, mars 1905.

D'Halluin. Diagnostic immédiat de la mort par les instillations d'éther dans l'œil. *Lille*, 1906.

Dor (H.) Traumatisme du crâne. Fracture du canal optique avec atrophie du nerf optique. *Province médicale*, 1890..

Dor (Louis). Electrocution; atrophie partielle du nerf optique droit; cataracte O. G., incapacité de travail. *La clin. opht.*, 10 mars 1909, p. 141.

Dransart. Travail du mineur nystagmique. *Journ. d'Ocul. du Nord de la France*, nov. 1892.

— et Famechon. Contribution à l'étude du nystagmus des mineurs. *Bull. de l'Acad. roy. de Méd. de Belgique*, mai-juin 1908.

Duchauffour. *Annales d'Hygiène publique et de Médecine légale*, 6 oct. 1902.

Dumont. Fracture de la base du crâne. Atrophie des nerfs optiques. *Bull. de la Clin. nat. des Quinze-Vingts*, 1886.

Durand et Gayet. Chute sur la tête. Paralysie des deux oculo-moteurs communs. *Arch. prov. de Chirurgie*, 1901.

Emmert. *Société d'Opht. d'Heidelberg*, 1875.

Enslin. Keratitis parenchymatosa und trauma. *Zeitschrift f. Augenheilk*, XV, p. 227. 1906.

Forgue et Jeanbrau. Guide pratique du médecin dans les accidents du travail. Paris, 1905.

Ferron. Les nerfs de l'orbite et leurs paralysies dans les traumatismes du crâne. *Th. de Lyon*, 1901.

Frenkel (H.). Etude sur les myopies traumatiques. *Ann. d'Ocul.*, juillet 1905, p. 2.

Fromaget. Ophtalmoplégie basilaire traumatique. *Gaz. hebd. des Sc. méd. de Bordeaux.* 1894.

Galezowski. Des atrophies traumatiques de la papille. *Gaz. hebd.*, 1880.

Garipuy (E.). Paralysies isolées du muscle grand oblique par traumatisme orbitaire. *Rec. d'Opht.*, déc. 1905, p. 705-712.

Genouville. Fracture de la base du crâne avec strabisme interne. *Lyon méd.*, 1888.

Ginestous (E.). Mydriase traumatique. *Gaz. hebd. des Sc. méd. de Bordeaux*, 25 avril 1909.

Girardot. Paralysies traumatiques isolées et complètes du moteur oculaire commun. *Th. de Lyon*, 1903-04.

Giraud (L.). De la revision en matière d'accidents du travail portant sur l'appareil de la vision. *Thèse de Paris*, 1906.

Gonin. *Annales d'Ocul.*, fév. 1904.

Gozzano (Fr.). Cataracte déterminée par la foudre. *Med. del Regio esercito*, 28 fév. 1902, p. 159.

Granjux. De la nécessité de tenir compte de l'état antérieur dans l'appréciation des accidents du travail. *Société de Médecine légale*, séance du 1er juin 1908.

Guende. Myopie traumatique par distension de la zonule de Zinn. *Recueil d'ophtalmologie*, octobre 1900.

Hamilton (Allan Mc Lane). Traumatic locomotor ataxia. *Medical Record*, New-York, nov. 21, 1903, p. 801.

Helborn. *Zeitschrift f. Augenheilkunde*, t. II, cahier 5.

Heuls. Des plaies de la capsule cristallinienne et de la formation de la cateracte. *Thèse de Lyon*, 1903.

Jocqs. Cas de glaucome traumatique. *Clin. opht.*, 1907.

— Acuité visuelle et accidents du travail. *Clin. opht.*, fév. et mars 1907.

Just, *Klinische Monatsblätter für Augenheilkunde*, 1873.

Knapp. Ein Fall von anfangs unsiaherem traumatischen Orbitalsarkom Gefolgt von aseptischer Thrombose des sinus cavernosus. *Archiv. für Augenheilk*, XLII, p. 132.

Knies. 16 Falle von Lederhautsarem. *Archiv. f. Augenheilk*, VI, p. 182.

— Ein Fall von Augenverletzung durch Blitzschlag. *Arch. f. Opht.*, XXXII, fasc. 3, p. 236, 1886.

Kopff. *Société de médecine légale*, 7 juillet 1902.

Lacomme (Jules). Troubles oculaires consécutifs aux brûlures étrangères à l'œil. *Thèse de Lyon*, 1900.

Lafargue. De la cataracte traumatique par contusion directe du globe oculaire. *Thèse de Bordeaux*, 1903.

Lagneau. Article France, in *Dictionnaire encyclopédique des Sciences médicales*.

Lagrange. Paralysie du moteur oculaire externe après fracture du rocher. *Gaz. hebd. des Sc. méd. de Bordeaux*, 1894.

Lawson (G.). *Ophtalmic hospital reports*, VII, 3, p. 277, 1872.

Leyden (Prof. E.). Contribution à l'étiologie du tabes. *Berlin, Klin. Wochenschr.*, 1903, n° 20.

Lezenius (A.). *Klinische Monätsblatter für Augenheilkunde*, 1er sem. 1902.

Lassignardie. Signe d'Argyll Robertson accompagné de quelques autres symptômes tabétiques ayant apparu à la suite d'un violent traumatisme de la région lombo-sacrée. *Bull. de la Soc. fr. d'ophth.*, 1909, p. 277.

Laker. *Archiv. f. Augenheilk.*, 1884, XIV, p. 161.

Leber. *Archiv. f. Opht.*, 1882, XXVIII, 3, p. 255.

— et Deutschmann. Des affections du nerf optique et des paralysies consécutives aux traumatismes du crâne. *Arch. f. Opht.*, Bd XXXII.

Lindenmeyer. Névrite rétro-bulbaire après brûlures. *Klin. Monatsbl. f. Augenh.*, 1906, n° 6.

Lépine. Contribution à l'étude des paralysies oculaires par fracture du crâne. *Th. de Bordeaux*, 1894.

Leplat. Kératite parenchymateuse d'origine traumatique. *Bull. de la Société belge d'Ophtalmologie*, n° 22, 1907, p. 23.

Le Roux (H.) et Renaud. Sur un cas de photo-traumatisme oculaire par la lumière électrique. *Archiv. d'Opht.*, juin 1908, p. 377-381.

— Troubles oculaires d'origine électrique. *Archiv. d'Opht.*, 1904, p. 727.

Longchampt. Recherches sur les paralysies oculaires consécutives aux traumatismes. *Th. de Montpellier*, 1891.

Lisle (P.). Le glaucome traumatique aigu. *Th. de Bordeaux*, 1908.

Lor. Les fractures de la base du crâne et les troubles oculaires consécutifs. *Journ. méd. de Bruxelles*, 1897.

Mardellis. Lésions du nerf optique dans les fractures de la base du crâne. *Th. de Lyon*, 1900.

Maschke (Max) Die Augenartzliche Unfall Praxis. *Wiesbaden*, 1899.

Mazza. Glaucome traumatique. *Annali di Ottalmologia*, 1908.

Menacho. *Société ophtalmologique hispano-américaine*, Madrid, mai 1905.

Méricamp. *France médicale*, 5 mars 1879.

Merz Weigandt. Ueber einen Fall von Schicht-staar bei Trauma. *Centralblatt für Augenheilkunde*, déc. 1900, p. 353.

Meyer. *Revue gén. d'Opht.*, 30 juin 1905.

Meyhofer. Ein Weiterer Fall von Kataract nach Blitzschlag. *Klin. Monastsbl. f. Augenheilk.*, sept. 1886, p. 375.

Mongour (Ch.) et E. Ginestous. De la profession dans l'évaluation de l'incapacité permanente après les accidents du travail. *Le Bulletin méd.*, 2 déc. 1908, p. 1067.

Morax et Duverger. Nature et symptomatologie de certaines complications éloignées des plaies pénétrantes de la cornée. L'invasion épithéliale des parois de la chambre antérieure. *Annales d'Oculistique*, janvier 1909, p. 1.

Nieden. Amblyopie causée par la nitrobenzine. *Centralblatt für Augenheilk.*, juillet 1888.

Nuel. Evaluation du dommage causé par les accidents oculaires du travail. *Bull. de la Soc. belge d'Opht.*, n° 17, 1905, p. 11.

— Tarif des honoraires médicaux à appliquer dans les cas d'accidents du travail qui intéressent les yeux. *Bull. de la Soc. belge d'Opht.*, n° 20, 1906, p. 11.

— De l'âge avancé comme facteur dans l'évolution de l'incapacité de travail résultant de la perte d'un œil. *Bull. de la Soc. belge d'Opht.*, n° 21, 1906, p. 28.

Ollive et Le Meignen (de Nantes). Le pronostic des troubles nerveux post-traumatiques. *La médecine des accidents du travail*, sept. 1909, p. 257-270.

Pagenstecher. *Archiv. für Opht.*, 1869.

— *Archiv. f. Augenheilk.*, 1884, XIII, p 146.

Panas. Paralysie du moteur oculaire externe. *Archiv. d'Opht.*, 1880.

— Paralysies oculo-motrices d'origine traumatique. *Archiv. d'Opht.*, 1899.

Parisotti. Miopia traumatica. *Rivista italiana di Ottalm.*, sept.-oct., nov.-déc. 1905.

Peters (A.). Glaucome consécutif à une contusion du globe de l'œil. *Klin. Monatsbl. f. Augenheilk.*, déc. 1904.

Péchin. Amaurose traumatique. *XIII* *Congrès intern. de Méd.*, Paris, 1900.
— Atrophie optique sympathique. *Bull. de la Soc. fr. a'opht.* 1909. p. 304.

Peretti. Hémianopsie traumatique unilatérale. *Deutsche medic. Wochens*, 1893.
— Hémianopsie traumatique bilatérale avec paralysie du moteur oculaire externe. *Ann. d'Ocul.*, 1896.

Périer (Ch.). Sur l'estimation de l'invalidité après les accidents du travail. *Congrès international des accidents du travail et des assurances sociales*, Vienne, sept. 1905.

Pisenti (C.). Existe-t-il une kératite parenchymateuse traumatique? *Medicina degli Infort. del lavoro*, n° 2, 1908.

Poissonnier (G.). Les fractures de l'orbite. *Gazette des hôpitaux*, 1905, p. 1323.

Pollac. *Medical Press of Dublin*, 1846, p. 441.

Prieur (Charles). Essai sur la mydriase traumatique au point de vue clinique et médico-légal. Thèse de Paris, 1909.

Purtscher. Contribution à la connaissance de la paralysie traumatique du droit externe. *Arch. f. Augenheilk.*, 1898.
— Altérations oculaires dues à un empoisonnement par le gaz d'éclairage. *Centralblatt für praktische Augenheilkunde*, août 1900.

Raimondi (de Palerme). Amblyopie double avec périnévrite optique occasionnée par absorption de glande thyroïde. *Recueil d'Opht.*, mars 1907, p. 168.

Ramé. Sur la loi du 9 avril 1898. *Thèse de Paris*, mai 1901.

Razemon. Contribution à l'étude des traumatismes oculaires chez les mineurs. *Thèse de Lille*, 1897.

Richet (Ch.). Kératites dans l'empoisonnement chronique par le plomb et par le thallium. *Société de Biologie*, 15 avril 1899.

Rioblanc. Plaie contuse du cul-de-sac palpébral inférieur par coup de fleuret boutonné. Amaurose et ophtalmoplégie. *Province méd.*, 1896.

Rivaud-Landrau. *Union médicale*, 1850.

Roche (Charles). Note sur deux cataractes électriques. *Ann. d'Ocul.*, mai 1909, p. 347.

Rohmer. *Archives d'Ophtalmologie*, 1895, p. 217.
— Grippe et accidents du travail. *Archiv. d'Opht.*, juin 1907, p. 353-361.

Ronnaux. Du traumatisme dans la kératite interstitielle et ses rapports avec les accidents du travail. *Thèse de Paris*, 1908.

Sarafoff. (A.). Ein Fall von Neuritis retrobulbaris als Folge von Iodoformintoxication. *Wiener Klin. Wochenschrift*, 1907, n° 48, p. 1507.

Scheurmann. Deux cas de mort à la suite de blessures de l'orbite. *La Clin. opht.*, nov. 1908, p. 338.

Schmidt-Rimpler. Sur la kératite interstitielle d'origine traumatique. *Société des médecins de Halle*, 13 février 1907.

Schoenig. Zur Kenntnis der Filix mas Amaurosen. *Zeitschr. f. Augenheilk.*, XIX, p. 233, 1908.

Segond (Paul). Le cancer et les accidents du travail. *Rapport lu à l'Association française de Chirurgie*, XX° Congrès, Paris, octobre 1909.

Servier. *Recueil de Médecine et de Pharmacie militaire et Annales d'Ocul.*, 1864.

Silex. *Arch. f. Augenheilk.*, XVIII, 1887, p. 65.
— *Archives d'Ophtalmologie*, 1895, p. 215.

Silfvest. *Zeitschrift f. Augenheilk.*, 1902, t. IX, p. 320.

Stower. *Monatsblätter für Augenheilkunde*, février 1904.

Stuelp. L'amaurose par absorption de fougère mâle. *Archives of Ophtalmologie*, 1905, vol. XXXVI, n° 3, p. 229.

Sulzer. L'acuité visuelle au point de vue médico-légal. *Annales d'Oculistique*, fév. 1901.

Taylor. Médecine légale, 10° édit., 1881.

Terrien (F.). Du ptosis d'origine traumatique. *Progrès méd.*, 1902.
— Cataracte par décharge électrique. *Archives d'Opht.*, nov. 1908, p. 679-685.

Terrien (F.). Sur la valeur de l'œil blessé. *Revue clinique médico-chirurgicale « des accidents du travail »*, 1er juillet 1908.

Terrien (de Nantes). Hystéro-traumatismes et accidents du travail. *La médecine des accidents du travail*, sept. 1909, p. 271.

Terrier. *Archives d'Ophtalmologie*, 1899, p. 471.

Thevenon. Contribution à l'étude du nystagmus chez les mineurs. *Thèse de Lyon*, 1895-1896.

Thilliez. Glaucome aigu survenu aux deux yeux quelques heures après un traumatisme grave de la cuisse. *Journ. des Sc. méd. de Lille*, 1905, p. 581.

Terson (A.). Les opacités traumatiques passagères du cristallin et leur importance médico-légale *La médecine des accidents du travail*, sept. 1909.

Terson père. *Soc. fr. d'Opht.*, 1903, p. 209.

Truc. *Revue générale d'Ophtalmologie*, 1904, p. 49.

Valois. *Clinique ophtalmologique*, 10 mars 1904.

Valude (E.). A propos de l'application de la loi sur les accidents du travail. *Bull. méd.*, 11 sept. 1909, p. 827.

Villard. De l'ophtalmie électrique. *Soc. des Sc. méd. de Montpellier*, 1er juillet 1898.

— Glaucome aigu consécutif aux contusions du globe. *Ann. d'Ocul.*, 1905.

— Trois nouveaux cas de glaucome traumatique. *Journ. d'Ocul.*, 1906.

— Acuité visuelle professionnelle au point de vue médico-légal. *Recueil spécial des accidents du travail*, mai 1903.

Valenti (G.). *Annali di Ottal*, vol. XXXI, 1902, fasc. 3, 5, p. 162 à 168.

Vibert. La névrose traumatique; étude médico-légale sur les blessures produites par les accidents de chemin de fer et les traumatismes analogues. *Paris*, 1893.

Verdelet et Aubaret. Note sur cinq cas d'atrophie optique post-traumatique. *Gaz. hebd. des Sc. méd. de Bordeaux*, 1900.

Von Græfe (A.). Zusätze über intraoculare Tumoren. *Grafe's Archiv.*, XIV, 2, 1868.

Vieusse. De l'atrophie et de la névrite traumatique de la papille. *Rev. d'Opht.*, 1875.

Von Raitz (Feodor). *Medical Record*, New-York, 21 oct. 1905.

Verhaeghe. Cataracte par coup de foudre. *Gaz. des Hôp.*, 8 août 1905.

Van der Hœve. *Von Græfe's Archiv. für Opht.*, t. LIII, fasc. 1, p. 74-78.

Vossius (de Giessen). Troubles annulaires du cristallin après contusion oculaire. *Congrès de Lisbonne*, 20 avril 1906.

— Ein Fall von Blitzaffection der Augen. *Beitrage zur Augenheilk.*, 1892, p. 42.

— *Berliner Klin. Wochenschrift*, 1886, p. 305.

Weill (Georges). Kontusion des Auges mit nachträglichen Oetzhautablösung. *Zeitsch. f. Augenheilk.*, XV, p. 140, 1906.

Wernicke. *Deutsche medicin. Wochens*, n° 36, 1905.

Widmark. De l'action sur le cristallin d'un foyer lumineux très intense. *Hygiea*, juin 1901, p. 641-658.

Yvert. Traité des blessures du globe de l'œil. *Paris*, 1880.

— Les blessures de l'œil et la loi sur les accidents du travail. *Recueil d'Ophtalmologie*, février 1903.

DÉONTOLOGIE

Par le Dr A. CHEVALLEREAU

La déontologie médicale (δέον, devoir, λόγος, traité) est l'étude des devoirs du médecin, l'étude de notre morale professionnelle. L'oculiste a les mêmes devoirs que tous les médecins ; il en a d'autres qui lui sont particuliers et qui sont à peu près les mêmes pour tous les spécialistes. Aussi nous aurons à envisager les devoirs de l'oculiste envers lui-même, ses devoirs envers ses confrères, praticiens généraux ou spécialistes, ses devoirs envers ses malades.

L'étude des devoirs du médecin doit être accompagnée de son corollaire naturel, l'étude de ses droits.

DEVOIRS GÉNÉRAUX DU MÉDECIN

Si, à l'heure actuelle, dans tous les pays d'Europe, ceux qui exercent la profession médicale se lamentent sur les malheurs des temps, si tant de médecins crient misère et trouvent que le métier devient de plus en plus dur et donne de moins en moins d'avantages matériels eu égard aux sacrifices de toutes sortes auxquels il oblige, cela tient certes pour une bonne part à des raisons tout à fait indépendantes de nous. On ne saurait nier l'influence néfaste à ce point de vue des sociétés de secours mutuels qui se développent rapidement, englobent une partie de plus en plus nombreuse de la population et trouvant toujours, autant qu'elles veulent, des médecins qui soignent leurs membres à bas prix, restreignent de plus en plus la partie de la population qui honore le médecin d'une façon légitime. On ne saurait nier l'habitude, soigneusement conservée par les gouvernants et par le public, de nous considérer comme exerçant une profession pleine de dignité, pleine de noblesse, un véritable sacerdoce qui donne à ses prêtres une si haute situation morale que les avantages matériels ne doivent leur importer que bien peu. On ne saurait nier d'autre part l'âpreté de plus en plus grande de la lutte pour l'existence, les difficultés matérielles qui rendent la marche dans la vie plus pénible et surtout la concurrence effrénée faite à notre profession par des gens qui devraient, en bon droit, rester nos auxiliaires, les simples exécuteurs de nos ordonnances, et qui se précipitent à la curée déjà maigre parce qu'eux-mêmes ne trouvent plus dans l'exercice strict de leur métier la satisfaction de leurs besoins légitimes ou artificiels.

En 1899, lors de l'Assemblée générale de l'Association des médecins de la Seine, le président, le professeur Brouardel, faisait ressortir l'accroissement rapide du nombre des docteurs reçus chaque année : « La moyenne des diplômes de docteurs délivrés en France par les diverses facultés de médecine a oscillé de 1839 à 1869, pendant trente ans, entre 400 et 500. Puis en 1889-90 elle a touché 600 pour atteindre 1.000 en 1894-95, 1.087 en 1895-96, 1.099 en 1896-97 et 1.192 en 1897-98. Cette année, le nombre dépassera 1.250. » Relativement, l'accroissement du nombre des spécialistes est plus rapide encore que celui des praticiens généraux. En 1870, on comptait à Paris 8 ou 10 oculistes ; actuellement, en dehors des 40 membres titulaires de la Société d'Ophthalmologie de Paris, tous absolument spécialisés, il faut compter un nombre au moins double de médecins oculistes qui n'en font pas partie. C'est donc une centaine de médecins qui à Paris vivent de l'oculistique ; leur nombre a donc décuplé en trente ans. Cette augmentation n'offre évidemment aucun rapport avec celle de la population.

Comme contre-partie il est certain qu'autrefois les malades allaient bien plus rarement chez le spécialiste. Il y avait de véritables médecins de famille, soignant toutes les maladies et c'était à eux que les malades s'adressaient tout d'abord ; ces médecins soignaient donc beaucoup de maladies d'yeux alors qu'aujourd'hui ils n'en voient qu'un très petit nombre. Il est certain, d'autre part, que la grande facilité des communications fait venir à Paris un grand nombre de personnes qui autrefois ne quittaient jamais leur province et bien souvent, à nos consultations publiques ou particulières, la moitié des malades vient des environs de Paris ou de départements plus éloignés.

Ces avantages sont compensés par une augmentation analogue du nombre et de l'autorité des oculistes exerçant en province. Avant 1870, les oculistes exerçant dans les départements étaient extrêmement rares : nous ne nous souvenons guère que des noms de Guepin à Nantes, Guérineau à Poitiers, Dezanneau à Angers, Metaxas à Marseille, Cunier à Lyon.

Actuellement, d'après le relevé fait par Duboys de Lavigerie des membres de la Société française d'Ophthalmologie exerçant dans les départements français, en dehors de la Seine, le nombre est de 145 et il s'agit seulement des membres de la Société. Parmi eux, nous voyons beaucoup d'oculistes fort connus, très instruits et très habiles et tout à fait dignes d'occuper les plus hauts sommets de notre profession. Il existe donc en province un grand nombre de centres ophtalmologiques très appréciés. Beaucoup de malades, et avec juste raison, vont donc chercher dans leur région même des soins qu'auparavant ils seraient venus demander à Paris.

Une autre cause de l'encombrement médical est la trop grande facilité des examens, l'insuffisance des épreuves que l'on fait subir aux candidats au titre de docteur en médecine. Lorsque les candidats ont obtenu leur baccalauréat, ils peuvent se considérer comme certains d'arriver au doctorat en médecine, pourvu qu'ils y mettent un temps suffisant. Il est regrettable qu'il n'y ait pas au début des études un examen éliminatoire pour les candidats qui ne peuvent arriver qu'avec beaucoup de patience et qui ne feront jamais que de mauvais médecins.

Il n'en est pas moins vrai que la profession médicale peut se reconnaître l'auteur d'une partie des maux dont elle souffre. Beaucoup s'engagent dans cette carrière qui n'ont pas suffisamment examiné leurs aptitudes, séduits par l'exemple d'un compatriote arrivé à une situation brillante parce qu'il était bien doué ; ou bien, chose fort commune, rougissant du métier manuel qui avait cependant permis à leur père de se créer une situation très honorable, d'élever dignement sa famille et de leur donner à eux-mêmes une instruction qui sera la cause de leur misère, croyant s'élever beaucoup plus haut dans l'échelle sociale et grandir vivement à leurs propres yeux, ils choisissent la médecine et, alors qu'ils auraient fait très bonne figure dans le commerce, qu'ils auraient été des industriels sagaces ou des agriculteurs justement considérés, ils se lancent dans une carrière à laquelle rien ne les a préparés ; ils ne peuvent faire et ne feront que de piètres médecins.

Il est consolant de penser que, malgré des difficultés très réelles dans l'exercice de la profession à notre époque, les médecins vraiment doués, tout à fait dignes de ce nom, arrivent toujours à une situation très honorable ; ceux qui vivent mal et se plaignent le plus ont quelque vice rédhibitoire montrant qu'ils auraient mieux agi en se faisant aubergistes ou épiciers.

La première règle de la déontologie médicale doit être de s'étudier soi-même et, avant de se lancer dans cette carrière, de se demander si l'on a les qualités morales, intellectuelles et physiques suffisantes pour la parcourir dignement.

Qualités morales. — La médecine n'est pas un bon moyen de s'enrichir vite ; ceux chez qui ce serait le seul but de leurs efforts feront mieux de choisir une autre voie. Nous devons étudier, travailler toute notre vie, mais nous sommes de simples étudiants ne gagnant rien jusqu'à un âge où ceux qui se sont mis dans le commerce, par exemple, ont déjà acquis pour la plupart une situation largement rémunératrice. Notre clientèle commence à être solidement établie de quarante à cinquante ans, à l'âge où les commerçants enrichis quittent les affaires et cèdent à un gendre pris parmi leurs employés leur fonds et leur fille pourvue d'une dot respectable, à l'âge où les fonctionnaires prennent leur retraite après vingt-cinq années d'un travail facile et peu fatigant. Notre clientèle ira en s'améliorant, en s'affermissant pendant un certain nombre d'années encore, jusqu'à ce que nos facultés physiques s'affaiblissent et nous rendent moins propre à une vie active. En tous cas, par besoin, par orgueil, ne voulant pas admettre que la clientèle puisse nous abandonner, souvent aussi, disons-le, par goût et par amour de notre art, nous travaillerons ainsi jusqu'à la fin ; la mort seule mettra un terme à ce labeur incessant.

Pour parcourir dignement cette longue carrière qui donne plus de satisfactions d'amour-propre, de jouissances intellectuelles, de joies intimes que d'avantages purement matériels, il faut avoir pleinement conscience de la mission que l'on veut remplir et des qualités morales qu'elle nécessite.

Le médecin doit être doux parce qu'il a affaire à des faibles, énergique parce qu'il doit savoir imposer sa volonté dans l'intérêt du malade lui-même, patient et tenace pour triompher enfin des résistances qui lui sont opposées. Il doit être, dans de justes limites, compatissant aux maux de ceux qui l'entourent, assez pour comprendre les souffrances qu'il doit soulager mais sans épuiser sa résistance morale par une vaine et inutile sensiblerie.

Le médecin doit être calme et tolérant. Si, chose trop fréquente de nos jours, ses malades, à propos de n'importe quoi et sans la moindre provocation, éprouvent le besoin de faire partir en fusée quelque idée politique ou religieuse exagérée ou ridicule, qu'il ne fasse pas attention et ramène le malade à la question, c'est-à-dire aux maux dont il se plaint. Le médecin a bien le droit d'avoir ses opinions propres ; il peut même, et sans aucun inconvénient, porter sa pensée jusqu'aux extrêmes limites des investigations philosophiques, mais qu'il garde ces idées pour lui, surtout si elles s'écartent trop des opinions toutes faites, convenues, qui sont comme une sorte de vêtement à la mode pour les esprits qui ne peuvent faire de grandes dépenses d'originalité. En famille, entre confrères, entre amis, le médecin peut donner libre cours à toutes ses opinions, mais avec les malades il ne doit être que médecin. Il ne doit faire aucun effort pour cacher aucune de ses idées, il doit seulement être très réservé. Si ses opinions se répandent quand même dans un milieu qui ne les partage en rien, les esprits intolérants et mal faits pourront lui en vouloir, mais sans lui refuser leur estime et même leur confiance, pourvu que dans ses rapports avec les malades et avec le public il reste médecin et rien que médecin.

C'est dire que le médecin doit peu fréquenter ses malades et ne les voir que pour leur donner des soins. En se liant avec eux, en devenant trop familier, on ne peut que perdre du prestige que nous devons conserver sans y mettre aucune morgue et aucune pose ; nous ne pouvons que diminuer à leurs yeux. Il se trouve toujours des gens vers lesquels nous serons entraîné par une sympathie mutuelle et en quelque sorte instinctive, tenant à la communauté des origines ou à celle des opinions ; il est bon que le nombre en soit restreint. D'ailleurs, dans la vie, la qualité des amis a plus d'importance que leur nombre.

Cette réserve poussée très loin, cette vie en quelque sorte isolée que nous recommandons à nos confrères serait insupportable à la campagne où le médecin exerce absolument seul, mais nous ne traitons pas ici de la déontologie médicale tout entière, nous n'avons à parler que de ce qui regarde les oculistes ; or tous nous habitons des centres plus ou moins importants dans lesquels le corps médical est plus ou moins nombreux, où existe un milieu intellectuel suffisamment étendu pour que nos relations, sans être par trop bornées, puissent ne pas sortir du cercle des gens qui ont des besoins et des aspirations analogues aux nôtres.

Habituellement, d'ailleurs, les rapports de l'oculiste avec ses malades sont beaucoup moins intimes que ceux du praticien général. Nous sommes bien forcés assurément de nous enquérir de la santé du patient, de connaître ses antécédents, ses tares, de savoir comment fonctionnent ses différents organes, puisque l'œil est en quelque sorte le centre où viennent retentir toutes les manifestations morbides de l'économie; mais nous devons savoir cela par des questions posées au malade, par des renseignements fournis par les confrères, sans qu'il soit utile que nous nous livrions nous-mêmes à un examen complet. Assurément il sera bien permis d'ausculter le cœur quand nous nous croirons en présence d'une embolie de l'artère centrale de la rétine, les poumons quand nous craindrons la présence de tubercules dans l'iris, d'examiner la gorge quand une iritis douteuse nous fera soupçonner la présence de plaques muqueuses récentes. Notre examen ne pourrra guère se prolonger beaucoup plus loin. On peut trouver cela très regrettable, les renseignements fournis par les confrères qui nous adressent les malades sont bien souvent par trop insuffisants ; ces renseignement manquent totalement quand les malades viennent d'eux-mêmes, ce qui est de plus en plus commun; il serait aussi très utile de voir si telle iritis à rechute n'est pas causée par une métrite méconnue, si l'infection de la muqueuse vaginale n'est pas la cause de l'infection de la conjonctive et si ce n'est pas là qu'il faut surtout et d'abord porter le remède; une salle d'examen au spéculum rendrait de notables services dans une clinique ophtalmologique, mais elle n'est pas dans nos mœurs. Nous recevons moins de confidences de nos malades, nous entrons moins dans leur intimité que ne le font les praticiens généraux ; profitons-en du moins pour conserver vis-à-vis d'eux toute notre réserve et toute notre dignité.

Une qualité morale d'autant plus nécessaire à l'oculiste que celui-ci est à la fois médecin et chirurgien, c'est le *sang-froid*. Le résultat d'une opération dépend souvent du calme avec lequel le chirurgien envisage les diverses complications qui peuvent se présenter. Si dans une opération de cataracte il s'aperçoit qu'il a introduit son couteau de Graefe le tranchant en bas au lieu de le diriger en haut, si le cristallin se luxe dans le corps vitré, si celui-ci s'échappe à flots ; si, dans une iridectomie faite pour un glaucome aigu, l'iris se présente dans la plaie immédiatement après la section de la cornée, puis fait une saillie inquiétante, suivi tantôt du cristallin, puis du corps vitré chassé par une brusque hémorrhagie, avec beaucoup de calme il peut remédier à ces diverses complications ou en pallier du moins les conséquences fâcheuses. S'il perd sa présence d'esprit, tout est perdu.

L'opérateur doit avoir d'autant plus de calme que le malade lui-même est plus agité, plus nerveux. Malgré une cocaïnisation très complète, certains malades ne peuvent rester un instant tranquilles. Leur œil remue constamment; ils portent sans cesse et brusquement le regard en haut, alors qu'on leur demande de regarder vers leurs pieds, et cela pendant que le kystitome est dans l'œil ou qu'on désire pincer l'iris pour une iridectomie. Quand on a pu juger d'avance le caractère de ces malades, il est assurément préférable d'employer le chloroforme, mais certains opérés sont calmes jusqu'après la section de la cornée, puis ils commencent à s'agiter tellement qu'on peut à chaque instant craindre de les voir vider leur œil. Il n'est pas toujours possible de s'arrêter au milieu d'une opération pour la terminer ensuite sous le chloroforme; l'oculiste n'aura jamais alors trop de patience, de calme et de présence d'esprit.

Les médecins n'ont pas l'habitude de recourir à l'affichage pour vanter leurs mérites et pour rappeler au public leurs domiciles, jours et heures de consultation. Il y a malheureusement des exceptions regrettables; quelques confrères ont cru pouvoir faire insérer dans des journaux de province, d'une façon plus ou moins régulière, leur passage dans telle ou telle ville ou village à tels jours et telles heures déterminées. Tous les oculistes honnêtes blâment énergiquement ces procédés qui montrent trop le besoin de faire du commerce. Un autre procédé à peine moins blâmable, employé cependant par quelques confrères qui trouvent leur excuse dans leur jeunesse et dans leur inexpérience, consiste à faire insérer leurs noms et leurs titres en très gros caractères, très visibles, dans des listes où des médecins tout à fait dignes figurent en caractères qui ne se distinguent en rien des autres : par exemple, certains annuaires médicaux, l'*Almanach Bottin*, la *Liste des abonnés du téléphone*, etc. Ces habitudes ne servent à rien qu'à jeter un certain discrédit, non toujours mérité, sur ceux qui parfois n'ont eu que le tort de se laisser convaincre par des courtiers qui ignorent absolument nos délicatesses professionnelles.

Qualités intellectuelles. — Nous ne sommes plus au temps des oculistes ambulants traversant le pays et abaissant les cataractes en distribuant des pommades qui devaient répondre à tous les besoins. L'oculiste est un médecin qui doit avoir comme tel une instruction médicale complète, puis c'est un spécialiste qui doit parfaitement connaître l'organe, petit, mais très compliqué dont il a charge et qui par suite doit avoir des connaissances spéciales qui ne sont pas indispensables aux praticiens généraux.

L'état général du sujet imprime à l'œil un cachet qui permet à l'oculiste expérimenté de voir d'emblée à quel tempérament il a affaire. Une iritis rhumatismale ne ressemble en rien à une iritis syphilitique; certaines infiltrations ou ulcérations de la cornée montrent que l'on a affaire à un herpétique, une couronne de phlyctènes sur le limbe scléro-cornéen permettra d'affirmer d'emblée que le malade est un scrofuleux.

Certaines hémorragies rétiniennes montrent que le malade a de l'artériosclérose, d'autres font penser au diabète; une neurorétinite spéciale permettra d'affirmer une albuminurie qui n'a pas encore été décelée par l'examen des urines. Nous pourrons, par l'examen des pupilles et de certains troubles des muscles moteurs de l'œil, affirmer un tabes sur lequel aucun autre phénomène ne pourrait attirer l'attention. La pathologie cérébrale tirera les plus grands bénéfices des secours que nous pouvons lui apporter. Mais d'autre part nous pouvons avoir besoin de recourir nous-mêmes à l'examen général du sujet pour expliquer certains troubles oculaires et la pathologie cérébrale est tellement liée à la pathologie oculaire que rien de ce qui se passe dans le cerveau ne doit nous être étranger.

Notre éducation médicale doit donc être complète, aussi complète théoriquement au moins que celle des praticiens généraux, sous peine de ne faire nous-mêmes que des oculistes iusuffisants. Nous devons connaître non seulement l'anatomie et la physiologie de l'œil, l'histologie et la bactériologie de même nous sont indispensables au moins autant que dans toute autre partie de la médecine ; il nous est en outre nécessaire d'avoir de plus que nos autres confrères des notions de physique que nous aurons sans cesse à appliquer.

L'électricité, qui joue dans le monde industriel un rôle de plus en plus prépondérant, augmente également son domaine dans le territoire de la médecine, ses applications thérapeutiques oculaires sont tellement nombreuses qu'il ne nous est pas possible d'ignorer les lois auxquelles obéissent les instruments que nous avons constamment entre les mains.

Une autre partie de la physique nous est beaucoup plus spéciale encore, c'est l'optique, dont nous avons chaque jour à appliquer les lois. On peut certes faire un excellent praticien, déterminer exactement la réfraction d'un sujet et lui choisir très bien les verres appropriés, sans connaître aucune des lois qui régissent la marche des rayons lumineux dans l'œil, mais s'il est une profession où il importe avant tout de savoir ce que l'on fait et pourquoi on le fait, c'est assurément la nôtre et nous ne nous sentirions pas la conscience suffisamment nette si, réduits à l'état de manœuvres, nous ignorions les quelques règles de physique que nous avons chaque jour à appliquer.

Notre instruction littéraire et scientifique sera très utilement complétée par la connaissance de quelques langues étrangères : nous devons pouvoir lire l'allemand à cause du nombre considérable de travaux scientifiques écrits en cette langue ; à un autre point de vue tout à fait différent et pour ne parler que de Paris, il est fort utile pour la clientèle de connaître l'anglais et l'espagnol. Les Allemands qui viennent à Paris parlent à peu près tous le français et, d'autre part, il leur est facile de trouver des oculistes parlant leur langue. Il en va bien autrement des Anglais qui habituellement ne savent pas ou ne veulent pas parler une autre langue que la leur ; de même les Américains du Centre ou du Sud, très nombreux à Paris et dont l'espagnol est la langue maternelle, ne peuvent habituellement sans l'aide d'un interprète se faire comprendre d'un Français,

Qualités physiques. — Nous serons plus bref sur les qualités physiques que doit présenter l'oculiste. Assurément il est utile d'avoir un physique agréable et engageant, d'avoir une santé vigoureuse et de posséder tous les dons naturels ; le *mens sanum in corpore sano* constitue toujours une excellente condition pour triompher dans la lutte pour l'existence, mais cela n'est pas indispensable. La profession est bien moins fatigante pour nous que pour ceux qui exercent la médecine générale ; nous faisons peu de visites et nous ne montons guère d'étages, nous ne sommes jamais dérangés la nuit et nos opérations n'exigent aucun déploiement de force physique. Nous pouvons donc être bancal, boiteux ou bossu sans porter aucun préjudice à nos malades ; il y a d'autre part des exemples d'oculistes ne rappelant en rien l'Apollon du Belvédère et qui ont su malgré cela s'attirer une très nombreuse clientèle.

Il ne paraît même pas indispensable pour un oculiste d'avoir de très bons yeux à en juger par le nombre considérable de myopes, d'hypermétropes, d'astigmates ou même de borgnes qui exercent dignement notre profession. Il est au moins utile de corriger exactement sa réfraction et de n'avoir pas de lésions des membranes profondes.

Parmi les autres organes des sens, l'ouïe et le goût n'ont pas chez nous de rôle spécial ; le toucher doit être assez délicat et l'odorat, qui joue un si grand rôle en médecine générale, nous sera également fort utile pour le diagnostic rapide de l'amblyopie par l'alcool ou par le tabac, du diabète, de l'ozène qui peut compromettre les opérations.

Le costume autrefois a joué un grand rôle chez les médecins ; aujourd'hui nous ne nous distinguons plus de cette manière. Bien peu d'entre nous osent même porter la cravate blanche qui devient plutôt l'apanage de professions subalternes et nous ne verrons bientôt plus aucun de ces représentants de la vieille école qui affirmaient leur dignité doctorale par la longueur de leur redingote ou la forme de leur chapeau.

Tous les caractères distinctifs des castes et des classes tendent de plus en plus à disparaître. Le médecin aujourd'hui s'habille comme tout le monde. Successivement en rapport avec toutes les classes de la population, il doit avoir une tenue décente sans trop de recherche ; le seul point par lequel il importe qu'il se distingue, c'est une exquise propreté.

Nous ne traiterons pas de la pratique de l'oculistique par les femmes, craignant de ne pas être assez aimable. Un grand nombre d'entre elles aujourd'hui étudient l'ophthalmologie avec intelligence et ténacité ; quelques-unes même la pratiquent avec succès. Nous croyons que celles-ci resteront à l'état de très honorables exceptions.

DEVOIRS DE L'OCULISTE ENVERS SES CONFRÈRES

C'est surtout en ce qui concerne les devoirs du médecin vis-à-vis de ses confrères que la déontologie diffère pour nous de ce qu'elle doit être dans la pratique générale, mais ici nous devons spécifier et traiter séparément de nos devoirs envers nos collègues en ophtalmologie et de nos devoirs envers les praticiens généraux.

Devoirs vis-à-vis des autres ophtalmologistes. — Ces devoirs sont moins étroits que ceux des praticiens généraux les uns envers les autres. On admet généralement que le cabinet de consultation est un terrain neutre dans lequel tous les malades ont le droit de pénétrer. Ils peuvent se présenter chez nous à une époque quelconque de leur maladie, qu'ils aient été jusque-là dépourvus de tous soins ou qu'ils aient reçu ceux d'un praticien quelconque ou même d'un spécialiste. Nous leur devons nos soins sans leur demander pourquoi ils ont quitté l'autre confrère, mais aussi sans exercer aucune critique contre le traitement déjà suivi lorsqu'il s'agit d'un confrère honorable et régulier.

Si cette règle n'était pas admise sans conteste, cela rendrait la pratique de notre spécialité très difficile, surtout pour les jeunes. En oculistique, en effet, plus que pour toute autre partie de la médecine, les malades vont volontiers de l'un à l'autre, et ils tiennent à avoir l'avis de plusieurs confrères avant de prendre une détermination tant soit peu grave. Un confrère qui aurait le très honorable scrupule de ne vouloir soigner aucun malade qui eût été déjà soigné par un autre aurait grand'peine à se former une clientèle.

Lorsque le malade vient nous consulter pour un état essentiellement chronique, pour un vice de réfraction par exemple, nous pouvons lui donner nos soins sans rechercher l'histoire des traitements qu'il aurait antérieurement suivis. Nous avons assurément besoin de connaître les commémoratifs, mais il n'est pas utile d'ajouter des noms propres à l'histoire des traitements. S'il y a déjà eu quelque opération, extraction de cataracte, iridectomie pour glaucome, strabisme plus ou moins corrigé, mieux vaut ne pas demander le nom de l'opérateur. Les malades qui se trouvent très bien soignés par nous ne vont pas ensuite en consulter d'autres, nous ne voyons guère que les *ratés* de nos confrères, des gens mécontents soit parce que l'opération n'a pas réussi au gré de leurs désirs, soit pour toute autre cause. Nous n'avons point, en tout cas, à entrer dans leurs griefs et à nous porter juge entre eux et notre confrère. Si l'opération a été très bien faite, nous pouvons le dire hautement; dans le cas contraire, il est préférable de n'en pas parler et de se tenir sur une complète réserve, se rappelant que nul n'est à l'abri d'un insuccès opératoire et qu'il est toujours délicat de juger le résultat d'une opération dont on n'a pas été témoin. Si le malade de lui-même nous dit le nom de son opérateur et nous demande notre avis, soyons aussi discret que possible, et en tous cas ne disons jamais de mal de nos confrères. C'est un très mauvais moyen de se faire valoir que de chercher à déprécier les autres; le discrédit jeté sur l'un de nous rejaillit toujours plus ou moins sur l'ensemble de la profession. Toute appréciation formulée par nous peut être mal interprétée, soit qu'elle soit mal comprise, soit que les malades suivent une tendance naturelle de leur esprit à mettre les médecins en contradiction les uns avec les autres. Si les médecins croyaient toujours ce que racontent les malades, il en résulterait bien des haines ne reposant que sur des malentendus.

La réserve que nous devons toujours observer dans nos paroles vis-à-vis des malades, en ce qui concerne les opérations antérieures ou les traitements déjà suivis, doit être bien plus grande encore lorsque nous parlons en public, dans une clinique ou dans un hôpital. Ici surtout il faut une discrétion parfaite, il faut éviter d'une façon absolue toute parole qui pourrait être mal interprétée par les malades ou par les élèves. En somme, il faut être très indulgent pour des erreurs possibles et nous montrer toujours jaloux de la dignité de notre profession.

Il est bien entendu que cette conduite doit être employée vis-à-vis des confrères réguliers et honnêtes, mais que nous conservons toute notre liberté d'appréciation et de langage vis-à-vis des charlatans plus ou moins munis de diplômes et dont la honte ne saurait rejaillir sur nous.

Lorsqu'on vient nous consulter pour une de ces affections aiguës mais de longue durée qui sont si communes dans la pathologie oculaire : glaucome subaigu, irido-choroïdite à poussées successives, sclérite, etc., il arrive souvent que le malade, pour cette même crise de son affection, ait déjà consulté un ou même plusieurs de nos confrères. L'usage veut cependant que nous acceptions de lui donner des soins dans notre cabinet. Il importe alors, dans l'intérêt du malade et de notre réputation, de connaître le traitement déjà suivi, à cause de l'intolérance possible pour tel ou tel médicament et pour ne pas formuler à nouveau un traitement que le malade a déjà suivi sans aucun effet. Parfois le malade montre de lui-même ses ordonnances antérieures, rien de mieux ; dans le cas contraire, nous devons le questionner sur le traitement en ayant toujours présent à l'esprit ce précepte qu'il faut toujours s'abstenir de toute critique inutile et que nous ne saurions donner au public une trop haute idée de notre profession.

Les visites successives faites par les malades dans les cabinets de plusieurs oculistes tiennent parfois au désir de contrôler eux-mêmes les uns par les autres les diagnostics ou les pronostics que nous avons portés. C'est un plaisir qu'ils ont le droit de se procurer; nous pouvons même leur en faciliter la jouissance en inscrivant nettement en tête de notre première ordonnanee les détails de notre diagnostic. Il est juste d'autre part, pour diminuer cette tendance trop prononcée chez quelques malades et aussi pour nous rémunérer d'un examen toujours plus long une première fois, de prendre un chiffre double d'honoraires lors de la première consultation.

Ces visites successives des malades ont souvent un autre but : ils ont une opération à se faire faire; plusieurs oculistes leur ont été recommandés; ils veulent choisir soit celui dont la figure leur plaira le mieux, soit plutôt celui dont les honoraires seront le moins élevés. Nous n'avons aucune influence sur l'appréciation qu'ils peuvent porter relativement à notre physique, mais nous n'oublierons pas que les malades nous estiment en raison des honoraires qu'ils nous donnent et qu'il est de l'intérêt de chacun de nous de réagir le plus possible contre l'abaissement du prix des opérations.

Consultations entre confrères. — Nous éprouvons moins souvent que dans la médecine générale le besoin d'appeler un confrère en consultation. En ophtalmologie, dans la plupart des cas, le diagnostic peut se faire avec une précision presque mathématique; nos moyens d'exploration sont assurément supérieurs à ce qu'ils sont dans les autres parties de la médecine. Cela ne veut certes point dire que nous ne fassions pas d'erreurs de diagnostic, nous pouvons passer à côté de la vérité, mais dans presque tous les cas nous arrivons à nous faire une opinion vraie ou fausse, et sur cette opinion nous basons un traitement sans qu'il nous paraisse habituellement utile d'être mieux éclairés.

Dans quelques cas cependant, nous pouvons désirer recourir à l'opinion d'un confrère, soit pour contrôler un diagnostic douteux, soit pour instituer un traitement dans une affection rebelle, soit pour peser sur l'esprit d'un malade qui refuse une opération jugée par nous très utile. Quelquefois nous nous bornons à donner au malade un mot pour un confrère dont il devra nous rapporter l'avis, quelquefois nous voyons le malade ensemble avec le cérémonial usité dans ces sortes de réunions. Lorsque le malade nous laisse libre de désigner le consultant, nous choisissons quelque maître indiqué par ses titres, son âge ou l'importance de ses travaux, ou bien nous appelons quelque confrère d'une situation analogue à la nôtre. Lorsque la famille elle-même a fait choix d'un confrère, nous devons l'accepter toujours par courtoisie, même lorsque, chose rare, ce confrère est plus jeune et paraît moins qualifié que nous, à condition, bien entendu, qu'il ne s'élève aucun doute sur sa parfaite honorabilité.

Après l'examen du malade, il est d'usage que l'oculiste habituel et le consultant soient laissés seuls pour discuter ensemble le diagnostic et le traitement déjà suivi et pour étudier la meilleure règle de conduite dans l'intérêt du malade, tout en sauvegardant la dignité et la réputation du médecin traitant. Le médecin traitant demande alors au consultant le chiffre des honoraires qu'il doit lui faire allouer avant son départ, puis l'ordonnance étant rédigée, écrite par l'oculiste traitant ou par le plus jeune, on revient auprès du malade. C'est au consultant qu'il appartient de lire cette ordonnance et de la commenter devant le malade, en rendant justice au traitement déjà prescrit par le confrère, mais en le modifiant s'il y a lieu parce que la maladie elle-même a changé et qu'il faut user actuellement d'autres moyens.

Toute cette petite cérémonie doit s'accomplir avec une parfaite courtoisie, mais il est bien certain que l'intérêt du malade ne doit nullement en être lésé. Il importe à la réussite du traitement que le malade ait pleine confiance en son médecin; mais l'un et l'autre, médecin traitant et médecin consultant, ont le devoir strict de déclarer s'ils diffèrent d'opinion et d'en appeler dans ce cas à un troisième confrère.

Un devoir absolu pour le médecin appelé en consultation, c'est de ne jamais revoir le malade sans le confrère qui l'a fait appeler. De même, si dans cette consultation une opération a été décidée, il appartient à l'oculiste traitant de la faire, sauf dans le cas où lui-même préfère remettre le malade entre les mains de son confrère particulièrement désigné parce qu'il a l'habitude d'une opération nouvelle et spéciale.

Devoirs de l'oculiste envers les praticiens généraux. — Le spécialiste occupe dans la profession médicale une place à part qui l'oblige à certains

devoirs vis-à-vis des praticiens généraux. Aucune spécialité n'est aussi nettement délimitée que l'ophtalmologie, parce que l'organe auquel elle s'adresse
est lui-même nettement circonscrit, parce qu'il faut pour l'explorer et le soigner des connaissances spéciales, parce que les opérations, nombreuses, à
pratiquer sur lui exigent non seulement une certaine dextérité de mains, mais
encore une instrumentation coûteuse et une expérience que ne peuvent
acquérir ceux qui n'ont qu'une fois par hasard à pratiquer ces opérations. Le
spécialiste s'impose de plus en plus à notre époque pour diverses parties de
la médecine; elle est depuis longtemps de règle absolue pour l'ophtalmologie.
Nos confrères nous renvoient ceux de leurs clients qui ont des manifestations
oculaires; souvent, et cela de plus en plus, les malades, dans ces cas, ne
consultent même pas leur médecin habituel, ils ne croient pas le froisser s'ils
ne vont pas le voir pour une chose qui ne leur paraît pas être de sa compétence et, sans même leur demander conseil pour le choix d'un oculiste, ils
vont directement chez celui-ci.

Nous retirons de cet état de choses divers avantages qui, d'autre part,
entraînent pour nous des obligations. Nous nous obligeons moralement à
rester strictement cantonnés sur notre territoire, à ne pas faire d'incursions
sur le domaine des praticiens généraux.

Dans beaucoup de villes d'importance secondaire, la pratique ophtalmologique ne suffirait pas à créer une situation convenable; nos confrères ont
l'habitude d'y joindre quelques spécialités voisines et traitent en même temps
les maladies des oreilles, du larynx et du nez. Rien de mieux, mais les
devoirs envers les praticiens généraux n'en restent pas moins étroitement
définis.

Nous nous intitulons spécialistes pour les maladies des yeux, notre devoir
strict est de ne soigner que les maladies des yeux; il ne faut pas que le
confrère qui nous envoie ses malades puisse voir en nous un concurrent à un
degré quelconque, il serait alors pleinement en droit de perdre toute confiance en nous.

Ce n'est pas que nous ne soyons très fréquemment sollicités de sortir de
notre domaine, soit par les malades eux-mêmes, soit par les circonstances.
Les maladies des yeux sont le plus souvent la conséquence d'un état général
qu'il importe avant tout de soigner; souvent nous serons obligés de prescrire
nous-même ce traitement général; il faut du moins y mettre la plus absolue
discrétion.

Les malades qui viennent nous voir ont deux origines : ils sont envoyés
par un médecin, ou bien ils viennent d'eux-mêmes, parce qu'ils connaissent
un autre malade à qui nous avons donné des soins.

S'ils sont envoyés par un médecin, nous devons au confrère un mot pour
le remercier de nous avoir adressé un malade, pour le mettre au courant de
notre diagnostic et de notre traitement. Il n'y a généralement pas d'inconvénient à remettre ce mot au malade lui-même lorsqu'il doit revoir son médecin
dès le lendemain, c'est même un moyen de renvoyer le malade au confrère.
Mais les malades sont souvent bien négligents et il peut arriver que notre

mot reste en route ; d'autre part, il faut habituellement se méfier de la discrétion des malades et ne pas leur confier, même sous enveloppe fermée, une lettre contenant des appréciations qu'ils ne doivent pas connaître. Des personnes du meilleur monde, très préoccupées de leur état, se sont trouvées entraînées à violer le secret de cette correspondance, pour y chercher la confirmation ou la négation de leurs craintes. Aussi est-il souvent préférable d'écrire directement au confrère.

Quoi qu'il en soit, dans ces cas, notre conduite est nettement tracée. Nous donnons toute notre opinion au confrère, nous prescrivons le traitement local, nous pouvons même lui indiquer dans quel sens il serait préférable que le traitement général fût dirigé, mais nous lui laissons prescrire et surveiller ce traitement.

Ce n'est pas que cette pratique n'offre parfois des inconvénients notables. Un syphilitique, qui n'a aucune autre manifestation actuelle que ses phénomènes oculaires, nous est envoyé par son médecin. Il serait tout à fait désirable que nous pussions diriger seul le traitement général, parce que nous savons mieux, nous oculistes, quel traitement convient pour les affections du fond de l'œil et parce que seuls nous pouvons contrôler les effets de ce traitement. Il y a là un point délicat dont il faut savoir se tirer en respectant également l'intérêt du malade et l'intérêt du médecin.

Un malade vient nous voir de lui-même, sans se recommander d'aucun confrère, ou bien, et dans l'espèce cela revient au même, le confrère qui nous l'adresse est lui-même un spécialiste d'une autre sorte, laryngologiste, uropathe ou dentiste par exemple. Nous aurons alors à distinguer deux cas, ou bien ce malade ne connaît aucun médecin, ne se soigne nullement, ou bien il a un médecin traitant habituel qu'il n'a pas jugé à propos de consulter dans la circonstance. Dans le dernier cas, si le malade y consent, nous entrons par une lettre en rapport avec ce confrère, exactement comme si le malade nous avait été envoyé par lui, nous le mettons au courant de son état et nous le prions de diriger le traitement général, en indiquant les points que ce traitement doit surtout viser pour guérir l'affection oculaire.

Si le malade n'a pas de médecin, ou s'il tient à ce que son médecin habituel reste en dehors de la question, notre liberté devient entière. Nous pouvons et devons soigner complètement ce malade et lui faire tout traitement susceptible de l'améliorer. C'est assurément dans les cas où nous dirigeons seul tout le traitement que celui-ci peut être conduit avec le plus de méthode et que nous devons avoir les meilleurs résultats.

Ce traitement ne peut d'ailleurs être dirigé qu'en vue de guérir l'affection oculaire, et même dans le cas où le malade n'a jamais eu de médecin, n'a jamais été soigné jusque-là, nous ne sommes nullement autorisé à le prendre en traitement pour une affection étrangère à l'ophtalmologie. L'intérêt du malade s'accorde pleinement ici avec le nôtre : nous serions de piètres médecins par manque d'habitude de la médecine générale et nos confrères médecins cesseraient justement de nous envoyer leurs malades si nous avions le mauvais goût de leur faire concurrence.

On se trouve quelquefois en butte à l'importunité de malades qui, satisfaits de leur guérison, se figurent volontiers que notre compétence doit être universelle et que nous pouvons également les guérir d'autres maladies ; ils amènent même d'autres personnes atteintes d'affections tout à fait étrangères à notre spécialité. Il est de règle absolue d'éconduire poliment ces malades auxquels nous ne pouvons reprocher qu'une manifestation intempestive de leur reconnaissance ; il est habituellement facile de leur vanter justement un confrère qui les guérira beaucoup plus facilement que nous ; nous trouverons là, d'autre part, un agréable moyen de remercier un confrère avec lequel nous sommes habituellement en relation.

Dichotomie. — Ce mot de dichotomie est entré dans le domaine courant, non seulement parmi les médecins, mais souvent aussi, malheureusement, parmi les malades trop renseignés sur ces pratiques : il sert à désigner le partage des honoraires entre le médecin et le chirurgien qu'il fait appeler près de son malade.

Il est certain que la dichotomie a donné lieu aux abus les plus fâcheux. Un médecin peu scrupuleux fera appeler, pour opérer son malade, non pas le chirurgien qui lui paraît le plus apte à le bien soigner et à le guérir, non pas un de ses maîtres en la prudence et l'habileté duquel il soit autorisé à avoir pleine confiance, mais un confrère plus ou moins bien doué et avec lequel on puisse prendre la liberté de lui mettre le marché à la main ; on lui proposera de faire telle opération plus ou moins nécessaire pour tel chiffre d'honoraires, à la condition qu'une partie de ces honoraires reviendra au médecin dans la proportion de 50 ou même 75 p. 100.

Cette pratique est honteuse, sans aucune justification possible ; on a fait ainsi des opérations inutiles ou même dangereuses, sans autre but que de gagner de l'argent ; ces opérations peuvent être d'autant plus dangereuses qu'on les fait souvent faire par des praticiens d'ordre très secondaire, les chirurgiens de valeur ne se prêtant pas à de pareilles compromissions. La dichotomie ainsi comprise doit être repoussée avec horreur ; ceux qui la pratiquent sont des forbans égarés dans la médecine ; nous devons écarter toute idée de confraternité et de solidarité avec eux.

D'autre part, il existe assurément un contraste illégitime et choquant entre les honoraires respectivement offerts au médecin et au chirurgien qui viennent de soigner ensemble un malade avec la même sollicitude et les mêmes responsabilités. Un confrère instruit et avisé diagnostique chez un de ses malades les prodromes d'un glaucome aigu et nous amène ce malade auquel il va être nécessaire de faire une iridectomie. L'opération sera pratiquée soit dans une maison de santé, soit chez le malade, avec l'assistance de son médecin. L'œil va guérir grâce au diagnostic fait à temps par le médecin et à l'opération qu'il a fait pratiquer, ou bien, malgré tout traitement, malgré toute opération même bien conduite, le glaucome continuera à évoluer pour se terminer par une cécité complète. Dans le premier cas, le malade guéri enveloppera de sa reconnaissance le chirurgien dont il ne saura trop répéter les louanges; dans le second, il sera porté à adresser les plus amers reproches non seulement à l'opérateur, mais surtout peut-être au médecin. Comme honoraires, il acceptera assez volontiers parfois de donner pour l'opération une forte somme, mais lors du règlement des honoraires du médecin, il protestera violemment si celui-ci veut compter pour l'assistance à l'opération beaucoup plus que pour une simple visite. Il y a là une injustice flagrante contre laquelle il importe de réagir honnêtement.

Il y a des considérations que l'on ferait entrer difficilement dans l'esprit des malades et cependant il importe à notre dignité que tout se passe au grand jour. Un certain nombre de Sociétés médicales ont établi des tarifs d'honoraires et se sont accordées sur ce point que, pour une opération faite avec l'assistance du médecin, celui-ci devait recevoir le quart des honoraires attribués à l'opérateur; le médecin devra compter à part ses visites ultérieures, tous les soins qu'il aura à donner au malade en dehors du jour de l'opération elle-même.

Cela nous paraît absolument légitime et de nature à concilier tous les intérêts, mais il ne faut pas confier au malade lui-même ou à la famille le soin de faire cette répartition. Il trouverait singulier, s'il donne 1.000 francs pour une opération de cataracte, d'être obligé de donner 200 francs au médecin qui n'a fait que regarder; mais lorsque nous convenons du chiffre des honoraires qui nous seront alloués pour une opération, il doit être spécifié par nous que ce chiffre comprend les honoraires dus pour l'opération, médecin compris, et que cela est convenu avec le confrère qui ne réclamera rien pour l'opération elle-même. Il est, d'autre part, habituel de faire honorer immédiatement nos aides en indiquant que le chiffre demandé pour l'opération comprend seulement les honoraires du médecin et du chirurgien.

Il arrive souvent qu'un médecin qui s'intéresse à son malade s'arrange d'abord avec lui et convient de la somme qu'on pourra offrir au chirurgien. Il s'agit habituellement là d'honoraires modestes, que nous devons toujours accepter pour être agréable au confrère; nous aurons d'ailleurs le droit de faire sentir au malade que ce ne sont pas là nos honoraires habituels, mais que nous consentons à les réduire à ce chiffre à cause de l'intérêt que son médecin lui porte et de la considération que nous avons pour celui-ci.

Oculistes ambulants. — L'habitude s'est établie depuis longtemps pour beaucoup de nos confrères de Paris et de province de ne pas se borner aux consultations données à leur domicile habituel, mais d'aller en outre à date fixe dans une autre localité plus ou moins éloignée donner des consultations et faire des opérations. La chose est entrée dans les mœurs, elle nous paraît parfaitement admissible à deux conditions formelles : la première c'est que, au moment où l'on installe un cabinet de consultation dans cette seconde localité, il n'y ait pas d'oculiste déjà établi dans la même ville; la seconde, c'est que l'on respecte dans le second poste comme dans le premier toutes les règles de la dignité professionnelle, qu'on ne coure pas les foires et marchés et qu'on ne fasse insérer aucune annonce dans les journaux de la région. Cette seconde installation doit avoir l'assentiment de la totalité ou de la presque totalité des médecins de la ville et de son voisinage immédiat. C'est dire que l'on doit une visite à ces médecins, mais on ne saurait admettre un autre mode de publicité.

Point particulier : si telle ville d'eau minérale, station de bains de mer, lieu de villégiature à un titre quelconque, attirant pendant une certaine partie de l'année une clientèle étrangère plus ou moins nombreuse, est déjà desservie en quelque sorte par un oculiste qui n'a pas là son domicile principal, il est loisible à tout autre oculiste de chercher à bénéficier des mêmes avantages, en se conformant aux règles énoncées ci-dessus.

Est-il bien utile, dans ces pages consacrées à la déontologie de l'oculiste, de parler des communications faites aux Sociétés savantes et des articles publiés dans les journaux strictement scientifiques ? Ces publications doivent être encouragées dans l'intérêt de la science elle-même qui y gagne généralement quelque chose. Il y a parfois quelques abus de la part de confrères qui cherchent surtout à attirer l'attention sur leur nom. Les conséquences en sont variables : quelques confrères, en répétant ainsi leur nom, pourront donner au public médical non spécialiste une haute idée de leur valeur propre ; d'autres pourront ainsi faire croire que l'absence et le besoin de clientèle leur laisse tout loisir de faire ces importants travaux et leur inspire le désir de leur donner de la publicité.

Comme transition à l'étude de nos devoirs envers les malades, nous pouvons traiter ici de nos rapports avec les confrères malades et avec les familles de médecins.

Que nous devions tous nos soins aux médecins malades, même lorsque ces soins comportent des opérations, des visites éloignées, fréquentes, il ne saurait y avoir de doute sur ce point. Le confrère nous témoignera sa reconnaissance comme bon lui semblera, par un cadeau, par l'envoi de malades, par un simple remerciement s'il n'est pas fortuné et s'il fait peu de clientèle ; nous ne devons, en tous cas, accepter de lui aucune rémunération. La règle est absolue et nous devons, si le médecin insiste, lui dire que cela nous paraîtrait une atteinte à la bonne confraternité.

Vis-à-vis des parents des médecins, notre rôle doit être délimité : nous devons nos soins complets, exactement dans les mêmes conditions qu'au médecin lui-même, à sa famille immédiate, c'est-à-dire à sa femme et à ses enfants. Ici la règle est absolue ; au delà de cette limite, notre conduite variera avec les circonstances. Nous devons nos soins gratuits aux parents du médecin qui sont à sa charge, à son père et à sa mère s'il les soutient, à une sœur, une tante vivant avec lui et n'ayant aucun autre moyen d'existence. Pour une parente plus éloignée, nous devons nous inspirer des circonstances : si un parent, même un peu éloigné, mais pauvre, nous est adressé par un confrère avec qui nous sommes en relations habituelles, ou même par un confrère que nous connaissons peu, mais qui nous prie d'avoir égard à la situation de son parent, il est bien certain que nous devons faire bénéficier ce malade d'une gratuité dont nous ne sommes d'ailleurs pas avares ; mais s'il se présente dans notre cabinet un parent même proche d'un confrère, le père par exemple, mais fortuné, n'étant nullement à la charge de son fils, nous devons accepter les honoraires qui nous sont offerts ; nous entourerons ces parents de médecins d'une sollicitude toute particulière, mais nous ne les considérerons pas comme des malades gratuits.

Chambres de médecins. — En Autriche, il existe des Chambres de médecins créées par la loi du 22 décembre 1891. Ces Chambres sont la représentation du corps médical et elles ont le droit de délibérer sur tout ce qui concerne les intérêts des médecins, leurs devoirs, la dignité et l'honneur professionnels, les progrès dans l'art de guérir, les questions sanitaires d'ordre général. Elles émettent des avis et soumettent au Gouvernement des propositions et des vœux. Il y a une Chambre de médecins dans chaque province d'Autriche et même deux dans les provinces les plus étendues, comme la Galicie. Le bureau se compose de cinq à neuf membres élus en assemblée générale par tous les médecins en résidence dans le district ; il sert de conseil de famille et juge les différends entre les médecins ainsi que les manquements au code déontologique. Comme sanctions, la Chambre a l'avertissement, la réprimande, le blâme et l'amende jusqu'à 400 couronnes (la valeur de la couronne est de 1 fr. 05).

En France, nous n'avons rien de semblable. On a cherché à diverses reprises à créer un conseil de l'ordre calqué sur celui de l'ordre des avocats. Ces tentatives, heureusement, ont totalement échoué.

DEVOIRS DE L'OCULISTE ENVERS LES MALADES

Nous devons aux malades de la douceur, de la déférence, toute notre attention.

Notre sollicitude pour eux ne doit pas aller jusqu'à écouter avec trop de complaisance leurs doléances ; nous devons favoriser leurs intérêts, mais sans compromettre injustement en leur faveur des intérêts également respectables et opposés aux précédents ; cette remarque a trait aux certificats qu'ils nous demandent si souvent pour attester des lésions diverses et pour obtenir d'un patron, d'une compagnie ou de l'État, de fortes indemnités. Nous avons parlé à l'article Simulation des erreurs à éviter dans l'appréciation des dommages réellement subis. Les malades peuvent être de bonne foi, parfois l'appât du gain les porte à s'illusionner même sur la gravité d'un accident. Dans tous les cas nous leur devons la vérité tout entière en y mettant toutes les formes réclamées par leur bonne foi. Nos clients doivent voir en nous un ami, il ne faut jamais leur laisser supposer qu'ils puissent trouver un complice ; notre bienveillance doit avoir pour limite l'esprit de justice et une indépendance absolue.

Un point très délicat de la pratique journalière est la conduite que nous devons tenir vis-à-vis des malades qui nous demandent quels doivent être les résultats de l'opération qui leur est proposée. Il est de l'intérêt et de la dignité du médecin de répondre en pareil cas avec la plus grande franchise, mais il n'est pas tenu d'énumérer tous les accidents qui peuvent survenir. Si lorsqu'un malade vient nous demander de l'opérer de la cataracte, nous lui énumérons toutes les conséquences possibles de l'opération : panophtalmie de l'œil opéré avec nécessité d'enlever cet œil ou de l'éviscérer, ophtalmie sympathique possible sur l'autre œil, persistance après l'opération d'une capsule dont il faudra faire l'extraction, opération plus délicate que la première, ramollissement du corps vitré, décollement de la rétine, glaucome ; si nous énumérons cette série de catastrophes qui toutes sont possibles, il est certain que nous enlèverons au malade tout désir de se faire opérer, à moins que, chose plus probable, nous lui donnions simplement le désir d'aller voir un oculiste plus adroit que nous.

Notre seul guide ici comme toujours doit être l'intérêt du malade : l'opération est nécessaire pour que le malade recouvre la vue ; n'allons pas au devant des questions du malade, et s'il en pose bornons-nous à répondre en indiquant les probabilités. A un malade qui nous demande comment cela doit se passer pendant et après l'opération, nous pouvons répondre par exemple ceci :

L'opération n'est pas douloureuse, grâce à la cocaïne ; après l'opération, le premier jour, vous aurez peut-être quelques douleurs dans l'œil, quelques élancements, quelques éclairs, mais ce sera peu important et très supportable. Le principal ennui de l'opération c'est le séjour au lit pendant trois jours avec les yeux fermés. Vous garderez un pansement sur l'œil opéré pendant huit jours, puis vous porterez des verres fumés pendant quinze jours, et c'est après ce temps, c'est-à-dire trois semaines ou un mois après l'opération qu'on vous donnera les verres à cataracte vous permettant de jouir réellement de votre opération.

Le malade demandera peut-être quelque autre éclaircissement et c'est probable, car le public est de plus en plus renseigné en pareille matière ; une personne qui vient vous demander de l'opérer connaît généralement d'autres personnes opérées avant elle avec des fortunes diverses. On est ainsi amené à leur dire que le port de lunettes est indispensable pour bien voir après l'opération de la cataracte, qu'on peut avoir quelque peine à s'habituer à ces verres, par exemple pour juger de la distance des objets, qu'on peut être très gêné au début, parce qu'on voit très différemment avec les deux yeux, qu'enfin il est possible qu'une seconde opération soit nécessaire après quelque temps, mais qu'en somme, de toute la chirurgie oculaire, l'opération de la cataracte est une de celles qui donnent les plus beaux résultats. Nous devons toute la vérité aux malades, mais nous ne devons pas les effrayer sans raison en nous rappelant qu'il est avant tout de leur intérêt d'être opérés.

C'est l'une des difficultés de notre profession de faire accepter aux malades une opération dont l'utilité et même l'urgence est cependant indéniable. On est alors porté, pour les convaincre, à exagérer l'utilité de cette opération et ses conséquences favorables. Cette tendance est toute naturelle ; il faut cependant se méfier et se garder de faire des promesses que l'on ne pourrait ensuite réaliser. Ce manquement à nos promesses peut avoir la plus fâcheuse influence sur l'opinion que les malades doivent avoir de nous.

L'une des affections dans lesquelles il est le plus difficile de faire accepter l'intervention chirurgicale, c'est le glaucome. Dans le glaucome prodromique, les malades ont des crises passagères ; après avoir présenté pendant quelques minutes ou quelques heures de la rougeur, de la douleur et un trouble de la vue plus ou moins intense, ils n'éprouvent plus ces phénomènes et se considèrent comme guéris. Il est alors difficile de les décider à se laisser faire une iridectomie, surtout lorsqu'on leur dit, comme c'est la vérité, qu'après l'opération ils verront moins bien qu'auparavant, par suite d'un astigmatisme post opératoire qui mettra quelques mois à disparaître. Pendant les crises de glaucome aigu, alors qu'ils ressentent des douleurs violentes et que la vision diminue rapidement, ils acceptent plus volontiers. Nous devons alors leur dire que l'iridectomie est indispensable, que c'est le seul moyen de mettre fin à leurs douleurs et d'empêcher une plus complète désorganisation de l'œil, mais nous ne devons pas leur cacher, surtout s'ils nous interrogent à ce sujet, que ce résultat n'est pas certain et que dans bon nombre de cas, malgré l'opération la mieux faite, les malades atteints de glaucome arrivent à une cécité complète.

Dans les cas de glaucome chronique, la question est douteuse et la discussion du rapport de DE WECKER sur l'utilité de l'iridectomie dans le glaucome, au Congrès de la Société française d'ophtalmologie de 1901, a montré que les oculistes étaient partagés sur ce point. Nous n'avons pas à faire entrer les malades dans ces questions scientifiques, car ils ont toujours une forte tendance à partager l'opinion de ceux qui sont d'avis de ne pas intervenir, et nous devons leur montrer les avantages de l'opération toutes les fois que ces avantages nous paraissent certains.

D'autres cas dans lesquels les malades ont peine à accepter l'intervention opératoire, ce sont ceux dans lesquel on peut craindre le développement ultérieur d'une ophtalmie sympathique. Lorsqu'un œil est perdu d'une façon irrémédiable à la suite d'un traumatisme, surtout lorsque ce traumatisme est particulièrement dangereux, comme ceux qui siègent sur le limbe scléro-cornéen, nous devons prévenir le malade, ou sa famille lorsqu'il s'agit d'un enfant, des conséquences possibles de l'accident et de la nécessité immédiate ou ultérieure de faire l'ablation de l'œil blessé. Nous avons ici encore une réserve à faire, mais elle s'appliquera à un très petit nombre de cas. On a publié en effet un certain nombre de cas dans lesquels l'ophtalmie sympathique est survenue après l'énucléation faite d'une façon préventive, mais ici le fait est tellement rare qu'on est autorisé à ne pas en parler.

Observations des malades. — Une excellente habitude à prendre dans la clientèle est de tenir soigneusement note de tout ce que l'on observe chez les malades. Il faut consigner sur une feuille spéciale à chaque malade, et avec des détails suffisants, tout ce que l'on observe chez lui, et classer ces observations dans le seul ordre logique en pareil cas, l'ordre alphabétique, pour les retrouver immédiatement en cas de besoin. Ces observations peuvent avoir une double importance, d'abord au point de vue scientifique, car, au bout d'un certain nombre d'années, les notes ainsi consignées peuvent devenir une réserve précieuse pour un travail quelconque, puis au point de vue du succès dans la clientèle ; un malade qui ne sera pas venu nous voir depuis quelques années sera surpris de constater que, à l'aide de nos notes, nous nous rappelons un grand nombre de détails qu'il aura complètement oubliés lui-même ; il sera vite persuadé que, suivant une expression vulgaire et très répandue, nous connaissons fort bien son tempérament, et il ne sera nullement tenté de nous quitter pour aller trouver un autre oculiste assurément moins bien renseigné que nous. La tenue de ces feuilles d'observation n'est pas très facile pour les médecins faisant de la pratique générale et voyant beaucoup plus de malades à domicile que chez eux. Pour les oculistes au contraire, qui ne sortent guère de leur cabinet et qui peuvent toujours avoir ces feuilles sous la main lorsqu'ils reçoivent les malades, cette rédaction est facile. Sur nos feuilles d'observation, nous consignerons non seulement les détails pathologiques, l'histoire clinique du malade, nous ajouterons le traitement et la manière dont le malade le supporte. Si par exemple nous avons déjà noté que le malade supporte très mal l'iodure de potassium ou de sodium, même à la dose de quelques centigrammes ; si nous savons que le protoiodure de mercure lui donne des coliques et de la diarrhée qui l'obligent à suspendre le médicament, nous nous tiendrons du moins sur nos gardes lorsque nous aurons à faire une nouvelle prescription. Nous éviterons ainsi des difficultés qui tendraient à diminuer la confiance de nos clients.

Sur nos feuilles d'observation, nous insérerons le nom et l'âge des malades. Le nom nous permettra de les retrouver ; la connaissance de leur âge a une importance évidente à bien des points de vue.

Les malades ne refusent pas de donner leur nom ; une seule fois une dame a refusé de me dire comment elle s'appelait ; je ne l'ai d'ailleurs pas revue, mais le médecin qui me l'envoyait m'a appris plus tard qu'elle était atteinte du délire des persécutions.

Il peut être plus délicat de demander son âge à une dame qui entre pleinement dans la période de l'âge mûr, tout en cherchant à se donner les apparences de la jeunesse. Il faut souvent user de diplomatie, agir avec beaucoup de réserve et même laisser le renseignement en blanc, toutes les fois que la question doit paraître trop indiscrète. Nous avons souvent de ce côté d'agréables surprises : une dame dont nous avions déjà pris l'âge et à laquelle nous le demandons à nouveau pour contrôle sera quelquefois plus jeune qu'elle ne l'était quelques années auparavant. Nous garderons prudemment pour nous le résultat de cette investigation.

Nous inspirerons confiance aux malades en nous rappelant nettement, au moyen de nos fiches, leurs antécédents pathologiques. Nous leur inspirerons plus confiance encore si nous nous rappelons leur nom ; cela leur paraît une preuve certaine de l'intérêt qu'ils nous ont inspiré. Cela dépend surtout, il est vrai, de notre organisation cérébrale et la mémoire, en particulier la mémoire des noms, est celle de nos facultés intellectuelles qui s'émousse le plus vite ; elle est déjà très atteinte à l'âge où notre clientèle devient très absorbante. Il faut y remédier par quelque subterfuge : par exemple, demander au malade sa dernière ordonnance ; la date nous permettra de retrouver sur notre agenda les noms des malades qui sont venus nous consulter ce jour-là ; parmi ces noms il n'en est qu'un petit nombre entre lesquels nous puissions hésiter, nous arriverons assez facilement ainsi à circonscrire nos recherches et à trouver le nom que nous désirons.

Le but de la médecine n'est pas seulement d'observer des malades, c'est surtout de les guérir. Et tout en ayant dans la thérapeutique médicale toute la confiance qu'elle mérite, rappelons-nous que la bonne nature fait souvent très bien les choses. *Primum non nocere* a toujours été une maxime excellente. Bien des conjonctivites légères guérissent rapidement sans traitement ou par l'application de compresses chaudes d'eau bouillie, alors qu'elles seraient au contraire entretenues par un collyre trop irritant. Soignons très énergiquement quand il le faut, mais n'oublions pas que, dans beaucoup de cas, les maladies guérissent seules et qu'il importe de savoir attendre.

Une forme de thérapeutique dont nous pourrons user largement c'est la thérapeutique morale. Ne soyons jamais indiscrets, mais laissons voir au malade que nous ne sommes indifférents à rien de ce qui le touche, que nous n'ignorons pas l'influence de ses ennuis sur la gravité de son affection et que nous savons tenir compte de tout ce qui peut l'améliorer. La plus belle maxime dont puisse se réclamer notre profession est celle d'AMBROISE PARÉ : « Le bon médecin est celui qui guérit quelquefois, soulage souvent et console toujours. »

Une autre maxime formulée par le chirurgien de Henri II, très belle également, mais d'une application plus difficile est celle-ci :

« La bourse du médecin est comme le tronc de l'église où le riche met ce qu'il veut et le pauvre ce qu'il peut ».

Consultations gratuites. Cliniques. — C'est un besoin réel pour ceux qui pratiquent notre spécialité de voir un grand nombre de malades et de faire un grand nombre d'opérations. C'est le seul moyen d'acquérir une expérience suffisante et une certaine habileté manuelle. Un autre besoin naturel est celui de se faire connaître. Aussi la plupart des oculistes non pourvus d'un service public ont-ils pris ou créé des *cliniques*, dans lesquelles ils donnent des consultations et opèrent des malades ; les cliniques étaient en principe réservées aux indigents pour lesquels les consultations, bien entendu, étaient absolument gratuites ; quelques lits servaient à hospitaliser les malades opérés qui ne payaient pour cela que des frais de séjour peu élevés.

Les choses se sont peu à peu modifiées depuis l'origine ; la grande et légitime réputation de quelques-uns des oculistes qui dirigent ces cliniques, la tendance générale des malades dans tous les pays à user des consultations gratuites même quand ils pourraient honorer largement leur médecin, ont fait se précipiter vers ces établissements une foule de plus en plus considérable de malades de toutes conditions. Quelques médecins ont continué à ne donner à leurs cliniques que des soins gratuits, d'autres ont créé dans des locaux voisins deux consultations, l'une toujours gratuite, l'autre destinée aux malades plus fortunés, et payant alors un prix moins élevé, mais quelquefois le même prix, qu'à la consultation particulière. De même les opérations faites dans ces cliniques sont tarifées à un chiffre parfois assez élevé.

Ces cliniques, si légitimes au début, ont donné lieu à des abus de deux sortes : des personnes douées d'une situation de fortune qui leur permettrait d'honorer largement leur médecin et qui viennent néanmoins mendier une consultation gratuite, rabaissent leur dignité et sont peu dignes d'intérêt ; elles frustrent le corps médical d'honoraires qui devraient lui revenir. Ces actes sont entretenus par les oculistes eux-mêmes qui tiennent à voir un grand nombre de malades, à opérer beaucoup, et qui se disent, avec raison d'ailleurs, que s'ils refusent de donner gratuitement leurs soins à un malade qui pourrait les payer, celui-ci trouvera toujours ailleurs une consultation gratuite. Cette considération fait que personne ne cherche activement à réprimer des abus trop réels et pourtant ici, comme partout ailleurs, l'intérêt général représente bien l'ensemble des intérêts de chacun.

Les reproches que l'on est en droit de faire aux cliniques particulières peuvent être adressés avec non moins de rigueur aux consultations gratuites des hôpitaux. Les abus ici sont peut-être plus criants encore ; les malades riches viennent en réalité voler le bien des pauvres auxquels tout le temps, tous les soins des médecins devraient être absolument réservés. Par le fait qu'il s'agit ici d'un service public, entretenu par la commune, le département ou l'État, tel malade riche croit avoir plus de droit d'en user que les pauvres, parce que ce service est alimenté en partie avec ses impôts. Ce contribuable ne songe cependant pas à revendiquer un fauteuil à l'Opéra qu'il subventionne ni à cueillir des bouquets dans les jardins publics entretenus à ses frais : C'est uniquement dans les choses de la médecine que se manifeste son esprit communiste, parce que rien ne développe plus qu'une maladie quelconque son esprit d'égoïsme étroit.

Les administrations publiques font peu, il faut bien le dire, pour réprimer cette tendance à l'accaparement par les riches du bien des pauvres, peut-être parce que la chose n'est en réalité pas facile, peut-être aussi parce qu'il est de l'essence de toutes les administrations de fuir autant que possible tout ce qui peut troubler leur calme et leur sérénité.

Le médecin chargé d'un service public ne peut cependant pas faire lui-même la police de la salle de consultation et éliminer les malades qui par l'indication de leur profession, par leur mise, semblent être dans une situation aisée. Cela doit rester une affaire purement administrative. Le médecin pourra seulement, en présence d'un malade qui est certainement dans une situation convenable, faire un examen plus rapide ou même laisser entièrement cet examen à ses élèves.

Ces abus de consultations gratuites dans les cliniques et dans les hôpitaux sont en partie entretenus par les médecins de la ville, qui soit parce qu'ils n'osent pas refuser une recommandation à un malade qui la sollicite sans y avoir droit, soit d'eux-mêmes et pour se faire bien venir de leurs clients, adressent chaque jour des malades dont la place n'est pas à l'hôpital. Ces médecins agissent tout à fait contre leur intérêt en donnant ou laissant prendre à leurs malades l'habitude d'aller consulter pour leurs yeux aux Quinze-Vingts ou dans une clinique, pour leurs enfants à l'hôpital des Enfants-Malades, pour une maladie cutanée à l'hôpital Saint-Louis. Ils habituent leurs malades à se passer d'eux-mêmes, et c'est l'une des causes de la crise dont souffre la profession médicale.

Sociétés de secours mutuels. — La plupart des sociétés de secours mutuels n'ont que des médecins généraux; un certain nombre cependant, plus fortunées ou composées de gens qui, payant pour être soignés, comme ils le disent, ne veulent pas aller à l'hôpital, ont des spécialistes qu'elles honorent de façon variable, soit par un traitement fixe, soit à la consultation, les opérations étant comptées à part; dans tous les cas, les chiffres sont peu élevés.

Nous donnons ci-dessous, à titre de renseignement qui plus tard peut-être offrira une certaine curiosité comme terme de comparaison, les chiffres d'honoraires payés aux oculistes par deux des plus importantes sociétés de Paris. L'*Union du commerce,* composée d'employés de commerce des tissus au nombre d'environ quinze mille, exige des médecins titulaires le titre d'ancien interne des hôpitaux de Paris; elle a trois oculistes qui ont un traitement fixe de 100 francs par mois pour les consultations qui ont lieu au cabinet de l'oculiste à ses heures ordinaires; les opérations sont payées à part : cataracte, 100 francs; iridectomie, énucléation, strabisme, 50 francs; chalazion, 20 francs; extraction de corps étrangers de la cornée ou autres petites opérations, 10 francs.

L'*Association des comptables du département de la Seine,* beaucoup moins nombreuse que la précédente, mais riche, ne donne pas à ses oculistes d'appointements fixes, mais toutes les consultations au cabinet de l'oculiste sont comptées 1 franc pour une consultation simple, sans aucune intervention, examen d'une conjonctivite par exemple; plus cher toutes les fois que l'examen demande plus de temps et l'emploi d'instruments spéciaux : cathétérisme des voies lacrymales, 3 francs; examen ophtalmoscopique, 5 francs; prescription de verres de lunettes, 5 francs; en outre les opérations sont comptées au même tarif qu'à l'*Union du commerce.*

Nous exposons ce qui se passe dans ces deux sociétés parce qu'ici nous avons des renseignements précis. C'est d'ailleurs une base sur laquelle nos confrères pourraient s'appuyer, il nous semble, dans leurs pourparlers avec d'autres sociétés.

Poursuites en réclamations d'honoraires. — Après cette longue énumération de nos devoirs, quelques mots seulement pour parler de nos droits. Nous pouvons exiger de nos clients le respect et la considération que mérite notre profession. C'est là, il est vrai, une monnaie dont ils hésitent rarement à nous payer ; ils y joignent volontiers des éloges empreints de quelque exagération et nous n'avons guère de difficulté avec eux que lorsqu'il s'agit d'espèces plus sonnantes. Notre situation à ce point de vue est, il est vrai, supérieure à celle des médecins généraux, parce que, pour employer une expression commerciale, nous avons « moins de crédit ». Habituellement, lorsque les malades viennent nous consulter dans notre cabinet, ils nous remettent chaque fois nos honoraires ; lorsque nous allons chez eux, ce n'est guère que pour une opération et pour les soins consécutifs ; dans ce cas, nous sommes honorés soit le jour même de l'opération, soit lorsque les soins sont terminés, par exemple lorsqu'un opéré de cataracte vient nous demander la formule des verres dont il devra se servir. Habituellement nous perdons peu, certainement moins que les médecins généraux. Cependant il n'est pas très rare de trouver des clients doués d'aussi peu de reconnaissance que de bonne foi et l'on voit de temps à autre dans les annales judiciaires des procès entre oculistes et clients. Ces procès sont toujours regrettables, mais il est naturel qu'un oculiste ayant traité un malade avec beaucoup de soin et quelquefois avec un réel succès consente difficilement à ne recevoir pour tout honoraire que des reproches et la diffamation ; car il est curieux de voir avec quelle facilité l'amour se transforme en haine et comment les éloges dithyrambiques que nous offraient d'abord les malades se changent en amers reproches dès que la note de nos honoraires leur est présentée.

Le meilleur moyen d'éviter ces difficultés nous paraît être de faire aussi peu de crédit que possible, de faire, toutes les fois que cela se peut, comprendre aux malades qui viennent à notre consultation que nous n'avons pas, nous spécialistes, l'habitude de faire de notes, et après une opération lorsque les malades oublient de nous honorer en temps utile, d'envoyer cette note sans attendre que leur enthousiasme soit trop refroidi. Lorsque ces moyens sont insuffisants, nous pouvons faire présenter notre note par l'une des personnes ou l'une des agences qui s'occupent du recouvrement des honoraires médicaux, mais sans oublier la régularité des plaintes qui se sont toujours élevées contre ces agences. Enfin, en dernier lieu, les confrères par trop dépités de l'ingratitude des malades pourront les traduire devant les tribunaux plutôt pour se venger d'eux que pour en tirer des honoraires. Qu'ils se rappellent d'abord que la vengeance donne des fruits parfois très amers et qu'ils n'auront pas toujours la satisfaction de toucher des honoraires que les frais de justice auront considérablement diminués.

Pour donner une idée des déconvenues auxquelles s'exposent les confrères qui ne craignent pas de traduire leurs clients devant la justice, nous nous bornons à reproduire quelques lignes empruntées au *Bulletin des Sociétés médicales d'arrondissement de la Seine* (numéro du 20 juillet 1900, p. 494).

« A la fin de la séance, le Dr BELLENCONTRE expose, sous le titre de : *Un jugement édifiant*, comment, ayant confié une note d'honoraires pour opération de cataracte s'élevant à 400 francs, à un agent de recouvrements d'une incapacité et d'une négligence inconcevables, il a été non seulement débouté de sa demande, mais condamné à 220 francs de frais par un tribunal de province qui s'en rapporta uniquement, pour juger l'affaire, au faux serment prêté par une cliente malhonnête. »

L'exercice illégal de l'oculistique. — Notre domaine, que d'aucuns trouvent et avec raison déjà bien étroit, est constamment envahi par un grand nombre de braconniers qui exercent sur nos terres de véritables brigandages. Les pommades et les eaux pour les yeux sont vendues par un grand nombre de pharmaciens, qui, ici comme toujours, se trouvent aux premiers rangs de nos concurrents ; les sœurs de l'hôpital de Saint-Germain-en-Laye vendent une eau qui guérit la cataracte ; un restaurant situé près de la Bastille donne à qui en désire l'eau des Quatre-Sergents qui guérit tout. Ces exemples sont pris entre plusieurs mille.

L'humeur de nos confrères s'est surtout élevée depuis quelques années contre les opticiens qui ne se bornent pas à exécuter nos ordonnances, mais prescrivent d'eux-mêmes et fournissent des verres pour tous les genres de réfraction ; c'est surtout aux États-Unis d'Amérique et en Angleterre que les oculistes se sont élevés d'abord contre le préjudice qui leur était ainsi causé, puis la France a suivi et par exemple le Syndicat général des oculistes français, dans son assemblée générale du 5 mai 1908, a adopté après un rapport de M. d'Ayrenx un projet de loi ainsi conçu :

« Article premier. — A partir du 1er janvier 1909, sur tout le territoire de la République française, nul ne pourra vendre des verres montés en lunettes, en pince-nez ou en face-à-mains (on a oublié les monocles), pour corriger la myopie, l'hypermétropie, l'aphakie, l'astigmie et la presbytie. ou pour servir à leur traitement, sans une ordonnance signée par un docteur en médecine, et spécialement par un médecin oculiste.

« Art. 2. — Toute personne ayant commis une infraction au présent décret, pourra être poursuivie pour contravention entraînant une condamnation à une amende de 1 à 5 francs inclusivement, sans préjudice des poursuites en dommages-intérêts que tout acheteur aura le droit d'exercer pour une fourniture de verres inexacts et par suite nuisibles. »

Inutile de rappeler que le ministre qui doit signer ce décret n'est pas encore installé.

SECRET MÉDICAL

L'article 378 du Code pénal fait à tous les médecins une obligation du secret professionnel. Il est ainsi conçu :

« Les médecins, chirurgiens et autres officiers de santé, ainsi que les pharmaciens, les sages-femmes et toutes autres personnes dépositaires, par état ou profession, des secrets qu'on leur confie, qui, hors le cas où la loi les oblige à se porter dénonciateurs, auront révélé ces secrets, seront punis d'un emprisonnement d'un mois à six mois et d'une amende de cent francs à cinq cents francs. »

Il semble que depuis quelques années on tende à prêter à cet article une plus grande élasticité, qu'il soit moins strictement observé qu'il ne l'était autrefois ; peut-être la loi sur la déclaration des maladies transmissible n'est-elle pas étrangère à ce relâchement dans nos mœurs médicales. Il nous semble qu'il est de notre dignité d'observer cet article d'une façon absolue dans sa lettre et dans son esprit. Le malade doit avoir en son médecin une confiance entière et rester certain qu'il peut lui laisser voir ses secrets les plus intimes sans que, sous un prétexte quelconque, aucune partie ne vienne jamais à transpirer.

Pour bien s'habituer à conserver le secret professionnel, il est bon de le respecter même pour les choses banales et d'écarter résolument les importuns, les curieux, qui, sous prétexte de l'affection qu'ils lui portent, nous demandent de quel mal souffre tel ou tel de nos clients. Ces importuns, qui y mettent peu de délicatesse, ne comprennent pas toujours notre discrétion. Nous trouverons soit en arguant de notre manque de mémoire, soit en répondant par des paroles banales, le moyen de les écarter sans leur rien dire.

Nous devons conserver le secret non seulement vis-à-vis des parents et amis du malade, mais souvent vis-à-vis du malade lui-même. Voici trois des cas qui peuvent se présenter le plus habituellement :

Une femme de soixante ans, de belle santé apparente, légèrement arthritique, vient nous consulter pour un léger affaiblissement de la vue. L'examen ophthalmoscopique nous montre l'intégrité des membranes profondes, mais à la partie inféro-interne de chaque cristallin, nous trouvons des opacités, c'est une cataracte au début, quelques rayons opaques commencent à envahir le champ pupillaire, mais la vision est encore très bonne et cela peut durer longtemps ainsi.

Devons-nous déclarer à cette malade qu'elle a un commencement de cataracte ? Avec des verres convexes, corrigeant sa presbyopie, elle lit très bien les plus fins caractères de nos échelles typographiques ; souvent, avec des verres sphériques ou cylindriques faibles, nous améliorons considérablement sa vision à distance. Elle voit en somme d'une façon très suffisante pour tout ce qu'elle a à faire, et ses opacités cristalliniennes peuvent rester des années et des années sans subir aucune modification. Pourquoi mettre à cette femme la mort dans l'âme en lui disant qu'elle a la cataracte ? Car ce mot assez bien accueilli par quelques malades est encore une cause d'effroi pour beaucoup, surtout pour des personnes nerveuses et impressionnables. Nous pouvons très bien, sans leur dire notre diagnostic, poursuivre le traitement qui nous paraîtra le plus propre à enrayer la marche de cette cataracte et si nous voulons, chose très naturelle, ne pas paraître plus tard avoir ne pas reconnu son affection, nous pouvons inscrire en tête de notre ordonnance et en abrégé notre diagnostic pour montrer à la malade que nous l'avions bien examinée. Nous mettrons par exemple *op. crist.* ou phacosclérose ; nous pouvons même

dire notre diagnostic à quelque parent très proche, fils ou mari, en ajoutant
que nous ne le disons pas à la malade elle-même pour ne pas l'inquiéter inutilement.

Quelquefois, cette dame, après s'être bien prêtée à cet examen, nous
demande à brûle-pourpoint : « Docteur, ai-je la cataracte ? » Dans ce cas nous
devons assurément jouer carte sur table et dire à la malade tout ce que nous
pensons de son état, mais il faut habituellement laisser le malade s'engager le
premier ; et nous ne devons ni paraître ignorant, ni porter inutilement le
trouble dans son esprit.

Un homme d'une cinquantaine d'années, haut en couleurs, vient nous
voir pour des hémorrhagies rétiniennes. En somme le pronostic est grave,
soit qu'il s'agisse d'artériosclérose et que ces hémorragies montrent une fragilité
particulière des vaisseaux avec imminence possible d'accidents cérébraux,
soit que cela nous mette sur la voie du diabète ou, lorsqu'il existe en même
temps de la neuro-rétinite, de l'albuminurie. Là nous sommes bien obligé de
faire sentir au malade la gravité de son état, d'autant plus qu'il est nécessaire
de le soumettre à un tout autre genre de vie, mais il y aura une question de
mesure, et il faudra autant que possible tenir compte de l'état moral de
certains malades auxquels l'aveu de leur affection ferait beaucoup plus de
mal que le traitement ne pourrait ensuite leur faire de bien.

Une jeune femme vient dans notre cabinet avec un ensemble de lésions qui
ne laissent absolument aucun doute sur leur nature syphilitique. Le diagnostic
est certain, mais doit-on le dire ? Si l'aspect extérieur, la toilette, le degré de
maquillage de cette femme, ses manières nous permettent de croire qu'elle a
pu contracter la syphilis pour son compte et en toute connaissance de cause,
nous pouvons pousser plus loin nos investigations, puis lui indiquer nettement le diagnostic et le traitement. Mais cette jeune femme peut être profondément honnête, très attachée à ses devoirs conjugaux et avoir reçu la
syphilis de son mari. Assez souvent le mari, voyant sa femme atteinte, lui
avoue qu'il avait contracté la syphilis avant son mariage et lui donne tous
les renseignements nécessaires pour qu'elle se fasse soigner ; il ne vient pas
lui-même parce que cet aveu devant un tiers lui serait pénible, mais sa femme
est éclairée déjà et nous n'avons rien à lui cacher.

Il en va tout autrement lorsque cette femme ne sait pas qu'elle peut être
syphilitique, soit par hérédité, soit par contagion provenant de son mari.
Dans ce cas nous n'avons pas le droit de lui dire son diagnostic, même si elle
nous le demande, elle n'a pas le droit de connaître un secret qui n'appartient pas à elle seule, qui en même temps qu'à elle appartient à son père ou à
son mari. Du moins nous pourrons toujours donner le diagnostic de la lésion
sans en indiquer la cause et cela ne sera pas habituellement une gêne pour
le traitement. Très souvent il nous arrive à tous de donner des préparations
mercurielles pour des affections du fond de l'œil qui n'ont rien de syphilitique, dans la choroïdite maculaire des myopes par exemple ; si le malade
reconnaît la présence du mercure dans nos préparations et s'en inquiète, nous
leur dirons que le mercure est le meilleur mode de traitement de sa maladie,

quoiqu'il n'y ait là rien qui ressemble à une maladie vénérienne ; nous pourrons faire de même avec les syphilitiques inconscients que nous aurons à soigner.

Morax a soumis à la Société d'ophtalmologie de Paris un cas intéressant au point de vue du secret professionnel et de la médecine légale. Il s'agissait d'une femme atteinte d'un chancre de la conjonctive paraissant provenir du nourrisson manifestement syphilitique qu'elle avait en garde. Cette femme était elle-même mariée et mère de famille. Il fallait assurément l'avertir de la gravité de l'affection dont elle était atteinte et de son caractère contagieux pour son mari et pour ses enfants. Etait-il utile d'aller plus loin et de lui indiquer la source probable de son infection, fallait-il la lancer dans un procès aléatoire contre la famille du nourrisson. La question fut résolue de diverses manières sans qu'il y eut une solution ferme.

Il y a là d'ailleurs un point très délicat sur lequel la Cour de Dijon a rendu un arrêt le 14 avril 1868. (V. *Dalloz, périodique,* année 1869, 2e partie, p. 195). D'après cet arrêt, au cas où un médecin, sous prétexte de secret professionnel, laisserait sciemment ignorer à une nourrice les dangers auxquels l'expose l'allaitement d'un enfant atteint de syphilis congénitale, il pourrait être déclaré responsable du préjudice causé par cette réticence. Pour que le médecin soit déclaré responsable vis-à-vis de la nourrice, il faut qu'il ait été à même d'intervenir assez tôt pour que sa révélation pût encore prévenir la contagion qui s'est manifestée plus tard.

En dehors des cas où nous devons cacher à nos clients le nom de leur maladie, il en est souvent d'autres où ces clients, connaissant leur maladie, peuvent cependant être trompés sur sa gravité. Il est des cas où nous leur devons moins la vérité que le mensonge, à condition bien entendu que cette atteinte à la vérité soit dirigée uniquement dans leur intérêt et qu'elle ne puisse avoir par ailleurs aucune conséquence fâcheuse. Ces mensonges sont purement conditionnels en quelque sorte, puisqu'il se trouve généralement quelque membre de la famille à qui nous disons au contraire toute la vérité.

Ces mensonges sont d'ailleurs si bien acceptés par les malades qu'eux-mêmes nous encouragent en quelque sorte à les commettre. C'est surtout aux malades qu'on peut appliquer cette parole d'Horace « Vulgus vult decipi ». Les malades veulent qu'on les trompe ; souvent ils nous sont plus reconnaissants des espérances que nous leur faisons concevoir que de l'amélioration que nous pouvons leur apporter. Ils ne demandent pas mieux que de croire à une amélioration réelle de leur vision ; on peut fortifier cette idée par quelque subterfuge, par exemple aux malades qui portent pour la lecture des verres convexes, on leur fait lire les mêmes caractères avec des verres un peu plus forts que la fois précédente, leur montrant ainsi qu'ils distinguent plus facilement. Des myopes atteints de choroïdite maculaire ont une vision centrale très défectueuse, mais si pour leur remonter le moral on les oblige en quelque sorte à lire quand même, ils arrivent à tirer meilleur parti d'une vision pourtant stationnaire ; ils utilisent mieux leur œil et croient voir mieux en réalité. D'aucuns pensent même que c'est là le principal résultat thérapeutique des injections sous-conjonctivales.

J'ai fortement étonné un jour un client riche avec lequel j'avais de très bonnes et très anciennes relations en refusant de lui dire ce qu'avait son *domestique* qu'il m'avait envoyé. Il se figurait qu'en payant pour son domestique il avait le droit de savoir à la guérison de quelle maladie son argent devait être employé. Le secret médical doit ici comme toujours rester absolu.

Un point très spécial de la pratique médicale, surtout en ce qui concerne le secret professionnel, est celui qui concerne les administrations, par exemple les *compagnies de chemins de fer*. Lorsqu'un employé de chemin de fer est malade, il va voir l'oculiste de la compagnie, en lui portant un bulletin de maladie sur lequel l'oculiste doit inscrire à une place spéciale le nom de l'affection et la durée probable de l'interruption du travail s'il y a lieu. Ce bulletin est rapporté par l'employé à son chef qui est ainsi au courant de notre diagnostic. Violons-nous ainsi l'article 378 du Code pénal ? La chose est discutable, mais nous croyons qu'on peut répondre non. Il existe une convention entre la compagnie, l'employé et le médecin. La compagnie s'engage à donner à son personnel tous les soins nécessaires, mais elle est chargée d'assurer non seulement la santé de chaque employé en particulier, mais celle de l'ensemble du personnel et la sécurité des voyageurs qui lui sont confiés. De là la parfaite légitimité des examens que l'on fait subir aux candidats pour s'assurer qu'ils ont une acuité visuelle et un sens des couleurs suffisants pour assurer leurs services et de même la parfaite légitimité des examens que l'on fait subir, tous les cinq ans environ, aux employés déjà en service pour s'assurer qu'ils sont restés capables de continuer leurs fonctions. Les employés qui désirent entrer dans une compagnie acceptent ces conditions et ne peuvent rien trouver à redire.

La situation est différente lorsqu'il s'agit d'une affection permettant au malade de continuer ses fonctions mais dont l'inscription sur le bulletin de maladie peut compromettre sa réputation ; mais ici encore l'employé est très au courant de ce qui se passe et c'est lui-même qui nous apporte le bulletin sur lequel nous mettrons notre diagnostic et qu'il remportera ensuite. Il y a une convention tacite entre la compagnie, l'employé et le médecin et s'il y avait une violation de secret médical ce serait surtout par l'employé lui-même qu'elle serait commise, puisque c'est lui qui transporte et fait connaître le diagnostic que nous avons établi.

D'ailleurs le chef de service auquel l'employé va remettre son bulletin de maladie rempli par nous est astreint lui-même au secret professionnel, il figure bien parmi ces « toutes autres personnes dépositaires par état ou profession des secrets qu'on leur confie ».

D'autre part, on peut toujours éviter de mettre sur la feuille de maladie un diagnostic qui puisse nuire à la réputation des malades. On se borne par exemple à mettre comme diagnostic iritis ou iritis aiguë et non pas iritis syphilitique, quoique nous soyons déjà loin de l'époque où les agents atteints de maladies dites honteuses n'avaient pas droit aux soins des oculistes des compagnies.

En ce qui concerne le secret médical dans les expertises, rappelons, avec PERREAU et JEANBRAU, deux principes très importants ;

1° L'expert est la prolongation du magistrat et a, par conséquent, le droit de dire au juge tout ce qu'il a observé.

2° Aucune des constatations objectives faites par l'expert dans l'accomplissement de sa mission n'est confidentielle.

D'autre part le médecin expert n'a pas le droit de communiquer à des tiers le résultat de ses constatations. Ce sera au greffe du tribunal ou de la cour de délivrer aux intéressés des copies du rapport d'expertise sans que le médecin lui-même intervienne en rien.

BIBLIOGRAPHIE

ASSOCIATION DES MÉDECINS DE LA GIRONDE. Conseils professionnels et principes de déontologie. *Bordeaux*, 1895.

BROUARDEL (P.). Le secret médical. *Paris*, 1887.

— La responsabilité médicale. *Paris*, 1898.

Bulletin officiel du Syndicat général des Oculistes français. Juillet 1908, p. 138.

DAVIS (Edward). The importance of correct diagnosis in diseases of the eye is the chief reason why opticians should not prescribe glasses. *Medical Record*, 15 févr. 1908, p. 266.

DECHAMBRE (A.). Le médecin, devoirs privés et publics. *Paris*, 1883.

JANICOT (J.). L'exercice de la médecine thermale au point de vue de la déontologie médicale. *Paris*, O. Doin, 1893.

LEPAGE (G.). Déontologie et encombrement médical. *Revue de déontologie*, nov. 1903, p. 53.

LEREBOULLET (L.). Principes de déontologie médicale. *Bulletin de l'Association générale des Médecins de France*, 1er avril 1904.

OLLIVE (G.) et LE MEIGNAN (H.). Secret médical et accidents du travail. *La médecine des accidents du travail*, sept. 1908. p. 257.

PERREAU (E.) et JEANBRAU (E.). Le secret médical dans les expertises et dans les certificats pour accidents du travail. *La médecine des accidents du travail*, oct. 1909, p. 306.

SOCIÉTÉ DE MÉDECINE LÉGALE. Discussion sur le secret médical. 1909. *Bulletin médical*, 17 mars et 14 juillet 1909.

SOCIÉTÉ MÉDICALE DU LOUVRE. Rapports entre chirurgiens et médecins traitants. Séance du 15 décembre 1903. *Clermont-de-l'Oise*, 1904.

VAN FLEET (Frank). The optometry Bill. *Medical Record*, New-York, 4 janv. 1908, p. 25.

EXAMEN DE LA VISION
AU POINT DE VUE DU SERVICE MILITAIRE

Par M. SIEUR

Professeur d'ophtalmologie au Val-de-Grâce.

CONSIDÉRATIONS GÉNÉRALES

« La limite supérieure de l'acuité visuelle professionnelle d'un métier déterminé est l'acuité visuelle physiologique la plus petite qui permet à l'ouvrier de se livrer à toutes les occupations de ce métier. » Cette définition, que les auteurs allemands donnent de la limite supérieure de l'acuité visuelle professionnelle, peut s'appliquer à l'acuité visuelle exigée dans l'armée.

Chez le soldat, en effet, le degré de la vision doit être suffisant pour lui permettre de satisfaire aux multiples exigences du service militaire.

Quand l'aptitude au tir des armes à feu était la condition essentielle, on exigeait une *vision* normale au moins d'un œil, et particulièrement de l'œil droit. Mais, depuis quelques années, la mise en œuvre des multiples rouages dont se compose une armée a rendu nécessaire la création de *spécialités* ou *armes spéciales*. Ces armes spéciales, en raison du rôle qu'elles sont appelées à remplir en temps de guerre, permettent d'utiliser nombre d'hommes porteurs de vices de conformation et en particulier *d'anomalies* des organes de la vision qui les rendaient jadis impropres au service armé. En outre, la pratique plus grande du tir a montré que l'*acte visuel* n'était pas le seul à jouer un rôle dans l'habileté du tireur. Ce dernier, dit avec raison le médecin général SEGGEL, doit posséder plusieurs qualités : « l'habileté manuelle, la souplesse intellectuelle et surtout le tempérament ; il y a aussi lieu de tenir compte de l'humeur psychique du moment ».

Dans un intéressant travail, paru dans les *Archives d'ophtalmologie,* GINESTOUS et COULLAUD se sont appliqués à rechercher les conditions que doit remplir l'appareil oculaire pour permettre avec succès l'exercice du tir. Ils ont, à cet effet, relevé avec grand soin l'acuité visuelle et l'état de la réfraction chez les 25 *meilleurs tireurs* et les 25 *plus mauvais tireurs* du régiment des sapeurs-pompiers de Paris et chez un grand nombre de tireurs

(36 environ) « dont la réputation est consacrée et l'habileté universellement reconnue ».

Les conclusions auxquelles ils sont arrivés, et qui découlent naturellement de leurs observations, sont les suivantes :

a. Pour *bien tirer*, il faut tout d'abord *bien viser*. Or, bien viser consiste à faire coïncider les deux images rétiniennes fournies l'une par le guidon, l'autre par l'objet visé. Et, comme l'œil ne peut être adapté pour deux objets inégalement distants, le bon tireur se borne à bien voir le guidon placé au bout du fusil, et à le placer au centre de la cible sans chercher à voir nettement cette dernière.

b. Le guidon, qui devient ainsi le *point visuel* le plus important, est toujours placé à une *distance rapprochée de l'œil du tireur*. Si cette distance varie suivant l'importance de l'arme et la position du tireur, elle ne dépasse pas 102 centimètres dans le fusil allemand, 118 dans le fusil Lebel et 78 centimètres dans la carabine de cavalerie. Il en résulte que l'objet dont la vision importe le plus (*guidon*) est placé à une distance *finie* et qu'il peut être vu nettement par un œil doué d'une acuité réduite. Si le myope, même faible, est contraint de recourir à l'emploi de verres correcteurs [1], l'emmétrope et l'hypermétrope le perçoivent nettement, à la condition d'avoir une accommodation suffisante. Ce n'est que lorsqu'ils sont atteints d'asthénopie accommodative, selon Héral, ou de presbytie qu'ils doivent recourir à des verres.

Cela revient à dire que l'acuité visuelle, simplement suffisante pour voir nettement le guidon et confusément le but à viser, peut être inférieure à la normale. Néanmoins, elle ne saurait descendre au-dessous de certaines limites qui ont été adoptées par la plupart des armées étrangères et que justifient pleinement les résultats auxquels sont arrivés Ginestous et Coullaud.

Tous les bons tireurs, dont ils nous donnent l'observation, ont, en effet, une acuité au moins égale, sinon supérieure à 1/2. Seuls, certains astigmates hypermétropes peuvent, en n'utilisant qu'un seul diamètre et en inclinant plus ou moins la tête, arriver à tirer convenablement alors que la vision, relevée à l'échelle, est de 1/2 faible ou de 1/3.

c. Enfin, il est une dernière remarque qui a son importance. Comme le tireur ne se sert pour viser que d'un seul œil, et comme l'instruction sur le tir lui permet d'utiliser indifféremment l'œil droit ou l'œil gauche, il en résulte que l'acuité de l'autre œil peut être infime. C'est pour ce motif que le règlement allemand considère comme aptes au service armé les hommes qui sont atteints d'une cécité monoculaire presque complète et que la dernière instruction sur l'aptitude physique parue en France a réduit à 1/20 la limite nécessaire.

Les quelques considérations qui précèdent nous ont paru intéressantes à développer, parce qu'elles permettent de mieux comprendre l'idée dominante

---

[1] La correction de la myopie par des verres appropriés a été pendant longtemps la seule tolérée dans les principales armées étrangères. A l'heure actuelle, on admet en France et en Allemagne l'emploi des verres biconvexes pour l'hypermétropie avec ou sans astigmatisme.

qui a présidé à la rédaction de l'instruction sur l'aptitude physique que nous allons maintenant passer en revue.

EXAMEN D'UN SUJET AU POINT DE VUE DU SERVICE MILITAIRE

Instruction sur l'aptitude physique au service militaire. — Art. 77. — Acuité visuelle. — 1° L'aptitude au service armé exige une acuité visuelle supérieure ou tout au moins égale à 1/2 pour un œil et à 1/20 pour l'autre œil, après correction, s'il y a lieu, par les verres sphériques [1] ;

2° Seront versés dans le service auxiliaire les jeunes gens qui ont, après correction, s'il y a lieu, par les verres sphériques, une acuité visuelle supérieure ou tout au moins égale à 1/4 pour un œil, celle de l'autre œil étant inférieure à 1/20 ou même complètement abolie.

L'exemption et la réforme ne sont prononcées que si l'acuité visuelle de l'œil le meilleur est inférieure à 1/4, après correction, s'il y a lieu, par les

PAYS	SERVICE ARMÉ	SERVICE AUXILIAIRE
France.	1/2 d'un œil. 1/20 de l'autre.	De 1/2 à 1/4 d'un œil. De 1/20 à 0 de l'autre.
Allemagne.	Supérieure à 1/2 d'un œil.	Supérieure à 1/4 d'un œil.
Autriche.	Supérieure à 1/2 des deux yeux.	1/4 d'un œil. 1/10 de l'autre.
Italie.	Vision binoculaire $= 1/3$, pas moindre de 1/12 du plus mauvais œil.	»
Suède.	0,8 d'un œil 0,6 de l'autre ou { 0,9. { 0,1.	0,3 d'un œil et 1/3 de l'autre ou 0,6, sans limite inférieure pour l'autre œil.
Suisse.	1/2 d'un œil. 1/2 à 1/8 de l'autre si O.D $= 1$.	»
Belgique.	1/2 de l'O.D. 1/10 de l'O.G.	»
Angleterre.	1/2 d'un œil. 1/6 de l'autre.	»
Japon.	Vision binoculaire $= 1/3$.	»
États-Unis.	Acuité $= 1$.	»

[1] Dans l'*armée allemande* : 1° Sont aptes au *service armé* les jeunes gens qui ont une acuité supérieure à 1/2 du meilleur œil après correction des vices de réfraction ; 2° Sont classés dans la *territoriale* ceux dont l'acuité visuelle des deux yeux varie entre 1/2 et 1/4 après correction des vices de réfraction ; 3° Sont *exempts de tout service* les hommes qui n'ont, pour l'œil le plus apte à la vue, qu'une acuité égale ou inférieure à 1/4 après correction des vices de réfraction.

Dans l'*armée italienne*, toutes les affections organiques et les maladies incurables du globe qui réduisent l'acuité visuelle à moins de 1/3 de la normale pour les deux yeux ou à moins de 1/12 pour un œil (après correction de la myopie s'il y a lieu) sont incompatibles avec le service armé.

Le tableau ci-dessus, emprunté à un travail de Coullaud et Ginestous, *sur les conditions d'aptitude physique relative à l'appareil de la vision*, donne l'acuité visuelle exigée dans l'armée française et les armées étrangères (*Bulletin médical*, 22 et 29 avril 1908).

verres sphériques. Sont à éliminer de l'armée tous les borgnes présentant une difformité apparente.

L'acuité se mesure au moyen de l'échelle typographique réglementaire placée en avant de l'examiné et à sa hauteur.

Les jeunes gens, déclarés propres au service actif, sont répartis par les commandants de recrutement dans les différentes armes, suivant leurs aptitudes physiques et professionnelles. L'acuité visuelle intervient pour une part importante dans cette classification suivant les indications fournies par l'instruction ministérielle relative à l'aptitude aux différentes armes.

L'aptitude à *l'infanterie* et à l'artillerie comporte : une acuité visuelle se rapprochant autant que possible de la normale au moins pour l'un des yeux.

L'aptitude à la cavalerie comporte : une acuité visuelle se rapprochant autant que possible de la normale au moins pour l'un des yeux et un champ visuel assez étendu [1].

L'aptitude au *service du génie* comporte : l'aptitude à distinguer nettement le vert du rouge pour les hommes du régiment des chemins de fer, les pontonniers et les télégraphistes.

L'acuité visuelle des hommes du régiment des *sapeurs-pompiers de Paris* doit remplir les conditions définies plus haut par l'article 77, *mais sans correction par les verres.*

Le médecin militaire peut être appelé à pratiquer, à titre d'expert, l'examen de la fonction visuelle dans des circonstances fort différentes suivant la situation militaire de l'intéressé : conseil de révision, engagements et rengagements, incorporation, réforme, retraite, etc. [2].

Conseil de révision. — Au conseil de révision, l'examen complet de l'œil est pratiqué dans un local spécial à côté de la salle du Conseil.

Si le cas est douteux ou nécessite une instrumentation spéciale, le conseil renvoie l'intéressé à une séance ultérieure et prescrit de l'examiner dans un hôpital militaire. S'il s'agit d'hommes atteints de maladies ou d'affections susceptibles de s'améliorer ou de guérir dans un laps de temps restreint, ils sont examinés à nouveau à l'une des séances de clôture du conseil de révision ou ajournés à l'année suivante. En dehors de ces deux cas, les conclusions de l'examen comportent : l'affectation au service armé, au service auxiliaire, ou l'élimination définitive de l'armée.

Engagements. — En raison des avantages spéciaux consentis par la nouvelle loi aux engagés volontaires ou du désir qu'éprouvent certains d'entre

---

[1] Pour les *officiers de cavalerie* on exige une acuité égale à 1 pour un œil et supérieure à 1/10 pour l'autre œil, sans le *secours d'aucun verre correcteur*. D'une façon générale, on élimine de la cavalerie tous les hommes qui ont besoin de lunettes, le port de ces dernières étant peu compatible avec les exercices variés auxquels sont astreints les cavaliers.

[2] Il n'est peut-être pas inutile de rappeler ici que tous les médecins de l'armée sont préparés à remplir ces fonctions de *médecins experts* pendant l'année de stage qu'ils sont tenus de faire à l'école d'application du Val-de-Grâce.

eux d'être admis dans une école militaire, l'expert doit apporter la plus grande attention à l'examen de l'acuité visuelle relevée pour chaque œil isolément et se tenir en garde contre la dissimulation d'un vice de réfraction et d'une altération des milieux ou des membranes profondes. Tous les cas douteux doivent être refusés et on doit tenir le plus grand compte de l'aptitude aux diverses armes que nous avons déjà mentionnées.

Incorporation. — A l'arrivée au corps, au moment de la visite d'incorporation, l'acuité visuelle pour chaque œil est prise avec soin et mention en est faite sur le registre d'incorporation avec, s'il y a lieu, l'indication des verres correcteurs. Ce nouvel examen permet de proposer pour la réforme ou un changement d'arme ceux des jeunes soldats dont l'acuité ne répond pas aux conditions spécifiées à l'article 77.

Réservistes et territoriaux. — Les militaires appartenant à la réserve ou à l'armée territoriale peuvent, sur leur demande, être examinés au bureau de recrutement ou dans un hôpital militaire. Suivant le résultat de cet examen, ils sont ajournés à une période ultérieure d'exercices, versés dans le service auxiliaire ou réformés définitivement.

Réforme temporaire. — Les sous-officiers et soldats, en position de *réforme temporaire*, subissent, à l'expiration de cette dernière, un examen qui permet de les rappeler au service actif si leur affection est guérie, de les maintenir en réforme temporaire, si la guérison est incomplète, enfin de les verser dans le service auxiliaire ou de les réformer définitivement si les lésions de l'œil se sont aggravées ou ont abaissé l'acuité au-dessous des limites précitées.

Non-activité. — Pour l'officier en non-activité, le médecin apprécie, comme dans le cas précédent, s'il y a lieu de le maintenir dans cette position, de le rappeler à l'activité, de le réformer ou de le retraiter.

Retraite. — La retraite ne peut être prononcée que si la lésion de la vue est incurable et si elle est le résultat : de blessures reçues dans un service commandé, d'une affection épidémique contractée dans l'armée, des exigences du service ; si elle met l'intéressé (officier, sous-officier ou soldat) dans l'impossibilité de pourvoir à sa subsistance.

Quand l'affection est moins grave et ne met pas le malade dans l'impossibilité de pourvoir à sa subsistance, elle entraîne simplement la réforme n° 1 avec ou sans gratification.

Instrumentation. — Actuellement, tous les médecins de l'armée sont munis d'un ophtalmoscope à réfraction avec deux grands miroirs : un plan et un concave, et deux petits miroirs inclinés à 30° : un plan et un concave.

Toutes les infirmeries et les bureaux de recrutement possèdent un disque optométrique de Maurice PERRIN, un ophtalmoscope ordinaire et une échelle optométrique avec cadran horaire (modèle 1894).

Tous les hôpitaux possèdent une boîte de verres à correction, une échelle de couleurs, un kératoscope de CHAUVEL, des lunettes d'essai et un optomètre de BADAL. Les grands hôpitaux régionaux vont être dotés du diploscope à test mensurateur et de l'ophtalmomètre de JAVAL et de SCHÏOTZ.

Echelle typographique du Service de Santé de l'Armée _ Mod.le 1894.

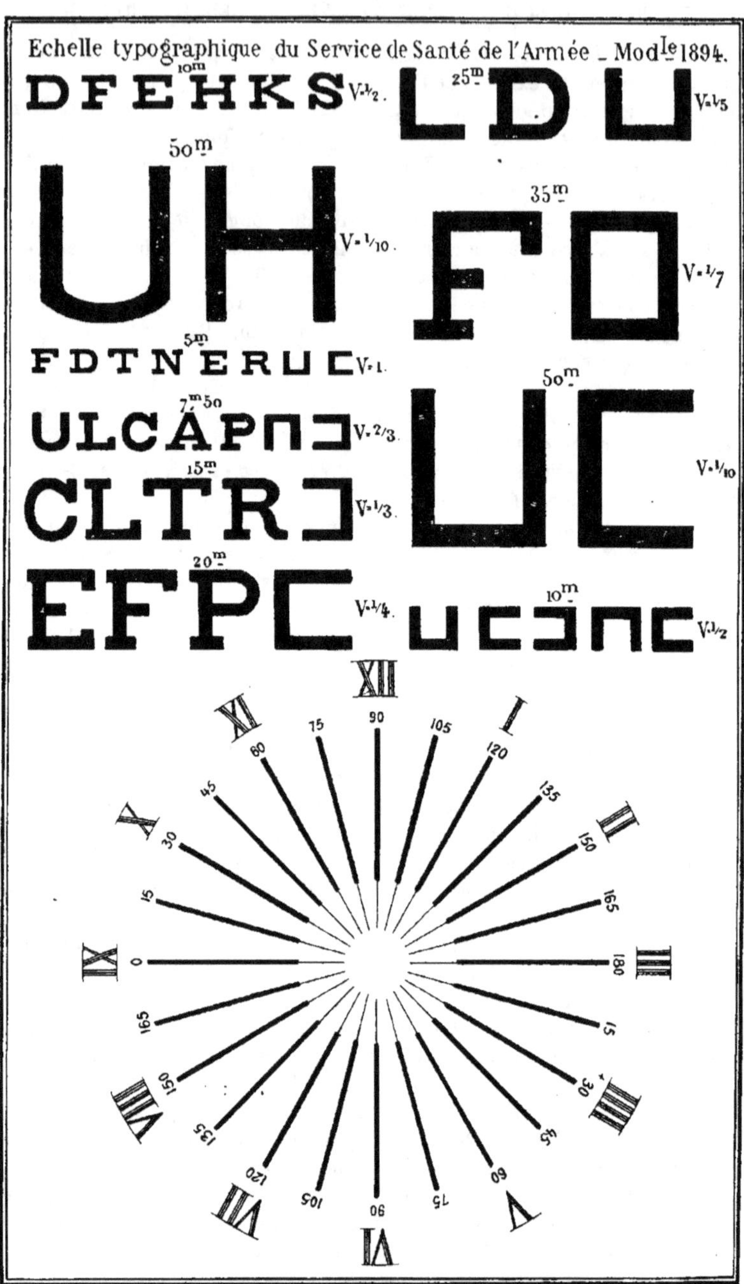

Fig. 311.

L'échelle optométrique est conforme au modèle ci-contre[1] et, outre un cadran horaire, elle porte, ajoutés aux lettres, des carrés incomplets pour relever l'acuité visuelle chez les illettrés.

VICES DE RÉFRACTION. — ART. 78. — *Myopie.* — *a.* Est compatible avec le service armé : la myopie ne dépassant pas 7 dioptries, à condition que l'acuité visuelle soit ramenée par les verres correcteurs aux limites spécifiées au premier paragraphe de l'article 77.

b. Est compatible avec le service auxiliaire : la myopie supérieure à 7 dioptries, à condition que l'acuité visuelle soit ramenée par les verres correcteurs aux limites fixées par le deuxième paragraphe de l'article 77.

La myopie compliquée de lésions choroïdiennes étendues et progressives entraînant une acuité visuelle inférieure aux limites fixées à l'article 77, est incompatible avec tout service et entraîne la réforme[2].

ART. 79. — *Hypermétropie.* — *a.* Est compatible avec le service armé : l'hypermétropie qui, après correction par les verres convexes, ne détermine pas une acuité visuelle inférieure aux limites fixées par le premier paragraphe de l'article 77.

b. Est compatible avec le service auxiliaire : l'hypermétropie qui, après correction par les verres convexes, ne détermine pas une acuité visuelle inférieure aux limites fixées par le deuxième paragraphe de l'article 77.

ART. 80. — *Astigmatisme.* — L'astigmatisme est compatible avec le service armé, s'il ne détermine pas une acuité visuelle inférieure aux limites fixées par le paragraphe un de l'article 77[3].

EMPLOI DE VERRES CORRECTEURS. — En France, la correction des amétropies est admise dans l'armée depuis l'année 1879. Tout d'abord limitée à la myopie, elle a été étendue à l'hypermétropie. Quant à l'astigmatisme, lorsque le sujet astigmate présente une acuité inférieure à 1/2 et à 1/20, on se borne à recourir à des verres sphériques pour chercher à lui donner une acuité visuelle suffisante pour le service actif.

[1] L'emploi de cette échelle n'a rien d'obligatoire et la recherche de l'acuité visuelle pourra dorénavant être faite à l'aide du tableau optométrique admis par le Congrès international d'ophtalmologie de Naples (1909).

[2] *En Italie,* sont exempts du service armé les myopes d'au moins 7 dioptries des deux yeux et ceux chez lesquels, après correction, l'acuité se trouve réduite à moins de 1/3 de la normale pour les deux yeux ou à moins de 1/12 pour un œil.

En Allemagne, sont aptes au service armé les myopes de 1 à 6 dioptries quand l'acuité du meilleur œil demeure, après correction, supérieure à 1/2.

Sont aptes au service auxiliaire ou au service dans la réserve, mais sont exclus du service de guerre les myopes de plus de 6 dioptries, lorsqu'après correction l'acuité du meilleur œil dépasse 1/4.

[3] *En Italie,* sont incompatibles avec le service armé l'hypermétropie et l'astigmatisme qui réduisent l'acuité visuelle au-dessous de 1/3 pour les deux yeux et de 1/12 pour un œil et *ont été reconnus tels dans un hôpital militaire.*

En Allemagne, l'hypermétropie et l'astigmatisme peuvent être corrigés par des verres appropriés et n'entraînent l'élimination de l'armée que lorsqu'ils abaissent l'acuité au-dessous de 1/4 pour l'œil le moins atteint.

On a renoncé, en effet, à l'emploi des verres cylindriques. On ne peut songer à les constituer en approvisionnements, puisqu'il faut les commander dans le commerce pour chaque cas en particulier, et, lorsqu'ils se déforment, ils troublent la vision, au lieu de l'améliorer. D'ailleurs, les essais faits dans l'armée allemande ont montré que la correction de l'astigmatisme par les verres cylindriques n'était efficace que si les hommes étaient constamment porteurs de leurs verres et, malgré cela, 80 p. 100 des soldats porteurs de verres cylindriques ne pouvaient tirer qu'à une courte distance. (Voir les travaux de Schmidt-Rimpler, Seggel, Steiger, Jeschke et Pfalz.) Aussi, en France, les astigmates sont-ils éliminés des armes combattantes et versés de préférence dans les sections.

Les hypermétropes jeunes n'ont ordinairement pas besoin de verres pour le tir ; l'usage des verres sphériques convexes est réservé à ceux d'entre eux qui ne peuvent faire longtemps des efforts d'accommodation. « Au commencement du tir, dit le médecin-major Héual, certains hypermétropes distinguent facilement le cran de la hausse en même temps que le guidon et prennent convenablement la ligne de mire. Mais subitement, à partir du second ou du troisième coup de fusil, un brouillard passe devant leurs yeux, il leur est dès lors impossible de conserver la ligne de mire et, bien qu'ils continuent à apercevoir distinctement le but, ils se trouvent dans l'obligation ou bien de suspendre le feu ou bien de tirer au hasard pour achever la séance. »

Bien que certains hypermétropes voient disparaître ces troubles avec l'habitude du tir, il est bon d'intervenir au moyen du port de verres correcteurs.

La nécessité d'une correction est encore plus grande chez les réservistes et les territoriaux hypermétropes arrivés à l'âge de la presbytie. Ils sont, en effet, dans l'impossibilité de voir le guidon et le cran de mire sans le secours de verres un peu forts.

Mais les meilleurs résultats, fournis au point de vue de l'acuité visuelle par l'emploi des verres correcteurs, s'observent chez les myopes. C'est sans doute pour ce motif que le règlement italien n'autorise la correction des amétropies que pour la myopie, et encore a-t-il soin de spécifier « que le port des lunettes ne s'impose que dans les cas de myopie élevée, supérieure à 3 dioptries ».

Dans ses *Remarques statistiques et cliniques sur les examens des yeux pratiqués à l'Hôpital militaire d'Instruction du Val-de-Grâce*, le médecin inspecteur Chauvel a montré que, par le port de lunettes sphériques correctrices, l'acuité se trouve relevée de près de 9/10. Les acuités de 1 et de 2/3 se rencontrent jusque dans les myopies de 6 à 8 dioptries dans une proportion qui s'élève aux 3/4 jusqu'à quatre dioptries et descend à peine, dans les amétropies les plus élevées, au-dessous de la moitié. Nos observations personnelles nous ont donné des résultats analogues, et lorsque l'acuité est abaissée, il existe de la sclérochoroïdite postérieure ou de l'astigmatisme.

Cependant, à partir de 5 à 6 dioptries, le port des verres n'est pas sans présenter des inconvénients pour le tir, même chez le myope. Dans l'action de viser, le sujet incline la tête, ce qui l'amène à regarder *obliquement* à travers son verre correcteur. Ce dernier peut alors agir comme un prisme et dévier en bas le cran de mire, le guidon et la cible; mais le plus souvent l'inclinaison du verre entraîne une distorsion astigmatique qui met obstacle à la vision nette du guidon et du but et porte préjudice au tir (Chavasse et Toubert).

Comme les astigmates, les myopes forts doivent donc être classés de préférence dans les sections.

Affections de l'oeil et de l'orbite. — Art. 81. — *Amblyopie et amaurose.* — Dans un certain nombre de cas, la diminution ou la perte de la vision existe sans altérations appréciables des organes.

La décision de l'expert est alors basée sur les renseignements fournis par les autorités civiles et sur les résultats que lui apportent les procédés multiples destinés à déjouer les tentatives de simulation. Si sa conviction n'est pas établie, le médecin doit demander une enquête militaire, renvoyer le sujet à une séance ultérieure, enfin le déclarer bon pour le service.

La réforme ne sera prononcée qu'après une période d'observation méthodique et prolongée.

Art. 82. — *Affections des paupières.* — Entraînent l'exemption et la réforme :

La destruction complète ou étendue ;

Les cicatrices vicieuses ;

L'ankyloblépharon et le symblépharon étendus ;

L'entropion et l'ectropion prononcés ;

Les tumeurs volumineuses ou de mauvaise nature ;

Le trichiasis congénital avec pannus de la cornée ;

Le ptosis congénital ;

Le blépharospasme invétéré ;

La blépharite chronique rebelle peut être une cause de réforme temporaire.

Art. 83. — *Affections des voies lacrymales.* — Motivent le classement dans le service auxiliaire :

Les tumeurs bénignes de la glande lacrymale ;

L'épiphora à un degré modéré ;

La dacryocystite chronique non suppurée.

L'épiphora très prononcé, la dacryocystite suppurée et la fistule lacrymale peuvent justifier l'exemption et au besoin la réforme.

Art. 84. — *Affections de la conjonctive.* — Les conjonctivites chroniques rebelles et, en particulier, la conjonctivite granuleuse, le ptérygion atteignant le centre de la cornée, les tumeurs volumineuses ou malignes de la conjonctive et de la caroncule lacrymale entraînent l'exemption.

Le ptérygion atteignant le centre de la cornée et inopérable, les tumeurs volumineuses ou malignes de la conjonctive et de la caroncule lacrymale sont des motifs de réforme.

La réforme temporaire pourra être prononcée dans les cas de conjonctivite chronique et en particulier de conjonctivite granuleuse, si elles sont susceptibles de guérison.

ART. 85. — *Affections de la cornée*. — Nécessitent l'exemption et la réforme :

Les kératites anciennes, spécialement les kératites vasculaires ou panniformes étendues ;

Les ulcérations profondes des cornées, les staphylomes ;

Les taies ou opacités de la cornée sont compatibles avec le service armé ou avec le service auxiliaire, suivant le degré de diminution de l'acuité visuelle fixé par l'article 77. Si l'acuité est au-dessous des limites fixées, l'exemption est prononcée.

Lorsque les kératites, les ulcérations et opacifications de la cornée seront limitées, relativement récentes et paraîtront susceptibles de s'amender, on prononcera la réforme temporaire.

ART. 86. — *Affections de la sclérotique et de l'iris*. — Entraînent l'exemption et la réforme :

Le staphylome antérieur de la sclérotique ;

La sclérite et l'épisclérite anciennes et étendues ;

Les vices de conformation de l'iris et les synéchies antérieures ou postérieures qui abaissent l'acuité visuelle au-dessous des limites fixées ;

Les tumeurs de l'iris de nature maligne ou envahissante ;

L'iritis chronique, la mydriase persistante peuvent motiver la réforme temporaire.

ART. 87. — *Affections du cristallin*. — Les déplacements, l'opacité du cristallin et de sa capsule, l'absence du cristallin, lorsqu'ils réduisent l'acuité visuelle au-dessous des limites fixées respectivement pour les services armé ou auxiliaire, entraînent l'exemption et la réforme.

ART. 88. — *Affections du corps vitré*. — Les affections du corps vitré comportent les mêmes décisions.

ART. 89. — *Affections de la choroïde*. — Le coloboma étendu ;

L'absence du pigment (albinisme) ;

Les tumeurs de la choroïde à marche progressive ;

Les choroïdites étendues ou progressives ;

Le glaucôme, entraînent l'exemption et la réforme.

ART. 90. — *Affections de la rétine et du nerf optique*. — Les rétinites ;

Le décollement de la rétine ;

La neurorétinite et la névrite optique ;

L'atrophie des nerfs optiques, nécessitent l'exemption et la réforme.

ART. 91. — *Affections du globe oculaire*. — Entraînent l'exemption et la réforme :

La perte ou la désorganisation d'un œil ou des deux yeux ;

Les tumeurs intra-oculaires ;

L'exophtalmie prononcée, avec abaissement de l'acuité visuelle.

ART. 92. — *Affections des muscles de l'œil*. — Le nystagmus et le strabisme fonctionnel sont compatibles avec le service armé ou le service auxiliaire, suivant le degré de diminution de l'acuité visuelle fixée par l'article 77. Ils entraînent l'exemption, si l'abaissement de l'acuité visuelle dépasse les limites fixées.

La paralysie d'un ou de plusieurs des muscles de l'œil, n'étant parfois que passagère, nécessite le renvoi à la fin des opérations du conseil.

La paralysie persistante motive l'exemption et la réforme. On prononcera la réforme temporaire dans les cas de paralysie encore récente, mais ayant résisté au traitement.

Art. 93. — *Affections de l'orbite.* — Les tumeurs progressives ou malignes de la cavité orbitaire, les ostéites chroniques avec déformations prononcées, adhérences étendues et gênantes, nécessitent l'exemption et la réforme.

DE LA SIMULATION DES MALADIES DES YEUX

L'application des lois relatives aux accidents du travail a montré que les médecins militaires n'avaient pas toujours tort de soupçonner la simulation ou l'exagération dans certaines affections oculaires. Nombre de blessés de l'industrie, attirés par l'appât du gain, cherchent, en effet, à l'heure actuelle à surprendre la bonne foi et la sagacité du médecin expert.

Dans l'armée, au contraire, la réduction des années de service et les facilités plus grandes de temps et de moyens accordées aux médecins militaires pour la pratique de l'expertise semblent avoir découragé d'avance nombre de simulateurs ; et nous nous plaisons à constater que la proportion des cas de simulation a singulièrement baissé, soit avant, soit après l'incorporation. Seuls certains réservistes ou territoriaux, porteurs d'un vice de réfraction ou d'une affection bénigne compatible avec le service, cherchent encore à se soustraire aux périodes d'instruction.

On peut ranger sous deux groupes les cas de maladies simulées dans l'armée.

Le premier groupe comprend les maladies *provoquées, entretenues* ou *aggravées,* telles que la *blépharite ciliaire,* la *conjonctivite,* la *kératite,* la *mydriase* et le *blépharospasme.*

Dans le second groupe, nous ne trouvons guère que l'*héméralopie* et l'*amblyopie.*

Les moyens de déceler la simulation dans ces diverses affections ayant été très bien indiqués par la notice de 1894, nous allons nous borner à les reproduire en partie.

1° *Blépharite ciliaire.* — La blépharite ciliaire peut être *provoquée* ou simulée par l'arrachement des cils, la cautérisation et l'irritation du bord palpébral. L'acuité des phénomènes, la limitation des lésions et leur aspect spécial attireront l'attention et lèveront tous les doutes.

2° *Conjonctivite.* — En raison de son peu de gravité, la conjonctivite est souvent provoquée dans les compagnies de discipline par des lavages de l'œil avec l'urine, l'eau de savon, l'eau salée ; l'introduction, dans les culs-de-sac, de tabac en poudre ou en cendres, de poussières de chaux ou de tout autre corps irritant (suc d'euphorbe, essence de térébenthine, chaux vive, etc.).

L'apparition brusque et simultanée d'un grand nombre de cas ; l'unilatéralité de l'affection et sa localisation au cul-de-sac inférieur, dans lequel on peut parfois découvrir le corps du délit, et les résultats fournis par l'isolement des malades et l'application d'un pansement occlusif, suffiront pour renseigner le médecin sur l'origine de la maladie.

3° *Kéralite.* — Des simulateurs ont essayé d'induire en erreur en produisant des taches cornéennes à l'aide du nitrate d'argent ; ces taches sont grisâtres, superficielles, et disparaissent promptement ; il suffit d'un peu d'attention pour les reconnaître.

4° *Mydriase.* — La mydriase peut être aisément provoquée et la paralysie artificielle ne se distingue pas facilement d'une paralysie morbide. Le degré de dilatation plus considérable de la pupille, son insensibilité absolue à la lumière, ne constituent pas des signes suffisants pour admettre la simulation.

En l'absence de données étiologiques acceptables, on peut, au conseil de révision, déclarer apte au service tout sujet atteint d'une mydriase uni ou bilatérale. Si l'homme est au service, un examen sérieux et prolongé dans un hôpital permettra de déjouer la supercherie.

5° *Blépharospasme.* — Cette affection peut être *simulée* ou provoquée en introduisant un corps étranger entre les paupières. On examinera donc attentivement les replis de la muqueuse palpébrale, où l'on trouvera quelquefois le corps du délit. Si le blépharospasme est symptomatique d'une lésion de la cornée ou de la rétine, en écartant les paupières et en exposant l'œil à une vive lumière, on augmentera la photophobie et l'on provoquera le larmoiement. Le diagnostic est plus embarrassant dans les cas où le blépharospasme tient à une névrose, et il faut alors recourir à l'enquête.

Maladies simulées. — 1° *Héméralopie.* — Il est assez difficile de déceler la simulation dans l'héméralopie, quand aucun signe objectif, aucune lésion constante ne permet d'affirmer sa réalité.

L'isolement dans une pièce obscure prolongé nuit et jour, le port d'un bandeau compressif, l'hydrothérapie, l'électricité et l'administration d'huile de foie de morue donnent habituellement de rapides guérisons.

2° *Amblyopie.* — La simulation de l'amblyopie unilatérale est fréquente ; les procédés qui permettent de la déjouer sont de deux ordres. Les premiers font constater l'exagération et la mauvaise foi du sujet, mais sans préciser le degré d'acuité visuelle que possède en réalité l'œil prétendu affaibli ; les seconds, au contraire, permettent de déterminer exactement l'état de la vision de l'œil dit amblyope et de prendre immédiatement une décision formelle.

Aux procédés de la première catégorie appartiennent :

1° La production de la diplopie par l'interposition d'un prisme devant l'œil sain ;

2° Le procédé de de Græfe ;

3° Le procédé de Flees et ses dérivés.

A la deuxième catégorie appartiennent :

1° Le procédé de Chauvel, dont la boîte est garnie de verres translucides portant les caractères du n° 1 au n° 10 de l'échelle typographique de Perrin, à l'aide desquels on peut obtenir la mesure de l'acuité visuelle de l'œil prétendu affaibli en même temps que la preuve de la simulation. Deux diaphragmes, dont cet appareil est muni, permettent en outre de donner à volonté des images directes et des images croisées ;

2° Le procédé de Javal-Cuignet, qui consiste à interposer, sur le trajet des rayons lumineux allant des yeux à l'objet mis en vue, un corps opaque, tel que crayon, porte-plume, règle, doigt, de façon à cacher une partie de l'objet. Si l'on veut obtenir exactement le degré d'*acuité visuelle*, il faut encore substituer à l'objet des points ou des caractères typographiques de grandeur déterminée en rapport avec la distance d'observation ;

3° Le procédé de Stilling, dans lequel on place le sujet à la distance de 5 mètres, devant un carton, une échelle typographique de couleur rouge ou verte sur fond noir; on fait alors lire, les deux yeux largement ouverts, de façon à déterminer l'acuité. On interpose ensuite devant l'œil sain une lame de verre d'une couleur complémentaire de celle du tableau typographique et on fait lire de nouveau, les deux yeux bien ouverts, comme précédemment; la *vision* de l'*œil sain* se trouvant ainsi annihilée, celle de l'œil prétendu affaibli subsiste seule et l'épreuve donne immédiatement la mesure de son *acuité visuelle* ;

4° Le procédé de Bravais et Michaud, lequel repose encore sur ce principe que des traits au crayon rouge sur papier blanc cessent d'être visibles à travers une lame de verre rouge. Un mot étant tracé en noir avec des caractères typographiques d'un numéro déterminé, on transforme ces lettres au crayon rouge en leur ajoutant certains jambages de manière à faire, par exemple, un F d'un I ou un O d'un C et à obtenir un mot d'une signification différente ; si l'on place le verre rouge devant l'œil sain, les traits noirs resteront visibles, mais les traits rouges ne seront plus visibles que pour l'œil supposé affaibli, et si l'on invite le sujet à lire rapidement les deux yeux largement ouverts, on aura facilement la preuve de la simulation et en même temps une mesure de l'*acuité visuelle*.

5° Une épreuve consistant à faire lire par l'examiné des échelles typographiques ordinaires, après avoir placé un verre de vitre devant l'œil prétendu affaibli et un verre convexe de quatre dioptries devant l'œil sain ; ce dernier est de la sorte annulé pour la vision à distance, et il devient facile de prendre la mesure de l'acuité de l'autre œil, tout en faisant la preuve de la simulation.

6° Diploscope avec lest mensurateur. — Cet appareil ayant été décrit précédemment au cours de ce traité, nous allons nous borner à donner le schéma des épreuves qui permettent tout à la fois de déjouer la simulation et d'obtenir approximativement l'acuité visuelle de l'observé.

Au moment de se servir de l'appareil, il convient de placer un écran à l'avant du tube chaque fois que l'on modifie son dispositif et il importe de surveiller très attentivement les yeux du sujet de façon qu'il ne puisse cligner de l'œil et se rendre compte de la situation occupée par les lettres.

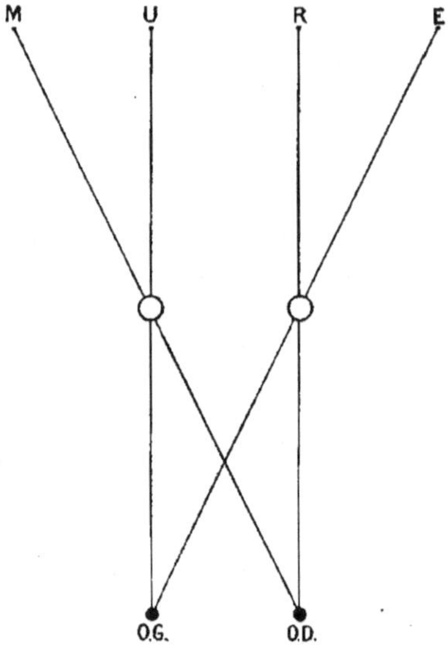

1re *expérience à 4 lettres.* — Placer en regard de l'observé les deux trous horizontaux les plus écartés ; relever la barrette ; pousser à fond vers la gauche le test mensurateur de façon que la tige de l'appareil se trouve correspondre à l'intervalle qui sépare la lettre U de la lettre R.

Dans cette expérience la marche des rayons est la suivante :

M. — Est vu de l'œil droit en vision croisée ;

U. — Est vu de l'œil gauche en vision directe ;

R. — Est vu de l'œil droit en vision directe ;

E. — Est vu de l'œil gauche en vision croisée.

Fig. 312.

2e *expérience.* — *Expérience à 3 lettres.* — Placer en regard de l'observé les deux trous horizontaux les moins écartés ; relever la barrette ; pousser à fond vers la droite le test mensurateur de façon que la tige se trouve en face de la lettre U et que la lettre E soit en dehors du dispositif.

M. — Est vu de l'œil droit en vision croisée ;

U. — Est vu des deux yeux en vision conjuguée ou en diplopie [1] ;

R. — Est vu de l'œil gauche en vision croisée.

3e *expérience à l'aide des couleurs complémentaires (vert et rouge).* — L'expérience à l'aide des couleurs complémentaires permet les huit combinaisons suivantes, amplement suffisantes pour dérouter le simulateur le plus habile.

1er *cas.* — Même dispositif que dans l'expérience I. Appliquer un verre rouge devant l'œil droit et un verre vert sur le trou de droite du diploscope.

M est vu rouge puisqu'il est vu par l'œil droit ;

U est vu blanc par l'œil gauche, en vision directe ;

---

[1] Si l'observé est atteint de diplopie, la lettre U est vue double, et s'il déclare voir deux U, il déclare par cela même qu'il voit des deux yeux.

Les figures 2 et 3 indiquent le sens du dédoublement, suivant que l'on a affaire à un strabisme convergent ou divergent.

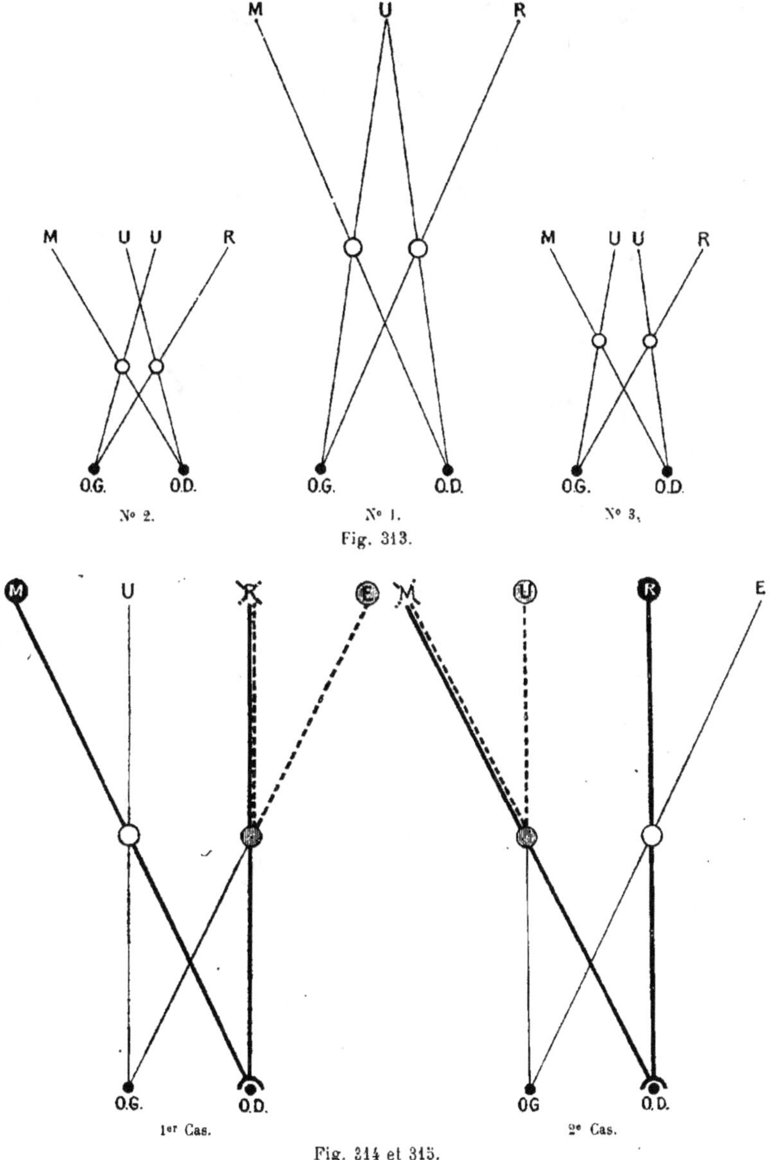

Fig. 313.

Fig. 314 et 315.

Il est éteint parce qu'il est vu en vision directe par l'œil droit et que les
rayons rouges et les rayons verts se confondent.

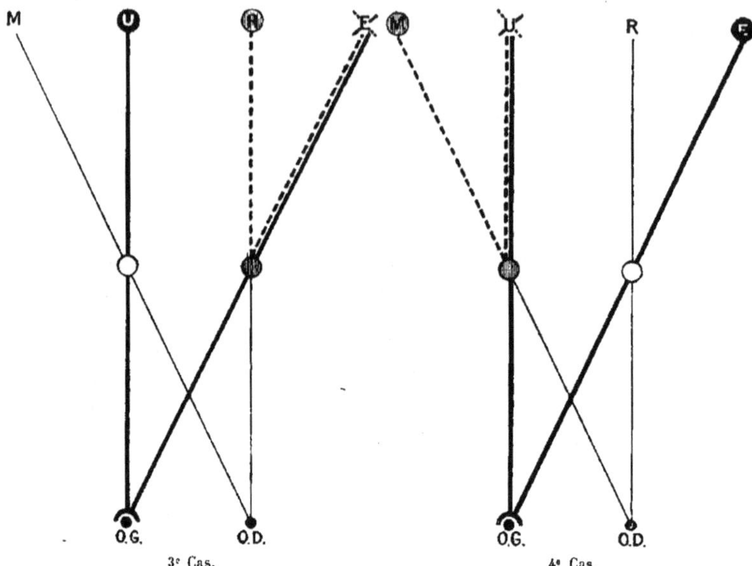

3ᵉ Cas.   4ᵉ Cas.

Fig. 316.

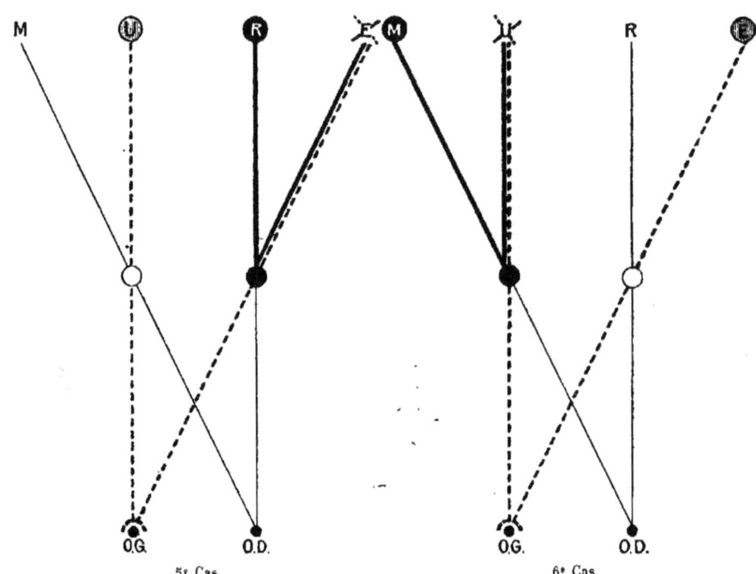

5ᵉ Cas.   6ᵉ Cas.

Fig. 317.

E est vu vert par l'œil gauche, en vision croisée.

2ᵉ *cas*. — Même dispositif de l'appareil, mais verre rouge devant l'œil droit et verre vert sur le trou de gauche du diploscope.

M est éteint parce qu'il est vu en vision croisée par l'œil droit et que les rayons rouges et verts se confondent ;

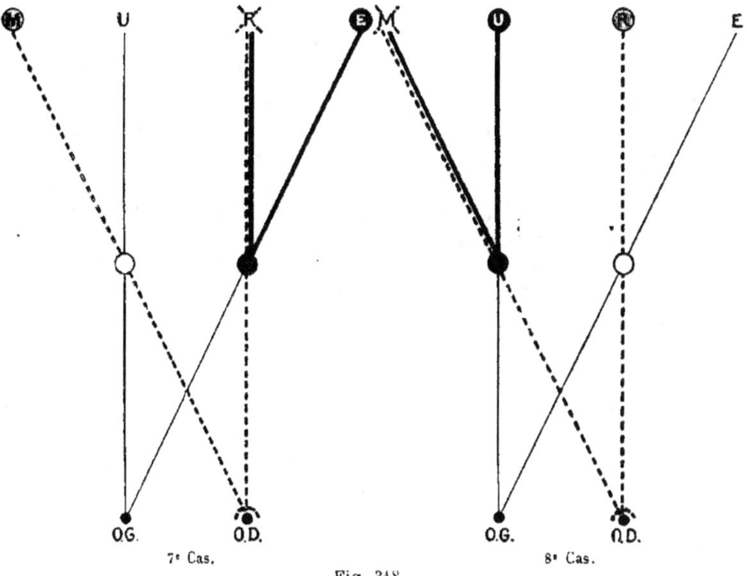

Fig. 318.

U est vu vert parce qu'il est vu en vision directe par l'œil gauche et que l'écran vert se trouve placé sur le trou de gauche ;

R est vu rouge parce qu'il est vu en vision directe par l'œil droit ;

E est vu blanc parce qu'il est vu en vision croisée par l'œil gauche.

3ᵉ *cas*. — Toujours même dispositif, mais verre rouge devant l'œil gauche et verre vert sur le trou de droite du diploscope.

4ᵉ *cas*. — Verre rouge devant l'œil gauche et verre vert sur le trou de gauche du diploscope.

5ᵉ *cas*. — Verre vert devant l'œil droit et verre rouge sur le trou de droite du diploscope.

6ᵉ *cas*. — Verre vert devant l'œil droit et verre rouge sur le trou de gauche du diploscope.

7ᵉ *cas*. — Verre vert devant l'œil gauche et verre rouge sur le trou de droite de l'appareil.

8ᵉ *cas*. — Verre vert devant l'œil gauche et verre rouge sur le trou de gauche du diploscope.

EXAMEN DE LA VISION AU POINT DE VUE DU SERVICE DANS LA MARINE

Extrait de l'instruction pour servir de guide aux médecins de la marine dans l'appréciation des infirmités, maladies ou vices de conformation qui rendent impropres au service de la flotte (du 8 avril 1891).

ACUITÉ VISUELLE ET CHAMP VISUEL. — L'intégrité de la vision est encore plus nécessaire dans la marine que dans l'armée et l'usage des verres admis dans l'armée est, en principe, inacceptable dans le service de la flotte. Il est donc indispensable d'adopter une ligne de conduite différente pour les inscrits maritimes et pour les engagés volontaires, d'une part, et pour les hommes provenant du recrutement, d'autre part.

Pour les mousses et les engagés volontaires, la vue doit être complètement normale, sauf les exceptions et tolérances prévues dans ies instructions annuelles sur le recrutement des spécialistes sur les équipages de la flotte ; il faut, en outre, pour l'aptitude à certaines spécialités (gabier, timonier, pilote, canonnier, torpilleur), l'absence de daltonisme ou de diplopie.

L'absence de daltonisme ou l'état normal du sens chromatique sera constatée par l'épreuve d'Holmgreen.

L'épreuve tendant à constater l'absence de diplopie consiste à faire fixer avec les deux yeux un objet (par exemple la flamme d'une bougie) et à placer un verre coloré en rouge devant un des yeux ; s'il n'y a pas de diplopie, le sujet continuera à ne voir qu'une seule flamme colorée à moitié de rouge ; s'il y a diplopie, il verra deux flammes, une rouge et une blanche.

Pour les hommes de l'inscription maritime, tout vice et toute lésion des organes de la vision qui réduit l'acuité visuelle à distance au-dessous de 3/5 pour l'un des yeux et de 2/5 pour l'autre œil, ou qui restreint le champ visuel binoculaire du côté des tempes de plus de la moitié entraîne l'inaptitude au service.

L'examen de l'acuité visuelle, successivement et à part pour l'un et pour l'autre œil, se fera au moyen de deux tableaux typographiques, ou à défaut, avec des en-têtes de livres d'égale dimension. Ces deux tableaux sont formés, d'une part de 9 lettres, de l'autre de 9 signes que l'on peut facilement faire déterminer par des illettrés, et dans un sens quelconque, en leur enjoignant de représenter avec deux doigts de l'une ou de l'autre main la forme et la direction de l'ouverture des signes qu'on leur montre : lettres et signes sont du n° 4 des échelles métriques; ils mesurent 0,015 de large, ils doivent être vus par un œil normal à 5 mètres et l'acuité est alors égale à 1 ; si le sujet ne les voit distinctement qu'à 1, 2, 3, 4 mètres, l'acuité descend à 1/5, 2/5, 3/5, 4/5.

Pour les hommes du recrutement, il faut nécessairement se conformer aux mesures adoptées dans l'armée. Les hommes du recrutement ne pourront faire du service à bord des navires que si leur acuité visuelle n'est pas abaissée au-dessous des limites fixées pour les inscrits (3/5 pour un œil et 2/5 pour l'autre). Dans le cas contraire, ils seront employés à terre dans les divisions.

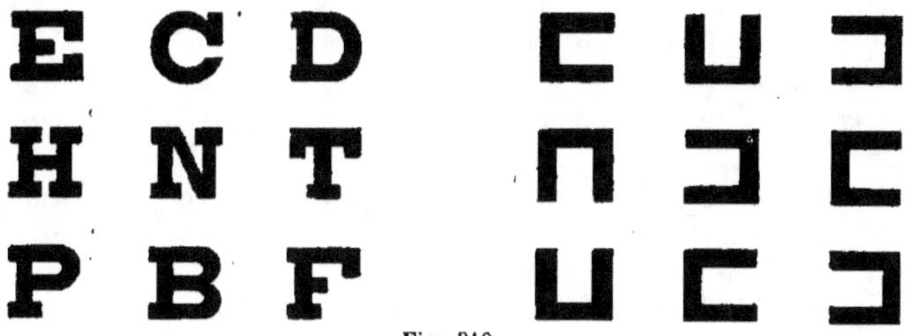

Fig. 319.

Pour les autres numéros, se reporter aux articles de l'instruction précédente.

DES CONDITIONS DE LA VISION POUR LE CHOIX DES SPÉCIALITÉS DANS LA MARINE, par le Dr BUROT. (*Arch. de méd. navale et coloniale*, 1893, t. LIX, p. 93.)

Gabiers. — Excellente vue : V = 1 (ne laissant aucun doute), c'est-à-dire qu'ils doivent reconnaître très couramment et sans hésitation, toutes les lettres et signes.

Canonniers. — Vue normale : V = 1.

Torpilleurs. — Vue normale : V = 1 ; n'être atteint ni de daltonisme, ni de diplopie [1].

Fusiliers. — Vue bonne, avec tolérance de V = 1 œil droit, 3/5 œil gauche.

Timoniers. — Excellente vue : V = 1 (ne laissant aucun doute).

Mécaniciens. — L'acuité visuelle à exiger peut être abaissée aux 4/5 de la vue normale avec une tolérance pouvant aller jusqu'aux 3/5 pour l'un des yeux (circulaire du 23 décembre 1892.)

Pilotes. — Vue excellente : V = 1 ; en plus, sans amétropie ni daltonisme, même au plus faible degré. Pour la recherche du daltonisme, on se sert du chromooptomètre et de l'instruction y annexée ; à défaut, pour l'appellation des couleurs, d'un livre de signaux ; pour l'acuité chromatique, du n° 5 de l'échelle de de Wecker, en terminant toujours par l'expérience de Holmgreen. Cet examen, quoique non prescrit, serait aussi nécessaire pour les gabiers et les timoniers (BARTHÉLEMY). Tous les cinq ans, à partir de cinquante ans, chaque pilote ou aspirant-pilote en exercice, doit subir une nouvelle épreuve pra

[1] Une dépêche ministérielle du 24 janvier 1901 spécifie que, pour les *sous-marins*, l'acuité visuelle peut être variable suivant la spécialité des hommes qui sont à bord, mais qu'on doit toujours rechercher les causes pour lesquelles cette acuité est inférieure à la normale. C'est ainsi qu'il faut rejeter les hommes atteints de *kératite, blépharite chronique, conjonctivite à répétitions, iritis, iridochoroïdite* et de *lésions du fond de l'œil*. Toutes ces affections sont, en effet, susceptibles de s'aggraver sous l'influence de la lumière électrique et sous l'action de certaines vapeurs agissant sur les centres bulbaires.

tique à l'effet de constater qu'il a une vue encore parfaitement suffisante pour le service ordinaire du pilotage (circulaire du 7 février 1891 ; navigation commerciale).

Fourriers. — Conditions du recrutement ou de l'inscription maritime suivant la provenance.

Charpentiers, voiliers, agents des vivres, infirmiers. — Pas de mention spéciale.

Tambours et clairons. — Vue normale : $V = 1$ à droite ; tolérance jusqu'à 3/5 à gauche.

Chauffeurs. — Bonne vue.

Tailleurs, maîtres d'hôtel et cuisiniers, musiciens. — Pas de mention spéciale.

Mousses. — $V = 1$.

Ouvriers des arsenaux. — L'acuité visuelle doit être au moins de 1/4 pour chacun des deux yeux [1].

<h2 style="text-align:center">BIBLIOGRAPHIE</h2>

Chauvel. *Arch. méd. milit.*, t. VII, p. 64, 1886. *Arch. d'ophtalm.*, juillet et août 1888, *Arch. méd. milit.*, t. XIX, p. 169, 1892.

Chavasse et Toubert. Diagnostic des maladies des yeux, des oreilles et des voies aériennes supérieures, *Paris*, 1903.

Ginestous et Coullaud. La vision des tireurs. *Archives d'ophtalmologie* (mai 1906).

Héral. Asthénopie accommodative dans l'hypermétropie compatible avec le service armé. *Arch. méd. militaire*, 1892, t. XX, n° 100).

Jeschke. Influence de l'astigmatisme au point de vue de l'aptitude au service. *Deutsche milit. Zeitsch.*, 1891.

Pfalz. Quelques considérations sur les prescriptions des lunettes pour les soldats. *Deutsche milit. Zeitsch.*, 1903.

Schmidt-Rimpler. Les troubles de la vue et le tir. *Centr. f. praktische Aug.*, mai 1897.

Seggel. L'œil et l'éducation du tir. *Klin. Monatsblätter f. Aug.*, 1890, p. 322, et *Deutsche milit. Zeitsch.* n°s 8 et 9, 1898.

Steiger. Recherches sur l'acuité visuelle et la sûreté du tir. *Corresp. Blatt. f. Schweigger Aertze*, 15 janvier et 5 février 1900.

Sulzer. *Encyclop. française d'ophtalm.*, t. III, p. 583.

---

[1] Dans la marine, les épreuves optométriques et daltoniques sont faites à l'aide du *chromooptomètre* du médecin-directeur Barthélémy, conformément à l'instruction du 23 mars 1880, relative à l'examen médical auquel doivent être soumis les candidats à l'Ecole navale, ou du *disque optométrique* du médecin principal Le Méhauté (*Arch. de Médec. navale*, t. LXXVI, 1901, p. 241 et t. LXXXI, p. 24. Consulter aussi la *Thèse de Glouguen*, Bordeaux 1902-1903, n° 39).

TABLE DES MATIÈRES

TECHNIQUE CHIRURGICALE

GÉOGRAPHIE OPHTALMOLOGIQUE

OPHTALMOLOGIE VÉTÉRINAIRE ET COMPARÉE

HYGIÈNE OCULAIRE

LA SIMULATION

MÉDECINE LÉGALE

DÉONTOLOGIE

EXAMEN DE LA VISION AU POINT DE VUE DU SERVICE MILITAIRE

INDEX ALPHABÉTIQUE

Dioptre (aberrations du), III (fig. 65 à 71), 54 à 56.
— de l'œil astigmique, III, 496.
Dioptrie, III, 34.
— prismatique, III, 638.
Dioptries (astigmatisme cristallinien en), III, 186.
Dioptrique (voir Appareil).
— du cristallin des Vertébrés, II, 922.
— oculaire, III (fig. 109 à 254), 105 à 285.
— — (histoire de la — et des vices de réfraction), III (fig. 255), 287 à 293.
— — chez les Vertébrés, II (fig. 570 et 571), 917 à 925.
Dioscoride (granules de), VIII, 881.
Diphtérie, IV, 100, 552 ; VII, 757 à 760, 794.
— (cause de névrite optique), VII, 428, 433.
— (paralysie de l'accommodation consécutive à la), VI, 440.
— conjonctivale, IV, 299 ; V, 718 à 728.
— oculaire, V, 723 à 728.
— — (diagnostic de la — par la culture), IV, 318.
Diphtériques (affections et paralysies post-), IV, 163, 164.
Diplo-bacille de la conjonctivite subaiguë, IV (fig. 25), 310, 311, 317, 318 ; V (fig. 91 et 92), 695 à 700.
— liquéfiant, V (fig. 119 et 120), 925.
Diplocorie, II (fig. 237 et 238), 397.
Diplopie, IV (fig. 51 et 52), 557 à 566.
— (dans le strabisme), VIII, 134, 181.
— (dans les tumeurs du nerf optique), VII, 566.
— (détermination du degré de la — à l'aide de prismes), III (fig. 550 et 551), 863, 866.
— binoculaire (dans les paralysies oculaires), VII (fig. 99 à 117), 594 à 608.
— — (mode de production de la), VII, 595.
— — (procédé de mise en évidence et de mensuration de la), IV (fig. 51), 559.
— — (recherche clinique de la), VII (fig. 101), 597 à 608.
— — (sémiologie de la), IV (fig. 52), 562 à 566.
— — (variétés de la), VII, 595.
— — physiologique, III, 1103.
— croisée, VII (fig. 99), 595, 605.
— de la méningite tuberculeuse, VII, 729.
— homonyme, VII (fig. 100), 596, 600, 604.
— monoculaire (en médecine légale), IX, 694.
— — (sémiologie de la), IV, 565.
Diplopies causées par des paralysies musculaires, III (fig. 545 et 546), 863, 864.
Diploscope avec test mensurateur pour dépister la simulation des affections oculaires au point de vue du service militaire, IX (fig. 312 à 318), 795 à 799.
— de Rémy, IV (fig. 55 et 56), 569 ; VIII (fig. 30), 212 à 215.
— — (dans la simulation de l'amaurose unilatérale), IX, 621.
Discisseur, IX, 41.
Discission de la cataracte, V, 67 ; VII, 229 à 231 ; IX (fig. 119, 139 et 140), 78, 79, 85, 104, 111, 122 à 124.
— du cristallin transparent, IX, 121.
Discussion des lentilles, III (fig. 43 et 44), 31 à 33.
Disjonction de l'épithélium cornéen, V, 1021 à 1023.

Disparaanisylmonoparaphenylguanidine (acoïne C), VIII, 941.
Disparition et atrophie des yeux, II, 687.
Dispersion d'une source lumineuse, III (fig. 568 et 569), 883 et 884.
Disque de Masson, III, 951.
— de Placido, III, 100.
— et figures kératoscopiques, III (fig. 102, 104, 105, 116 à 120, 138), 96, 97, 100, 118 à 121, 142.
— rotatif de Maxwell, III, 998.
Disques rotatifs, III (fig. 500 à 502), 778 à 780, 1037, 1038, 1052.
Distance (appréciation monoculaire de la —. Parallaxe), III (fig. 595, 681 et 682), 914, 1108 à 1111.
— focale d'une lentille, III (fig. 36 à 42), 30, 31.
— — et foyer principal d'un miroir courbe, III, 7.
Distances (estimation des), II, 903.
— angulaires (appréciation des), III, 914.
— focales du dioptre (grandeur et rôle pratique des), III, 24.
— — d'un système centré (réfraction), III (fig. 32), 23.
Distension de la cavité du sac lacrymal, VIII, 293, 352.
— de la zonule, IV, 661.
— du sac lacrymal (dans la dacryo-cystite), VIII, 293, 316 à 318.
Distichiasis, II (fig. 385), 529 ; IV, 218.
Distinction et vision des formes, III, 1012.
Distoma, IV, 149.
Distomum ophtalmobium (entozoaire du cristallin), VI, 1072.
Distorsion des images, III, 56.
Divergence (paralysie de la), IV, 465 ; VII, 660.
— et convergence, III (fig. 564 à 566, 683 et 684), 859, 874 à 877, 1111 à 1113.
Donders (méthode de), III, 559, 679.
— (phénophtalmotrope de), III (fig. 528), 849, 850.
Double réfraction, III, 17.
Douleur (réflexe pupillaire à la), IV, 406, 415.
— choroïditique, VI, 170.
— supra-choroïditique, VI, 361.
Douleurs (dans les sarcomes orbitaires), VIII, 774.
— (dans les tumeurs du nerf optique), VII, 565.
— de la chorio-rétinite maculaire, VI, 226.
— du globe oculaire d'origine astigmique, III, 520, 521.
— oculaires névralgiques d'origine électrique (en médecine légale), IX, 682.
— périorbitaires (dans l'iritis), VI, 44, 45, 74.
— — (dans la ténonite), VIII, 484.
Drainage du sac lacrymal, VIII, 319.
Drepanophorus (yeux des), II (fig. 446), 700, 701.
Duboisine, IV, 195, 390, 550, 552.
— (collyre à la), VIII, 931.
Ducrey (bacilles de), V (fig. 102 et 102 bis), 807.
Duplicateurs, III, 898.
Dupont (pupilloscope de), IV (fig. 33), 402.
Dupuytren (pilules mercurielles de), VIII, 860.
Dure-mère (hématome de la), IV, 16.
— des gaines optiques, I, 670.
Dynamite (brûlures de l'œil par la), IV, 808.
— (lésions de l'œil par explosion de), IV, 624, 853.

G

Guêpes (ocelles des), II (fig. 486 et 487), 744, 745.
Guerre (blessures de), IV, 837 à 889.
Guilloz (voir Procédés).
— (focomètre de), III (fig. 60), 47.
Gymnodium, II, 690.

H

Haab (Voir Electro-aimants.)
— (Réflexe de), VI, 441.
Habitation (hygiène de l'), IX, 512.
Hæmangiome de l'orbite. VIII, 714 à 725.
Haidinger (houppes de), III, 1082.
Haliotis (yeux des), II, 718, 719.
Hallucinations hémianopsiques homonymes, VII, 864.
— visuelles bizarres dans un cas de glaucome chronique double à marche progressive, V, 34.
Halo atrophique péripapillaire (dans la chorio-rétinite syphilitique). VI, 218.
— glaucomateux, IV, 496 : V (fig. 1), 24, 90, 133.
Haschisch, IV, 198 : VII, 469.
Hasner-Knapp (ophtalmotrope de), III (fig. 525 et 526), 846.
Hatteria punctata (œil pinéal de l'), II (fig. 512), 781, 783.
Hefner-Alteneck (lampe étalon de), III, 788.
Hegg (méthode et ophtalmomètre stéréoscopique de), IV (fig. 30 et 31), 360 à 363.
Héliophobie. VI, 398.
— et nyctalopie (dans la sclérose de la choroïde). VI, 417.
Hélix pomatia (yeux de l'), II (fig. 467 et 468), 719, 720.
Helmholtz. (Voir Damier hyperbolique, Méthode, Ophtalmoscope, Optomètre, Téléstéréoscope et Travaux de).
Helmholtz (ophtalmomètre de), III, 69, 70.
Hélophile, II, 745.
Hémalhidrose, V, 387.
Hématocèle orbitaire : incision et guérison, VIII, 446.
Hémato-éthyroïdine, VIII, 912.
Hématome de la dure-mère, IV, 16.
— sous-périostique orbitaire avec exophtalmie, consécutif à une fracture temporo-pariétale esquilleuse, irradiée à la voûte orbitaire, VIII, 396.
— suppuré de l'orbite ; pneumocoques ; incisions ; énucléation, VIII, 447.
Hématomes orbitaires et hématocystes, II, 556.
Hématomyélie, IV, 410.
Héméralopie, IV, 107, 572 à 576, 833; VIII, 102 à 107 ; IX, 531.
— (dans la chorio-rétinite syphilitique), VI, 206.
— (dans la dégénérescence pigmentaire de la rétine), VI, 897.
— (dans la médecine grecque), I, 15.
— (dans la pathologie oculaire du xixe siècle), I, 70.
— (simulation de l'), IX, 794.
— (xérosis avec), V, 905.
Hémiachromatopsie, IV, 383 ; VII (fig. 140), 862 ; VIII, 11.
Hémiamblyopie, VII, 862.

Hémianesthésie sensitivo-sensorielle par lésion organique, IV, 359.
Hémianopie. (Voir Hémianopsie.)
Hémianopsie I, 750 à 760, 764, 775, 779 ; IV, 7, 23, 25, 26, 27, 458, 535 à 546.
— binasale et bitemporale, IV, 544 à 546.
— double (avec et sans conservation de la vision centrale). VII, 871, 873 ; VIII (fig. 5 à à 7), 12, 13, 23.
— droite (troubles du langage associés à l'), VII, 870.
— hétéronyme, IV, 543, 883.
— homonyme, IV, 536, 883 ; VII (fig. 128 à 142), 847 à 874 ; VIII, 11.
— — (acuité visuelle dans l'), VII, 856.
— — (bibliographie), VII, 874.
— — (champ visuel dans l'), VII (fig. 128 à 142), 853 à 865.
— — (formes périmétriques de l'), VII, 853.
— — (hallucinations), VII, 864.
— — (historique), VII, 848 à 853.
— — (persistance des sensations lumineuses dans le champ aveugle des hémianopsiques), VII, 857.
— — (physiologie pathologique comparée), VII, 847.
— — (quadrants anopsiques), VII, 858.
— — (réaction pupillaire), VII, 866 à 868.
— — (scotomes). VII (fig. 135 à 139), 859 à 862.
— — (troubles subjectifs de la vision), VII, 864.
— — complète, VII, 853 à 858.
— — des hystériques, IV, 63.
— — double, IV, 542.
— — en secteur, IV, 540 à 542.
— temporale. VII, 398.
— — d'origine traumatique, VII (fig. 89), 542, 543.
Hémianopsies basales (symptômes associés aux), VII, 868.
— compliquées, VII, 863 à 865.
— corticales, VII, 869 à 871.
— incomplètes, VII, 858 à 865.
— sous-corticales intermédiaires, VII, 868.
— suivant le siège de la lésion, VII, 865 à 868.
— supérieures ou inférieures, IV, 546.
Hémianopsiques (hallucinations des — homonymes), VII, 864.
— (troubles subjectifs de la vision chez les), VII, 864.
Hémiatrophie faciale progressive, IV, 75.
Hémichromatopsie, VIII, 11. (Voir aussi Hémiachromatopsie.)
Hémicranie, IV, 71.
— d'origine astigmique, III, 522.
Hémihypertrophie faciale, IV, 75.
Hémiopie, IV, 413. (Voir aussi Hémianopsie.)
— (dans les tumeurs des sinus), VIII, 839.
Hémiplégie cérébrale, IV, 410.
— organique (état des nerfs moteurs oculaires dans l'), VII, 809.
— — et hystérique, IV, 213.
Hémiplégies, IV, 462, 468, 539.
Hémispasme facial hystérique, V (fig. 27), 478.
Hémophilie, IV, 122, 505.
Hémorragie (cataracte par), VII, 191.
— cérébelleuse ; VII, 696.
— de la chambre antérieure de l'œil, IV, 368.
— — — — (dans l'opération de la cataracte), VII, 243.
— de l'iris, VI, 479.
— des pédoncules cérébraux, VII, 699.

Mammifères (paupières, conjonctive et appareils glandulaires des), II, 913 à 916.
— (procès ciliaires des), II, 814.
— (rétine des). II (fig. 552 à 554), 870 à 874.
— (tapis des), II, 809.
— (vaisseaux rétiniens des), II, 846 à 848.
— supérieurs (voir Vision).
Manie, IV, 36.
Manomètre oculaire, II, 60.
Maquereau ou scomber (muscles droits oculaires du), II (fig. 409), 615, 618.
Marbriers, IX, 566.
Marchi (voir Méthode de).
Marginoplastie, V, 509.
— (dans l'opération du trichiasis), IX, 166.
Maric (maladie de), VII, 697.
Marine (voir Sens chromatique).
— (des conditions de la vision pour le choix des spécialités dans la), IX, 801.
— (examen de la vision au point de vue du service dans la), IX (fig. 319), 800 à 802.
Marins, IX, 566.
Mariotte (tache aveugle de), III (fig. 481, 600 et 601), 739, 746, 928 à 930.
Marmorek (sérum antituberculeux de), VIII, 909.
Mascart (photomètre de), III (fig. 511), 796.
Masque du Dr Camus pour l'anesthésie au chlorure d'éthyle, IX (fig. 6), 26.
— mouvant (épreuve du — dans la simulation de l'amaurose unilatérale), IX, 619.
— ou faciès parkinsonien, IV, 60.
Massage (maturation de la cataracte par), VII, 231 ; IX, 124.
— digital ou malaxation de l'œil, V, 169.
— oculaire, VIII, 1010 à 1017.
Masses cristalliniennes, IV, 368.
Massif ethmoïdal, I, 240.
Massues de Landolt, I, 629.
Masturbation, IV, 134, 137.
Mastzellen, V, 276, 284.
Matières grasses et bitumineuses (brûlures de l'œil par les), IV, 807.
Matrice (infantilisme de la), IV, 134.
Matthiessen (loi de — sur l'indice du cristallin), III, 146.
Maturation de la cataracte par discission et par massage, VII, 229 à 233 ; IX, 122 à 124.
Maux de tête d'origine astigmique, III, 520, 525.
Maxillaire supérieur (fractures de la face orbitaire du), VIII, 423.
— supérieur (zona du), IV, 273.
Maxillo-ethmoïdites, VIII, 658.
Maxwell (voir Color-box, Disque rotatif, Tache et Triangle des couleurs de).
Mécaniciens de la marine (acuité visuelle exigée pour les), IX, 804.
Médecin (devoirs généraux, qualités morales, intellectuelles et physiques du), IX, 753 à 760.
Médecine arabe (l'ophtalmologie dans la), I, 25.
— grecque (l'ophtalmologie dans la), I, 7.
— légale, IX, 633 à 751.
— — (accidents oculaires causés par les brûlures, la foudre et l'électricité), IX, 673 à 683.
— — (bibliographie), IX, 745 à 751.
— — (influence du traumatisme oculaire sur l'évolution de diverses maladies ; in-

fluence réciproque de quelques états généraux sur les conséquences du traumatisme oculaire), IX, 684 à 694.
Médecine légale (jurisprudence médicale), IX, 722 à 751.
— — (législation des accidents du travail et évaluation du dommage causé), IX, 695 à 721.
— — (renseignements fournis par l'œil à la), IX, 633 à 649.
— — (signes oculaires dans les empoisonnements et attentats criminels), IX, 637 à 642.
— — (signes oculaires de la mort), IX, 634 à 636.
— — (signes oculaires de l'identité), IX, 642 à 649.
— — (traumatismes oculaires en), IX, 650 à 672.
Médecins (chambres de), IX, 769.
Médication arsenicale (dans les affections oculaires), VIII, 881 à 885.
— des affections oculaires par les agents physiques, VIII, 1006 à 1029.
— générale des affections oculaires, VIII, 855 à 921.
— — locale et par les agents physiques des affections oculaires (bibliographie), VIII, 855, 876, 880, 885, 897, 899, 900, 904, 907, 912, 921, 966, 970, 978, 981, 983, 989, 995, 1003, 1005, 1009, 1017, 1026, 1027, 1028, 1029.
— iodée (dans les affections oculaires). VIII, 876 à 880.
— locale des affections oculaires, VIII, 922 à 1005.
— mercurielle (dans les affections oculaires). VIII, 855 à 876.
— myotique du glaucome. V, 142 à 147.
— phosphatée (dans les affections oculaires), VIII, 886.
Médications diverses employées dans les affections oculaires, VIII, 887 à 897.
Méduses (yeux des), II (fig. 440), 691, 693.
Mégalocornée, II, 368 ; V, 55.
Mégalophtalmie, II, 368 : V, 55.
Mégalopsie hystérique, IV, 66.
— ou micropsie (dans la chorio-rétinite syphilitique), VI, 205, 216, 217.
Mégasèmes, mésosèmes et microsèmes, I, 95.
Meibomite, V, 447.
Meibomius (voir Glandes de).
Meissner (expériences de), III (fig. 674 et 675), 1091 à 1094.
Mélange des couleurs, III (fig. 620 à 630), 985 à 1003.
Mélano-sarcomes de l'orbite, VIII, 770.
Mélanoses de la conjonctive, II (fig. 209), 372.
— de la cornée, II (fig. 210), 373.
— de la sclérotique, II (fig. 211), 374 ; V, 1082 à 1084.
Membrane de Bowmann (cornée), I, 405 ; II, 217.
— de Brücke. II, 85 à 89.
— de Descemet, I, 409, 446 ; II (fig. 526), 216, 218, 374, 828, 829 ; VI, 21 à 25.
— — (endothélium de la — et l'exsudat fibrineux dans l'iritis), VI, 79.
— de Henle, II, 85.
— hyaloïde du corps vitré, I, 458, 532 ; II, 189, 204.

O

TABLE GÉNÉRALE DES MATIÈRES

CONTENUES DANS LES NEUF VOLUMES DE L'*ENCYCLOPÉDIE FRANÇAISE*
D'OPHTALMOLOGIE

ÉVREUX, IMPRIMERIE CH. HÉRISSEY, PAUL HÉRISSEY, SUCC⁺